# TRAITÉ PRATIQUE

## DES MALADIES DES

# VOIES URINAIRES

### ET DES

## ORGANES GÉNÉRATEURS

### DE L'HOMME

### PAR

### Le docteur Em. JOZAN père

PROFESSEUR SPÉCIAL DE PATHOLOGIE GÉNITO-URINAIRE

*Auteur du Traité des maladies des femmes et du Traité des pertes séminales insensibles,*
*cause fréquente et peu connue d'épuisement prématuré*

### ET

### Le docteur Georges JOZAN

PROFESSEUR PARTICULIER DE PATHOLOGIE GÉNITO-URINAIRE

*Ante omnia, cura.*
*Avant tout, la guérison.*
HIPPOCRATE.

### SPÉCIALEMENT DESTINÉ AUX GENS DU MONDE

### VINGT ET UNIÈME ÉDITION

entièrement refondue et augmentée, illustrée de 355 figures d'anatomie
et de 16 planches chromo-lithographiques contenant 29 figures.

## PARIS

| LES AUTEURS | MARPON & FLAMMARION |
| --- | --- |
| Dʳ EM. JOZAN PÈRE | EDITEURS |
| et | |
| Dʳ GEORGES JOZAN | |
| 182, rue de Rivoli | 26, rue Racine, 26 |

## 1884

# TRAITÉ PRATIQUE

## DES MALADIES DES

# VOIES URINAIRES

## ET DES

# ORGANES GÉNÉRATEURS

## DE L'HOMME

# TRAITÉ PRATIQUE

## DES MALADIES DES

# VOIES URINAIRES

### ET DES

# ORGANES GÉNÉRATEURS

## DE L'HOMME

PAR

## Le docteur Em. JOZAN père

PROFESSEUR SPÉCIAL DE PATHOLOGIE GÉNITO-URINAIRE

Auteur du *Traité des maladies des femmes* et du *Traité des pertes séminales insensibles,*
cause fréquente et peu connue d'épuisement prématuré

ET

## Le docteur Georges JOZAN

PROFESSEUR PARTICULIER DE PATHOLOGIE GÉNITO-URINAIRE

*Ante omnia, cura.*
Avant tout, la guérison.
HIPPOCRATE.

### SPÉCIALEMENT DESTINÉ AUX GENS DU MONDE

### VINGT ET UNIÈME ÉDITION

entièrement refondue et augmentée, illustrée de 355 figures d'anatomie
et de 16 planches chromo-lithographiques contenant 29 figures.

## PARIS

LES AUTEURS :
Dʳ EM. JOZAN PÈRE
et
Dʳ GEORGES JOZAN
*182, rue de Rivoli*

MARPON & FLAMMARION
ÉDITEURS
*26, rue Racine, 26*

## 1884

# PRÉFACE

Lorsque, dans l'espace de trente-quatre années, un ouvrage, dont le chiffre de chaque impression atteint près de sept mille exemplaires, arrive à la *vingt et unième édition*, on peut assurer qu'il a sa raison d'être, et qu'il répond à un besoin sérieux, profondément senti.

Avant l'apparition de ce livre, il n'existait, en effet, aucun ouvrage scientifique initiant *les gens du monde* et *les malades.* aux phénomènes si intéressants de la reproduction dans l'espèce humaine, donnant la description anatomique des organes génito-urinaires dans les deux sexes, expliquant leurs fonctions si délicates et toutes les altérations dont ils peuvent devenir le siège, ainsi que les préceptes nécessaires pour prévenir ces lésions et les guérir.

Parmi les ouvrages portant un titre analogue, les uns n'étaient que d'indigestes compilations, les autres servaient de prospectus à des remèdes secrets que leurs inventeurs administraient dans les affections les plus dissemblables.

Aussi, depuis sa première publication, cet ouvrage a-t-il joui d'une faveur tout exceptionnelle, non seulement près des gens du monde, des malades et des médecins, mais aussi près des pères de famille, des chefs d'institution et des personnes que leur mission sacrée appelle non seulement à diriger les consciences, mais aussi bien souvent à donner des conseils purement médicaux.

Le but que l'auteur s'était proposé par cette publication a été atteint et même dépassé. En mettant, en effet, à la portée des gens du monde des notions précises et vraies sur un genre d'affections qui fait tant de victimes dans tous les rangs de la société, il avait surtout en vue de garantir les malades contre ces prétendus remèdes spécifiques, sortes de panacées bonnes pour tous les maux et pour tous les malades. Par le simple exposé des altérations nombreuses et variées dont peuvent être affectées les voies urinaires et celles de la génération, dans l'un et dans l'autre sexe, il est facile de se convaincre que la première indication à remplir consiste à se rendre un compte exact du siège positif, de l'étendue et de la nature du mal. Le traitement évidemment variable et quelquefois complexe, peut ensuite être beaucoup plus facilement et plus sûrement appliqué.

L'auteur, qui avait pour juge un double public, les gens du monde et les médecins, pouvait craindre de ne réussir qu'à moitié et de ne pas obtenir tout d'abord les suffrages de ses collègues, dont on connaît la chatouilleuse susceptibilité. Il est maintenant à cet égard pleinement rassuré par les nombreuses marques de confiance et de sympathie que ses confrères de Paris ou de la province, et les pharmaciens, appréciateurs compétents et désintéressés, lui donnent journellement, soit en réclamant des conseils pour eux-mêmes, soit en lui adressant des malades.

S'il est encore quelques esprits chagrins que le succès importune, l'auteur attend avec confiance que l'avenir les illumine, et leur fasse comprendre que, dans ce siècle d'investigations et de merveilleuses découvertes, les gens du monde désirent s'instruire, et que le malade aime à voir clair dans ses souffrances, à se rendre compte de la cause et de la nature de ses douleurs pour s'en débarrasser lui-même, ou au moins y apporter quelque allégement.

Ce livre contient donc le résultat des recherches et de l'expérience pratique de plus de quarante années sur les maladies des voies urinaires et des organes générateurs.

Ainsi que le dit l'épigraphe, l'unique sollicitude de l'auteur est, *avant tout, la guérison des malades ;* aussi ne s'est-il point livré à d'inutiles discussions sur des questions controversées, mais simplement à l'exposé précis et immédiatement applicable de l'état actuel des connaissances médicales, sur un groupe limité de maladies.

Pour que cette nouvelle édition soit au niveau des découvertes les plus récentes de la science et des perfectionnements les plus complets dans la thérapeutique et la chirurgie des voies génito-urinaires, l'auteur s'est adjoint son fils, dont les travaux spéciaux et les assiduités aux cliniques les plus renommées ont été d'un grand secours pour les nouvelles additions qui enrichissent cette publication.

Le nouveau traité est donc le résultat de cette double collaboration.

Le lecteur trouvera en tête de ce livre un chapitre consacré à des *considérations générales* sur l'importance des fonctions de l'appareil génito-urinaire et sur la nécessité pour chacun de connaître sommairement l'anatomie et la physiologie de ces organes, pour se guider soi-même dans diverses circonstances, et se guérir, dès leur début, d'affections qui, inaperçues ou mal soignées, ne tarderaient pas à prendre plus de gravité.

Ce traité se divise en trois parties.

Dans la première, le lecteur est initié à des *connaissances anatomiques* élémentaires, indispensables pour l'intelligence des descriptions ultérieures. Pour faciliter cette étude, les auteurs ont fait intercaler dans le texte 355 figures d'anatomie et 16 planches chromo-lithographiques représentant les divers organes servant à la sécrétion urinaire et à la génération.

Puis ils indiquent le mécanisme fonctionnel de ces deux appareils. Pour la sécrétion urinaire, la description physiologique est, à de minimes différences près, la même dans les deux sexes.

Il est loin d'en être ainsi pour les fonctions de la reproduction ; et, après avoir examiné, dans des paragraphes séparés, les éléments fournis par l'homme et par la femme dans cet acte important, les auteurs font voir de quelle manière le sperme et l'ovule se combinent pour la formation d'un nouvel individu. La théorie qu'ils donnent de la génération est basée sur de nombreuses observations et sur d'ingénieuses expériences, faites tant sur l'espèce humaine que sur des individus appartenant aux différents degrés de l'échelle animale.

En donnant le détail de la composition des liquides urinaire et spermatique, ils font voir tout l'avantage qu'on retire, dans certains cas, de l'analyse physique, chimique et microscopique de ces sécrétions, soit pour la découverte de maladies qui, sans ce moyen, resteraient inconnues, soit pour la constatation des progrès de leur guérison.

Dans la seconde partie, les auteurs traitent des *principales maladies qui ont pour siège les voies urinaires et les organes générateurs de l'homme*. Ils s'attachent surtout, dans la description de ces affections si variées, aux symptômes caractéristiques, de manière à faire éviter, aux personnes qui liront cet ouvrage, l'écueil si fréquent de se croire atteintes de toutes les souffrances dont elles parcourent la narration.

Il est fort important, dans le traitement de ce genre d'affections, de ne point provoquer de violentes perturbations dans la maladie, de ne point aggraver les douleurs du patient, et de favoriser par des agents médicaux la tendance naturelle qu'ont les organes souffrants à revenir à l'état normal. C'est là le but de la constante préoccupation des auteurs dans les formules curatives et les indications hygiéniques qu'ils donnent à la suite de la description des symptômes de chaque maladie.

Ils joignent l'exemple au précepte, et, à la suite de la description des maladies et du meilleur traitement qu'il convient de leur opposer, ils ont ajouté des observations de guérison qui seront lues avec grande attention par les malades.

La troisième partie est consacrée aux *maladies vénériennes;* elle a été l'objet de profondes modifications.

Le prodigieux succès de ce livre, dont vingt éditions successives ont été rapidement épuisées, imposait aux auteurs le devoir de justifier une aussi brillante faveur.

Aussi ont-ils fait tous leurs efforts pour continuer à la mériter.

Persuadés que les notions qui pénètrent dans l'intelligence par plusieurs sens à la fois s'y gravent toujours d'une manière plus profonde, les auteurs n'ont pas reculé devant un surcroît de dépenses pour augmenter le nombre des *figures d'anatomie*, et cette nouvelle édition en contient *trois cent cinquante-cinq* avec une légende explicative en regard, ce qui permet aux personnes les moins initiées aux connaissances médicales de comprendre les descriptions des maladies, et de se rendre un compte exact de la cause, du siège précis et de la nature de leurs souffrances.

Outre les nouvelles figures d'anatomie, l'édition actuelle contient *seize planches chromo-lithographiques* renfermant *vingt-neuf figures coloriées* intercalées dans le texte, destinées à représenter aux yeux du lecteur les objets qu'une teinte noire aurait été insuffisante à reproduire.

Enfin, pour satisfaire au désir exprimé par un grand nombre de malades, les auteurs ont fait annexer, avant la table des matières, un *Vocabulaire* concernant les expressions médicales avec lesquelles le lecteur peut n'être pas familiarisé.

Si, après avoir parcouru ce travail, quelques personnes y trouvent des lacunes, elles voudront bien se rappeler ce que les auteurs ont dit dans diverses parties de l'ouvrage, et qu'ils répètent ici : à savoir, que certains détails ne peuvent être convenablement et surtout complètement traités que dans une consultation orale ou écrite.

----

Les personnes qui désirent consulter les auteurs par correspondance sont priées d'indiquer :

1° *Leur âge, leur constitution, leur genre de vie habituelle ;*

2° *Leurs maladies antérieures ;*

3° *Le début de l'affection pour laquelle ils ou elles consultent ;*

4° *Les divers traitements déjà suivis ;*

Et 5° *l'état actuel de la maladie, dans ses plus grands détails.*

———

Tous les pharmaciens peuvent préparer les médicaments formulés soit dans le courant de cet ouvrage, soit dans les ordonnances des consultations.

# AVIS

## SUR CETTE NOUVELLE ÉDITION

Nous avons laissé subsister en tête de cette nouvelle édition la préface qui existait en tête des précédentes parce qu'elle exprime clairement quel est notre but. Le succès de notre livre exige aussi, pour être justifié, que chaque nouvelle édition apporte avec elle de nouvelles améliorations; aussi des modifications importantes au plan antérieurement suivi ont-elles été introduites dans celle-ci.

De nouveaux chapitres ajoutés, des additions importantes à ceux qui existaient déjà, font de ce livre le compendium le plus complet qui ait été publié à l'usage des gens du monde sur les matières que nous traitons.

Ainsi, parmi les additions, le lecteur remarquera les chapitres qui traitent :

1º *Du Périnée*. Ce chapitre a été complètement refondu et d'importantes additions y ont été faites.

2º *Des Rétrécissements*. Nous avons, dans cette partie de notre travail sur laquelle nous insistions particulièrement déjà dans nos éditions précédentes, décrit les perfectionnements introduits par les progrès de la science dans la pratique.

On remarquera dans ce chapitre l'addition des paragraphes traitant de la *forme*, du *calibre*, de la *structure* et des *propriétés* des rétrécissements; l'article *Traitement* est complété par la description détaillée des procédés suivants : *Dilatation immédiate progressive, Cautérisation (galvano-caustique chimique), scarification* (urétrotomie interne), *Urétrotomie externe*.

Dans l'étude des *complications des rétrécissements* on remarquera :

1° *la Ponction de la vessie* ;

2° *l'Incontinence d'urine* ;

3° *l'Infiltration d'urine* ;

4° *la Fièvre urineuse*.

3° Dans les *Maladies de la glande prostate*, on remarquera les additions suivantes : 

1° Nous avons décrit à part, en en faisant un chapitre spécial, la *prostatite chronique* (inflammation chronique de la prostate). 2° Dans un paragraphe spécial, nous avons plus loin insisté longuement sur le *traitement de l'hypertrophie sénile de la glande prostate*, en décrivant tous les moyens usités actuellement contre cette grave affection, qui détermine tant de complications.

4° A l'article *Maladies de la vessie*, nous avons développé, autant que l'étendue de notre livre le comporte, l'étude de la *Pierre*, qui n'était qu'indiquée dans nos précédentes éditions.

Nous avons insisté sur les *symptômes*, le *diagnostic*, le *pronostic* et le *traitement* de cette grave maladie, en décrivant les procédés opératoires et l'appareil instrumental les plus perfectionnés employés pour débarrasser le malade.

5° Enfin, dans l'*étude des Maladies vénériennes* que nous avons reportée à la fin de notre ouvrage, nous avons, dans un chapitre nouveau, traité complétement la question si importante et souvent si difficile à résoudre de la *blennorrhagie chronique* (écoulements chroniques de l'urètre) ; nous l'avons envisagée sur toutes ses faces ; nous en étudions les *causes*, le *diagnostic*, le *pronostic* et nous indiquons le *traitement spécial* que nous lui appliquons et qui réussit le mieux.

En ce qui concerne la *Syphilis*, de nombreuses additions ont été faites. Nous étudions avec le plus grand soin le *Chancre syphilitique* sous tous ses aspects.

Nous insistons longuement sur le *traitement* de la syphilis secondaire et tertiaire, sur *l'hygiène et le régime des syphilitiques;* dans un paragraphe spécial nous étudions la *syphilis héréditaire*, question importante, et qui a beaucoup été discutée dans ces derniers temps.

Enfin, nous consacrons un dernier chapitre à l'étude du *Chancre simple*, et nous passons successivement en revue les *causes*, les *symptômes*, le *diagnostic*, le *pronostic*, le *traitement* et les *complications* de cette affection.

Déjà, dans les précédentes éditions, nous avions été forcés, pour ne pas dépasser les limites trop étendues d'impression, de retrancher de notre travail tout ce qui concernait les *Maladies des femmes;* à plus forte raison les avons-nous supprimées dans la présente édition.

Ce nouvel ouvrage, qui était devenu indispensable par l'accroissement énorme des matériaux que fournissait une expérience journalière de quarante ans sur les affections spéciales de la femme, a été publié il y a déjà dix-huit ans et est parvenu à sa septième édition.

Le *Traité pratique complet des Maladies des Femmes* contient 926 pages et 205 figures anatomiques intercalées dans le texte.

Il traite, outre les descriptions anatomiques et physiologiques de l'appareil génito-urinaire de la femme, de toutes les maladies qui peuvent atteindre ces organes, telles que : *engorgements chroniques, métrite, granulations, érosions, ulcérations, cancer, déplacements, abaissements, antéversion, rétroversion, chute de matrice, catarrhe utérin, polypes, kystes de l'ovaire, vices de conformation, hémorrhagies utérines, chlorose, hystérie, maladies des reins, de la vessie, flueurs blanches, et tous les accidents syphilitiques.*

Par tous les détails qu'il renferme, par les préceptes d'hygiène et les indications fournies sur les symptômes et le traitement de chaque maladie, ce livre est destiné à être le guide de toutes les mères, pour prévenir les affections si nombreuses qui incombent à la femme, et il lui permettra de se traiter elle-même dans un bon nombre de circonstances, et de se renseigner sur les cas où elle ne doit pas différer de se confier à un homme de l'art.

# TRAITÉ PRATIQUE

## DES MALADIES

# DES VOIES URINAIRES

### ET DES

# ORGANES GÉNÉRATEURS

## DE L'HOMME

## CONSIDÉRATIONS GÉNÉRALES

Ce n'est pas pour donner satisfaction à un puéril sentiment de curiosité ; c'est moins encore pour apprendre aux malades à se suffire, dans tous les cas, à eux-mêmes, et à décliner, dans leurs souffrances, l'intervention si souvent nécessaire de la science, que nous avons spécialement destiné aux gens du monde ce *Traité pratique des maladies des voies urinaires et des organes générateurs de l'homme*. Notre but a été plus sérieux et plus utile. Une instruction éminemment profitable, des notions et des connaissances réelles qui importent, dans un sexe comme dans l'autre, à tous les âges, à toutes les conditions, à tous les états, qui impliquent la perte ou la conservation de la moralité, de la santé, de la vie elle-même : voilà ce que nous avons essayé de substituer à des pratiques nuisibles et à des préjugés funestes, universellement répandus. Nos efforts n'ont point été stériles : le succès le plus complet a répondu à notre attente, et toutes nos espérances ont été largement dépassées. Vingt énormes éditions écoulées en trente-trois années, éditions qui ont mis dans la main des malades près de cent cinquante mille exemplaires de notre ouvrage, nous autorisent à tenir ce langage.

On agite souvent, dans les conseils de la profession médicale, la question de savoir s'il est bon d'initier les gens du monde à la médecine ; mais toutes les fois que la discussion s'engage sur ce sujet, on voit invariablement les interlocuteurs se partager en deux camps opposés. Le débat, loin de rapprocher, divise, et, plus la dispute dure, moins on est près de s'entendre. Toute cette discorde ne tient qu'à des équivoques et ne se perpétue que par un malentendu. Les adversaires comme les partisans de la vulgarisation de la science supposent tour à tour, selon les besoins de l'argumentation, qu'il s'agit d'un savoir complet, approfondi, qui ne se peut évidemment donner à tout le monde, ou d'un insignifiant et faux demi-savoir qui ne saurait être utile à personne. Il est facile, de cette manière, de se réfuter réciproquement ; mais, bien loin de se combattre, on ne fait évidemment que s'éviter. Il ne saurait être question, pour un homme de bon sens, d'universaliser la science médicale telle qu'elle s'enseigne dans les écoles, et de rendre les malades aussi savants que les médecins. D'un autre côté, tout le monde connaît les inconvénients et les dangers d'une initiation médicale insuffisante et fausse, toujours d'autant plus présomptueuse qu'elle est plus imparfaite. Il vaut certes mieux alors ignorer que mal savoir ; mais entre ces deux extrêmes n'y a-t-il pas un moyen terme? Pour nous, la question est là tout entière ; nous pensons qu'il est bon d'ouvrir le temple de la science aux profanes, mais nous pensons en même temps qu'il faut, sans les égarer dans ses longs détours, s'arrêter avec eux au point où le jour brille encore pour tout le monde sans blesser les yeux de personne. Ainsi, laissant les disputes et les excès aux esprits chimériques, nous ramenons ici toute la difficulté à une question de mesure et de possible qui relève du sens commun.

Peut-être toute dispute sur ce point cesserait-elle ; peut-être les esprits ne tarderaient-ils pas à se rapprocher, si, au lieu d'embrasser les connaissances médicales dans leur ensemble, la question se limitait à une branche isolée de la science, à celle qui a pour objet les fonctions et les maladies des organes génito-urinaires. Sur ce terrain circonscrit, tous les points de vue changeraient. Il serait aisé de convaincre les partisans les plus exclusifs du monopole scientifique que, dans les innombrables désordres fonctionnels ou morbides des organes de la génération et de la miction, les malades sont le plus souvent victimes de leur propre ignorance. C'est parce qu'ils ignorent, soit les dispositions anatomiques, soit les véritables conditions de l'exercice normal de ces organes, qu'ils se livrent aveuglément à des écarts et à des excès qui sont la source des plus déplorables accidents. Du mal qui sort de l'ignorance, le remède ne semble pas douteux et ne saurait guère venir que du côté de la science. Nous allons essayer de démontrer, par des considérations puisées à la source même de notre sujet, la nécessité d'initier, dans une certaine mesure, les gens du monde à la connaissance des fonctions et des maladies des organes génito-urinaires.

Personne n'ignore que les maladies réunies des deux principaux appareils renfermés dans le petit bassin sont peut-être plus nombreuses que tous les autres maux qui peuvent nous affliger, et que tout semble concourir, dans l'organisme humain, pour troubler, pervertir, surexciter, affaiblir, léser, en un mot, de mille façons, les organes de la miction, et plus souvent encore ceux de la génération. Ces deux ordres d'appareils offrent, dans les rapports compliqués de leurs situations respectives, dans la multiplicité de leurs formes anatomiques, dans la vivacité, dans la mobilité, dans la spontanéité des forces qui les animent, dans leurs sympathies, dans leurs synergies d'action réciproques, des prises innombrables aux accidents et aux perturbations. Les organes de la miction exercent, comme émonctoires généraux de l'économie, des fonctions incessantes, dont le trouble, les variations, les écarts, retentissent dans toutes les parties du corps et peuvent compromettre toutes les actions organiques, ou même briser plus ou moins promptement l'existence. Les organes de la génération sont exclusivement investis d'un mode spécial de la vie, sous le nom de *vie sexuelle* ou *reproductive;* animés de forces mystérieuses, qui semblent n'agir que par bonds et par sauts, et ne connaître que le désordre ou l'excès dans leurs paroxysmes comme dans leurs intermittences, ces organes capricieux, qui d'ailleurs exercent sur toutes les fonctions vitales la plus tyrannique domination, sont éminemment propres soit à ressentir eux-mêmes, soit à provoquer partout ailleurs toutes les causes de désordre et de perturbation. Les deux grands appareils organiques dont il est question peuvent être considérés comme deux ressorts animés, également fragiles et sensibles, qui trompent souvent notre espoir et nous permettent rarement d'atteindre le terme naturel des jours qui nous avaient été comptés. L'un est chargé de veiller sur la vie individuelle ; mais il nous laisse le plus souvent mourir accidentellement, soit qu'il se trouble, soit qu'il s'arrête. L'autre préside à la vie de l'espèce, mais c'est trop souvent au péril et au prix même de la vie de l'individu qu'il remplit la mission qui lui avait été donnée de perpétuer la reproduction. Ajoutons aux innombrables influences pathogéniques qui peuvent atteindre et léser tour à tour, à toutes les époques de la vie, les organes générateurs et les voies urinaires, leurs sympathies ou synergies réciproques, qui font presque toujours partarger aux uns les désordres éprouvés par les autres, et expliquent la fréquence des complications dans toutes leurs maladies.

La multiplicité, le caractère complexe, la gravité, la fréquence des maladies des organes génito-urinaires ont excité, dans tous les temps, la vive attention des praticiens qui ont écrit sur la pathologie externe ou interne. Ils les ont toujours considérées comme un objet spécial d'étude, et, sans les exclure des ouvrages généraux ou encyclopédiques, ils les ont exposés dans des traités spéciaux. Il y a toujours eu une pathologie distincte des voies urinaires et une pathologie des organes générateurs. Peut-être serait-il plus conforme aux faits de dire qu'il y a toujours eu une pathologie génito-urinaire ou uro-génitale spéciale, qui a toujours été l'objet des études, des écrits et de la pratique d'une catégorie particulière de médecins. Il faut dire encore que la distinction des sexes, marquée de ses traits les plus caractéristiques dans la structure et les fonctions des organes générateurs, a servi de base à une autre grande subdivision dans l'étude comme dans la pratique de l'art, sous le nom d'*Obstétrique,* comprenant l'art des accouchements, les maladies des femmes avant, pendant et après la parturition, avec l'hygiène et la pathologie des enfants nouveau-nés.

La grande division théorique et pratique de la science consacrée par l'usage sous le nom de *pathologie uro-génitale*, est assez vaste, assurément, pour servir d'aliment à l'activité intellectuelle et physique des praticiens les plus jaloux de venir en aide aux souffrances humaines. On voit, en effet, se reproduire, dans les deux appareils de la génération et de la miction, à peu près toutes les maladies énumérées dans les cadres complets de la pathologie générale ; il faut ajouter, pour justifier le fractionnement de la pratique, quelquefois injustement reproché aux uro-pathologistes, que l'exercice de cette grande division de l'art adoptée par eux comporte une foule de manœuvres délicates et de procédés opératoires qui réclament une habitude et une dextérité de main que l'on peut ne pas croire compatibles avec l'exercice général de la profession.

Entrons directement dans notre sujet, et tâchons de faire comprendre aux gens du monde l'impérieuse nécessité d'une initiation succincte et précise à la connaissance des fonctions et des maladies des organes génito-urinaires. Ne nous lassons pas de dire et de répéter que l'exercice fonctionnel de ces organes, qui jouent dans l'organisme le rôle le plus complexe et le plus délicat, commande une vigilance et une sollicitude dont nul ne saurait impunément s'affranchir. L'enfance, la puberté, l'âge viril, la vieillesse elle-même, toutes les phases successives de la vie, réclament, sous ce rapport, la même prudence, la même protection, les mêmes soins : à tout âge, le salut est à ce prix. Une double obligation pèse sur ceux qui ont à veiller à la fois sur eux-mêmes et sur leurs enfants. L'ignorance, le simple oubli d'un tel devoir peuvent compromettre à jamais la pureté, la pudeur, la santé, l'existence, tout ce qu'il y a de cher et de sacré dans le monde. Pécher à cet égard, contre soi-même ou contre les autres, c'est toucher de près au suicide ou à l'infanticide ! Nos paroles n'ont rien d'hyperbolique, et ne font que reproduire les souvenirs de la longue et lugubre histoire des troubles morbides et de la perversion fonctionnelle des organes génito-urinaires, qui font le sujet de notre dernier ouvrage (1).

Les lésions et les désordres des organes génito-urinaires peuvent malheureusement remonter à l'aube de la vie et naître dans le berceau même des jeunes enfants. Nous avons signalé ailleurs (2) les instincts dépravés et les outrages à la nature qui montrent combien le vice est contagieux même dans l'âge de la pureté. Nous avons révélé des souillures précoces qui ont dû épouvanter la tendresse des mères ; mais notre devoir nous commandait de leur apprendre combien il est nécessaire, pour conserver l'innocence des enfants, de tout craindre et de ne *rien ignorer*. Dans le même ouvrage, nous avons dû consigner d'autres navrants exemples qui prouvent qu'à aucun âge l'ignorance n'est bonne ni pour ceux qui doivent subir ni pour ceux qui doivent exercer la surveillance. Quelles démonstratives et irrécusables raisons, dans ces révélations terribles, à l'appui de notre thèse, sur la nécessité d'initier les gens du monde à la connaissance des fonctions et des maladies des organes génito-urinaires ! L'expérience, dont nous avons été les fidèles rapporteurs, tient le même langage et donne, sur toutes les périodes de la vie humaine, les mêmes leçons à tout le monde. Les pères, les mères, les précepteurs, les prêtres, tous ceux, en un mot, qui ont charge de corps ou d'âmes, seraient bien coupables d'ignorer ou d'oublier que le passé est l'image de l'avenir, et que tant d'affreuses catastrophes ont une signification et une éloquence que personne n'a le droit de décliner et qui montrent à chacun son devoir.

Nous n'insisterons pas plus longuement sur un ordre de faits qui se servent de preuve à eux-mêmes et qu'il suffit d'indiquer à la tendresse des mères et à la conscience de tous ceux qui ont l'honneur d'être préposés à la surveillance et à l'éducation des jeunes enfants. Mais nous tenons à renouveler ici des conseils que nous avons motivés ailleurs (3) par les

_____

(1) D'une cause peu connue d'Épuisement prématuré. (*Traité des perles séminales.*)

(2) Ouvrage cité.

(3) Livre cité.

exemples les plus remarquables et les plus concluants : nous voulons parler de la nécessité d'imprimer à la vigilance et aux soins une double direction physique et morale, et de surveiller, avec une égale sollicitude, l'état de l'âme et l'état du corps. C'est souvent une impulsion toute physique dont le point de départ est localisé vers les organes sexuels, qui provoque d'impurs instincts et devient la cause involontaire des plus pernicieuses habitudes. Chez les jeunes garçons, c'est quelquefois un vice de conformation du prépuce, une étroitesse insolite de son ouverture, ou même un véritable phimosis : une légère opération peut seule corriger de telles imperfections et faire cesser des sensations provocantes et des attouchements réitérés dont le danger ne serait conjuré avec succès ni par des préceptes, ni par des châtiments. Chez les jeunes filles, une simple irritation vulvaire, une excoriation, une légère éruption de boutons, peuvent avoir les mêmes inconvénients et provoquer inévitablement les mêmes vices. Ce n'est, dans ce cas, ni à des conseils, ni à des menaces qu'il faut avoir recours ; c'est à des soins de propreté, à des moyens hygiéniques ou thérapeutiques appropriés à l'état des parties. Il n'est pas rare de voir des dartres caractéristiques ou des éruptions anormales se développer dans les deux sexes, soit sur les organes génitaux, soit sur les parties voisines, et déterminer des titillations incessantes qui appellent sans cesse et finissent par égarer la main des jeunes enfants. Combien n'est-il pas nécessaire, dans tous ces cas, que les parents et ceux qui sont appelés à les suppléer soient initiés à la connaissance des lois générales de la vie ! Ignorent-ils l'influence irrésistible du physique sur le moral, et toutes les manifestations physiologiques et morbides qui en peuvent être l'effet, ils verront infailliblement échouer toute leur vigilance et tous leurs soins. Nous sommes d'autant plus autorisés à condamner sévèrement l'ignorance sur le point qui nous occupe, que nous avons souvent vu cesser presque instantanément, sous l'influence des plus simples moyens hygiéniques, des vices rebelles et des fureurs érotiques insensées qui avaient résisté à tous les moyens coercitifs dont avaient pu s'armer la douleur et le desespoir des parents. L'immense surprise que ne manquent jamais d'éprouver les gens du monde en présence de ces guérisons merveilleuses, obtenues par des moyens si simples, est un argument sans réplique contre l'ignorance, en même temps qu'une leçon saisissante pour tout le monde.

Mais plus nous avancerons, plus nous verrons grossir et se multiplier les inconvénients et les dangers de l'ignorance chez ceux qui ont mission de guider dans la vie les premiers pas des nouvelles générations. Tous les instincts, tous les besoins qui ont leur source et leur point de départ dans les organes sexuels, s'exaltent avec les années, deviennent bientôt ingouvernables. L'âge de la puberté arrive. A cette époque solennelle de la vie, tout se transforme, tout se complète dans l'organisme. Des émotions inconnues jaillissent du cœur et révèlent une nouvelle existence. Dans l'ivresse de de ses sens étonnés, sous le charme des transports et des délires qui ravissent son âme, l'enfant apprend qu'il est enfin devenu homme à son tour. Mais cet homme si jeune et si nouveau, si complètement inexpérimenté, qui va guider ses premiers pas dans un monde de séductions et de prestiges; qui le sauvera de lui-même et de tout ce qui l'entoure?

Il importe de ne s'abuser sur aucun âge. Sans doute la puberté est un âge d'épreuves et de périls; la perte ou le salut sont incessamment en jeu dans ces jours caniculaires de la vie; la vigilance doit être à chaque instant sur le qui-vive, le jour comme la nuit. Mais on se tromperait énormément si l'on pensait que rien n'est suspect, que tout est puéril et innocent, chez les enfants, avant l'âge de la puberté. Il importe de ne pas laisser s'aveugler sur ce point la tendresse des mères. Il faut leur apprendre que les infirmités et les vices ont souvent des racines singulièrement précoces dans les organes génito-urinaires. Rien n'est plus propre à leur faire comprendre la nécessité de s'initier, par quelques études élémentaires de physiologie et d'hygiène, au rôle que la nature leur impose. Le salut ou la perte des enfants peut se décider pour jamais, à l'aube de la vie, dans le berceau même qui abrite l'innocence. Une imperfection ou une faiblesse congénitale dans les appareils génito-urinaires ne sont pas des accidents rares et ne peuvent être palliés ou corrigés que par des soins intelligents ; des pratiques ou des habitudes funestes, accréditées par une aveugle routine, des excitations imprudentes, quelquefois coupables, constituent d'autres périls que l'ignorance, plus souvent que la distraction des mères, est inhabile à conjurer. Combien il est nécessaire de faire tomber les voiles qui masquent à leurs yeux les nombreux écueils placés à l'entrée de la vie! Nous ne cherchons point à alarmer, mais à éclairer leur tendresse ; nous ne sommes ni le censeur ni le flatteur des familles ; mais la mission de salut que nous impose notre profession nous commande de dire à tout le monde des vérités utiles et sévères. Au reste, si dans l'intérêt des jeunes enfants nous recommandons quelques études préalables d'anatomie, de physiologie et d'hygiène élémentaires, si nous insistons spécialement sur l'étude des fonctions et des maladies des organes génito-urinaires, nous nous faisons l'apôtre d'une vérité et d'une nécessité qui se négligent partout sans se contester nulle part.

Qu'il soit bon d'être initié à un tel savoir pour veiller sur les premiers pas de l'enfance dans la vie, c'est ce que le simple bon sens accorde comme la science ; mais ce qui se comprend moins peut-être, c'est l'énormité des chances et des périls qui, dans ce cas, peuvent quelquefois s'imputer à l'ignorance. Il n'était donc pas indifférent de signaler, comme nous l'avons fait dans un autre ouvrage (1), toutes ces douloureuses calamités, et d'appeler au secours des jeunes enfants une instruction scientifique élémentaire qui peut seule en prévenir le retour.

Nous avons dit que les maux du corps pouvaient, comme les vices de l'âme, germer dès l'âge le plus tendre et naître dans le berceau même des jeunes enfants. C'est là qu'il faut savoir les surprendre pour les étouffer à leur point de départ ou dans leur première origine. A ce moment les organes génito-urinaires sont déjà, pour la vie physique et pour la vie morale, une menace et un danger de tous les instants. A quelque titre que l'on soit préposé à l'éducation de ce premier

(1) *D'une cause peu connue d'Épuisement prématuré.*

1.

âge, il est de la plus haute importance de connaître cette vérité, surabondamment acquise à la science ; tous ceux qui l'ignorent, tous ceux qui ne connaissent ni les organes génito-urinaires ni les lois fondamentales de la vie, sont condamnés dans leur redoutable mission, à ouvrir les yeux sans rien voir et à faire des chutes à chaque pas. Ils ignorent dans quelle mesure le physique et le moral peuvent réagir l'un sur l'autre et s'asservir réciproquement ; ils ne songent pas, par conséquent, à imprimer à leur sollicitude une double direction, et à exercer la même surveillance sur les organes sexuels et sur les instincts naissants. Qui n'a vu s'égarer, dans cette occasion, le zèle aveugle des mères que la science n'a pas visitées? Qui n'a plaint leur impuissance et leurs tentatives insensées pour conjurer des maux imputés à des causes chimériques ou à une fortune jalouse? D'un autre côté, qui n'a béni la science à l'aspect d'une mère éclairée qui sait déjà, dans le berceau de son enfant, saisir et signaler à l'homme de l'art des germes de désordre organique ou de perversion fonctionnelle dont elle a appris à connaître la nature et le siège véritables? Attaqué dans son origine ou ses premiers développements, le mal, qui peut-être eût opposé plus tard une résistance invincible, cède aisément aux moyens employés par la science. L'utile provision de savoir acquis par la prudence des mères est, dans toutes circonstances, un gage de salut pour les enfants, dont la première éducation échappe ainsi aux préjugés ou aux puérilités de la routine. La nature est comprise et sagement surveillée dans sa double évolution physique et morale; ses écarts les plus obscurs sont devinés, soupçonnés et réprimés dans leur principe; l'éducation, dans un sexe comme dans l'autre, est dirigée dans le sens qui convient à la constitution originelle et à toutes les énergies primitives de l'organisme.

Combien diffèrent ces premières éducations, conformes à la nature et à la raison, de celles qui leur sont contraires! C'est en vain que le cœur d'une mère essaye ici de suppléer par sa tendresse à son ignorance ou de lutter contre les préjugés de son esprit. Le zèle, s'il est aveugle, ne fait que tromper la vigilance et multiplier les égarements. Les miraclés de l'amour maternel ne s'opèrent, dans l'espèce humaine, que sous l'œil de la conscience, la mère ne guide sûrement sa jeune postérité que sur les routes éclairées par un rayon d'intelligence.

Nous ne pouvons ici que glisser légèrement sur des questions qui demanderaient à être longuement traitées. Le soin de pourvoir, dans l'éducation des enfants, aux exigences d'une double nature, de présider aux développements harmoniques et parallèles du corps et de l'âme, en conservant toujours la santé de l'un et la pureté de l'autre, une telle mission peut à juste titre effrayer la tendresse maternelle. Comment la remplir avec succès sans connaître les principaux organes, les périodes et les lois de leur évolution naturelle, les rapports réciproques du physique et du moral, etc.? On ignore généralement l'extrême précocité des aptitudes et des instincts. Nous pouvons, sans sortir de notre sujet, signaler les surprises que causent, sous ce rapport, les organes génitaux. Il n'est pas de plus mauvais système d'éducation que celui qui consiste à garder avec les enfants des secrets qui sont toujours devinés; on craint de leur parler d'avance de choses qu'un temps prochain doit inévitablement leur révéler. Cette fausse pudeur, le plus souvent déjouée par la pénétration de ceux à qui elle s'adresse, manque ordinairement son effet; mais, dût-elle réussir aussi souvent qu'elle échoue, est-il d'une sage prévoyance de masquer les périls à ceux qui doivent les affronter? Est-il prudent, au bord des précipices, de leur laisser un bandeau sur les yeux? Laisser sans mot dire tomber tout à coup dans l'abîme ceux sur qui l'on veille, ne semble être ni un acte de prudence ni une action sensée : on ne triomphe pas des difficultés en fermant les yeux pour ne pas les voir.

Bien qu'aucun âge ne puisse se passer d'une surveillance éclairée, il n'est point d'époque comparable, sous ce rapport, aux jours de la puberté. A cet âge merveilleux d'évolution, à cette période fatidique de transfiguration qui contient les destinées futures du corps et de l'âme, la vigilance et les soins doivent redoubler. On dirait que la nature, recueillant toutes ses énergies, tente un suprême effort pour vaincre ou pour mourir. Il importe, à cette heure solennelle, de suivre, de diriger, de modérer tous ses mouvements. C'est l'appareil génital qui devient alors le grand ressort de la vie, celui qui met tous les autres en action. Combien il est nécessaire de comprendre sa puissance et ses effets, et d'être initié aux secrets et aux lois fondamentales de la vie! Le double appui de la tendre vigilance d'une mère, jointe à la savante sollicitude d'un médecin, suffisent pour traverser avec sécurité les jours orageux de la puberté.

Les transformations prodigieuses qui s'opèrent a l'époque de la *puberté*, sous l'influence des organes génitaux, appellent de tous côtés la vigilance et les secours. L'appareil de la génération prend avec autorité possession du rôle qui lui appartient dans la vie. Une nouvelle fonction s'établit chez la jeune fille, et prélude à la longue et tyrannique domination que l'utérus va désormais exercer sur l'organisme. Tous les voiles qui masquaient aux yeux de l'enfance l'image séduisante et perfide de la volupté se déchirent sous les regards brûlants de la virilité naissante : le temps des mystères et de la réserve est passé pour jamais. Qui se flatterait de tenir plus longtemps dans l'ignorante et pure chasteté des premiers jours ceux que la volupté a visités? Que sert de se taire quand la nature parle, quand tous les secrets se gravent en traits de feu sur toutes les fibres de l'organisme?

Il est d'autant plus nécessaire de parler et de donner d'utiles conseils, que la puberté soumet les jeunes filles et les jeunes garçons aux plus redoutables épreuves, et qu'elle leur impose des obligations et des soins qui n'importent pas moins à la santé du corps qu'à l'innocence de l'âme. Quelles chances ne courent pas les jeunes filles qui se laissent surprendre par une première et orageuse éruption menstruelle sans oser risquer une question et réclamer des secours qui alarment leur pudeur! Trop souvent elles ne savent opposer qu'une frayeur secrète et une taciturnité honteuse à des atteintes perfides portées aux prémices de la vie, qui leur préparent de longs regrets et de cruelles souffrances. Tel est le sort réservé aux nombreuses victimes de l'ignorance; telles sont les suites amères des faux systèmes d'éducation qui préludent par des délicatesses et des pruderies insensées aux vertus sérieuses des femmes.

Quant aux jeunes garçons, d'autres épreuves les attendent à l'âge de la puberté! Un intervalle de plusieurs années les sépare de l'âge nubile ; qu'en vont-ils faire? pour la première fois ils sont libres ; ils sont affranchis de toute surveillance tutélaire. Ils s'élancent, avec l'ardeur et la fougue de leur âge, au milieu d'un monde de séductions et de prestiges. Faut-il leur donner l'ignorance pour guide ? Faut-il les jeter dans la mêlée sans préparation et sans armes? De telles questions ne se discutent pas. C'est le bon sens lui-même qui trace ici la règle du devoir. Il nous prescrit de signaler toutes les embûches cachées sur la route du jeune âge, de démasquer tous les écueils qui peuvent briser à jamais l'honneur ou la vie. Le silence ou l'incurie, à cet égard, prendraient les proportions d'un véritable crime. Deux ennemis terribles menacent incessamment tous les jeunes gens : nous avons nommé l'onanisme et les excès vénériens ! On ne saurait trop fidèlement faire leur portrait, et surtout les peindre dans toute leur hideuse difformité. L'un et l'autre menacent incessamment la santé, la raison, l'existence. Les maladies vénériennes exigent un tableau à part; l'insidieux poison vénérien est l'épouvante des familles; il fait à la fois des malheureux et des coupables ; il ravage les individus et réserve trop souvent ses fureurs à une compagne et à une postérité innocentes. Il faut que chaque jeune homme apprenne à connaître ce mal funeste et à ne pas le confondre avec ses fausses images, c'est le seul moyen de se maintenir à distance égale d'une frayeur insensée qui le voit partout, et d'une incurie déplorable qui ne le voit nulle part ou qui le subit sans repousser ses atteintes. Dans les cas douteux, que, sans hésitation, l'on s'empresse de consulter le médecin spécial ! Il saura, selon le cas, rassurer par la précision de son diagnostic les imaginations faussement troublées, ou reconnaître l'ennemi sous le masque et l'attaquer avec vigueur et succès.

Arrivons maintenant à l'*âge nubile*, et aux graves et longues épreuves que le mariage impose aux deux époux.

Transformation et complément de la vie individuelle, le mariage est la plus grande, la plus solennelle époque de la vie humaine. Des devoirs communs, mais des rôles et des droits divers incombent à chaque sexe, dans cette sainte union, qui est la base naturelle de la famille et de la société, que l'État protège et que Dieu lui-même bénit comme la source de toute naissance légitime. Nous n'avons point pour mission d'envisager ici, sous toutes ses faces, l'immense responsabilité que contractent les époux, soit envers leurs enfants, soit envers eux-mêmes, soit envers l'État, soit envers Dieu. Mais, sans sortir du sujet que nous traitons, que ne pourrions-nous pas dire sur la nécessité d'une préparation sérieuse à la vie nouvelle qui commence pour les conjoints ! Tombera-t-il dans un esprit droit de contester ici les avantages d'une initiation élémentaire à la connaissance des fonctions et des maladies des appareils de la miction et de la reproduction ?

On ne conçoit pas qu'une femme puisse considérer, sans trouble et sans émotion, les charges qui pèsent sur elle comme épouse et comme mère, et principalement les rôles multiples que jouent les organes génitaux de son sexe dans la génération, dans la gestation, dans la parturition, dans l'allaitement, etc. Que de devoirs à remplir, que de chances à courir, que de situations difficiles pour la femme, pendant la longue période de la fécondité ! Peut-elle songer à affronter sa périlleuse mission sans prendre un point d'appui sur la science et spécialement sur l'anatomie et la physiologie de l'appareil reproducteur ? C'est à ce prix seulement qu'elle comprendra toutes les obligations et tous les soins qu'elle doit ou qui lui sont dus à elle-même ; c'est un tel secours qui lui permettra de conjurer tous les périls qui menacent incessamment toutes les existences qui lui sont chères. A la maternité succède l'âge du retour ; autres dangers ! autres épreuves ! Mille voies sont ouvertes aux maladies dans des organes fatigués, affaiblis, épuisés par un exercice répété, par des épreuves multipliées. Combien n'est donc pas toujours nécessaire à la femme le faible contingent de savoir anatomique, physiologique et hygiénique que nous lui recommandons avec tant d'insistance ! Qu'elle sache bien qu'un tel savoir est la véritable sauvegarde de son sexe, et que l'ignorance équivaut pour elle à une prédisposition à toutes les maladies des organes génito-urinaires.

Bien que le rôle de l'homme, dans le mariage, soit tout autre que celui de la femme, il ne lui importe pas moins qu'à elle de s'initier à la connaissance des fonctions et des maladies de l'appareil génito-urinaire. La modération et la mesure dans l'exercice réciproque des droits conjugaux, sont des vertus communes aux deux sexes. L'ignorance et la passion les conduisent également aux excès qui sont l'écueil ordinaire des jeunes ménages, qui compromettent si promptement la santé, la dignité, le bonheur des époux. L'homme et la femme, émancipés par le mariage, se sentent avec bonheur affranchis de toute surveillance et de toute tutelle étrangère; mais combien n'auraient-ils pas besoin de se surveiller eux-mêmes? Combien, pour se surveiller, s'observer, se contenir, ne faut-il pas se connaître? *Nosce te ipsum;* ces trois mots, inscrits jadis au frontispice du plus fameux des temples païens, résument toute la sagesse humaine. Toute sagesse est nécessairement comprise dans la science. Malheureusement le mariage n'inspire pas l'une et ne donne pas l'autre. *Nosce te ipsum* est une devise qui ne figura jamais au chevet des couches nuptiales. Vainement, peut-être, l'y placerait-on! Les jeunes époux ne feraient aucun effort pour la comprendre. Nous ne pouvons ici que renvoyer une fois de plus le lecteur à notre ouvrage sur *l'Épuisement prématuré,* dans lequel nous avons longuement parlé de l'hygiène appropriée à l'état de mariage ; de la conduite réciproque des époux ; des besoins réels qui provoquent et légitiment leurs rapports ; des besoins factices qui produisent des excès, des troubles, des accidents de nature et de gravité diverses. Nous avons montré la félicité suprême des conjoints attachée à l'observation des saintes lois du mariage; les amères déceptions, les longues et terribles afflictions qui sont l'inévitable châtiment de ceux qui ne craignent pas de les enfreindre. Nous ne reproduirons ici ni les principes ni les exemples qui ont servi de base à nos jugements sur le mariage, redoutable mode d'alliance qui, conforme ou contraire dans ses effets à la nature ou à la vérité, ne manque jamais de faire descendre sur la terre les joies anticipées du ciel ou d'évoquer les tortures de l'enfer. Nous ne raconterons pas les innombrables confidences qui ont échappé au désespoir et aux tortures des époux, dans nos consultations privées : nous nous bornerons à signaler une conséquence instructive qui sort invariable de toutes les révélations de l'expérience, et nous dirons à tous ceux qui songent à revêtir la robe nuptiale : Ne demeurez pas dans une complète ignorance des fonctions et des maladies des organes génito-urinaires ! votre avenir, votre bonheur, votre salut sont à ce prix. Ne vous jetez pas tête baissée, à l'appel des passions désordonnées de votre cœur, dans l'inconnu ! Il y a des écueils et des tourmentes, il y a des abîmes périlleux dans les eaux enchanteresses mais perfides de l'hymen ! Vous n'échapperez pas, sans boussole, aux naufrages !

Que si, pour mieux justifier nos avertissements, pour mieux stigmatiser l'ignorance ou l'imprévoyance dans le mariage, il fallait énumérer les principales maladies qui sont la suite inévitable de l'exercice aveugle des organes de la reproduction, nous n'aurions, pour ainsi dire, qu'à reproduire les plus sombres pages de nos cadres nosologiques. Nous verrions, sous l'influence délétère des abus génitaux, tomber et se dégrader successivement, dans les deux sexes, tous les appareils organiques de la vie et plus spécialement les systèmes nerveux et digestif; de là toutes les affections qui commencent aux spasmes, aux troubles divers de la sensibilité générale et spéciale pour arriver à la démence et à l'idiotisme; de là les défaillances de la digestion et de l'assimilation, et finalement la dégradation matérielle des organes ou le marasme. A ces affreux désordres généraux, il faut ajouter les affections propres aux organes génito-urinaires : chez la femme, le cancer de l'utérus, la leucorrhée, la métrite, les phlegmons, les tumeurs de toute nature, les chutes et les différents déplacements de la matrice, la stérilité, etc. ; chez l'homme, l'impuissance, les pertes séminales involontaires, les orchites, les prostatites, les urétrites, les calculs, catarrhes, paralysies, hémorrhagies de la vessie, la néphrite, les rétrécissements, etc.

Nous avons signalé les sympathies et les synergies réciproques des organes de la miction et de la reproduction ; aussi dès que l'on voit ces organes fléchir sur un point et passer à l'état morbide sous l'influence des excès vénériens, on est à peu près certain de voir le mal s'étendre, se propager, et devenir commun aux deux ordres d'appareils. De là l'extrême gravité, de là le caractère multiple et complexe de toutes les suites locales des excès vénériens, quel que soit le point primitivement atteint dans les organes génito-urinaires.

Il n'est point de sauvegarde plus sûre contre ces cruels châtiments réservés aux imprudentes victimes de l'intempérance dans le mariage, qu'une initiation préalable à la science de la vie. On se met naturellement en garde contre un ennemi que l'on connaît, et rarement on risque d'offenser la nature quand on a appris à prévoir ses vengeances. Chaque jour cette vérité se confirme pour nous dans nos consultations privées. Presque tous les invalides de la couche nuptiale qui portent la peine due à leurs excès, n'ont été imprudents que parce qu'ils étaient ignorants. Ils ne connaissaient que de nom les appareils organiques dont ils ont abusé ; ils ignoraient le nombre et la gravité des maux qui pouvaient les frapper. Ils regrettaient amèrement de n'avoir pas lu un ouvrage élémentaire de médecine, ou de n'avoir pas consulté, par prévoyance, le médecin dont ils venaient, par nécessité, invoquer les lumières et les secours.

Les plus malheureuses victimes de l'ignorance ne sont peut-être pas les époux qui ont abusé de leurs forces et sacrifié aux excès ; il est permis de trouver plus à plaindre ceux qui s'approchent du lit conjugal atteints d'une impuissance prématurée qu'ils ne soupçonnaient pas. Les premiers peuvent trouver, dans leur courage ou dans leurs souvenirs, un point d'appui contre les souffrances, un abri ou un refuge contre le désespoir. Les autres, au contraire, sont frappés dans la source même de toute force morale et de toute résistance ; le cœur fléchit sous la honte et s'abîme dans ses défaillances désespérées.

De tels exemples, qui assombrissent de nos jours tant de ménages, ne devraient être perdus pour personne ; malheu reusement l'exemple touche et passionne les foules, sans beaucoup les éclairer; on ne le voit guère profiter qu'à un petit nombre d'élus que la science a rendus prévoyants. Que serait-ce, s'il nous était permis de sonder à fond la plaie du mariage et d'aborder la désolante question des maladies transmissibles et héréditaires que se communiquent réciproquement, à leur insu, les deux époux, et dont hérite fatalement leur malheureuse progéniture? On ne sait ici s'il faut plaindre ou accuser les conjoints. L'ignorance est l'excuse de la témérité, mais le malheur touche de près au remords et au crime, dans toutes ces unions monstrueuses qui mêlent l'amour et la contagion, et qui prennent les proportions d'une calamité sociale. Espérons que la loi, éclairée par la science, saura un jour prévenir les alliances réprouvées par la nature et par la raison, et sauvera l'avenir de la race humaine menacée dans le type, le nombre, la force et la pureté des générations futures !

Combien de fois n'avons-nous pas été témoin, dans nos consultations privées, du désespoir et des poignants regrets exprimés par des époux qui avaient porté ou reçu dans le lit conjugal le germe d'un mal ou d'un vice morbide inconnu qui s'était reproduit dans leurs enfants ! Tous les jours, on ne saurait trop hautement le dire et le redire, la maladie syphilitique, dont les signes et les caractères protéiformes sont malheureusement encore trop peu connus, se donne et se reçoit de cette manière. Est-il un devoir plus sacré que d'apprendre à reconnaître un mal ou un poison que l'on peut jeter à chaque instant dans le sein de tous ceux qu'on aime, dans le sein innocent de sa femme ou de ses enfants? Nous osons nous flatter qu'un tel malheur n'arrivera jamais à aucun des lecteurs de notre ouvrage ; on n'en verra aucun qui ne soit assez éclairé pour connaître son mal, pour le soupçonner du moins. Dans un cas comme dans l'autre, il s'empresserait de consulter son médecin ; il se ferait traiter et guérir avant le mariage, sans jamais attendre que le mal s'invétérât et devînt incurable.

La science est une sauvegarde tutélaire pour tous les âges; mais il n'en est aucun qui soit plus intéressé à invoquer ses secours que le dernier âge de la vie. Des notions précises et succinctes sur l'anatomie, la physiologie, la pathologie des organes génito-urinaires, une connaissance élémentaire de la thérapeutique et de l'hygiène, sont, pour les personnes âgées, une protection ou une sécurité journalières, et un gage de longévité que rien ne saurait suppléer. L'appareil génital semble condamné, dans la vieillesse, à expier les jouissances et les excès de sa longue et ardente période d'activité. D'un autre côté, la fréquence et la gravité toujours croissantes des maladies des voies urinaires sont, pour les vieillards, une menace et un péril de tous les jours : tout leur impose donc la nécessité de veiller incessamment sur les organes renfermés dans le petit bassin ; tout leur prescrit d'avoir les yeux sans cesse ouverts sur les deux points qui servent si souvent d'étape dernière à la Parque maudite qui doit trancher le fil de la vie. C'est à ce prix seulement, c'est au prix d'une vigilance éclairée, continuellement exercée sur des organes assujettis à tant de défaillances et de désordres, que les vieillards peuvent espérer le calme et le bonheur des derniers jours ; toute négligence à cet égard porte sa peine assurée ; aucun péché d'ignorance ou d'omission n'est pardonné dans l'automne de la vie ; à cet âge, la nature devient implacable et ne supporte aucune offense. Combien sont cruelles ses vengeances, quand la peine frappe les organes génito-urinaires ! Rétention d'urine, abcès, fistules urinaires, catarrhes vésicaux, pierre, gravelle, néphrite, hématurie, cancer de matrice, leucorrhée, hémorrhagie, etc., quel cortège de maux et de tortures réservés à ceux qui, vers les derniers temps de la vie, outragent ou négligent la nature dans les organes de la génération et de la miction ! C'est principalement pour conjurer tant de souffrances et tant de causes de mort que nous avons destiné notre ouvrage aux gens du monde, et que nous le recommandons spécialement à tous les vieillards comme un utile talisman sanitaire et comme le plus indispensable des bréviaires.

L'importance et la vérité des réflexions qui précèdent nous donnent le droit d'espérer que nos paroles ne seront pas légèrement accueillies. Nous n'avons été que l'interprète fidèle de l'expérience; nous avons entendu de près la voix de ceux qui ont chèrement payé tribut à l'ignorance des lois fondamentales de la vie et qui se sont faits, à leur insu, les artisans de leurs propres malheurs. Le silence des moralistes les plus accrédités, sur les graves devoirs et les études spéciales que nous recommandons avec tant de sollicitude aux familles, aurait lieu d'étonner si nous ne savions qu'ils sont presque tous étrangers aux sciences anatomiques, physiologiques et médicales. La morale abstraite n'apprend pas, comme la médecine, à soulever les voiles qui dissimulent les influences sympathiques qui asservissent trop souvent la vie morale à la vie physique. Les moralistes n'aperçoivent pas, dans les vagues lointains de leurs théories métaphysiques, les vérités qui brûlent les yeux du médecin. Quant à nous, c'est plus près de la nature, c'est au milieu des souffrances et des amertumes des familles que nous avons appris les leçons que nous répétons; nous n'avons placé des signaux sur les abîmes que là où nous avons vu se perdre de nombreuses victimes.

On nous objectera peut-être, sans nous contester la haute utilité des connaissances physiologiques et médicales dans toutes les phases ou épreuves de la vie, qu'il est impossible de vulgariser un tel savoir; on nous dira que les pères et les mères de famille, que les précepteurs, les prêtres, etc., ne connaîtront jamais de la médecine que les superstitions et les préjugés populaires qu'elle inspire. Essayons de regarder en face et d'apprécier ces objections.

On ne comprendra pas un jour que nous ayons pu, pendant des siècles, nous croire savants sans savoir comment nous sommes organisés, comment nous vivons, comment nous marchons, comment nous digérons, etc. Quant à l'hygiène et à la médecine, on s'étonnera bien plus encore d'avoir ignoré si longtemps les principes élémentaires de ces deux sciences utiles; on ne croira pas que nous ayons pu abandonner le monopole exclusif d'un tel savoir à une caste privilégiée de savants, constitués arbitres absolus de notre santé, qui nous condamnent tous les jours à vivre ou à mourir sans que nous puissions comprendre ni contrôler leurs arrêts. S'imagine-t-on que l'hygiène et la médecine sont des sciences abstraites ou occultes, métaphysiques ou mystiques, innaccessibles à la multitude? On sait assez que tel n'est plus leur caractère. Il n'y a plus aujourd'hui que la médecine des charlatans qui se couvre des ombres du mystère et qui s'enveloppe de voiles ténébreux. La médecine véritable s'honore, comme l'hygiène, de sortir des sciences naturelles et s'illumine de toutes leurs clartés.

Tout change, tout se transforme, tout se perfectionne dans un monde essentiellement perfectible. Comme toutes les sciences, la médecine a marché à travers les siècles le pas de l'humanité. L'histoire nous apprend que tous les sauvages ont pour médecins leurs jongleurs ou leurs sorciers. Les symboles de la science se composent, dans la tribu, de plumes, de verroteries, de clinquants, etc. Les docteurs font, en préparant leurs breuvages merveilleux, des génuflexions au soleil et à la lune ; ils sont inspirés par des divinités invisibles qui leur font de savantes révélations : nul ne doute ni de leur pouvoir ni de la vertu de leurs remèdes. Le jongleur est le ministre ou l'interprète infaillible du grand esprit.

Chez les premiers peuples policés dont l'histoire nous a transmis le souvenir, les Indiens, les Égyptiens, les Babyloniens, etc., nous retrouvons les jongleurs de la tribu sauvage dans les prêtres associés des temples. La médecine, toujours divine, mais toujours chimérique, se marie, dans le secret des sanctuaires, à toutes les superstitions populaires, et s'impose par des sacrifices sacrés et des légendes mystiques. L'art est un sacerdoce exploité par des *voyants* qui parlent au nom des dieux ; les malades sont des fidèles ou des *croyants* qui adorent sans comprendre et qui attendent leur salut du ciel. Médiateurs accrédités entre les cieux et les hommes, les prêtres-docteurs se tiennent à jamais séparés des foules par le triple prestige d'une autorité, d'une science et d'une langue également sacrées.

L'abrutissant despotisme des castes sacerdotales de l'Orient fut épargné aux peuples moins dociles et plus ingénieux de l'Occident. La glorieuse race grecque inaugura la première en Europe le véritable esprit des sciences et des arts, et jeta pendant douze siècles, dans ses libres écoles, un éclat qui ne s'éteignit que pour renaître plus tard, à jamais immortel, chez les peuples modernes. Sous la double excitation de la concurrence et de la liberté, les savantes cités de la Grèce, marchant d'un pas égal sur toutes les routes du progrès et de la gloire, furent à la fois des écoles fameuses et des républiques héroïques. La médecine cessa d'être sacrée pour devenir savante et philosophique, et l'histoire, qui lui donne Hippocrate pour père, ne tarde pas à l'enlever à Esculape, que la Fable lui donnait pour dieu. Descendue ainsi du ciel sur la terre, et à jamais affranchie du joug étouffant des sacerdoces, la médecine, depuis Hippocrate, ne relève plus que de l'esprit humain. Les médecins, si l'on veut, n'ont pas cessé d'être prêtres et de porter une robe sacrée; mais, s'ils sont prêtres, ils ne reconnaissent pour dogmes que les principes de la science, et pour mission que le soulagement de toutes les souffrances.

Ce fut l'émigration vers l'Europe d'une foule de peuplades égyptiennes et asiatiques, qui se fit cinq ou six siècles avant notre ère, et que l'histoire nous raconte sans nous en dévoiler les causes, qui fit sortir la médecine des mains immobiles et glacées de l'Orient pour la jeter dans le tourbillon de l'activité occidentale, et pour la livrer aux ardents initiateurs d'une civilisation progressive et impérissable. Sur ce terrain tout nouveau pour elle, battue par l'esprit grec et soumise au choc de toutes les disputes philosophiques, la médecine n'a cessé de s'agrandir et de se perfectionner. Répudiant les artifices suspects et les symboles mystiques, qui avaient été, en Orient, la source et le gage de l'autorité des prêtres, elle se mêla résolument, sans aucune armure d'emprunt, aux luttes et aux ardentes controverses des écoles grecques. Là, semblable au géant de la Fable, qui reprenait de nouvelles forces chaque fois qu'il touchait la terre, la médecine, qui n'avait été dans la main sacrée des prêtres qu'une stérile superstition, devint, sur le libre sol de la Grèce, une science profane admirée des hommes.

Qui pourrait, à l'aspect des monuments scientifiques de la

médecine grecque, ne pas regretter amèrement la chute de
ses écoles et l'ignorance contemporaine des invasions barbares qui vinrent jeter sur l'Europe une si longue nuit, et
arrêter pour tant de siècles l'essor des sciences et des arts!

La médecine, il est vrai, ne devait pas périr avec les
écoles et les temples de la Grèce. Le peuple de héros qui mit
l'univers sous ses pieds admit le génie des sciences parmi les
dieux du Capitole. Un autre Hippocrate fut rendu au monde
sous le grand nom de Galien ; d'illustres médecins furent, dans
l'empire romain, ses imitateurs et ses émules ; mais les jours
de Rome étaient comptés. La médecine ne pouvait échapper
au coup que les barbares réservaient dans l'empire aux
sciences et à la civilisation.

Pendant la longue nuit du moyen âge, la médecine fut
heureusement conservée au monde ; un peuple instruit et
nouveau la cultiva, non sans gloire. Bien que sortis de l'immobile Orient, les Arabes, il faut leur rendre cette justice, se
montrèrent amis du progrès et se donnèrent, dans le grand
naufrage des nations savantes, la noble mission de conserver
et d'accroître le dépôt sacré de la civilisation et des sciences ;
la médecine fut une de leurs passions et de leurs gloires :
nous leur devons de précieuses découvertes et d'utiles médicaments qui figureront toujours avec honneur dans l'arsenal
thérapeutique.

Mais ce ne fut réellement qu'à l'époque fameuse qui vit
renaître, chez les Européens eux-mêmes, toutes les sciences
et tous les arts, que la médecine rentra, pour ne plus en
sortir, dans les voies d'un progrès indéfini. L'histoire, dans
sa gratitude, conserve à juste titre au seizième siècle le nom
de siècle de la Renaissance. Il y eut en effet, dans ce siècle
fameux, une véritable rénovation et comme une résurrection
générale des esprits et des sciences. Reprenant, sous bénéfice
d'inventaire, l'héritage abandonné depuis si longtemps du
génie antique, et portant dans le triple domaine de la politique, de la religion et de la science, l'ardeur réfléchie de ses
investigations, la Renaissance a préparé les impérissables
conquêtes intellectuelles et morales de l'Europe moderne, et
mérité de servir de date dernière à l'affranchissement de l'es-

prit humain. La nature elle-même sembla se renouveler et acquérir une fécondité nouvelle. De là cette pléiade si nombreuse d'hommes remarquables et toutes les grandes figures qui honorent l'histoire de ce temps, chez les principales nations policées. Mais la nature ne faisait encore que préluder à de plus fécondes créations; bientôt on verra paraître des génies incomparables; bientôt la philosophie expérimentale sortira tout armée du génie de Bacon, de Descartes, de Newton, etc. Le temps des observations précises et des expériences exactes approche; nous touchons aux jours de maturité scientifique, au siècle des libres et hardies discussions; dans ce dix-huitième siècle, toutes les sciences naturelles vont grandir, imprimer à la médecine une impulsion, une rectitude nouvelles, et s'élever avec elle à une hauteur d'où s'apercevront les plus vastes et les plus lointains horizons. Tout marche, tout se prépare pour le siècle du progrès, pour le dix-neuvième siècle, qui sera surtout le siècle des merveilles, celui qui utilisera au profit de la médecine les plus vastes matériaux, et assurera pour jamais ses destinées.

L'application des sciences théoriques à tous les arts de la vie commune est un phénomène propre à notre temps de progrès, qui ne s'était montré, dans les mêmes proportions, à aucune des époques philosophiques de l'histoire, et qui tient à la richesse accumulée de nos héritages scientifiques. Ce caractère nouveau, subordonnant aujourd'hui l'acquisition de la fortune à la connaissance des vérités scientifiques, ne pouvait manquer d'exercer une vive influence sur nos études et d'exciter une émulation universelle. Il faut être aujourd'hui physicien, chimiste, naturaliste, etc., pour se produire avec éclat dans les luttes fécondes de l'industrie, pour arracher à la nature les filons de ses mines et les éléments de la richesse sociale ou individuelle. De là cette transformation du monde moderne qui tend à soumettre partout la force à l'intelligence, à réhabiliter la richesse par le travail, à combler l'abîme qu'une vulgaire sagesse se plaît à creuser entre le bien-être et la vertu, et à changer les bases séculaires de la morale.

Mais ne nous perdons pas dans d'incertaines conjectures sur l'influence que peuvent exercer ces mœurs nouvelles sur les destinées futures de la race humaine, et, sans sortir de l'ordre contemporain, tâchons de nous représenter succinctement et dans toute sa vérité, l'état présent des choses et des esprits. Nous ne serons pas accusé d'encenser une vaine idole, on ne nous reprochera pas d'exagérer les merveilles de notre temps, si nous soutenons la prééminence scientifique du dix-neuvième siècle, qu'on peut déjà nommer, sans craindre aucune protestation de l'histoire, le siècle du progrès. Qui pourrait contester cette glorieuse appellation au siècle qui a vu naître les chemins de fer, les télégraphes électriques, la galvanoplastie, et tant d'autres inventions utiles ou ingénieuses? Ces magnifiques conquêtes, qui honorent la première moitié du dix-neuvième siècle, nous autorisent à penser que la seconde moitié ne sera pas moins féconde. Aussi, quelle dévorante ardeur dans les esprits, quel mouvement, quelle activité dans le triple domaine de la science, de l'art, de l'industrie! Toutes les imaginations, embrasées par les conquêtes passées, s'élancent avec enthousiasme vers un avenir inconnu mais gigantesque. C'était dans le ciel que les humains cherchaient jadis à dérober le feu sacré; c'est sur la terre, c'est dans ses riches et fécondes entrailles que les modernes émules de Prométhée se flattent aujourd'hui de le trouver. On tourmente en tous lieux la nature pour lui arracher ses secrets et ses trésors; chacun veut découvrir, chacun veut inventer: tout le monde cherche, s'agite, veut savoir! C'est partout la lutte suprême de l'esprit contre la matière.

Qui pourrait désormais se flatter, dans l'orageux milieu de tant d'esprits émancipés par la science, par l'ambition des découvertes et des richesses, de dominer au nom de l'autorité? Nous rentrons dans notre sujet et nous revenons, par la pente naturelle de l'analogie, à l'objet même de ces considérations. Tous les esprits sincères reconnaissent que la civilisation et le progrès ont singulièrement changé les mœurs des hommes. Dans l'ordre politique, civil, religieux, qui s'affirme sans se prouver ne s'impose plus à personne. Il en est, à plus forte raison, de même dans l'ordre médical. Ce n'est plus sur la dignité de son maintien ni sur la gravité de son front, c'est sur la précision et sur la clarté de ses paroles que le médecin doit compter aujourd'hui pour captiver l'esprit de ses clients et conquérir leur confiance. Tous nos modes accrédités d'influence reposent invariablement sur la démonstration. On ne se laisse plus conduire, les yeux bandés, sur aucune route obscure; l'âge des lisières est passé pour les contemporains du siècle du progrès; ils ne s'aventurent jamais que là où il fait clair, et n'abdiquent, dans aucun cas, la libérale indépendance de leur esprit. *Amicus Plato, sed magis amica veritas* : telle pourrait être leur commune devise.

On accorde qu'il est nécessaire aujourd'hui de s'expliquer et de se faire comprendre en toutes choses, mais on soutient qu'il n'en peut être ainsi en médecine. Toute règle, dit-on, compte au moins une exception. On nous oppose les difficultés, les complications, les obscurités profondes, le caractère complexe et occulte des questions médicales. On conteste aux profanes l'aptitude et le savoir nécessaires pour comprendre tous ces mystères; on ne leur accorde ni assez d'intelligence ni assez de calme pour parcourir, sans se perdre, le ténébreux labyrinthe des maladies. C'est là une fausse et inintelligente appréciation des choses. Notre science n'est plus, si elle le fut jadis, ce que vous la faites. Il ne s'agit pas ici de la médecine occulte des devins et des thaumaturges; cette médecine-là et toutes ses héritières ne sont pour nous que des fantômes ou des reliques exhumées du grand abîme qui contient les superstitions et les chimères des premiers âges. La médecine de notre temps n'est pas non plus, comme on le dit souvent, une science conjecturale, une sorte de divination fataliste, dont les principes et les règles auraient l'incertitude et la mobilité du hasard et ne seraient accessibles qu'à des magiciens. La médecine du dix-neuvième siècle est une science d'observation, fille légitime des sciences naturelles, plus vaste et plus compliquée qu'aucune d'elles, mais comportant les mêmes procédés d'étude et offrant le même genre de certitude; ses principes les plus élevés sont généralement des phénomènes primitifs, inaperçus par les sens, mais dont toutes les conséquences observables sont déduites et coordonnées par le raisonnement; toutes nos explications, toutes nos théories médicales se composent de faits enchaînés, toujours facilement saisis, toutes les fois qu'ils sont clairement exposés.

Tout esprit droit, pour peu qu'il ait été cultivé et assoupli par la réflexion et l'étude, est donc apte à concevoir les explications et les théories médicales aussi facilement que celles de la physique, de la chimie, de l'histoire naturelle. Il se trouve souvent, en médecine, qu'une grande distance sépare le principe ou le fait primitif, qui sert de base à une explication, de ses dernières conséquences ; les chaînons logiques intermédiaires peuvent être nombreux et singulièrement entrelacés ; mais il n'en est point autrement dans les autres sciences physiques et naturelles appliquées. Qu'on ne nous objecte donc pas de prétendues difficultés, qui rendraient les explications médicales insaisissables pour des malades, qui se trouvent le plus souvent initiés aux théories de la physique, de la chimie, de l'histoire naturelle.

Tous les médecins instruits savent d'ailleurs par cœur les deux vers d'un poète célèbre, passés à l'état de proverbe :

> Ce que l'on conçoit bien s'énonce clairement
> Et les mots pour le dire arrivent aisément.

Aussi, toutes les fois qu'un médecin ne parvient pas à donner à un malade des idées nettes et précises sur la nature ou le caractère de sa maladie, nous avons le droit d'en imputer le tort soit à l'un, soit à l'autre, soit à tous les deux.

On doit voir, par les considérations qui précèdent, combien sont graves les motifs, combien sont arrêtées les convictions qui nous ont servi de guide ou de boussole dans la composition du livre dont nous publions une vingt et unième édition ; on doit comprendre le pourquoi, tout en écrivant pour nos confrères, nous avons plus spécialement destiné aux gens du monde ce *Traité pratique des maladies des voies urinaires et des organes générateurs de l'homme*. Nous le répétons, nous n'avons pas eu la prétention chimérique de rendre les malades aussi savants que les médecins ; nous n'avons pas songé à leur donner la vaine satisfaction de soutenir contre les docteurs des thèses ou des disputes ; nous avons moins encore prétendu leur enseigner les moyens de se traiter toujours eux-mêmes, sans recourir à l'intervention, toujours commandée par la prudence, et souvent indispensable, de l'homme de l'art. Nous livrons à l'appréciation des juges compétents ce qui peut nous être personnel dans notre œuvre, et nous leur laissons le soin de juger si, comme anatomiste, comme physiologiste et comme médecin, nous nous sommes élevé à la hauteur de nôtre tâche. Quant aux gens du monde et aux malades, auxquels nous nous sommes plus spécialement adressé, il n'est pas douteux qu'ils n'aient tenu grand compte des efforts que nous avons faits pour les servir. Ils ont concouru, dans une proportion considérable, à l'écoulement des vingt premières éditions de notre livre, et nous ne comptons plus, depuis longtemps, les lettres et les demandes impatientes de ceux qui attendent la vingt et unième. Ce n'est point sans une vive et sincère satisfaction que nous avons constaté, chez les nombreux malades qui ont réclamé nos conseils ou nos soins, que nous avions été généralement compris, et que notre ouvrage avait eu précisément le genre de succès et d'utilité que nous avions ambitionné. On aime toujours à toucher au but que l'on a visé; mais c'est principalement quand la réussite implique un service public et le soulagement d'un très grand nombre de ses semblables, que l'intérêt que l'on porte à son propre succès cause le même bonheur qu'un grand devoir accompli.

Le prodigieux succès de notre livre n'a pas modifié, nous ne l'ignorons pas, l'opinion d'un grand nombre de médecins qui s'entêtent à répudier, comme dangereux, tous les travaux qui s'adressent directement aux masses, et réservent exclusivement l'honneur de leur haut patronage aux livres qui ne peuvent être lus que par les docteurs. Un tel système paraît étrange; il consiste à parler à ceux qui, le plus souvent, n'ont ni envie ni besoin de vous entendre, tandis qu'il vous prescrit de ne rien dire à ceux qui pourraient trouver dans vos paroles et votre savoir la révélation des dangers et des maux qui peuvent les atteindre, ainsi que les moyens de les éviter ou de les conjurer. D'où provient cette excentricité qui ne semble être ni discutable ni sérieuse? De la supposition, malheureusement trop prouvée par le fait, que ceux qui parlent médecine a la foule ne cherchent qu'un auditoire incompétent, facile à séduire, et à tromper. C'est, en effet, sur ce terrain que se donnent rendez-vous tous les empiriques et tous les transfuges sans pudeur du corps médical, qui ne rougissent pas d'attacher des grelots au bonnet doctoral. Mais faut-il renoncer à l'usage de toutes les choses dont on abuse? Faut-il abandonner les chemins qui mènent droit au but, parce qu'on y coudoie des gens compromis? Peser de tels motifs, et s'arrêter devant de tels obstacles, ce ne serait pas chose sensée, ce serait fuir des fantômes et se condamner à un stupide quiétisme.

La question qui nous occupe, considérée en elle-même, sans préoccupation personnelle ou autre, abstraction faite des mauvais exemples et des indignes rivalités qui la pourraient dénaturer, cette question délicate, qu'il ne nous est permis d'aborder ici que par un point circonscrit, n'en est pas moins un élément important du grand problème posé à tous les étages de la civilisation moderne. La solution de ce problème, dans un sens ou dans l'autre, implique évidemment le triomphe ou la défaite des idées progressives ou rétrogrades de notre temps. Est-il bon d'éclairer les hommes? Vaut-il mieux, au contraire, les tenir dans l'ignorance pour les gouverner ou pour les asservir? Nous ne sommes qu'un humble ouvrier au service de la médecine, dans le grand œuvre que notre siècle a promis au monde ; nous ne pouvions apporter qu'une simple pierre à l'édifice, mais nous l'avons orientée vers le côté qui nous apporte la lumière ; c'est de ce côté que souffle l'esprit du siècle.

Quand, pour la première fois, nous prîmes le parti de publier notre ouvrage sur les maladies des organes génito-urinaires et de l'adresser spécialement aux gens du monde, nous étions loin de prévoir que vingt éditions, tirées chacune à plus de sept mille exemplaires, s'écouleraient en quelques années : un tel succès, dépassant les limites que pouvait rêver l'amour-propre, ne nous a point aveuglé sur la valeur de notre travail ; nous ne l'avons attribué qu'à l'état de maturité des esprits et au besoin universel de connaître qui tourmente notre époque ; nous ne l'avons considéré que comme une sanction donnée par l'expérience à nos principes. L'empressement soutenu mis par nos contemporains à s'initier aux connaissances que nous avons jetées dans la société, prouve bien qu'il ne faut plus traiter les hommes comme des enfants, et qu'il convient de leur parler aujourd'hui sérieusement de tout ce qui les touche. Ils sont arrivés, n'en doutons pas, les jours où la lumière ne se doit plus mettre sous le boisseau.

Tous ceux qui, marchant sur nos traces, révèleront des vérités utiles à la foule, recevront, nous osons le prédire, la même récompense que nous; ils apprendront que la vérité a de l'écho dans la multitude, que la raison peut avec assurance se montrer en public, et qu'elle ne perd jamais sa cause quand elle la plaide devant tout le monde. C'est à nos confrères principalement que s'adressent nos paroles et nos exhortations : nous appelons de tous nos vœux le jour où nous les verrons entrer avec assurance dans l'arène publique; le jour où ils prendront enfin la résolution de faire au public, dans chacune des spécialités de la science médicale, une savante et sincère exposition. Cette conduite nous ramènera le respect et la sympathie des masses, tant de fois abusées et si indignement exploitées. Les médecins peuvent nous croire, *experto crede;* ils verront changer radicalement la nature de leurs relations avec leurs clients quand ils auront pris soin de les préparer préalablement et de les éclairer par leurs écrits. Ils reconnaîtront que la confiance éclairée, qui se donne avec connaissance de cause, prime de bien haut la confiance aveugle et mobile des malades ignorants, et qu'elle est, pour eux, la source et le gage d'une autorité que ne savent pas toujours suppléer le devoir et l'habileté. On se devine à demi-mot quand on parle plus ou moins couramment la même langue. Quand un malade comprend la nature de son mal et le mode d'action des moyens employés pour le combattre, le médecin n'a point à redouter les vaines terreurs et les répugnances insensées qui sont les révoltes ordinaires de l'ignorance. La médecine, comme la justice, motive ordinairement ses arrêts, mais elle n'a pas, comme elle, la force à ses ordres pour les faire exécuter ; elle ne peut compter que sur la docilité intelligente des malades, qui ne respectent aucun arrêt qu'autant qu'ils le peuvent comprendre.

Notre exemple sera suivi par un grand nombre de nos confrères, nous aimons à l'espérer ; le succès que nous avons obtenu ne peut manquer de tenter des ambitions légitimes. Nous verrons nos nombreux émules se partager successivement la tâche, et porter la médecine tout entière sur le terrain d'une noble et franche publicité. La satisfaction qui a couronné nos humbles efforts récompensera tous ceux qui marcheront dans notre voie.

# PREMIÈRE PARTIE

# CONSIDÉRATIONS ANATOMIQUES

## ET PHYSIOLOGIQUES

### PREMIÈRE SECTION

## ANATOMIE

### NOTIONS LOCALES PRÉLIMINAIRES

Cet ouvrage étant spécialement destiné aux GENS DU MONDE, j'ai jugé convenable, avant d'aborder le détail de l'anatomie intérieure des voies urinaires et de l'appareil générateur dans l'un et l'autre sexe, de donner un aperçu sommaire de la situation respective extérieure des divers organes contenus dans le ventre.

Si, comme dans la figure 1, on partage la surface du ventre par deux lignes perpendiculaires coupées elles-mêmes par deux autres lignes transversales, on obtiendra neuf divisions correspondant intérieurement à certains organes, divisions qui, dans le langage anatomique, portent les noms suivants :

Des trois compartiments supérieurs, les deux latéraux (A et C) portent le nom d'*hypocondres;* celui du milieu s'appelle *épigastre* ou *région épigastrique* (B).

Des trois compartiments moyens, les deux latéraux (D et F) portent le nom de *région lombaire* ou *des flancs*, celui du milieu (E) se nomme *région ombilicale*.

Enfin, des trois divisions inférieures, les deux latérales

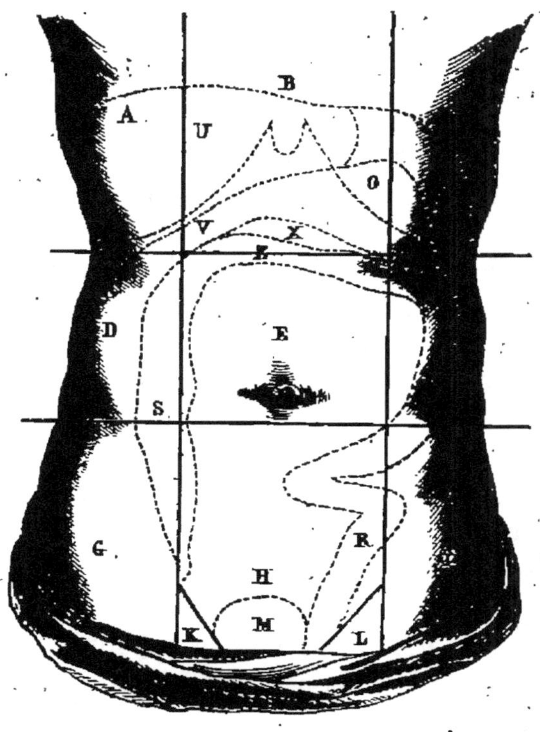

FIGURE 1

*Représentant les diverses régions du ventre ou abdomen.*

A, hypocondre droit.
C, hypocondre gauche.
B, épigastre ou région épigastrique.
D, région lombaire droite, ou flanc droit.
F, région lombaire gauche, ou flanc gauche.
E, ombilic, ou région ombilicale.
G, région iliaque droite.
I, région iliaque gauche.
H, région hypogastrique, ou du bas-ventre.

K, pli de l'aine droit.
L, pli de l'aine gauche.
U (*pointillé*), le foie.
N (*pointillé*), la rate.
OV (*id.*), l'estomac.
X (*id.*), le pancréas.
S (*pointillé*), le côlon ascendant.
Z (*id.*), le côlon transverse.
P (*id.*), le côlon descendant.
R (*id.*), l'intestin rectum.
M (*id.*), la vessie.

(G et I) se nomment *fosses iliaques*, et celle du milieu (H) est l'*hypogastre, région hypogastrique* ou *du bas-ventre*.

Chacun de ces compartiments correspond intérieurement à certains organes que je vais indiquer, et qui sont communs à l'homme et à la femme, à l'exception de ceux qui sont situés dans la région hypogastrique (H) et dans les fosses illiaques (G et I).

Ainsi, l'hypocondre droit (A) contient le *foie* (U), l'hypocondre gauche (C) loge la *rate* (N); dans la région épigastrique (B) se trouve l'*estomac* (OV), qui a la forme d'une poire, dont la grosse extrémité (O) proémine dans l'hypocondre gauche, et dont la petite extrémité (V), qui communique avec les intestins, se rapproche de l'hypocondre droit. Dans le fond de la région épigastrique se trouve le *pancréas* (X). Cet organe contribue à la digestion intestinale en transformant les matières amylacées en sucre et les substances albuminoïdes en peptone.

Dans le flanc droit (D) est situé le *gros intestin* ou *côlon ascendant* (S), qui, au haut de la région ombilicale (E), devient *transversal* (Z), pour devenir *côlon descendant* (P) dans le flanc gauche (F), et aboutir à l'*intestin rectum* (R) dans la région du bas-ventre ou hypogastrique.

Dans la région ombilicale (E), on aperçoit la *cicatrice* ou *dépression ombilicale*, vulgairement *nombril*. Intérieurement cette région correspond à la masse du *petit intestin* ou *intestin grêle*.

Dans la fosse iliaque droite (G) se trouve, *chez l'homme*, le commencement du côlon ascendant (S); chez la femme, on trouve en plus le *ligament large* du côté droit, attache de la matrice (voir *Traité des maladies des femmes*). La fosse iliaque gauche contient, *chez l'homme*, la fin du *côlon descendant* : on y trouve en plus, *chez la femme*, le *ligament large* du côté gauche. Ces ligaments larges, outre les replis membraneux qui constituent les attaches de la matrice, renferment l'*ovaire*, la *trompe de Fallope* et le *ligament rond*.

Dans la région hypogastrique ou du bas-ventre, on trouve, *chez l'homme*, la *vessie* (M) et la terminaison de l'*intestin rectum* (R). Outre ces organes, la même région, *chez la femme*, renferme l'*utérus* ou *matrice*, située entre la vessie placée en avant et le rectum logé tout à fait en arrière.

De chaque côté, et en bas de la région hypogastrique, se trouve la *région du pli de l'aine* droit et gauche (K et L).

J'ai tenu à représenter dans la figure 2 la place approximative à laquelle correspondent, sur le dos, les principaux

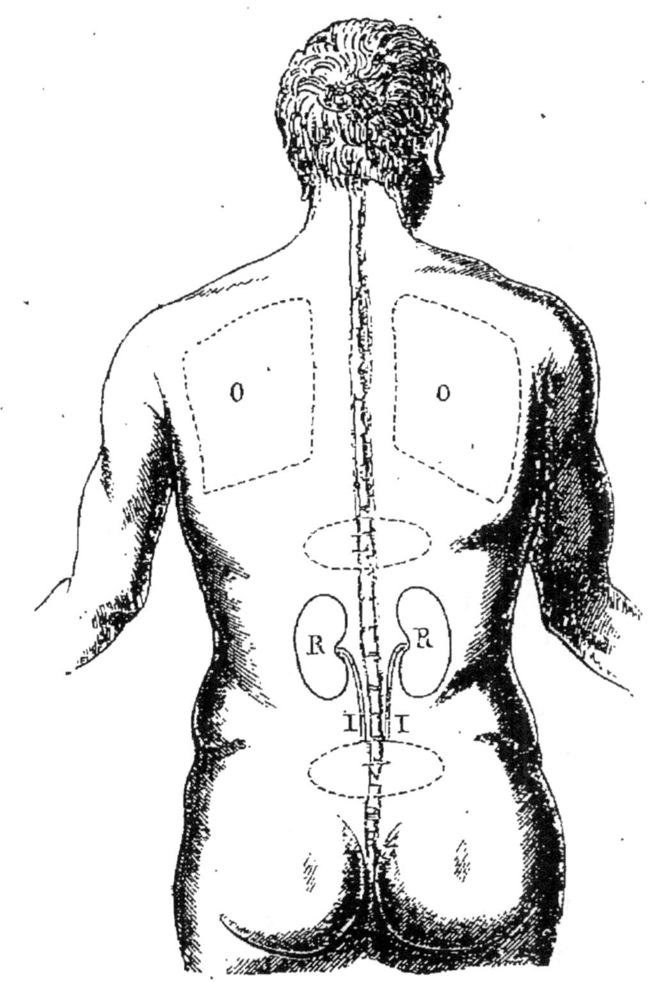



FIGURE 2

*Représentant, à l'extérieur, la situation interne des voies urinaires et de l'estomac.*

OO, région des omoplates, dite des épaules.
L, l'estomac.
R R, les reins ou rognons (voir fig. 4).
II, les uretères, conduits qui portent l'urine des reins dans la vessie.
V, la vessie.

organes internes, parce que, dans l'exposition de leurs douleurs, les malades indiquent le plus souvent d'une façon inexacte le siège de leurs souffrances.

Ainsi, cette figure permet de voir que les reins sont situés plus haut qu'on ne le pense généralement, lorsqu'on dit qu'on a mal aux reins. Chez les *hommes,* la cause des douleurs qu'on veut indiquer par l'expression de *mal de reins,* réside le plus fréquemment dans la vessie ou son col; chez les *femmes,* dans la matrice ou ses dépendances.

**Appareil de la sécrétion urinaire, ou voies urinaires.**

L'appareil servant à la sécrétion urinaire est composé :
1° D'un *organe sécréteur* double, le rein (BB, fig. 3);

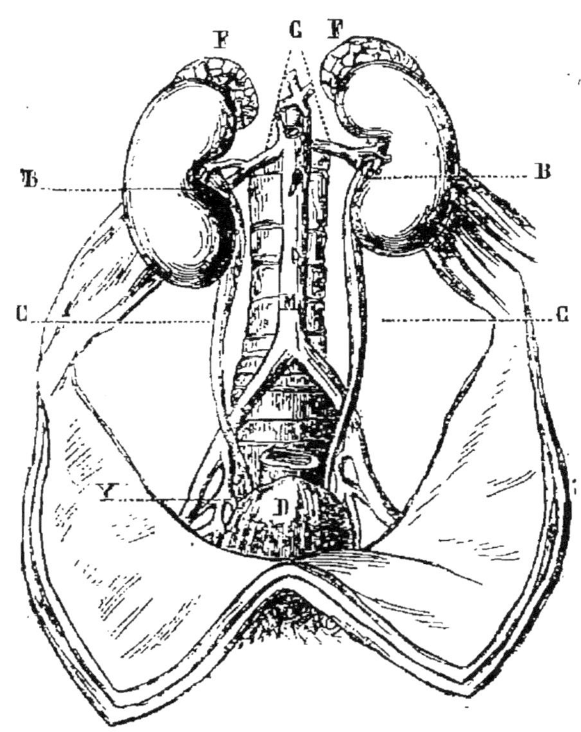


FIGURE 3

*Représentant l'appareil servant à la sécrétion urinaire.*

BB, les reins.  
CC, les uretères.  
D, la vessie.  
FF, les capsules surrénales.

G, les artères rénales, provenant de l'aorte M.  
M, l'aorte.  
Y, les artères hypogastriques.

2° D'un *réservoir provisoire*, les calices et le bassinet ;

3° D'un *conduit* destiné à porter l'urine du bassinet dans la vessie, l'*uretère* (C, *ibid.*);

4° D'un *réservoir définitif*, la *vessie* (D, *ibid.*);

5° D'un *canal excréteur*, transmettant au dehors le produit de la sécrétion : ce canal, distinct, chez la femme, des organes génitaux, tandis que, chez l'homme, il est commun aux organes urinaires et à ceux de la génération, est le *canal de l'urètre*.

## § 1.

## DES REINS

Les reins, vulgairement nommés *rognons*, sont des organes glanduleux destinés à la sécrétion de l'urine.

Ils sont au nombre de deux, enveloppés dans une grande quantité de graisse, et situés profondément, de chaque côté de la colonne vertébrale, dans la région lombaire (nommée pour cette raison *région des reins* RR, fig. 2).

On ne saurait mieux comparer leur forme qu'à celle d'un haricot, dont la scissure ou le hile serait tourné en dedans. Leur volume n'est pas sujet à varier comme celui de plusieurs organes glanduleux, le foie, par exemple. Les dimensions sont : pour la hauteur, 10 à 12 centimètres (4 pouces); pour la largeur, 5 à 6 centimètres (2 pouces), et pour l'épaisseur, 2 à 3 centimètres (1 pouce). Le tissu des reins, assez dur et très friable, est d'une couleur lie de vin. Ce tissu ou parenchyme, loin d'être homogène comme celui des autres glandes, est constitué par deux substances différentes : l'une extérieure, (AAA, fig. 4), *substance corticale* ou *glanduleuse;* l'autre profonde, *substance médullaire* ou *tubuleuse* (BBB, fig. 4). La substance corticale forme une couche extérieure de 3 ou 4 millimètres d'épaisseur (1 ou 2 lignes), d'une couleur fauve obscure ou rougeâtre ; elle fournit en dedans plusieurs prolongements en forme de cloisons, entre lesquels se trouvent placés les faisceaux de la substance médullaire.

La substance tubuleuse est formée de plusieurs faisceaux conoïdes, dont la base, entourée par la substance corticale, est tournée vers la périphérie du rein, et le sommet libre (DD, fig. 4) *(mamelons)* est dirigé dans la cavité du bassinet (C), où elle proémine. Ces deux substances sont enveloppées par une membrane mince, mais très résistante, *membrane fibreuse,* qui envoie des prolongements dans l'intérieur.

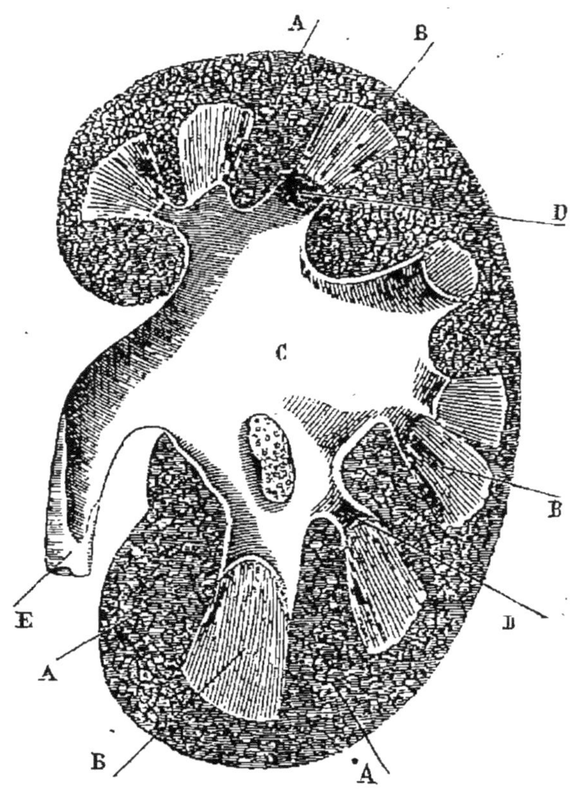


FIGURE 4

*Représentant une coupe du rein gauche.*

A A A, substance corticale ou glanduleuse.
B B B, substance médullaire, tubuleuse ou mamelonnée.
D D, mamelons, sommets de la substance tubuleuse, embrassés par les calices.
C, bassinet.
E, uretère.

Les artères rénales (G, fig. 3), très courtes et très volumineuses, viennent directement de l'aorte (M, fig. 3).

Les veines aussi, d'un calibre considérable, se rendent dans la veine cave inférieure.

Les nerfs viennent du plexus solaire et du nerf trisplanchnique.

Les *glandes* ou *capsules surrénales* (F, fig. 3) sont des corps aplatis, triangulaires, situés au-dessus des reins, qu'ils recouvrent en manière de cimier de casque, et dont les fonctions sont restées jusqu'à ce jour complètement inconues ; leur structure les rapproche des glandes vasculaires sanguines, telles que la rate, et semble justifier le rôle que leur font jouer dans la circulation quelques physiologistes allemands.

## § 2.

## DES CALICES ET DU BASSINET

Les *calices* ou *entonnoirs* sont de petits conduits membraneux qui, d'une part, embrassent la circonférence des mamelons (DD, fig, 4), et qui, de l'autre, s'ouvrent profondément dans le bassinet (B, fig. 5).

Leur nombre varie de 8 à 15, parce que souvent l'un d'eux appartient à plusieurs mamelons à la fois, ainsi qu'on peut le voir dans cette même figure.

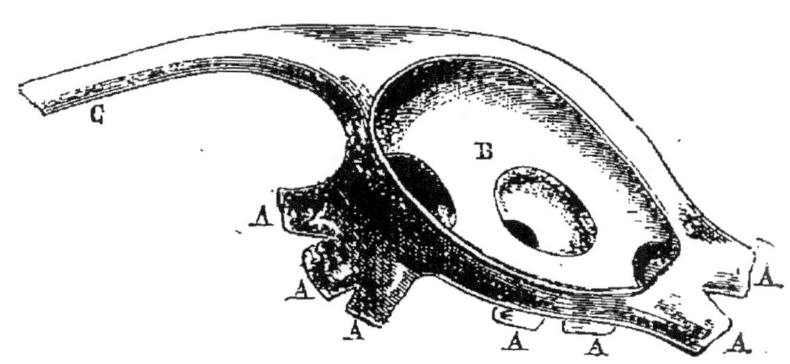


FIGURE 5

*Représentant les calices, le bassinet et le commencement de l'uretère du rein gauche ; on a enlevé la paroi antérieure pour en laisser voir la cavité.*

A A A A A A A, les calices.
B, le bassinet.
C, la naissance de l'uretère.

Leur usage est de conduire dans le bassinet l'urine qui coule des mamelons.

On nomme *bassinet* (B, fig. 5) une petite poche membra-

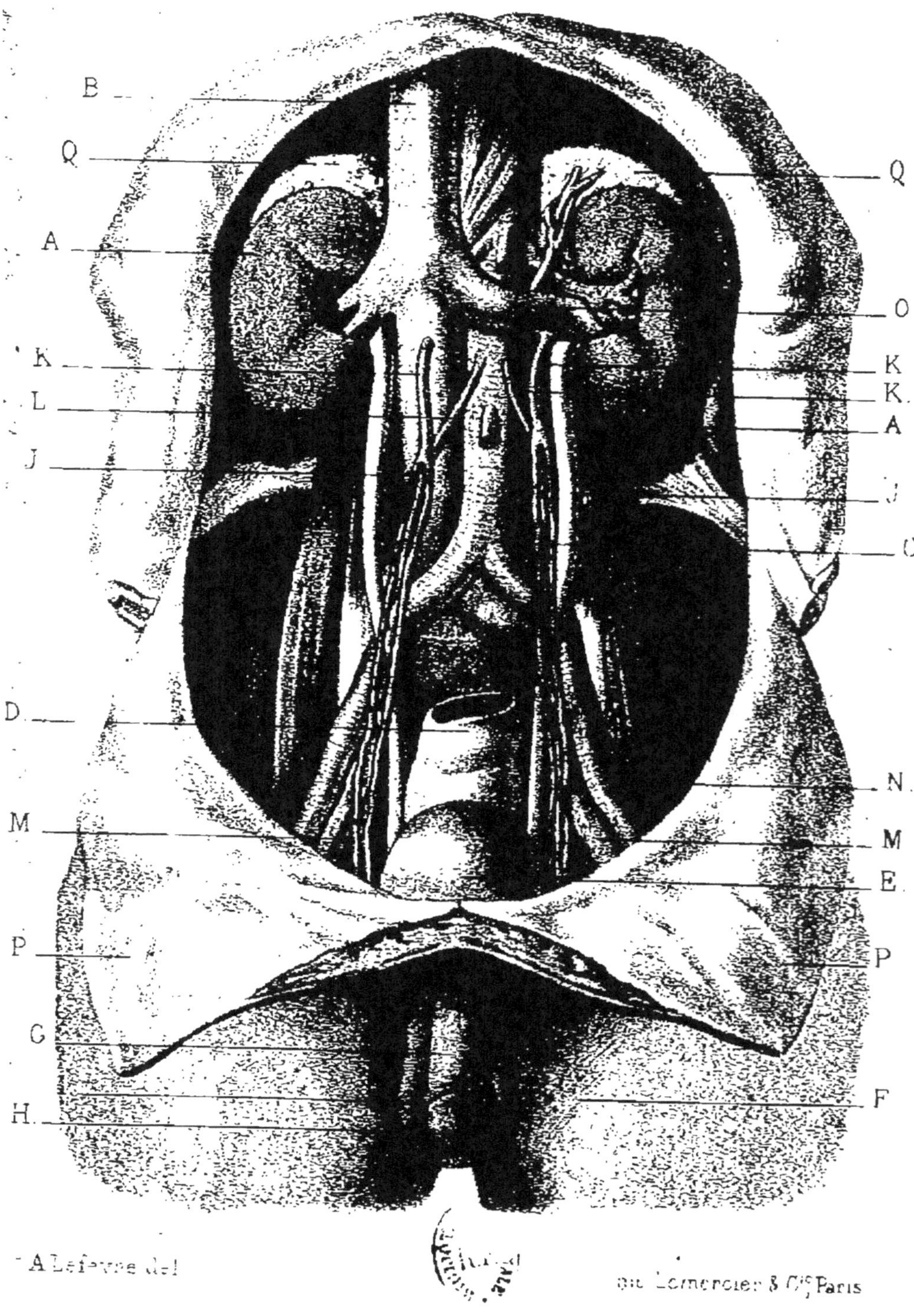

PL. I
B
Q
A
K
L
J
D
M
P
G
H
Q
O
K
K
A
J
C
N
M
E
P
F
A Lefevre del
Imp. Lemercier & Cie Paris

neuse logée dans la scissure du rein. Elle reçoit l'urine des calices (A), pour la transmettre à l'uretère (C).

## PLANCHE I.

*Représentant (vus de face) les appareils urinaires et de la génération chez l'homme.*

A A', les reins, organes sécréteurs de l'urine.

QQ, les capsules surrénales, dont la fonction est encore inconnue.

JJ, J'J', les uretères qui conduisent dans la vessie E, l'urine sécrétée per les reins A A'.

E, la vessie ou réservoir de l'urine.

FF', les cuisses.

G, la verge.

H, le gland.

II, les testicules.

P P', face interne des parois du ventre renversées en dehors pour mettre à nu les organes génito-urinaires.

C, l'aorte, vaisseau à sang rouge, partant du cœur et fournissant le liquide nutritif à tous les organes.

N N, artères hypogastriques, résultant de la bifurcation de l'aorte, destinées à alimenter les organes du bas-ventre et les membres inférieurs.

B, veine cave inférieure, dont la fonction, opposée à celle de l'aorte, consiste à ramener au cœur le sang noir des membres inférieurs et des organes du bas-ventre.

M M', veines hypogastriques, contenant le sang des membres inférieurs et des organes du bas-ventre.

O O', veines rénales, qui ramènent à la veine cave inférieure B le sang noir provenant des reins.

L L', artères spermatiques naissant de l'aorte et allant aux testicules I I'.

K K, veines spermatiques, ramenant des testicules I I' à la veine cave B le sang qui a servi à l'élaboration du sperme.

D, l'intestin rectum, placé en arrière de la vessie.

## § 3.

## DE L'URETÈRE

L'uretère (JJ, pl. I) est un long canal membraneux cylindroïde, qui porte l'urine du bassinet dans la vessie. Il s'étend obliquement entre le bassinet, avec lequel il se continue, et le bas-fond de la vessie (entre E et O, pl. II), dans laquelle il s'ouvre (H, fig. I, pl. III), après un trajet oblique de 14 à 18 millimètres (6 à 8 lignes), dans l'épaisseur de ses parois. Ses dimensions sont celles d'une plume à écrire; mais ses parois, comme celles des calices et du bassinet, sont très extensibles, ainsi qu'on en a la preuve dans quelques cas de rétention d'urine, de pierre engagée dans sa cavité, de compression par une tumeur, où il n'est pas rare de lui voir acquérir le volume de l'intestin.

## PLANCHE II.

*Représentant (vu de côté) l'appareil génito-urinaire de l'homme.*

COUPE D'AVANT EN ARRIÈRE, SUR LA LIGNE MÉDIANE.

Q P, paroi antérieure du ventre.

L, surface articulaire de l'os pubis.

U, moelle épinière, dans son enveloppe osseuse, la colonne rachidienne ou vertébrale.

T, face interne de la fesse droite.

F, face interne et supérieure de la cuisse droite.

V, coupe du sacrum.

A A', les reins.

M M', capsules surrénales.

C, artère aorte.

B, veine cave inférieure.

J J, J'J', uretères : l'uretère du côté gauche J'J' fait voir l'insertion de ce conduit sur les côtés du bas-fond de la vessie entre E et O.

K K, K'K'K', vaisseaux spermatiques, veines et artères entremêlés, aboutissant au testicule I.

D, l'intestin rectum.

E, la vessie.

N, glande prostate embrassant le col de la vessie.

S G H, la verge.

S, section des corps caverneux de la verge.

G, le corps de la verge.

H, le gland.

I, le testicule gauche.

R, l'épididyme recouvrant le testicule I en manière de cimier de casque.

O, la vésicule séminale du côté gauche, à laquelle vient aboutir le canal déférent, apportant le sperme du testicule et de l'épididyme I R.

Le calice, le bassinet et l'uretère sont formés de trois membranes : l'une, extérieure et celluleuse, beaucoup plus mince dans le calice et dans le bassinet que dans l'uretère, où néanmoins elle est très extensible; l'autre, interne et muqueuse, est continue avec la membrane muqueuse de la vessie; entre ces deux membranes on trouve une couche de fibres muscu-

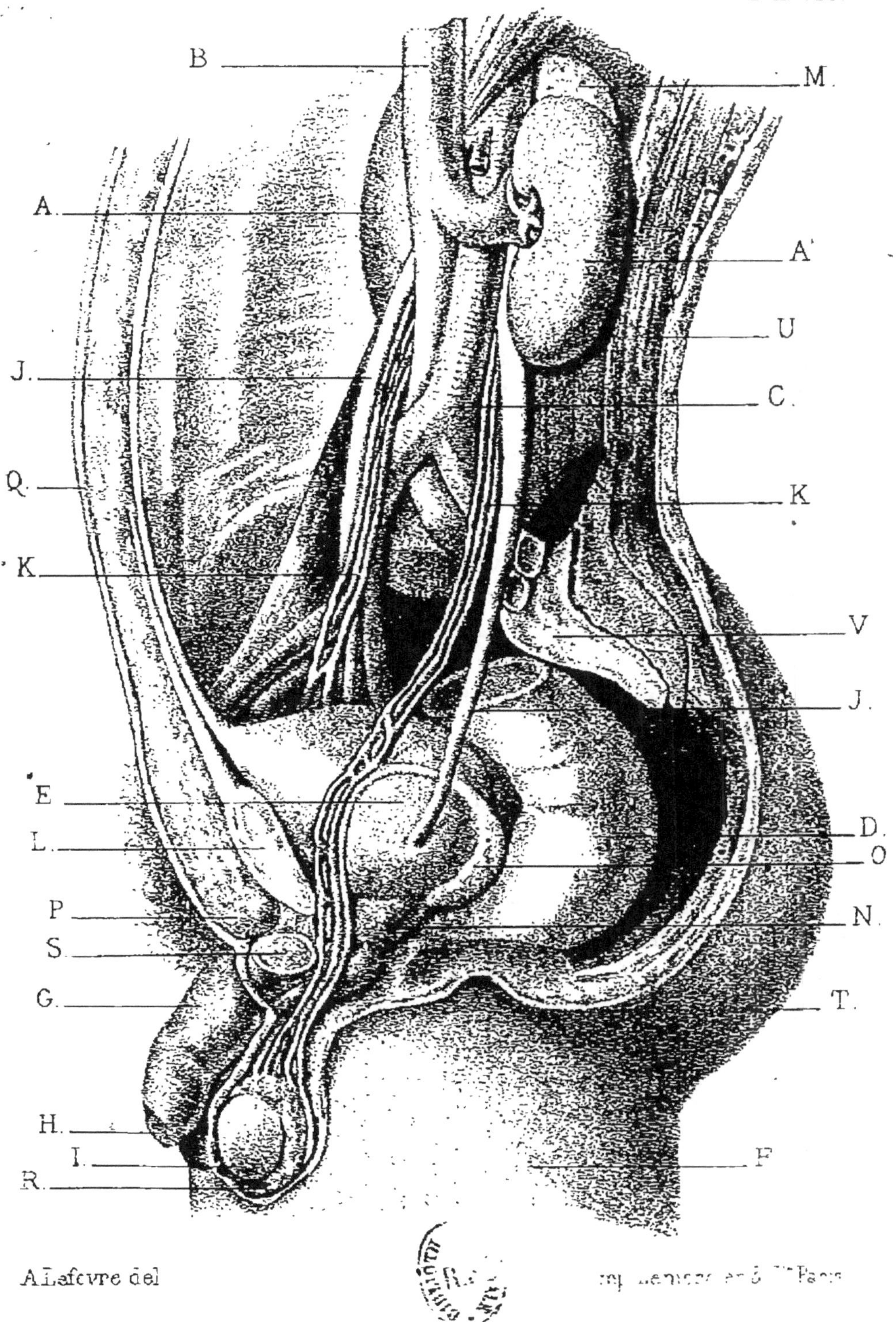

PL . II.
B
M
A
A'
U
J
C
Q
K
K
V
J
E
L
D.
O
P
N
S
G
T
H
I
F
R
A.Lefevre del

laires entrecroisées qui constitue la troisième enveloppe et qui sert à faciliter la contractilité des parois.

## § 4.

## DE LA VESSIE

La vessie est un réservoir musculo-membraneux, logé dans l'excavation du bassin, sur la ligne médiane, entre le pubis (C, fig. 1, pl. III) et le rectum (D), chez l'homme, entre le pubis (R, pl. V) et le vagin (G), chez la femme. Elle est destinée à recevoir l'urine sécrétée par les reins et transmise au moyen des uretères, à la contenir pendant un certain temps, et à l'expulser ensuite.

La vessie est le plus grand de tous les réservoirs de secrétion. Sa *capacité*, du reste, est sujette à varier suivant plusieurs causes qui peuvent se rapporter, 1° *aux habitudes* : les personnes qui ont l'habitude de conserver longtemps leur urine ont la vessie plus volumineuse que celles qui la rendent au premier besoin; 2° *au sexe* : on admet généralement que la vessie de la femme présente plus de capacité que celle de l'homme, ce que l'on attribue à cette raison que la femme est plus esclave des bienséances sociales; mais ce fait est contesté par plusieurs auteurs; 3° *à l'âge* : la vessie des vieillards est plus grande que celle des adultes, parce que, la sensibilité s'émoussant, ils sont moins vite avertis du besoin d'uriner, et laissent l'urine s'accumuler dans la vessie et la distendre; 4° *aux maladies* : nous verrons plus loin (*Rétention d'urine*) des exemples d'extensibilité de la vessie tels, qu'elle a pu contenir, sans se rompre, trois à quatre litres de liquide; tandis que, dans d'autres cas, sa capacité se rétrécit; et elle se racornit au point de ne pas admettre une cuillerée d'urine.

La vessie est maintenue dans sa position d'une manière assez lâche pour lui permettre ces variations, quelquefois très rapides, de volume, sans trop gêner les organes voisins. La dilatation s'opère surtout aux dépens des organes du basventre; et l'œil exercé du praticien reconnaît de suite cette tumeur ovoïde, circonscrite, qui, partant du pubis, remonte vers l'ombilic et caractérise si bien la rétention d'urine dans ce réservoir.

La forme de la vessie est celle d'un ovoïde dont la grosse extrémité (pl. II) est dirigée en bas, et le sommet en haut. Cette figure peut présenter des différences relatives à l'âge, aux individus, au sexe. Ainsi, chez les femmes qui ont eu des enfants, la vessie, par suite de la compression exercée sur elle par la matrice, perd de sa hauteur et s'allonge transversalement. (Voir *Traité des maladies des femmes.*)

Pour étudier la vessie plus en détail, nous la divisons en a. *Surface extérieure;* b. *Surface intérieure.*

a. Sa *surface extérieure* est en rapport, *en avant*, dans l'état de vacuité, avec l'os du pubis (L, pl. II), derrière lequel elle disparaît; dans l'état de plénitude, avec les parois abdominales (E, fig. 1, pl. III), auxquelles elle répond immédiatement. Elle n'est point recouverte par le péritoine, ce qui est d'un haut intérêt pratique, puisque cette disposition permet de faire la ponction et la taille hypogastrique sans léser cette membrane (1). Par sa face postérieure, la vessie, tapissée par le péritoine, répond, *chez l'homme*, au rectum ou gros intestin (D, pl. II et III), et, *chez la femme*, à la matrice (M, pl. V). Par sa région inférieure ou base, elle est en rapport, *chez l'homme*, avec le rectum, dont elle est séparée par les vésicules séminales (O, pl. II) et les canaux déférents (G, fig. 1, pl. III) (voir *Organes de la génération*); *chez la femme*, avec le vagin et le col de la matrice. Les conséquences pratiques qui découlent de ces rapports sont : chez l'homme, 1° l'exploration de la vessie par le rectum (D, pl. II); 2° la possibilité de la ponction et de la taille recto-vésicale; 3° les fistules recto-vésicales : chez la femme, 1° l'exploration de la vessie par le vagin; 2° la ponction et la taille vésico-vaginale; 3° les fistules vésico-vaginales à la suite d'un accouchement laborieux; 4° la fréquence des maladies de vessie à la suite des déplacements, des engorgements et du cancer de la matrice.

Le sommet de la vessie, tapissé par le péritoine, se dirige en haut et en avant. De ce sommet part l'*ouraque* (E Q, pl. II),

---

(1) Les blessures du péritoine entraînent presque fatalement avec elles l'inflammation de cette séreuse; or la péritonite est une affection très grave et très fréquemment mortelle.

cordon fibreux qui sert à cet organe de moyen de fixité, et s'étend jusqu'à l'ombilic, dans lequel il semble s'engager.

*b.* La *surface intérieure* (A, fig. 6) de la vessie offre à considérer : 1° les plis ou rides de la surface muqueuse, qui s'effa-

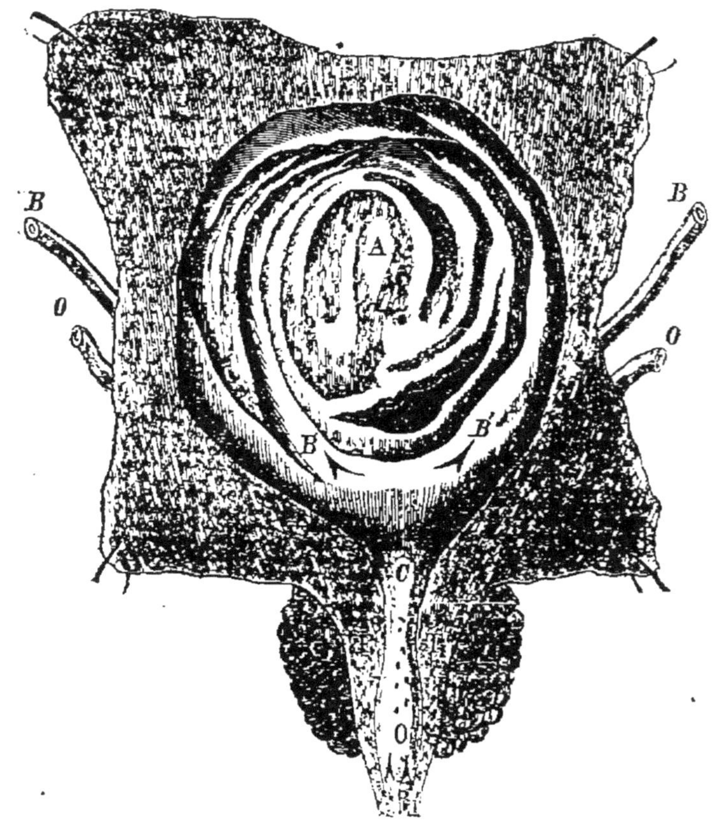

FIGURE 6

*Représentant la surface intérieure de la vessie, dont la paroi antérieure, divisée en quatre lambeaux, est tendue par des érignes.*

A, cavité de la vessie.

B B, les uretères.

B'B', ouverture des uretères dans la cavité de la vessie.

C, le col de la vessie, embrassé par la glande prostate DD.

D D, la glande prostate.

F F, orifice des conduits de la glande prostate.

O O, conduits éjaculateurs.

O', orifice des conduits éjaculateurs dans le canal de l'urètre, vers le sommet de la glande prostate DD.

B'B'C, surface triangulaire, qui porte le nom de *trigone vésical.*

cent par la distension ; 2° les faisceaux, quelquefois très considérables, de la tunique musculeuse, qui font relief comme des colonnes, d'où le nom de *vessie à colonnes* donné aux réservoirs urinaires présentant cette disposition (voir pl. VII et XI). Dans l'intervalle des aréoles dessinées par ces saillies musculaires, la membrane muqueuse s'incline et forme des cavités, des cellules, d'où le nom de *vessie à cellules*. Ces excavations sont souvent la cause d'accidents formidables ou d'erreurs de diagnostic, comme nous aurons occasion de le dire aux articles *Rétention d'urine, Diagnostic des calculs vésicaux.*

La base de la vessie présente trois ouvertures : 1° les deux orifices des uretères (B'B', fig. 6) ; 2° l'ouverture du canal de l'urètre (C, *ibid.*). Ces trois ouvertures occupent les angles d'un triangle équilatéral, à surface lisse, blanche, constamment dépourvue de rides ou de colonnes. C'est le trigone vésical, en arrière duquel se trouve le *bas-fond de la vessie*, partie de l'organe qu'occupent le plus souvent les calculs.

Le *col de la vessie* (C, fig. 6), ou orifice terminal du canal de l'urètre, embrassé par la glande prostate (DD, *ibid.*), est habituellement fermé et comme froncé. Il faut une certaine force pour vaincre la résistance qu'il présente. Cette résistance une fois franchie, l'ouverture peut admettre facilement le petit doigt. A l'article *Urètre* (voir *Organes de la génération*), nous déterminerons spécialement la forme de cet orifice, sur laquelle une discussion très vive s'est engagée dans ces derniers temps.

Trois tuniques concourent à la structure de la vessie : l'extérieure, séreuse ; la moyenne, musculeuse ; et l'interne, muqueuse. La première est incomplète, et ne recouvre que le sommet, les parties latérales et la paroi postérieure de l'organe ; elle est unie à la membrane musculeuse par un tissu cellulaire très lâche qui facilite l'ampliation de la vessie.

La tunique musculeuse (fig. 7) est formée par deux couches de fibres qui affectent, comme dans tous les organes creux entourés de muscles, deux directions différentes : la couche superficielle est formée de fibres longitudinales qui semblent partir du col de la vessie, pour envelopper tout l'organe ; la couche profonde est constituée par des fibres circulaires parallèles ou entrecroisées qui, au col de la vessie, forment un bourrelet plus épais en bas qu'en haut, et auquel on a donné le nom de *sphincter de la vessie* (O, fig. 7, et l, pl. Ill).

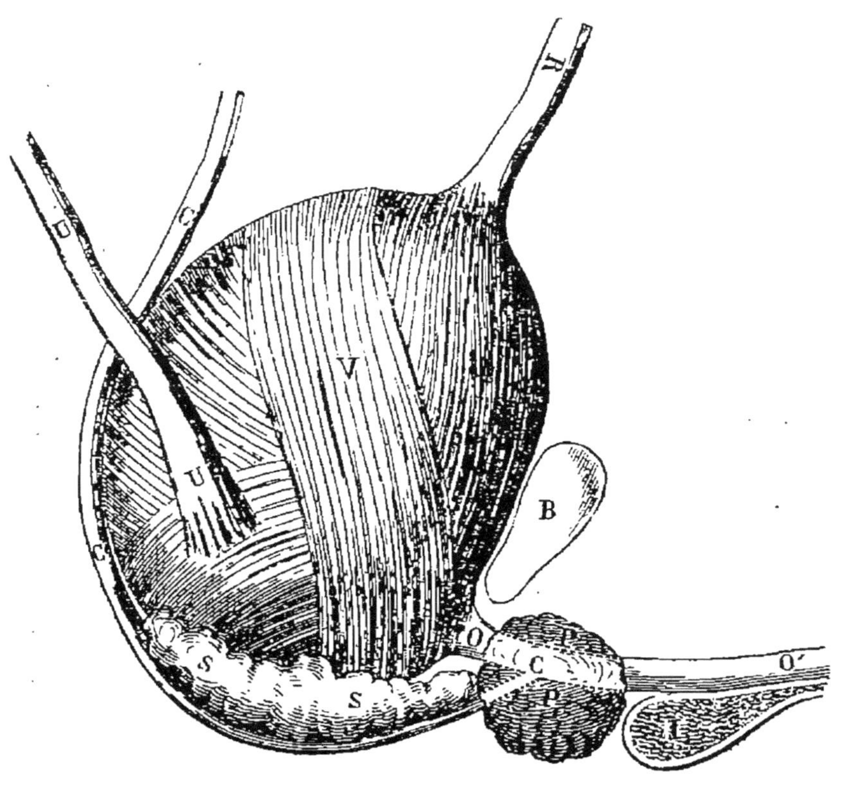


FIGURE 7

*Représentant la direction des fibres de la tunique musculeuse*
*de la vessie.*

V, la vessie.

B, l'ouraque.

U U, l'uretère qui conduit l'urine des reins dans la vessie.

O, le col de la vessie.

B, l'os pubis.

O C O', le canal de l'urètre.

P P, la glande prostate.

I, le corps spongieux du canal de l'urètre.

C C, le canal déférent.

S S, les vésicules séminales, ou réservoir du sperme.

C (dans le canal de l'urètre), orifice des conduits éjaculateurs du sperme.

La membrane muqueuse de la vessie est extrêmement mince et blanchâtre, et continue avec la muqueuse de l'urètre. Les papilles y sont peu développées. Les follicules, très rares, ne sont bien apparents que dans certains états pathologiques. Elle est très extensible, mais peu rétractile, ce qui explique les rides qu'elle présente dans l'état de vacuité (A B′ B′, fig. 6). Elle s'enfonce, ainsi que nous l'avons dit, entre les éraillures de la tunique musculeuse, et forme des cellules dans lesquelles peuvent se loger les calculs,

Le tissu cellulaire qui unit les membranes muqueuse et musculeuse est assez lâche, séreux et extrêmement délié.

Les artères viennent de l'artère hypogastrique ou de ses branches (Y, fig. 3).

Les veines, qui forment un plexus remarquable autour du col de l'organe, se rendent dans la veine hypogastrique.

Les nerfs viennent à la fois des nerfs ganglionnaires et des nerfs rachidiens, d'où le caractère mixte de la vessie, qui est en partie soumise, en partie soustraite à l'action de la volonté.

---

## APPAREIL DE LA GÉNÉRATION

### I

## ORGANES GÉNITAUX DE L'HOMME

Les organes génitaux de l'homme sont constitués, 1° par un appareil d'élaboration et de sécrétion, les *testicules*, 2° par un appareil d'excrétion, composé des *conduits déférents*, des *vésicules séminales*, des *canaux éjaculateurs* et du *canal de l'urètre* dont dépendent, pour l'accomplissement de la fonction génératrice, la *glande prostate*, les *glandes de Cowper*, et la *verge*.

### § 1.

## DES TESTICULES ET DE LEURS ENVELOPPES

#### a. *Enveloppes des testicules.*

Les enveloppes des testicules, communément désignées sous le nom de *bourses*, forment six couches superposées, qui sont, en procédant de l'extérieur à l'intérieur..

1° Le *scrotum*, ou la peau des bourses ;
2° Le *dartos* ;
3°. La *tunique érythroïde* ou *muscle crémaster* ;
4° La *tunique fibreuse commune* ;

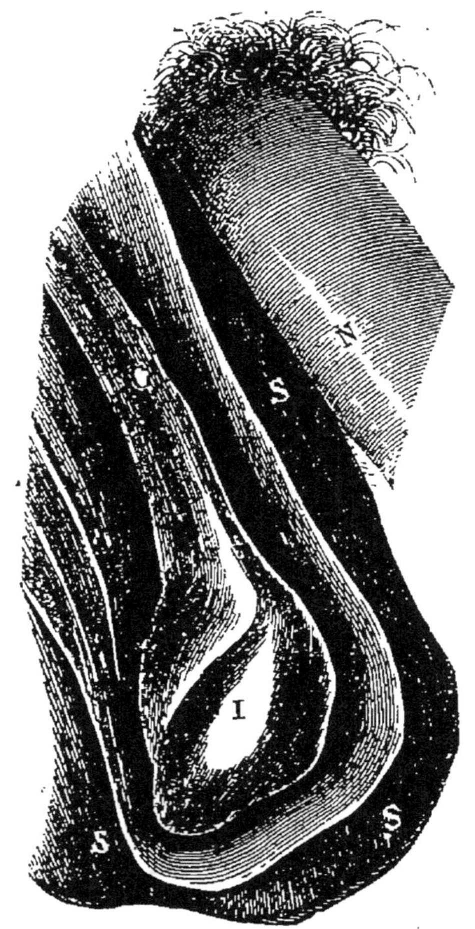


FIGURE 8

*Représentant le testicule dans ses enveloppes.*

N, la verge.                                I, le testicule du côté droit.
SSS, le scrotum ou peau des bourses.        C, le cordon testiculaire.

5° La *tunique vaginale* ;
6° La *tunique albuginée*, que nous décrirons avec le testicule
lui-même.

1º Le *scrotum* est l'enveloppe cutanée des testicules ; c'est un prolongement de la peau de la partie interne des cuisses, du périnée et de la verge. Cette membrane est remarquable par sa couleur brune, son chorion mince, les rugosités qui la sillonnent, une grande quantité de follicules sébacés, et par une ligne médiane, rugueuse, saillante, qui partage le scrotum en deux moitiés. Cette ligne se nomme le *raphé*.

2º Une expansion fibro-celluleuse de l'aponévrose superficielle de l'abdomen forme le *dartos*. Cette tunique, qui paraît contractile, et à laquelle certains anatomistes attribuent les mouvements vermiculaires du scrotum, est adhérente au scrotum par sa face externe ; par sa face interne, elle est en rapport avec le muscle crémaster. Elle s'adosse avec celle du côté opposé, pour former ce que l'on nomme la *cloison du dartos*.

3º La *membrane érytbroïde* provient de l'épanouissement des fibres du muscle crémaster ; elle concourt aux mouvements par lesquels les testicules sont rapprochés de l'anneau inguinal.

4º La *tunique fibreuse commune* enveloppe à la fois le testicule et le cordon des vaisseaux spermatiques. C'est une membrane mince, qui est en rapport extérieurement avec la tunique précédente, et par sa face profonde avec le feuillet pariétal de la tunique vaginale.

5º La *tunique vaginale* est la membrane séreuse qui enveloppe le testicule. Elle forme un sac sans ouverture, qui se réfléchit sur cet organe et sur l'*épididyme* (voir *Testicules*), sans cependant les contenir dans sa cavité. Sa face interne est lisse, polie, lubrifiée par la sérosité dont l'accumulation anormale constitue l'*hydrocèle* (voir, plus loin, cette maladie). La face externe adhère, d'une part, à la tunique fibreuse ; d'autre part, elle recouvre le testicule et l'épididyme.

## b. *Des testicules.*

Les testicules sont deux organes glanduleux destinés à sécréter le sperme. Situés dans les bourses, et soutenus par leurs enveloppes et le cordon des vaisseaux spermatiques, ils sont à une distance variable de l'anneau inguinal correspon-

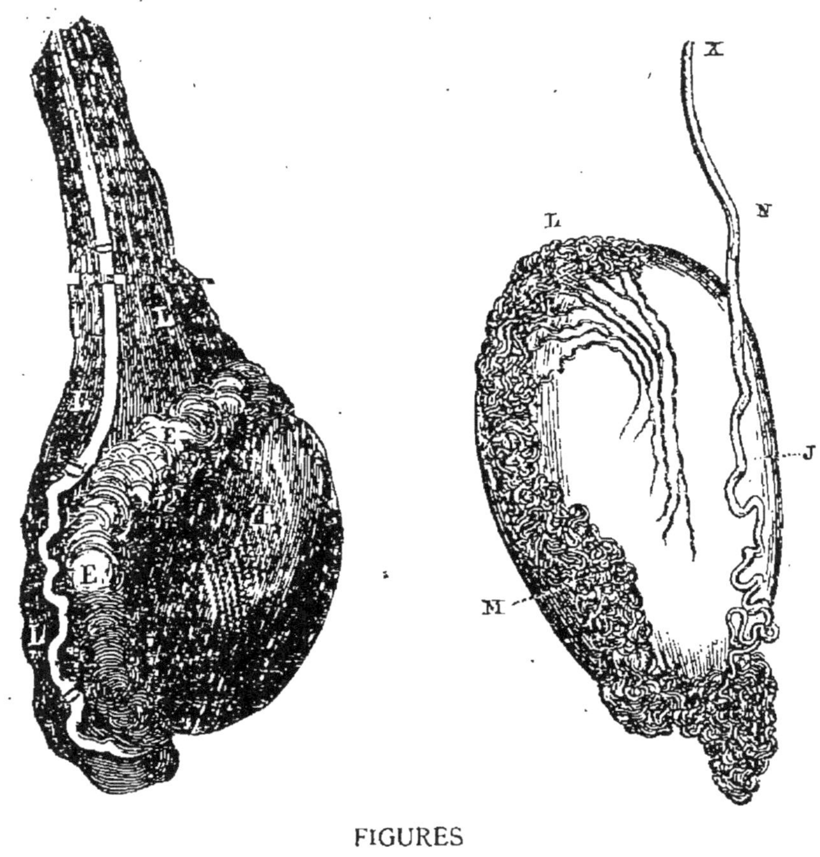

FIGURES

9							10

*La figure 9 représente un testicule gauche dont le canal déférent*
*est encore dans le cordon.*

| | |
|---|---|
| T, le testicule. | LLL, le cordon spermatique. |
| EE, l'épididyme. | DDD, le canal déférent. |

*La figure 10 représente un testicule droit dépouillé des enveloppes*
*décrites dans le précédent paragraphe*

J, tunique albuginée, ou enveloppe propre du testicule.

L, corps d'Hygmore, aboutissant des conduits séminifères.

M, épididyme, avec ses innombrables replis.

N. canal déférent, conduisant le sperme de l'épididyme M dans les vésicules
séminales.

X section du canal déférent, montrant l'étroitesse du conduit, relativement
à l'épaisseur des parois.

dant, suivant l'état de relâchement ou de contraction du dartos et du muscle crémaster. Celui du côté gauche descend habituellement un peu plus bas que celui du côté droit. Leur consis-

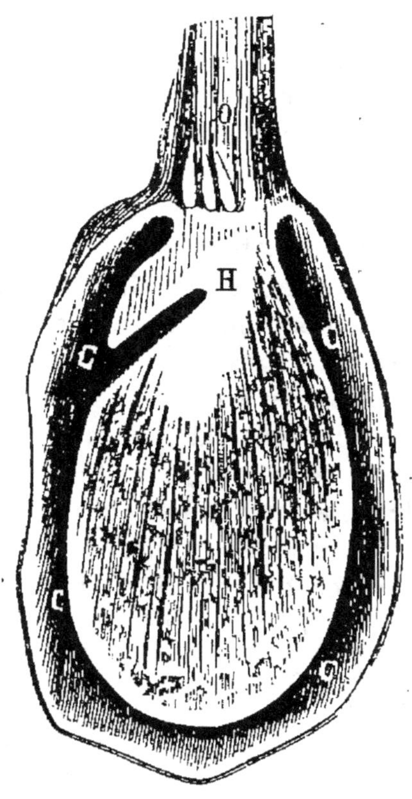

FIGURE 11

*Représentant la tunique albuginée et l'intérieur d'un testicule.*

O, commencement de l'épididyme.
CCCC, section de la tunique albuginée.
H, corps d'Hygmore, aboutissant des vaisseaux séminifères.
V, parenchyme du testicule, divisé en cloisons triangulaires par des prolongements de la tunique albuginée : c'est dans l'espace que limitent ces cloisons qu'est contenue la substance propre ou parenchyme du testicule.

tance, assez grande chez les adultes, diminue beaucoup dans la vieillesse, à cause de l'état de vacuité des conduits séminifères. Leur forme est celle d'un ovoïde comprimé de droite à gauche; leur direction est un peu oblique, de sorte qu'on peut leur considérer deux faces latérales et deux bords, l'un inférieur, incliné en avant, l'autre supérieur, tourné en arrière et recouvert par un corps appelé *épididyme* (E, E, fig. 9, et M, fig. 10). Les dimensions des testicules sont les suivantes : longueur, 5 centim. 1/2 (2 pouces) ; hauteur, 2 centim. 1/2 (1 pouce) ; épaisseur, 14 millimètres (6 à 7 lignes). La substance propre des testicules est renfermée dans une coque fibreuse que leur forme la *tunique albuginée* (CCCC, fig. 11), membrane fibreuse d'un blanc opaque, d'un tissu serré, forte, résistante, et pourtant extensible et rétractile tout à la fois. Cette membrane représente une espèce de coque, de l'intérieur (V, fig. 11) de laquelle partent des prolongements aplatis, qui forment des cloisons incomplètes. Les loges triangulaires qui séparent ces cloisons sont remplies par les vaisseaux séminifères, ou parenchyme des testicules. En haut, la tunique albuginée présente un renflement nommé *corps d'Hygmore* (H, fig. 11), que traversent les troncs de ces vaisseaux pour se rendre à l'épididyme (O, *ibid.*). Le parenchyme des testicules est très-mou, et se présente sous l'apparence d'une pulpe jaunâtre ou grise renfermée dans les cloisons dont il vient d'être parlé. Cette sorte de pulpe est formée par une immense quantité de filaments très ténus, flexueux, entrelacés, accolés les uns aux autres. Alex. Monro estime leur nombre à soixante-deux mille cinq cents ; mais les auteurs modernes ne le portent qu'à trois cents environ. Chacun d'eux a 5 mètres (16 pieds) de long, sur 1/10 de millimètre (1/200 de pouce) de large. Ces filaments, qui sont creux, sont les vaisseaux ou conduits séminifères. Ils se dirigent tous vers le bord supérieur du testicule, et se réunissent en 15 ou 20 troncs qu'on nomme *afférents,* et qui traversent le corps d'Hygmore (H, fig. 11), au-dessous de la tête de l'épididyme (O, *ibid.*), dans lequel ils se rendent pour donner naissance au canal déférent (D, D, D, fig. 9, et N, fig. 10).

L'*épididyme* (E, E, fig. 9) est un petit corps oblong, vermiforme, renflé à ses extrémités, qui est couché le long du bord supérieur du testicule. Sa partie supérieure, ou sa *tête*, embrasse le testicule dont elle reçoit les vaisseaux afférents ; sa partie rétrécie, ou *queue*, se recourbe en haut, et se continue avec le *canal déférent* (N, fig. 10, et D, D, D, fig. 9). L'épididyme n'est autre chose qu'un conduit simple, à parois d'autant plus épaisses qu'il se rapproche plus du canal déférent, et dont les replis, en 8 de chiffre, ont environ 10 mètres (32 pieds) de longueur.

Les artères des testicules viennent des artères spermatiques. Leurs veines, après avoir formé le plexus pampiniforme, vont se jeter dans les veines spermatiques.

Leurs nerfs viennent du plexus spermatique.

## § 2.

## DES CONDUITS DÉFÉRENTS

Le conduit déférent (RK'EO, pl. II) est le canal excréteur du sperme. Ce canal est double comme le testicule lui-même.

Il est, par rapport au testicule, dans les voies spermatiques, l'analogue des uretères pour les reins dans les voies urinaires ; c'est-à-dire que, tandis que l'uretère transmet dans la vessie l'urine sécrétée par les reins, le canal déférent transporte la liqueur fécondante du testicule I (pl. II), où elle est sécrétée, dans la vésicule correspondante (O, *ibid.*) qui lui sert de réservoir, et où elle s'élabore encore, jusqu'à ce qu'elle soit expulsée par l'éjaculation dans l'acte du coït. Il s'étend depuis la queue de l'épididyme (R, pl. II) jusqu'à la vésicule séminale (O, *ibid.*), qui peut en être considérée comme l'épanouissement. Il fait partie du *cordon des vaisseaux spermatiques* ou *testiculaires* (K'K'K', *ibid.*), qui est composé de l'artère spermatique et de la veine du même nom, dont la dilatation variqueuse cause une maladie très douloureuse, le *varicocèle* (voir plus loin) ; des vaisseaux lymphatiques ; des nerfs du plexus spermatique, et enfin du conduit déférent.

Il naît de l'épididyme, dont il est la continuation. D'abord flexueux à son origine, il côtoie le bord supérieur du testicule, s'engage dans le cordon testiculaire, dont il occupe la partie interne et postérieure, et, franchissant le canal inguinal, il va, passant derrière l'artère ombilicale, gagner la partie postérieure et inférieure de la vessie (KK'EO, pl. II, et AB', AB', fig. 12). Dans cette dernière partie de son trajet, il marche horizontalement le long du bord interne de la vésicule séminale correspondante, en se rapprochant de celui du côté opposé, interceptant ainsi un espace triangulaire (B'B'B', fig. 12) ouvert en arrière, dans lequel la vessie est en rapport direct et immédiat avec le rectum. C'est dans cet espace triangulaire que doivent porter les instruments dans le cas de ponction ou de taille recto-vésicale. Arrivé à l'extrémité antérieure de la *vésicule séminale,* il s'abouche à angle aigu avec le conduit excréteur de ce réservoir, pour former le *conduit éjaculateur* (CP, fig. 7 et 13).

La structure du canal déférent est remarquable par l'épaisseur considérable de ses parois, 1 à 2 millimètres, comparée à sa cavité, qui est capillaire (X, fig. 10). Aussi est-il très facile de le distinguer et de l'explorer dans le cordon testiculaire. Il est composé de deux tuniques distinctes : l'une extérieure, très épaisse et fort dure; l'autre mince, continue avec la membrane muqueuse de l'urètre.

Une des conséquences de l'étroitesse de ce conduit, c'est la facilité avec laquelle il peut s'oblitérer à la suite d'inflammation dans le cas d'orchite, d'épididymite. De cette oblitération résulte l'impossibilité de reproduction ou infécondité, si les deux côtés présentent la même altération, puisque les animalcules spermatiques qui sont sécrétés dans le testicule ne peuvent plus arriver dans le réservoir ou vésicules séminales (voir l'art. *Impuissance*).

## § 3.

## DES VÉSICULES SÉMINALES

Les vésicules séminales sont au sperme ce que la vessie est à l'urine, c'est-à-dire un réservoir temporaire.

Elles sont au nombre de deux (BB'B', BB'B', fig. 12), placées au-dessous de la vessie (CCC *ibid.*, et SS, SS, fig. 7 et 13), au-dessus du rectum D, derrière la prostate N (pl. II), en dehors des conduits déférents AA (fig. 12, et CC, fig. 7 et 13), dont elles ne paraissent être qu'un *diverticulum*. Irrégulièrement conoïdes, aplaties de haut en bas, bosselées à leur surface, et d'une teinte grisâtre, elles limitent, par leur écartement (voir *Conduits déférents*), un angle ouvert en arrière,

dans lequel la vessie est en rapport immédiat avec le rectum
(D, pl. II). Leur extrémité postérieure, ou *fond*, se termine par
un cul-de-sac arrondi; leur extrémité antérieure, ou *col*,
embrassée par la *glande prostate*, est étroite, allongée, et se
continue avec le conduit excréteur de cette vésicule, qui va
se joindre avec le canal déférent, et forme avec lui le *canal*

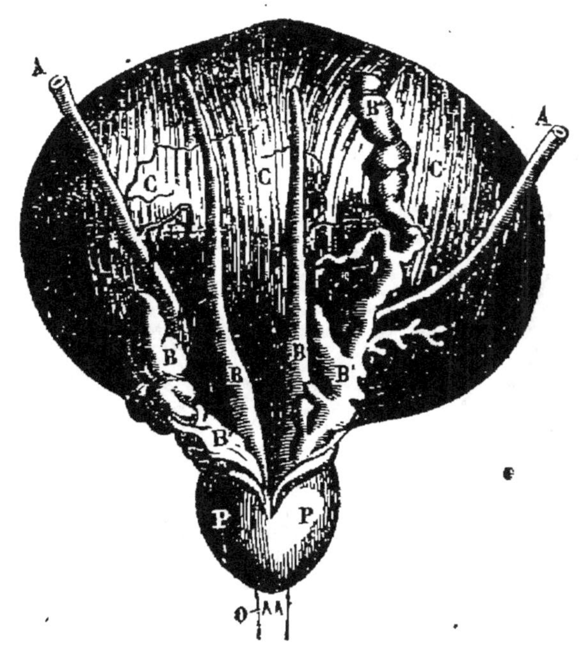

FIGURE 12

*Représentant les vésicules séminales, la face postérieure de la vessie
et de la glande prostate.*

A A, conduits déférents.
B B′ B′, B B′ B′, vésicules séminales avec leurs bosselures.
CCC, face postérieure de la vessie, sur laquelle on distingue les fibres mus-
culaires partant de son col et enveloppant la totalité de l'organe.
PP, la glande prostate, légèrement entr'ouverte à sa base, pour montrer
comment elle embrasse le col de la vessie, celui des vésicules sémi-
nales et les conduits éjaculateurs.
O, orifice des conduits éjaculateurs du sperme.

*éjaculateur* (B′O, B′O, fig. 12, et SC, fig. 7 et 13). Leur intérieur offre un assez grand nombre d'excavations profondes,

séparées par les demi-cloisons, et communiquant toutes ensemble. Elles contiennent un liquide brun jaunâtre, épais, visqueux, bien différent du produit de l'éjaculation. Leur structure, sauf l'épaisseur moindre de la membrane externe, est la même que celle du canal déférent

## § 4.

## DES CONDUITS ÉJACULATEURS

Ces petits conduits, qui jouent un si grand rôle dans les maladies des voies séminales, et que le lecteur verra souvent

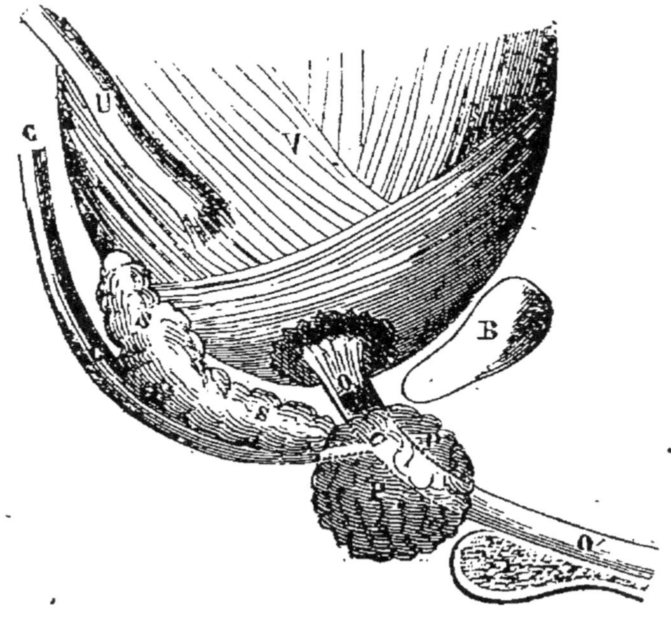


FIGURE 13

*Représentant, dépouillé de toute enveloppe, le col de la vessie, la vésicule séminale, le canal déférent, le conduit éjaculateur, la glande prostate et la naissance du canal de l'urètre.*

B, l'os pubis.
V, la vessie.
U, l'uretère du côté droit.
SS, la vésicule séminale du même côté.
CC, le canal déférent.
PP, la glande prostate traversée par le canal de l'uretère et le conduit éjaculateur.

SC, le conduit éjaculateur du côté droit.
O, le col de la vessie.
OO', le canal de l'urètre.
I, le renflement du corps spongieux de l'urètre.

cités à propos des *pertes de semence* et de l'*impuissance*, sont formés par la réunion du conduit excréteur des vésicules séminales et du canal déférent. Ils sont au nombre de deux, sans aucune communication entre eux, bien que très rapprochés, ce qui est très important à connaître, puisque l'un peut être affecté, tandis que l'autre reste sain. Chacun est long de 2 cent. 1/2 (1 pouce) environ, conique (SC, fig. 7 et 13), prend naissance du sommet de la vésicule séminale SS, traverse obliquement la glande prostate PP (*ibid.*), s'adosse à celui du côté opposé, et tous deux viennent s'ouvrir dans le canal de l'urètre OO' (*ibid.*), en C (*ibid.*), et en O', fig. 6, par deux orifices oblongs sur les parties latérales d'une saillie nommée le *verumontanum* (voir leurs usages aux articles *Physiologie* et *Pertes séminales*, et la fig. 2, pl. III).

## § 5.

## DU CANAL DE L'URÈTRE

L'étude anatomique du canal de l'urètre présente une grande importance pratique; aussi donnerai-je à cette partie des développements assez étendus.

Le canal de l'urètre (SSS, fig. 1, pl. III), chez l'homme, sert à la fois à l'émission de l'urine et du sperme. Il s'étend depuis le col de la vessie (I, *ibid.*), jusqu'à l'extrémité de la verge (O, *ibid.*), en passant au-dessus de la partie inférieure du rectum (DDD, *ibid.*), au-dessous de la symphyse du pubis (CC, *ibid.*) et dans le sillon inférieur du corps caverneux (PPP, *ibid.*) jusqu'au gland (O, *ibid.*).

Le canal de l'urètre, quand la verge est dans l'état de flaccidité, a la *forme* d'un S italique, c'est-à-dire qu'il présente deux courbures en sens opposé. La première (IS, *ibid.*), au sortir de la vessie (BB, *ibid.*), offre sa concavité supérieurement pour embrasser la symphyse du pubis (CC, *ibid.*); la seconde (SSS, *ibid.*), beaucoup plus prononcée, a sa cavité dirigée en bas. Mais, à proprement parler, la première courbure reste seule, ou du moins ce n'est que d'elle qu'on doit tenir compte quand on sonde un malade, puisqu'une traction directe ou l'érection efface la seconde. Outre cette courbure naturelle, il en existe fréquemment d'accidentelles par le développement anormal d'un *lobe de la glande prostate* (voir maladies de cette glande), d'un *corps caverneux*, d'une *tumeur au périnée*, d'un *abcès*, d'une *fistule*, de *hernies*, d'*hydrocèles*, de *fausses routes*, etc. C'est la connaissance de toutes ces causes de déviation qui doit rendre circonspect dans les cas difficiles de cathétérisme, et qui font une loi au praticien prudent de ne jamais pénétrer de vive force dans la vessie, attendu qu'avec des instruments convenables et de la persévérance, on finit toujours par triompher des obstacles.

La *longueur* du canal de l'urètre, chez l'adulte, serait bien différente, d'après certains anatomistes, de ce qu'elle est réellement. Ainsi, MM. Malgaigne et Velpeau assignent à l'urètre une longueur de 15 à 16 centimètres (5 pouces 1/2 à 6 pouces). Cette erreur provient de ce que ces chirurgiens ont expérimenté sur le cadavre, et que l'amaigrissement qui précède la mort, l'affaissement des tissus qui la suit, raccourcissent de beaucoup le canal de l'urètre. Le seul moyen qui puisse donner une mesure exacte de la longueur de l'urètre consiste à observer la profondeur à laquelle doit être enfoncée une sonde en gomme élastique graduée, pour que l'écoulement de l'urine ait lieu. La verge, dans cette expérience, doit être dans l'état de flaccidité et abandonnée à elle-même. De nombreuses observations, prises dans les circonstances que j'indique, donnent à l'urètre une longueur de 22 centimètres (8 pouces). Du reste, les maladies peuvent augmenter considérablement cette dimension, et ce n'est pas chose rare que de rencontrer des vieillards chez lesquels le canal de l'urètre a 30 à 32 centimètres (11 à 12 pouces) de longueur.

*On divise* le canal de l'urètre en trois portions qui présentent de notables différences par leurs rapports et les maladies dont elles sont plus spécialement le siège. Ce sont, d'avant en arrière :

1° La *portion spongieuse* ou *bulbeuse*,
2° La *portion membraneuse*,
3° La *portion prostatique*.

La *portion spongieuse* (de C à D, fig. 14) constitue la plus grande partie de la longueur du canal de l'urètre ; elle com-

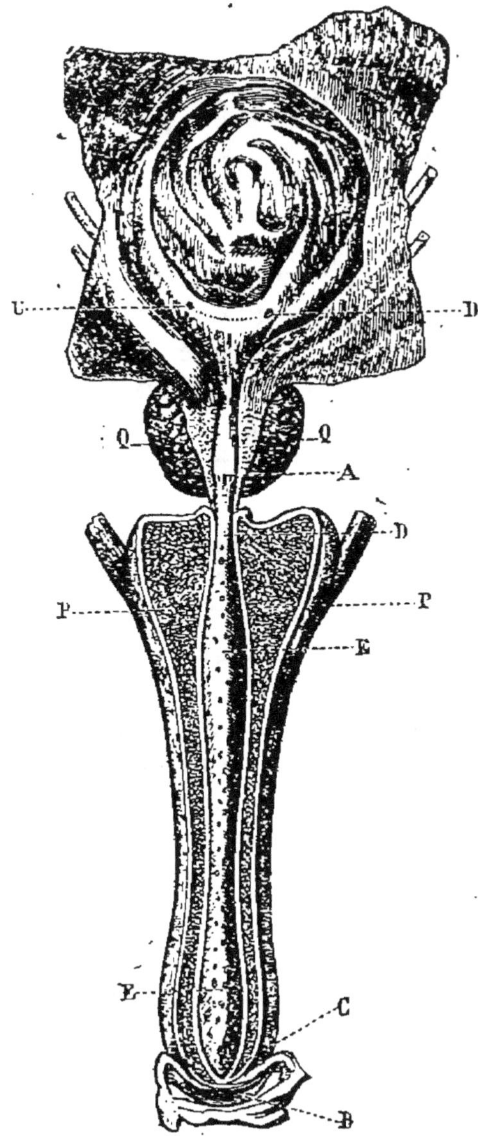


## FIGURE 14

*Représentant le canal de l'urètre et la vessie, ouvert dans toute leur étendue par la paroi antérieure.*

De C à D, portion spongieuse du canal de l'urètre.
De D à A, portion membraneuse      id.
QQ, portion prostatique          id.
B, le gland, recouvert du prépuce.
C, le méat urinaire.

E E, paroi inférieure du canal de l'urètre, sur laquelle on voit l'orifice de nombreuses lacunes, ou sinus de Morgagni.
P P, corps spongieux de l'urètre, enveloppant ce canal dans la plus grande
partie de sa longueur : le renflement qu'on voit en P se nomme le
*bulbe.*
U D, ouverture des uretères dans le bas-fond de la vessie.
A, verumontanum, éminence sur laquelle on voit l'orifice des conduits
éjaculateurs.

mence par une extrémité renflée qu'on désigne sous le nom de
*gland*, et se termine, au niveau de la symphyse du pubis, par
un autre renflement qu'on appelle le *bulbc* (PP, fig. 14); elle
a de 15 à 18 centimètres (5 à 6 pouces) de longueur. Elle est
enveloppée dans toute sa longueur par un corps spongieux et
aréolaire, de nature érectile, qui lui donne son nom.

La *portion membraneuse* (de D à A, fig. 14 et PMU, fig. 2,
pl. III), intermédiaire à la portion spongieuse et à la portion
prostatique, offre 27 millimètres (12 lignes) de longueur. Elle
est courbe, à concavité supérieure, et embrasse l'arcade pubienne, dont elle n'est séparée que par un lacis veineux ; par
sa partie inférieure, elle répond au rectum et à des faisceaux
musculaires dépendant du muscle transverse profond du périnée (muscle de Wilson), sur lesquels j'aurai occasion de revenir, en traitant des rétrécissements spasmodiques de l'urètre.

La *portion prostatique* (Q, fig. 14) a de 27 à 33 millimètres
(12 à 15 lignes) de longueur. C'est la partie de l'urètre qui
présente les plus grandes variations de longueur, surtout dans
la vieillesse ; elle est enveloppée par la *glande prostatc*, tantôt
complétement, tantôt incomplètement (voir fig. 2, pl. III).

Telle est la division adoptée pour l'étude des différentes
parties du canal de l'urètre ; c'est la division anatomique.

A côté de cette dernière, il est une division clinique du
canal de l'urètre qu'il est extrêmement utile de connaître, et
que nous étudions en détail au chapitre où nous traitons de
l'anatomie du périnée. Nous prions le lecteur de vouloir bien
se reporter à ce chapitre très important et qui est le complément indispensable du chapitre actuel, pour l'étude complète
du canal de l'urètre. Sans nous exposer à des redites inutiles,
nous verrons dans le paragraphe qui traite de l'aponévrose
moyenne du périnée que cette aponévrose qui entoure le canal

de l'urètre, au niveau de la partie antérieure de la portion membraneuse, exerce en ce point sur le canal une constriction qui permet de lui considérer deux parties bien distinctes; l'une décrite sous le nom d'*urètre antérieur*, et l'autre sous celui d'*urètre postérieur*.

Cette division fondamentale a, comme on le verra par la lecture approfondie du chapitre auquel nous renvoyons, une importance considérable pour l'étude des affections de l'urètre.

Le *diamètre* du canal de l'urètre est très difficile à obtenir, à cause de la grande élasticité de ses parois; et, sans m'arrêter à donner en millimètres les dimensions de chaque portion, je dirai que les parties les plus étroites sont : le méat urinaire ou l'entrée du canal (C, fig. 14), l'union de la portion spongieuse avec la portion membraneuse (D, *ibid.*), le commencement de la portion prostatique et l'extrémité vésicale. Les parties les plus larges sont : la fosse naviculaire (CE, *ibid.*), la portion qui correspond au renflement du bulbe (A inférieur, fig. 2, pl. VI), et le centre de la glande prostate.

Une observation très importante à noter pour le cathétérisme, c'est que la paroi supérieure de l'urètre présente à peine quelques inégalités, tandis que toutes les excavations existent sur la paroi inférieure, où se trouvent ainsi accumulés tous les obstacles. J'indique à l'article *Cathétérisme* les conséquences pratiques qui se déduisent des différences de diamètre que je viens de signaler. En raison de son élasticité, le canal est assez dilatable pour recevoir, dans certains cas de lithotritie, des instruments qui ont jusqu'à 15 milimètres (6 lignes) de diamètre.

Le canal de l'urètre présente, dans sa *structure*, un élément commun : c'est la membrane muqueuse qui le garnit intérieurement. Cette membrane, continue avec la muqueuse du gland et celle qui tapisse la vessie, est très mince, d'une couleur généralement blanchâtre, excepté vers le méat urinaire, où elle est d'une teinte rosée. On y remarque des plis longitudinaux qui s'effacent par la dilatation, et des *lacunes* (*sinus de Morgagni*), dont l'orifice, tourné en avant, est quelquefois assez dilaté pour admettre le bec d'une bougie (voir *Cathétérisme* et *Écoulements chroniques*). Cette disposition facilite la

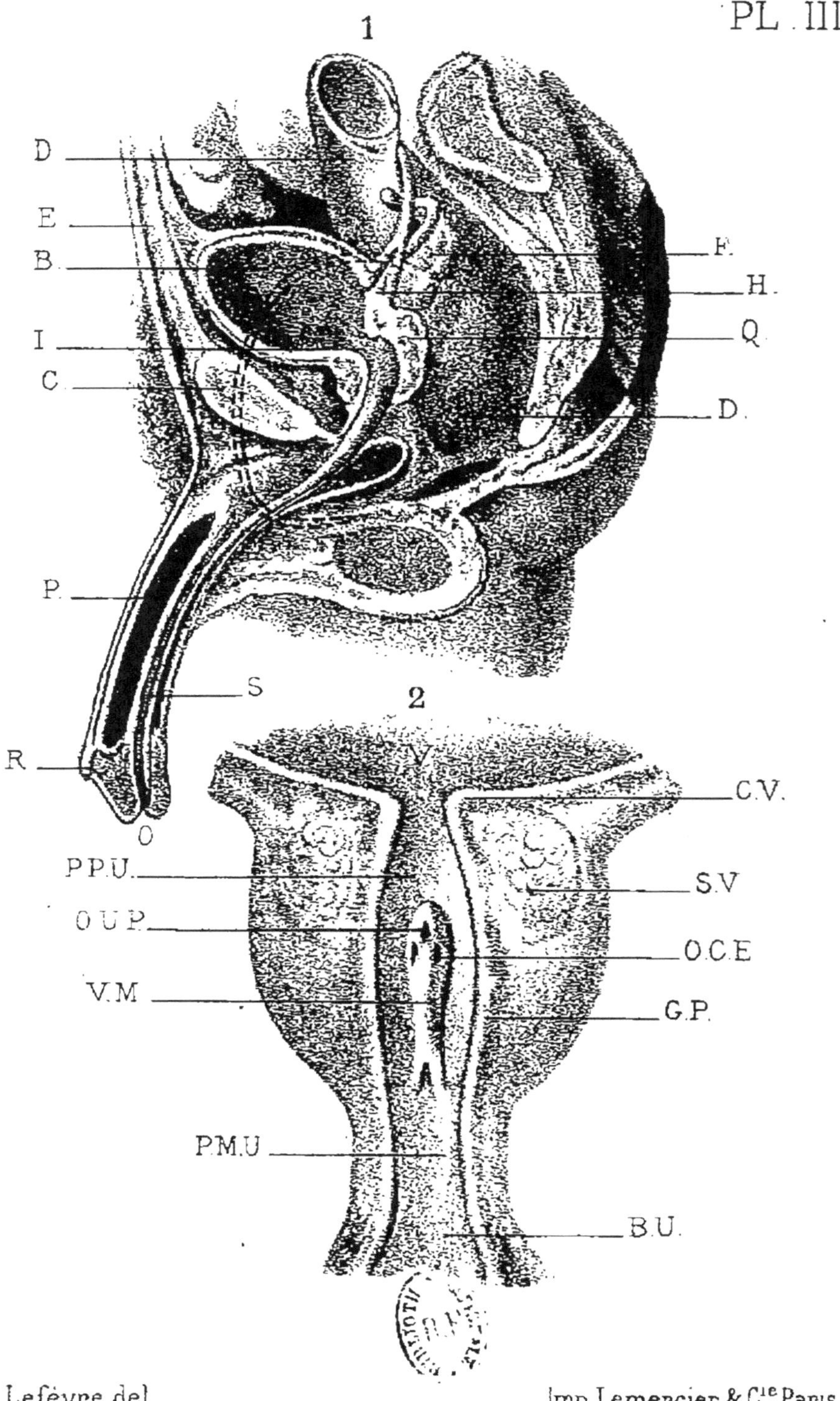


A. Lefèvre del                    Imp. Lemercier & Cie, Paris.

formation des fausses routes, quand le cathétérisme est pratiqué par des personnes inexpérimentées.

## PLANCHE III.

### Fig. 1.

*Représentant l'appareil génito-urinaire de l'homme dans ses rapports avec les organes voisins.*

COUPE D'AVANT EN ARRIÈRE, SUR LA LIGNE MÉDIANE

BB, la vessie ouverte.
I, son col.
H, ouverture d'un uretère dans la vessie.
Q, la glande prostate.
SSS, le canal de l'urètre.
PPP, corps caverneux de la verge.
R, prépuce.
O, le gland.
F, vésicule séminale.

GGG, canal déférent, partant du testicule et apportant le sperme dàns la vésicule séminale F.
DDD, fin de l'intestin rectum, aboutissant à l'anus.
E, paroi du ventre.
CC, os pubis, à l'extrémité inférieure duquel on voit le ligament suspenseur de la verge.

### Fig. 2.

*Partie profonde de l'urètre. Région prostatique (point sur lequel on pratique la cautérisation des canaux éjaculateurs).*

COUPE MÉDIANE TRANSVERSALE

CV, col vésical.
SV, sphincter de la vessie.
V, vessie.
GP, glandules prostatiques.
VM, verumontanum.
PPU, portion prostatique de l'urètre.

OUP, orifice de l'utricule prostatique.
OCE, orifice des conduits éjaculateurs.
PMU, portion membraneuse de l'urètre.
BU, bulbe de l'urètre.

On voit aussi des orifices plus petits, *foraminula*, qui siègent entre les lacunes de Morgagni; ce sont les canaux excréteurs de petites glandules qui secrètent un liquide gommeux servant à la lubrification du canal. Sur la paroi inférieure de la portion membraneuse (A, fig. 14, O', fig. 6 et V, fig. 2, pl. III), on voit une crête à laquelle on a donné le nom de *verumontanum* ou *crête urétrale*. Cette crête se renfle et forme une saillie plus considérable à la réunion des deux portions prostatique et membraneuse; là elle est creusée en forme de bouteille, ce qui lui a valu le nom d'*utricule prostastique de Weber* (UP, fig. 2, pl. III), et c'est sur l'extrémité antérieure de cette saillie, près de la prostate, que s'ouvrent, par deux conduits distincts, les orifices des deux conduits éjaculateurs (O′, fig. 6 et CE, fig. 2, pl. III).

Il n'est pas rare, en outre, de rencontrer dans l'urètre des valvules en nombre variable qui sont situées sur la ligne médiane; une d'entre elles mérite d'être signalée par son importance et la constance de son existence; c'est celle qu'on trouve au niveau de la fosse naviculaire, et à laquelle sa forme a mérité le nom de *calamus scriptorius*.

Extérieurement, cette membrane muqueuse est en rapport, en avant, avec le bulbe (P, P, fig. 14, et A A, fig. 2, pl. VI); dans la portion membraneuse, avec un prolongement de la gaine fibreuse de la prostate, qui vient former au niveau du bulbe une sorte de sphincter ou anneau fibreux sur lequel s'insère le muscle de Wilson (voir DD, CC, *ibid.*); enfin, plus loin, elle est entourée par la prostate.

Les artères de l'urètre viennent de l'artère honteuse interne; les veines suivent le trajet des artères. Les vaisseaux lymphatiques se rendent dans les ganglions inguinaux honteux et hypogastriques. Les nerfs sont fournis par les nerfs honteux et le petit sciatique.

§ 6.

## DE LA GLANDE PROSTATE

La *prostate* (N, pl. II; Q, fig. 1, pl. III; DD, fig. 6; QQ, fig. 14; et PP, fig. 7 et 13) est un corps glanduleux, blanchâtre, situé au-devant du col de la vessie, qu'il embrasse, derrière la symphyse du pubis (C, fig. 1, pl. III), au-devant du rectum (D, *ibid.*). Une conséquence pratique importante résulte de ce dernier rapport : c'est la facilité d'explorer cette glande par le *toucher anal*.

Elle présente la forme d'un cône dont la base est dirigée en arrière, tandis que le sommet tronqué regarde en avant.

Le volume de la prostate offre de nombreuses variétés

chez les différents sujets ; ses dimensions moyennes sont les suivantes dans l'âge adulte : hauteur, 27 millimètres (12 lignes); largeur, 40 millimètres (18 lignes); longueur, 33 millimètres (15 lignes). Dans la vieillesse, la prostate peut atteindre un volume triple et quadruple de celui qu'elle offre dans l'état normal.

Les rapports de cette glande sont : en bas, avec le rectum; en haut, avec les faisceaux fibreux qui s'étendent du pubis à la vessie; sur les côtés, avec le muscle releveur de l'anus (DD, fig. 2, pl. VI); en arrière, avec le col de la vessie, qu'elle embrasse; en avant, avec la portion membraneuse de l'urètre.

Cette glande est traversée par : 1° le canal de l'urètre (1S, fig. 1, pl. III, et OO', fig. 7 et 13); 2° les conduits éjaculateurs (O', fig. 6); 3° et ses propres conduits excréteurs (FF, *ibid.*). La prostate est une agglomération de lobules glanduleux subdivisés en granulations, qui sont logées dans un tissu paraissant de nature musculaire, et continu avec la tunique musculaire de la vessie.

Un grand nombre de petits conduits extérieurs (FF, fig. 6) viennent s'ouvrir, après s'être réunis, sur les côtés du *verumontanum* (voir ses usages à l'article *Physiologie*).

## § 7.

## DES GLANDES DE COWPER ET DE LITTRE

On appelle ainsi, du nom de l'auteur qui les a le mieux décrites, deux petites glandes arrondies (au-dessous de la lettre D, fig. 14), situées au niveau du bulbe, contre lequel elles sont maintenues à l'aide d'une couche fibreuse assez dense. De chaque côté de ces glandules, dont le volume est variable, part un conduit excréteur qui, après un assez long trajet, vient s'ouvrir sur les côtés de la portion spongieuse.

Enfin, pour en terminer avec les appareils sécréteurs, auxiliaires des organes que nous venons de décrire, nous signalerons les *glandes de Littre*, petites glandes en grappe, dont les orifices siègent dans la portion musculeuse.

## § 8.

## DE LA VERGE OU PÉNIS

La *verge* ou *pénis* (pl. I, II et III), organe excitateur mâle, est un corps allongé, cylindrique, érectile, situé au-devant et au-dessous de la symphyse du pubis, et qui sert à l'excrétion de l'urine et du sperme. Dans l'état ordinaire, la verge est molle, pendante au-devant des bourses ; dans l'érection elle s'allonge, se redresse, et prend une forme triangulaire. Dans les deux cas, elle offre beaucoup de différences individuelles. Sa face supérieure a reçu le nom de *dos de la verge;* sa face inférieure présente une saillie longitudinale formée par

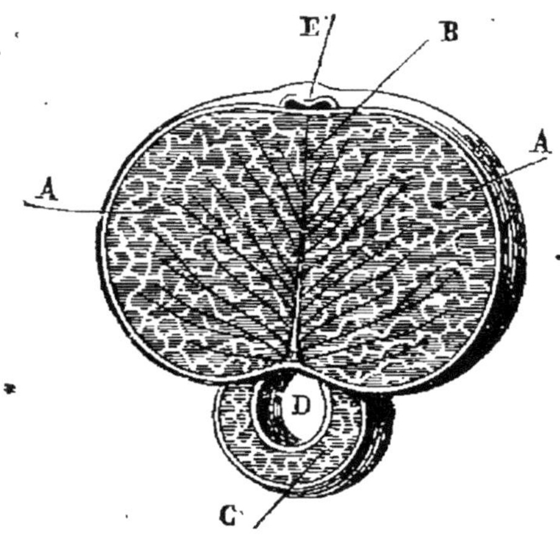


FIGURE 15

*Représentant une section transversale de la verge.*

AA, les deux corps caverneux, séparés par une cloison médiane qui envoie, de chaque côté, des prolongements fibreux.
B, cloison fibreuse, séparant les corps caverneux.
D, canal de l'urètre placé au-dessous et entre les deux corps caverneux
C, corps spongieux de l'urètre.
E, veine dorsale de la verge.

l'urètre ; les deux côtés de la verge sont arrondis, son extrémité postérieure ou sa racine est attachée au bassin ; son extrémité antérieure est libre et présente le *gland* (H, pl. I ; O, pl. III ; C, fig. 16 ; B, fig. 17) ; le *prépuce* (R, pl. III) ; et *l'orifice de l'urètre* ou *méat urinaire* (A, fig. 19).

Le *péni* (fig. 16 et 17) est formé par les *corps caverneux*, siège principal de l'érection, par l'*urètre* et par le *gland* qui termine ce canal. Il est recouvert par la *peau*, et soutenu par un *ligament suspenseur*.

La *peau* de la verge se continue avec celle du scrotum et du pubis. Elle est très mince, et adhère aux parties sous-jacentes par un tissu cellulaire lamelleux très lâche, qui lui permet des déplacements très étendus. Vers l'extrémité antérieure de l'organe, la peau se réfléchit sur elle-même jusque derrière la base du gland, en devenant plus rouge, plus mince, et elle forme le *prépuce*, qui se compose de deux lames : l'extérieure, continue avec la peau ; l'intérieure, de nature muqueuse, se continue avec celle qui recouvre le gland. Le sommet du prépuce présente une ouverture variable dans ses dimensions (voir *Phimosis* et *Paraphimosis*) ; sa base est fixée à 2 ou 5 millim. (1 ou 2 lignes) derrière le gland, excepté à la partie inférieure, où il est uni à l'extrémité inférieure de l'urètre par un repli triangulaire auquel on donne le nom de *frein* de la verge (C, fig. 19).

Au-dessous du feuillet interne du prépuce, on trouve deux ou trois rangées de follicules sébacés (B, *ibid.*) qui sécrètent une humeur onctueuse, *matière sébacée*, crémeuse, très odorante, dont l'accumulation, surtout quand le prépuce est trop long ou trop étroit, détermine quelquefois des accidents qui peuvent entraîner l'impuissance, la gangrène de la verge, et, dans le cas de maladie vénérienne, peuvent devenir la cause de complications très graves.

En traitant du *phimosis*, du *paraphimosis*, de la *chaude-pisse bâtarde* ou *balano-posthite* (voir plus loin), je prouverai que la simple opération de la *circoncision*, faite selon ma méthode, met pour toujours à l'abri de la récidive de ces accidents.

Le *ligament suspenseur* de la verge est un faisceau fibreux, de forme triangulaire, aplati transversalement, qui s'étend de la partie antérieure et inférieure de la symphise pubienne au corps caverneux de la racine du pénis.

Les *corps caverneux* (DDD, fig. 16), qui constituent toute la partie supérieure et les parties latérales du pénis, sont formés par un tissu très compliqué de vaisseaux principalement vei-

neux, entremêlés en tous sens, communiquant largement
entre eux, et enveloppés par une membrane fibreuse qui envoie des prolongements à l'intérieur. Ces organes prennent

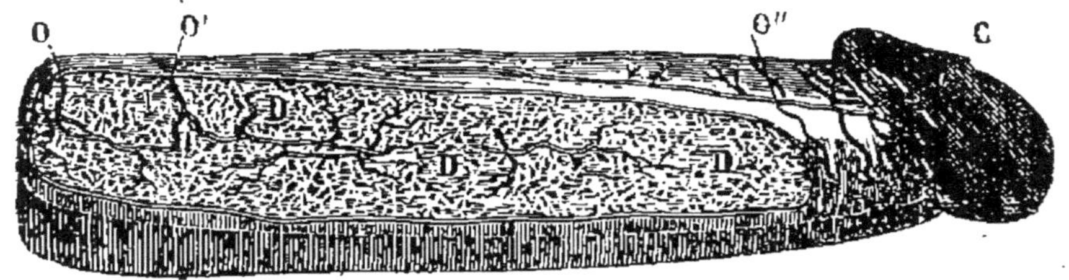


FIGURE 16

*Représentant le pénis (verge) dépouillé de sa peau et d'une partie de
la membrane fibreuse, pour laisser voir le corps caverneux.*

DDD, corps caverneux.
OO'O'', artères qui vont se distribuer dans le corps caverneux, pour fournir
le sang nécessaire à l'érection.
C, le gland.

naissance, en arrière, par deux racines, l'une droite, l'autre
gauche, longues de 4 à 5 centimètres (1 pouce 1/2 à 2 pouces),
et fixées à la lèvre interne des branches ascendantes des
ischions. Réunis au-devant de la symphise-pubienne dans

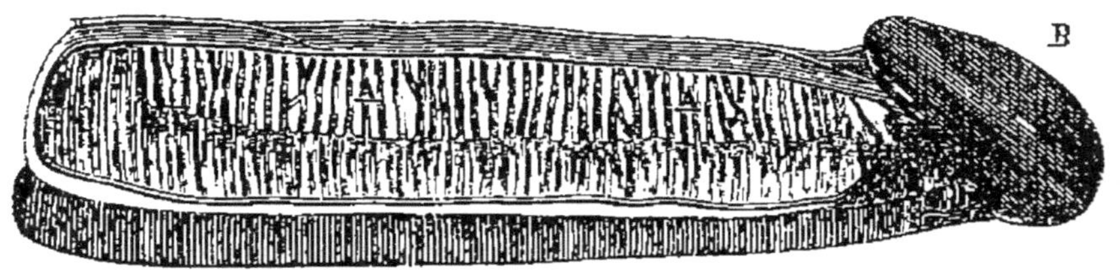


FIGURE 17

*Représentant la cloison des corps caverneux.*

AA, cloison des corps caverneux, complète dans la partie inférieure, incomplète en haut.
B, le gland.

une enveloppe fibreuse commune, les deux corps caverneux
sont partagés incomplètement en deux moitiés latérales, par
une cloison perpendiculaire.

De leur adossement résulte, à la partie inférieure, une gouttière (D, fig. 15), dans laquelle est logée l'urètre (voir

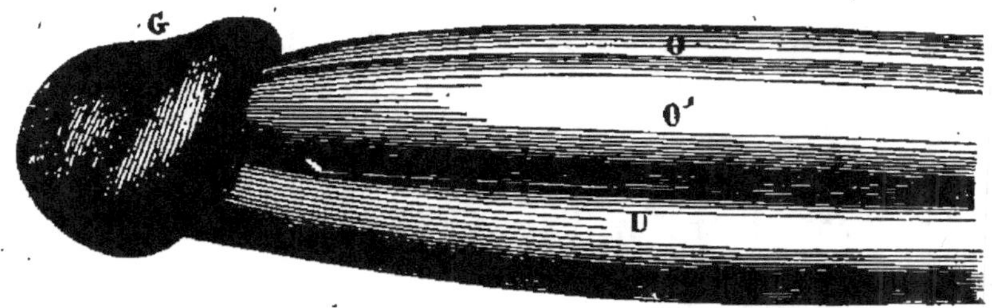

FIGURE 18

*Représentant la terminaison des corps caverneux dans le gland.*

O O', les deux corps caverneux.
U, le canal de l'urètre, placé dans le sillon inférieur formé par l'adossement des deux corps caverneux.
G, le gland, expansion du corps spongieux du canal de l'urètre U, embrassant la terminaison des corps caverneux.

aussi AA, fig. 2, pl. VI) ; leur adossement forme encore à la partie supérieure une gouttière (E, fig. 15), qui sert à loger

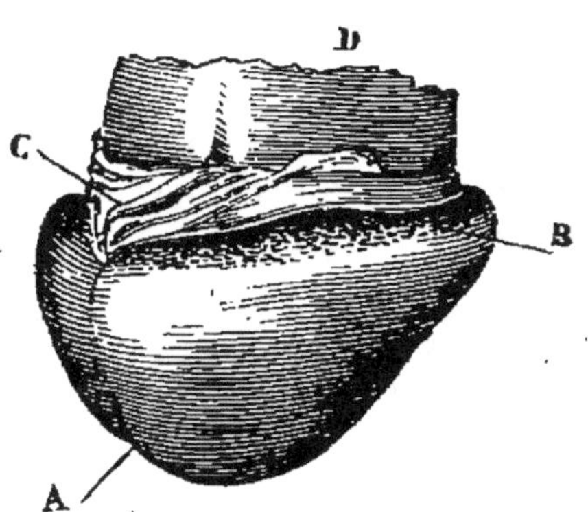

FIGURE 19

*Représentant le gland.*

D, extrémité de la verge.
C, le frein de la verge.
CB, couronne du gland, sur laquelle on remarque les orifices de glandules sécrétant une humeur onctueuse *(smegma)*.
A, orifice du méat urinaire.
A C, sillon renfermant le frein de la verge.

les nerfs et vaisseaux de la verge. Leur extrémité antérieure représente un cône tronqué, qui est embrassé obliquement par le gland (O O', fig, 18, et C C', fig. 20).

Le *gland* (fig. 19) forme l'extrémité du pénis, et a la forme d'un cône légèrement aplati ; son sommet, couvert par le prépuce, ou libre, suivant les individus, est percé par l'orifice de l'urètre (A, fig. 19). Sa base, circonscrite par un rebord saillant (B), qu'on appelle la *couronne* du gland, embrasse l'extrémité des corps caverneux du pénis (C, fig. 16, et B, fig. 17). La couronne du gland est interrompue, au-dessous de l'urètre, par un petit sillon (AC, fig. 19) qui s'étend jusqu'à l'orifice

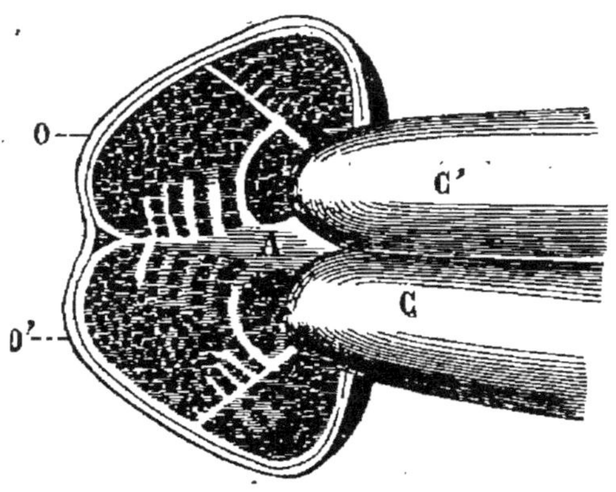


FIGURE 20

*Représentant une coupe horizontale du gland, au-dessus des corps caverneux.*

CC', terminaison des corps caverneux dans le gland.
OO', le gland, dont la coupe permet de constater le tissu spongieux.
A, prolongement fibreux, d'où partent des cloisons latérales interceptant des espaces aréolaires, dont les dernières ramifications constituent le tissu spongieux.

de ce conduit, et qui est rempli par le frein de la verge. Le gland est revêtu par une membrane muqueuse assez mince, garnie de follicules sébacés vers la couronne (B, fig. 19), et couverte d'un épiderme très fin. Son tissu intérieur est spongieux, érectile, comme celui de la partie spongieuse de l'urètre, dont il semble la continuation et l'épanouissement ; seulement, il paraît plus ferme et plus dense.

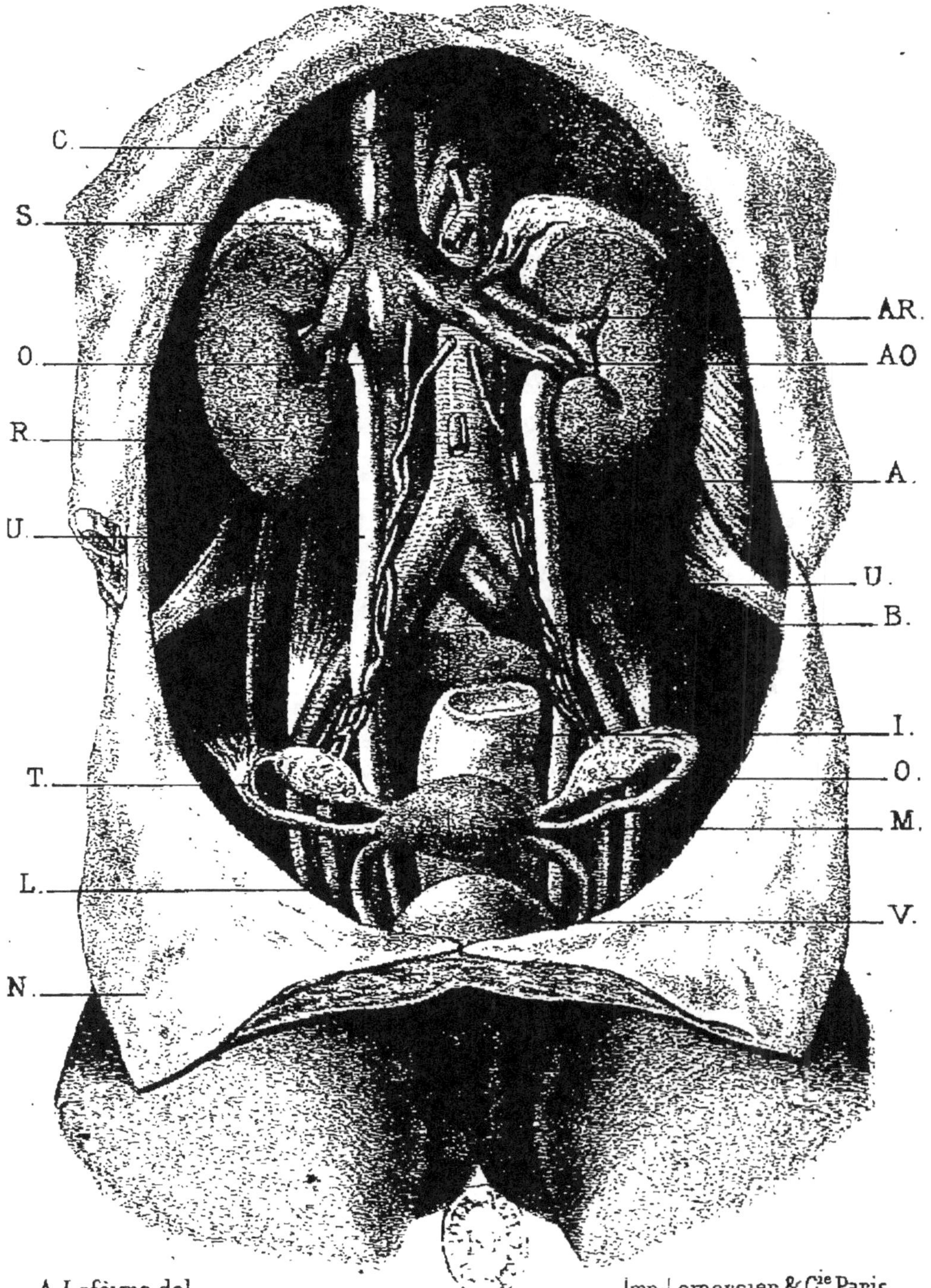

PL.IV.
C
S
O
R
U
T
L
N
AR.
AO
A.
U.
B.
I.
O.
M.
V.
A.Lefèvre del.
Imp.Lemercier & Cie, Paris.

## II

# ORGANES GÉNITAUX DE LA FEMME (1)

L'appareil générateur de la femme se compose, 1° d'un organe de sécrétion : les *ovaires* (OO, pl. IV; LL', pl. V, et CC, fig. 21), qui sont aux organes génitaux de la femme ce que les testicules sont aux organes générateurs de l'homme· 2° d'un

### PLANCHE IV

*Représentant (vus de face) les appareils urinaires et de la génération chez la femme.*

R R, les reins.

S S, capsules surrénales.

A, artère aorte.

C, veine cave inférieure.

O, A O. artères ovariques, analogues aux artères spermatiques chez l'homme. Comme celles-ci, elles naissent directement de l'aorte, et s'entrelacent avec les veines ovariques.

U U, les uretères.

I, l'intestin rectum.

O O, les ovaires.

T T, les trompes de Fallope, dont une extrémité (le pavillon frangé) vient s'insérer sur l'ovaire correspondant, tandis que l'autre est insérée à la matrice M.

M, la matrice ou utérus.

L L, les ligaments ronds.

V, vessie.

N N, face interne des parois du ventre, renversée en dehors pour laisser voir les organes du bas-ventre.

conduit : les *trompes utérines* ou *de Fallope* (TT, pl. IV, OO', pl. V, BBF, fig. 21), destinées à conduire dans la matrice l'*ovule* fécondé ; 3° d'un organe de gestation, la *matrice* ou *utérus* (M, pl. IV, V et fig. 21), dans lequel se développe le fœtus ; 4° d'un conduit membraneux, le *vagin* (HGN, pl. V,

(1) Quoique ce livre soit entièrement consacré à la pathologie des organes génito-urinaires de l'homme, nous avons cru devoir laisser subsister quelques notions d'anatomie et de physiologie se rapportant à la femme, nous réservant du reste, de traiter ces questions avec plus de détails dans l'ouvrage spécial. *Traité des maladies des femmes*, 8° édition, 20= figures anatomiques.

## PLANCHE V

### *Représentant l'appareil génito-urinaire de la femme, dans ses rapports avec les organes voisins.*

COUPE D'AVANT EN ARRIÈRE SUR LA LIGNE MÉDIANE.

Q, S, paroi antérieure du ventre.
V, face interne de la fesse droite.
F, face interne de la cuisse droite.
L, surface articulaire de l'os du bassin (*Ilium*).
Y, coupe de la colonne vertébrale.
R, surface articulaire de l'os pubis.
A A', les reins.
X X', les capsules surrénales.
C, l'artère aorte.
B, la veine-cave inférieure.
J J'J', les uretères.
K, vaisseaux ovariques du côté droit.
L L', les ovaires.
O O', les trompes utérines ou de Fallope.

P, section du ligament rond du côté gauche.
M, matrice ou utérus.
N, col de la matrice, au centre duquel on voit l'entrée de la matrice ou orifice du col.
G H, conduit du vagin.
I, la vulve.
D, l'intestin rectum.
E, la vessie.
J', insertion de l'uretère gauche sur la partie latérale et inférieure de la vessie.
T, méat urinaire, ou aboutissant du canal de l'urètre chez la femme.

et VVV, fig. 21), qui est tout à la fois l'organe de copulation de la femme et le conduit servant au passage du flux menstruel et du produit de la conception ; 5° d'un organe d'excitation, comprenant la *vulve* et ses dépendances (TIH, pl. V, et NN, fig. 21) ; et enfin, 6° d'un appareil de sécrétion comme les glandes *vulvo-vaginales* (GG, G'G', fig. 30).

## § 1.

## DES OVAIRES

Les ovaires (OO, pl. IV, LL, pl. V, CC, fig. 21, et LL, fig. 22), que les anciens, à cause de l'analogie que nous venons de signaler, appelaient *testes muliebres*, sont deux corps ovoïdes légèrement aplatis d'avant en arrière, d'un volume un peu moins considérable que celui des testicules, et qui sont logés dans un repli du ligament large (LL, fig. 21) (voir l'article *Matrice*), en arrière des *trompes de Fallope* (TT, pl. IV, et BB, fig. 26). Leur couleur est d'un blanc rosé. Leur surface, lisse

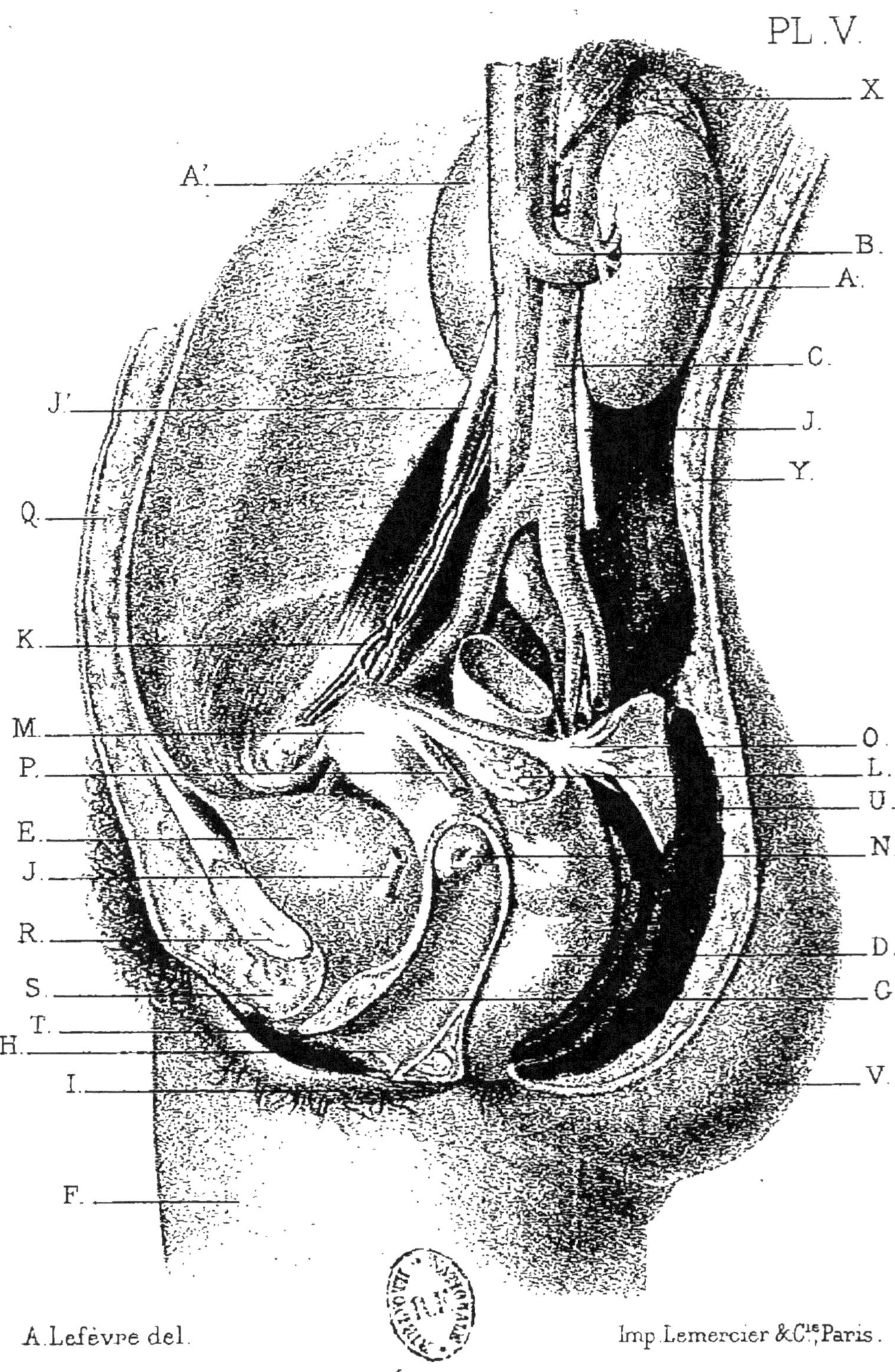

PL.V.
X
A'.
B.
A.
C.
J'
J.
Y.
Q.
K.
M.
O.
P.
L.
U.
E.
N.
J.
R.
D.
S.
G.
T.
H.
I.
V.
F.
A.Lefèvre del.
Imp.Lemercier &C.ie,Paris.

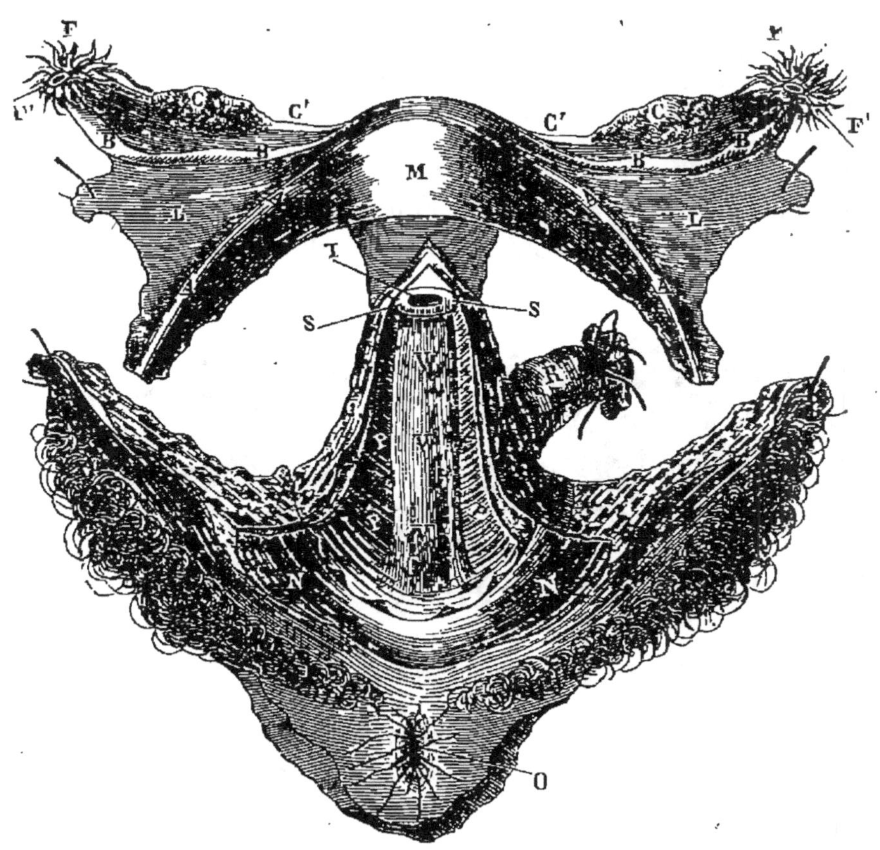

FIGURE 21

*Représentant l'appareil génital de la femme.*

M, le corps de la matrice, ou utérus.

S S, son col.

I, entrée de la matrice.

CC, les ovaires.

C′C′, le ligament qui attache les ovaires à la matrice.

BB, BB, la trompe de Fallope, qui va de F′ dans la cavité de la matrice.

FF, le pavillon de la trompe de Fallope, dont on voit une· languette adhérer
      à l'ovaire.

F′F′, orifice de la trompe.

AA, AA, section du ligament rond.

LL, ligament large, formant trois·replis, autour, 1° du ligament rond AA ;
      2° de la trompe dé Fallope BBF, et 3° de l'ovaire CC (voir aussi
      figure 22).

V V V, PP, PP, le vagin, dont on a fendu la paroi antérieure.

NN, l'entrée de la vulve, sur laquelle on peut voir des découpures triangu-
laires, vestiges de la membrane hymen.
R, le rectum.
O, anus, aboutissant de l'intestin rectum.

ou à peine bosselée chez les filles impubères, est rugueuse,
fendillée et couverte de cicatricules noirâtres chez les femmes
avancées en âge. Ils sont maintenus dans leur position par

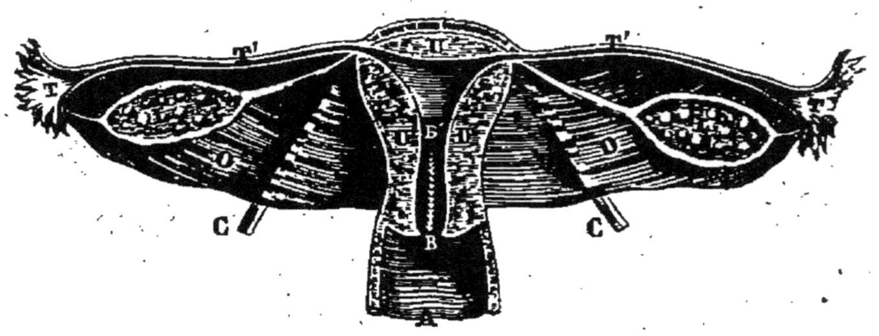

FIGURE 22

*Représentant la cavité de la matrice, de son col, des trompes
de Fallope, des ovaires et du vagin.*

U U U, épaisseur des parois de la matrice, interceptant un espace triangulaire,
qui est la cavité de la matrice. Cette cavité présente une ouverture
à chacun de ses angles, les deux angles supérieurs aboutissant à la
cavité de la trompe T'T' ; l'angle inférieur, au col de la matrice B'B.
T' T', la trompe de Fallope.
T T, pavillon de la trompe, ou *morceau frangé*, dont une des découpures
adhère à l'ovaire L.
L L, ovaires, dans lesquels on voit des vésicules à divers degrés de développement.
C C, section du ligament rond.
O O, ligament large, ou repli du péritoine, qui forme trois enveloppes : aux
ovaires, à la trompe et au ligament rond.
B B', le col de la matrice, sur lequel on voit des replis de la membrane mu-
queuse, disposés comme les barbes sur la tige d'une plume, et aux-
quels on a donné le nom d'*arbre de vie.*
A, portion du vagin.

une des languettes du pavillon de la trompe (FC, fig. 21 TL,
fig. 22) à leur extrémité externe, et par un cordon ligamen-
teux, nommé *ligament de l'ovaire* (C'C', fig. 21), à leur extré-

mité interne, par laquelle ils adhèrent à l'angle supérieur de la matrice.

Les ovaires sont formés par une membrane fibreuse très dense, expansion du ligament de l'ovaire, adhérant très intimement au péritoine par sa surface extérieure, et, par sa face interne, envoyant des prolongements très déliés, de manière à former un tissu spongieux et vasculaire auquel on a donné le nom de *strôma*, et au milieu duquel sont déposées de petites vésicules ou œufs de Graaf (L L, fig. 22).

Le nombre de ces vésicules, bien apparentes chez une femme adulte, est de quinze à vingt ; mais à l'aide du microscope on en aperçoit un bien plus grand nombre, qui, très petites encore, sont destinées à se développer peu à peu, pendant que les autres remplissent leurs fonctions et disparaissent, en laissant, à la surface de l'ovaire, les cicatricules noirâtres mentionnées plus haut.

Chaque vésicule se compose de deux parties : 1° la coquille ou enveloppe; 2° le noyau ou œuf proprement dit. L'ovule ou œuf humain n'a pas plus d'un vingtième de millimètre d'épaisseur ; aussi n'est-il que très difficilement perceptible à la vue simple. Vu à la loupe, il apparaît sous la forme d'un corps arrondi, opaque, nageant au milieu d'un liquide plein de granulations : ce liquide a été, avec raison, comparé au jaune des œufs d'oiseaux, c'est-à-dire qu'il sert au premier développement de l'œuf fécondé. Chaque mois environ (voir *Physiologie*, article *Fécondation*), un ovule ou œuf, arrivé à maturité, se détache de l'ovaire (LL, fig. 22). sur l'enveloppe duquel il laisse une cicatrice, est saisi par le pavillon (T) de la trompe (T', *ibid.*), et porté dans la cavité de la matrice (UUU, *ibid.*), d'où il est expulsé au dehors en passant par le col de la matrice (BB') et le vagin (A, *ibid.*), s'il n'a pas été fécondé et arrêté dans son trajet.

§ 2.

# DES TROMPES UTÉRINES OU DE FALLOPE

Les *trompes utérines* (BBF, BBF, fig. 21 ; TT', TT', fig. 22, et TT, pl. IV) sont deux conduits qui s'étendent des angles supérieurs de l'utérus, avec lequel ils communiquent, jusque sur les côtés de l'excavation du petit bassin. Elles ont de 12 a 14 centimètres de longueur (4 à 5 pouces). Renfermées dans le bord supérieur du ligament large, les *trompes de Fallope* sont droites dans leur partie interne, flexueuses dans leur partie externe, et se terminent par une extrémité libre (O O' pl. V; F, fig. 21, et T, fig. 22), évasée, flottante, découpée en languettes, qu'on appelle *pavillon de la trompe* ou *morceau frangé*. A l'intérieur, les trompes sont creusées d'un canal (T', fig. 22) assez étroit à sa naissance, mais qui s'élargit beaucoup vers son extrémité externe (T, *ibid.*).

Les trompes sont recouvertes par une tunique péritonéale qui ne leur adhère que faiblement; une membrane muqueuse, continue avec celle de l'utérus, revêt leur surface interne; entre ces deux tuniques est une membrane propre, de nature musculaire, qui paraît être un prolongement du tissu de la matrice.

L'usage des trompes de Fallope est de conduire l'œuf fécondé de l'ovaire dans la matrice (voir pour plus de détails, la *Physiologie*, et l'explication de la fig. 22).

§ 3.

## DE LA MATRICE

La *matrice* (M, pl. IV, pl. V, fig. 21; UUU, fig. 22, et la fig. 23), qu'on désigne aussi sous le nom d'*utérus*, est destinée à loger le fœtus pendant tout le temps de la gestation.

C'est un organe creux (fig. 23), symétrique, placé au milieu du bassin, entre la vessie (voir M, pl. IV; E, pl. V) et le rectum (I, pl. IV et D, pl. V), au-dessus du vagin (HG, pl. V), au-dessous de l'intestin grêle. Aplatie d'avant en arrière, et plus étendue de haut en bas que transversalement, la matrice a la forme d'une petite gourde ou poire aplatie dont le fond serait tourné en haut, et la portion étroite et allongée dirigée en bas. Cette dernière portion s'appelle le *col* (N, pl. V; SS, fig. 21; B, fig. 22, et M, fig. 23), pour la distinguer du reste de l'organe, que l'on nomme le *corps* (M, pl. IV, V, et fig. 21).

Elle est maintenue dans sa position par les ligaments ronds

(LL, pl, IV ; P, J, pl. V ; AA, fig. 21, et CC, fig. 22) et les ligaments larges (LL, fig. 21 et OO, fig. 22), qui sont deux replis du péritoine, dont la laxité lui permet de flotter, pour ainsi dire, dans l'excavation du bassin, et d'y exécuter des mouvements plus ou moins étendus. Cette grande mobilité

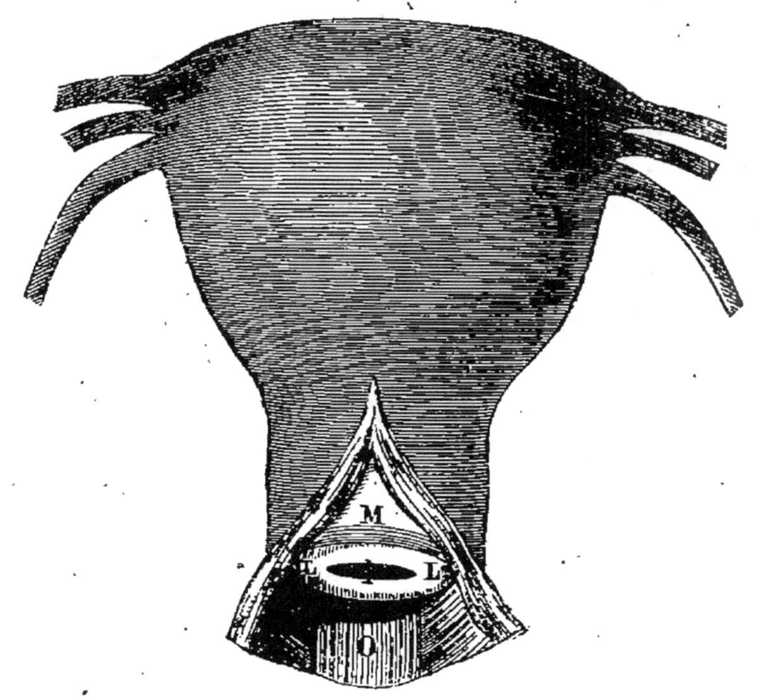


FIGURE 23

*Représentant la matrice ou utérus et son col, demi-grandeur naturelle.*

O, l'extrémité utérine du vagin, qui a été divisé par la paroi antérieure pour laisser voir la portion du col de la matrice qui fait saillie dans le vagin.

LL, le col de la matrice.

I, l'ouverture du col de la matrice.

M, la lèvre supérieure du col de la matrice.

MLL, museau de tanche.

de l'utérus explique la facilité de son ampliation pendant la grossesse, et de ses nombreux déplacements. La direction de l'*axe* de la matrice est oblique de haut en bas et d'arrière en avant, et se confond avec celui du détroit supérieur du bassin.

Le *corps* de la matrice, aplati, de forme triangulaire, offre deux faces : l'une antérieure, l'autre postérieure ; et trois bords : deux latéraux, un bord supérieur. La face antérieure, convexe, est en rapport avec la paroi postérieure et le bas-fond de la vessie (EJ', pl. V), ce qui explique la fréquence des maladies de vessie comme complication des déplacements ou du cancer de la matrice. La face postérieure, plus convexe que l'antérieure, est en rapport avec la paroi antérieure du rectum (D, *ibid.*), d'où la possibilité d'explorer cette région par le toucher anal. Les bords latéraux sont arrondis, et le supérieur paraît arqué. Ces trois bords forment, par leur réunion, trois angles, dont les deux supérieurs, peu saillants (fig. 22), aboutissent aux trompes de Fallope (TT), et l'inférieur forme le col de la matrice (BB, fig. 22 ; SS, fig. 21 ; LL, fig. 23).

Le *col* de l'utérus (L M L fig. 23) se continue presque insensiblement avec le corps. Légèrement renflé à sa partie moyenne, il est comprimé d'avant en arrière et cylindroïde ; il est embrassé par le vagin, qui remonte plus loin en arrière qu'en avant. La portion du col qui fait saillie dans le vagin (LL, fig. 23, et N, pl. V) présente à son sommet une fente transversale (I), bornée par deux lèvres, dont l'une, antérieure (M), est plus épaisse, et l'autre, postérieure, est plus mince. Cette partie du col de l'utérus, qui est l'orifice de la matrice, a été nommée *museau de tanche*. Chez les vierges, les lèvres du museau de tanche sont minces, lisses, arrondies, et si rapprochées qu'on sent à peine la fente qui les sépare. D'autres fois, au lieu d'une fente, il existe un orifice circulaire. Chez les femmes qui ont eu des enfants, au contraire (voir mon *Traité des maladies des femmes*), la fente du museau de tanche est beaucoup plus large, plus inégale ; les lèvres sont épaisses, plus saillantes et souvent déchirées, surtout à gauche.

L'épaisseur des parois du corps et du col, la longueur totale de la matrice, ainsi que son poids, offrent aussi des différences très notables chez les vierges et chez les femmes qui ont eu des enfants. La raison de ce changement tient à ce qu'après l'accouchement la matrice ne revient jamais aux dimensions qu'elle présentait avant la conception.

La cavité de la matrice (fig. 24 et 25) est extrêmement petite, proportionnellement au volume de l'organe. Cette cavité, dont les parois sont contiguës (fig. 25), lisses, et enduites d'une légère couche de mucus, est de forme triangulaire

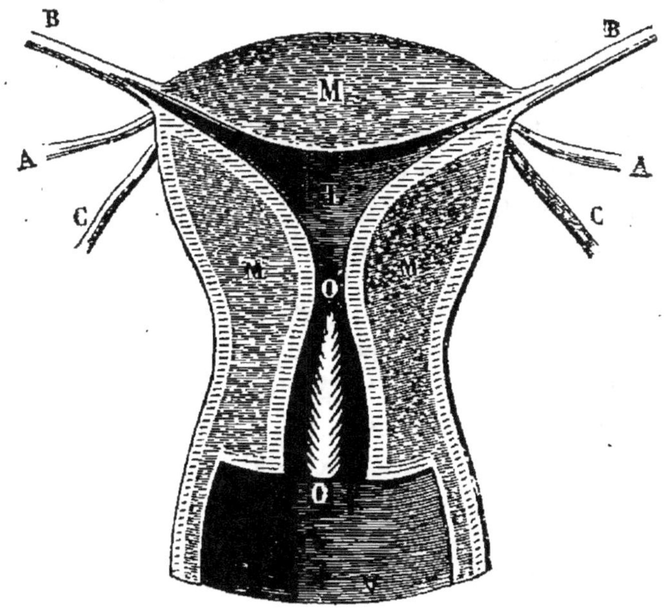


FIGURE 24

*Représentant une coupe de la matrice et de la partie supérieure du vagin.*

MMM, épaisseur du tissu de la matrice, interceptant une cavité triangulaire L.

L, cavité de la matrice.

BB, trompe de Fallope, aboutissant aux deux angles supérieurs de cette cavité.

O', angle inférieur de la cavité utérine, qui est en même temps le sommet de la cavité du col O'O.

O'O, cavité du col de la matrice, sur les parois de laquelle se voit une disposition réticulée de la membrane muqueuse, affectant l'aspect des barbes d'une plume : c'est *l'Arbre de vie.*

V, section de la paroi supérieure du vagin, qui embrasse le col de la matrice O.

A, section du ligament de l'ovaire.

C, section du ligament rond

(fig. 24), et parcourue ordinairement en avant et en arrière par une sorte de raphé, auquel aboutit un assez grand nombre de lignes transversales ou obliques qu'on remarque sur les deux parois.

Les angles supérieurs offrent les orifices des trompes de Fallope BB (fig. 24), avec lesquelles ils se continuent. L'angle inférieur O' (*ibid.*) communique par une ouverture étroite, avec la cavité du col O'O, qui est de forme ovalaire, longue de 25 à 30 millimètres (12 à 15 lignes), large de 12 à 15 millimètres (6 à 8 lignes) dans sa partie dilatée. Sur les parois de la cavité du col, on remarque en avant et en arrière la même disposition que sur la cavité du corps, mais plus prononcée; c'est-à-dire que sur une crête médiane très marquée, viennent se rendre des lignes transversales ou obliques (O'O, fig. 24, et BB', fig. 22) rangées comme les barbes d'une plume sur leur tige commune. Ces rugosités portent le nom d'*arbre de vie*. La cavité du col utérin communique avec le vagin (V, fig. 24; A, fig. 22; et GH, pl. V), par le moyen de l'orifice du museau de tanche (I, fig. 21 et 23, et O, fig. 24).

La matrice est formée par un tissu propre, entourée à l'extérieur par le péritoine, et revêtue à l'intérieur d'une membrane muqueuse.

Le péritoine enveloppe complètement l'utérus et forme en avant, en passant de la vessie sur la matrice, en arrière, en abandonnant l'utérus pour tapisser le rectum, quatre replis, qu'on a désignés sous le nom de *ligaments antérieurs* et *postérieurs*. Parvenu aux bords latéraux de la matrice, le péritoine s'adosse a lui-même, pour donner naissance à deux larges replis transversaux dont nous avons déjà parlé, les *ligaments larges* (OO, fig. 22, et LL, fig. 21). Le péritoine est uni au tissu propre de la matrice par un tissu cellulaire assez lâche, qui lui permet, sans inconvénient, des changements de volume très considérables.

La membrane muqueuse, dont la démonstration est difficile dans l'état de vacuité, est rendue très apparente peu après l'accouchement. Elle est continue d'une part avec la muqueuse du vagin, de l'autre avec le membrane interne des trompes utérines. Elle sécrète un mucus épais, transparent, qui lubrifie continuellement sa surface.

Le tissu propre de l'utérus, intermédiaire aux deux membranes dont nous venons de parler, présente, *à l'état de vacuité,* une épaisseur assez considérable (MM, fig. 25). Il est d'une texture dense et serrée, traversé par de nombreux rameaux vasculaires; il est élastique, de couleur grisâtre, et crie sous le scalpel. *Pendant la grossesse,* ce tissu devient manifestement musculaire. Les fibres, entrelacées en tous sens, n'affectent, à proprement parler, aucune direction déterminée.

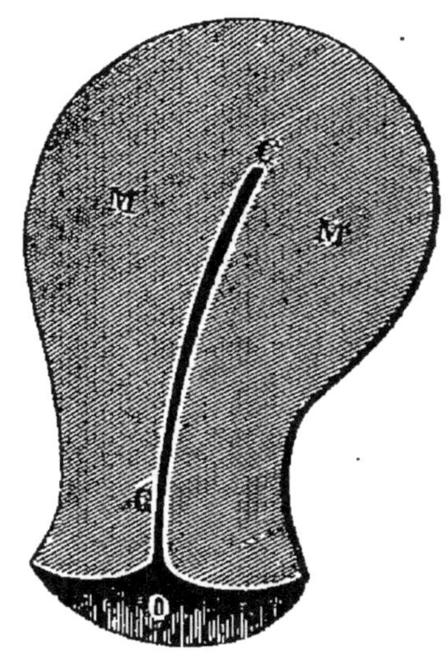

FIGURE 25

*Représentant une coupe de la matrice d'avant en arrière, pour faire voir l'épaisseur des parois de cet organe proportionnellement à sa cavité.*

MM, épaisseur des parois de la matrice.
CC, sa cavité.
O, son col.

Les artères de l'utérus viennent des utérines, branches des hypogastriques et des ovariques. Elles rampent principalement dans l'épaisseur du tissu propre, et s'anastomosent d'un côté à l'autre. Les veines suivent le même trajet et portent le même nom que les artères. Elles sont très flexueuses dans l'état de vacuité de l'organe, et forment, pendant la gestation, de grandes cavités qu'on appelle *sinus utérins*.

Les nerfs viennent des plexus sacré, rénaux et hypogastriques. Les vaisseaux lympathiques, très abondants, vont se jeter dans les ganglions pelviens et sciatiques.

## § 4.

## DU VAGIN

Organe de copulation, le *vagin* (HG, pl. V; VVV, fig. 21, et V, fig. 30) est un canal membraneux extensible, aplati d'avant en arrière, long de 14 à 16 millimètres (5 à 6 pouces) et large de 4 à 5 centimètres (15 à 20 lignes), situé entre la vessie (E, pl. V) et le rectum (D, *ibid.*). Il présente une légère courbure à concavité antérieure, et descend un peu d'arrière en avant, de telle façon que sa direction correspond à l'axe du petit bassin dans lequel il est placé. Son extrémité supérieure embrasse le col de l'utérus (N, *ibid.*) par un cul-de-sac circulaire, plus profond derrière le museau de tanche qu'au-devant de lui; son extrémité inférieure, plus étroite, s'ouvre dans la vulve par une fente allongée d'avant en arrière.

Ses rapports, en arrière, avec le rectum (D, *ibid.*), en avant, avec la vessie (E) et le canal de l'urètre (T), sont fort importants à connaître, puisqu'ils expliquent comment une distension forcée de ce conduit, pendant l'accouchement, peut donner lieu à la gangrène de ces organes et à la formation consécutive de fistules vésico ou recto-vaginales.

La surface interne du vagin offre, sur les deux parois, deux crêtes saillantes longitudinales (VVV, fig. 21) plus prononcées sur la paroi antérieure que sur la postérieure, crêtes auxquelles viennent aboutir des rides transversales très nombreuses (PP, PP), surtout près de la vulve.

Les parties latérales du vagin, près de son orifice, sont entourées par un muscle qui, partant de la symphise pubienne, va confondre ses fibres avec celles du sphincter anal : c'est le *constricteur du vagin* (voir fig. 35).

Le vagin est formé par un tissu spongieux, érectile, enveloppé dans une membrane fibreuse, et tapissé à l'intérieur par la membrane muqueuse, dont nous venons de signaler les rugosités.

Dans la paroi supérieure du vagin est creusé, pour ainsi dire, le *canal de l'urètre* (T, pl. V, et U, fig. 30) de la femme, conduit qui diffère considérablement de l'urètre de l'homme, dont il représente la portion membraneuse.

Sa longueur est de 2 à 3 centimètres (1 pouce). Il est plus large naturellement et beaucoup plus dilatable que celui de l'homme. Il se dirige en bas et en avant, et présente, pour embrasser la symphise du pubis (R, pl. V), une légère courbure à concavité tournée en avant. L'orifice vésical présente la même disposition que celui de l'homme, sauf la prostate, qui n'existe pas chez la femme. L'orifice externe ou méat urinaire (U, fig. 30), plus étroit que le reste du canal, est situé immédiatement au-dessus de la colonne antérieure du vagin.

Il est tapissé par une membrane muqueuse rougeâtre, qui forme des plis longitudinaux, et présente des lacunes muqueuses assez larges. La brièveté et la dilatabilité du canal de l'urètre de la femme rendent compte de la rareté des calculs dans la vessie et de la facilité d'extraire, le plus souvent sans opération, ceux qui s'y développent quelquefois, pourvu qu'ils ne soient pas trop volumineux.

## § 5.

## DE LA VULVE

On comprend, sous le nom de *vulve*, l'ensemble des parties génitales de la femme, savoir : le *pénil* ou *mont de Vénus* (P, fig. 30); les *grandes*, les *petites lèvres* (LL, fig. 30); le *clitoris* (A, A, fig. 34 et 35, et C *supérieur*, 30); le *méat urinaire* (T, pl. V) et l'*orifice du vagin* (NN, fig. 21, et V, fig. 30), avec l'*hymen* (fig. 26, 27, 28 et 29).

*a*. Le *mont de Vénus,* ou *pénil* (P, fig. 30), est une éminence plus ou moins saillante, située au-dessus de la symphise pubienne; elle est formée par un tissu cellulaire adipeux très dense, que revêt une couche de téguments couverts de poils dès l'époque de la puberté.

*b.* Les *grandes lèvres* (LL, fig. 30) sont deux replis membraneux qui forment la partie latérale de la vulve, qu'elles circonscrivent. Elles se continuent, avec le mont de Vénus (P, *ibid.*), en avant, et se terminent en arrière au périnée, par une commissure nommée la *fourchette* (F, fig. 30, et C, fig. 34). L'excavation qui existe entre la fourchette et l'orifice du vagin est ce que l'on nomme la *fosse naviculaire*.

La face externe des grandes lèvres, contiguë à la partie supérieure et interne des cuisses, est une portion de peau assez fine, recouverte de quelques poils; la face interne est une membrane muqueuse mince, lisse et polie, d'un rouge vermeil chez les jeunes filles, plus pâle chez les femmes adultes. Ces deux feuillets contiennent des follicules mucipares très nombreux; ils sont unis entre eux par du tissu cellulaire très lâche, et contiennent de la graisse dans leur épaisseur.

*c.* Les *petites lèvres*, ou *nymphes*, sont deux replis muqueux étroits en arrière et en bas, où ils naissent sur la face interne des grandes lèvres. Ils s'élargissent en convergeant l'un vers l'autre en avant et en haut. Au niveau du clitoris (C *supérieur,* fig. 30), les nymphes se bifurquent. La branche inférieure de la bifurcation va s'attacher au clitoris, avec lequel elle se continue. La branche supérieure, s'unissant à celle du côté opposé, forme, au-dessus de ce corps, un repli en forme de capuchon, qu'on nomme *prépuce du clitoris*. Les petites lèvres sont formées par un adossement de la membrane muqueuse à elle-même, au moyen d'un tissu cellulaire filamenteux. Elles sont pourvues d'un appareil crypteux, qui est le siège d'une sécrétion sébacée abondante.

Chez quelques femmes, les petites lèvres, ou l'une des deux seulement, offrent un développement exagéré (voir notre *Traité des Maladies des femmes*) qui gêne les fonctions naturelles de l'appareil génital, ou entretient dans cette région une irritation maladive. La résection de la partie exubérante, qui ne présente pas le moindre danger, est une opération que j'ai fréquemment occasion de pratiquer, et dont le résultat est toujours favorable.

*d.* Le *clitoris* (C, fig. 30, et A, A, fig. 34 et 35) est un organe érectile, analogue au corps caverneux de la verge chez l'homme. C'est un petit corps arrondi, placé sous la symphyse du pubis, qui prend naissance par deux racines grêles, implantées à la lèvre interne des branches du pubis. Il se termine en avant par un petit renflement arrondi, imperforé, nommé *gland* (1). Dans certains cas d'hermaphrodisme, le clitoris est très développé.

Le *vestibule* (F, fig. 35) est l'espace triangulaire que limitent le clitoris en avant, les petites lèvres sur les côtés, et le méat urinaire en arrière.

*e.* Le *méat urinaire* (I, pl. V, et B, fig. 35), ou orifice externe du canal de l'urètre, est situé immédiatement en avant du tubercule de la paroi antérieure du vagin.

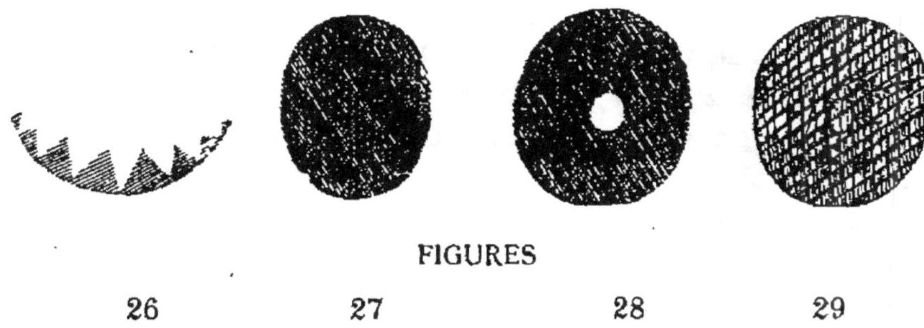

FIGURES

26       27       28       29

*Représentant diverses formes de la membrane hymen* (signe de la virginité chez la femme.)

*f.* L'*orifice du vagin* (D, fig. 35), placé à la partie postérieure de la vulve, est en général incomplètement fermé chez les vierges par la *membrane hymen,* et présente à sa circonférence les *caroncules myrtiformes* chez les femmes déflorées.

L'hymen est une duplicature de la membrane muqueuse, qui n'oblitère presque jamais complètement l'orifice du vagin. Sa forme varie beaucoup : le plus souvent elle a l'aspect d'un croissant adhérent par son bord convexe à la partie postérieure de la vulve, libre par son bord concave, uni ou déchiqueté (fig. 26), qui est tourné en avant. Quelquefois, comme dans

(1) Voir plus loin le chapitre nouveau consacré aux difformités et aux monstruosités de l'appareil génital masculin.

Voir aussi dans notre *Traité des Maladies des femmes* le chapitre consacré aux monstruosités de l'appareil génital féminin.

la figure 27, elle oblitère complètement l'entrée du vagin, et quand s'établit la menstruation, on est obligé d'en faire l'excision, pour permettre la sortie du sang des règles. Dans des cas semblables, la rétention du sang menstruel, outre les accidents graves qu'il détermine, accidents que fait immédiatement cesser l'excision de la membrane hymen, peut simuler la grossesse, ainsi qu'il y en a quelques exemples dans la science. D'autres fois, elle a la forme d'une membrane circulairement adhérente, percée à son centre d'une ouverture plus ou moins large (fig. 28). Enfin, je l'ai vue semblable à un crible (fig. 29), percée d'un plus ou moins grand nombre de pertuis. Cette membrane, habituellement mince, transparente, est déchirée dans les premières approches sexuelles. Mais quand elle est épaisse et charnue, elle peut résister malgré les tentatives de rapprochement. Dans le cas de disposition comme figure 27, on est obligé d'en faire l'excision. Si la membrane, au contraire, affecte la forme représentée figures 28 et 29, la fécondation peut, à la rigueur, avoir lieu; et au moment de l'accouchement il faut, pour faciliter la sortie de l'enfant, pratiquer le débridement de l'hymen.·

L'hymen existe constamment chez les vierges; mais il peut, quoique rarement, dans certains concours de circonstances dépendant soit de l'homme soit de la femme, persister après la défloration. Les *caroncules myrtiformes* sont de petits tubercules rougeâtres, irréguliers, plus ou moins saillants, au nombre de quatre ou cinq, qui sont les débris de l'hymen déchiré dans le coït.

§ 6.

## DES GLANDES VULVO-VAGINALES

On désigne, sous le nom de *glande vulvo-vaginale* (G, G, fig. 30), une glande double située dans l'épaisseur des parois de la vulve, et dont la fonction est de sécréter un liquide filant, onctueux au toucher, transparent, destiné à humecter, lubrifier les organes génitaux de la femme pendant le coït.

Cette glande (G, G,) existe de chaque côté de la vulve, et a la forme d'une amande d'abricot, aplatie latéralement. Très

petites avant l'âge de la puberté, ces glandes, comme les
autres organes de la génération, prennent, à cette époque de
la vie des femmes, un grand développement, et s'atrophient
vers l'âge de quarante-cinq à cinquante ans. Le conduit
excréteur (G' G', fig. 30), qui est seul visible, vient s'ouvrir à

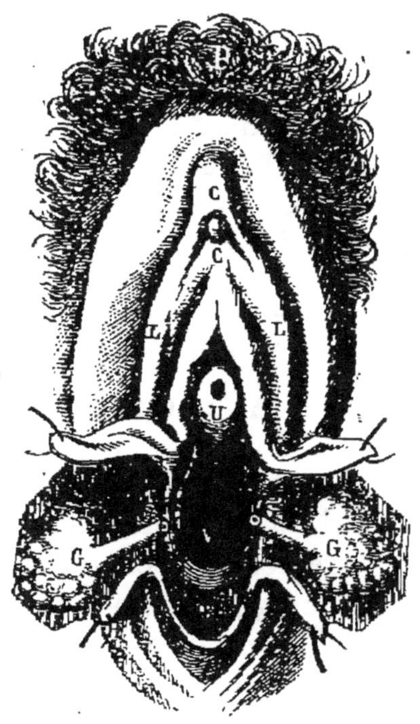


FIGURE 30

*Représentant la vulve et les glandes vulvo-vaginales.*

P, pénil, ou mont de Vénus.
L L, les grandes lèvres, coupées à
l'union des deux tiers supérieurs
avec le tiers inférieur, pour lais-
ser voir les *glandes vulvo-vagi-
nales.*
G G, glandes vulvo-vaginales.
G' G' conduits excréteurs de la glande
vulvo-vaginale, aboutissant à
l'entrée du vagin.
C *inférieur*, clitoris.
C *supérieur*, prépuce du clitoris.
U, canal de l'urètre.
V, l'ouverture du vagin.
F, la fourchette ou commissure infé-
rieure des grandes lèvres.

la base et en dehors de la membrane hymen, chez les vierges,
et des caroncules myrtiformes chez les femmes déflorées, ou
qui ont eu des enfants. Une coloration d'un rouge vif sert à

faire distinguer cet orifice des parties environnantes. Le liquide incolore, onctueux et filant que fournit cette glande, n'est pas toujours sécrété en égale quantité.

Les rapprochements sexuels, la masturbation, les pensées, les désirs, les rêves lascifs, en accélèrent beaucoup la sécrétion; en l'absence de toute excitation génitale, la sécrétion est fort peu abondante.

Ce liquide a pour effet de rendre plus faciles et moins douloureuses les approches sexuelles, et de conserver aux parties leur exquise sensibilité.

Dans ces circonstances, il peut même arriver, chez certaines femmes dont la glande est très développée, que ce liquide soit éjaculé par jets saccadés.

## ANATOMIE DE LA RÉGION DU PÉRINÉE

On désigne sous le nom de *périnée*, περί, autour, et ναός, temple, l'espace compris entre l'anus et les parties génitales.

L'anatomie de cette région est très importante à connaître, soit chez l'homme, soit chez la femme, non seulement par le grand nombre de maladies dont elle est le siége, mais aussi par les opérations qu'on est fréquemment dans la nécessité de pratiquer sur cette partie du corps.

Ainsi, *chez l'homme,* on y rencontre des éruptions dartreuses de diverse nature, des abcès de la glande prostate, les fistules. C'est aussi à travers elle qu'on doit pénétrer pour atteindre la glande prostate, une portion du canal de l'urètre, le rectum, et surtout la vessie, soit dans le cas de ponction de la vessie (*ponction périnéale,* voir *Rétention d'urine*), soit pour aller, à travers l'incision du périnée et de la vessie, rechercher la pierre dans cette cavité. (*Taille périnéale,* voir *Calculs urinaires.*)

*Chez la femme,* quoique beaucoup moins compliquée que chez l'homme, cette partie n'est pas moins fort importante à étudier, puisqu'un chirurgien a pu dire, à propos de la période ultime de l'accouchement, qu'il considérait le périnée comme une toile d'araignée, à laquelle il regardait sa réputation d'accoucheur comme attachée, selon qu'après la parturition cette région était intacte ou déchirée.

Cette portion du corps étant essentiellement différente chez l'homme et chez la femme, je les examinerai séparément, m'occupant plus particulièrement du périnée du premier.

### *a.* Périnée de l'homme.

Le périnée de l'homme, extérieurement, est limité en avant par la racine des bourses (CC, fig. 31); en arrière, par l'os coccyx (K, fig. 32), terminaison de la colonne vertébrale; sur

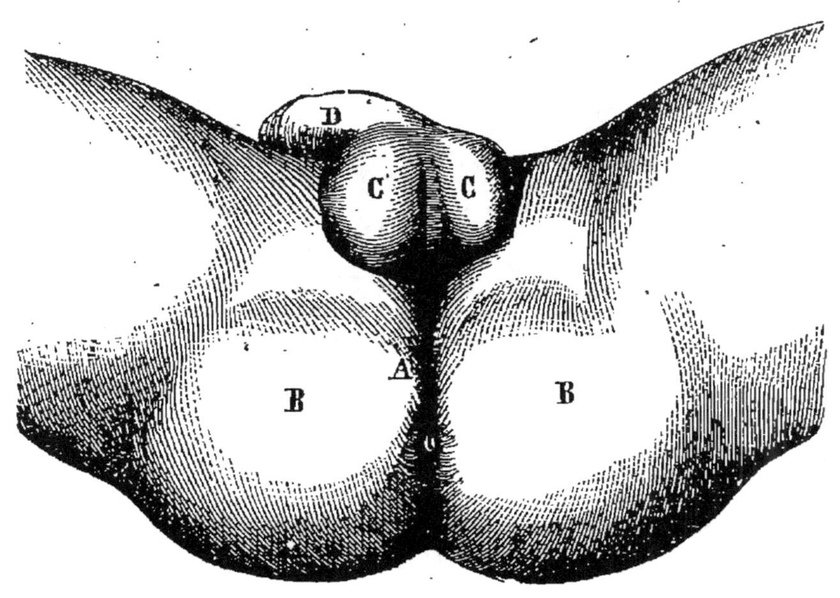


FIGURE 31

*Représentant la surface extérieure du périnée de l'homme.*

D, la verge.
CC, les testicules.
BB, les fesses.

G, l'anus terminaison de l'intestin rectum..

A, le *raphé* du périnée, ou ligne médiane.

les côtés , par les tubérosités ischiatiques (BB, fig. 31). Cette région est concave dans le sens transversal (BAB, *ibid.*), et convexe d'avant en arrière (OAC, *ibid.*); elle est divisée en deux paties égales par une ligne médiane froncée qui s'étrend

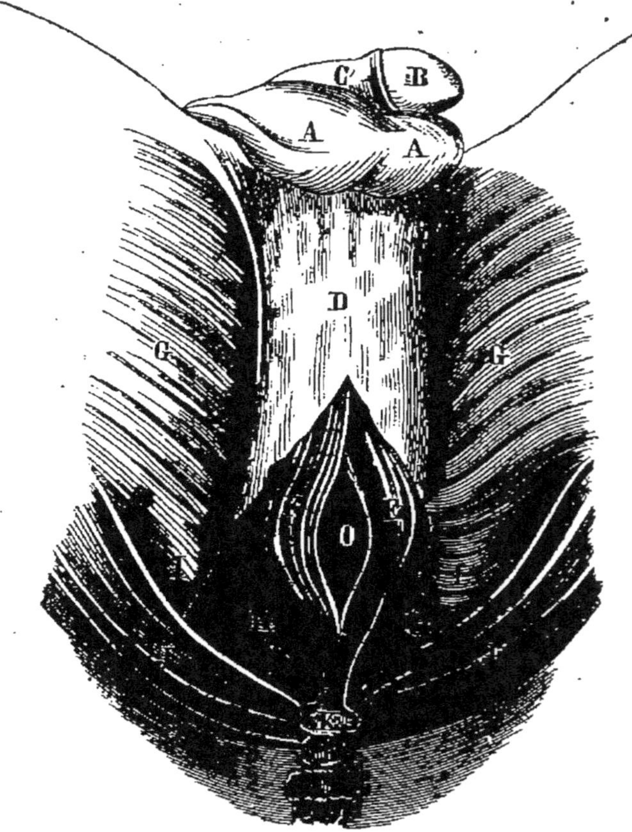

FIGURE 32

*Représentant le périnée de l'homme dépouillé de la peau,
et d'une partie de l'aponévrose superficielle.*

C, la verge.

B, le gland.

A A, les testicules

G I, G I, faisceaux des muscles de la face interne des cuisses.

E J, faisceaux des muscles grands fessiers.

D, portion de l'aponévrose superficielle du périnée.

H H, fibres musculaires dn muscle releveur de l'anus.

E J, fibres demi-circulaires du muscle constricteur de l'anus, ou *sphincter
anal*. Réuni à celui du côté opposé, ce muscle forme un anneau complet qui embrasse l'extrémité terminale de l'intestin rectum, et le
tient habituellement.fermé.

O, orifice de l'anus.

K, vertèbres rudimentaires, terminaison de la colonne vertébrale, désignée
sous le nom de *coccyx*, à laquelle s'insèrent les fibres du sphincter
anal.

d'avant en arrière, et qu'on appelle le *raphé* (A, *ibid.*). Cette partie est couverte de poils qui font suite à ceux de la peau des bourses.

Nous allons examiner successivement les couches de tissus qui constituent le périnée de l'homme. Ces couches sont au nombre de neuf; ce sont, en allant de dehors en dedans :

1° La *peau* présentant d'avant en arrière, sur la ligne médiane, la partie saillante et froncée dont nous venons de parler sous le nom de raphé (A, fig. 31). Sur les parties latérales, cette peau est mince; c'est sur la peau du périnée, auprès de l'anus, qu'on trouve souvent des végétations simples et des condylomes syphilitiques.

2° Au-dessous de la peau on trouve une couche de tissu cellulaire qui, en langage scientifique, porte le nom de *fascia superficialis*.

3° Au-dessous de cette couche on trouve l'aponévrose périnéale superficielle (D, fig. 32; N, fig. 33), de forme triangulaire, dont la base s'étend d'un ischion à l'autre, et les parties latérales s'implantent sur les branches ascendantes de l'ischion et descendantes du pubis à leur partie antérieure. Le sommet de cette aponévrose se continue en se prolongeant sur la verge.

4° Au-dessous de cette aponévrose se trouve la couche des muscles superficiels du périnée. Ces muscles sont au nombre de trois de chaque côté de la ligne médiane. Ils forment de chaque côté de cette ligne un triangle constitué :

*a.* A sa partie interne, par le muscle *bulbo-caverneux* (C, fig. 1, pl. VI), qui s'insère par sa partie postérieure sur le bulbe de l'urètre, et à sa partie antérieure sur la partie postérieure des corps caverneux. Ce muscle se confond par son bord interne avec le bord interne du muscle bulbo-caverneux du côté opposé.

*b.* A sa partie postérieure, par le muscle *transverse du périnée* (B, fig. 1, pl. VI), qui s'insère en dedans à la base du bulbe de l'urètre, et en dehors à la tubérosité de l'ischion.

*c.* A sa partie externe, par le muscle *ischio-caverneux* (P, fig. 1, pl. VI), inséré en arrière à la tubérosité de l'ischion, et en avant, à la racine des corps caverneux.

L'espace qui sépare ces muscles est rempli par du tissu cellulo-graisseux, et porte le nom de triangle ischio-bulbaire.

5° Immédiatement au-dessus se trouve l'aponévrose *périnéale moyenne*, ou *ligament de Carcassone*, aponévrose qui joue un rôle fort important dans la pathologie des voies urinaires.

## PLANCHE VI

### Fig. 1.

*Représentant le périnée de l'homme dépouillé des aponévroses, pour laisser voir les muscles profonds du canal de l'urètre et des corps caverneux.*

H L H, les bourses et la verge.
G G, muscles de la face interne des cuisses.
I, I, muscles grands fessiers.
H, H, muscle releveur de l'anus.
J, os coccyx.
F F, muscle sphincter de l'anus.
O, orifice de l'anus.
B, B, muscles transverses du périnée.
P, P, muscles ischio-caverneux, ou érecteurs de la verge.
C, C, muscles bulbo-caverneux, unis par un *raphé*.
D, D, corps caverneux de la verge.
A, canal de l'urètre, situé dans la gouttière que forment les deux corps caverneux par leur rapprochement.

### Fig. 2.

*Représentant la face profonde du périnée de l'homme.*

E E L, verge et testicules.
H, H, muscles grands fessiers.
 os coccyx.
G G, muscles transverses du périnée.
A, A, corps spongieux de la verge enveloppant le canal de l'urètre ; il se termine près de l'anus par un renflement (A *inférieur*) appelé *bulbe de l'urètre.*
B B, B' B', corps caverneux de la verge, prenant naissance sur les branches ascendantes de l'os ischion J J (voir fig. 16 et 17).

Cette aponévrose est composée de deux feuillets (K, H, fig. 33), l'un inférieur K, l'autre supérieur H. Sa forme est triangulaire.

Le feuillet inférieur de cette aponévrose se confond par sa

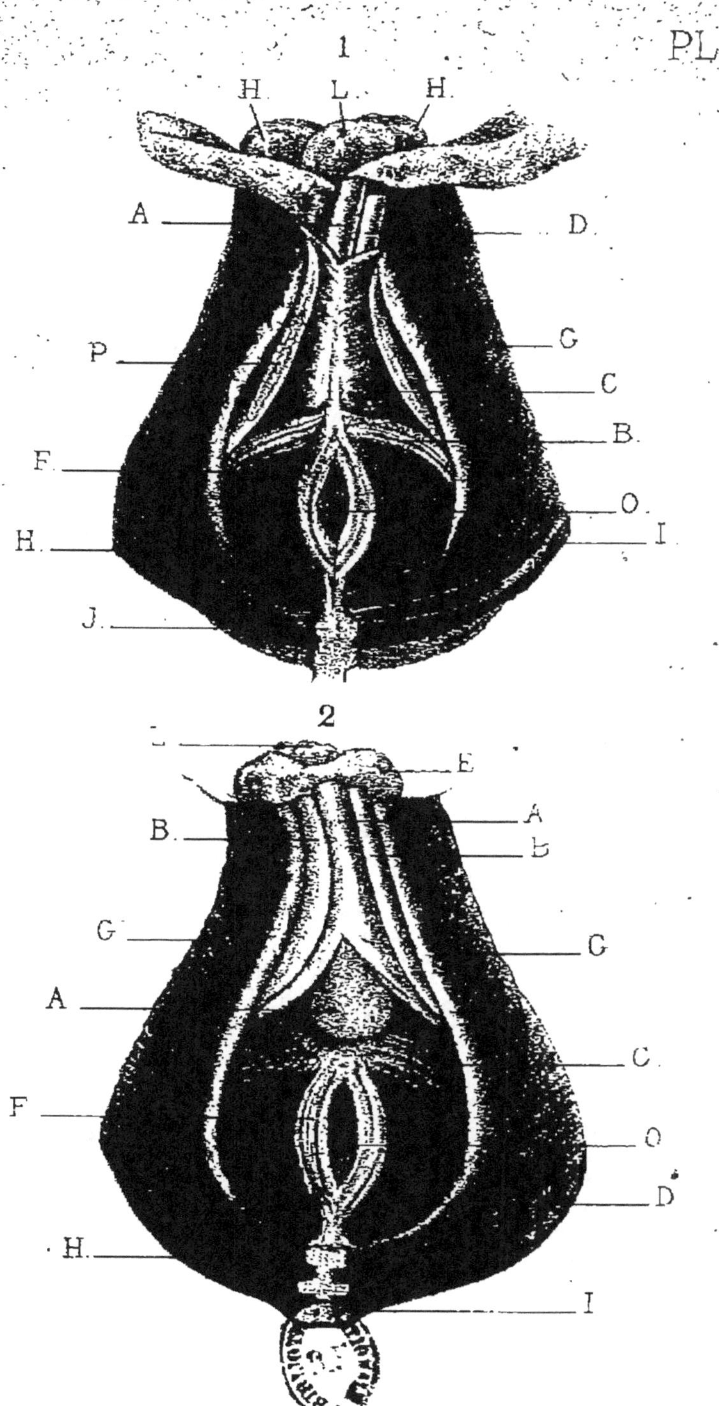
1
H. L. H.
A D
P G
C
B
F
O
H I
J
2
E
B. A
b
G G
A
C
F
O
D
H. I
A. Lefèvre del.
Imp. Lemercier & Cie, Paris

base avec la base de l'aponévrose périnéale superficielle, et par ses bords latéraux s'insère à la lèvre postérieure dès branches montantes de l'ischion et descendantes du pubis.

La base du feuillet supérieur, à sa partie moyenne, va se

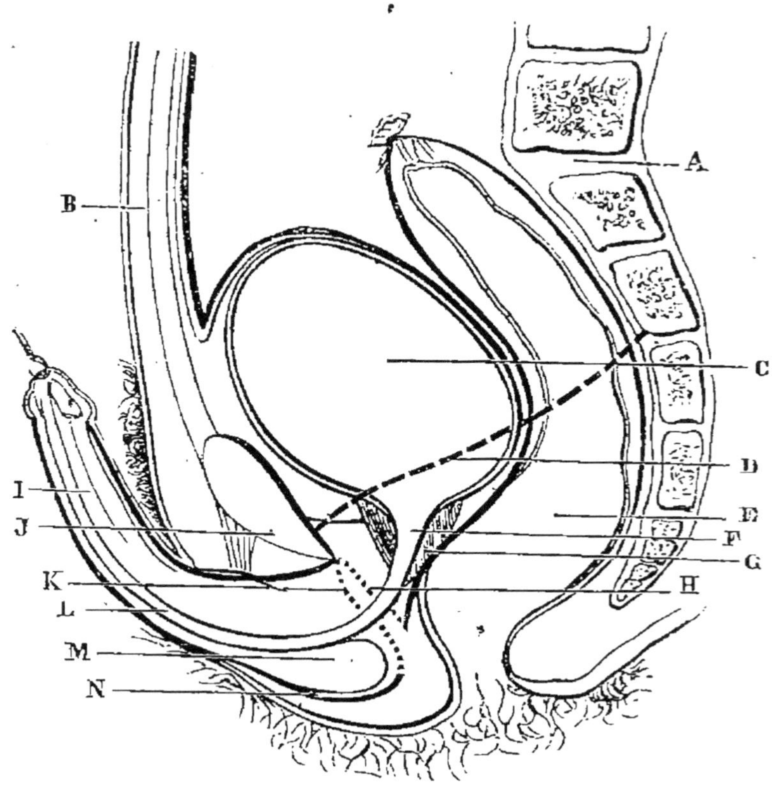

FIGURE 33

*Coupe médiane antéro-postérieure du bassin de l'homme destiné à montrer la disposition des aponévroses du périnée.* (Tillaux.)

A, colonne vertébrale.
B, paroi abdominale.
C, vessie.
D, aponévrose supérieure du périnée.
E, rectum.
F, col de la vessie.
G, prostate.
H, feuillet supérieur de l'aponévrose moyenne du périnée.

I, verge.
J, symphyse du pubis.
K, feuillet supérieur de l'aponévrose moyenne du périnée.
L, canal de l'urètre.
M, bulbe de l'urètre.
N, aponévrose superficielle du périnée.

placer entre le rectum et la prostate sous le nom d'aponévrose prostato-péritonéale.

Entre ces deux feuillets sont compris différents organes : le *muscle de Guthrie*, l'*artère honteuse interne*, qui donne naissance à la *transverse du bulbe*, et le *nerf honteux interne*.

Enfin cette aponévrose est traversée par la portion membraneuse du canal de l'urètre; c'est là le point important de son étude.

Nous plaçons en ce point quelques considérations anatomiques et pathologiques sur le canal de l'urètre, considérations extrêmement importantes, et qui ne sauraient trouver leur place nulle part ailleurs mieux qu'ici.

Nous avons dit qu'il y avait entre les deux feuillets de l'aponévrose moyenne du périnée un muscle qui porte le nom de muscle de Guthrie; ce muscle entoure la portion membraneuse de l'urètre. Il a la forme d'un triangle à base inférieure. Il s'insère d'une part à la branche ischio-pubienne, et de l'autre au pourtour de l'urètre. Par sa contraction il peut diminuer d'une façon notable le calibre de l'urètre et empêcher la réussite du cathétérisme.

Nous disons que dans certains cas l'aponévrose moyenne peut apporter de sérieux obstacles au cathétérisme; mais un fait constant est celui-ci : c'est que la présence de cette aponévrose rétrécit à l'état normal le canal de l'urètre à tel point, qu'un chirurgien inexpérimenté pourrait croire à un rétrécissement qui n'existe pas; disons en passant que l'erreur est souvent commise par les médecins qui n'ont pas l'habitude de la chirurgie des voies urinaires.

La présence de cette aponévrose établit donc une ligne de démarcation très distincte entre les deux parties qu'elle sépare : l'une, à laquelle on donne le nom d'*urètre antérieur*, est constituée par la portion spongieuse de l'urètre; l'autre, située en arrière de l'aponévrose moyenne, qui est l'*urètre postérieur*, constituée par la portion membraneuse et la portion prostatique de l'urètre.

Si l'on veut se rendre compte de l'influence de l'aponévrose moyenne sur la division de l'urètre en deux parties, chez un sujet dont le canal est sain, on prend une bougie à boule du calibre 19 à 20 (filière métrique). Cette bougie à boule est introduite sans difficulté jusqu'à l'aponévrose moyenne ; arrivé là, l'opérateur sent un arrêt, et il a besoin d'employer une légère augmentation de force pour franchir le point qui correspond à l'aponévrose moyenne.

Ce point franchi, la boule de la bougie parcourt le reste du canal sans rencontrer d'obstacle (chez un sujet dont les organes sont absolument sains, bien entendu).

Ce point de l'anatomie du périnée est extrêmement important dans la pratique ; par suite de la division de l'urètre en antérieur et postérieur, il est facile de comprendre comment les injections passées dans l'urètre avec une seringue à injections ordinaire, ne pénètrent que dans la partie antérieure, tandis que la partie postérieure demeure inaccessible à ces injections, à moins qu'elles ne soient poussées avec une certaine violence.

Il est facile également de comprendre comment, lorsqu'on veut modifier la partie profonde de l'urètre (partie située en arrière de l'aponévrose moyenne), il faut employer la méthode des *injections profondes* (méthode des installitions, voir le traitement de la blennorrhagie chronique, à l'article *Blennorrhagie chronique*).

Cela nous fait voir en même temps pourquoi il est inutile de recommander au malade qui se fait des injections ordinaires de comprimer son périnée contre un plan résistant (le bras d'un fauteuil par exemple, comme cela est souvent recommandé), de peur que le liquide n'arrive dans la vessie ; à moins d'une très grande force de propulsion, cela n'a jamais lieu.

On comprendra également pourquoi certains médecins inexpérimentés croient souvent à la présence d'un retrécissement, et soignent les malades pour cette affection, alors qu'il n'en existe chez eux aucune trace ; pourquoi dans certains cas le cathétérisme de l'urètre est difficile, car il y a souvent en ce point un spasme dû à la présence du muscle de Guthrie, ainsi qu'à celui de Wilson situé plus profondément, et dont nous parlons plus loin dans la continuation de l'étude du périnée ; pourquoi enfin certains graviers engagés dans l'urètre, restent dans la partie postérieure de ce conduit sans pouvoir progres-

ser, y séjournent, et peuvent devenir le point de départ d'ulcérations amenant des infiltrations d'urine et consécutivement
des fistules urinaires.

D'après ces données, il est facile de voir quelles importantes
considérations anatomiques se tirent de la présence de l'aponévrose moyenne du périnée autour du canal de l'urètre, et combien, comme nous l'avancions plus haut, ce point de l'étude
du périnée est important et gros de déductions pathologiques.

Outre le muscle de Guthrie, ou transverse profond du périnée, l'aponévrose moyenne comprend encore dans son épaisseur *l'artère et les veines honteuses internes,* et *l'artère transverse
du bulbe.*

L'artère honteuse interne (AHI, fig. 2; pl. VI) est située au-
dessus du muscle ischio-caverneux, par conséquent sur le
côté externe du triangle ischio-bulbaire ; elle est accompagnée
des deux veines honteuses internes. Dans la partie qui correspond à l'union du tiers postérieur et des deux tiers antérieurs de ce triangle, cette artère envoie vers la ligne médiane
une branche qui porte le nom d'artère transversale du bulbe
(TB, fig. 2, pl. VI).

Nous sommes en mesure de comprendre maintenant, d'après
les considérations anatomiques que nous venons d'exposer,
les avantages et les désavantages des différents procédés de
taille périnéale.

Nous renvoyons le lecteur, pour l'exposé de ces procédés, au
chapitre où nous traitons de l'opération de la taille (voir le
chapitre *Calculs vésicaux, Opération de la taille périnéale*).

Au-dessus de l'aponévrose moyenne se trouve un plan
musculaire profond constitué par les *deux muscles de Wilson,*
les *deux muscles releveurs de l'anus* et les *deux muscles ischio-
coccygiens.*

Le *muscle de Wilson* est situé derrière le muscle de Guthrie ;
il est formé par un faisceau peu considérable de fibres musculaires rouges, insérées en bas au ligament sous-pubien et en
haut à la portion membraneuse de l'urètre.

Ce muscle, dont l'action est la même que celle du muscle
de Guthrie, entre pour une bonne part, concurremment avec ce
dernier, dans la production dès spasmes si fréquents à la por-

tion membraneuse de l'urètre, spasmes rendant si souvent le cathétérisme difficile à des mains inexpérimentées, même en l'absence de toute lésion, et compliquant fréquemment les affections organiques ou inflammations de toute l'étendue du canal de l'urètre, surtout de sa partie postérieure.

Le *muscle releveur de l'anus* (D D, fig. 2, pl. VI) se trouve entre le rectum et la prostate; il s'insère en haut à la face postérieure de pubis et à une arcade fibreuse faisant partie de l'aponévrose de l'obturateur interne; en bas, il s'insère sur les parties latérales du rectum.

Quant au *muscle ischio-coccygien,* ce n'est qu'une partie accessoire du muscle que nous venons de décrire.

7° L'*aponévrose périnéale supérieure* (D, fig. 33) est constituée simplement par le feuillet supérieur de l'aponévrose du releveur de l'anus.

8° Au dessus de cette aponévrose se trouve une couche de *tissu cellulo-graisseux,* et enfin,

9° Le *péritoine* pelvien qui recouvre les organes contenus dans le petit bassin.

Il résulte de la présence des aponévroses que nous venons de décrire, deux portions distinctes du périnée, considéré dans son épaisseur; ces deux portions ont reçu le nom de *loges périnéales:* l'une est la loge inférieure ou *pénienne,* l'autre la loge supérieure ou *prostatique.*

### 1° *Loge inférieure ou pénienne du périnée.*

Cette loge est formée en haut et en arrière par l'aponévrose moyenne du périnée (K, fig. 33), en bas et en avant par l'aponévrose superficielle (N, *ibid.*). Cette loge va en arrière jusqu'au bulbe (M, *ibid.*) et en avant jusqu'au gland.

Comme la plupart des rétrécissements de l'urètre sont situés en avant de cette aponévrose, il s'ensuit que lorsqu'il se fait en arrière d'un rétrécissement une rupture de l'urètre et une infiltration d'urine consécutive, l'infiltration a lieu, dans l'immense majorité des cas, dans la loge inférieure du périnée et envahit par conséquent, comme nous le disons au chapitre où nous traitons de l'infiltration d'urine, la verge, les bourses, après s'être rapidement manifestée au périnée par une tumeur fluctuante. (Se reporter à la fig. 33.)

C'est encore dans cette loge que se montrent les abcès urineux et les tumeurs urineuses, suite des rétrécissements de l'urètre. Nous renvoyons le lecteur pour l'étude de ces affections au chapitre où nous en traitons en détail.

### 2° Loge supérieure ou prostatique.

La loge supérieure du périnée, qui contient la prostate, ainsi que l'indique le nom de cette loge, est formée, en arrière et en bas, par l'aponévrose prostato-péritonéale qui fait suite, comme nous l'avons vu, au feuillet supérieur de l'aponévrose moyenne du périnée; en avant et en haut par les ligaments pubio-vésicaux, et latéralement par l'aponévrose latérale de la prostate.

L'infiltration d'urine dans cette loge est rare; elle n'a presque jamais lieu qu'à la suite de l'opération de la taille. Cette infiltration d'urine dans la loge supérieure du périnée est extrêmement grave, comme nous le verrons en faisant l'étude de cette affection; elle est d'abord d'un diagnostic difficile, et de plus son traitement présente aussi de grandes difficultés.

On peut se rendre compte, par l'énumération que nous venons de faire des divers organes intérieurs qui confinent à cette région, de la diversité des causes des souffrances que les malades ressentent au périnée : ainsi les pesanteurs, élancements ou douleurs de cette partie peuvent être provoqués par la présence d'un calcul dans la vessie; par une névralgie du col vésical; par une inflammation aiguë ou un engorgement chronique d'un ou de plusieurs des lobes de la glande prostate; par une maladie des vésicules séminales; par un rétrécissement du canal de l'urètre; par une inflammation aiguë du canal de l'urètre, du corps spongieux ou du corps caverneux de la verge, pendant la blennorrhagie; par des infiltrations d'urine ou de pus, suites de désordres anciens dans ces mêmes régions, ou enfin par des hémorroïdes internes ou externes, des fissures ou des fistules à l'anus.

Comme conséquence pratique de ces notions, mettant de côté les opérations chirurgicales, il est facile de comprendre que l'application des sangsues, et quelquefois d'un séton ou d'un cautère sur le périnée, peut apporter du soulagement et même la guérison dans bon nombre d'affections des organes génito-urinaires de l'homme.

### b. Périnée de la femme.

Le périnée de la femme est infiniment moins important à étudier que celui de l'homme ; il est beaucoup moins fécond

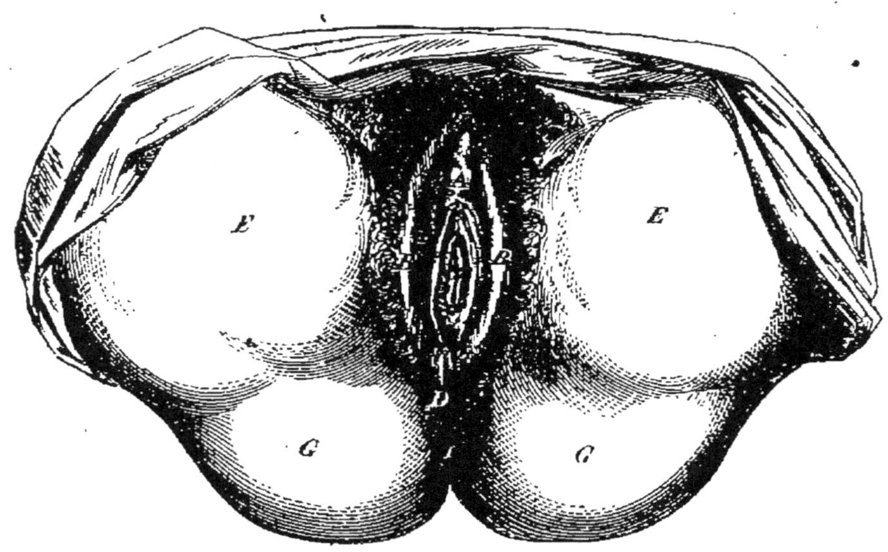


FIGURE 34

*Représentant le périnée de la femme et les organes extérieurs de la génération.*

EE, face interne des cuisses.
GG, les fesses.
A, le clitoris.
BB, les grandes lèvres.
C, la fourchette ou commissure inférieure des grandes lèvres.

CDI, le périnée.
I, l'anus, ou terminaison de l'intestin rectum.
D, le raphé, ou ligne médiane froncée

en applications pathologiques que chez ce dernier ; nous ne lui consacrerons donc qu'une brève étude.

Le périnée D, chez la femme (fig. 34), s'étend depuis la commissure postérieure de la vulve (C, *ibid.*) jusqu'à l'anus (I, *ibid.*) ; la peau de cette région offre moins de poils que chez l'homme ; il est également, comme chez l'homme, divisé en deux parties latérales par un *raphé* (D, fig. 34) situé sur la

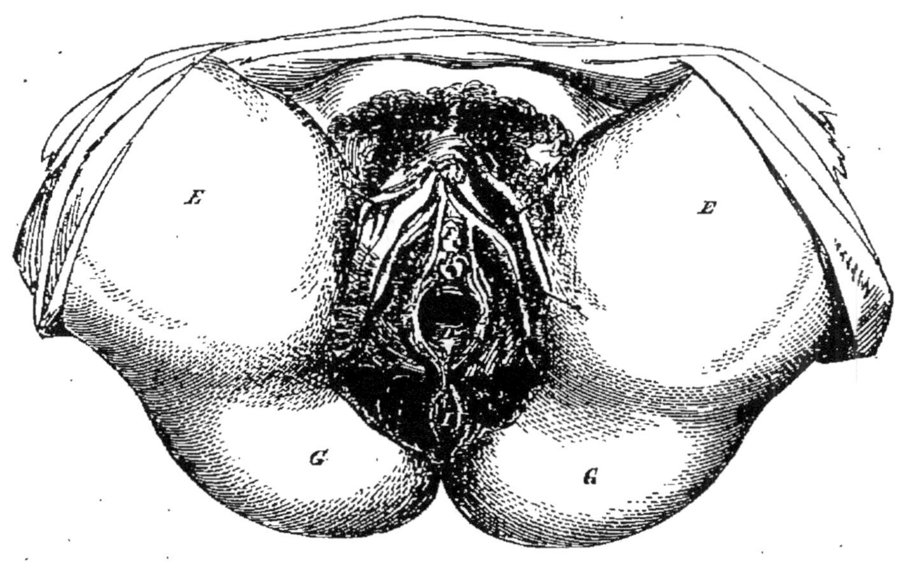

FIGURE 35

*Représentant le périnée de la femme dépouillé de la peau
et des aponévroses.*

EE, face interne des cuisses.
GG, les fesses.
I, ouverture de l'anus.
A, le clitoris (voir pl. V et fig. 30).
, le vestibule *(ibid.)*.
B, le méat urinaire *(ibid.)*

D, orifice du vagin *(ibid.)*
CC, muscles constricteurs de l'orifice du vagin, qui entrecroisent leurs fibres en 8 de chiffre avec celles du muscle sphincter de l'anus.

ligne médiane : en arrière, cette peau se fronce autour de l'anus (I, *ibid.*) ; en avant, elle se confond avec les grandes lèvres et la membrane muqueuse du vagin (BB, *ibid.*).

Comme on peut le voir pl. V, p. 72, le périnée ne contient pas dans son épaisseur des organes nombreux et important-tants comme chez l'homme ; mais il n'en a pas moins, comme plancher membraneux du bas-ventre, une fonction de soutien extrêmement importante à remplir. Quand on enlève la peau, les aponévroses et le tissu graisseux de cette région, on trouve le muscle constricteur de l'anus (I, fig. 35) ou *sphincter*, dont les fibres s'entre-croisent en 8 de chiffre avec celles du muscle constricteur du vagin (CC, *ibid.*); plus profondément on trouve le muscle releveur de l'anus.

# *DEUXIÈME SECTION*

# PHYSIOLOGIE

## FONCTION DE L'APPAREIL URINAIRE

Ainsi que je l'ai dit dans l'Introduction, mon intention n'est nullement de faire, des personnes qui me liront, des médecins ou des physiologistes. Le but que je me suis proposé dans cet ouvrage est de donner des notions sommaires, quoique précises, qui mettent le lecteur en mesure de comprendre le mécanisme anatomique et fonctionnel des appareils de la sécrétion urinaire et de la génération. Je n'entrerai donc pas plus, en exposant la physiologie, que je ne l'ai fait pour l'anatomie, dans le détail des questions controversées ; je me contenterai d'indiquer les opinions ou les faits qui ont cours dans la science et qui sont admis par la généralité des médecins.

L'urine est sécrétée dans les reins (BB, fig. 3 ; A'A, fig. 6, et fig. 4). Transmise goutte à goutte dans la vessie (D, fig. 3 ; E, fig. 6) par les calices (DD, fig. 4), le bassinet (C, *ibid.*) et les uretères (CC, fig. 3 ; JJ, J'J', fig. 6), elle s'accumule dans ce réservoir jusqu'à ce qu'elle soit expulsée au dehors. Nous aurons donc à étudier séparément le phénomène de la *sécrétion* urinaire, le mécanisme de son *excrétion, exonération* ou *miction ;* enfin nous examinerons l'urine dans ses *propriétés physiques, chimiques et microscopiques.*

## SÉCRÉTIONS ET EXCRÉTIONS URINAIRES

*Sécrétion.* Le sang, porté par les artères rénales (G, fig. 3) dans les reins (BB, *ibid.*), se rend, au moyen des divisions et subdivisions en arcades de ces artères, dans la couche corticale ou superficielle de ces organes; là, par un travail spécial propre à ce tissu, le sang artériel se trouve transformé : 1° en sang veineux qui se rend dans les veines rénales, puis dans la veine cave inférieure; 2° en urine qui, passant de la couche corticale (A A, fig. 4) dans les petits conduits de la substance tubuleuse (BBB, *ibid.*), vient sourdre au sommet des mamelons par une foule de petits pertuis qu'on aperçoit très distinctement en comprimant ces mamelons.

Du sommet des mamelons le fluide urinaire passe dans les calices (DD, *ibid.*), puis dans le bassinet (C, *ibid.*), et, par son propre poids et les mouvements du diaphragme dans la respiration, descend dans les uretères (CC, fig. 3 ; E, fig. 4; JJ, fig. 7), et parvient ainsi dans la vessie (D, fig. 3, E, fig. 7), où il s'assemble jusqu'à ce que se fasse sentir le besoin de son exonération.

En raison de la grosseur des artères rénales, de leur brièveté et de leur naissance de l'aorte (M, fig. 3) à angle obtus, la totalité du sang se trouve ainsi filtrée et purifiée, en très peu de temps, de tous les matériaux dont le séjour dans le sang serait nuisible à l'économie.

Il est donc facile de comprendre que le plus léger trouble de cette fonction, soit dans la sécrétion, soit dans l'excrétion, produise un retentissement souvent des plus fâcheux sur tout l'organisme. Dans les observations que je publie dans le cours de cet ouvrage, le lecteur aura de nombreuses occasions de vérifier cette proposition.

J'ai dit, dans la partie anatomique, la manière dont les uretères s'ouvrent dans la vessie : cette disposition est utile à rappeler pour comprendre comment, dans les circonstances ordinaires, l'urine ne reflue pas de la vessie dans les uretères. Arrivé sur les côtés du bas-fond de la vessie, l'uretère pénètre dans les parois de ce viscère, et suit un trajet oblique de 13 à 14 millim. (6 lignes) entre les tuniques vésicales (H, fig. 8), avant de s'ouvrir dans la cavité de ce réservoir. Cette disposition de l'uretère lui permet de fonctionner comme une valvule s'ouvrant de dehors en dedans, de sorte que l'urine venant des reins pénètre bien dans la vessie, mais ne peut refluer de ce réservoir dans les uretères.

S'il existe un obstacle au cours de l'urine, comme dans le cas de pierre arrêtée dans l'un des uretères, ou de rétention d'urine dans la vessie, l'urine s'accumule au-dessus de la résistance, dilate les deux uretères quand il y a rétention d'urine dans la vessie, ou un seul de ces conduits dans la première hypothèse; et cette dilatation, qui peut remonter jusqu'aux reins, est quelquefois assez considérable, ainsi que j'en ai vu plusieurs exemples, pour faire acquérir à l'uretère le volume de l'intestin.

L'urine pénètre goutte à goutte dans la vessie, s'y accumule par degrés en distendant peu à peu les parois de cet organe. Elle les écarte en les amincissant, et tous les diamètres de la vessie s'accroissent : de conique qu'elle est ordinairement, elle tend à devenir sphérique ; son sommet soulève le péritoine et les circonvolutions de l'intestin. Sa face antérieure s'élève au-dessus des pubis et se porte derrière la partie supérieure des muscles de l'abdomen, qu'elle touche sans l'interposition du péritoine, ce qui fait qu'on peut pratiquer la ponction de la vessie au-dessus de l'os pubis, et ouvrir sa partie antérieure sans intéresser cette membrane séreuse  Son bas-fond comprime le rectum contre l'os sacrum et irrite les vésicules séminales, au point de provoquer souvent chez les personnes nerveuses la sortie du sperme (voir *Pollutions nocturnes*).

Chez la femme, le bas-fond de la vessie distendue par l'urine proémine au sommet du vagin.

L'urine est maintenue dans son réservoir par la résistance que lui oppose le *col de la vessie*, qui remplit, par rapport à ce liquide, les fonctions de sphincter analogues à celles du sphincter anal pour le résidu de la digestion.

La limite de la distension naturelle de la vessie par l'urine existe dans la sensation du besoin d'uriner. La nature a rendu le fluide urinaire la cause matérielle de son expulsion, en excitant le réservoir à s'en débarrasser lorsqu'il a été distendu à un certain point, et qu'il éprouve une certaine anxiété par suite de l'accumulation et de la pesanteur de l'urine.

*Excrétion.* Le *mécanisme de l'excrétion de l'urine* hors de la vessie est soumis aux mêmes lois que les autres actions musculaires. La sensibilité et l'irritabilité du col de cet organe sont la base de cette fonction. Comme tous les viscères creux qui ont des fibres musculaires, la vessie jouit d'une force contractile, au moyen de laquelle ses parois reviennent sur elles-mêmes, au point d'effacer quelquefois sa cavité.

Cette contractilité est mise en action par suite de l'irritabilité des nerfs qui se distribuent à toute la surface de la membrane muqueuse, et en particulier autour du col de la vessie; car lorsqu'ils sont lésés, comme dans les maladies de la moelle épinière, la vessie est paralysée et ne se contracte plus. Quoique cette action s'exerce sans l'ordre de la volonté, cependant elle n'en est pas indépendante, puisqu'on peut la suspendre, l'arrêter, et la mettre de nouveau en activité après qu'elle a été interrompue.

Des diverses causes qui produisent cette action, l'urine est la plus naturelle et la plus fréquente. Lorsqu'elle est accumulée en certaine quantité, elle détermine sur les parois de la vessie une irritation analogue à celle que le sang produit sur le cœur, ou les aliments sur l'estomac et les intestins. Cette excitation est plus ou moins prompte, suivant la quantité et la qualité de l'urine. Plus ce liquide est abondant et stimulant, moins il faut de temps pour que la vessie soit irritée, ou plus le besoin d'uriner se renouvelle fréquemment.

Cette irritation est plus ou moins prompte, suivant la sensibilité de la vessie et l'habitude qu'on a de retenir longtemps l'urine, ou de la rendre aussitôt qu'on en éprouve le besoin. Chez les jeunes gens, la vessie est plus sensible que chez les adultes et les vieillards; aussi se contracte-t-elle plus promptement et avec plus d'énergie. Elle devient moins sensible chez les femmes, qui, par pudeur ou par habitude, retiennent longtemps l'urine, chez les hommes de cabinet, chez les personnes qui, ayant l'esprit occupé, ne font point attention à l'aiguillon qui invite à rendre l'urine. Aussi ce liquide séjourne-t-il plus longtemps dans leur vessie et en affaiblit-il l'action.

Lorsque la vessie contient un corps étranger, comme une pierre, un caillot de sang, un fragment de sonde, ou dans les maladies de la glande prostate qui irritent son col, sa sensibilité est plus vive, elle se contracte plus souvent. Il en est de même quand elle est enflammée ou irritée par quelque substance stimulante comme lorsqu'on fait usage de cantharides à l'intérieur, ou après l'application sur la peau d'un large vésicatoire. Dans ce cas *(cystite cantharidienne)*, on est à chaque instant tourmenté du besoin d'uriner, bien qu'il n'y ait que peu ou point de liquide dans la vessie. Un principe de névralgie, de goutte ou de rhumatisme fixé sur cet organe produit à peu près le même résultat. Les affections du rectum, le ténesme, les hémorroïdes douloureuses et internes, un cancer, un polype ou un fongus de la matrice, en un mot toutes les maladies des parties voisines de la vessie, peuvent se communiquer à cet organe, augmenter sa sensibilité, solliciter plus promptement ses parois à la contraction, et contribuer à rendre plus fréquente l'envie d'uriner.

Mais, dans l'état naturel, la seule irritation déterminée sur la vessie par le contact de l'urine en provoque immédiatement la contraction, parce que c'est une propriété essentielle aux cavités doublées de fibres musculaires, de se contracter sous l'influence d'une cause stimulante. L'effet de cette excitation mécanique se fait surtout sentir au col de la vessie. On y éprouve une espèce de ténesme, de chatouillement, qui s'étend le long de l'urètre. C'est de cette envie, transmise au cerveau, que naît la volonté d'uriner.

Alors la vessie, qui est la puissance essentielle pour l'éjection de l'urine, entre en contraction, et son action suffit dans l'état de santé, quand il n'existe point d'obstacle à la sortie de l'urine, et qu'elle s'échappe sous l'influence de la plus légère impulsion. Mais si l'on veut accélérer l'issue de l'urine, vider entièrement la vessie; si le col de cet organe, la prostate tuméfiée ou l'urètre rétréci offrent de la résistance, il faut que les puissances auxiliaires, telles que le diaphragme et les muscles abdominaux, viennent en aide aux fibres musculaires du réservoir urinaire. Quelle est, en effet, la position que prend *un homme* qui a grand besoin d'uriner et qui veut accélérer la sortie de l'urine? Il se tient debout, fléchit légèrement le corps, écarte un peu les cuisses, fixe le bassin par la contraction des muscles des cuisses, contracte le diaphragme et les muscles abdominaux sur les viscères contenus dans le ventre, puis fait une large inspiration.

Mais tous ces moyens ne sont qu'auxiliaires, et ne suffiraient pas, à eux seuls, pour déterminer l'excrétion de l'urine; car, autrement l'homme rendrait l'urine dans tous les efforts qu'il ferait, ou bien la paralysie de la poche urinaire n'empêcherait en aucune façon l'évacuation de ce liquide, tandis que la contraction la plus vigoureuse des muscles abdominaux seule ne peut rien pour cette expulsion.

Quand la vessie entre en contraction, elle se resserre dans tous les points de son étendue; les fibres longitudinales se raccourcissent, les fibres circulaires rapprochent ses parois de l'axe; le liquide urinaire se trouve poussé de toutes parts, et comme il est incompressible, il s'écoule du côté qui offre le moins de résistance, c'est-à-dire par le col, dont le sphincter cède aux efforts de contraction du corps, et dont l'orifice se dilate par la pression de l'urine.

Ce liquide s'écoule alors hors de l'urètre sous la forme d'un jet plus ou moins rapide, plus ou moins gros, en décrivant une courbe.

La *vitesse de l'écoulement* varie beaucoup selon les différences individuelles, et surtout suivant l'âge. Chez les vieillards, la vessie, participant à l'affaiblissement général, projette l'urine avec moins de force que chez les adultes. S'il existe des obstacles, soit au niveau de la prostate ou dans la longueur de l'urètre, le jet n'existe plus, et l'urine s'échappe avec les diverses modifications décrites et représentées à l'article *Rétrécissement de l'urètre.*

La force avec laquelle l'urine est projetée, chez les individus vigoureux, est telle, que le jet peut avoir deux mètres de longueur. Habituellement la parabole que décrit le jet va tomber à la distance d'un mètre.

La *grosseur du jet* varie suivant le diamètre et la liberté du canal. Il est aussi plus gros dans l'âge adulte que dans la vieillesse. Si la verge est en érection, l'urine sort difficilement et par un jet assez fin, parce que la tension de l'urètre et le gonflement de la membrane muqueuse s'opposent à l'écartement de ses parois et que sa direction est changée. Si le canal est dilaté dans un point de son étendue et forme une poche, l'urine s'y épanche d'abord, et ne commence à sortir que lorsque cette poche est remplie. On est même obligé de la presser pour la vider entièrement. Quand l'ouverture du prépuce est étroite, l'urine s'amasse entre cette membrane et le gland, avant de s'écouler au dehors. Enfin, lorsqu'il existe une ou plusieurs fistules, le liquide sort en partie par son ouverture naturelle, en partie par les ouvertures anormales.

A mesure que l'urine s'écoule et que la vessie se vide, le jet se ralentit et finit par s'arrêter; puis il reprend son cours, cesse, et reprend de nouveau. Ces contractions ultimes de la vessie forment ce que l'on désigne sous le nom de *coups de piston*. Ce phénomène est déterminé partie par la vessie, partie par les muscles du périnée, ainsi qu'on peut s'en assurer en portant la main à cette région. Enfin le jet s'arrête tout à fait, l'homme respire plus facilement, il est plus léger, et n'a plus ce poids incommode qu'il ressentait dans le bassin.

*Chez la femme*, l'exonération de l'urine offre quelques différences. La brièveté de son urètre fait que l'urine, en sortant de la vessie, ne forme point un jet aussi long que chez l'homme. Les petites lèvres la dirigent un peu en bas, et la font même tomber en nappe. Aussi les femmes sont-elles obligées d'écarter les cuisses pour que leurs parties internes ne soient point mouillées. Le calibre du canal étant plus large que chez l'homme, il en résulte que le jet de l'urine est plus gros, et que le temps de l'émission, pour une même quantité d'urine est, en général, moins considérable.

## DE L'URINE, ET DE SES PROPRIÉTÉS PHYSIQUES, CHIMIQUES ET MICROSCOPIQUES.

L'urine est un liquide excrémentitiel sécrété par les reins. C'est par cette voie surtout que l'organisme se débarrasse, par l'intermédiaire du sang, des matériaux devenus inutiles, et dont le séjour serait nuisible. L'étude approfondie de ce liquide est donc de la plus grande importance pour apprécier les modifications qui s'opèrent à chaque instant dans notre individu, puisque cette connaissance, comme un miroir fidèle, nous fait assister au travail incessant de l'organisation. Aussi, depuis la plus haute antiquité, les personnes qui s'occupent de l'art de guérir se sont-elles appliquées à trouver, par l'examen des changements survenus dans cette sécrétion, soit la nature des maladies, leur degré de gravité, soit les indications à remplir pour amener la guérison.

Hippocrate a résumé, dans des aphorismes impérissables, les idées que, de son temps, on attachait à certains aspects extérieurs de l'urine. Ses préceptes concernent surtout le pronostic et les crises. Galien rectifia quelques-unes des erreurs du père de la médecine, et consigna, dans ses écrits, tous les progrès que l'observation avait fait faire dans l'*urologie*, depuis Hippocrate jusqu'à lui. Dans le moyen âge, l'urologie, loin de faire des progrès, rétrograda plutôt, parce qu'elle devint une des branches de cette science occulte dont l'astrologie judiciaire et la chiromancie étaient des dépendances. L'urologie se transforma en *uromancie*. Tombée dans le domaine du plus grossier et du plus ignorant charlatanisme, l'urologie porta la peine de sa profanation, elle perdit toute créance près des gens sérieux et des savants, et resta plusieurs siècles sans faire le moindre progrès. Mais depuis que la chimie et la physique sont devenues des sciences positives, depuis surtout que la chimie organique, cette science toute moderne, a fait l'analyse de tous les tissus et de tous les liquides de notre organisation, l'urologie a fait un pas immense, et est devenue une science dont la connaissance est de première nécessité pour le médecin consciencieux. Pour une classe entière de maladies, en effet, l'examen de l'urine est tout à fait indispensable ; et il est impossible de pouvoir reconnaître la cause du mal, si l'on ne s'est pas livré à une analyse exacte de ce liquide.

Dans le cours de la plupart des maladies, l'urine éprouve des modifications dont la connaissance est souvent d'un très grand secours pour le traitement.

7

Je donnerai une idée complète de l'importance du liquide urinaire, en indiquant successivement :

1º Sa composition ;

2º Ses propriétés et ses variations suivant l'âge, et les différentes conditions de la vie ;

3º Les variations (augmentation ou diminution) des éléments qui le composent, au point de constituer un état morbide ;

4º La présence dans l'urine de certains éléments qui existent normalement dans l'économie, mais dont l'existence dans ce liquide constitue une maladie, *mucus, albumine, animalcules spermatiques, sang, bile, sucre de raisin ;*

5º La présence de produits de formation morbide, qui ne font point naturellement partie de notre organisation, *muco-pus* et *pus ;*

6º Enfin, la présence de poisons qui peuvent être administrés comme médicament, ou dans une intention criminelle, et dont on retrouve toujours des vestiges dans l'urine, tels que le *fer*, le *cuivre*, l'*iode*, le *mercure*, l'*arsenic*, l'*antimoine*, la *quinine*, l'*opium*.

### 1ˣ Composition de l'urine·

Il est difficile de donner, d'une manière précise, la composition d'un liquide aussi sujet à varier. Ainsi, chacun sait que, dans la même journée, l'aspect de l'urine change selon diverses causes ; et les anciens avaient établi à cet égard une distinction qui, de nos jours, est encore admise.

Il y a :

*a. L'urine des boissons :* c'est celle que l'on rend après avoir bu une certaine quantité de liquide, soit pendant les repas, soit dans leur intervalle (elle est claire, limpide, et d'une faible densité) ;

*b. L'urine de la digestion ou du chyle :* c'est l'urine rendue deux ou trois heures après les repas (elle est plus foncée, plus épaisse que la précédente, et sa composition est influencée par la nature des aliments ingérés) ;

*c. Enfin l'urine du sang, de coction, ou du matin :* elle est en rapport parfait avec la composition du sang, et le moins possible influencée par les boissons ou les aliments (elle est plus dense, plus foncée et plus acide que les deux premières).

Pour avoir une juste idée de la composition du liquide urinaire, il faut donc recueillir la totalité de l'urine émise en vingt-quatre heures, renouveler plusieurs jours de suite l'expérience pour éviter toute chance d'erreurs, et la moyenne de ces diverses analyses donne le résultat suivant :

Pour 1,000 grammes.

|  | gr |
|---|---|
| Eau............................................. | 933. » |
| Urée............................................ | 30.10 |
| Acide lactique libre....................... ⎫ | |
| Lactate d'ammoniaque ................... ⎬ | |
| Extrait de viande, soluble dans l'alcool.... ⎬ 17.14 | |
| Matières extractives solubles dans l'eau.... ⎭ | |
| Acide urique.................................. | 1. » |
| Mucus vésical................................ | ».32 |
| Sulfate de potasse .......................... | 3.71 |
| — de soude............................. | 3.16 |
| Phosphate de soude......................... | 2.94 |
| — d'ammoniaque ................... | 1.65 |
| — de chaux et de magnésie......... | 1. » |
| Chlorure de soude........................... | 4.45 |
| Chlorhydrate d'ammoniaque................. | 1.50 |
| Silice......................................... | ».03 |
| Total égal............. | 1,000. » |

Sous le titre d'extrait de viande figurent dans ce tableau la *créatine,* la *créatinine,* la *sarcosine,* l'*hypoxanthine,* etc.

On y trouve encore diverses matières colorantes, comme l'*urosaccine,* l'*uroglaucine,* l'*uroxanthine,* etc.

Si je passe maintenant aux caractères physiques de l'urine, il me sera facile d'en apprécier la *densité* ou *poids spécifique* à l'aide d'un petit instrument qui a reçu le nom d'*urinomètre.* Cette densité varie suivant la nature de l'urine et le sexe; elle varie encore pour le même individu de 1,015 à 1,030, la densité de l'eau 1,000 étant prise pour unité.

L'urine des boissons a une densité qui varie de............ 1,003 à 1,009
L'urine du chyle ou de la digestion...................... 1,020 à 1,030
L'urine du sang a une densité intermédiaire variant de..... 1,015 à 1,025

Chez l'*homme,* l'urine est sécrétée en plus grande abondance que chez la *femme*, qui est, du reste, moins fréquemment atteinte de maladies des voies urinaires.

· La *quantité* d'urine rendue en vingt-quatre heures est en moyenne de 11 à 1,200 grammes : l'usage, l'abstinence des boissons, peuvent porter ce chiffre à 2,000 ou le réduire à 500 grammes. Les boissons, surtout celles qui sont aqueuses et contiennent beaucoup d'acide carbonique, accroissent la sécrétion urinaire ; les vins forts et les spiritueux la rendent, au contraire, moins abondante. Certaines substances, les aliments végétaux, les pommes de terre, la bière en particulier, et certains médicaments, tels que le genièvre, l'oseille, le colchique, la digitale pourprée, la térébenthine, le nitrate de potasse, le bicarbonate de soude, favorisent la sécrétion urinaire par suite de l'action spéciale qu'ils exercent sur les reins. Lorsque la *température* diminue, la proportion d'urine est augmentée, et *vice versâ*. Ainsi, l'été, les urines sont plus rares, parce que la sécrétion de la peau est augmentée. Chacun, du reste, peut constater par soi-même que plus la transpiration est abondante, moins est grande la quantité d'urine rendue dans le même temps. C'est une sorte de suppléance ou d'équilibre qui s'établit entre les reins et la peau, équilibre dont je fais remarquer les conséquences à l'article *Rétrécissement du canal de l'urètre*.

Chez les *enfants*, l'urine est très abondante, claire, limpide comme de l'eau, et sans odeur particulière.

Chez les *vieillards*, l'urine est plus rare, plus épaisse, plus chargée d'urate et de phosphate de chaux.

*Dans les maladies*, la sécrétion augmente, diminue, ou même se supprime entièrement, comme dans le choléra, dans la suette miliaire, etc.

· Les *fièvres*, les *maladies de foie*, *du cœur*, et en général les *hydropisies*, diminuent la sécrétion urinaire.

Elle est augmentée dans le *diabète sucré*, la *polydipsie*, la *phthisie pulmonaire*.

## 2° Propriétés physiques.

*a.* La *couleur* de l'urine en santé varie du jaune clair à l'orange foncé. L'urine du matin est plus colorée, plus sapide, plus odorante, plus acide que l'urine de la boisson. Cette couleur est due à des matières colorantes que j'ai déjà nommées *uroxanthine, urosaccine, uroglaucine*, etc., et qu'il est très difficile d'isoler. L'urine est, en général, plus foncée chez l'homme que chez la femme.

Dans certaines maladies l'urine prend une couleur très foncée, quelquefois d'un brun rougeâtre, en même temps que son acidité augmente. Cette coloration plus foncée est due à la combinaison de l'*urosaccine (acide rosacique)* avec d'autres principes de l'urine. Elle existe normalement dans l'urine et

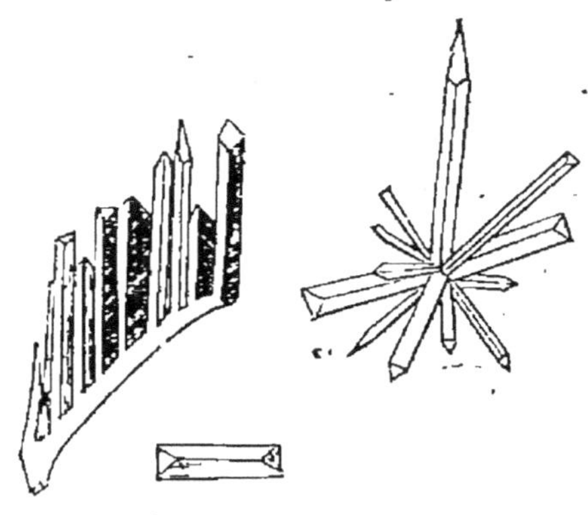

FIGURE 36

*Cette figure représente l'urosaccine ou acide de Marcet, principe colorant de l'urine, connu sous le nom de purpurine.*

augmente de quantité sous l'influence des excitations extérieures, des affections fébriles et surtout des affections du foie ; c'est cette matière colorante qui a été appelée *purpurine*. Dans les *affections nerveuses*, comme la *névralgie*, l'*hystérie*, la *migraine*, l'urine est ordinairement décolorée et peu acide.

L'urine peut prendre différentes colorations, dues soit à des maladies, soit à des aliments particuliers. Dans l'*hématurie* ou *pissement de sang*, l'urine a une teinte rouge plus ou moins foncée, selon la quantité du sang.

Dans l'*ictère* ou *jaunisse*, la sécrétion urinaire devient jaune

jaune brunâtre ou vert foncé, par suite de la présence de la *biliverdine*.

L'usage des betteraves en grande quantité, les fruits du *cactus opuntia*, du bois de Campêche, de la garance, communiquent à la sécrétion urinaire une *teinte rouge* plus ou moins foncée.

L'emploi de la rhubarbe donne à l'urine une couleur *jaune*, qui vire au rouge sous l'action d'une solution de potasse.

L'emploi de l'indigo et du bleu de Prusse donne à l'urine une teinte *verdâtre* et *bleue*.

La présence du pus, du lait, ou de matières grasses, donne à l'urine un aspect *blanchâtre* ou *laiteux*.

*b.* La *transparence* naturelle de l'urine peut être altérée. Le défaut de transparence, qui varie depuis un léger nuage jusqu'à une complète opacité, peut exister au moment de l'émission, ou n'apparaître que plus tard par le refroidissement ou la putréfaction.

Une grande quantité de mucus, de matière grasse, de sang, de sperme, de pus; de l'acide urique ou de l'urate d'ammoniaque en excès; un excès de phosphates alcalins, la rendent trouble, et elle paraît telle au moment de l'émission.

Abandonnées à elle-mêmes et à l'air libre, toutes les urines transparentes finissent par se troubler, par suite de la réaction que j'expliquerai en parlant de l'urée (voir plus loin, au paragráphe *Urée*).

*c.* Au moment de son émission, l'urine exhale une *odeur* particulière *aromatique*, se rapprochant de l'odeur de la viande. A mesure que ce liquide se refroidit, cette odeur disparaît et fait place à une autre *sui generis*, qu'on désigne sous le nom d'*urineuse*.

Plus tard, suivant sa tendance plus ou moins grande à la décomposition, elle devient *aigre*, et ensuite fortement *ammoniacale* ou fétide.

Dans l'*hystérie*, les *crises nerveuses*, l'urine n'a pas d'odeur; dans le *rhumatisme*, elle est fortement prononcée. Dans l'*hydropisie causée par l'albuminurie*, l'urine a l'odeur du bouillon de bœuf ou du petit-lait. Dans le *diabète sucré*, l'urine, fade au moment de l'émission, prend par la fermentation une odeur alcoolique très marquée. Dans le *catharre de vessie* et la *rétention d'urine,* l'urine a souvent une odeur d'une fétidité insupportable au sortir de son réservoir.

Certains *aliments* ou *médicaments* font varier l'odeur de ce liquide ; les *asperges*, les *choux,* les *choux-fleurs,* lui donnent une odeur désagréable due aux grandes quantités de soufre contenues dans ces légumes et qui produisent l'acide sulfhydrique : cette odeur se communique aux gaz et aux liquides exonérés par l'économie.

La *térébenthine,* la *résine,* les *baumes,* lui donnent une odeur analogue à celle de la violette. C'est une remarque qu'ont pu faire les peintres et les personnes qui habitent un appartement nouvellement décoré. L'usage du genièvre, de la valériane, de l'ail, du castoréum, et surtout celle du copahu, donne à l'urine une odeur qui rappelle celle de ces substances.

Dans les crises de névralgie, la densité de l'urine diminue considérablement, et se rapproche beaucoup de celle de l'eau. Dans les fièvres, les maladies du cœur, du foie, la densité est très notablement augmentée; mais c'est dans le diabète sucré que l'urine acquiert le plus haut degré de pesanteur spécifique (1,040 à 1,050).

### 3° Changements pouvant survenir dans les différents éléments qui composent l'urine au point de constituer un état morbide.

J'ai déjà eu l'occasion de dire que, pour chacun des éléments qui entrent dans la composition de l'urine, il y avait au delà et en deçà du chiffre normal, des variations qui, à un certain degré, restaient dans la limite physiologique, parce qu'elles avaient une raison d'être, par un accident ou par une habitude de la vie. Ainsi, qu'une personne, à la suite d'un violent exercice, ait beaucoup transpiré, son urine contiendra beaucoup plus de principes salins. Le lendemain, si cette même personne boit une bouteille d'eau de Vichy ou de Contrexéville, l'urine émise contiendra bien plus d'eau qu'à l'état normal.

## A. *Eau.*

Dans l'étude des *variations morbides* des éléments de l'urine, il convient de commencer par celle de l'*eau*.

La moyenne de la quantité d'eau rendue en vingt-quatre heures par les voies urinaires peut être représentée par :

1,337 gr. 489 chez les hommes;
1,227 gr. 779 chez les femmes.

La moyenne générale pour les deux sexes est de :

1,284 gr. 434.

Pour qu'il y ait altération morbide, il faut que la quantité d'eau rendue dans les vingt-quatre heures soit inférieure à 800 gr. ou dépasse 1,500 gr.

Trois causes pathologiques peuvent faire augmenter cette quantité d'eau :

*a.* La *polydipsie* (πολύ, beaucoup, δίψα, soif). Dans cette affection, les malades boivent beaucoup, et la quantité d'urine rendue dans l'espace de vingt-quatre heures peut s'élever, en moyenne, à quatre ou cinq litres, comme j'en ai vu des exemples.

*b.* Le *diabète* ou *glucosurie* (1) est une maladie caractérisée par la présence du *sucre de raisin* ou *glucose* dans l'urine. Les malades atteints de cette maladie si rebelle mangent considérablement, surtout une nourriture végétale et féculente, ont une soif inextinguible, et dépérissent de jour en jour. La quantité d'urine rendue en vingt-quatre heures est toujours extrêmement grande, et peut s'élever jusqu'à six, huit et dix litres. Cette urine, outre une énorme proportion d'eau, contient du sucre de raisin, qu'on reconnaît aux caractères indiqués à l'article *Glucose* (voir plus loin l'article qui traite de ce sujet).

*c.* Un *accès d'hystérie* ou des *crises nerveuses.* La quantité d'urine peut s'élever à trois litres. Mais, dans ce cas, l'effet est passager comme la cause; tandis que dans les deux précédents, l'augmentation est permanente tant que la maladie persiste.

_______

(1) Voir le chapitre ajouté à cette édition et traitant du Diabète.

Les maladies qui amènent la *diminution* de l'eau dans l'urine sont :

*a*. La *fièvre,* les *diverses inflammations,* et toutes les affections dans lesquelles il existe des transpirations abondantes, comme dans les accès de *fièvre intermittente* et le troisième degré de la *phtisie pulmonaire.*

*b*. Les *excès vénériens* et les libations trop copieuses des *vins du Midi* ou de *liqueurs spiritueuses.*

*c*. L'*approche de la mort,* l'*agonie,* supprime quelquefois complètement les urines (j'ai déjà eu occasion de mentionner la *suppression totale* d'urine *dans le choléra* et la *suette miliaire*).

*d*. Les *affections cancéreuses,* et en général les maladies chroniques à leur *dernière période.*

En général, les urines *contenant beaucoup d'eau* sont pâles, peu colorées, peu denses, peu acides, et assez abondantes ; tandis que celles qui en *contiennent peu* sont foncées en couleur, très denses, très acides, souvent spontanément sédimenteuses, et toujours diminuées de quantité.

## B. *Urée.*

L'*urée* est un des principes constituants de l'urine dont la proportion est le plus considérable ; elle est un des éléments indispensables à la constitution de ce liquide, et, par les transformations diverses qu'elle peut éprouver, on se rend facilement compte des changements qui se produisent dans l'urine, quand elle se décompose, soit dans l'intérieur des voies urinaires, soit au dehors.

Cette substance existe dans l'urine dans la proportion de 30 millièmes. On se sert, pour l'extraire de ce liquide, de la propriété qu'elle possède de se combiner avec l'acide nitrique, et de former de beaux cristaux blancs aiguillés de nitrate d'urée. Soluble dans l'alcool, sa proportion est sujette à varier. Très rarement elle dépasse ce chiffre de 30 millièmes, tandis que son abaissement au-dessous de cette dose est un fait très commun dans la plupart des maladies, autant par l'influence de la *diète* ou d'un *régime débilitant,* que par celle de la *maladie* elle-même. C'est surtout dans les *affections nerveuses* et dans les *maladies du foie* que se fait remarquer cette *diminution* dans la proportion de l'urée; une alimentation fortement azotée et l'ingestion du chlorure de sodium semblent en augmenter la proportion.

L'urée est un poison violent, et un obstacle à son élimination produit les redoutables accidents connus sous le nom d'*urémie*, qui résultent de la décomposition, à l'intérieur, de ce principe urinaire. Ce phénomène se produit dans les affections catarrhales des voies urinaires; l'urée diminue ou même

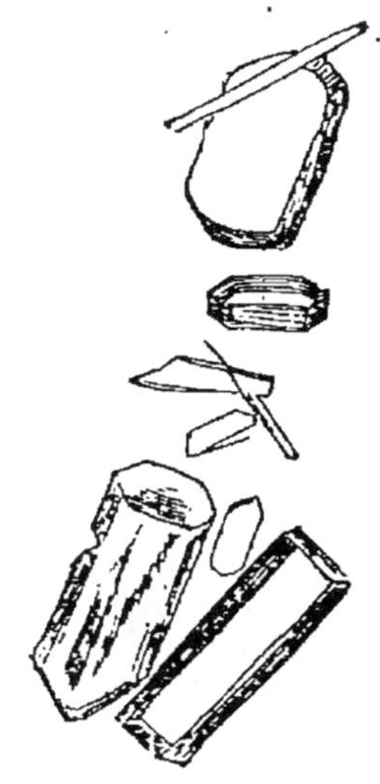

FIGURE 37

*Diverses formes de cristaux d'urée libre vus au microscope.*

disparaît complètement; mais son absence ne doit pas faire penser que ce principe n'est point sécrété; dans ce cas il se trouve décomposé, ainsi que je vais le dire.

L'urée, dans sa composition élémentaire, peut être représentée comme l'équivalent du cyanate d'ammoniaque. Ce sel lui-même ne diffère du carbonate d'ammoniaque que par deux atomes d'eau. Or, en présence des matières animales, mucus et pus, et avec le concours d'une douce chaleur, l'urée absorbe facilement les éléments des deux atomes d'eau, et se trouve transformée en carbonate ammoniacal. Ce phénomène, qui se passe toujours dans l'urine, un temps plus ou moins long après qu'elle a été abandonnée à elle-même au contact de l'air, peut s'effectuer dans l'intérieur des voies urinaires, quand celles-ci sécrètent du pus ou du mucus en grande quantité:

Une fois ce carbonate d'ammoniaque produit aux dépens de l'urée, l'urine perd son acidité, et devient neutre, puis alcaline. Du carbonate de chaux se produit et se précipite. Le phosphate de chaux, n'étant plus retenu en dissolution par l'acidité de l'urine, se dépose également. L'ammoniaque, abandonnée par l'acide carbonique qui s'est porté sur la chaux, se combine au phosphate acide de magnésie, et le transforme en phosphate double ammoniaco-magnésien neutre ou bibasique, qui cristallise. La matière colorante pâlit et se trouve en partie détruite. Tels sont les phénomènes qui se produisent quand l'urine se décompose spontanément.

### C. *Acide urique et urates acides d'ammoniaque, de potasse, de soude, de chaux, de magnésie.*

L'acide urique, bien que sa proportion dans l'urine ne soit pas très considérable (1 millième), est cependant un de ses éléments les plus essentiels, et qui varie le plus dans les maladies. L'acide urique n'est pas à l'état de liberté dans l'urine; il est presque toujours combiné à une base (l'ammoniaque et plus souvent à la soude), ce qui augmente sa solubilité; mais cette proportion d'alcali n'est pas assez forte pour empêcher de donner à l'urine sa réaction acide.

L'acide urique et les urates forment la base de presque tous les dépôts qui se font spontanément dans les *urines acides*. Comme, dans l'immense majorité des cas, la matière colorante est en proportion de l'acide urique et de ses sels, il en résulte qu'on peut juger approximativement la quantité de cet élément par la coloration plus ou moins foncée de l'urine.

Quand l'acide urique ne se dépose pas spontanément sur les parois ou au fond du vase qui sert de récipient à l'urine, l'addition de quelques gouttes d'acide chlorhydrique suffit pour amener la précipitation en petits cristaux légèrement jaunâtres, affectant la forme de prismes rhomboïdaux ou de petites tablettes quadrilatères.

Le dépôt spontané de l'acide urique a presque toujours lieu sous la forme d'une poussière d'un blanc grisâtre ou rou-

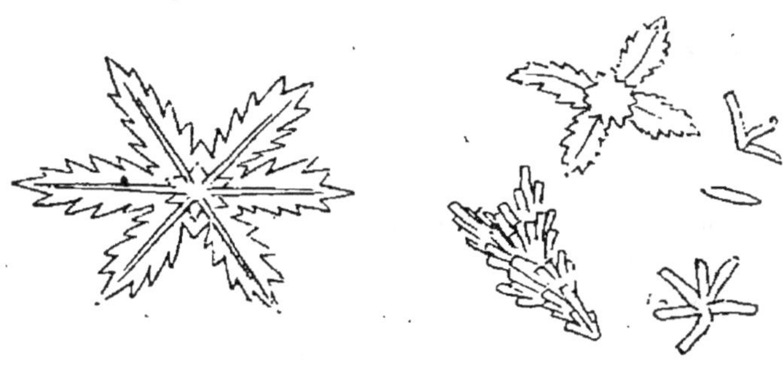

FIGURE 38

*Représentant, vus au microscope, des cristaux de phosphate ammoniaco-magnésien bi-basique.*

geâtre plus ou moins foncé. Dans ce cas, il est combiné à une petite proportion d'ammoniaque. Cet acide, lorsqu'on le rencontre à l'état libre dans l'urine et en quantité appréciable, décèle toujours un état morbide. Ceci peut encore être dit de l'acide *bippurique*.

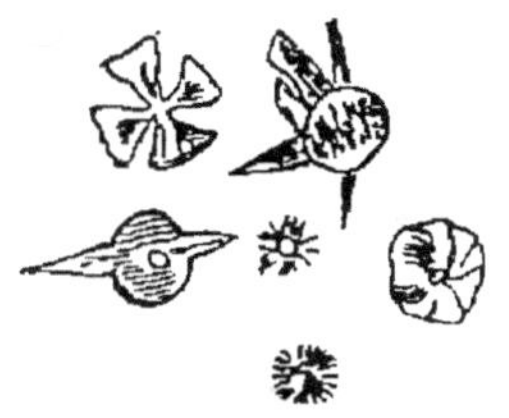

FIGURE 39

*Cette figure représente les différents aspects des cristaux d'urate d'ammoniaque vus au microscope.*

La proportion de cet élément *diminue* dans la *chlorose*, l'*anémie* et les *maladies nerveuses*, telles que l'*hystérie*, les *névralgies*.

Elle est, au contraire, *augmentée* dans les *fièvres*, les *inflam-*

*mations*, le *rhumatisme*, les *affections goutteuses*, et surtout la *gravelle.* Dans la goutte, même pendant l'intervalle des accès, le dépôt de l'urine est souvent composé d'acide urique cristallisé, circonstance qui explique la fréquence de la gravelle urique chez les goutteux.

Une circonstance très importante à noter, c'est que certains médicaments ont la puissance de faire évacuer par l'urine les proportions considérables d'acide urique qui *envahissent les goutteux* et forment, combinés avec la soude et la chaux, les *concrétions tophacées* qui encroûtent les articulations et font si douloureusement souffrir les malades. Au nombre de ces médicaments, les semences de colchique d'automne occupent le premier rang.

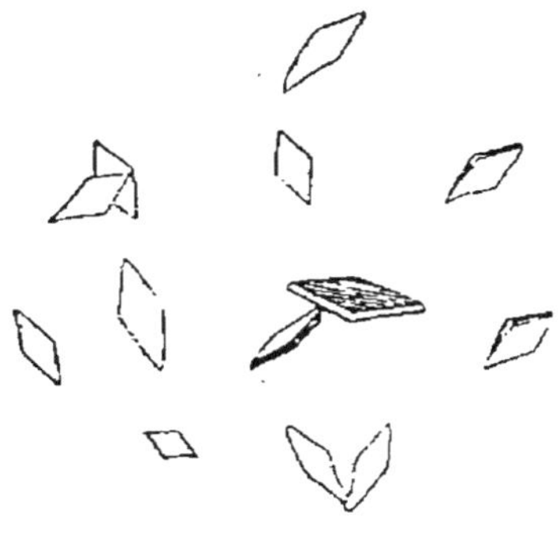

FIGURE 40

*Représentant la forme la plus habituelle des cristaux d'acide urique, grossis par le microscope.*

Ce que j'ai dit, dans ce chapitre, sur l'acide urique concerne aussi les urates.

On trouve encore dans l'urine à l'état normal, chez l'enfant, du *carbonate de potasse*, du *phosphate acide de soude* qui donne à l'urine la propriété de faire virer le papier de tournesol au rouge, sans décomposer les carbonates alcalins; le *phosphate basique de soude*, au lieu de la rendre acide, la rend alcaline a certaines heures de la journée; le *phosphate ammoniaco-magnésien* se trouve dans l'urine neutre; sa proportion est augmentée par l'usage de la magnésie ou de l'eau de Vichy;

ce dernier dépôt entre dans la composition des calculs urinaires.

Quelquefois l'urine bleuit le tournesol et atteste ainsi son alcalinité, qui est alors due à la présence du *carbonate d'am-*

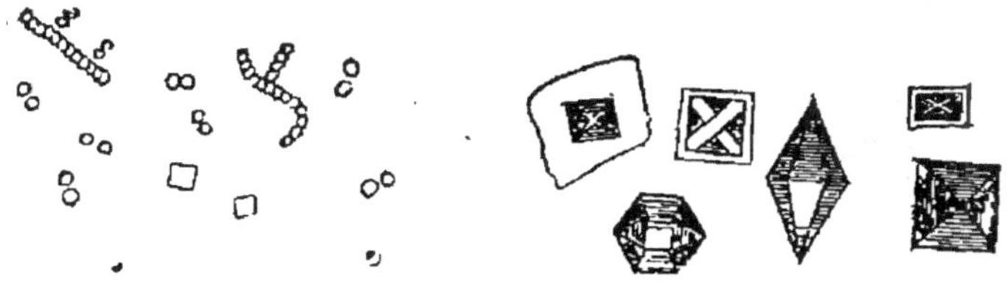

FIGURES

41

*Représentant l'apparence la plus habituelle, de l'oxalate de chaux dans l'urine.*

42

*Représentant les formes cristallines variées que peut prendre l'oxalate de chaux dans l'urine.*

*moniaque,* présence qui marque la décomposition putride et l'état de suppuration d'une des parties de l'appareil urinaire : reins, calices, uretères, vessie.

De même que le *carbonate d'ammoniaque,* les *oxalates alca-*

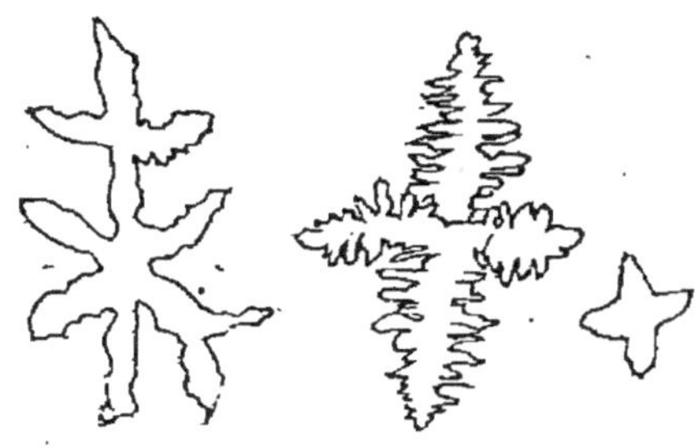

FIGURE 43

*Représentant les formes de cristallisation du chlorure de sodium dans l'urine.*

*lins* sont toujours accidentels dans l'urine et servent à la formation de calculs très durs.

Quelques observateurs ont encore signalé la présence de

*lactates alcalins* dans l'urine, mais jusqu'à présent l'existence de ces éléments n'a pas été démontrée.

On trouve encore dans l'urine divers chlorures, entre autres le *chlorure de sodium* ou *sel marin*, qui existe toujours dans l'urine normale ; la proportion de cette substance dans l'urine est sujette à de grandes variations, dues à ce que ce sel provient toujours des aliments ingérés. Outre ce dernier chlorure, on trouve aussi dans l'urine du *chlorure de potassium*.

**4° Présence, dans l'urine, de certains éléments qui existent normalement dans l'économie, mais dont la présence dans ce liquide constitue une maladie : épithélium, mucus, albumine, sang, bile, sucre de raisin, cystine, animalcules spermatiques, lait.**

### A. *Épithélium, Mucus.*

Toutes les membranes muqueuses sont recouvertes d'une pellicule mince, l'analogue de l'épiderme pour la peau, et qui porte le nom d'*épithélium*. De même que l'épiderme, cette pellicule se renouvelle incessamment et se détache sous forme de lamelles, qui sont entraînées par l'urine. Ces lamelles sont bien visibles au microscope. Elles sont très ténues, tout à fait transparentes et de grandeur variable. Dans les *inflammations de la membrane muqueuse* qui tapisse les voies urinaires, cette desquammation est très active, et la proportion qu'on observe dans l'urine est en rapport avec la phlogose. On juge de l'amélioration et du retour à la santé par la diminution de ce produit. On retrouve encore dans l'urine des malades atteints d'affections toxiques du sang, des dépouilles épithéliales du rein.

La membrane muqueuse des voies urinaires sécrète, dans l'état sain, une certaine quantité d'un liquide épais, transparent, désigné sous le nom de *mucus*, qui se trouve mêlé à l'urine, même lorsque celle-ci paraît être parfaitement transparente au moment de son émission. C'est à ce mucus que l'urine doit la propriété de mousser ; mais cette mousse n'est pas persistante, comme dans le cas où l'urine contient de l'albumine.

A l'état sain, ce mucus n'est presque pas perceptible; mais dans une foule de maladies, et surtout dans les inflammations aiguës et chroniques peu intenses des voies urinaires, cette sécrétion est augmentée au point de troubler la transparence de l'urine. Le mucus se rassemble à la partie supérieure et moyenne du vase sous forme de flocons légers, lanugineux, demi-transparents, qui, au bout d'un certain temps, viennent se déposer dans le fond, entraînant avec eux une certaine quan-

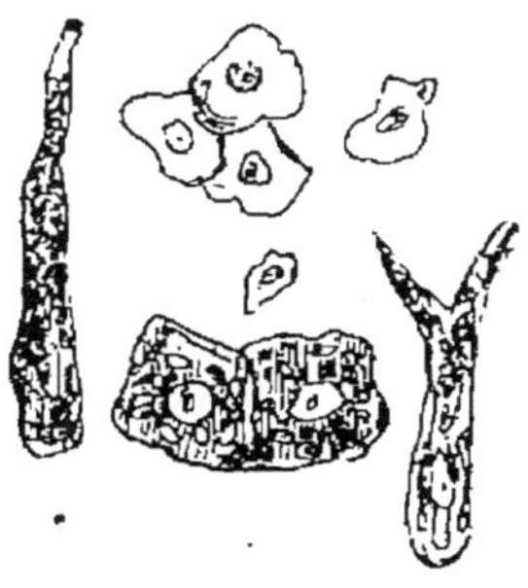

FIGURE 44

*Représentant l'épithélium de la membrane muqueuse des reins.*

tité d'acide urique et d'urate d'ammoniaque, quand l'urine est acide; de phosphate ammoniaco-magnésien ou de phosphate de chaux, quand elle est alcaline. Quand l'inflammation est très intense, la sécrétion se transforme et passe à l'état de *pus*, par l'intermédiaire d'une substance qu'on désigne sous le nom de *muco-pus*. A l'article *Pus* (voir plus loin ce paragraphe), j'indique les caractères distinctifs de ces deux produits.

### B. *Albumine.*

Quand une urine contient de l'albumine, on en constate l'existence par les agents suivants :
*a.* acide nitrique,
*b.* chaleur,
*c.* microscope et le polarimètre de Becquerel.

En prenant pour type d'*urine albumineuse* celle des malades affectés de la maladie de Bright, ou hydropisie par néphrite albumineuse, on a un liquide *peu coloré*, d'une *odeur de bouillon de bœuf légèrement aigri, moussant fortement par l'agitation,* et dont *la mousse est persistante;* formant un *magma caillebôté quand on le fait bouillir;* donnant par l'acide nitrique un *dépôt blanc, épais, insoluble dans un excès d'acide, soluble dans un excès d'urine,* ne se troublant pas par l'acide acétique froid, qui redissout le précipité quand il est employé chaud et concentré, et présentant à l'*examen microscopique* des lamelles d'apparence membraneuse, festonnées à leur circonférence, et dont la surface est grenue, réticulée, aréolaire, ponctuée.

Il y a cependant, dans l'emploi de la chaleur et de l'acide nitrique, pour constater la présence de l'albumine dans l'urine, des écueils à éviter. Souvent il arrive à des personnes inexpérimentées de croire qu'une urine contient de l'albumine quand elle n'en renferme pas, ou de ne pas reconnaître ce produit, bien qu'il existe réellement.

Ainsi, quand une urine est alcaline, elle peut, sous l'influence de la chaleur, ne pas se coaguler, bien que renfermant de l'albumine, et, par contre, se troubler, quoique ne contenant pas cette substance. En effet, dans le premier cas, l'alcali empêche l'albumine de se coaguler; et si on vient à la saturer par un acide, la précipitation de l'albumine a lieu instantanément. Dans le second cas, le trouble et le dépôt sont dus à la précipitation des phosphates et sous-carbonates, et l'addition de l'acide nitrique, au lieu de l'augmenter, fait disparaître ce dépôt.

Si l'emploi de la chaleur comme moyen de diagnostic est parfois infidèle, l'usage de l'acide nitrique a besoin à son tour d'être contrôlé. Ainsi, certaines urines, d'un rouge très foncé, rendues par des malades atteints d'hydropisie, donnent, par l'acide nitrique, un précipité considérable. Mais ce dépôt est constitué par l'acide urique et l'urate d'ammoniaque, et si on ajoute un excès d'acide nitrique, ou qu'on la soumette à l'action de la chaleur, la liqueur reprend sa transparence et se colore en rouge ou rouge pourpre.

On voit, par conséquent, que ces deux agents se servent mutuellement de contrôle, et qu'on ne peut affirmer la présence ou l'absence de l'albumine, dans une urine, qu'autant qu'elle a été éprouvée par ces deux réactifs. Soumise à l'action du polarimètre de Becquerel, l'albumine dévie le plan de polarisation à gauche.

Quand l'albumine existe dans l'urine, elle est le *signe* d'une *lésion d'appareil urinaire ou de ses fonctions*, ou d'une *altération profonde du sang*. Ainsi, il a été constaté que *tous* les malades qui étaient attaqués du *choléra* avaient eu passagèrement l'urine albumineuse. Quand l'albumine existe dans le sang d'un enfant atteint de diphtérie, on ne doit pas faire l'opération de la trachéotomie.

## C. Sang.

Le *sang* rendu dans l'urine peut venir des reins, des uretères, de la vessie, de l'urètre, et il est le *signe* d'une plaie, d'une déchirure ou d'une violente inflammation de ces parties.

Le *sang* rendu avec l'urine est dans divers états : tantôt il est délayé dans ce fluide, qui prend une teinte rouge plus ou

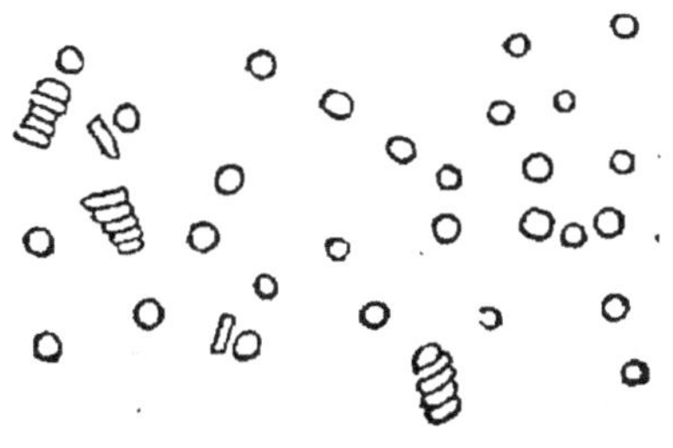

FIGURE 45

*Représentant les globules sanguins dans l'urine.*

moins foncée : lorsque l'hémorrhagie est abondante, il se forme de véritables caillots de la forme d'un ver ou d'une sangsue quand ils se sont produits dans les uretères ou l'urètre, et dont l'aspect est irrégulier quand le sang s'est coagulé dans la vessie.

Abandonnées à elles-mêmes, qu'elles soient acides ou alcalines, ces urines donnent un sédiment rougeâtre, composé de globules sanguins et de fibrine. Pour les analyser, on les filtre; la partie claire, qui contient de l'albumine provenant du *sérum* accompagnant toujours le sang, précipite par l'acide nitrique et la chaleur ; le dépôt du filtre, examiné au microscope, permet de constater la présence des globules sanguins, avec tous leurs caractères. Cependant il arrive souvent que leur circonférence est déchiquetée, crénelée, plus ou moins déformée. Leur dimension est parfois diminuée, et leur tache centrale ou noyau peut disparaître (voir fig. 45).

Il est un procédé bien simple qui, en l'absence même du microscope, permet de déceler le sang dans l'urine, même lorsqu'il en existe de très faibles proportions. Ce procédé consiste à verser dans un tube à expérience, un centimètre cube environ d'essence de térébenthine, qu'on mélange avec une égale quantité de teinture de gaïac ; on agite le mélange qui est de coloration jaune orangé. On ajoute alors une quantité égale au mélange de l'urine qu'on suppose renfermer du sang ; on agite à nouveau, et si l'urine examinée contient du sang, elle ne tarde pas à prendre une coloration verte, d'autant plus intense que la quantité de sang est plus considérable.

Cette réaction est caractéristique.

### D. *Bile* ou *biliverdine*.

Dans plusieurs maladies du foie, et dans toutes celles où il existe un obstacle mécanique au cours de la bile, la matière colorante de la bile ou *biliverdine* passe dans l'urine ; alors il y a *ictère* ou *jaunisse*.

Dans ce cas, l'urine tache en jaune le linge sur lequel on la fait sécher. Si l'on y mêle un volume, égal au sien, d'acide nitrique, le mélange devient verdâtre, puis d'un vert foncé, ensuite d'un rouge sale, et au bout de quelque temps brun. Ces colorations successives sont caractéristiques de la présence de la biliverdine et ont reçu le nom de *caméléon biliaire*.

### E. *Cystine*.

La *cystine* est une substance qui a été découverte par Wollaston, dans un calcul. Elle n'existe pas comme élément constituant de l'urine normale, et se présente rarement même comme élément de sécrétion morbide.

Elle contient, dans sa composition, une grande quantité de

soufre. Cette composition doit lui faire attribuer l'odeur d'hydrogène sulfuré que dégagent certaines urines en se décomposant.

Cette substance forme, dans l'urine, un dépôt pulvérulent d'un blanc fauve pâle. Ce dépôt est soluble dans les acides

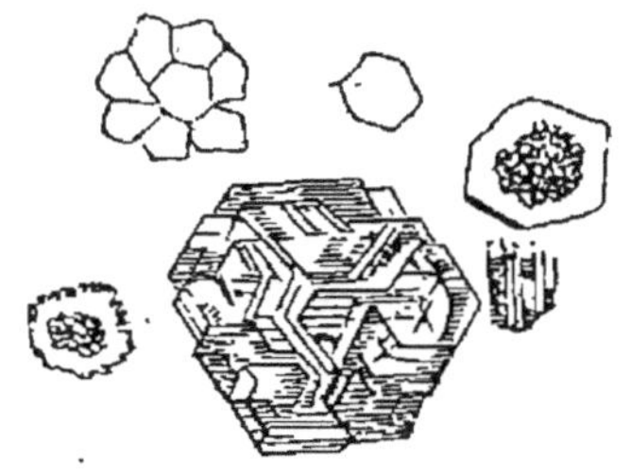

FIGURE 46

*Représentant les cristaux et les granulations de cystine.*

minéraux et l'ammoniaque; brûlé, il exhale une odeur sulfureuse désagréable.

Lorsque la cystine se présente comme sédiment, elle n'est jamais amorphe, elle est toujours cristalline. (Voir la fig. 46.)

Cette substance se montre dans l'urine des gens atteints d'affection du foie ou affaiblis ; elle entre aussi dans la composition des calculs.

### F. *Sperme* ou *animalcules spermatiques.*

Le *sperme* est quelquefois versé dans le canal de l'urètre pendant les efforts que nécessite la sortie des matières fécales dans les *constipations opiniâtres.* Le liquide fécondant s'écoule aussi quelquefois involontairement à la suite des paralysies, des excès vénériens, dans les maladies des vésicules séminales, des conduits éjaculateurs, par suite de pollutions involontaires. Il peut même refluer dans la vessie et s'y mélanger avec l'urine, lorsqu'il existe un rétrécissement du canal ; enfin, lorsque l'urine est rendue peu de temps après le coït, elle entraîne, ainsi que dans les différentes circonstances que je viens d'indiquer, une certaine quantité de sperme.

On reconnaît qu'une urine contient du sperme, en remplissant de cette urine des éprouvettes longues, étroites, et en l'abandonnant à elle-même pendant vingt-quatre heures. La pesanteur spécifique des zoospermes ou animalcules spermatiques étant plus considérable que celle de l'urine, ils se déposent au fond du vase ; et si on soumet au microscope le dépôt de l'urine, on ne tarde pas à apercevoir une quantité plus ou moins considérable d'animalcules spermatiques, dont la forme est tellement caractéristique, qu'il suffit de les avoir bien observés une seule fois pour ne jamais les confondre

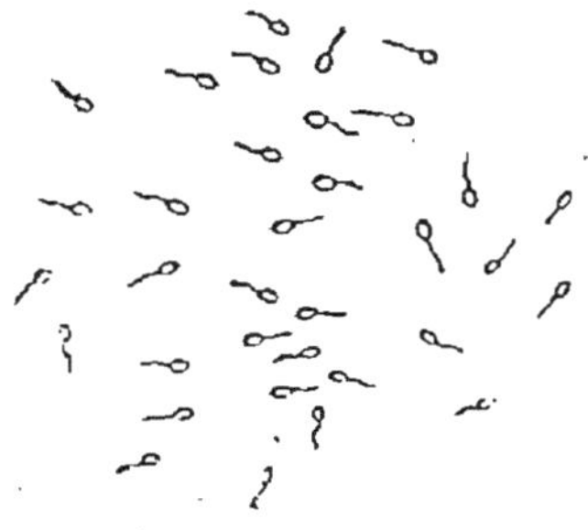

FIGURE 47

*Représentant les animalcules spermatiques de l'homme, vus à un microscope grossissant 500 fois en diamètre.*

avec d'autres corps (voir *Pertes séminales*). Le procédé que j'indique ici m'a rendu les plus grands services, en me permettant de trouver la cause de souffrances très prolongées qui avaient épuisé les malades et les avaient réduits au marasme. Tous les traitements suivis n'avaient opéré aucun soulagement ; tandis que, attaquant le mal dans son origine, et redonnant du ton aux conduits éjaculateurs relâchés, j'ai pu rendre à une santé parfaite des personnes qui, depuis dix ans, cherchaient en vain partout la guérison. (Voir notre *Traité d'une cause fréquente et peu connue d'Épuisement prématuré.*)

G. *Sucre de raisin ou glucose.*

La présence du *sucre de raisin* ou *glucose* dans l'urine est le *signe pathognomonique* d'une maladie très grave, le *diabète sucré* ou *glucosurie*.

Le sucre existe naturellement dans le sang à l'état de sucre de raisin, ainsi que cela résulte des expériences du célèbre physiologiste Cl. Bernard. Seulement, de même que pour l'albumine dans la maladie de Bright, il n'est jamais filtré à travers les reins et mêlé à l'urine que par suite d'une perturbation dans la composition du liquide nourricier, ou d'un trouble profond de la sécrétion rénale.

Quoi qu'il en soit, l'*urine des diabétiques* est remarquable par plusieurs caractères. Elle est d'une *pesanteur spécifique considérable,* qui va parfois jusqu'à 1,040 ou 1,050 et même 1,080. Elle a une saveur *sucrée* plus ou moins prononcée.

Abandonnée à elle-même pendant plusieurs jours, au lieu de se putréfier et d'acquérir une odeur ammoniacale, *elle fermente,* prend une *odeur vineuse* ou *alcoolique* très prononcée, et laisse déposer une matière blanche formée par les *globules de ferment.*

Outre les caractères que je viens d'indiquer, il y a trois *moyens* de constater la présence du glucose dans l'urine des diabétiques :

*a.* La fermentation ;

*b.* La réduction de l'oxyde de cuivre ;

*c.* L'appareil de Biot, ou *saccharimètre.*

a. *Fermentation.* On délaye de la levure de bière dans l'urine, on expose le mélange à une douce température, et on voit bientôt le mouvement intestin de la fermentation s'établir ; des vésicules de gaz se développent ; si on le recueille, on peut constater que c'est du gaz acide carbonique. Il se produit en même temps du ferment sous forme d'une poudre blanchâtre, en bien plus grande quantité que celui qu'on y a mis ; et si l'on distille ce mélange à une certaine époque de la fermentation, on recueille de l'alcool ou esprit-de-vin.

b. *La réduction de l'oxyde de cuivre.* Ce procédé est d'une exécution facile. On verse dans l'urine soupçonnée de contenir du sucre une solution aqueuse de potasse à l'alcool, et on y ajoute un soluté de bisulfate de cuivre. En élevant la température à 100 degrés, on voit se former instantanément un précipité jaune de protoxyde de cuivre hydraté, qui ne tarde pas à se convertir en une poudre rouge de protoxyde de cuivre anhydre.

Ce procédé n'est pas d'une rigoureuse exactitude, puisque d'autres substances que le sucre réduisent l'oxyde de cuivre. Ce premier procédé est dû à *Trommer*. Si, au bisulfate de cuivre, on substitue une solution de tartrate *cupro-potassique*, le réactif s'appelle liqueur de *Bareswill*. Si la solution est faite avec du tartrate *cupro-sodique*, la liqueur s'appelle liqueur de *Fehling*. Ces divers réactifs ne démontrent d'une manière certaine que l'absence du sucre, quand la réaction ne s'opère pas; mais si la réduction a lieu, ils ne donnent, en faveur de l'existence du sucre dans l'urine qne des présomptions, ce qui réduit les réactifs du sucre dans l'urine à deux procédés qui sont infaillibles, la *fermentation* et le *polarimètre*.

*c*. A l'aide du *polarimètre* de Biot, qui a reçu à cause de cet usage le nom de *saccharimètre*, on constate que le glucose ou sucre de raisin jouit de la propriété de faire dévier à droite le plan de polarisation de la lumière; cette déviation est d'autant plus prononcée que la quantité de sucre est plus considérable : aussi peut-on, en se reportant à des tables construites à cet effet, connaitre instantanément et avec précision la quantité de sucre contenue dans l'urine, et constater les progrès journaliers du traitement auquel on soumet le malade.

## H. *Lait.*

Existe-t-il quelquefois du lait dans l'urine, ou bien les exemples qui sont cités dans les auteurs comme urines laiteuses n'en ont-ils que l'apparence, de telle sorte qu'on peut les classer dans une des quatre catégories suivantes :

*a*. Urines d'apparence laiteuse, coagulables par la chaleur et les acides, mais dans lesquelles les auteurs n'ont pas signalé l'existence des *globules graisseux*, ni celle du *caséum*, substances caractéristiques de la composition du lait;

*b*. Urines chyleuses;

*c*. Urines purulentes (voir page 133, article *Pus*);

*d*. Urines chargées d'une grande quantité de mucus, et

tenant en suspension de l'acide urique, des urates ou des phosphates, et qui restent par conséquent toujours louches.

C'est là une question controversée et qui a longtemps divisé les urologistes, faute de faits précis et rigoureusement analysés. Les cas d'urines réellement laiteuses sont très rares, mais il en existe; et on ne saurait trop se mettre en garde, dans la constatation de semblables faits, contre la supercherie de quelques malades, amateurs du merveilleux, tenant à se faire passer pour des phénomènes, et qui, dans ce but, ne craignent pas d'ajouter frauduleusement du lait dans le produit de la sécrétion urinaire.

L'exemple suivant, recueilli dans un de nos hôpitaux, en même temps qu'il donne la marche à suivre pour reconnaître les éléments du lait, est une preuve de la possibilité de l'existence de ce liquide dans l'urine. Il s'agit d'un enfant âgé de vingt-deux mois, allaité par sa mère; les urines ont été recueillies *directement* dans un verre à pied très propre; on faisait uriner l'enfant deux ou trois fois par jour, à des heures où l'on n'était pas attendu dans la salle. Au moment de l'émission, l'urine est d'un blanc laiteux légèrement jaunâtre; abandonnée à elle-même, il se rassemble à sa surface une couche d'une matière blanche crémeuse, due à la réunion de la matière grasse; au fond du vase, on trouve un dépôt blanc formé par un peu de mucus, du caséum et quelques globules butyreux.

L'éther rend ces urines transparentes, et la chaleur les coagule. Voici comment on y a constaté la présence des *globules de beurre,* de l'*albumine,* du *caséum* et du *sucre de lait :*

a. *Globules butyreux.* Une goutte d'urine étant soumise au foyer du microscope, on aperçoit une multitude de globules graisseux, parfaitement arrondis, d'un diamètre variable ; traités par l'éther, ces globules dissous ont disparu.

b. *Albumine.* L'urine filtrée est transparente; coagulée par la chaleur, elle fournit un abondant dépôt.

c. *Caséum.* Après avoir été ainsi chauffée, l'urine a été filtrée de nouveau et soumise à l'ébullition pendant une minute avec quelques gouttes d'acide acétique. Le trouble a été peu considérable, et par le refroidissement il s'est déposé une matière blanche, qui est du *caséum*.

d. *Sucre*. La présence du sucre a été constatée par le deuxième moyen indiqué à l'article *Glucose* (p. 129), c'est-à-dire la réduction du peroxyde de cuivre à l'état de protoxyde ou oxyde cuivreux, par le mélange de tartrate de potasse et de cuivre avec l'urine à la température de 100 degrés.

Maintenant, comment expliquer la présence du lait dans les urines ? Le lait a-t-il été sécrété par les reins, qui, dans ce cas, auraient rempli la fonction de la glande mammaire? Ou bien, ce qui me paraît plus plausible, par une déviation de fonctions, les reins auraient-ils , par absorption, laissé passer les éléments du lait que leur présentait le sang à l'extrémité des vaisseaux capillaires.

## I. *Urines chyleuses.*

Dans les pays chauds, à Bourbon principalement, règne une affection qui frappe surtout les enfants et qui consiste dans l'excrétion d'une urine laiteuse ; cette maladie est appelée *hématurie chyleuse des pays chauds*.

**5° Présence, dans l'urine, de produits de formation morbide, qui ne font point naturellement partie de notre organisation. Muco-pus et pus.**

## *Muco-pus et pus.*

Comme ces deux substances ne diffèrent pas beaucoup entre elles par les caractères intrinsèques, et qu'elles ont la même signification pathologique, sauf les variations du plus au moins, je les étudierai simultanément.

La présence du *pus* dans l'urine est un signe très grave, qui annonce la *suppuration des reins,* une *violente inflammation de la membrane muqueuse des voies urinaires* ou un *abcès* formé *dans les vésicules séminales, dans la glande prostate ou le voisinage des conduits excréteurs de l'urine et de la vessie.*

Au moment de l'émission, une urine purulente est trouble, blanchâtre ou lactescente. Recueillie dans un vase transparent et abandonnée à elle-même, elle se sépare bientôt en deux couches : l'une, supérieure, transparente ou légèrement trouble, ayant la teinte du petit-lait ou de l'urine peu foncée en couleur ; l'autre, inférieure, formée par un dépôt opaque, ordinairement d'une couleur d'un blanc mat, laiteuse ou légèrement jaunâtre, qui est le pus. Cette urine *peut être acide,* et n'est pas nécessairement alcaline par son mélange avec le pus. Mais la réaction change bientôt, si, au moment de l'émission, elle était acide. Le plus souvent, les conditions

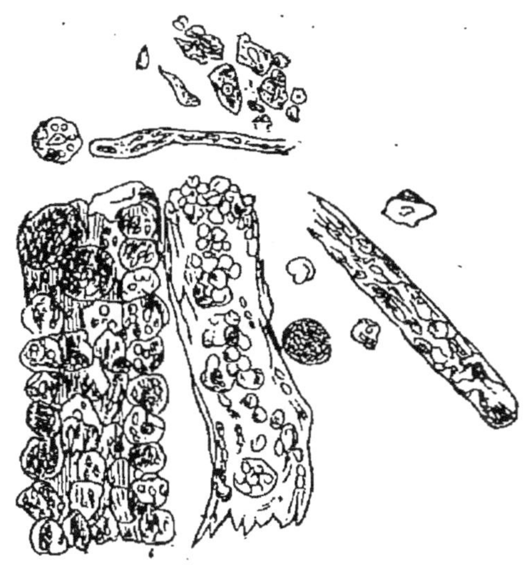

FIGURE 48

*Représentant les débris d'épithélium dits moules urinifères.*

*Les granulations qui recouvrent ces tubes sont formées par des cellules épithéliales, des globules purulents et des granulations de graisse.*

morbides dans lesquelles le pus prend naissance altèrent la composition de l'urine, et celle-ci est fréquemment *alcaline* au moment de son émission.

La *partie supérieure* de l'urine contient une petite quantité d'albumine, due à la présence du pus.

Le *dépôt* blanc mat, d'aspect laiteux, traité par l'éther, donne une grande quantité de matière grasse.

*Mis en contact avec l'ammoniaque*, il se transforme en une *masse filante, glaireuse*, semblable aux produits de la sécrétion urinaire dans les cas de *catarrhe aigu ou chronique de la vessie*. Dans cette maladie, en effet, non seulement il se produit du pus, mais l'urée de l'urine se transformant, *dans la vessie*, sous l'influence de la chaleur naturelle, des matières animales et quelquefois de la rétention d'urine, en carbonate d'ammoniaque et ammoniaque libre, cet alcali agit sur le pus comme dans une éprouvette, et le transforme en cette matière visqueuse, filante, et d'une fétidité insupportable, que rendent les personnes atteintes de cette maladie.

Après avoir recueilli ce dépôt sur un filtre et l'avoir désséché, si on l'expose à la chaleur d'une lampe à alcool, il brûlera avec une flamme assez vive.

Sous le champ du microscope il laissera apercevoir des *globules grenus, blanchâtres, irréguliers*, plus gros que les globules du sang, ayant environ un centième de millimètre de diamètre.

On distingue l'*urine purulente* de l'*urine laiteuse* par la différence de leurs éléments microscopiques : dans l'urine purulente on trouve des globules du pus, muqueux et gras, ainsi que des débris épithéliaux ; l'urine qui contiendrait du lait ne montrerait à l'observateur que des globules gras.

## 6° Substances qui, administrées intérieurement. se retrouvent dans l'urine.

Toutes les fois qu'un corps étranger a été introduit dans l'économie par voie d'absorption, soit que cette absorption ait eu lieu à la surface cutanée ou sur la membrane muqueuse digestive, il arrive que, si les éléments qui composent ce corps ne sont pas propres à l'assimilation, il sera expulsé, après un certain temps de séjour, du milieu de nos organes. C'est ce que nous voyons chaque jour se reproduire dans l'application thérapeutique des médicaments, dont il ne reste souvent aucune trace, un certain temps après leur administration.

Les voies par lesquelles se fait cette élimination sont

variées, nombreuses, mais n'ont pas toutes le même degré d'importance ; ce sont :

1° La surface cutanée ;

2° Les voies respiratoires ;

3° Les voies digestives ;

4° Les sécrétions, parmi lesquelles l'urine tient le premier rang.

Dans le nombre des principes vénéneux ou médicamenteux qui peuvent être introduits dans le corps humain, il en est :

*a*. Une certaine quantité qu'on ne peut retrouver dans les urines ;

*b*. D'autres qui n'y passent qu'après avoir subi un certain degré d'altération ;

*c*. D'autres enfin, que la chimie permet de retrouver.

*a*. Les substances qui ne passent pas dans les urines sont : les *acides minéraux*, qui n'en augmentent pas l'acidité : tels sont les acides sulfurique, nitrique, hydrochlorique ; les préparations de *bismuth*, l'*éther*, le *camphre*, le *musc*, le *tournesol*, le *carmin*, l'*orcanette*.

*b*. Les *acétates* de potasse, de soude, de magnésie, et les *citrates* et *tartrates* de ces mêmes bases, n'arrivent dans les urines qu'à l'état de sous-carbonate. L'acide *oxalique* et les *oxalates* sont retrouvés dans ce liquide à l'état d'*oxalate de chaux* cristallisé. Quand on mange de l'*oseille (rumex acetosa)* ou de la *tomate*, fruit du *solanum lycopersicum*, on retrouve peu de temps après, dans l'urine, des cristaux d'oxalate de chaux ; et, à l'article *Gravelle*, on verra combien la connaissance de ce fait est importante, puisqu'il permet aux personnes qui ont une prédisposition aux *calculs rénaux* d'éviter ou du moins de retarder beaucoup le développement de cette affection.

*c*. Parmi les substances qui passent dans les urines, et que la chimie permet de retrouver, nous citerons les suivantes, comme les plus importantes par les applications journalières qu'on en peut faire dans la pratique :

*Ioduré de potassium*. On fait un mélange de chlorate de potasse et d'amidon, qu'on délaye dans l'urine supposée contenir ce sel : l'addition d'une goutte d'acide sulfurique fait prendre une teinte bleue d'iodure d'amidon à la préparation.

*Sulfate de quinine.* Le réactif qui sert à démasquer sa présence dans les urines est l'iodure ioduré de potassium. La combinaison de ces deux sels forme un précipité jaune rougeâtre, dont l'abondance est en rapport avec la quantité de sel quinique.

Les *carbonates alcalins* passent dans l'urine avec la plus grande facilité, et donnent même, en très peu de temps, à l'urine une réaction alcaline. C'est sur cette propriété des carbonates alcalins qu'est basé le traitement de certaines *gravelles* et *diathèses calculeuses, goutteuses,* par les *eaux de Vichy* et le *bi-carbonate de soude.*

Le *nitrate de potasse* se retrouve très vite dans l'urine.

Il en est de même du *cyanure jaune de potassium et de fer.*

Le *mercure,* l'*arsenic,* le *fer* et l'*antimoine,* le *plomb,* l'*alcool,* se retrouvent aussi dans l'urine des personnes qui ont fait usage de ces substances.

Le lecteur peut juger, par les amples détails dans lesquels je viens d'entrer, de quelle haute importance il est, pour le praticien, de connaître les nombreux changements que les maladies apportent dans la sécrétion urinaire, puisque, sans cette connaissance, il lui est, dans beaucoup de cas, *impossible de reconnaître la cause de la maladie,* et que, dans d'autres, l'analyse de la composition de ce liquide peut lui *fournir les plus précieuses indications* pour le traitement et la cure de diverses affections, surtout de celles qui dépendent de l'appareil urinaire et des organes de la génération, soit chez l'homme, soit chez la femme. Aussi ne saurais-je trop recommander aux médecins, aux jeunes surtout, qui doivent être avides de progrès, de se familiariser avec l'analyse des urines. Qu'ils ne soient pas arrêtés par ce que cette étude peut, au premier abord, présenter de répugnant : la science qu'ils acquerront leur rendra bientôt ce travail attrayant, et la satisfaction qu'ils retireront du soulagement de leurs malades les récompensera largement de la peine qu'ils auront prise.

# FONCTIONS DE L'APPAREIL DE LA GÉNÉRATION

En faisant la description des divers organes qui, chez l'homme et chez la femme, constituent l'appareil de la génération et concourent au grand acte de la reproduction dans l'espèce humaine, j'ai indiqué d'une manière sommaire l'usage de chaque partie. Je n'aurai donc pas besoin d'entrer ici dans de grands détails sur l'acte de la reproduction considéré en lui-même ; mais j'étudierai spécialement les éléments fournis par l'homme et la femme. Pour la femme, je me bornerai à quelques notions, renvoyant ce qui concerne la gestation et l'accouchement au volume consacré à l'étude des maladies des femmes.

Sans me laisser entraîner, à propos de ces importantes questions, dans les généralités banales auxquelles se sont livrés les philosophes et quelques naturalistes, je traiterai surtout chaque sujet au point de vue pratique, et j'indiquerai, en passant, des causes de *stérilité* et d'*impuissance*, qui seront développées plus tard dans des chapitres spéciaux (voir *Stérilité*, *Impuissance*).

### ORGANES QUI SERVENT A LA GÉNÉRATION

La *génération* est la fonction par laquelle les corps organisés et vivants se reproduisent, donnent naissance à des individus nouveaux, semblables à eux, et par lesquels ils perpétuent à jamais leur espèce.

Dans l'espèce humaine, la génération se fait à l'aide de deux sexes constitués par des organes différents. Ces deux sexes sont séparés et portés par un individu distinct, l'*homme* et la *femme*. Il est évident dès lors que, pour qu'il y ait géné*ration*, il doit y avoir d'abord rapprochement des sexes ; cet acte se nomme *coït* ou *copulation*.

Le rôle de ces deux sexes n'est pas également important dans la génération.

L'HOMME n'a qu'à fournir le fluide destiné à effectuer la fécondation, et à porter ce fluide dans les organes intérieurs de la femme ; il ne concourt qu'à la *copulation* et à la *féconda-*

*tion;* aussi son appareil génital ne se compose que de deux sortes d'organes :

1º Ceux qui sécrètent, conservent le fluide fécondant;

2º Ceux qui servent au rapprochement ou à la copulation.

Les premiers sont :

*a.* Les *testicules,* qui sécrètent le *sperme* (voir *Anatomie,* p. 50);

*b.* Les conduits excréteurs de cette glande, appelés *canaux déférents* (p. 54);

*c.* Les *vésicules séminales,* qui sont les réservoirs où le sperme est mis en dépôt (p. 55);

*b.* Les *conduits éjaculateurs,* destinés à porter le sperme des vésicules séminales dans le canal de l'urètre, d'où il sera ensuite projeté au dehors (p. 57).

Les seconds sont constitués par :

La *verge* ou *pénis* (p. 66), organe formé par un tissu érectile susceptible de se gonfler par l'afflux du sang, et d'acquérir une très grande raideur. Sa fonction est de darder, par éjaculation, le sperme dans la cavité du col de la matrice.

La FEMME fournit le *germe* ou *ovule,* et c'est dans son sein que doivent s'en opérer la fécondation et le développement. A ce double titre, elle prend part aussi à la *copulation* et à la *conception;* mais, *de plus,* elle fournit asile au fœtus, le nourrit de la plus pure substance de son sang et le porte neuf mois dans la matrice, subit l'*accouchement* ou expulsion de l'enfant au dehors, et l'*allaite* après sa naissance.

Pour remplir ces diverses fonctions, l'appareil génital de la femme est formé par :

*a.* Les *ovaires* (voir *Anatomie,* p. 72), qui sont l'analogue des testicules dans le sexe mâle, et qui fournissent les *ovules* ou *germes;*

*b.* Les *trompes de Fallope* (p. 75), conduits membraneux qui établissent la communication entre l'ovaire et la cavité de la matrice : c'est par ces conduits que l'ovule est porté de l'ovaire dans la matrice;

*c.* La *matrice* ou *utérus* (p. 76), dans laquelle s'opère la fécondation de l'ovule, le développement de l'embryon, et qui est la cause la plus efficace de l'expulsion du fœtus au moment de l'accouchement;

*d.* Le *vagin* (p. 82), conduit membraneux qui, pendant la copulation, reçoit l'organe excitateur mâle, ou la verge, et, pendant l'accouchement, donne passage à l'enfant;

*e.* Enfin, les *mamelles*, qui sécrètent le lait, nourriture essentielle du nouveau-né.

Le rapprochement des sexes, ou la copulation, est le seul acte génital qui soit laissé à la volonté. Tous les actes qui suivent s'effectuent involontairement, irrésistiblement, et sans qu'on en ait conscience.

## CONCEPTION OU FÉCONDATION

L'histoire de la fécondation est celle de la génération tout entière; et, pour l'approfondir, il faut chercher successivement :

1º Quelles sont les matières fournies par l'un et l'autre sexe;

2º Comment ces matières sont mises en contact;

3º Comment de leur contact résulte l'individu nouveau.

### 1º *Substances fournies par l'un et l'autre sexe.*

Les matières essentielles de la fécondation sont :

*a.* Pour l'homme, le *sperme;*

*b.* Pour la femme, les *ovules* ou *œufs.*

### ·a. *Sperme.*

Le sperme est un liquide complexe, formé des sécrétions réunies du testicule, du canal déférent, des vésicules séminales, de la glande prostate, des glandes de Cowper, et même des lacunes et follicules muqueux de l'urètre.

Au sortir du canal de l'urètre, la semence prolifique se présente sous la forme d'un liquide formé de deux parties bien distinctes : l'une, plus fluide, lactescente; l'autre grumeleuse, transparente, plus visqueuse, et fort analogue à du blanc d'œuf. Ces deux éléments du sperme sont fort distincts au moment de l'éjaculation; mais quand ce liquide est abandonné à lui-même au contact de l'air, ils deviennent tous deux plus fluides et se mélangent intimement.

Le sperme répand une *odeur* pénétrante, fade, *sui generis*, analogue à celle de l'*eau de javelle*, de la *limaille d'os* ou de la *fleur de marronnier*.

Ce liquide est *alcalin;* son *analyse chimique* nous le montre composé d'eau, de mucus, de matière albumineuse, de soude, de phosphate de chaux, d'un peu de phosphore, et d'une matière animale propre, la *spermatine.*

L'*examen microscopique* fait découvrir dans le sperme des particules animées, auxquelles on a donné le nom d'*animalcules, vers, filaments spermatiques, zoospermes, spermatozoaires; spermatozoïdes* et *corpuscules mouvants.* Ces animalcules existent

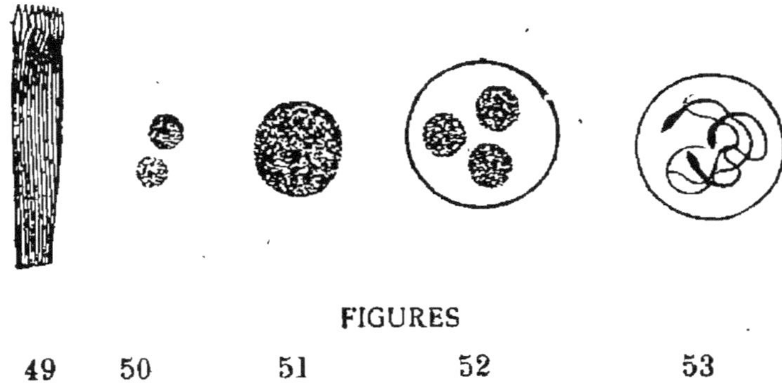

FIGURES

49     50          51          52          53

*Représentant les diverses phases du développement des animalcules spermatiques.*

dans la liqueur fécondante de tous les animaux, et ils présentent des caractères tellement tranchés lorsqu'ils sont arrivés à leur complet développement, qu'ils ne peuvent laisser aucun doute sur la nature du liquide dans lequel on les rencontre.

Les animacules spermatiques ne naissent pas de suite avec l'aspect qui ont dans la figure 53 : on voit d'abord se former une ampoule ou vésicule (fig. 50) qui renferme un nombre plus ou moins considérable de globules, depuis 2 jusqu'à 20. Chacun de ces globules, d'abord très petit (fig. 50), et dans lequel on ne distingue rien, s'accroît, et présente (fig. 51 et 52) un ou plusieurs points isolés qui sont les rudiments des animalcules spermatiques. Plus tard, les spermatozoïdes, plus ou moins roulés sur eux-mêmes (fig. 53), sont encore enveloppés dans l'ampoule primitive, qui se rompt à son tour, et dont les vestiges disparaissent sans laisser de résidu. Alors lès animalcules se redressent, s'arrangent en faisceau (fig. 49) très régulièrement, toutes les têtes tournées du même côté ; et c'est ainsi qu'ils sortent du testicule (M, fig. 10, p. 51), pour gagner la tête de l'épididyme, et, de là, le canal déférent (N, *ibid.*). A mesure qu'ils s'avancent dans ce conduit pour se rendre dans les vésicules séminales (BB, fig. 12, p. 56), les faisceaux se dissocient, et il ne reste plus qu'une masse de spermatozoïdes serrés, entrelacés, confondus les uns dans les autres, et n'ayant que des mouvements peu étendus ou insensiblès, à cause de la viscosité du liquide trop peu abondant qui les baigne.

.Au sortir de l'éjaculation, au contraire, quand la liqueur des vésicules séminales a été mêlée au produit des sécrétions

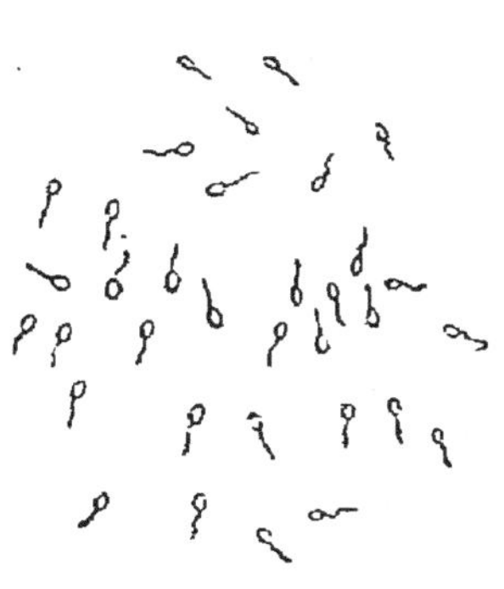

FIGURE 53 *bis.*

*Représentant les animalcules spermatiques de l'homme, vus à un microscope grossissant 500 fois en diamètre.*

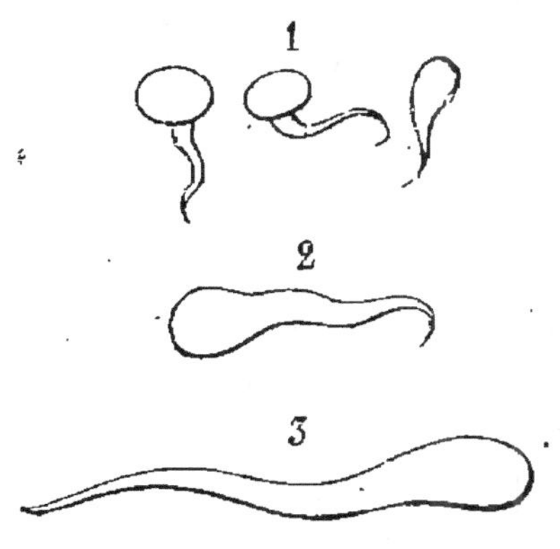


FIGURE 54

*Grosseur comparée d'animalcules spermatiques.*

1° Spermatozoaires de l'homme ;
2°    id.    du cheval ;
3°    id.    du taureau.

de la glande prostate, des glandes de Cowper et des lacunes ou follicules muqueux du canal de l'urètre, les animalcules spermatiques, beaucoup plus isolés, peuvent être examinés facilement.

Leur forme, dans l'espèce humaine, a été comparée à celle du têtard de la grenouille : ils se composent, en effet, d'une partie renflée ovoïde, un peu aplatie, c'est la *tête*, et d'un prolongement filiforme qui va en s'amincissant, et qu'on appelle la *queue*. Leur petitesse est telle, que 50,000 réunis ne peuvent égaler la grosseur d'un grain de sable. En effet, leur longueur totale est de 1/10 de millimètre, et le grand diamètre de la tête n'excède pas 1/300 à 1|900 de millimètre. Ils sont plus grands dans d'autres espèces animales, et leur forme, bien qu'analogue, offre de notables différences (voir fig. 54).

Si l'on examine au foyer du microscope, avec un grossissement de 4 ou 500 fois, une goutte de sperme au moment de son émission, on voit les animalcules se mouvoir avec une rapidité extrême ; ils s'agitent en tous sens, nagent dans le liquide à la manière des anguilles, en faisant onduler leur queue, surmontant les obstacles que leur présente le courant du liquide : on distingue un point blanc très brillant à l'union de la tête avec la queue. Peu à peu leurs mouvements se ralentissent, et la vie les abandonne. La durée de la vie des zoospermes, après qu'ils sont sortis des vésicules séminales, dépend de la vigueur de l'individu d'où ils sortent et des organes dans lesquels ils sont déposés. S'ils sont exposés à l'air libre, leurs mouvements se prolongent peu de temps, quatre, six, huit et même douze heures. Mais s'ils ont pénétré dans la matrice, dans les trompes de Fallope et sur les ovaires, leur vie, c'est-à-dire leurs mouvements, peuvent persister pendant huit et dix jours. Leur nombre est aussi en rapport avec le pouvoir fécondant du sperme ; et enfin, comme j'aurai occasion de l'indiquer tout à l'heure, la nature du liquide avec lequel ils sont en contact hors des vésicules peut prolonger ou abréger leur existence. Quand le sperme ne contient pas d'animalcules spermatiques, ou que ceux-ci sont morts ou malades, il perd sa propriété fécondante (voir *Stérilité*).

### b. *Ovules* ou *œufs*.

Les ovaires (LL, fig. 22, p. 74) sont, dans le sexe femelle, les analogues des testicules dans le sexe mâle, d'où le nom de *testes muliebres* que leur donnaient les anciens. Leur ablation, ou leur destruction par la maladie, rend les femmes stériles; de même, pour les hommes, l'ablation des testicules.

Si petits, avant la puberté, que leur poids égale à peine 50 centigrammes, ils prennent tout à coup, à cette époque, un tel accroissement, qu'ils pèsent 8 et 10 grammes. A leur surface apparaissent de petites vésicules, qu'on n'y voyait pas auparavant; ils se flétrissent à l'âge critique, et disparaissent presque. Quand arrive la puberté ou l'époque des règles, voici

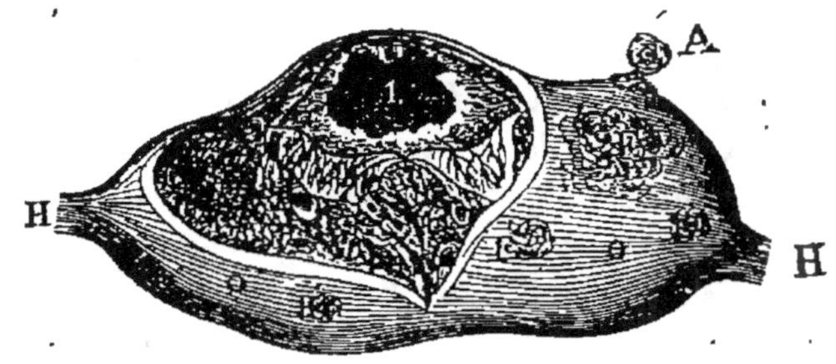



FIGURE ·55

*Représentant l'ovaire incisé pour montrer des vésicules de Graaf, et des œufs à différents degrés de développement* (voir aussi fig. 22, p. 74).

HH, attaches de l'ovaire dans le ligament large (voir fig. 22).

OO, enveloppe extérieure de l'ovaire.

F, F', P', bosselures qui font saillie sur la surface de l'ovaire, et indiquent divers degrés de développement des œufs.

A, rupture d'un œuf et sortie de l'ovule.

I, vésicule de Graaf, ouverture au moment de son plus grand degré de maturation. On peut voir les différentes enveloppes ou feuillets qui le constituent. Le centre noir, ou intérieur de la vésicule, est rempli par un liquide au milieu duquel est l'œuf (fig. 56). La surface incisée fait voir les cicatricules résultant de pontes antérieures.

les transformations qui s'effectuent dans l'ovaire. Ainsi que je l'ai dit dans l'article *Anatomie* (p. 75), l'ovaire est formé par une agglomération de vésicules. Or *chaque époque menstruelle n'est que le résultat de la fluxion sanguine qui s'opère autour d'un ovule arrivé à maturité*. Chaque vésicule est une petite coque fibreuse (A, F, F', P', fig. 55) qui, à l'approche des règles, *se gonfle, rougit, se ramollit, s'amincit, se rompt, et donne passage* à l'ovule ou œuf (A, *ibid.*), qui est saisi par le pavillon de la trompe de Fallope (T, fig. 22), et porté par ce conduit (T', *ibid.*), dans la matrice (UUU, *ibid.*), d'où il est expulsé au dehors avec le sang des règles. Après la sortie de l'ovule (I, fig. 55), la plaie de la vésicule se cicatrise et présente une tache jaunâtre, connue sous le nom de *corps jaune.* Autrefois, quand on ne connaissaît pas aussi bien la physiologie des organes génitaux, on prétendait que ce corps jaune indiquait une fécondation antérieure; mais on a constaté la présence de ce corps jaune, ou cicatrice, sur des vierges.

Chaque mois donc, *indépendamment de tout rapprochement sexuel,* une des vésicules arrive à maturité, et suit le trajet que je viens d'indiquer. *De sorte que chaque époque menstruelle est un véritable accouchement ou ponte spontanée d'un œuf ou ovule qui n'a pas été fécondé.* Les phénomènes matériels qu'on a pu constater sur les ovaires de la femme et sur ceux des femelles d'animaux, prouvent l'identité parfaite de l'*évolution ovarienne* et de la *menstruation* avec les phénomènes du *rut* chez les animaux. Seulement, chez ceux-ci, la périodicité de retour du rut n'est pas si fréquente.

### 2° *Où et comment le sperme et l'ovule sont-ils mis en contact?*

Avant de dire *où* et *comment* le sperme est mis en contact avec l'ovule, qu'on me permettre de citer les exemples de fécondations artificielles auxquelles se sont livrés Spallanzani et MM. Prévost et Dumas sur les grenouilles.

Spallanzani examine comparativement, dans de l'eau très limpide, et hors de l'eau, des grenouilles pendant qu'elles sont accouplées. Il voit qu'au moment où la femelle pond ses œufs, le mâle lance sur eux une liqueur transparente, qui les arrose et les féconde. Pour avoir la certitude que c'est bien la liqueur projetée par le mâle sur les œufs qui a effectué la fécondation, il habille le mâle avec une culotte de taffetas ciré, et il observe 1° que les œufs ne sont plus fécondés; 2° que la culotte est remplie d'assez de sperme pour qu'il en puisse recueillir. Il imprègne un pinceau de ce sperme, et tous les œufs qu'il touche avec ce pinceau sont fécondés.

**MM.** Prévost et Dumas ont répété et modifié la même expérience, toujours avec le même succès : quand il y a des animalcules spermatiques dans le sperme et que ces animalcules sont vivants, la fécondation a lieu, *pourvu qu'il y ait contact,* ce qui détruit l'hypothèse de l'*aura seminalis.*

En effet, ces illustres physiologistes ont prouvé, de la manière suivante, que le *contact matériel* était nécessaire : 1° On a pris deux verres de montre susceptibles de s'adapter l'un à l'autre ; dans l'inférieur on a mis cinquante centigrammes de semence, dans l'autre une vingtaine d'œufs. Après quelques heures, la semence s'était évaporée ; la vapeur avait imprégné les œufs, et cependant ils n'étaient pas fécondés ; ils le furent, au contraire, dès qu'on les eut touchés avec le résidu de la semence ; 2° on a distillé, à la chaleur des rayons solaires, de la semence dont on a fait passer la vapeur sur les œufs : la fécondation n'a pas eu lieu, quoique les œufs aient été bien imbibés de la vapeur ; et ces mêmes œufs se sont développés dès qu'on les eut plongés dans la liqueur restée dans la cornue ; 3° enfin ils ont filtré du sperme de grenouille, et lavé à plusieurs reprises, avec de l'eau pure, les animalcules restés sur le filtre ; puis, avec un pinceau imprégné du liquide qui avait passé à travers le papier et se trouvait, par conséquent, dépourvu de zoospermes, ils ont touché des œufs qui n'ont pas été fécondés, tandis que ceux qui ont été mis en rapport avec les spermatozoïdes restés sur le filtre se sont parfaitement développés.

De plus, il est constaté, dans toute l'échelle animale, que les métis, dont le sperme ne contient pas d'animalcules, sont inaptes à la fécondation.

Si, par une cause quelconque, les zoospermes *sont morts,* la fécondation n'a pas lieu. Elle ne s'effectue pas non plus *s'ils sont malades, ou incomplètement développés.* C'est une observation importante, dont il faut tenir un grand compte dans l'étude des causes si diverses de la stérilité *dépendant de l'homme.*

*Où et comment* le sperme est-il mis en contact avec l'ovule ? D'après ce que je viens de dire, il est facile de conclure que, comme il faut un contact direct, ce contact ne peut avoir lieu que dans la matrice, les trompes, ou sur les ovaires.

Les anciens expliquaient ainsi la fécondation : Le sperme est dardé à l'entrée de la matrice, et l'*aura seminalis*, pénétrant dans la cavité de cet organe, remonte le long de la trompe jusqu'à l'ovaire, où il va féconder un ovule. Cet ovule fécondé descend par la trompe dans la matrice, où se fait son dévelop-

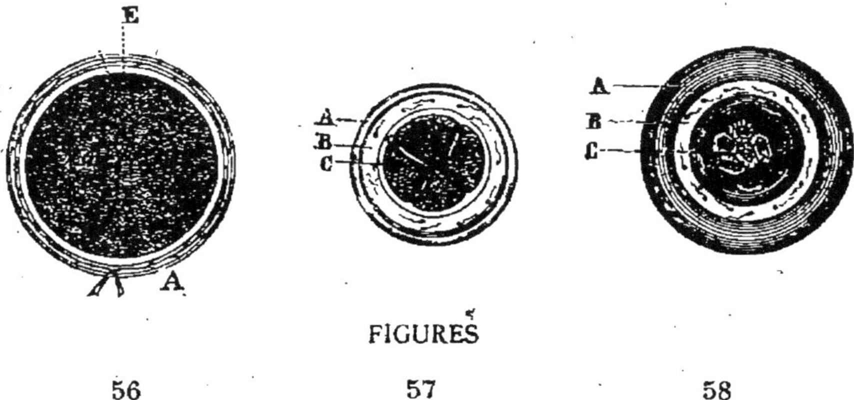

FIGURES

56                              57                              58

*Représentant les premières modifications de l'œuf humain fécondé.*

La figure 56 représente la coupe d'une vésicule de Graaf grossie, au moment de la sortie de l'ovaire (voir aussi fig. 55).

A, feuillet externe.
B, feuillet interne.
C, cavité intérieure, pleine d'un liquide transparent, de nature albumineuse, analogue au jaune de l'œuf des oiseaux.
E, ovule.

Les figures 57 et 58 représentent les premières segmentations du jaune.

A, couche d'albumen, dont l'épaisseur augmente à mesure que l'ovule se développe.
B, espace dans lequel se meuvent les animalcules spermatiques en contact avec l'ovule.
C, segmentation du jaune, dont le fractionnement augmente (voir fig. 59 et 60) à mesure que l'œuf grossit.

pement. Cette explication était fort ingénieuse ; il ne lui manquait que d'être vraie. Or il n'y a point d'*aura seminalis*, et il faut un contact direct. On doit donc chercher une autre explication concordant avec les faits.

Chez certaines femelles d'animaux, les chiennes, les lapines, par exemple, le contact et la fécondation consécutive n'ont lieu que dans l'ovaire. Certains physiologistes pensent qu'il en est de même chez la femme; mais le plus grand nombre admettent que l'ovule, même détaché de l'ovaire, peut être fécondé dans les différentes parties de son trajet et jusqu'au col de la matrice, c'est-à-dire à sa sortie de l'ovaire, dans la cavité des trompes de Fallope et dans celle de la matrice.

Donc, la fécondation s'opère à la suite des rapports sexuels, quand il se rencontre. avec le sperme, dans la cavité de la

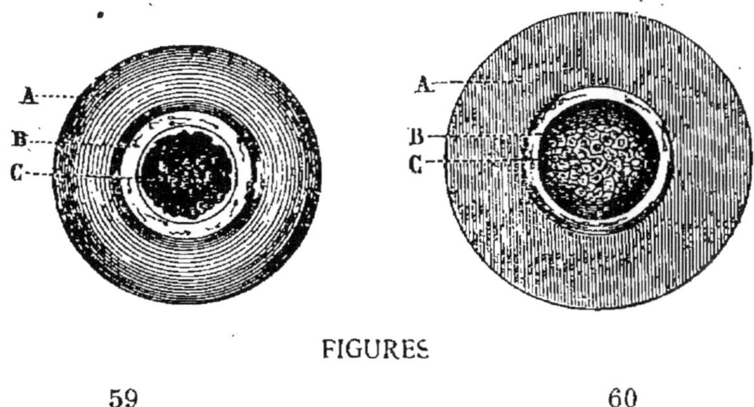


FIGURES

59                                          60

*Représentant un degré plus avancé de développement de l'œuf.*

Mêmes explications que pour les figures 57 et 58.

matrice, des trompes, ou sur l'ovaire, un ovule arrivé à maturité : or, comme j'ai dit que la sortie naturelle de cet ovule avait toujours lieu en même temps que la menstruation, il en résulte (ce que les observateurs avaient constaté de tout temps) que c'est à l'approche des règles qu'ont lieu le plus souvent les rapports fécondants. En effet, quand les trompes sont oblitérées, il y a stérilité : quand le col utérin est bouché par une membrane ou par un mucus tellement alcalin qu'il tue les zoospermes, ou tellement compact qu'il les empêche de pénétrer; quand ce même col est dévié et qu'il y a antéversion, comme, dans tous ces cas, le sperme ne pourra pas arriver dans la matrice, il n'y aura pas contact, et, par conséquent, pas de fécondation possible, tant qu'on n'aura pas levé ces obstacles.

Ainsi il est bien établi que, du rapprochement immédiat du sperme et de l'ovule dans la cavité utérine, dans celles des trompes ou sur l'ovaire, résulte un nouvel individu.

### 3° Comment du contact du sperme et de l'ovule résulte l'individu nouveau.

Maintenant, quelle est la part d'action afférente à chacune de ces deux substances dans l'acte de la fécondation?

On a imaginé à cet égard une foule d'hypothèses, dont voici les principales :

Relativement au *sperme,* on l'a dit tour à tour : un fluide composé des éléments de chacune des parties du corps humain, et destiné conséquemment, à former chacune de ces parties ; le véhicule d'animalcules devenant, à la suite de plusieurs métamorphoses, l'individu nouveau, ou en constituant l'élément principal, le système nerveux ; enfin, un fluide d'avivement destiné à imprimer au germe le mouvement de vie et de développement.

Relativement à la matière fournie par l'*ovaire,* mêmes dissidences : c'est une vésicule pleine d'un sperme formé, comme celui du mâle, des éléments de chacune des parties du corps ; c'est une vésicule destinée à servir de nid à l'animalcule spermatique, ou à lui fournir de la matière nutritive ; c'est une substance amorphe, mais ayant cette nature gélatineuse qui la rend apte à recevoir la cause de la vie, le mouvement vital ; c'est un germe, un œuf préexistant dans la femelle, et ayant l'aptitude à former, sous l'influence fécondante du sperme, un individu semblable à celui qui l'a fourni.

Telles sont les opinions qui se sont successivement produites sur le rôle du liquide spermatique et de l'ovule. Deux systèmes, sur l'action mutuelle et relative de ces deux éléments, ont pendant longtemps joui d'une immense faveur, grâce à l'autorité de leurs auteurs. Je ne les consigne ici qu'à titre de souvenir historique.

Hippocrate *supposa* que les deux sexes possèdent chacun

aeux semences, l'une forte, l'autre faible, dont ils tirent la source de toutes les parties de leur corps, et surtout des centres nerveux ; que le mélange de ces liqueurs dans la matrice, à la suite du coït, sous l'influence de la chaleur propre à cet organe, donne naissance à l'embryon ; enfin, que, de ces deux semences, la plus forte engendre les mâles, et la plus faible les femelles.

Aristote se faisait de la génération une idée toute différente : d'après *son hypothèse,* le fluide séminal, dont il ne reconnaît l'existence que chez le mâle, renferme quelque chose d'éthéré et d'immatériel, l'*aura seminalis,* qui contient surtout l'élément des autres parties, et fournit la forme de l'embryon, avec le principe de son mouvement. Chez la femme il n'y a pas de semence, mais le sang des règles en tient lieu ; ce sang est épaissi par le principe éthéré de la semence de l'homme, et enfin l'embryon naît de cette coagulation. En un mot, d'après les expressions d'Aristote lui-même, *le sang menstruel est le marbre, le sperme le sculpteur, le fœtus la statue.*

De même que, quand les rapports sexuels sont complets, l'homme ou la femme ne peuvent pas faire, selon leur caprice, qu'il y ait ou qu'il n'y ait pas fécondation, de même la volonté ne peut rien sur les produits, *sur le sexe de l'enfant,* par exemple, ni sur ses qualités physiques et morales futures. A la vérité, quelques philosophes et médecins anciens, Anaxagore, Aristote et Hippocrate, avaient cru que *le testicule et l'ovaire droits* fournissaient les rudiments des *garçons,* et que ces parties du *côté gauche* fournissaient ceux des *filles.* Mais d'abord, en supposant vrai le fait sur lequel repose ce système, il faudrait pouvoir influencer ou faire agir de préférence tel ovaire ou tel testicule ; et on ne voit pas comment, sérieusement, on pourrait y parvenir. Ensuite il est faux que de l'ovaire et du testicule droit proviennent les garçons, et de l'ovaire et du testicule gauche les filles : des hommes privés de l'un des testicules ont engendré à la fois filles et garçons ; il en a été de même des femmes qui avaient un des ovaires détruit par la maladie. Dans des expériences, on a extirpé l'un des ovaires à des lapines, et ces femelles, couvertes ensuite, ont mis bas des animaux de l'un et l'autre sexe. Enfin, ayant ouvert une lapine pleine, j'ai trouvé dans la même corne de la matrice des fœtus mâles et des fœtus femelles, bien que tous provinssent de l'ovaire correspondant.

Il en est de même du *nombre des produits de la conception.* Bien que l'espèce humaine soit le plus souvent unipare, on observe quelquefois des grossesses doubles, triples ou même quadruples. Personne n'admet plus maintenant la *superfétation.* Quand la matrice est remplie par le produit de la conception, la femme ne peut plus être fécondée, à moins que la cavité utérine ne soit divisée par le milieu, au moyen d'une cloison charnue, en deux parties distinctes; mais une semblable disposition est excessivement rare. Une grossesse double, triple, quadruple, ne peut avoir lieu que lorsque deux, trois ou quatre œufs sont fécondés dans le même coït, ou dans deux, trois ou quatre rapprochements qui auraient lieu dans la même journée. Au delà de ce temps, la matrice s'organise pour le développement de l'embryon, et les ouvertures s'oblitèrent.

Enfin, on ne peut rien non plus sur les *qualités morales et physiques* futures de l'enfant. C'est irrésistiblement qu'il a tel tempérament, telle constitution, qu'il est bien fait ou difforme, etc. Cependant ici nous avons plus de pouvoir que sur le *sexe* et le *nombre.* Si nous ne pouvons exercer une influence instantanée, au moins nous pouvons déterminer à la longue quelques modifications. D'abord, il est possible que l'*état moral* des deux individus au moment du rapprochement, que le degré d'activité avec lequel ils accomplissent cette fonction, aient une influence sur son résultat, et par conséquent sur les qualités de l'individu nouveau. Sans admettre, avec Aristote, que la plus grande fréquence des difformités de l'espèce humaine tient à l'*insouciance* avec laquelle cette espèce accomplit la génération, il n'est pas déraisonnable de croire que l'individu nouveau sera plus ou moins vivace, selon que la création originelle aura été effectuée avec plus ou moins d'*énergie* ou de *faiblesse.* En second lieu, en abandonnant comme non suffisamment démontrée cette première influence, il en est une autre incontestable, dépendante des *qualités des père et mère.* Ces père et mère, en effet, transmettent souvent à leurs enfants *leur constitution, leurs qualités morales, leurs maladies,* et jusqu'à leurs *formes extérieures*, puisqu'on voit souvent entre eux les plus *fortes ressemblances*. Or n'est-il pas possible d'influer par là sur les qualités des enfants, en réglant les *conditions du rapprochement*, en présidant au *choix des individus* qui s'associent?

Aussi, bien que nous ayons relégué parmi les chimères l'*art de procréer des sexes à volonté*, nous jugerons moins sévèrement celui de la *mégalanthropogénésie*, c'est-à-dire d'avoir des enfants beaux et des enfants d'esprit. Étant admise la possibilité d'une influence exercée par l'état moral des époux au moment du coït, et surtout celle d'une *transmission héréditaire* des parents aux enfants, on conçoit qu'on peut régir un peu tout ce qui a trait à ces deux choses. Peut-on douter que l'*abus des plaisirs de l'amour* n'imprime aux fœtus engendrés une *faiblesse originelle*, et qu'au contraire un *exercice modéré* de la génération ne fasse procréer des *enfants robustes?*

Pour perpétuer nos animaux domestiques et en améliorer constamment les espèces, nous faisons un choix des mâles et des femelles que nous accouplons; nous les prenons dans l'âge de la force, et nous en croisons diversement les races, selon le genre de qualités que nous voulons imprimer aux produits. Qui oserait dire que tout ceci, théoriquement du moins, ne soit applicable à l'homme? Loin de moi, sans doute, la pensée de méconnaître ce que la haute dignité de notre espèce réclame de liberté pour les individus mis en état social! Mais la législation n'enfreint-elle pas les lois les plus élémentaires de la physiologie, et par conséquent de la nature, quand elle permet, par exemple, des mariages entre des personnes d'un âge extrêmement disproportionné, ou entre des personnes saines et d'autres affectées de maladies héréditaires, unions monstrueuses dont les produits sont fréquemment atteints des vices héréditaires de leur ascendants, ou bien sont en proie aux scrofules, au rachitisme, à la tuberculose? Avouons que, loin de chercher à *améliorer*, on ne travaille pas même à *prévenir* les détériorations et la dégénérescence croissante de l'espèce humaine!

Depuis quelques années, les événements politiques ont attiré vivement l'attention publique sur la question de la population ou pour mieux dire de la *dépopulation* de la nation française. En effet, tandis que les nations qui nous environnent, les Anglais, les Allemands, voient leurs habitants s'accroître dans de notables proportions, les recensements quinquennaux accusent en France un état presque stationnaire, ce qui finit par nous constituer en infériorité relative; et dans ce temps où il s'agit, pour maintenir son influence politique, de pouvoir mettre sur le pied de guerre le plus grand nombre possible de bataillons, on voit aisément de quelle façon une reproduction insuffisante de la nation peut laisser la prééminence aux peuples dont la population se développe dans des proportions promptement supérieures.

Et non seulement le nombre diminue, mais la qualité des produits, si je puis m'exprimer ainsi, est inférieure à ce qu'elle était il y a soixante ans : et la preuve c'est que, depuis les guerres du premier empire, on a été obligé de *diminuer les conditions de taille* exigées pour les conscrits, et que le nombre des *réformés pour infirmités* est plus grand maintenant qu'au commencement du siècle.

Dans mon Traité d'*Épuisement prématuré*, j'ai signalé quelques-unes des causes qui rendent incontestablement compte du résultat que je signale. Je renvoie donc le lecteur à cet ouvrage pour trouver l'exposé des causes de cette *défaillance permanente de la virilité en France*.

Comme complément indispensable de ce chapitre, voir celui qui traite de la *Stérilité ou impuissance*.

Nous renvoyons nos lecteurs qui voudraient étudier le développement de l'embryon dans la cavité de la matrice, ainsi que les phénomènes de la grossesse et de l'accouchement, à notre livre sur les maladies des femmes.

# DEUXIÈME PARTIE

# MALADIES
# DES ORGANES GÉNITO-URINAIRES

## *PREMIÈRE SECTION*

### MALADIES DE LA VERGE ET DE L'URÈTRE

## Chapitre Ier

## VICES DE CONFORMATION

Avant d'étudier les diverses affections des organes dont je m'occupe, je ferai immédiatement l'application des connaissances anatomiques et physiologiques qui précèdent à l'exposition de quelques-uns des faits singuliers de conformation et de développement de ces organes, faits qui par leur rareté ressortissent à la classe des monstruosités. J'étudierai donc dans ce chapitre les difformités suivantes :

A. *Phimosis,*

B. *Hermaphroaisme;*

C. Les *fissures urétrales congénitales de l'urètre* qui comprennent l'*hypospadias* et l'*épispadias;*

D. *Anomalies diverses de la verge et de l'urètre.*

### § 1. — Phimosis.

Il y a *phimosis* lorsque l'ouverture du prepuce, naturellement ou accidentellement rétrécie, ne permet pas à ce repli membraneux de glisser librement en arrière pour découvrir le gland.

Le phimosis est *naturel* ou *accidentel*.

A l'état normal, chez les enfants, le prépuce recouvre toujours le gland ; mais, à l'époque de la puberté, la verge et le gland prennent un grand développement, sans que le prépuce y participe dans la même proportion ; il en résulte que l'extrémité du gland est plus ou moins à nu au travers du prépuce, et, pendant les érections, ce repli membraneux est totalement refoulé en arrière. Chez certaines personnes, soit resserrement de l'orifice, soit brièveté du frein ou filet de la verge (AC, fig. 19), le gland reste toujours recouvert, même pendant les érections. C'est le *phimosis naturel*.

Quand le prépuce est trop long, bien qu'à l'état ordinaire il puisse être porté en arrière de la couronne du gland, il peut arriver que, par suite d'une blennorrhagie, de végétations ou de chancres sur le gland ou à la face interne du prépuce, ce repli membraneux ne puisse plus être refoulé en arrière. C'est le *phimosis accidentel*.

Les inconvénients qui peuvent résulter de cette vicieuse conformation ont, dès la plus haute antiquité, frappé les médecins ; car Hippocrate et Galien indiquent différents procédés pour guérir cette disposition anormale. Il paraît que le phimosis naturel était très fréquent chez les Juifs, puisque Moïse a fait de la *circoncision* une loi ou plutôt un dogme de religion pour les Hébreux. Il est facile de concevoir, en effet, que dans un pays chaud, comme la Palestine, chez un peuple où les soins d'une sévère propreté étaient généralement négligés, les accidents dont je vais parler aient été assez fréquents et assez graves pour avoir dû fixer la haute sagesse du législateur.

Je traiterai surtout ici du phimosis congénial ou naturel : il sera question du phimosis accidentel à propos des affections qui lui donnent naissance (voir *Maladies vénériennes, passim*).

Les *conséquences* qui résultent d'un phimosis peuvent se rapporter surtout aux deux principales fonctions que la verge

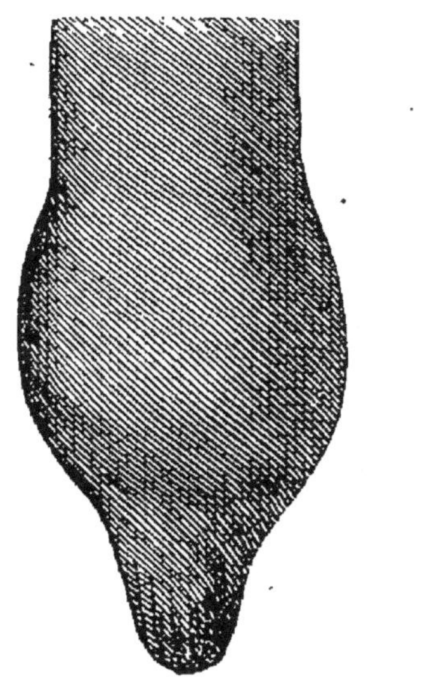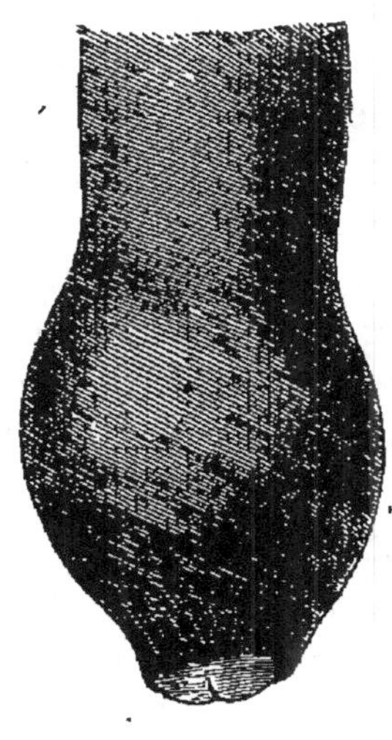

FIGURES

61                                                                62

*Représentant deux phimosis à un degré différent de resserrement.*

est destinée à .remplir : l'émission de l'urine et celle du sperme.

J'ai vu, chez des jeunes gens, trois exemples d'étroitesse du prépuce telle (fig. 61), que l'urine était d'abord chassée hors du canal de l'urètre dans une cavité formée par le pré-puce distendu, d'où ce liquide sortait ensuite goutte à goutte au dehors par un orifice capillaire. Bien que l'ouverture soit communément plus large que celle que je viens de signaler, il n'en existe pas moins une gêne pour la sortie de l'urine, qui tombe en bavant et n'est point lancée par jet ; puis le contact fréquemment renouvelé de ce liquide sur la membrane muqueuse du prépuce et du gland entretient dans cette région une iritation habituelle qui se traduit par de la chaleur, de la rougeur et des démangeaisons.

Ce prurit continuel lui-même, en attirant fréquemment la main sur ces organes, invite et entraîne quelquefois irrésistiblement à l'onanisme les sujets porteurs d'un phimosis (voir plus loin *Masturbation*).

Les glandules situées sur la couronne du gland (B, fig. 19) sécrètent une humeur onctueuse, sébacée. La rétention de ce *smegma* dans la cavité du prépuce augmente l'irritation dont je viens de parler, et réagit sur les glandules elles-mêmes, dont la sécrétion modifiée se transforme en muco-pus et en pus. C'est la *balano-posthite* ou *chaude-pisse bâtarde*.

Par suite de cette irritation lente, longtemps prolongee, il survient au prépuce un engorgement pâteux ; il s'indure, s'excorie, se divise par des crevasses ou fissures plus ou moins profondes qui dénaturent tellement l'extrémité libre de la verge qu'on a pensé que cet état maladif pouvait provoquer un *cancer* de cet organe.

Le phimosis empêche aussi le développement complet de la verge, et presque tous les individus qui en sont atteints sont remarquables par la petitesse du membre viril. L'opération dont je parlerai plus loin, en faisant disparaître la cause, permet à l'organe d'acquérir son volume normal.

Quand l'ouverture du méat urinaire, ce qui a presque toujours lieu, est située vis-à-vis l'ouverture du prépuce, l'éjaculation du sperme peut encore avoir lieu convenablement, et permettre la fécondation. Cependant si le prépuce est trop long, ou que son orifice soit trop étroit, il est facile de comprendre que le liquide séminal ne pourra pas être projeté comme il est nécessaire, et que le phimosis est une *cause mécanique de stérilité*, à laquelle, du reste, il est très facile de remédier.

Si le phimosis est dû à la trop grande brièveté du frein, cette disposition empêche la complète expansion de la verge pendant les érections, et rend le coït douloureux, ainsi que j'ai eu, nombre de fois, occasion de le constater.

Un des résultats de la conformation dont je m'occupe est de déterminer, avec une fréquence déplorable, l'infection blennorrhagique ou syphilitique. On conçoit très bien, en effet, que la matière virulente séjourne avec la plus grande facilité dans la cavité du prépuce et du gland, et que là elle détermine des ravages d'autant plus prompts et plus intenses que l'état continuel d'irritation de cette membrane y exalte les propriétés vitales et facilite l'absorption.

Il peut arriver aussi que les rapports sexuels avec des femmes qui, sans être infectées, ont des flueurs blanches âcres, déterminent sur les parties dont je parle des érosions, des ulcérations, qui ne se reproduisent plus quand on a guéri le phimosis.

Outre la fâcheuse prédisposition à contracter des blennorrhagies ou des chancres simples ou syphilitiques, que confère aux individus porteurs d'un phimosis ce vice de

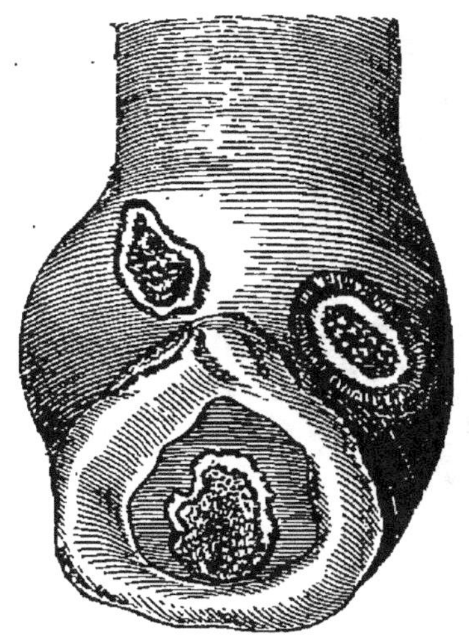

FIGURE 63

*Représentant un phimosis inflammatoire par suite de chancres.*

Les chancres ont envahi le méat urinaire, le rebord du prépuce et son tissu, qu'ils ont rongé en entier en deux endroits. On remarquera que l'extrémité du gland, dans cette figure, affecte la forme d'un *battant de cloche*.

conformation, nous devons ajouter ceci : c'est que, en ce qui concerne la blennorrhagie, elle a une durée bien plus longue chez ces malades que chez ceux qui sont normalement conformés ; souvent même chez eux la blennorrhagie passe à l'état chronique et, dans un grand nombre de cas, on ne peut guérir ces chaude-pisses qu'après avoir enlevé le prépuce. Faute de faire cette petite opération, la blennorrhagie s'éternise à l'état chronique et menace le malade de toutes les complications qu'amène cet état, et dont la moindre est le *Rétrécissement de l'urètre*. (Voir cet article et le chapitre *Blennorrhagie chronique*.)

En ce qui concerne les chancres, ils amènent souvent chez les individus dont le prépuce est long des complications inflammatoires : le phimosis devient chez eux *inflammatoire*

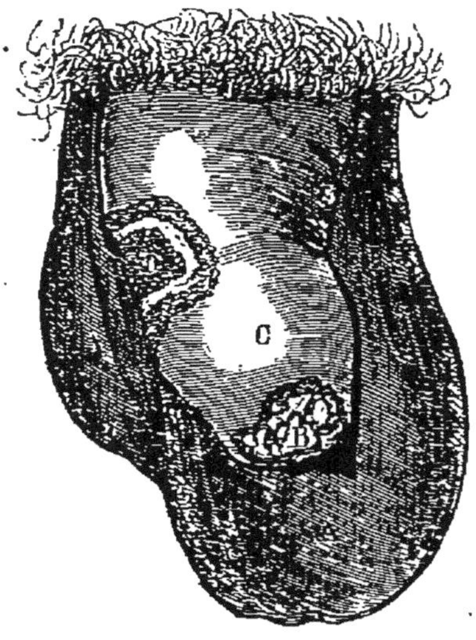

FIGURE 64

*Représentant une gangrène de la verge, suite de chancres, chez un malade porteur d'un phimosis.*

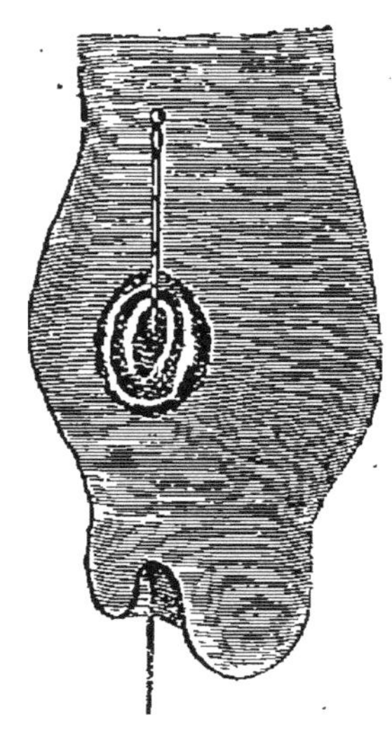

FIGURE 65

*Représentant les désordres produits par un chancre situé primitivement à la face interne du prépuce d'un individu chez lequel ce repli membraneux est trop long.*

A A, les bourses; la gauche est affectée de varicocèle.

C, le gland, recouvert par le prépuce.

B, l'ouverture du prépuce envahie par la gangrène.

D, chancre qui n'a pas encore (comme fig. 65) perforé toute l'épaisseur des tissus du prépuce.

Le chancre de la figure 65, après avoir rongé successivement de dedans en dehors, apparaît à l'extérieur. Le stylet fait voir cette perforation.

(fig. 63) et même *gangreneux* (fig. 64 et 65); il constitue de plus une prédisposition au *phagédénisme* (voir ces complications des chancres à l'article *Chancre simple*).

Ce que nous avons dit pour la durée de la blennorrhagie chez les porteurs d'un phimosis existe également chez eux pour la majorité des affections des voies urinaires en général, et en particulier pour le *catarrhe vésical*, pour les *névralgies du col de la vessie*, etc.

Le phimosis est de plus un obstacle à la cure des rétrécissements, car par suite d'irritation sympathique, il amène des spasmes dans la partie profonde de l'urètre, et certains rétrécissements ne peuvent être dilatés, et souvent même simplement franchis, que lorsque le prépuce a été enlevé par l'opération de la circoncision.

Mais la conséquence la plus sérieuse du phimosis, conséquence sur laquelle je prie le lecteur de fixer toute son attention, est la suivante. L'irritation que j'ai signalée tout à l'heure sur le gland et à la face interne du prépuce ne se borne pas seulement à cette partie; elle pénètre, par le méat urinaire, dans le canal de l'urètre, où elle détermine une sub-inflammation lente, sourde, qui se localise surtout dans la partie profonde de ce conduit, vers le point où viennent aboutir les conduits éjaculateurs du sperme. Le résultat de cette irritation continue est le boursouflement, le ramollissement, le relâchement de l'orifice des conduits séminaux (O', fig. 6, C, fig. 7 et OCE, fig. 2 pl. III). Ce relâchement entraîne à son tour les pollutions nocturnes et diurnes, les pertes séminales involontaires, et par suite l'impuissance, la stérilité, la débilité générale, et toutes les conséquences mentionnées au chapitre qui traite des *Pertes séminales;* voir aussi mon ouvrage sur « *Une cause fréquente et peu connue d'épuisement prématuré.* »

Ce fâcheux état de la partie profonde du canal de l'urètre existe toujours quand les bords du méat urinaire, au lieu de présenter une simple fente, sont tuméfiés, boursouflés, rouges, très sensibles, avec tendance à se renverser en dehors. Les sujets qui présentent cette disposition ont une fâcheuse propension à l'onanisme.

Le *phimosis accidentel* peut être *inflammatoire* ou *indolent*.

Le phimosis inflammatoire survient le plus souvent à la suite de blennorrhagies intenses ou de chancres. Dans ces cas, le prépuce ne peut plus être ramené en arrière de la couronne du gland, parce que le prépuce est trop gonflé, que le gland est devenu trop volumineux, ou par la combinaison de ces deux causes.

Le phimosis indolent résulte de l'engorgement, sorte de bouffissure œdémateuse de l'extrémité du gland et du prépuce. Il est causé, soit par des végétations, soit par un principe dartreux fixé sur cette partie. Je l'ai vu survenir à la suite de l'irritation incessante entretenue par un rétrécissement du canal de l'urètre, compliqué de catarrhe de vessie et de fausse incontinence.

Le liquide âcre qui baignait continuellement cette région avait excorié le gland et le prépuce, qui étaient le siège d'une énorme bouffissure œdémateuse que fit disparaître spontanément la guérison de la maladie principale.

Le phimosis accidentel, qu'il soit inflammatoire ou indolent, peut se terminer par la *résolution* de la phlegmasie. C'est la terminaison la plus favorable, sinon la plus ordinaire. Il amène quelquefois la formation d'un *abcès* dans l'épaisseur du prépuce ; cet abcès s'ouvrira en dehors, en dedans, ou perforera cette membrane d'outre en outre. La terminaison par *gangrène* n'est malheureusement pas rare, et, dans ce cas, la mortification, au lieu d'être limitée à la partie primitivement malade, peut envahir une partie ou même la totalité de la verge.

Que le phimosis soit inflammatoire ou indolent, il se guérit avec la maladie qui lui a donné naissance ; et, en parlant des chancres du prépuce et du gland, j'ai soin d'indiquer le *traitement* le plus convenable.

Quand il n'y a qu'une balano-posthite simple, ou *chaudepisse bâtarde,* sans complication de végétations ou de chancres, on devra maintenir la verge contre les parois du ventre, pour favoriser la circulation du sang et éviter l'engorgement. On pratiquera cinq à six fois par jour des injections entre le gland et le prépuce, avec la décoction émolliente de racine de guimauve et de tête de pavot. Ensuite, quand l'inflammation sera calmée, que la sécrétion mucoso-purulente aura fait place à l'exhalation du mucus séreux, la composition des injections sera celle qui est indiquée à l'article du *Traitement de la Blennorrhagie* (voir plus loin).

Pour prévenir le retour de cet accident, quand la maladie sera passée, on devra pratiquer la *circoncision*.

Si le phimosis est entretenu par la brièveté du frein ou filet de la verge, on pratique le débridement au moyen d'une incision sur ce repli membraneux. On devra être en garde contre l'hémorrhagie provenant d'une artère quelquefois assez grosse située dans cette région, surtout quand le frein est épais. Le meilleur hémostatique, dans ce cas, est la ligature de l'artériole.

Contre le phimosis naturel ou contre la longueur exagérée du prépuce, le seul traitement rationnel à employer consiste dans l'opération de la *circoncision*.

Cette simple opération suffit à elle seule pour prévenir tous les accidents ultérieurs, et c'est le seul remède contre les désordres que le phimosis peut avoir occasionnés, et que j'ai mentionnés plus haut.

A quel âge doit être faite cette opération?

Bien avant nous, les Juifs, chez lesquels Moïse avait fait une législation spéciale sur le sujet qui nous occupe, avaient l'habitude de pratiquer l'opération du phimosis de bonne heure, quelques jours après la naissance de l'enfant. L'innocuité parfaite de cette petite opération à cet âge ne saurait être contestée. On doit donc, imitant en ce sens l'exemple qui nous a été donné par les Juifs, faire la circoncision de bonne heure dès qu'elle a été reconnue nécessaire; mais sans être aussi absolus qu'eux, on peut attendre un certain temps après la naissance de l'enfant. Il ne faut pas toutefois différer trop longtemps, car il n'est pas rare de voir survenir chez les enfants atteints de phimosis des rétentions d'urine qui peuvent ne pas être sans gravité. Enfin disons encore, pour venir à l'appui de cette manière de voir, presqu'universellement adoptée aujourd'hui, que dans le jeune âge l'opération de la circoncision est plus bénigne encore, s'il est possible. qu'à l'âge adulte.

L'*opération du phimosis*, par une simple incision pratiquée sur la partie antérieure ou postérieure du prépuce, donne un très vilain résultat, et ne remédie qu'imparfaitement aux inconvénients du phimosis, à moins que le prépuce ne soit à la fois très court et très étroit. Dans ce cas la figure 68 fait voir le résultat obtenu par une division simple de la partie antérieure du prépuce. Comme dans l'immense majorité des

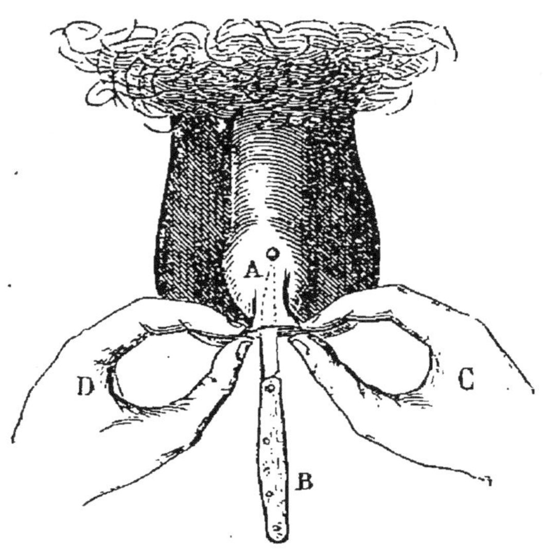


FIGURE 66

*Circoncision par le procédé de l'incision pratiquée sur la partie antérieure du prépuce, procédé dit de la boule de cire.*

cas le prépuce est à la fois trop étroit et trop long, il faut avoir recours à mon procédé, qui est une véritable circoncision, et au moyen duquel on obtient le résultat représenté par la figure 70.

Rien de plus simple que l'opération de la circoncision, soit qu'on ait affaire à une étroitesse accidentelle ou congénitale, soit qu'il s'agisse d'un prépuce immodérément allongé. Quelques praticiens se bornent, dans le premier cas, à fendre longitudinalement le prépuce sans l'exciser. Cette incision simple suffit quand l'étroitesse n'est pas compliquée de l'allongement du prépuce. L'*excision* en forme de Λ renversé, pratiquée à la partie supérieure du prépuce, la pointe tournée vers la base de la verge, est aussi pratiquée avec avantage dans quelques circonstances analogues; mais ce ne sont que des cas excep-

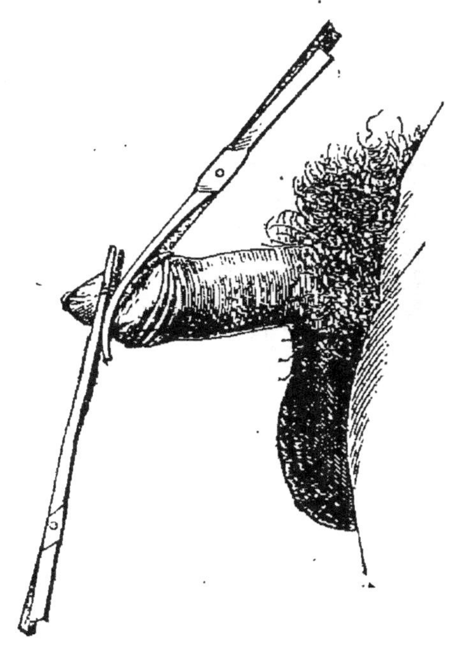

FIGURE 67

*Circoncision par le procédé de l'incision annulaire.*

tionnels, et la circoncision, c'est-à-dire l'enlèvement d'un anneau complet de chair est, dans l'immense majorité des cas, la seule opération rationnelle et qui donne un beau résultat.

Je pratique cette opération de la manière suivante : je tire le prépuce au-devant du gland, avec la précaution de tendre surtout fortement la membrane muqueuse et de laisser la peau dans le relâchement, parce qu'il est d'observation générale qu'on n'excise jamais trop de muqueuse, puisque c'est elle, et non la peau, qui bride le gland. Au moyen d'une forte pince à anneaux à larges mors et munie d'une crémaillère (voir fig. 71), je sépare une portion de peau oblique, dans le sens de l'obliquité du gland, de façon à enlever beaucoup dlus de tissus à la partie supérieure qu'à la partie inférieure,

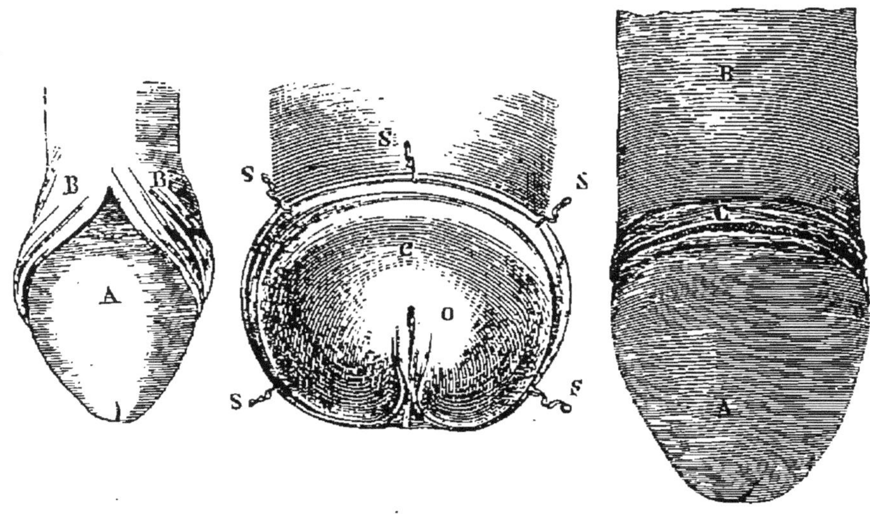

FIGURES

68                          69                          70

*La figure 68 représente le résultat d'une incision simple sur la partie antérieure, dans le cas d'étroitesse et de peu de longueur du prépuce.*

A, le gland découvert par suite de l'incision.
BB, les deux lèvres de la division du prépuce.

*La figure 69 représente les serre-fines appliquées sur toute la circonférence de la plaie.*

C, le gland vu de face.
G, le méat urinaire.
SSSSS, cinq serre-fines appliquées sur tout le pourtour de la plaie préputiale, immédiatement après la circoncision, dans le but d'affronter les chairs et de rendre la cicatrice linéaire.

*La figure 70 représente la verge affectée de phimosis après l'opération de la circoncision.*

A, le gland.
B, le corps de la verge ou pénis.
C, cicatrice circulaire, résultant de l'opération.

et, d'un seul coup de forts ciseaux droits, je sépare les téguments saisis par la pince. Je passe un fil autour d'une ou deux artérioles, et je tords les plus petites. Je fais deux ou trois petites incisions sur la circonférence de la muqueuse du pré-

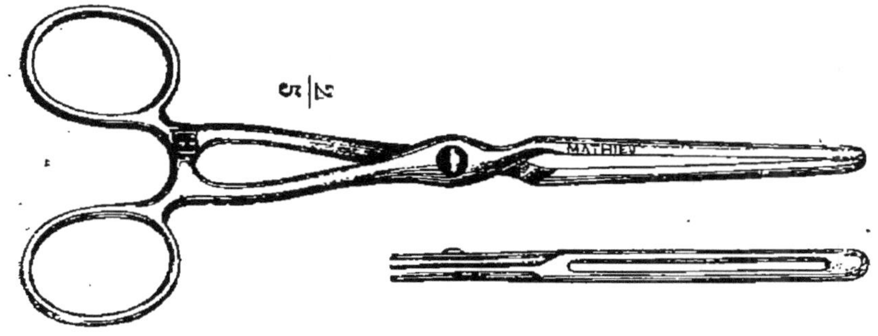

FIGURE 71

*Pince dont je me sers habituellement pour l'opération du phimosis.*

puce, pour faire cesser l'étranglement qu'elle tend à produire, et, au moyen de quatre ou cinq *serre-fines* (voir fig. 69), j'affronte les bords de la plaie sur toute la circonférence de l'incision. Je ne fais aucun autre pansement.

Au bout de vingt-quatre heures environ, je détache les serre-fines, et, s'il y a du gonflement, je recommande d'entourer la

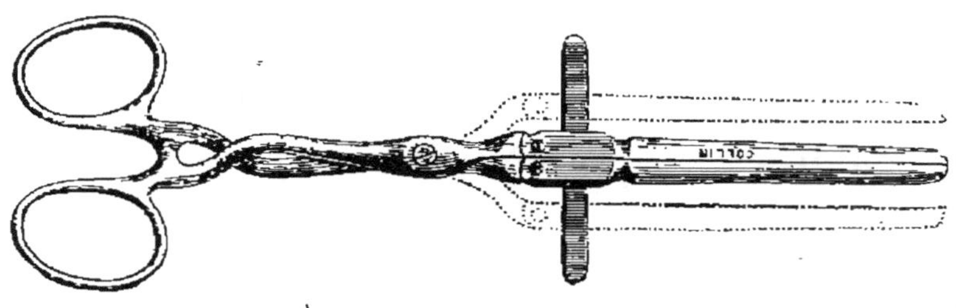

FIGURE 72

*Pince à pression parallèle.*

plaie d'une petite bande de toile qu'on arrose cinq à six fois par jour, sans la détacher, avec du vin aromatique. En huit ou dix jours, en moyenne, la cicatrisation est complète, et les malades ne tardent pas à voir se développer les conséquences favorables de cette opération, que je n'ai jamais vu se compliquer d'aucun accident.

Je ne parle ici que de la circoncision dans les cas habituels et sans complication d'inflammation du prépuce ou du gland. Il est évident que, lorsqu'il y a des chancres phagédéniques ou des dartres rebelles qui ont raccourci et rendu cartilagineuse

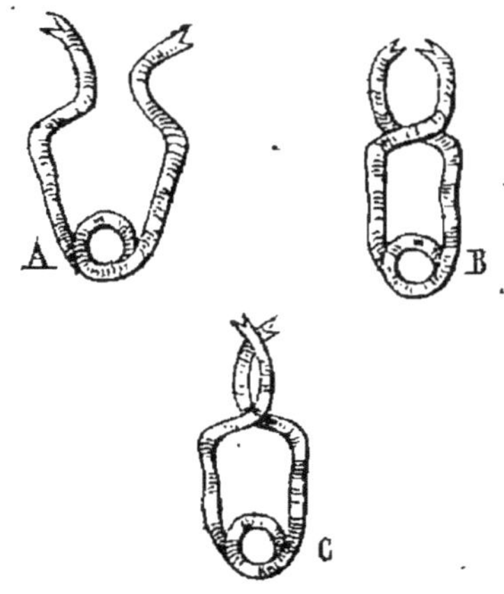


FIGURES 73, 74, 75

*Représentant des serre-fines.*

Figure 73, serre-fine ouverte.
Figure 74, serre-fine prête à être appliquée.
Figure 75, serre-fine fermée.

la peau du prépuce, les modifications du procédé opératoire doivent être abandonnées à l'appréciation des circonstances et à l'inspiration du chirurgien.

Quand on n'a pas été, comme moi, un millier de fois témoin de la transformation qui s'opère spontanément dans l'organisme des jeunes gens qui étaient en proie à des pertes séminales par suite du vice de conformation du prépuce, il est difficile d'imaginer qu'une si minime opération puisse avoir des conséquences aussi importantes ; et cependant il est aisé de comprendre que, dès l'instant que cette conformation vicieuse s'oppose à l'efficacité de tous les moyens de guérison employés contre les pertes, sa soustraction peut produire de merveilleux résultats, puisque souvent alors, sans aucun traitement, la spermatorrhée cesse d'elle-même.

L'opération dont je viens de parler est promptement exécutée, en une demi-minute au plus. La douleur est très supportable, et l'effet immédiat si léger, que je pratique le plus souvent cette opération dans mon cabinet sur des malades qui peuvent retourner chez eux à pied.

Chaque année, surtout pendant l'été, j'opère du phimosis des centaines de malades de province qui viennent à Paris par un train de plaisir, et retournent le jour même ou le lendemain dans leur pays.

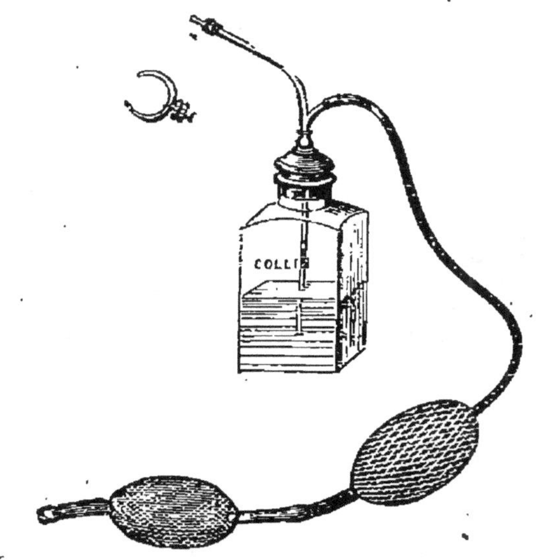


FIGURE 76

*Appareil pulvérisateur de Richardson pour l'insensibilisation locale.*

Au bout d'une huitaine de jours, la cicatrice est complète; et, pendant cet intervalle, les opérés ont pu vaquer à leurs occupations ordinaires, et dissimuler cette opération aux personnes avec lesquelles ils vivent habituellement.

On a tenté de supprimer totalement la douleur dans l'opération du phimosis (douleur qui, nous venons de le dire, est presque toujours minime) par plusieurs procédés, se rapportant tous à l'*anesthésie locale*.

Parmi ces divers procédés, celui qui a été le plus en faveur consiste en l'*appareil pulvérisateur de Richardson* que nous représentons ici (fig. 76). C'est un appareil qui pulvérise de l'éther sur le prépuce; l'éther, par son évaporation, amène l'insensibilité de la partie. Mais nous avons renoncé à ce procédé, ayant remarqué que dans certains cas, aussitôt l'incision du prépuce faite, un peu d'éther peut toucher les bords de la plaie et devenir par sa présence même une cause de douleur.

Certains chirurgiens ont proposé pour l'opération du phimosis un procédé dit *procédé de la dilatation*. C'est une opération, infiniment moins bonne que la circoncision.

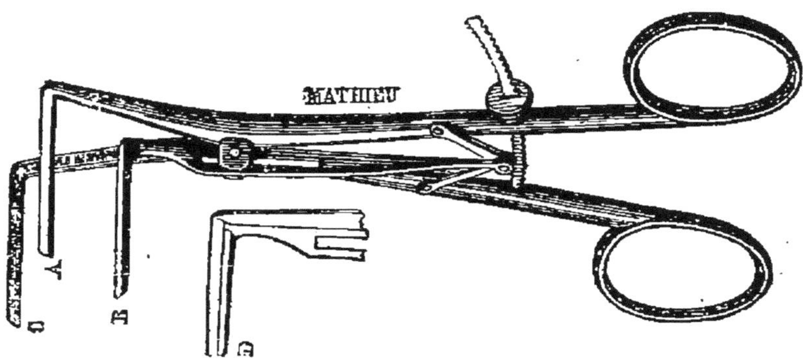


FIGURE 77

*Pince à trois branches pour l'opération du phimosis par la dilatation.*

ABC, les trois branches de la pince qui s'écartent par le rapprochement des deux poignées.

Elle se pratique au moyen d'une pince à trois branches représentée dans la figure ci-dessus (fig. 77), pince dont les trois branches s'écartent lorsqu'on rapproche les anneaux, les deux supérieures latéralement, et l'inférieure inférieurement.

On procède à l'opération avec cet instrument de la façon suivante.

Le chirurgien, placé à la droite du malade, saisit la verge de la main gauche, en tirant le prépuce en avant. De la main droite, il introduit le dilatateur fermé dans l'anneau préputial, et en rapprochant les anneaux du dilatateur, il exerce une certaine distension sur le prépuce, distension qui donne parfois un résultat immédiat, mais le plus souvent a besoin d'être renouvelée plusieurs fois.

Nous employons très rarement cette opération, et cela pour les raisons suivantes :

1° Elle n'amène pas le raccourcissement du prépuce ; elle ne fait que dilater son orifice ;

2° Il faut souvent plusieurs séances pour arriver à une dilatation complète ;

3° Le résultat n'est que temporaire, l'étroitesse préputiale récidive le plus souvent ;

4° Le procédé est plus douloureux que la circoncision, surtout étant donné qu'on a besoin d'y recourir à plusieurs reprises et le plus souvent sans arriver au résultat désiré ;

5° Dans certains cas de crevasses, suite de la stagnation d'urine dans un prépuce trop long, la dilatation peut amener une déchirure des chairs.

En somme, mauvaise opération, et qui doit, autant que possible, être bannie de la pratique.

### § 2. — Hermaphrodisme.

Rigoureusement un hermaphrodite serait un être qui porterait réunis en lui les attributs des deux sexes, et n'aurait besoin d'aucun concours étranger pour se reproduire. Ces exemples ne se rencontrent que dans le règne végétal et chez des animaux placés très bas dans la série zoologique, tels que les zoophytes et certains mollusques.

Chez les animaux plus parfaits, on ne rencontre que des irrégularités de la nature, des monstruosités qui offrent les apparences de l'hermaphrodisme réel sans pour cela en présenter l'attribut caractéristique, c'est-à-dire la possibilité de reproduction sans le concours d'aucun autre individu. L'observation attentive de tous les faits de cette nature montre que toujours, chez l'homme, l'hermaphrodisme consiste en une réunion apparente ou réelle dans le même individu, des organes générateurs propres aux deux sexes, mais cette réunion n'est jamais si parfaite, quelle que soit la prédominance du sexe, pour que ces organes puissent exercer les fonctions qui leur incombent.

De pareils faits ont dû toujours surexciter l'imagination de ceux qui les ont observés, et l'amour du merveilleux devait augmenter ce qu'ils avaient d'extraordinaire; aussi, transmis qu'ils étaient par la tradition, devenaient-ils peu à peu, par l'addition de nouveaux détails, plus merveilleux encore qu'ils ne l'avaient été pour l'observateur peu rigoureux qui avait le premier signalé leur existence. De là des explications qui ont varié avec les idées dominantes; aussi l'ignorance invoqua-t-elle tour à tour l'intervention divine, dont l'influence est signalée dans les *Métamorphoses d'Ovide,* par les fables du bonhomme Tiresias, de l'amour de la nymphe Salmacis pour le fils d'Hermès et d'Aphrodite; enfin par celle d'Iole, transformée en garçon. Plus tard on y vit l'œuvre du démon et le résultat des pratiques de la sorcellerie; les rapports contre nature, d'après les doctes du moyen âge, produisaient aussi des monstres, dont A. Paré lui-même nous a transmis les images; enfin l'esprit populaire invoque encore, à notre époque, les écarts de l'esprit chez la femme enceinte, la frayeur ou les désirs inassouvis.

Ce n'est guère qu'à partir du dix-septième siècle que l'on trouve dans les annales de la science des faits observés avec une certaine rigueur, et que l'attention des chirurgiens fut attirée, non seulement sur les vices de conformation des organes génitaux, mais aussi sur la manière dont on pouvait expliquer plus scientifiquement ces conformations vicieuses. Jusqu'à l'illustre Geoffroy Saint-Hilaire, c'est par l'anatomie comparée qu'on chercha à se rendre compte des faits observés dans l'espèce humaine; mais depuis ce célèbre observateur, et grâce aux progrès réalisés par un grand nombre d'anatomistes, c'est à l'embryogénie qu'il faut demander l'explication de ces faits singuliers.

Je n'entrerai pas ici dans des détails d'organisation qui ne sont intéressants que pour les adeptes, et qu'on peut facilement trouver dans les ouvrages spécialement consacrés à l'anatomie de développement; je me contenterai d'en noter le résultat qui élucidera suffisamment les observations que nous rapporterons. L'hermaphrodisme n'est donc qu'une erreur de développement, car l'embryogénie nous apprend qu'à son point de départ la sexualité étant identique pour les deux sexes, l'homme parvenu à son développement normal, que nous appelons homme parfait, n'est en réalité qu'un être imparfait approprié à un mode d'existence déterminé par ce développement même; car aucun d'eux n'est tout ce qu'il pourrait être et ne possède pas tous les organes qu'il aurait pu posséder en vertu de sa disposition embryonnaire et primitive. Aussi Geoffroy Saint-Hilaire a-t-il été amené par l'induction à formuler les deux propositions suivantes :

1° C'est par un arrêt et non par un excès de développement qu'il faut expliquer la duplicité des organes uniques et médians;

2° Quand un appareil se développe, il réduit toujours son analogue à son minimum. Quand tous les deux se développent, c'est incomplétement pour chacun d'eux que s'opère cette évolution.

Tout ce qui vient d'être dit est étayé par les faits suivants :

1° Les ovaires et les testicules se développent aux dépens d'un même point, et ce n'est qu'au huitième mois de la conception que les testicules s'éloignent de ce point de commune origine; 2° le volume excessif du clitoris chez le fœtus jusqu'au quatrième mois de la grossesse, prouve que ce dernier pourrait aussi bien devenir pénis que rester clitoris. Ceci reçoit encore une confirmation d'une autre difformité masculine plus commune et que j'étudierai plus loin (voir *Hypospadias*); 3° la présence des mamelles chez l'homme et la femme; 4° enfin le scrotum, qui par l'absence de raphé, peut constituer des grandes lèvres, tout aussi bien que le prépuce peut représenter les petites lèvres.

Partant des prémisses qui précèdent, j'établirai une classification qui n'est pas absolument scientifique, mais qui répondra d'une manière suffisante aux besoins de cette œuvre. J'admettrai trois ordres d'hermaphrodisme :

1° *L'hermaphrodisme masculin;*
2° *L'hermaphrodisme féminin;*
3° *L'hermaprodisme neutre.*

Dans le premier ordre, je comprendrai tous les cas où le sexe mâle prédomine avec des apparences féminines.

Dans le deuxième, ceux qui, avec la prédominance du sexe féminin, présentent quelques attributs du sexe masculin; pour la description détaillée et les observations de ce genre, je renverrai le lecteur au chapitre correspondant de mon *Traité des maladies des femmes.*

Le troisième ordre sera composé d'hermaphrodismes dans lesquels il y a absence de sexe prononcé ou conformation sexuelle mixte.

L'observation qui va suivre et que nous extrayons du *Journal des connaissances médico-chirurgicales* (3e année, 1835, page 273), est un exemple du premier genre. Les détails qui y sont rapportés devant servir à un but de philosophie médicale doivent être excusés; ce sont des matériaux pour l'histoire de la physiologie.

« Badré (Joseph), journalier, âgé de vingt-neuf ans, né à Mézières (Ardennes), entra le 20 novembre 1830 à l'Hôtel-Dieu de Paris, salle Saint-Landry, n° 43, pour y être soigné d'un rhumatisme au genou gauche. Cet individu voulant prolonger son séjour à l'hôpital après la guérison de cette légère affection, fit connaître qu'il était autrement constitué que les autres hommes et que longtemps il avait passé pour femme.

« A sa naissance, on le déclara du sexe féminin et il reçut au baptême le nom de *Joséphine.* De bonne heure cependant Badré s'aperçut qu'il était autrement conformé que les jeunes compagnes dont il partageait les jeux et le lit; ces dernières, paraît-il, prenaient du reste du plaisir à le lui démontrer et surtout à profiter de cette anomalie.

« Privé d'éducation et n'étant retenu par aucun frein, il se fit bientôt un jeu de sa conformation qui devint la curiosité de son pays; aussi les jeunes garçons se présentèrent à leur tour, offrirent leurs hommages et facilement obtinrent les faveurs de Joséphine Badré : c'était sans plaisir et le plus souvent avec douleur pour *elle.*

« C'est ainsi que sa prétendue qualité d'homme et de femme lui valut des deux côtés de nombreuses bonnes fortunes. Les choses allèrent de la sorte jusqu'au moment où des signes non équivoques de virilité se manifestèrent : les organes sexuels augmentèrent de volume, la barbe vint au menton ; les penchants, les goûts, se prononcèrent davantage et n'eurent plus rien d'efféminé. Persuadé bientôt par tous ces indices qu'une erreur avait été commise à son égard, Badré prit la résolution de porter le nom et les habillements d'un homme. Il se fit appeler Joseph. Il avait alors vingt-deux ans.

« Ce brusque changement augmenta la curiosité de Mézières, éloigna les hommes, mais fut un attrait de plus pour les femmes ; aussi eut-il à soutenir de nombreux assauts. Un dimanche, entre autres, il fut convié par cinq jeunes filles et dut payer son écot d'une manière particulière. Badré rend, dit-il, quelques instants après la crise voluptueuse, une semence épaisse et abondante qui s'écoule en bavant.

« Badré est d'une taille moyenne, 5 pieds 2 pouces, d'un embonpoint médiocre, de constitution peu robuste, cheveux châtains, le système pileux peu développé ; la barbe est brune et clairsemée sur la lèvre supérieure, la région parotidienne est nue, le pénil seul est bien fourni de poils plus foncés en couleur ; l'habitus général du corps est celui d'un homme ordinaire ; une verge occupe la place accoutumée ; son prépuce, court et mobile, n'en fait pas entièrement le tour ; il vient se terminer à un frein qui, par son peu de longueur, tient le membre dans une position demi-courbe ; la face postérieure de cette verge, dont les proportions sont ordinaires, est parcourue par un sillon peu profond, mais remarquable par la couleur et la finesse de la peau. Ce sillon part de l'endroit où devrait se trouver le méat, qui n'existe pas, descend jusqu'à la naissance du scrotum qu'il partage bientôt en deux portions, et va se terminer à six ou sept lignes au-devant de l'anus.

« En soulevant la verge on aperçoit ce sillon dans toute sa longueur ; du gland à la racine de la verge, il est superficiel ; de la racine de la verge à l'anus il est profond d'un pouce au moins et simule assez bien une vulve, seulement les plis qui figurent les grandes lèvres sont minces et plissés, et n'ont pas la fermeté de celles des femmes : ils ne paraissent contenir aucun corps étranger, de sorte qu'il semble évident que les testicules sont dans l'abdomen, car cet individu assure l'existence de l'éjaculation dans les rapports qu'il a fréquemment avec les femmes. La face externe de ces replis cutanés est brune, parsemée de poils; la face interne, d'un rose-brun, se confond avec une cavité logeant à peine la première phalange du pouce. Sa paroi supérieure présente la trace du sillon dont nous avons parlé et qui va se perdre dans une ouverture étroite, communiquant avec la vessie, comme on peut s'en assurer à l'aide d'une sonde. La membrane qui tapisse cette cavité est lisse et n'offre aucune ride transversale comme dans le vagin, aucun suintement muqueux qui puisse déceler l'existence des glandes qui lubrifient ce canal. Il ne s'exhale de cette partie qu'une faible odeur d'urine; c'est, en effet, par elle que sort ce liquide et à la manière des femmes; c'est par la même voie, s'il faut l'en croire, que se répand le sperme à l'extérieur. La ressemblance de cette fente avec la vulve est plus frappante vue par derrière.

« En examinant attentivement les parties que nous venons de décrire, il est facile de se rendre compte du phénomène qu'elles offrent. La verge, car c'en est une, n'est pas, à proprement parler, imperforée, car la rainure qui sillonne sa face postérieure n'est autre que la paroi antérieure de l'urètre, dont la postérieure manque; incisez sur le cadavre l'urètre dans toute sa longueur postérieure, et vous aurez la lésion dont nous parlons.

« Badré est donc affecté d'une division contre nature, sorte d'hypospadias scrotal (voir fig. 84). Badré n'ayant plus aucun prétexte pour prolonger son séjour à l'Hôtel-Dieu, en sortit le 29 novembre.

« Après sa sortie, il quitta Paris pour faire partie d'un bataillon de volontaires partant pour l'Afrique. Arrivé à Toulon, une affection de poitrine le fit entrer à l'hôpital de cette dernière ville, où bientôt il mourut. M. le docteur Dany publia son histoire avec les résultats de l'autopsie que nous allons lui emprunter, pour compléter notre observation. Les

recherches cadavériques se bornèrent aux testicules ; le droit
fut trouvé à la réunion du tiers inférieur avec les deux tiers
supérieurs de la face externe du rein, semblable, sous le rapport du volume, à ceux des fœtus qui ont six mois d'existence.
Il avait environ cinq à six lignes de longueur sur trois de lar-

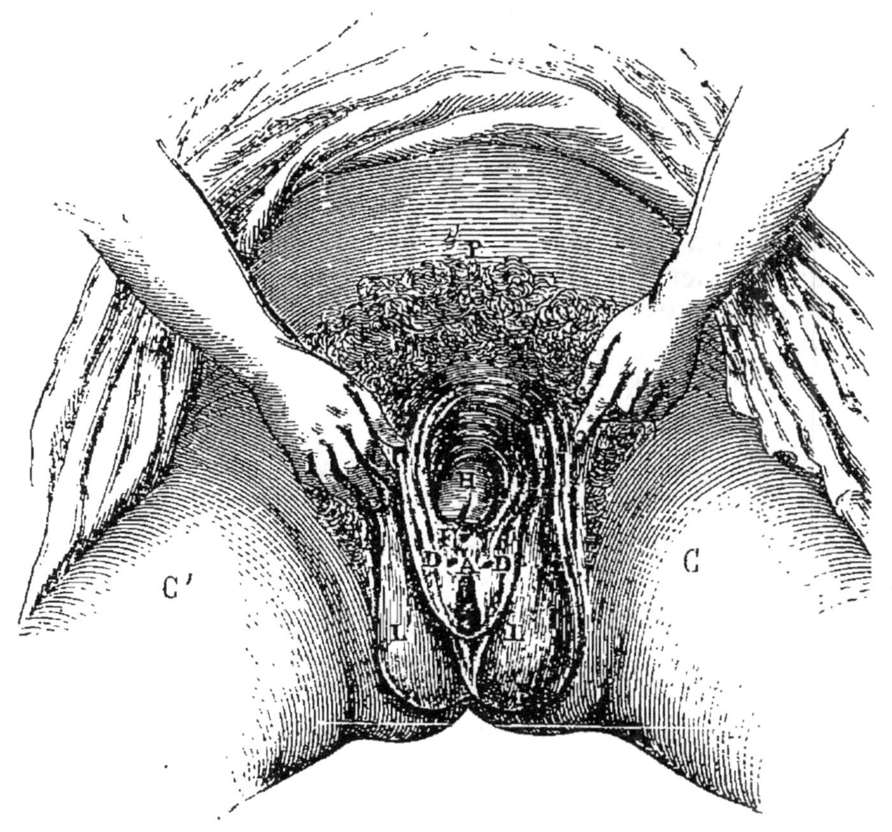

FIGURE 78

*Hermaphrodite masculin ayant les apparences du sexe féminin.*

A, cul-de-sac simulant le vagin.
D D, orifices des canaux éjaculateurs.
F, méat urinaire.
H, verge rudimentaire dont le prépuce simule les petites lèvres.
CC', cuisses.
LL', replis du scrotum divisé, simulant les grandes lèvres ; les grosseurs qui
       sont marquées, sont les testicules contenus dans leur épaisseur.
P, pénil ou mont de Vénus.

geur et deux d'épaisseur; sa tunique propre, la seule dont il était recouvert, avait l'aspect brillant et offrait une couleur blanchâtre. Elle adhérait très faiblement par sa surface intérieure à la substance propre du testicule. Cette substance molle, de couleur brune, résultait de la réunion d'une quantité considérable de petits canaux unis par du tissu cellulaire. Les canaux excréteurs ni l'épididyme qu'ils forment n'ont été retrouvés; le canal déférent se trouvait en rapport inférieurement avec la vésicule séminale qui, au lieu d'être faiblement unie à la vessie, y adhérait d'une manière intime. Le canal éjaculateur et la glande prostate n'ont offert aucune trace de leur existence. Du côté gauche les recherches furent infructueuses; on n'a retrouvé qu'un canal déférent flottant dans sa partie supérieure et de l'autre intimement fixé à la vessie. Si les faits rapportés par M. Dany sont complètement exacts, Badré nous a trompé en affirmant qu'il éjaculait; un seul fait reste, c'est son étonnante lascivité malgré l'absence des testicules. »

Il existe dans la science un certain nombre d'observations analogues à celle de Badré, mais je pense que ce seul exemple suffira à faire comprendre comment un individu possédant les attributs du mâle peut avoir des organes qui simulent le sexe féminin.

Il ne nous reste plus qu'à donner un exemple d'hermaphrodisme neutre. Ce dernier genre comprend, comme nous l'avons déjà dit, les cas où le sexe ne peut être déterminé, et ceux qui présentent à l'examen un mélange plus ou moins parfait des organes particuliers aux deux sexes; c'est un exemple de ce dernier cas que je vais rapporter, exemple qui, lui aussi, a été noté plusieurs fois dans les annales de la science. C'est encore au *Journal des connaissances médico-chirurgicales* (année 1853, n° 18, page 479) que j'emprunte ce fait et le dessin qui l'accompagne.

M. Blackmann rapporte dans un article consacré à l'étude de l'androgynie qu'il doit à l'obligeance du docteur Ackley, professeur au collège médical de Cléveland (Ohio), le moule d'après lequel a été faite la gravure qui accompagne cet article.

« Nous avons d'ailleurs, » dit-il, « eu entre nos mains les parties sur lesquelles le moule a été fait, et nous avons pu les examiner à notre aise. Elles proviennent de l'autopsie d'un individu de trente-six ans environ, qui a été quelques années domestique chez feu le docteur Mills, de Cléveland. Cet individu était d'une haute stature; sa conformation extérieure,

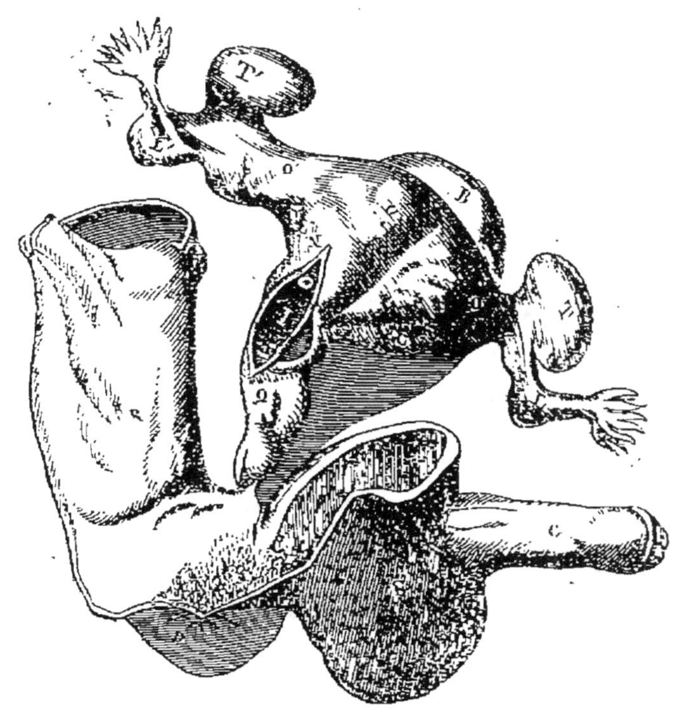

FIGURE 79

*Hermaphrodite mixte ayant des organes particuliers*
*aux deux sexes.*

C, verge.
S, scrotum vide.
D, anus.
T T', testicules.
B, vessie.
M, matrice.
N, col de la matrice vu à travers l'incision faite au vagin.
CC', canaux déférents.

I, vagin ouvert par derrière accidentellement durant l'autopsie; ce vagin aboutissait au col de la vessie.
Q, prostate.
R, rectum.
L L', ovaires.
O O', trompes de Fallope.

sauf celle des hanches, était celle d'un homme; la barbe était modérée; il avait le pénis volumineux; le scrotum ressemblait extérieurement à celui de tout autre; mais il était vide à l'intérieur. Cet individu avait des habitudes solitaires et les femmes lui répugnaient; il avait, tous les mois, un écoulement de sang par le pénis, et cet écoulement était toujours accompagné de vives souffrances. Il mourut de congestion cérébrale pendant le cours d'une de ces évacuations menstruelles. Son cadavre ayant été envoyé au collège médical de Cléveland, le docteur Ackley commença son autopsie sans se douter des étonnantes anomalies qu'elle allait lui révéler; les antécédents de cet homme lui étaient alors inconnus (ils lui ont été communiqués par le docteur Mills). La figure ci-contre vaut mieux qu'une longue description. M. Blackmann fait seulement remarquer que dans l'autopsie le vagin a été ouvert par derrière.

« Le vagin, comme on le voit, ouvre dans le col de la vessie et communique ainsi avec l'urètre; sa surface interne était rouge, et il contenait du sang menstruel. Les trompes de Fallope offraient un conduit dans leur intérieur. Les conduits excréteurs des testicules étaient parfaitement disposés, la prostate avait son volume et son apparence normaux. Ici donc nous avons un exemple d'un monstre offrant un testicule et un ovaire de chaque côté, une prostate et un utérus, toutes choses dont la possibilité a été niée. Nous y voyons aussi de vraies trompes de Fallope, bien que Leuckardt ait avancé que la chose n'a été observée que chez le taureau cité par Mascagni. »

D'autres observateurs, Petit de Namur, Bouillaud, Vrolik, etc., rapportent aussi des faits analogues.

## § 3. — Épispadias, Hypospadias.

J'arrive maintenant à l'étude des *fissures* urétrales qui fournissent le contingent le plus considérable des vices de conformation des organes génito-urinaires. Elles forment deux genres : les fissures de la paroi supérieure ou *épispadias*, les fissures de la paroi inférieure, qui constituent ce qu'on appelle l'*hypospadias;* ces dernières sont beaucoup plus fréquentes que les premières, relativement rares.

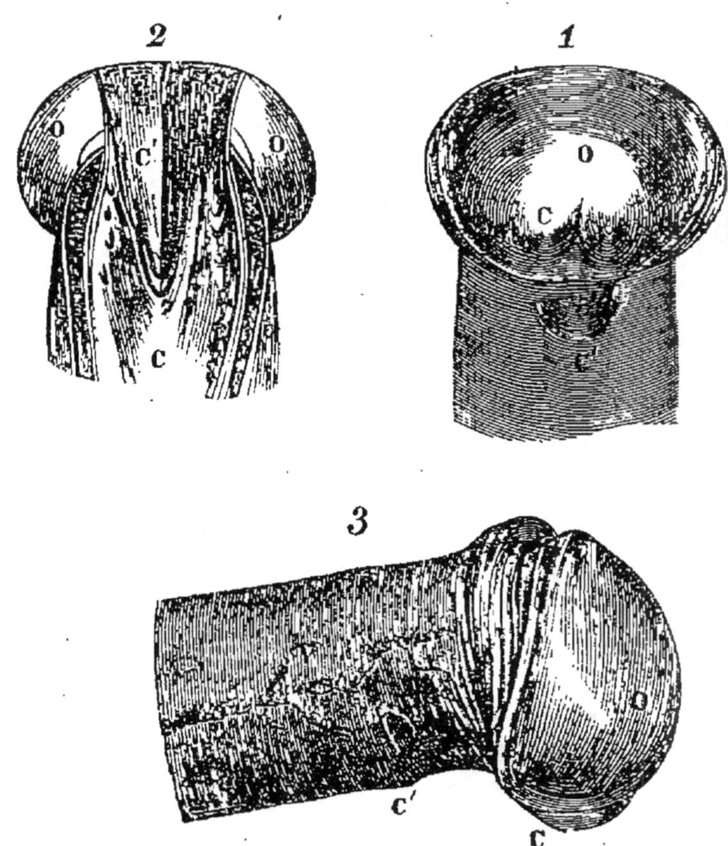

FIGURES 80, 81, 82

*Représentant un hypospadias.*

La figure n° 1 représente la face inférieure de la verge.

O, le gland.

C, fente où existe habituellement le méat urinaire.

C', terminaison du canal de l'urètre, constituant l'hypospadias.

La figure n° 3 représente la même difformité, vue de profil. On remarquera que, par suite de cette vicieuse conformation, le gland est toujours déjeté en bas, ce qui raccourcit la verge.

La figure n° 2 montre l'intérieur d'un canal de l'urètre affecté d'hypospadias.

OO, le gland.

C, intérieur du canal.

C', représente la difformité de la fosse naviculaire.

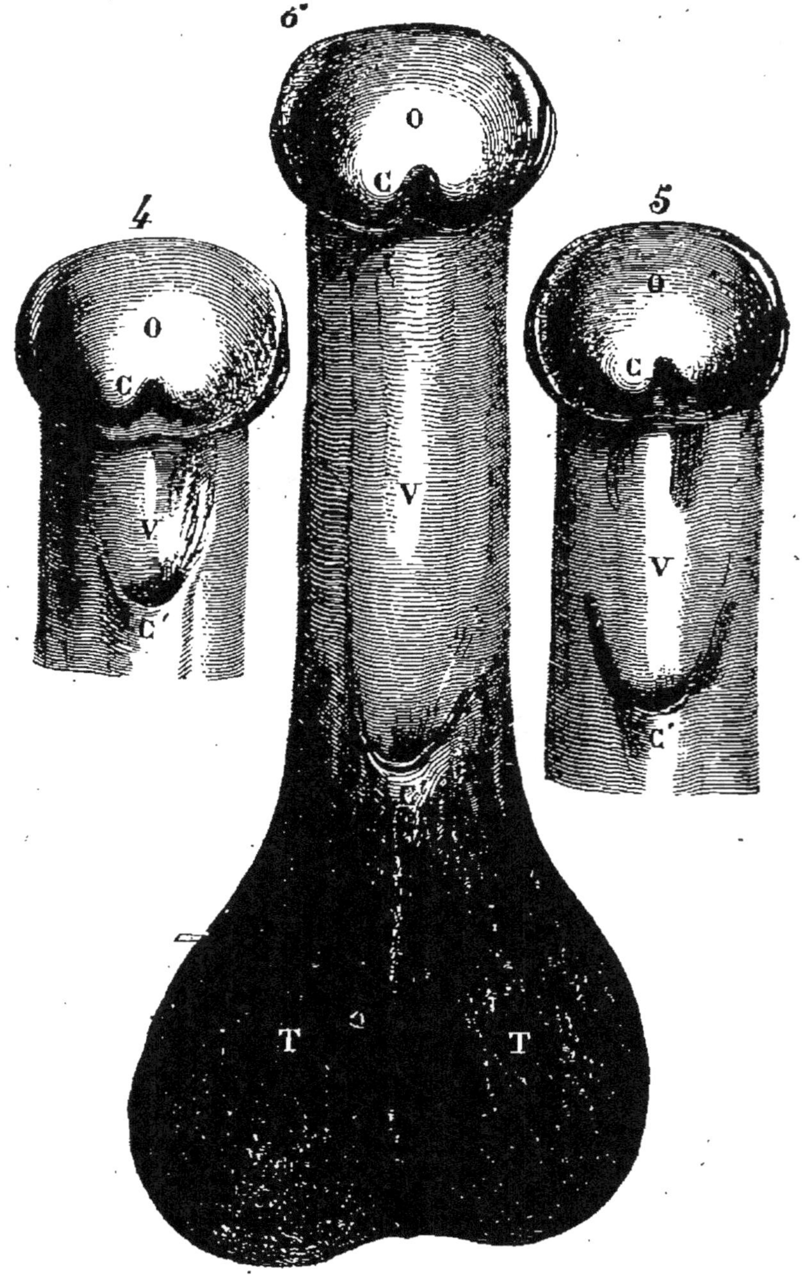



FIGURES 83, 84, 85

*Représentant des hypospadias de plus en plus graves.*

La figure n° 6 montre un hypospadias plus prononcé que dans la figure 5.
O, le gland.

C, fente où existe habituellement le méat urinaire.

C′, terminaison du canal à la moitié de la longueur de la verge.

V, portion de la verge faisant partie du canal de l'urètre, et qui, dans l'hypospadias, se trouve à nu.

La figure n° 5 fait voir l'ouverture C′ de l'urètre aux deux tiers postérieurs de la verge.

La figure n° 6 représente la terminaison de l'urètre au niveau des bourses : c'est le cas le plus grave. Il est extrêmement rare qu'avec cette disposition on puisse engendrer.

Dans les cas où existent les fissures, le méat reste généralement imperforé, et, sauf quelques cas rares, la fissure sert à l'excrétion urinaire et spermatique.

Nous commencerons par l'*Épispadias* (de ἐπὶ, au-dessus, σπαζῶ, je divise).

On désignait jadis par ce nom un vice de conformation des parties génitales, dans lequel l'urètre peut s'ouvrir anormalement sur la partie supérieure de la verge ; or cette définition a le tort de rendre une confusion possible entre d'autres anomalies et l'épispadias, qui consiste dans une division plus ou moins grande de la paroi antérieure de la portion spongieuse de l'urètre. Cette difformité peut se borner au gland ou à la région pénienne, ou bien encore intéresser toute la longueur du canal et mettre ainsi la vessie en communication immédiate avec l'extérieur, formant ainsi le premier degré de l'extrophie de cet organe (voir *Maladies de vessie*).

Cette difformité est rare ; nous verrons quelles sont ses conséquences en traitant de l'impuissance. Dans ces derniers temps on a essayé de remédier à un épispadias complet par l'autoplastie de la paroi supérieure de l'urètre, faite aux dépens d'un lambeau cutané pris sur l'abdomen.

L'*hyspospadias* (de ὑπό, sous, σπαζῶ, je divise) est caractérisé par la présence d'une ouverture anormale, d'origine congénitale, siégeant sur un des points de la paroi inférieure de l'urètre. On peut diviser cette difformité en :

1° Hypospadias balanique ou glandaire, qui est de toutes les variétés la plus fréquente ;

2° Hypospadias pénien ;

3° Hypospadias scrotal, dont notre observation d'hermaphrodisme masculin est un bon exemple (fig. 78).

Dans le premier genre on voit le canal urétral aboutir à la fosse naviculaire, dont la paroi inférieure divisée tient lieu du méat généralement imperforé, mais qui peut cependant subsister et donner lieu à un canal à plusieurs ouvertures comme nous en noterons plus bas; enfin dans la deuxième variété, la fissure siège en un point variable de la région pénienne; dans la dernière, c'est sous le pubis et complètement à l'origine du pénis qu'il faut aller chercher l'orifice du canal (voir fig. 84, n° 6).

### § 4. — Anomalies diverses de la verge et de l'urètre.

Maintenant il nous reste à noter les *imperforations complètes du canal*, ce qui est incompatible avec la vie quand la chirurgie ne vient pas y remédier chez le nouveau-né; les *imperforations du canal* avec ouvertures de *dérivation*, l'urine s'écoulant par l'ombilic, par l'intestin ; les *rétrécissements congénitaux*, soit annulaires et fibroïdes, soit causés par des valvules se relevant anormalement d'arrière en avant; enfin la multiplicité des *orifices du canal*, la *duplicité* de *l'urètre*, que le canal supplémentaire soit complet, ou vienne après un parcours plus ou moins long se confondre avec le véritable canal.

M. Cruveilhier rapporte dans la trente-neuvième livraison de son *Anatomie pathologique* du *corps humain*, une particularité de conformation voisine de celle que nous venons de citer ; elle est relative à l'existence de deux canaux, l'un destiné à l'urine, l'autre au sperme, qui fut constatée sur un sujet trouvé dans un pavillon de dissection. Voici comment se comportait le canal destiné au sperme : « Un petit méat circulaire, et non en forme de fente, occupait la face supérieure du gland au niveau de sa couronne et sur la ligne médiane (A', fig. 87). Ce méat ou pertuis était l'origine d'un canal à parois fort minces, qui parcourait la face dorsale de la verge jusqu'au ligament suspenseur; là il s'introduisait entre les corps caverneux et l'arcade du pubis, pour pénétrer dans la cavité pelvienne où il se bifurquait immédiatement (fig. 88). Chaque branche de bifurcation entourait les côtés

de la prostate ; la pièce mutilée s'arrêtait là. Il est probable
que chaque branche était un canal éjaculateur qui allait se

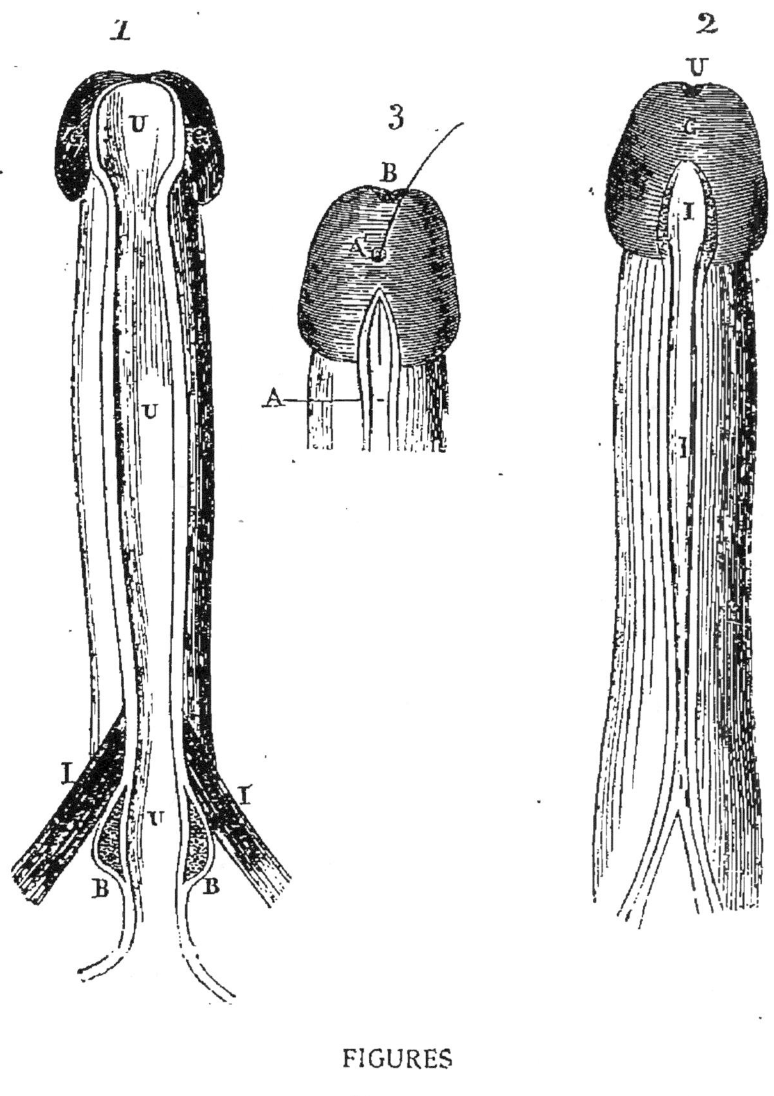

FIGURES

86          87          88

*Représentant la particularité de conformation signalée au
paragraphe précédent.*

La figure n° 1 représente la face intérieure de la verge avec le canal de l'urètre
ouvert dans toute sa longueur.

G G, le gland.

U U U, le canal de l'urètre ouvert.

BB, corps spongieux de l'urètre.

I I, attache des muscles ischio-bulbeux.

La figure n° 2 représente la face supérieure ou dorsale de la verge.

U, terminaison du canal de l'urètre.

G, le gland.

II, conduit étroit régnant dans toute la longueur de la face supérieure de la verge, et résultant de la réunion des deux conduits éjaculateurs.

La figure n° 3 montre en A' l'orifice sur la face supérieure du gland de ce conduit spermatique anormal.

continuer avec le canal déférent et le conduit excréteur de la vésicule séminale.

Maintenant, si je signale des *pénis palmés* ou rattachés au scrotum par une expansion cutanée, des *verges doubles* ou réduites à *de simples bourgeons*, j'aurai à peu près terminé ce que je voulais apprendre au lecteur sur les nombreux vices de conformation qui atteignent les organes génito-urinaires, et sur les conséquences fâcheuses qu'elles peuvent avoir pour le mariage et la fécondité de l'individu. La chirurgie a tenté quelques opérations réparatrices, tendant à détruire ou à pallier ces conséquences : c'est ainsi qu'on a redressé les verges palmées, tenté l'occlusion des fissures hypospadiques et épispadiques par les ressources que mettent à la disposition du chirurgien les procédés de l'autoplastie.

# Chapitre II

## INFLAMMATION DU CANAL DE L'URÈTRE

### Blennorrhagie.

Nous ne ferons, comme nous l'avons dit dans l'exposition du plan de notre ouvrage, que marquer ici la place de la blennorrhagie, qui est une inflammation du canal de l'urètre, renvoyant pour son étude au chapitre des *maladies vénériennes,* cette affection reconnaissant une origine vénérienne dans la grande majorité des cas.

Nous prions donc le lecteur de vouloir bien se reporter à la partie de notre livre qui traite de ces affections, pour trouver une description détaillée et complète de la blennorrhagie.

## Chapitre III

# RÉTRÉCISSEMENTS DU CANAL DE L'URÈTRE

Depuis plus de soixante ans, les esprits les plus distingués qui se sont occupés d'*urologie* ont surtout fixé leur attention sur les altérations organiques du canal de l'urètre et les moyens de rétablir le cours de l'urine.

On conçoit, en effet, qu'une maladie *très fréquente* qui amène à sa suite, après un temps quelquefois très court, *la rétention d'urine, les abcès, les fistules urinaires, l'engorgement de la prostate et des testicules, l'impuissance, la stérilité, le catarrhe de la vessie, l'incontinence d'urine, la pierre, l'inflammation des reins,* etc., mérite toute la sagacité des plus habiles observateurs. Aussi les travaux de *Hunter,* de *Chopart,* de *Ducamp,* de *Dupuytren,* de *Civiale,* de *Lallemand,* et des différents praticiens qui ont marché sur leurs traces, ont-ils avancé considérablement le traitement de cette affection qui est maintenant une de celles dont le *praticien spécial* triomphe toujours.

Les rétrécissements ont une grande importance, qu'ils acquièrent non seulement par la gravité de leurs complications, mais bien encore par les préceptes qui régissent leur cure, et qui nécessitent de la part des malades une initiation spéciale justifiant le but de cet ouvrage.

Pour que le lecteur puisse se reconnaître facilement dans une question aussi complexe, nous allons indiquer l'ordre que nous nous proposons de suivre. Nous serons méthodique et très concis. De cette manière il sera facile à chaque personne de porter son attention sur telle phase de la maladie qu'il lui plaira.

1° Définition des rétrécissements.

2° Causes.

3° Division en { spasmodiques, inflammatoires, organiques, mixtes.

4° Forme.

5° Nombre.

6° Siège.

7° Calibre.

8° Structure.

9° Propriétés.

10° Symptômes

11° Complications.

12º Diagnostic.

13º Marche.

14º Pronostic.

15º Traitement

16º Observations.

17º Affections consécutives.

Le lecteur fera bien, pour se remémorer les détails anatomiques, de se reporter à la page 63, à la figure 1 de la planche III, et aux figures 14, 15, 16 et 17.

## § 1. — Définition.

Nous désignons sous le nom de *Rétrécissements, Angusties, Coarctations, Strictures* du canal de l'urètre, une diminution du calibre de ce conduit, résultant d'un état morbide des tissus qui constituent ses parois.

D'après cette définition, on voit que : 1º les maladies de la glande prostate, 2º des graviers engagés dans l'urètre, 3º un abcès, 4º une tumeur des corps caverneux comprimant le canal du dehors en dedans, peuvent bien être des obstacles à l'excrétion de l'urine, mais ne rentrent pas dans la maladie dont nous nous occupons actuellement.

## § 2. — Causes des rétrécissements.

Les causes des rétrécissements de l'urètre sont multiples, et se partagent bien inégalement le nombre des coarctations. Ainsi, sans crainte d'être contredit, on peut affirmer que les trois quarts des angusties urétrales reconnaissent la blennorrhagie pour principe; et il est certain que toutes les autres causes réunies fournissent à peine le quart des rétrécissements qui se présentent à l'observation du praticien.

Comme presque toutes les personnes qui viennent nous consulter pour un rétrécissement nous demandent l'origine de leur mal, et que nous savons par expérience à combien d'interprétations fausses peuvent donner lieu les explications du médecin, il est important, pour éviter toute confusion, d'étudier une à une les différentes causes assignées aux coarctations et d'en examiner la valeur.

Nous venons de dire que la blennorrhagie était la cause la plus commune ; nous nous expliquons :

*A.* La *blennorrhagie aiguë* est une véritable inflammation catarrhale de la muqueuse urétrale. Cette inflammation, comme on le verra à l'article *Blennorrhagie,* peut arriver à différents degrés d'intensité; et quand elle est traité méthodiquement, il n'en reste pas la moindre trace dans l'espace de quinze jours, trois semaines, un mois au plus. Étant prise tout à fait au début, elle peut même disparaître en quelques jours. Dans ce cas, la membrane muqueuse reprend, dans toute son étendue, sa souplesse et son élasticité naturelles, et l'écoulement, comme cause d'angustie, est comme non avenu.

Mais malheureusement il est loin d'en être toujours ainsi : les malades, au début, veulent eux-mêmes se traiter; ils n'osent pas confier cette maladie à leur médecin habituel; ensuite ils se livrent à des charlatans qui exploitent leur crédulité et leur font subir des traitements incendiaires, dont le résultat est 1º de ne pas guérir l'écoulement, et 2º de causer l'inflammation des intestins, de la vessie, des reins, etc. Ce n'est qu'après ces vicissitudes qu'ils vont consulter le praticien spécial, dont la fonction est de réparer tous les désordres.

Quand un semblable écoulement a duré deux, trois, six mois, un an et plus, il est rare que le canal ne porte pas le germe d'un rétrécissement, et qu'une inflammation sourde, latente, ne soit pas fixée dans un point du conduit. Cette phlegmasie chronique qui se propage au tissu cellulaire sous-jacent, faisant affluer dans la partie malade plus de sang que dans les parties voisines, celle-ci prend plus de nourriture, s'hypertrophie, et donne naissance à diverses productions plastiques, telles que végétations fongueuses, carnosités, excroissances polypiformes, qui, en diminuant la lumière du canal, gênent la libre sortie de l'urine (voir pl. XIII).

Ce mode de formation des rétrécissements du canal de l'urètre est, sans contredit, le plus commun et le plus généralement admis. Mais, d'après les expériences et les recherches de M. Reybard, lorsqu'une inflammation blennorrhagique s'est concentrée pendant quelque temps sur un point de la membrane muqueuse du canal de l'urètre, il en résulte dans la partie malade une transformation de tissu, l'absorption du tissu ancien, et son remplacement par une *membrane fibroïde,* jouissant d'une grande élasticité et d'une propriété incessante de rétraction qui explique le froncement continu et invincible de l'obstacle, et dont le résultat serait l'oblitération totale du canal de l'urètre, si l'art ne venait au secours du malade.

*B.* Dans la *blennorrhagie*, outre la phlogose de la membrane muqueuse, il peut exister des *ulcérations* dans l'intérieur du canal. Ces ulcérations, dans le cas le plus favorable, en guérissant, laissent à leur place une cicatrice qui jouit de toutes les propriétés du *tissu inodulaire ou cicatriciel*. Ces ulcérations n'accompagnent pas exclusivement la blennorrhagie, et on

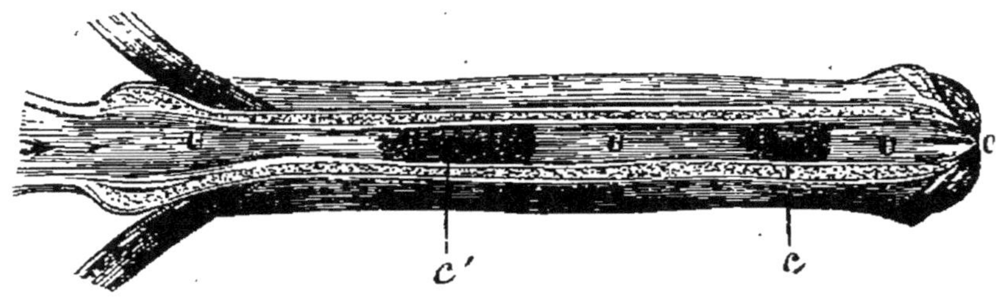


FIGURE 89

*Représentant sur deux points de la membrane muqueuse du canal de l'urètre, une inflammation chronique qui sera plus tard le germe de deux rétrécissements.*

(La flèche indique la direction du cours de l'urine.)

U U, l'intérieur du canal de l'urètre.
O, le méat urinaire.
C, C', deux points de la muqueuse urétrale, sur lesquels se sont concentrés les désordres de l'irritation blennorrhagique.

peut les observer après des causes diverses, comme tentatives d'introduction de corps étrangers dans l'urètre, contusions, chutes sur la verge ayant occasionné des plaies du canal, dont la cicatrisation, rendue lente par le passage incessant de l'urine, ne s'opère qu'après un passage ulcéreux dont la durée est variable. La principale propriété de ce tissu est une *tendance continuelle et fatale à la rétraction*. C'est encore, on le voit, un principe de rétrécissement, mais par un mécanisme différent du précédent. On a des exemples palpables de ce qui arrive au canal de l'urètre dans le cas qui nous occupe, en

11.

considérant la position vicieuse que prend la tête des personnes qui ont éprouvé une brûlure au cou. Le tissu de cicatrice, par une rétraction lente, mais incessante, incline la tête de son côté; les brûlures ou les plaies de la paume des mains et des doigts offrent, à chaque instant, des exemples analogues.

C. On accuse très souvent les *injections* de causer des rétrécissements. C'est surtout dans une question aussi controversée qu'il est nécessaire de porter le flambeau de l'analyse. Il faut considérer :

1° La nature de l'écoulement auquel on a affaire;
2° Sa date récente ou ancienne;
3° La composition du liquide injecté;
4° La manière dont sont faites les injections.

1° Quand il s'agit d'une *blennorrhagie* dont l'acuité cause presque toujours des érosions ou petites ulcérations, germes de rétrécissements, les injections, si défectueuses d'opportunité et de composition qu'elles soient, ne pourront pas être accusées d'avoir causé la coarctation. Elles seront seulement passibles de l'avoir aggravée.

Dans le cas de *blennorrhagie* moins aiguë, il faut avoir égard aux considérations subséquentes.

2° Quand un écoulement est *récent,* qu'il commence à poindre, pour ainsi dire, il nous est arrivé très souvent, avec une injection convenable, d'arrêter le mal à son début, de le juguler, de le faire avorter. La membrane muqueuse, dans cette circonstance, ne conserve aucune trace de cette commotion.

Si l'inflammation catarrhale est *développée,* une injection astringente légère est d'effet nul; une injection au nitrate d'argent, *concentrée, caustique,* comme on l'a dénommée, peut, en raison de l'état de friabilité de la muqueuse enflammée, déterminer, outre les autres accidents, des déchirures, des érosions, dont la cicatrice sera fatalement plus tard le germe de coarctations.

Lorsque l'écoulement est passé à l'*état chronique,* s'il y a relâchement, atonie de la muqueuse, des injections comme celles dont nous donnons la formule, à l'article *Blennorrhagie,* ne peuvent que fortifier les tissus, leur donner du ton, et sont incapables d'amener plus tard des rétrécissements. Les injections caustiques, au contraire, agissent sur certains points plus ramollis que d'autres, déterminent souvent leur ulcération, par conséquent des cicatrices et leurs suites.

3° D'après les différentes catégories que nous venons d'établir, on voit que nous ne sommes pas partisan des injections dans la composition desquelles entrent à forte dose des substances énergiques, et que nous n'admettons l'emploi de ces modificateurs que dans des circonstances assez restreintes. Cette pratique tient à ce que, dans le traitement d'une blennorrhagie, nous avons toujours en vue, non seulement la guérison immédiate, mais aussi la perspective de rétrécissements ultérieurs.

4° Quand le médecin peut faire lui-même les injections, il n'y a d'autre inconvénient que celui qui résulte de la composition du liquide; mais le plus souvent on confie au malade le soin de les pratiquer, et son inexpérience ou son excès de zèle amène fréquemment des déchirures du canal, dont le lecteur comprend maintenant toute la gravité (voir, pour la manière dont on doit faire les injections urétrales, *Traitement de la blennorrhagie*).

*D.* Nous trouvons dans nos notes plusieurs observations de rétrécissements urétraux causés par des manœuvres que déterminent parfois des blennorrhagies très graves. L'un des malades, âgé de trente ans, avait eu, six ans auparavant, une chaude-pisse cordée (voir *Blennorrhagie*). Pour soulager les douleurs atroces qu'il éprouvait, un de ses amis, ancien militaire, l'engagea à *rompre la corde*. A cet effet, le malade place sa verge sur une table, et presse avec effort sur l'arc qu'elle forme. Il se fait une sorte de déchirement, la verge se redresse, le sang coule en abondance. Le malade se trouve momentanément soulagé; mais la déchirure du canal (fig. 90) ne s'était refermée que par une cicatrice transversale (C, fig. 91), c'est-à-dire perpendiculaire à l'axe du canal (voir le paragraphe E) qui, insensiblement, avait rétréci l'urètre, à ce point que, la première fois que nous vîmes ce malade, j'introduisis avec peine une bougie d'un millimètre de diamètre. Dans ces cas, on peut souvent constater, par la pres-

sion de la face inférieure de la verge, un durillon correspondant au rétrécissement.

L'autre malade, âgé de vingt-cinq ans, avait agi de même ;
mais les conséquences furent plus promptes. Deux ans après

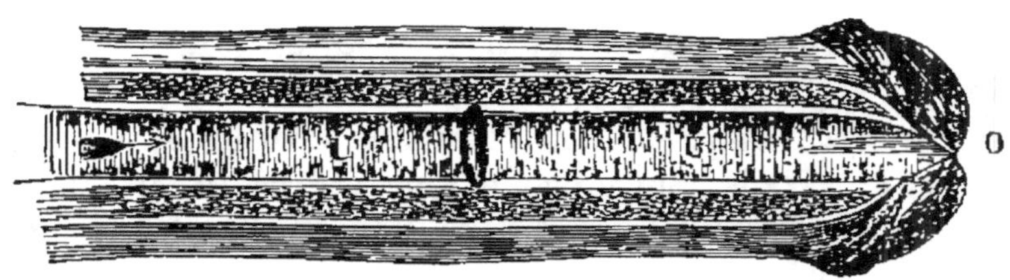


FIGURE 90

*Représentant la plaie récente, résultant de la rupture de la corde,
dans le cas de blennorrhagie cordée.*

(La flèche indique la direction du cours de l'urine.)

**U U**, le canal de l'urètre, sur le milieu duquel on voit une déchirure ovale,
suite de la rupture de la corde.
**O**, le méat urinaire.

l'accident dont nous parlons, à la suite d'excès de toute sorte,
il fut pris d'une rétention d'urine complète, pour laquelle nous
fûmes appelé à lui donner des soins.

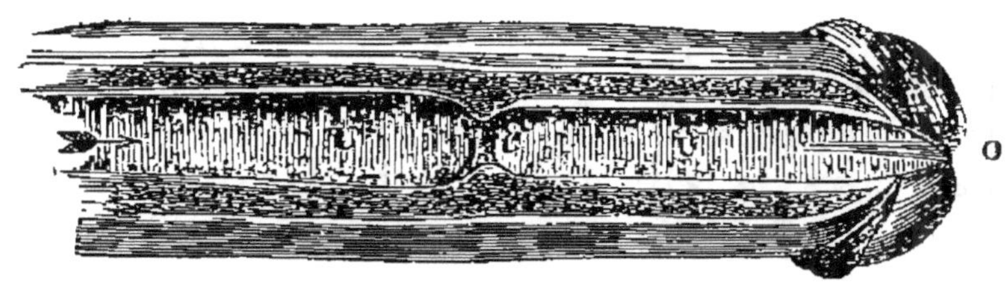


FIGURE 91

*Représentant le rétrécissement fibreux, suite de la plaie ci-dessus
mentionnée.*

**O**, le méat urinaire.
**U U'**, le canal de l'urètre.
**C**, rétrécissement fibreux se prolongeant jusque dans le tissu cellulaire
sous-muqueux.

*E.* Les *chutes sur le périnée,* les cuisses étant écartées, les *contusions violentes* sur cette même région, peuvent former une plaie au canal de l'urètre, ce dont on s'aperçoit au pissement immédiat de sang. Cette plaie, suivant la direction qu'elle affecte, sera ou non la cause ultérieure d'un rétrécissement. Si la plaie est *longitudinale,* c'est-à-dire dans le sens de la longueur du canal, il n'en résultera plus tard aucun accident; si (ce qui est, au contraire, le plus fréquent) la plaie est *transversale* (fig. 90), la cicatrice semi-lunaire ou circulaire qui en sera la conséquence déterminera un rétrécissement dans un temps le plus souvent très court, rétrécissement (voir paragraphe B) causé par les propriétés rétractiles du tissu cicatriciel.

*F.* La *dilatation variqueuse* des vaisseaux sanguins qui entrent dans la structure de l'urètre est aussi une cause de rétrécissement. On conçoit facilement que ces vaisseaux dilatés et gorgés de sang, faisant saillie sur un ou plusieurs points du conduit, et surtout au *col de la vessie,* gênent la sortie de l'urine, et opposent parfois une barrière insurmontable à son écoulement. Nous donnons des soins à une personne qui, tous les six mois environ, est atteinte d'une rétention d'urine due à cette cause. Le cathétérisme avec une sonde de gomme élastique, en procurant le dégorgement de ces vaisseaux variqueux, amène toujours la fin de la rétention, et procure un soulagement instantané.

*G.* L'*infiltration de tubercules* dans la membrane muqueuse et le tissu cellulaire sous-jacent est aussi une cause de rétrécissement, heureusement fort rare, car le mal est au-dessus des ressources de la médecine. Mais ce n'est, dans ce cas, qu'un épisode de l'affection tuberculeuse, et les testicules, la prostate, les poumons, les glandes du cou, farcis de tubercules à divers degrés de ramollissement, ne tardent pas à faire périr le malade.

*H.* Les *excès vénériens,* la *masturbation,* sont aussi des causes de rétrécissement de l'urètre. L'éréthisme continuel des organes génitaux entretient l'afflux du sang, qui, se localisant sur un point de la muqueuse urétrale, amène son hypertrophie, et, par suite, l'angustie du canal.

*I.* Presque tous les praticiens sont d'accord pour admettre que certaines coarctations ont pour origine un *principe rhumatismal,* ou la *répercussion d'un vice dartreux, herpétique.*

*J.* Dans beaucoup de cas, il est impossible de remonter à la cause, même éloignée, des rétrécissements. On est forcé d'admettre une *prédisposition native* ou *héréditaire.* Ainsi, très souvent, il arrive que des malades, n'ayant aucun intérêt à dissimuler leurs antécédents, affirment n'avoir jamais eu d'écoulement ni aucun symptôme d'affection vénérienne, ne s'être jamais adonnés à la masturbation ni aux excès des plaisirs de l'amour. D'un autre côté, nous avons eu à traiter des coarctations chez des enfants de huit, onze et treize ans, assurément purs de tout rapport sexuel. Enfin, nous avons donné autrefois des soins, pour un rétrécissement de l'urètre, à une personne de quarante ans, dont nous avons aussi guéri les deux frères, et dont le père est mort, à soixante-huit ans, des suites d'une rétention d'urine.

## § 3. — Division des rétrécissements.

Les différentes causes de coarctations que nous venons d'énumérer peuvent déjà permettre d'entrevoir les principales divisions établies dans les rétrécissements. Nous admettons l'existence de :

A. Rétrécissements *spasmodiques* ou *non permanents;*
B. Rétrécissements *inflammatoires;*
C. Rétrécissements *permanents* ou *organiques;*
D. Rétrécissements *mixtes.*

*A.* En traitant de l'anatomie de l'urètre, nous avons pris soin de faire remarquer que, bien que ce canal ne fût pas pourvu de muscles propres, on observait souvent des phénomènes dus à la contraction musculaire. Ainsi, sans parler d'une sorte de corrugation que tous les praticiens sont à même de sentir en introduisant des bougies de cire chez certains malades irritables, corrugation due à l'afflux et au retrait du sang dans le tissu spongieux qui double la première portion de l'urètre, il est constant que la partie membraneuse de ce conduit refuse d'admetre dans sa cavité des instruments qu'elle laissait passer la veille ou une demi-heure auparavant, et qui, le lendemain, entreront sans difficulté. Il nous arrive souvent, quand nous avons affaire à des urètres ainsi disposés, de laisser buter, sans forcer, la bougie ou la sonde contre l'obstacle pendant quelques minutes, parce que l'expérience nous a montré qu'après de courts instants le spasme cesse, et que les instruments pénètrent sans résistance. (*Cathétérisme appuyé.*)

A quoi tient ce phénomène? Les faisceaux musculaires des transverses du périnée fournissent les fibres musculaires croisées constituant le muscle de Wilson (voir CC, DD, fig. 1, pl. VI) qui, entourant la portion membraneuse de l'urètre à sa partie inférieure, relève, en se contractant, la partie du canal avec laquelle il est en rapport, et oblitère ainsi la lumière de l'urètre; mais comme toutes les actions musculaires offrent des alternatives de contraction et de relâchement, le bec de l'instrument, appuyé contre l'obstacle, épie le moment de détente pour franchir la coarctation.

Ce genre de rétrécissement peut encore être dû à la contraction du muscle bulbo-caverneux; il s'observe chez les sujets nerveux, irritables, adonnés à la masturbation ou aux excès vénériens. Nous avons eu occasion de le constater chez des personnes affectées d'hémorrhoïdes ou d'inflammation chronique de la glande prostate. Le bulbe de l'urètre est, comme nous l'avons déjà dit, composé d'un lacis touffu de vaisseaux; il est encore bon de noter que cet organe, à la suite d'excès de coït répétés, peut finir par se congestionner d'une manière passive et donner naissance à une sorte de rétrécissement mixte qui ne cèdera qu'à une médication antiphlogistique bien dirigée (voir dans les *accidents du coït*, l'observation de l'*apoplexie du bulbe* qui vient justifier ma manière de voir).

B. Les *rétrécissements inflammatoires* sont constitués par une catégorie unique: c'est celle qu'on observe pendant la période d'acuité de la blennorrhagie. Lorsqu'en effet le canal de l'urètre est arrivé au paroxysme de l'inflammation, la muqueuse est boursouflée et distendue, et la règle est d'observer dans ces cas une déviation importante du jet de l'urine selon les divers types de déviation du jet que nous étudions au chapitre qui traite des symptômes des rétrécissements.

C. C'est à cette classe de rétrécissements de beaucoup la plus fréquente, et à laquelle surtout il convient d'appliquer réellement le nom de rétrécissements, que nous consacrons surtout les chapitres qui suivent. Nous n'insistons donc pas davantage dans ce paragraphe, devant faire cette étude dans les paragraphes suivants. Ce sont les rétrécissements *organiques* ou *permanents,* les deux autres catégories auxquelles nous venons de faire allusion n'étant que temporaires.

D. Il arrive que souvent le *spasme* vient compliquer l'une des trois variétés de rétrécissements que nous venons de décrire. Cela est même assez fréquent, et si cette complication n'existe pas d'une façon persistante, elle arrive au moins d'une façon temporaire très fréquemment. L'état inflammatoire aigu de la muqueuse de l'urètre, dans les rétrécissements inflammatoires, et l'état inflammatoire chronique qui existe toujours dans les rétrécissements organiques mettent souvent en jeu, par l'irritation qu'ils causent, la contractilité des muscles que nous avons vu produire le spasme dans un précédent paragraphe ; nous devons ajouter qu'il se joint à cela, pour les rétrécissements organiques, l'irritation légère causée par le passage des instruments, et qui ne contribue pas peu à la production de cette complication. Certaines cautérisations, des injections caustiques, l'équitation, la marche forcée, des excès de table ou de coït amènent le même résultat.

### § 4. — Forme des rétrécissements.

Nous considérerons successivement les quatre formes de rétrécissement qu'on rencontre le plus habituellement.

Ces quatre formes sont les suivantes.

1° Tantôt le rétrécissement affecte la forme d'une bride : c'est ce qu'on appelle le rétrécissement *bridiforme* (fig. 92). Une bougie de cire sortant d'un canal aussi rétréci, donne l'empreinte représentée figure 93.

2° Tantôt la bride peut être circulaire et revêtir l'aspect d'un anneau ; le rétrécissement est alors constitué par un ori-

fice qui se trouve au milieu d'une valvule membraneuse :
c'est le rétrécissement *annulaire* ou *membraneux* (fig. 94).

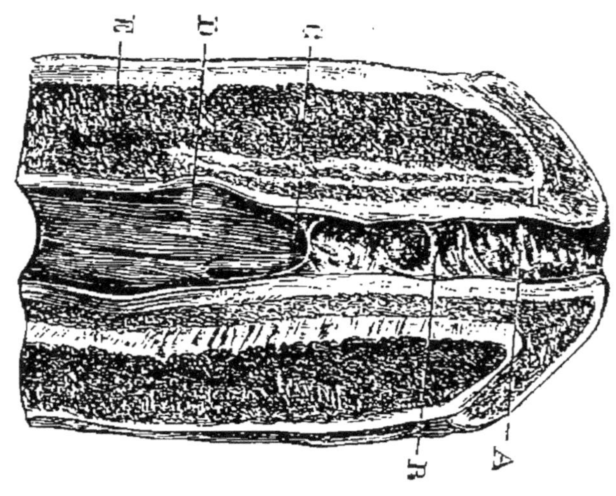

FIGURE 92

*Rétrécissement bridiforme.*

A, fosse naviculaire.
B, C, 2 rétrécissements bridiformes.
D, portion dilatée du canal de l'urètre en arrière de la seconde bride.
E, corps caverneux de la verge.

3° Dans d'autres cas, le rétrécissement n'est plus seulement
formé par un anneau membraneux; mais l'induration qui
forme cet anneau se propage aux tissus péri-rétraux dans
une étendue plus ou moins grande. On a donné à cette caté-

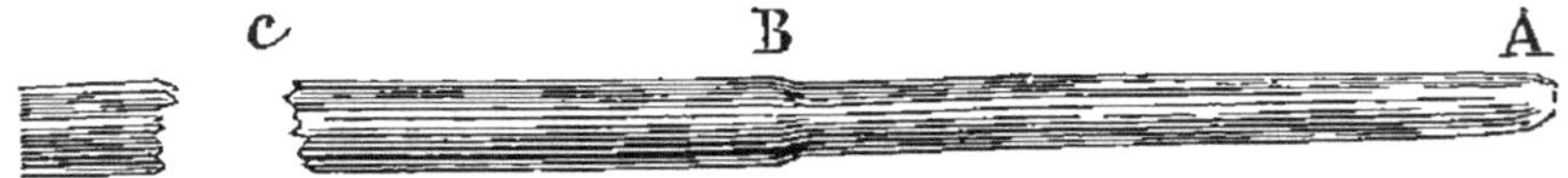

FIGURE 93

*Représentant la forme d'une bougie de cire sortant d'un canal
affecté d'une bride ou valvule.*

AC, bougie de cire.
B, bourrelet formé par la constriction de la bride sur la cire; la portion A B
   a seule, comme à travers une filière, passé dans l'obstacle.

gorie de rétrécissements le nom de rétrécissements *annulaires indurés*.

4° Enfin il est un quatrième ordre de rétrécissements : ce sont ceux qui sont constitués par une induration de la por-

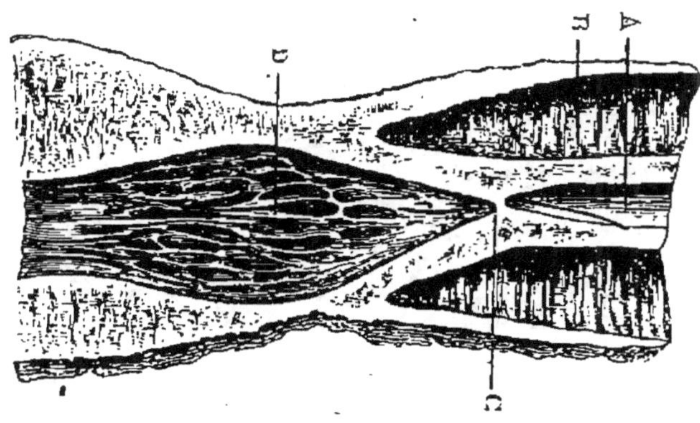

FIGURE 94

*Rétrécissement annulaire.*

A, portion antérieure du canal de l'urètre.
B, corps caverneux de la verge.
C, rétrécissement du canal traversé par une soie de porc introduite pour faire voir l'exiguïté du rétrécissement.
D, portion dilatée du canal en arrière des rétrécissements, dans laquelle se trouvent des aréoles déterminées par la stagnation de l'urine.

-tion sous-muqueuse de l'urètre, se continuant sur une certaine étendue. Dans ce cas, toute l'épaisseur du corps spongieux est intéressée. Mais il peut arriver deux choses : ou bien le corps spongieux est également intéressé dans toute l'étendue du rétrécissement ; alors la coarctation a un calibre égal dans toute son étendue (le fait est rare) ; ou bien, et cela le plus souvent, il arrive que le corps spongieux est lésé plus profondément dans un ou plusieurs points que dans d'autres et cela constitue le rétrécissement *tortueux*. Ce sont ces rétrécissements qui constituent les rétrécissements longs, dont la longueur peut varier d'un demi à plusieurs centimètres (voir pl. XIII).

C'est également dans cette forme de rétrécissements qu'il convient de faire rentrer un certain nombre de rétrécissements décrits sous le nom de rétrécissements multiples ; mais la multiplicité est plutôt constituée par l'inégalité de calibre d'un seul rétrécissement que par plusieurs rétrécissements à proprement parler (fig. 98, 99).

### § 5. — Nombre des rétrécissements.

Le plus souvent il n'existe qu'*un* rétrécissement (fig. 95

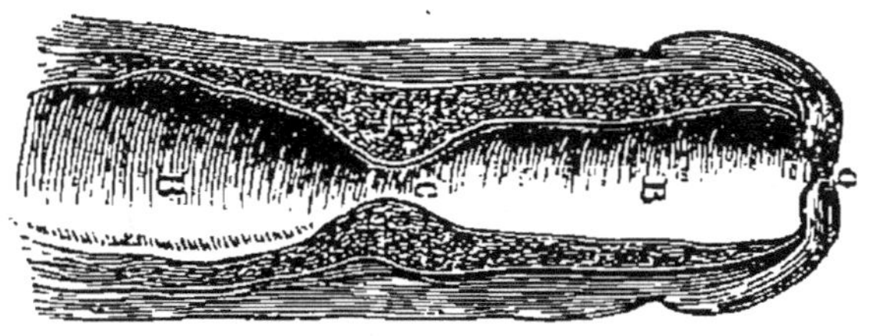

FIGURE 95

*Représentant un rétrécissement simple de la portion spongieuse du canal de l'urètre.*

O, extrémité libre de la verge, ou gland.
BCB, le canal de l'urètre.
G, portion rétrécie du canal.
AA, épaississement de la membrane muqueuse qui cause l'obstruction.

et 96); assez souvent on en rencontre *deux* et *trois* sur le même urètre (fig. 97, 98, 99, 100).

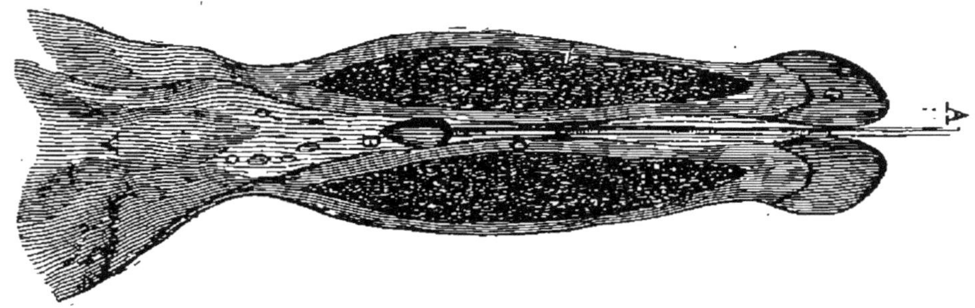

FIGURE 96

*Représentant un rétrécissement simple.*

(Le cours de l'urine de B en A.)

AB, bougie exploratrice.     O, rétrécissement.
G, gland.     V, col de la vessie.

L'intervalle qui sépare les strictures est habituellement de 6 à 8 millimètres (trois à quatre lignes). Les auteurs citent l'exemple de personnes sur lesquelles on a trouvé cinq, six huit et jusqu'à onze rétrécissements. Il y a dix ans, nous avons eu occasion de traiter un malade affecté de sept rétrécissements. Dans ce cas, deux ou trois rétrécissements en plus

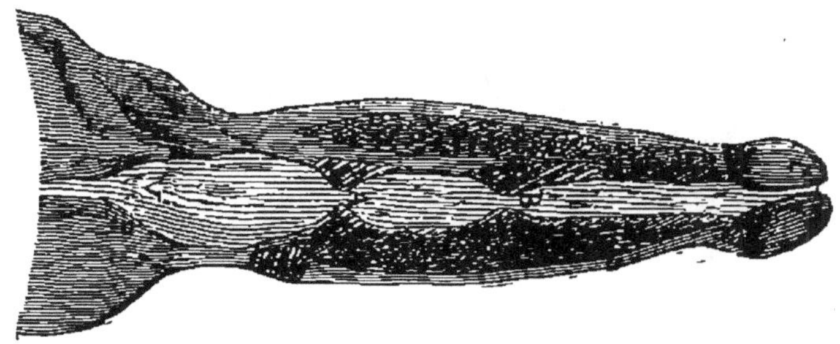

FIGURE 97

*Représentant deux rétrécissements : le premier,* B (c'est-à-dire le plus rapproché du méat urinaire), *plus large, et le second,* A, *plus étroit.*

ou en moins ne sont pas ce qui cause la gravité de la maladie. L'altération profonde de la membrane muqueuse est surtout ce qui doit attirer l'attention du praticien.

Quand il y a deux ou un plus grand nombre de rétrécissements, les moins étroits sont, en général, placés en avant.

### § 6. — Siège des rétrécissements.

La situation des strictures urétrales doit être envisagée,

A. Par rapport aux parois du canal;

B. Par rapport aux régions.

*A.* Certains rétrécissements occupent toute la circonférence du canal, et forment ainsi une bride circulaire, une valvule, un diaphragme traversé par l'ouverture urétrale, comme nous l'avons vu plus haut.

Chaque partie de la circonférence urétrale peut être isolément affectée de rétrécissement (fig. 98); mais c'est surtout la paroi inférieure qui est le plus souvent atteinte (fig. 99).

*B.* Les *rétrécissements spasmodiques purs* ont nécessairement leur siège à la région membraneuse, de D en A (fig. 14), BC (fig. 100) et PMU (fig. 2, pl. VI), que double le muscle de

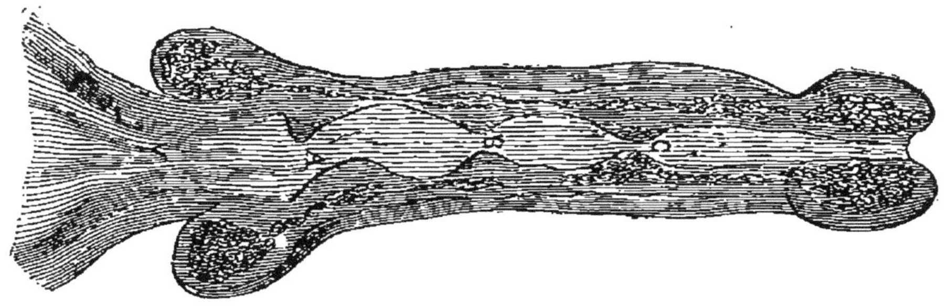

FIGURE 98

*Représentant trois rétrécissements, affectant d'une manière différente toute la circonférence de l'urètre.*

(Le deuxième rétrécissement, B, occupant toute la circonférence, offre une ouverture centrale. La première stricture, C, plus développée sur une paroi, a son ouverture placée latéralement ; tandis que la troisième, A, présente son canalicule sur le côté opposé.)

G, le gland.
V, la vessie.

Wilson et quelques autres faisceaux musculaires provenant des muscles de la région profonde du périnée (HH, fig. 1, pl. VI).

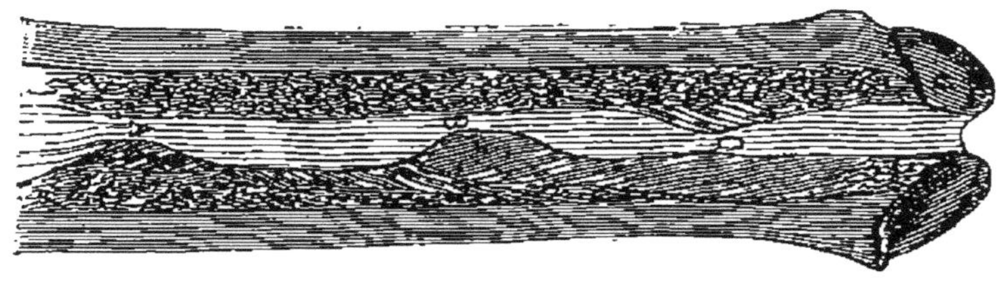

FIGURE 99

*Représentant trois rétrécissements, situés chacun sur une partie différente des parois du canal.*

(Les parois qui regardent le bord libre des rétrécissements C, B, A, sont à l'état normal.)

Les rétrécissements organiques sont situés, dans les dix-neuf vingtièmes des cas, à l'union de la portion spongieuse et de la portion membraneuse du canal de l'urètre, au niveau de la courbure sous-pubienne, à 16 ou 18 centimètres de profondeur (cinq à six pouces).

Après cette région, que nous appelons le *lieu d'élection* des strictures, les parties du canal qui sont le siège d'angusties sont le *méat urinaire* (A, fig. 100), la *terminaison de la fosse*

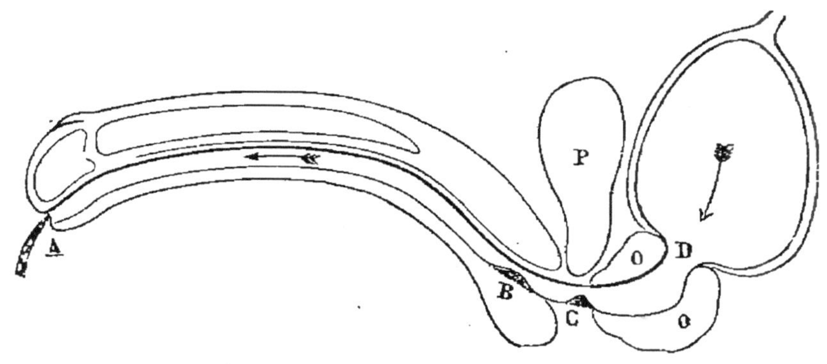


FIGURE 100

*Représentant deux rétrécissements, B et C, dans les régions où ils existent le plus habituellement.*

A B, région spongieuse de l'urètre.
B C, portion membraneuse, où siègent les rétrécissements spasmodiques.
C D, portion prostatique, sur laquelle il ne se forme point de rétrécissements.
O O, la glande prostate, qui enveloppe le col de la vessie D.
D, le col de la vessie, surmonté d'une flèche qui indique le cours de l'urine.
P, l'os pubis.
En B et en C sont situés, *sur la paroi inférieure,* deux rétrécissements, dont le premier, B, repose sur une base plus large que le second C.

*naviculaire* (E, fig. 14), la partie de la *portion spongieuse* située à 9 ou 10 centimètres (trois pouces environ) du méat urinaire.

Cette dernière partie est encore relativement assez souvent le siège de rétrécissements organiques. Les rétrécissements qui siègent en ce point reconnaissent fréquemment comme origine les traumatismes de l'urètre à ce niveau, tels que ruptures de la corde pendant une blennorrhagie cordée, ruptures spontanées (sans traumatisme volontaire) dues aux fausses manœuvres pendant le coït.

Mais en l'absence de traumatisme en ce point, on observe encore des rétrécissements dus à la simple inflammation blennorrhagique, comme on peut en observer un dans la figure 1 de la planche XIII. Ces rétrécissements, par parenthèse, sont plus mauvais que ceux qui siègent à la partie profonde, car ils présentent une fâcheuse tendance à la récidive et sont plus rebelles que ces derniers à la dilatation.

*La portion prostatique n'est jamais le siège de rétrécissements.* La glande prostate peut être tuméfiée, engorgée dans un ou plusieurs de ses lobes, et gêner plus ou moins gravement la sortie de l'urine, au point de provoquer des rétentions d'urine; mais on ne rencontre pas, sur la membrane muqueuse qui tapisse cette région, les altérations qui, dans les autres parties du canal de l'urètre, constituent des coarctations.

## § 7. — Calibre des rétrécissements.

Le *calibre* des rétrécissements est très variable.

Il dépend de plusieurs circonstances, telles que le *temps* depuis lequel ils existent, la *cause* qui les a produits, etc.

Il est évident, comme nous l'avons déjà vu, qu'indépendamment de la cause qui l'a provoqué, plus il y a de temps que dure un rétrécissement qui n'a pas été soigné, plus ce rétrécissement s'accentue, en vertu d'une des propriétés que possède le tissu qui le forme, la rétractilité. Quant à la cause qui les a déterminés, elle influe beaucoup, non seulement sur le calibre du rétrécissement, mais encore sur la rapidité avec laquelle se produit cette diminution de calibre. Ainsi les rétrécissements cicatriciels, suite de traumatismes, donnent lieu à une diminution de calibre de l'urètre plus considérable et en même temps plus rapide que ceux qui sont consécutifs à la blennorrhagie. On a accusé ces rétrécissements de donner lieu à une oblitération complète du canal; cette accusation est vraie dans certains cas; mais cette oblitération n'a jamais lieu que lorsqu'il existe pendant longtemps avant une fistule en arrière du rétrécissement donnant issue à l'urine.

## § 8. — Structure des rétrécissements.

Par quoi est constitué le rétrécissement? Telle est la question dont nous aurons la solution en nous reportant à ce que nous avons dit en parlant des causes des rétrécissements.

Quand l'urètre est enflammé, il y a d'abord *congestion des vaisseaux de la muqueuse du canal.* Consécutivement à cette congestion, il transsude dans l'épaisseur de cette muqueuse et dans le tissu cellulaire situé sous elle un liquide albumineux. Ce liquide ayant transsudé, deux choses peuvent survenir : ou bien, en premier lieu, dans les cas favorables, *le liquide est repris* par les mêmes vaisseaux qui l'ont exhalé ; dans ce cas, pas de rétrécissement pour l'avenir ; mais en second lieu, dans certains nombres de cas défavorables, blennorrhagies qui engendrent plus tard des rétrécissements, la résorption de ce liquide albumineux n'a pas lieu ; *il s'organise,* devient plus dense, plus épais, et se transforme en *tissu fibreux* ou pour mieux dire *fibro-élastique,* qui occupe, 1° la muqueuse, 2° le tissu sous-muqueux, 3° le corps spongieux. C'est cet exsudat organisé et constituant le rétrécissement qui forme ces nodosités, ces canaux que l'on a comparés, tant ils sont durs, à des baguettes de fusil à résistance ligneuse. C'est ce qui fait que lorsqu'il se présente à nous un malade qui se dit affecté de rétrécissement, ou que pour une raison quelconque nous sommes en droit de soupçonner d'être atteint d'un rétrécissement organique, nous avons toujours soin d'explorer par la palpation avec les doigts le canal, surtout à sa partie profonde et en dessous. Ces duretés ligneuses sont loin de se rencontrer chez tous les malades atteints de strictures organiques ; mais on les rencontre dans un certain nombre de cas, et elles mettent immédiatement sur la voie du diagnostic.

Il y a des cas où le rétrécissement est constitué par une simple *altération de la muqueuse,* qui paraît épaissie ; mais alors la muqueuse est presque toujours adhérente aux tissus sous-jacents, ce qui explique la douleur que ressentent certains malades affectés de rétrécissement, douleur due aux tiraillements qui se produisent par suite de ces adhérences.

L'examen cadavérique de ces cas montre des traînées de fibres blanchâtres qui circonscrivent l'urètre.

Lorsqu'on étudie au microscope les éléments qui constituent la coarctation, on voit qu'ils sont semblables aux dépôts inflammatoires ordinaires. Enfin on décrit comme entrant dans la texture de certains rétrécissements des *fausses membranes* tapissant la surface de la muqueuse de l'urètre. Mais ces cas sont fort rares, si tant est qu'ils existent réellement.

### § 9. — Propriétés des rétrécissements.

Ce que nous venons de dire au sujet de la structure des coarctations urétrales organiques va nous faire comprendre les propriétés de ces coarctations.

Elles sont au nombre de trois :

1° La *rétractilité*, 2° l'*élasticité*, 3° la *contractilité*. Nous ne parlerons pas ici du spasme, qui complique fréquemment les rétrécissements aussi bien organiques qu'inorganiques ; nous nous sommes expliqué sur ce phénomène à l'article rétrécissements mixtes ; nous y renvoyons le lecteur. On ne peut pas dire que le spasme fasse partie à proprement parler des propriétés des rétrécissements, car il n'en est pas une propriété inhérente et fatale ; mais il complique tellement souvent les rétrécissements qu'on pourrait presque le faire rentrer dans ce chapitre.

1° La *rétractilité* est due à l'évolution de l'exsudat sous-muqueux dont nous avons parlé. Cet exsudat, composé, comme nous l'avons vu, d'un tissu fibro-élastique, rétractile en un mot, a une tendance incessante à revenir sur lui-même ; ce qui fait bien comprendre pourquoi une stricture urétrale n'est jamais spontanément curable, pourquoi elle revient sans cesse sur elle-même, se rétracte, et a une tendance fatale à oblitérer l'urètre, si le malade qui en est porteur ne se fait pas traiter sérieusement.

2° L'*élasticité* découle également de la structure du rétrécissement. Les fibres élastiques qui entrent dans sa constitution font que le tissu, après s'être laissé distendre momentanément, revient sur lui-même immédiatement, si le traitement par la dilatation, qui modifie les propriétés de ce rétrécissement, n'a pas été mis en usage.

3° Enfin la *contractilité*, à laquelle on peut attribuer le spasme, rend compte des variations qu'on observe dans la facilité ou la non-facilité du passage des instruments dans les rétrécissements; c'est cette propriété qui fait qu'un jour on franchit un canal rétréci, tandis qu'un autre on ne peut pas; que telle bougie qui a passé la veille ne passe plus le lendemain, ou même l'instant d'après, etc.

## § 10. — Symptômes des rétrécissements.

Avant de nous livrer à l'étude des symptômes des rétrécissements, nous devons poser en principe que, dans un certain nombre de cas, un rétrécissement peut exister, et même parfois assez étroit, sans que le malade accuse des symptômes bien précis. Et cela pour deux raisons; ou bien il existe des symptômes qui, si le malade y faisait attention, pourraient mettre sur la voie du diagnostic, tels que le *suintement chronique*, que le malade prend pour une simple goutte militaire et à laquelle il n'attribue pas d'importance; la *déviation du jet d'urine* est si légère dans certains cas, que le malade ne s'en aperçoit même pas; la *fréquence de la miction* passe inaperçue; les *efforts pour uriner* sont peu considérables. Il y a peu ou pas *douleur* en urinant et pendant le coït : enfin ni *incontinence*, ni *rétention*, et peu de *modifications du liquide urinaire*.

Dans un second ordre de faits, il n'existe presque pas de symptômes; le médecin, et non le malade, les découvre par une observation attentive. Disons de suite que ce sont les cas les plus rares; ils méritent néanmoins une certaine attention, car ils se rencontrent encore de temps à autre dans la pratique. Ces faits sont dus à ce que, comme nous l'avons vu, dans les cas où il y a obstacle au cours de l'urine par suite d'une stricture de l'urètre, la vessie s'hypertrophie et acquiert une force contractile plus considérable, ce qui fait que, malgré l'obstacle, l'urine est chassée assez fortement pour ne donner lieu, au moins en apparence, à aucune modification du jet urinaire. Cette intensité médiocre des symptômes n'a lieu, en tout cas, que dans les rétrécissements qui n'existent pas depuis bien longtemps.

Il est encore un certain nombre de cas où le premier symptôme qui mette le malade sur la voie de son affection est une rétention d'urine.

Nous dirons donc, pour finir cette introduction à l'étude des symptômes des rétrécissements, que chez tous les malades qui ont eu autrefois une ou plusieurs blennorrhagies, ou qui ont subi un traumatisme de l'urètre, en un mot, chez tous les malades chez lesquels on est en droit de soupçonner un rétrécissement, l'exploration de l'urètre doit être pratiquée s'ils accusent un des symptômes que nous allons énumérer plus loin; elle doit aussi l'être quand le malade n'accuse pas de symptômes locaux, mais que le médecin a constaté chez son client la présence d'accidents causés par le retentissement à distance d'un rétrécissement, tels que les *troubles digestifs*, le *manque d'appétit*, ou un certain *état de l'urine*, en dehors même de toutes les sensations éprouvées par le malade et de toutes ses dénégations. Cette exploration mettra souvent sur la voie d'une coarctation au début, et permettra de pouvoir prévenir la réalisation effective et accentuée de cette grave lésion. Ceci dit, j'entre de plain pied dans l'étude de ce chapitre.

Pour ne pas fatiguer l'attention du lecteur, nous examinerons les symptômes un à un, et nous en discuterons la valeur à mesure.

A. *Suintement urétral.*

B. *Changement dans le jet de l'urine.*

C. *Fréquence des besoins d'uriner.*

D. *Efforts pour uriner.*

E. *Douleur en urinant.*

F. *Douleur pendant le coït.*

G. *Incontinence d'urine.*

H. *Rétention d'urine.*

I. *Modifications du liquide urinaire.*

## A. *Suintement urétral.*

A la suite d'écoulements, il n'est pas rare de voir persister un suintement qui n'est pas appréciable pendant le jour, mais qui, se collectionnant la nuit, apparaît le matin à l'entrée du méat urinaire, sous la forme d'une *gouttelette opaque, d'un blanc jaunâtre, de consistance variable, tachant le linge en jaune sale* et qui est connue vulgairement sous le nom de *goutte militaire.* Ce suintement, *qui n'est pas de nature*

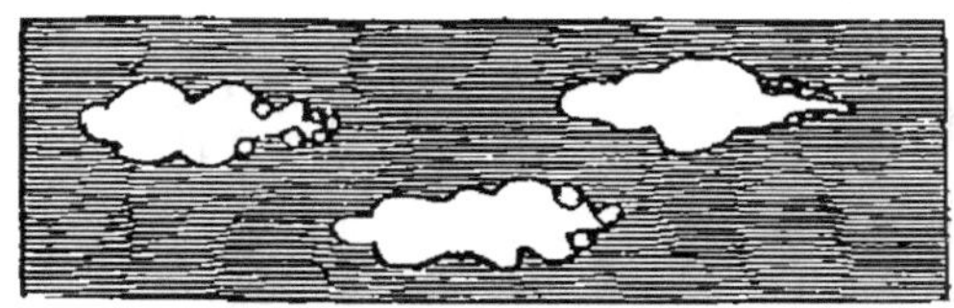

FIGURE 101

*Représentant les gouttelettes de pus concret qui apparaissent le matin au méat urinaire par la pression de l'extrémité antérieure de la verge, dans le cas d'écoulement chronique rebelle* (goutte militaire).

*a se transmettre par le coït,* annonce un commencement de rétrécissement. Pendant des années entières il en est, parfois, le seul indice. L'observation d'un régime sévère le fait quelquefois disparaître : des écarts de régime, la marche, le coït, les pollutions nocturnes, le font reparaître ou l'augmentent à tel point, que je suis souvent consulté par des malades de cette catégorie, qui croient avoir contracté une nouvelle gonorrhée. Puis, soit à la suite d'injections astringentes, soit spontanément, cet écoulement cesse. Mais le malade n'est pas guéri ; s'il veut observer avec soin la manière dont se fait la première émission de l'urine à son réveil, voici ce qu'il remarque : *les premières gouttes de liquide chassent devant elles une sorte de petit ver blanc de 1/2 à 2 centimètres de longueur, de grosseur variable.*

Ce petit ver blanc, *bouchon* de *mucus concret,* de même que la *goutte militaire* (fig. 101), est le produit de la sécrétion du rétrécissement et de la partie du canal de l'urètre qui est immédiatement en arrière. Souvent nous avons pu constater que ce bouchon de mucus, sorte d'empreinte de la stricture, représentait exactement et sa longueur et son diamètre. Cette *goutte militaire* ou *blennorrhée*, dont la cause, méconnue par les praticiens, résiste par cela même aux divers traitements

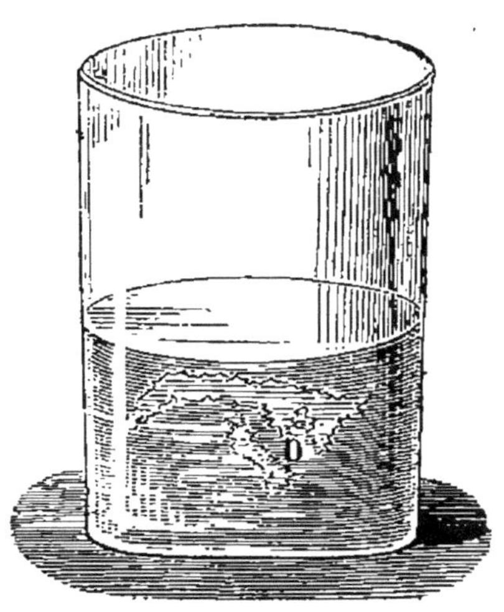

FIGURE 102

*Représentant, en O, le filament blanc grisâtre sécrété par la membrane muqueuse malade, et balayé hors du canal par le premier jet d'urine.*

qu'on dirige contre elle, par ses intermittences et sa chronicité finit souvent par causer l'hypochondrie et d'autres perturbations morales qui entraînent les malades au suicide sinon à la folie.

Si, dans la première période de la maladie, ceux-ci ne s'aperçoivent de ce symptôme que par les taches de leur linge et par l'impressionnabilité de la muqueuse de leur canal, ils ne tardent pas à ressentir des sensations plus nettes et plus rapprochées qui les avertissent du travail dont leur canal est le siège. Ils ont des élancements qui parcourent l'urètre et qui sont quelquefois si vifs que des hommes du monde, au milieu des réunions, assis à une table de jeu.

12.

ne peuvent pas résister au besoin de porter subitement la main à la verge, pour faire cesser ce qu'ils appellent des *inquiétudes*. D'autres ressentent un besoin d'uriner si pressant qu'ils ne peuvent le maîtriser. Obligés par des exigences sociales à rester en place, ils essayent de comprimer la verge en croisant les jambes, et finissent, pour se procurer un soulagement momentané, par laisser échapper quelques gouttes d'urine dans leur linge ; cette urine, en humectant le canal, le lubrifie, le lave et entraîne avec elle la goutte de muco-pus qui, par sa présence au point malade de l'urètre, causait cette incitante et anxieuse sensation.

C'est alors que les érections se modifient et que, par exagération de la sensibilité, le coït devient difficile ; au plus léger contact de la femme, l'éjaculation a lieu et quelquefois avec dyspermatisme. (Voir cet article plus loin.) Les malades, obsédés par l'idée de leur affection, ont des préoccupations monomaniaques ; ils se croient impuissants, ils sont honteux de leur état. Pendant le jour, ils s'échappent au milieu des affaires les plus sérieuses, pour aller comprimer le gland et voir la quantité de liquide sécrété ; au réveil, c'est encore leur première pensée, et le résultat de cette exploration influe sur l'humeur de toute la journée.

Nous avons cru devoir placer ici ce tableau qui, avec le paragraphe consacré aux blennorrhagies rendues chroniques par leur localisation dans les follicules ou les culs-de-sac glanduleux de l'urètre, forment la description complète de l'affection décrite sous le titre de *blennorrhée* ou *goutte militaire*, et qui n'est souvent, comme nous venons de le démontrer, que le premier symptôme d'un rétrécissement en voie de formation. (Voir le chapitre *Blennorrhagie chronique*.)

### B. *Changement dans le jet d'urine.*

Les modifications de la *miction* sont relatives :

1° A la grosseur du jet ;
2° A sa rapidité,
3° A sa forme.

### 1º *Grosseur du jet.*

La première chose dont s'aperçoit un malade affecté du rétrécissement, c'est la *diminution de grosseur du jet urinaire.* Au lieu d'avoir le *volume d'une plume d'oie*, qui représente assez bien le volume normal de la veine fluide, le jet diminue *insensiblement* et *progressivement*, jusqu'à n'avoir plus que le *volume d'une plume de corbeau;* parvenu à ce degré, si le malade est sobre, mène une vie régulière, le jet peut rester stationnaire pendant des années; il finit par s'y accoutumer. Malheureusement, ces exemples favorables sont exceptionnels; le plus ordinairement, le volume du jet va sans cesse et fatalement en diminuant de grosseur, et, passant par toutes les dimensions intermédiaires, il arrive assez promptement (quelquefois deux à trois ans) à n'avoir plus que la *grosseur d'un fil* et à *s'écouler goutte à goutte.*

### 2º *Rapidité du jet.*

La rapidité du jet diminue en même temps que son volume, et la *lenteur de la miction* suit les phases de la grosseur du jet. Ainsi, tandis qu'un homme bien portant lance facilement l'urine à la *distance d'un mètre*, que *le jet de l'urine est recourbé en arcade*, et que *la durée de l'émission est d'un quart de minute au plus*, le malade atteint de coarctation voit se rapprocher de lui de plus en plus le point de la surface du sol où tombe son urine; *la courbe de la colonne urinaire s'efface peu à peu;* la chute de l'urine devient *verticale*. Il est facile de comprendre, d'après la direction du jet, que le liquide, à moins de grandes précautions, salira la partie inférieure des vêtements, à ce point que le malade, selon l'expression vulgaire et consacrée, *pisse sur ses souliers;* enfin, la durée de la miction est de *une à cinq minutes*. L'émission est intermittente et nécessite de grands efforts. Le temps semble si long à quelques personnes, que plusieurs m'ont affirmé rester un quart d'heure et plus pour expulser l'urine.

Quand la maladie est parvenue à ce degré, les patients deviennent sombres, moroses, taciturnes, vont seuls à la promenade et dans les lieux écartés, pour éviter les railleries des personnes qui seraient témoins de leur infirmité.

Dans l'état normal, vers la fin de l'émission, les muscles du périnée, par une contraction brusque deux ou trois fois répétée, terminent l'exonération de la vessie; c'est ce que l'on désigne sous le nom de *coups de piston*. Quand l'urètre est

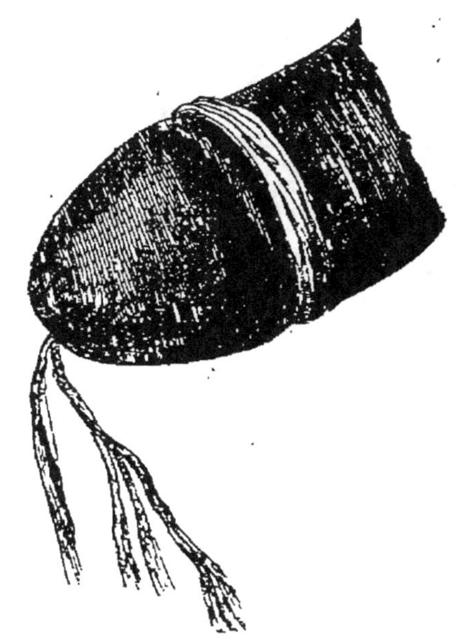

FIGURE 103

*Représentant la sortie de l'urine d'un urètre affecté de stricture.*

rétréci, il faut cinq ou six, ou même un plus grand nombre de ces contractions, pour expulser les dernières gouttes d'urine.

### 3° Forme du jet.

Le *jet de l'urine se déforme* : il commence par devenir aplati, puis se divise en deux ou plusieurs jets qui s'enroulent les uns autour des autres.

Tandis qu'une des divisions suit la direction ordinaire, l'autre s'échappe directement en bas ou sur un des côtés, ou même en haut.

D'autres fois, au sortir du canal, les deux jets vont chacun par un côté opposé, et semblent se fuir. Fréquemment le jet est *tortillé en vrille, en jet d'eau,* et *forme la crosse.* Parfois, au

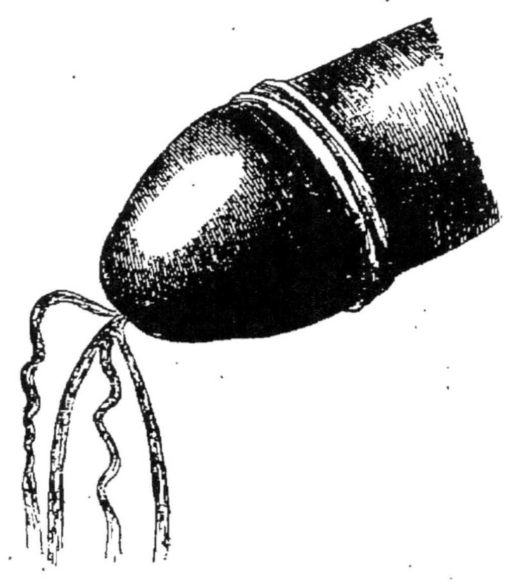

FIGURE 104

On peut distinguer, dans cette figure, que le jet de l'urine est divisé en deux (en prenant de haut en bas la *deuxième* et la *quatrième* branche); de chacune de ces deux sections s'échappe une colonne rebelle et onduleuse qui remonte (*première* et *troisième* branche).

sortir du méat, il *s'éparpille en arrosoir.* Les malades comparent aussi la miction à la manière dont sort l'eau d'un *sabot de rémouleur.*

Enfin il arrive que l'urine ne s'écoule plus que *goutte a goutte,* et encore très lentement.

### C. *Fréquence des besoins d'uriner.*

Dans les premiers temps d'une coarctation, le malade ne s'aperçoit pas qu'il urine plus fréquemment. Ainsi, au lieu de vider sa vessie quatre à cinq fois par jour, il urine sept à huit fois sans y prêter d'attention. Mais il n'en est pas de même quand les envies d'uriner le forcent à se réveiller la nuit pour satisfaire ce besoin. Il n'est pas rare, en effet, quand l'affection a fait des progrès, de voir le sommeil interrompu plusieurs fois pendant la nuit. En consultant *nos observations*, le lecteur verra certains malades ne pas pouvoir reposer plus d'une demi-heure sans éprouver un *besoin impérieux, irrésistible*, d'évacuer la vessie. Il semble que les dis-

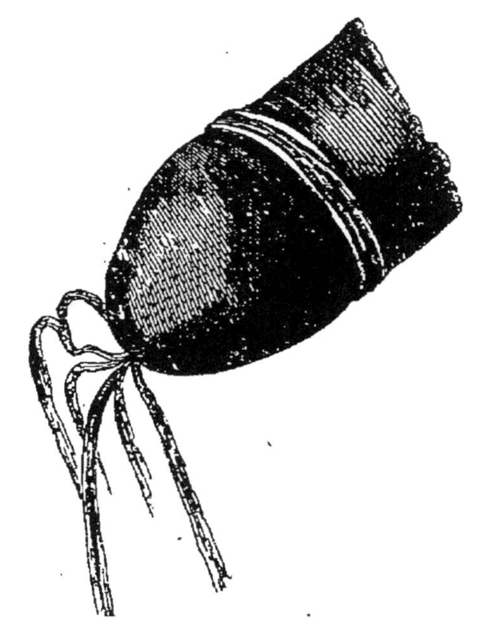

FIGURE 105

Quelquefois la branche en jet d'eau, en crosse, s'élève beaucoup plus haut que celle qui est représentée par cette figure.

tractions des affaires permettent d'éluder plus facilement, pendant la journée, cette pressante nécessité. Quand le rétrécissement est très étroit, le malade urine dix, quinze, vingt, quarante, soixante, quatre-vingts fois en vingt-quatre heures. Voici la raison de cette fréquence :

La vessie est un organe creux, dont la membrane muqueuse est doublée extérieurement de plans musculaires entrecroisés (voir fig. 7). C'est le seul agent d'expulsion de l'urine dans les cas ordinaires : la contraction de ces faisceaux musculaires peut aller jusqu'à effacer complètement sa cavité; mais il ne faut pas qu'il y ait d'obstacles. Quand, par suite de rétrécissements, le jet de l'urine éprouve de la résistance, la contraction musculaire s'épuise avant la complète évacua-

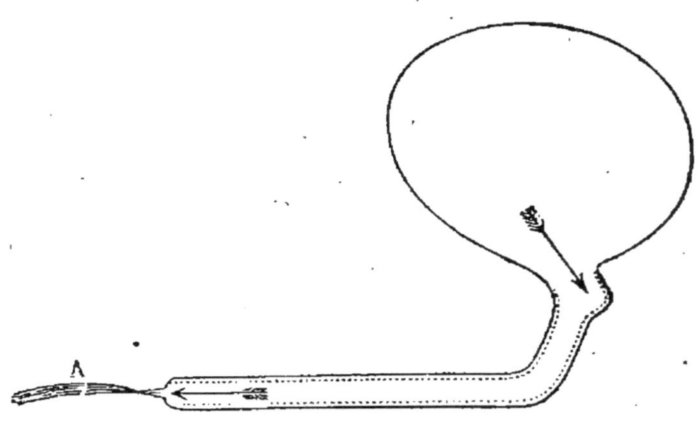

FIGURE 106

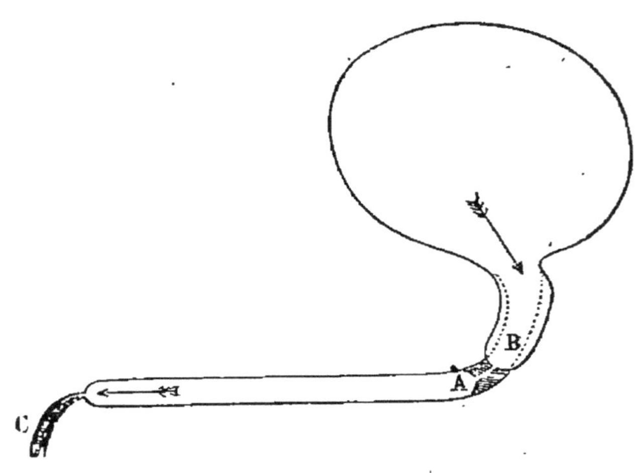

FIGURE 107

*Représentant :* la figure 106, *la sortie du jet d'urine A, à l'état normal;* la figure 107, *le jet du liquide C à travers le rétrécissement* A B ; la ligne ponctuée, entre le col de la vessie et la stricture, indique l'état avant l'existence de l'obstacle A B,

tion du réservoir urinaire, et le malade croit avoir fini d'uriner, bien qu'il y ait encore du liquide dans la vessie. Il en résulte que le temps qui s'écoule entre une miction et la suivante est beaucoup plus rapproché. Aussi conçoit-on aisément que, quand l'urine ne coule plus que goutte à goutte, la vessie étant toujours distendue, les besoins d'uriner soient presque incessants.

### D. *Efforts pour uriner.*

Dans l'état ordinaire, l'effort qu'on est obligé de faire pour évacuer la vessie est tellement léger, qu'on n'en a, pour ainsi dire, pas conscience. Il est loin d'en être ainsi dès qu'il existe un rétrécissement. Le malade est obligé de se livrer à des efforts d'autant plus grands que le rétrécissement est plus étroit. Dans les premiers temps, il s'aide d'abord plus énergiquement de la contraction des muscles du ventre et du périnée; ensuite, pour donner plus de fixité au tronc, il appuie fortement les mains sur ses genoux ou sur les objets environnants, table, chaise ou lit, et, pendant les efforts qu'il fait, le visage et le cou sont congestionnés par le sang, les larmes coulent des yeux, et des gaz s'échappent par l'anus; enfin, à un degré plus avancé, le malade *ne peut uriner que dans la position qu'on prend pour aller à la garde-robe.* Quand cet état dure quelque temps, il est rare que les malades ne soient pas affectés de *hernies* et de *chute du rectum.* Aussi, quand ils prennent la position que nous venons d'indiquer, quelques malades ont-ils la précaution de se tamponner l'anus pour prévenir la sortie des matières fécales.

Le résultat de la pression de la veine fluide pour franchir un rétrécissement entraîne, comme conséquence inévitable, *une particularité constante,* et qu'il est bon de consigner ici : c'est *la dilatation du canal de l'urètre en arrière du rétrécissement* (A, fig. 96 et pl. VIII). Quand il y a plusieurs rétrécissements, cette dimension des parois n'existe qu'en arrière de l'obstacle le plus profondément situé (A, fig. 97).

### E. *Douleur en urinant. Dysurie.*

La douleur est un signe qui manque rarement dans les strictures de l'urètre. Elle présente de très grandes variations, selon l'impressionnabilité des malades et l'état de l'angustie. Tantôt c'est un *picotement*, une *cuisson*, un *chatouillement*, une *démangeaison*; d'autres fois, une *douleur vive*, une *chaleur*, une sensation de *brûlure* par un fer rouge, à tel point que les malades redoutent de satisfaire ce besoin, et même s'interrompent dans la miction.

Si l'on veut se reporter par la pensée à la principale cause que nous avons assignée aux rétrécissements, l'*inflammation chronique d'un point du canal,* on s'expliquera facilement que le passage d'un liquide âcre comme l'urine détermine les sensations que nous venons d'énumérer. De plus, dans la partie dilatée en arrière de l'obstacle (A, fig. 96; B, fig. 107 et P.D, pl. VIII), le séjour continu de l'urine et la pression résultant des efforts sont la cause d'*inflammations,* d'*ulcérations*, d'*érosions*, de *fissures*, de *crevasses*, qui rendent aussi parfaitement compte de l'intensité de la douleur.

Cette *dysurie* n'a lieu d'abord qu'au moment de l'émission de l'urine; ensuite, elle persiste quelque temps après la miction; enfin, elle devient continue avec exacerbation quand le malade urine.

Les malades accusent le siège de la douleur assez habituellement dans le point rétréci, c'est-à-dire au niveau des bourses et du périnée; il n'est pas rare cependant de rencontrer des malades dont toute la douleur est concentrée dans le gland, bien que cette partie soit tout à fait exempte de stricture.

Dans ce cas, c'est une *douleur sympathique* ou de *retentissement nerveux*. Sans pouvoir s'expliquer cette singularité du déplacement de la sensation, c'est un fait si fréquent dans les diverses affections des voies urinaires, qu'il est bon de rassurer les malades, dont la tendance est de vouloir localiser, quelquefois obstinément, le siège du mal dans le point douloureux.


F. *Douleur pendant le coït. Dyspermasie* ou *dyspermatisme.*


Il existe des personnes affectées de rétrécissements qui n'éprouvent aucune douleur en accomplissant l'acte vénérien; chez quelques-unes, cette douleur est supportable; d'autres ressentent, par suite de l'éjaculation du sperme, une souffrance tellement intolérable, qu'elles redoutent le coït et s'en abstiennent le plus possible.

Cette douleur, au dire des malades, diffère de la *dysurie* en ce sens qu'elle est beaucoup plus *aiguë, plus déchirante* : ce qui se comprend du reste à merveille, puisqu'on est maître de retenir, de modérer l'émission de l'urine, et qu'on ne laisse échapper, pour ainsi dire, du col de la vessie que la quantité de liquide qui peut, sans le forcer, passer à travers le rétrécissement ; tandis que, dans l'éjaculation, un flot de sperme et de liquide prostatique se trouve brusquement lancé contre la stricture, par la contraction spasmodique et convulsive des muscles du périnée. De là, distension instantanée de l'urètre en arrière de la coarctation (A, fig. 96 ; B, fig. 107) et douleur suraiguë.

Nous devons ajouter cependant une remarque qui est commune à la *dysurie* et à la *dyspermasie* : c'est que l'*état enflammé ou non* du rétrécissement et de la partie de l'urètre qui est immédiatement en arrière, n'est pas indifférent dans la sensation que l'urine ou le sperme font éprouver aux malades. Ainsi, quand l'élément inflammatoire qui accompagne et complique si souvent les rétrécissements est éliminé (voir *Traitement médical des rétrécissements*), il n'est pas rare de voir des malades, pour lesquels le passage de l'urine et du sperme était très douloureux, supporter très facilement la miction et l'éjaculation,

Dans l'état normal, le sperme est dardé avec une certaine force et par jets saccadés hors du canal de l'urètre. Quand il y a stricture, l'éjaculation se fait dans l'espèce de dilatation située en arrière du rétrécissement, et le sperme s'écoule plus ou moins lentement et d'une manière continue en dehors de l'urètre. Quand la dilatation dont nous parlons s'étend jusqu'au col de la vessie (fig. 107), il n'est pas rare de voir le sperme refluer dans le réservoir urinaire, et sortir avec ce liquide pendant la miction (voir *Modification du liquide urinaire*, à l'article Physiologie).

### G. *Incontinence d'urine.*

Cette incontinence est *fausse* ou *vraie*.

1° L'*incontinence fausse* consiste en ce que, toutes les fois que le malade a fini d'uriner, il s'écoule involontairement, par gouttes, une petite portion d'urine qui mouille, salit les vêtements, et, malgré les plus grands soins de propreté, finit par leur communiquer une odeur forte, très désagréable.

Cette incontinence provient de ce que, la miction terminée, il reste, dans la portion dilatée de l'urètre, en arrière du rétrécissement, une petite quantité d'urine qui, soustraite à l'action contractile de la vessie, s'écoule, par son propre poids, à travers le rétrécissement, hors de l'urètre.

2° L'*incontinence vraie* est beaucoup plus grave, et tient à ce que la dilatation dont nous venons de parler a élargi jusqu'au col de la vessie (fig. 107), qui se trouve ainsi dans l'impossibilité de contenir l'urine dans son réservoir. La seule barrière à la libre sortie de l'urine se trouve être le rétrécissement lui-même (AB, *ibid.*). Aussi l'urine coule-t-elle involontairement et continuellement, tandis que les plus grands efforts du malade pour uriner volontairement se bornent à faire que les gouttes de liquide sortent un peu plus rapprochées les unes des autres.

Les malades atteints de cette infirmité sont obligés de porter continuellement un urinal : cette situation, si grave qu'elle soit, n'est pas au-dessus des ressources de l'art, comme on pourra s'en convaincre en lisant la dixième observation de guérison des rétrécissements.

### H. *Rétention d'urine.*

Ce symptôme est le plus redoutable de tous ceux que nous avons examinés jusqu'ici, non seulement à cause de l'angoisse qui l'accompagne, mais encore parce qu'il met immédiatement en péril les jours du malade.

Dans un chapitre spécial (*Rétention d'urine*) nous dirons comment, par suite de la barrière que la stricture peut opposer au libre écoulement de l'urine, toutes les fractions de l'appareil, à partir du rétrécissement jusqu'aux reins, se trouvent successivement distendues par ce liquide. Nous voulons seulement indiquer brièvement les *causes*, le *mécanisme* et les *conséquences* de cet accident.

1° Il semble qu'à partir du moment où il existe une coarctation, tout concourt à l'occlusion totale de l'urètre. Une *bronchite*, un *rhumatisme*, une *gastrite*, *peuvent*, par les *seuls* efforts de la nature, *guérir* sans l'intervention de l'art. Un rétrécissement, loin de pouvoir jamais guérir seul, *a une tendance incessante et fatale à l'oblitération de ce conduit*. La vie la plus sobre et la plus régulière ne peut que retarder cette marche, et non faire rétrograder le rétrécissement. Le moindre écart de régime, au contraire, accélère les progrès du mal. Aussi, en présence d'un si formidable accident, nous ne saurions comprendre la sécurité des malades qui, prévenus de sa possibilité, ne se hâtent pas de se confier aux mains expérimentées du spécialiste qui peut les guérir.

2° Il arrive donc, sous l'influence croissante des progrès du mal, que la moindre cause détermine la rétention : tantôt c'est un gravier, du sable ou des mucositée glaireuses, sortis de la vessie, qui viennent s'appliquer sur l'ouverture du rétrécissement, et faire l'office d'obturateur (fig. 108); d'autres fois c'est l'inflammation du rétrécissement compliquée de spasme (*Rétrécissement mixte*), qui, par suite d'écarts de régime, d'excès vénériens, de marche forcée, de rétention volontaire trop longtemps prolongée, bouche l'orifice du *canalicule du rétrécissement*, et complète l'occlusion totale de l'urètre.

3° Alors, quand le malade veut uriner, il fait de vains efforts... Après cinq, dix minutes de tentatives inutiles, le besoin cesse, mais pour reprendre bientôt plus pressant, plus impérieux ; le malade essaye encore, appelle à son aide toutes les forces de son organisation, prend, comme il a été dit, toutes les positions qu'il croit favorables : quelquefois, à cette période, les efforts de la nature ou les soins intelligents de l'art arrachent le malade à ces cruelles souffrances ; sinon, en proie à une exaltation morale des plus effrayantes, la figure en feu, les yeux brillants, dans une agitation continuelle, le malade pousse des cris inarticulés, appelle à son secours, essaye lui-

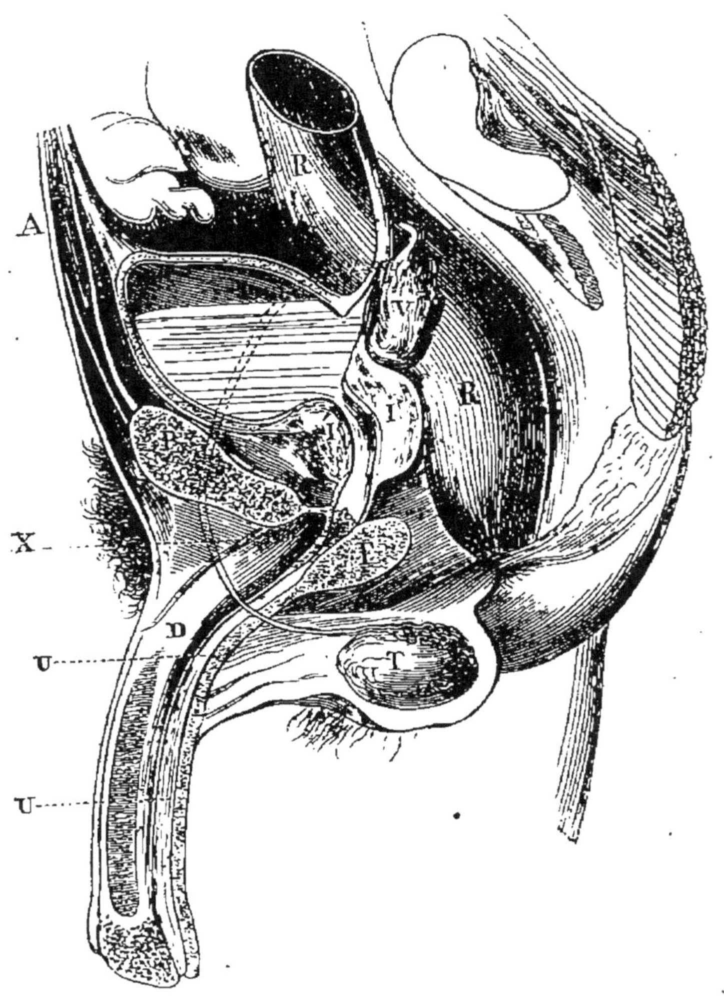

FIGURE 108

*Représentant une rétention d'urine causée par la présence d'un bouchon de gravier à l'entrée vésicale du canalicule d'un rétrécissement.*

COUPE D'AVANT EN ARRIÈRE, SUR LA LIGNE MÉDIANE.

A, paroi antérieure du ventre.
R R, intestin rectum.
P, os pubis.
T, testicule.
D, la verge.
F, corps spongieux de l'urètre

I, I, la glande prostate.
V, vésicule séminale.
U U, le canal de l'urètre
X, bouchon de graviers, oblitérant l'entrée d'un rétrécissement, et provoquant la rétention d'urine.

même, avec tout ce qui lui tombe sous la main, de franchir l'obstacle. Dans ce délire de la douleur, on a vu des patients attenter à leurs jours, d'autres réussir à se soulager momentanément par des moyens ingénieux ou extravagants.

Si la nature ou le praticien ne vient pas en aide au malade pour exonérer le réservoir urinaire, il se fait à la vessie ou à l'urètre une crevasse par laquelle le liquide s'échappe dans le ventre ou les bourses (voir *Complications des rétrécissements, fistules urinaires*); ou bien une portion de l'urine, pompée par les vaisseaux absorbants, est portée dans le torrent de la circulation, et détermine les accidents de l'urémie; alors apparaissent aussi les accès de fièvre pernicieuse qui a été appelée *fièvre urétrale* (voir les chapitres nouveaux qui sont consacrés à l'étude de ces complications).

Nous entrerons, à l'article *Rétention d'urine*, dans les plus grands détails sur les indications qui se présentent à remplir aux différentes périodes de cette douloureuse position.

## I. *Modification du liquide urinaire.*

1º *Quantité*. La quantité d'urine évacuée en vingt-quatre heures par un malade affecté de rétrécissement est sensiblement la même qu'à l'état normal. La petite quantité d'urine rendue à chaque émission est compensée par la fréquence des besoins d'uriner. Cependant il arrive parfois que cette quantité est diminuée ou accrue, par la raison que voici :

*a.* Certains malades, redoutant la douleur qu'ils éprouvent en urinant, cherchent à diminuer le nombre des émissions, et, dans ce désir, ils s'abstiennent autant qu'ils peuvent de boissons ou d'aliments liquides. Mais le but du malade est manqué, car le résultat de cette abstinence est bien de diminuer la quantité d'urine, *mais non les besoins d'uriner, au contraire*. En effet, cette urine rare, très chargée de principes salins, *très échauffée*, est irritante pour toutes les parties qu'elle baigne, et en particulier pour le rétrécissement. Les besoins d'uriner sont plus rapprochés, plus douloureux, et le malade ne rend que quelques gouttes d'urine à la fois : c'est là *strangurie*.

*b.* D'autres malades (et c'est le plus grand nombre), mieux éclairés par l'expérience ou des conseils intelligents, prennent beaucoup de boissons émollientes, et recherchent les aliments liquides. Cette pratique a une double conséquence : c'est que la quantité d'urine est plus abondante qu'à l'état normal, et que, le liquide étant moins âcre, les besoins d'uriner sont moins fréquents, et la quantité d'urine rendue à chaque émission plus considérable.

2° *Qualité.* Tant qu'il n'existe pas de complications du côté de la vessie, de la prostate, ou des vésicules séminales, les changements dans l'urine se bornent à peu près à ceux que j'ai signalés. La première urine rendue le matin contient la gouttelette de *muco-pus* sécrétée par la surface du rétrécissement, ou le bouchon de mucus concret signalé dans le même paragraphe (fig. 101 et 102). Si le malade a pris la précaution d'uriner *directement* dans un vase de verre blanc, et qu'il laisse déposer cette urine pendant six heures au moins, voici ce qu'il observe : l'urine est séparée en deux couches : 1° la supérieure, à peu près claire; 2° l'inférieure, formant un dépôt nuageux, d'un blanc grisâtre, dans lequel on distingue quelques parties plus compactes, qui sont les débris du bouchon de mucus, ou ce bouchon de mucus entier, allongé ou pelotonné sur lui-même. Quand nous traiterons du catarrhe de la vessie, de l'engorgement de la prostate, des maladies des conduits séminifères, nous indiquerons avec détail l'état de l'urine dans ces maladies, qui compliquent si fréquemment les rétrécissements anciens.

Les différents symptômes que nous venons d'indiquer ne se rencontrent pas tous au même degré de gravité sur chaque malade affecté de rétrécissement. Il est certaines personnes privilégiées qui, grâce à une vie sobre, voient leurs rétrécissements rester stationnaires; d'autres, par suite d'écarts de régime ou malgré les habitudes les plus régulières, sont successivement la proie de tous les symptômes que nous venons d'énumérer et de ceux dont nous allons nous occuper dans le chapitre suivant.

### § 11. — Complications des rétrécissements.

Une ou plusieurs coarctations ne peuvent pas exister à un certain degré dans le canal de l'urètre sans entraîner, après un temps plus ou moins long, un trouble parfois très grave dans les différents appareils de l'économie, et en particulier dans le système génito-urinaire.

Nous renvoyons le lecteur, pour de plus amples détails sur ces complications, aux chapitres où nous traitons de chacune de ces affections dans le cours de notre ouvrage ; mais il est une de ces complications très importante sur laquelle nous croyons devoir insister ici : nous voulons parler de la *stagnation d'urine* qui constitue un des principaux dangers des rétrécissements de l'urètre, des rétrécissements anciens surtout.

PLANCHE VII

*Représentant deux rétrécissements de l'urètre à la partie profonde.
Hypertrophie consécutive de la tunique musculaire de la vessie.*

A, rétrécissement de la portion bulbaire de l'urètre.
B, rétrécissement de la partie postérieure de la portion spongieuse.
P D, portion dilatée en arrière du rétrécissement.
C V, col vésical.
C C, C'C', colonnes charnues de la vessie.
P V H, paroi vésicale hypertrophiée.
C U, canal de l'urètre.
C C V, corps caverneux de la verge.
G L, gland.
M U, méat urinaire.

Une coarctation urétrale constitue en effet un obstacle au cours de l'urine ; comme il faut néanmoins que l'émission de ce liquide ait lieu malgré la présence de l'obstacle, les fibres musculaires du réservoir vésical s'hypertrophient au point d'acquérir l'épaisseur relative qui est indiquée planche VII.

Cette hypertrophie des fibres musculaires de la vessie provoque une augmentation de la puissance contractile de cet organe ; l'urine, violemment chassée par une pression énergique, amène une distension du point situé en arrière du rétrécissement, distension qui peut devenir aussi consi-

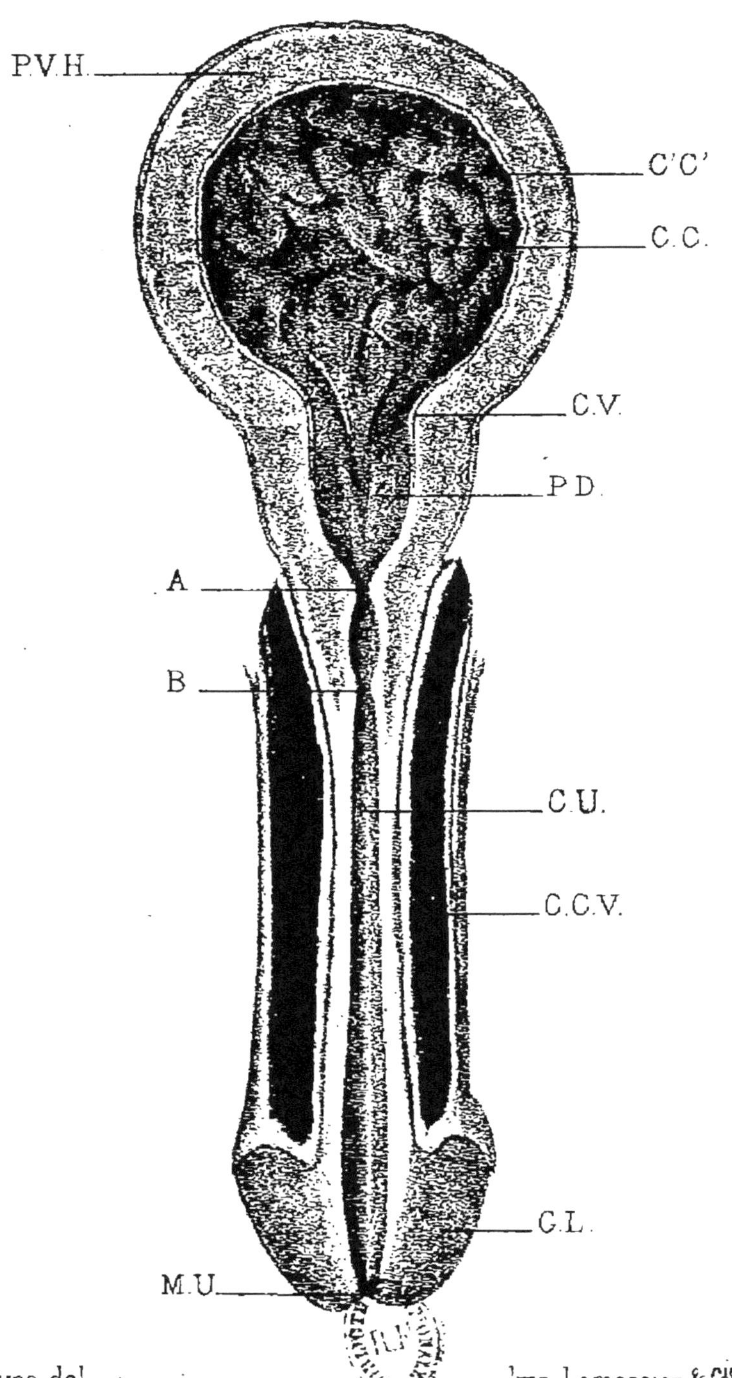


A. Lefèvre del.

Imp. Lemercier & Cie. Paris.

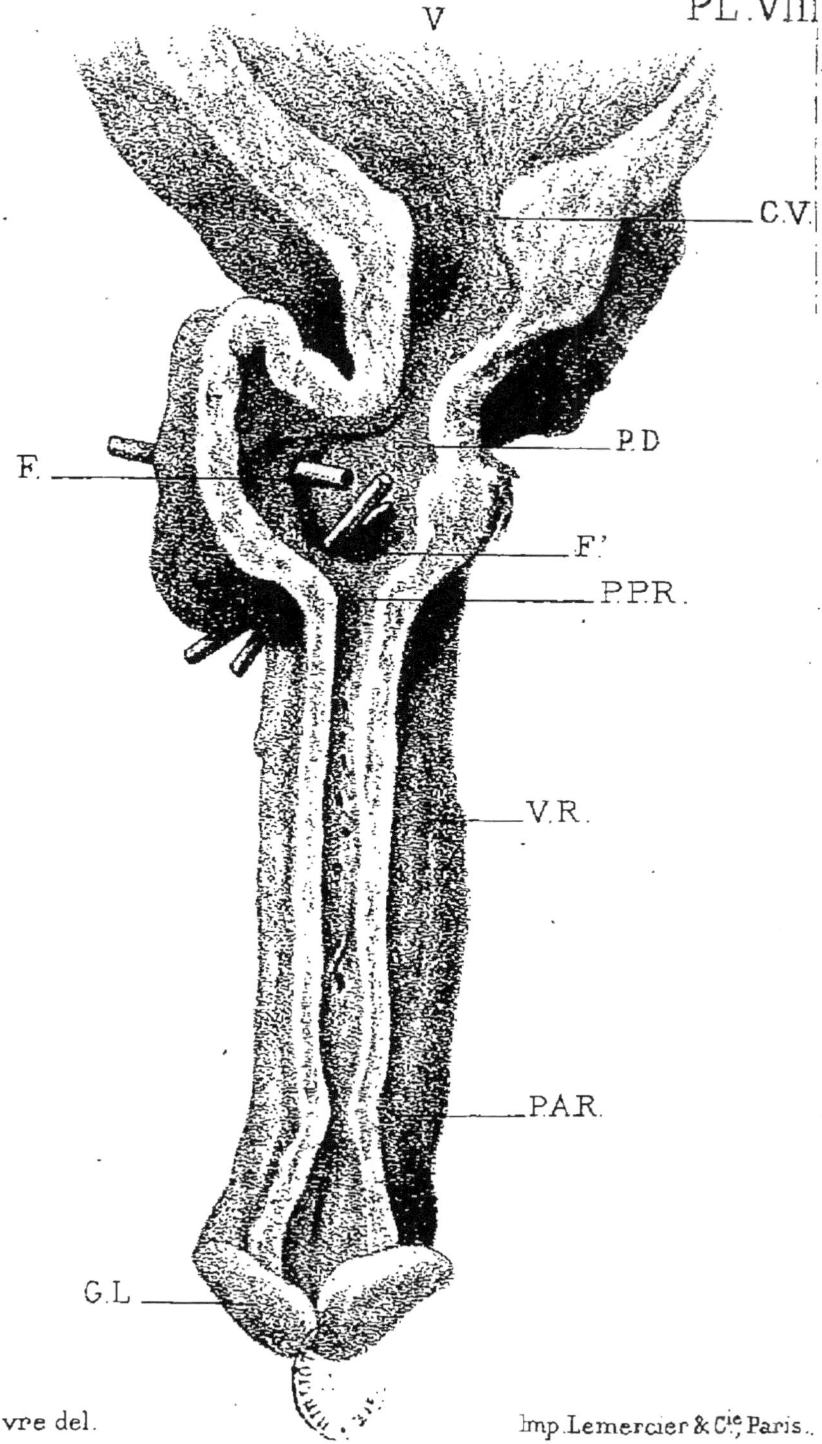

PL.VIII
V
C.V.
P.D
F.
F'
P.P.R.
V.R.
P.A.R.
G.L.
A.Lefèvre del.
Imp.Lemercier & Cie, Paris.

dérable que l'indique la planche VIII, à laquelle nous prions le lecteur de vouloir bien se reporter. L'urine passe néanmoins, mais elle ne passe pas en totalité. Une partie reste en stagnation en arrière du point rétréci et produit là, par sa présence, une inflammation chronique, point de départ du suintement qui constitue, comme nous l'avons dit plus haut, un des symptômes des rétrécissements. Mais cette contrac-

## PLANCHE VIII

*Représentant un rétrécissement long de la portion pénienne de l'urètre avec dilatation en arrière et fistules consécutives.*

PAR, partie antérieure du rétrécissement.
PPR, partie postérieure du rétrécissement.
PD, portion dilatée en arrière du rétrécissement.
FF', trajets fistuleux ayant leur point de départ dans la portion dilatée située en arrière du rétrécissement. (Des sondes sont posées dans ces trajets fistuleux, pour indiquer leur direction.)
V, vessie.
CV, col vésical.
VR, verge.
GL, gland.

tion énergique des parois de la vessie, en se continuant, opère graduellement la dilatation non seulement de la partie de l'urètre située en arrière de l'obstacle, mais peu à peu, du col de la vessie, de la vessie, puis de tout l'arbre urinaire (uretères, bassinets, calices et enfin reins), et finit par produire cette lésion des reins si grave et si souvent mortelle, qui a reçu le nom de néphrite chirurgicale ou *rein chirurgical*, et sur laquelle nous insisterons au chapitre qui traite des maladies des reins (voir ce chapitre).

C'est le plus souvent par suite de ces lésions que meurent les malades affectés de rétrécissements urétraux non soignés.

## 1º *Appareil urinaire* (1).

Les complications qui peuvent survenir du côté des voies urinaires, par suite de rétrécissement, sont :

(1) Voir les chapitres consacrés aux *Maladies des Reins, de la Vessie*, etc.

a. *Un écoulement ou suintement urétral;*
b. *Le catarrhe aigu ou chronique de la vessie;*
c. *L'incontinence d'urine;*
d. *La rétention d'urine;*
e. *L'hypertrophie de la vessie;*
f. *L'inflammation et la suppuration des reins* (voir *Maladies des reins*);
g. *Le pissement de sang ou hématurie;*
h. *Les abcès urineux;*
i. *Les fistules urinaires;*
j. *Les fausses routes;*
k. *La gravelle;*
l. *Les calculs urétraux et vésicaux.*

### 2° *Organes génitaux* (1).

Les organes génitaux, dont les connexions avec ceux de la sécrétion urinaire sont si intimes, subissent gravement l'influence des coarctations urétrales. On voit survenir :
a. *L'engorgement de la glande prostate;*
b. *L'engorgement des testicules et des conduits déférents;*
c. *Les pertes séminales;*
d. *L'impuissance;*
e. *L'hydrocèle;*
f. *Le variocèle.*

### 3° *Appareil de la digestion.*

Les complications produites par les rétrécissements sur cet appareil ne ressortissant pas au cadre de notre livre, j'accompagnerai leur énumération d'une courte description, pour n'avoir plus à y revenir.

Les effets des strictures sur l'appareil digestif sont :

*Mécaniques ou sympathiques :*
a. *Hernies;*
b. *Chute du rectum;*
c. *Troubles de la digestion.*

(1) Voir, pour l'étude de ces complications, les chapitres consacrés aux *Maladies de la Prostate, des Testicules,* à la *Spermatorrhée* et à l'*Impuissance,* etc.

a. *Hernies.* Les efforts violents et presque continus auxquels se livrent les malades atteints de strictures pour expulser l'urine, chassent aussi les intestins hors des anneaux inguinaux ou cruraux d'un ou des deux côtés à la fois. L'amaigrissement et l'affaiblissement général qu'entraîne une souffrance incessante prédisposent à cette complication en dilatant et relâchant ces ouvertures naturelles. Quelques malades qui ne sont pas encore affectés de hernies portent instinctivement leurs mains vers le pli de l'aine pendant les efforts de la miction, pour s'opposer à la sortie des intestins.

b. *Chute du rectum.* Cet accident est, pour les malades, une des plus pénibles complications; il ne survient que quand l'angustie dure déjà depuis longtemps. Les efforts d'expulsion, qui aboutissent à grand'peine à la sortie de l'urine, agissent aussi sur le rectum. Il arrive un moment où le malade ne peut plus uriner sans rendre des gaz et des matières fécales, la membrane muqueuse se relâche peu à peu, et fait saillie hors de l'anus pendant les efforts d'excrétion. Pour obvier à cet accident, les malades prennent la précaution de se tamponner l'anus.

c. *Troubles de la digestion.* Les malades affectés de rétrécissement du canal de l'urètre éprouvent souvent, dans l'abdomen, des douleurs sourdes, dont le siège le plus habituel est le bas-ventre, mais qui peuvent être fixées au creux de l'estomac et simuler une gastrite. Ainsi, il y a quelques années, un jeune homme de vingt-deux ans vint à ma consultation réclamer mes soins pour une prétendue gastrite dont trois médecins différents l'avaient déjà traité, sans pouvoir apporter de soulagement à ses souffrances. Le seul symptôme, du reste, de cette maladie, était une douleur très vive au creux de l'estomac et dans les reins. En interrogeant toutes les fonctions, j'acquis la certitude qu'il existait dans l'urètre un rétrécissement valvulaire, dont il fut complètement guéri dans l'espace de trois semaines. Depuis ce temps, j'ai eu occasion de le voir plusieurs fois, et de constater qu'il ne s'était plus ressenti de ses maux d'estomac.

Outre ces *douleurs nerveuses sympathiques*, il arrive très fréquemment un dérangement notable des fonctions de l'estomac. L'appétit diminue, se perd ; les digestions sont lentes, laborieuses ; les aliments ne profitent plus au malade, qui maigrit de jour en jour ; la nourriture stimulante, qui réveillerait son appétit, le patient l'évite, de peur d'échauffer les urines et d'augmenter la douleur de l'excrétion. Il en est de même pour les boissons : l'eau rougie, quelquefois l'eau pure, sont les seuls liquides qu'il se permet. On comprend facilement qu'un semblable régime, longtemps continué, doit appauvrir le sang ; aussi le teint devient-il jaune, les membres grêles, les chairs molles, et les malades ne tardent pas à tomber dans le dernier degré du marasme, si l'art ne vient à leur secours.

#### 4° *Influence des rétrécissements sur le moral des malades.*

*Il n'y a pas de maladies qui exercent sur le moral des malades un influence aussi fâcheuse que les affections des voies génito-urinaires, et les strictures urétrales en particulier.* Il est malheureusement peu d'hommes qui n'aient pu constater sur eux-mêmes la prostration morale qu'amène la *découverte d'un écoulement.* Les malades affectés de *varicocèle* sont presque tous enclin au suicide : il en est de même des personnes qui portent un *engorgement des testicules.* Les vieillards qui souffrent d'un *catarrhe de la vessie* ou d'un *engorgement de la glande prostate* sont d'humeur chagrine, acariâtre, et fuient la société ; les malades atteints de coarctations, très souvent compliquées des maladies dont nous venons de parler, sont loin de faire exception à cette règle. Si le lecteur veut bien passer en revue les principaux symptômes de cette maladie et leurs *conséquences forcées,* il conviendra de la vérité de notre proposition.

La nécessité d'uriner très fréquemment interdit au malade la distraction des réunions de société, des concerts, des spectacles, des voyages. Son sommeil, fréquemment interrompu, ne répare ses forces que d'une manière insuffisante. S'il va se promener, il évite d'être accompagné, et recherche la solitude pour se soustraire aux réflexions désobligeantes qu'attirerait la lenteur de la miction, Il refuse toute invitation à dîner, parce qu'il ne boit que de l'eau rougie à peine, qu'il est obligé de choisir les aliments, et de quitter deux ou trois fois la table pendant le repas, pour satisfaire le besoin d'uriner.

La douleur pendant le coït, et l'impuissance presque absolue qu'entraîne à la longue un rétrécissement, lui enlèvent jusqu'au sentiment de la *virilité*. L'odeur repoussante qu'exhalent certains malades, dont le rétrécissement est compliqué d'incontinence, les force à vivre isolés, même dans leur intérieur.

Le délabrement de la constitution, l'affaiblissement du corps, l'imminence incessante de la rétention d'urine, finissent par affaiblir les facultés morales, et exaltent à un singulier degré l'impressionnabilité nerveuse. Tout est, pour le patient, sujet de gronderie; rien ne le satisfait. Inquiet, soupçonneux, ennuyeux à lui-même, insupportable aux autres, son caractère morose ne sait plus trouver la distraction dans les plaisirs ou les jeux qui, autrefois, faisaient son amusement. Vieillard avant l'âge, il tombe insensiblement dans le dernier degré de marasme, et l'on arrive à comprendre comment quelques-uns de ces malheureux, doutant de la puissance de l'art, cherchent dans le suicide un terme à *leur Golgotha*.

## § 12. — Diagnostic des rétrécissements.

Le *diagnostic* a pour but de faire connaître :

a. *L'existence des rétrécissements,*

b. *Leur nombre,*

c. *Leur siège,*

d. *Leur longueur et leur forme,*

e. *Leur nature.*

On arrive au diagnostic :

1° *Par les signes anamnestiques ou commémoratifs ;*

2° *Par l'induction tirée des symptômes ;*

3° *Par l'exploration de l'urètre ou cathétérisme ;*

4° *Par l'endoscope ou urétroscope.*

1° Quand un malade a eu un ou plusieurs écoulements qui ont duré plus ou moins longtemps ;

Que ces mêmes écoulements ont été traités par les injections caustiques ou la cautérisation avec le nitrate d'argent (*pierre infernale*);

Si, pendant une blennorrhagie cordée, le malade a rompu la corde ;

Si le canal de l'urètre a été le siége des chancres ou ulcères syphilitiques ;

Si, à la suite d'une chute à califourchon sur un corps dur, ou d'une violente contusion sur le périnée, il y a eu hémorrhagie par le canal ;

Si le malade a abusé des plaisirs de l'amour, ou que, dans sa famille, une ou plusieurs personnes aient été atteintes de rétrécissements ;

2° Avec ces antécédents, s'il se plaint :

D'un suintement habituel, ou que ses urines présentent le matin une sorte de long ver blanc (bouchon de mucus urétral) (fig. 101 et 102);

D'une diminution dans la grosseur du jet ;

De la fréquence des besoins d'uriner ;

De la lenteur des émissions;

De la chute perpendiculaire de l'urine au sortir de la verge (fig. 103);

De la disposition tortillée d'un ou de plusieurs jets en vrille, en arrosoir, en sabot de rémouleur (fig. 104 et 105);

D'être obligé de faire de grands efforts pour chasser l'urine de la vessie ;

D'une douleur fixe dans un point du canal pendant et après l'émission de l'urine, et au moment de l'éjaculation dus sperme pendant le coït;

De la sortie de l'urine qui mouille ses vêtements, après qu'il a fini d'uriner ;

D'avoir éprouvé déjà une ou plusieurs rétentions d'urine;

De n'avoir que des demi-érections et presque pas de désirs vénériens;

De rendre de l'urine trouble, blanchâtre, semblable à du petit-lait, dans laquelle nagent quelques grumeaux ou des glaires visqueuses, filantes, très adhérentes au vase; urine qui se putréfie avec la plus grande facilité;

Tous ces antécédents et ces symptômes réunis donnent au médecin la plus forte présomption qu'il existe un rétrécissement ; mais, comme tous ces signes sont rarement réunis sur un même malade ; que la plupart, loin d'être *univoques*, peuvent aussi se présenter dans d'autres maladies de l'appareil génito-urinaire, il faut, de toute nécessité, pour se faire une conviction absolue, avoir recours à l'exploration de l'urètre, qui, outre l'existence des coarctations, fournit aussi des renseignements indispensables à la guérison, et qui ne pourraient être obtenus par aucun autre moyen.

3° *Exploration de l'urètre* ou *cathétérisme*. Pour apprécier convenablement les données fournies par l'examen direct du canal de l'urètre dans le cas de rétrécissement, il est nécessaire de commencer par poser les règles du cathétérisme de ce conduit à l'état normal.

*Règles du cathétérisme du canal de l'urètre, supposé libre de tout obstacle contre nature.*

Le cathétérisme s'opère avec des instruments :
1° *Inflexibles* ou *métalliques*,
2° *Flexibles* ou *mous*.

1° Les instruments métalliques sont *droits* ou *courbes*, *creux* ou *pleins ;* ils sont en *argent*, en *vermeil*, en *plomb*, en *étain*, en *maillechort* ou en *acier*.

2° Les instruments flexibles portent le nom de *sondes* ou de *bougies*, selon qu'ils sont *creux* ou *pleins*. Leur composition varie à l'infini ; ceux dont on se sert le plus habituellement sont les *sondes* dites en *gomme élastique* ou *caoutchouc*, formées sur un mandrin par une trame en soie recouverte d'un plus ou moins grand nombre de couches d'huile de lin lithargirée. Les *bougies* se font avec un tissu de soie ou de lin roulé sur lui-même et enduit, soit d'une dissolution de gomme élastique, de gutta-percha, d'huile de lin épaissie par la litharge, de cire jaune ou blanche, de préparations médicamenteuses ou emplastiques dont la préparation peut varier à l'infini, selon l'indication qu'on se propose de remplir. On fait aussi des bougies de corde à boyau, de parchemin roulé, de baleine, et d'ivoire ramolli par l'acide chlorhydrique dilué.

## 1° *Cathétérisme avec la sonde d'argent courbe.*

Pour bien comprendre les préceptes que nous allons établir, le lecteur doit avoir présentes à l'esprit les principales dispositions anatomiques du canal de l'urètre. Formé de trois parties, *spongieuse*, *membraneuse* et *prostatique*, l'urètre est, sous le rapport pratique, divisé en deux portions : la première, antérieure, mobile, longue de 14 à 16 centimètres (5 pouces environ), logée à la partie inférieure de la verge et s'étendant jusqu'aux branches ascendantes du pubis ; la seconde, résultant de l'union des portions membraneuse et prostatique, est fixe, longue de 4 à 5 centimètres (1 pouce et demi à 2 pouces), s'étendant jusqu'au col de la vessie, formant avec la première portion un angle ouvert en devant. C'est à l'union de ces deux parties, *angle urétral*, c'est-à-dire au *bulbe* (B, fig. 100 et 113), et à 14 à 15 centimètres (5 pouces environ) de profondeur, que sont concentrées toutes les difficultés du cathétérisme : changement de direction, diamètre normalement plus étroit au commencement de la portion membraneuse, et dilatation du bulbe.

Il faut aussi se rappeler que, tandis que la paroi supérieure du canal est libre de toute entrave, tous les obstacles sont disposés sur la paroi inférieure ; ainsi c'est sur cette paroi que se trouvent, d'avant en arrière, la fosse naviculaire, le rétrécissement naturel qui la termine, l'excavation du bulbe, le commencement de la portion membraneuse, la saillie du vérumontanum, l'excavation prostatique et la saillie du col de la vessie.

Le malade est, selon les circonstances, *couché*, *assis* ou *debout*.

*Si le malade repose sur un lit* ou sur un divan, l'opérateur le fera coucher sur le dos, sur le bord gauche du lit, et viendra se placer à sa gauche ; les cuisses seront écartées et les jambes légèrement fléchies sur les cuisses.

C'est la position qui, selon nous, est de beaucoup préférable aux deux autres que nous décrirons plus loin, et cela non seulement pour le cathétérisme explorateur, mais encore pour le cathétérisme évacuateur, ainsi que la dilatation des rétrécissements et l'exploration des voies urinaires en général. Cette position du malade offre différents avantages, entre autres celui d'éviter la syncope qui se produit parfois quand on pratique le cathétérisme chez un sujet dans la situation verticale.

C'est donc la position que nous employons presque toujours, et que nous recommandons.

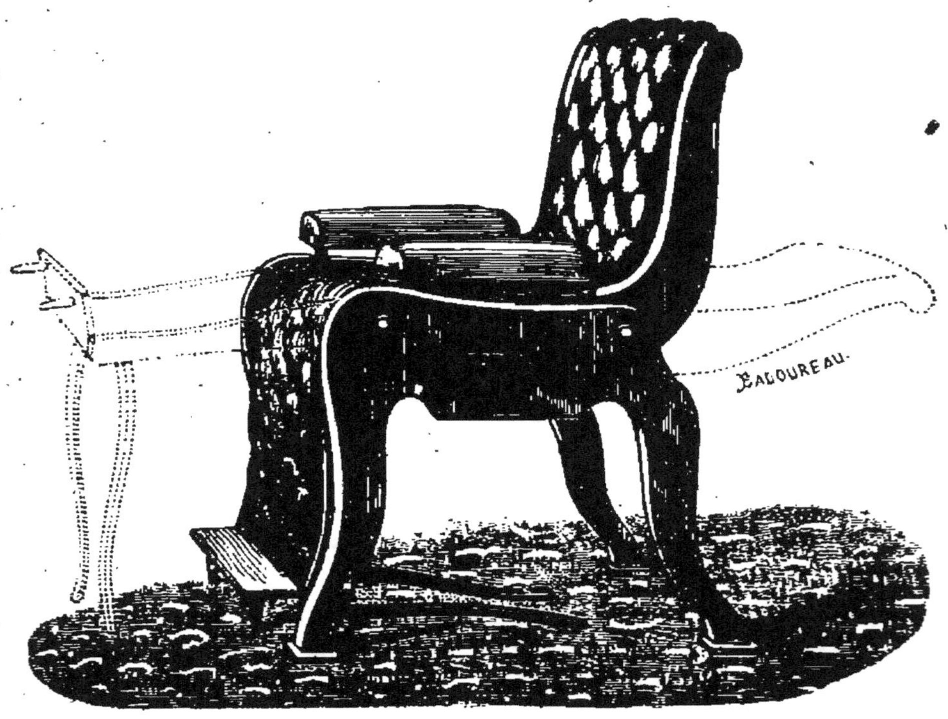


FIGURE 109

*Fauteuil dont je me sers habituellement dans mon cabinet*
*pour l'exploration des voies urinaires en général.*

Le malade doit être placé sur un plan horizontal ou à peu près, ni trop bas ni trop élevé. Si ce plan est trop bas, le chirurgien est obligé de se baisser et de prendre une position fatigante ; s'il est trop haut, l'opérateur obligé de lever les bras, est mal à son aise et n'a plus la précision de ses mouvements. Il faut donc avoir un plan incliné ni trop haut ni trop bas ; c'est pour cela que nous avons dans notre cabinet un fauteuil représenté figure 109. Ce fauteuil permet d'incliner le malade à volonté jusqu'à la position horizontale, comme le démontre le pointillé de la figure, et de le placer dans une situation qui ne fasse rien perdre de la précision de ses mouvements au chirurgien ; cela est fort important, l'exploration des voies urinaires consistant, comme on l'a dit avec juste raison, en un recueil de sensations données par le toucher.

*S'il est assis*, un siège dur, non rembourré, vaudra mieux qu'un siège élastique ; le chirurgien lui recommandera de s'asseoir sur le bord, de manière à ce que les tubérosités des

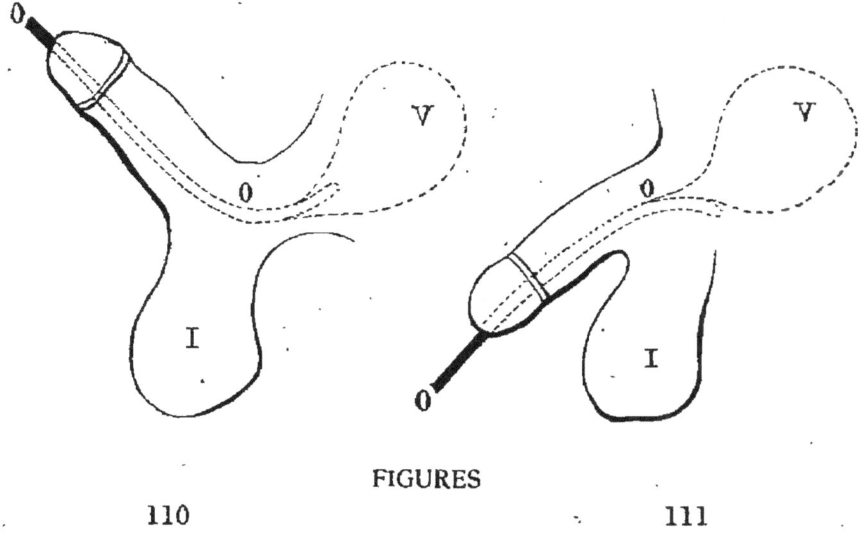

FIGURES

110 · 111

*Représentant l'introduction d'une sonde à courbure fixe.*

O O, la sonde.
V, la vessie.
I, le scrotum ou les bourses.
La figure 110 fait voir la direction à donner à la courbure de la sonde (le bec en haut) pour la faire pénétrer dans la vessie.
La figure 111 montre l'impossibilité de pénétrer dans la vessie, quand le bec de l'instrument est dirigé en bas.

ischions reposent sur la traverse du siège : les genoux seront écartés, et le médecin se placera, assis ou un genou en terre, entre les cuisses du malade.

Enfin, *si le malade est debout*, il convient de lui faire appuyer le dos contre un mur, les cuisses légèrement écartées ; le chirurgien se place encore devant le malade, soit assis, soit le genou droit en terre, de manière à faire prendre pour point d'appui au coude gauche le genou du même côté. Ces dispositions prises, la sonde, préalablement chauffée entre les mains pour élever sa température au niveau de celle du canal, sera enduite d'un *corps gras*, d'*huile d'olives* ou d'*amandes douces*, *cérat* ou *beurre frais*, de *mucilage épais de graines de lin*, de *coings*, de *racine de guimauve*, ou de *semences de psyllium*.

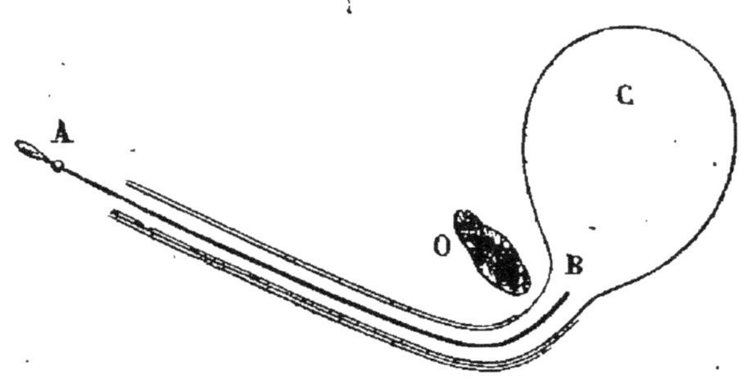


FIGURE 112

*Représentant une sonde courbe régulièrement introduite dans la vessie.*

A B, la sonde ou cathéter.
A, le pavillon de la sonde.
B, son bec ou pointe.
C, la vessie.
O, l'os pubis, qu'embrasse le canal de l'urètre par une courbure fixe à concavité dirigée en haut ; c'est dans cette portion du conduit urinaire que gisent toutes les difficultés du cathétérisme.

Au lieu d'enduire simplement la sonde d'un corps gras ou mucilagineux, quelques praticiens conseillent, dans les cas difficiles, de faire, préalablement à l'introduction de la sonde, une injection urétrale avec l'huile d'olives ou une décoction mucilagineuse de semences de lin ou de racine de guimauve.

*De la main gauche*, l'opérateur saisit la verge, le pouce et l'index à l'extrémité du gland, tandis que le médius et l'annulaire soutiennent le corps de l'organe ; la *main droite*, armée de la sonde, tenue comme une plume à écrire, fait pénétrer l'instrument dans le canal sans la moindre résistance, jusqu'à 15 centimètres (5 pouces environ) ; si le chirurgien a pris la précaution de diriger l'excavation de la sonde dans le sens de la courbure du canal, il suffira, quand, arrivé à cette profondeur, il éprouvera de la résistance, d'allonger la verge avec la main gauche, de manière à effacer tous les plis du canal, et d'abaisser avec la main droite le pavillon de la sonde (A, fig. 112), en pressant légèrement dessus. On continue ce

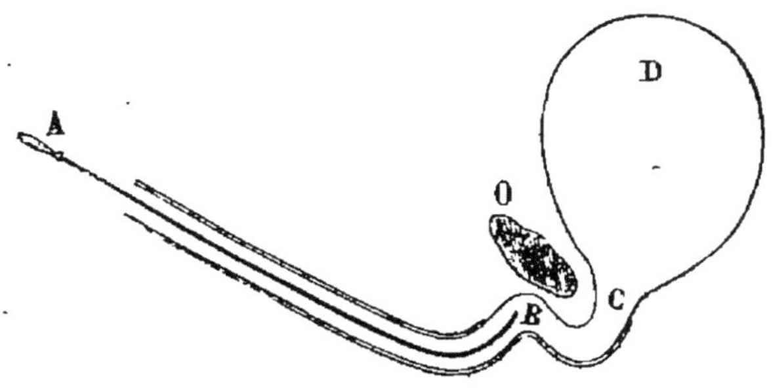


FIGURE 113

*Représentant un des plus fréquents écueils du cathétérisme ; mouvement d'abaissement du pavillon de la sonde trop tôt effectué.*

A B, la sonde ou cathéter.
A, le pavillon de la sonde.
B, son bec ou sa pointe, butant contre l'arcade pubienne.
C, le col de la vessie.
D, la vessie.
O, l'os pubis.

mouvement combiné d'abaissement et de pression en avant jusqu'à ce que l'on ne sente plus de résistance, et au même moment on voit l'urine sortir de la sonde.

*Remarque.* C'est dans ce dernier mouvement que gît toute la difficulté du cathétérisme : c'est à ce temps de l'opération qu'on juge l'habileté, la légèreté de main du chirurgien : s'il commence trop tôt ce mouvement d'abaissement, il aura beau presser, le bec de la sonde (B, fig. 113) viendra buter sous l'arcade du pubis (*ibid.*), et restera là sans avancer, malgré tous ses efforts. Une fois la sonde engagée dans la portion membraneuse pour exécuter le mouvement dont je parle, il suffit du doigt index, placé sur l'extrémité du pavillon (A, *ibid.*). C'est en effet dans la pulpe de ce doigt que réside ce que nous appellerons le *sens du cathétérisme*. Par l'intermédiaire de l'index, l'œil suit tous les mouvements de la sonde dans la profondeur du canal, aussi facilement que si l'on agissait à la surface du corps. Malheureusement beaucoup de chirurgiens sont privés de ce sens et ne marchent qu'à tâtons ; ou bien, quand ils éprouvent de la résistance, ils ne voient pas d'autre moyen d'en triompher que de presser avec force, et de lutter, pour ainsi dire, avec l'obstacle. Mais c'est là une très mauvaise méthode qui ne produit que des accidents et ne surmonte jamais une difficulté. Aussi ne saurions-nous trop répéter ce précepte, qui nous sert de règle constante dans notre pratique : *il ne faut jamais employer la force pour pénétrer dans la vessie.* Dans le cas où l'on rencontre un obstacle, il faut tâcher de s'en rendre compte et tourner la difficulté au lieu de lutter aveuglément ; car le résultat de cette défectueuse manière d'agir est, outre les accidents sérieux de fausse route, d'hémorrhagie, de faire éprouver au malade une douleur plus ou moins vive, qui lui cause la plus grande appréhension pour les opérations suivantes.

Quand donc on sent une résistance, on retire le bec de la sonde (B, fig. 113) de quelques centimètres, et on la fait cheminer de nouveau en lui donnant une direction différente ; et si, malgré cette précaution, l'obstacle persiste, au lieu d'insister, il faut changer d'instrument, et tenter de nouveau le cathétérisme avec une sonde de courbure différente. Chez les vieillards en particulier, où la glande prostate est très développée, il est besoin d'opérer avec des sondes d'une courbure assez brusque.

### 2° *Cathétérisme avec une sonde d'argent droite.*

Pour faire pénétrer une sonde droite dans la vessie, il faut tendre fortement la verge et la diriger en bas, de manière à effacer autant que possible l'angle dont j'ai parlé précédemment, angle qui est toute la difficulté dans le cas qui m'occupe. Cela fait, on pousse légèrement la sonde, qui pénètre avec facilité jusqu'au bulbe ? arrivé là, il faut déprimer le pavillon de la sonde, pour engager le bec de l'instrument dans la portion membraneuse. Afin de suivre facilement la marche du cathéter, la main gauche abandonne la verge, et le doigt indicateur est introduit dans le rectum, pour guider l'instrument et faciliter sa progression, en repoussant avec douceur son bec contre la paroi supérieure, tandis que la main droite exécute le mouvement combiné d'abaissement et de pression, jusqu'à ce que la sonde ait franchi le col de la vessie, ce dont on est averti, 1° par le défaut de résistance, 2° par la sortie de l'urine.

*Remarque.* Il existe entre le cathétérisme par une sonde courbe ou droite la grande différence que voici : dans l'opération avec une sonde courbe, le bec de l'instrument est toujours en rapport avec la paroi supérieure de l'urètre (fig. 110), dont il suit les sinuosités ; avec la sonde droite, au contraire, en raison de la concavité antérieure de l'urètre, le bec de l'instrument tend à effacer cette courbure par la pression sur la paroi inférieure, et le doigt introduit dans le rectum n'a d'autre but que de repousser ce bec contre la paroi supérieure. Il en résulte qu'il existe une double difficulté dans le cathétérisme rectiligne : 1° parce qu'il faut effacer la courbure d'un conduit qui est solidement fixé dans sa position par le ligament suspenseur de la verge ; 2° parce que le bec de l'instrument bute toujours contre la paroi inférieure, sur laquelle sont accumulés tous les obstacles naturels.

### 3° *Cathétérisme avec des sondes en gomme élastique ou des bougies molles.*

Quand on opère avec une sonde en gomme élastique à laquelle on a donné de la rigidité par l'introduction dans son conduit d'une tige recourbée de fer ou de laiton, qu'on désigne sous le nom de *mandrin*, les règles à suivre sont presque les mêmes que lorsqu'on agit avec un instrument métallique.

Le cathétérisme avec la sonde en gomme élastique sans mandrin, ou les bougies molles de caoutchouc ou de cire, est des plus faciles ; il suffit de tirer la verge en avant et un peu en bas, et de pousser l'instrument dans le canal. Quand on éprouve un obstacle, si léger qu'il soit, on retire la bougie de quelques millimètres ; on tend de nouveau la verge, et on fait pénétrer l'instrument jusqu'à ce que, arrivé à la profondeur de 18 à 20 centimètres (6 à 8 pouces), on n'éprouve plus de résistance.

La principale raison de la difficulté qu'éprouvent certains malades, en pratiquant sur eux-mêmes le cathétérisme, existe dans la fausse direction qu'ils donnent à la verge et à la bougie pendant cette opération. Ainsi la première position qu'ils prennent, quand ils sont encore inexpérimentés, les fait tenir recourbés sur eux-mêmes, la tête baissée, et la verge relevée. S'ils veulent bien, par la pensée, se représenter la direction du canal de l'urètre, ils comprendront qu'une position tout opposée doit beaucoup faciliter l'intromission de l'instrument. Nous ne saurions trop le répéter, la position que doit prendre un malade qui se sonde, et la direction à donner à la verge et à l'instrument, sont les suivantes :

*Si le malade est sur un lit, il se placera sur le dos, la tête légèrement relevée par un oreiller, les genoux en haut, les talons près du siège ; s'il est assis sur un fauteuil ou sur une chaise, il aura le corps renversé et les fesses posant à peine sur la traverse du siège. Après avoir enduit l'instrument comme j'ai dit plus haut, il l'introduira de quelques centimètres dans le canal, puis de la main gauche tirera fortement la verge en bas et en avant, tandis que de la main droite il poussera, d'une manière continue et non par saccades, la bougie en haut et en arrière.*

*C'est dans ce double mouvement opposé et simultané des deux mains, que repose toute l'habileté du malade qui se sonde lui-même.*

*Exploration du canal de l'urètre affecté d'un ou de plusieurs rétrécissements.*

On reconnaît les rétrécissements :

1° *Par la sonde d'argent ;*

2º *Par la sonde exploratrice de Ducamp;*

3º *Par les bougies*
- en caoutchouc
- en gutta-percha
- en cire

- cylindriques,
- coniques,
- coniques à boule,
- à boule,
- à ventre,
- en crochet,
- tortillées,
- blanche,
- jaune.

1º La sonde d'argent est un mauvais moyen d'exploration du canal, dans le cas de rétrécissement. Elle sert bien, en effet, à constater l'*existence* et le *siège* d'un rétrécissement; mais elle ne peut pas, d'une manière suffisante, donner de renseignements sur le *nombre* de coarctations, sur *leur longueur*, ni surtout sur *leur nature, ce qui est d'une si grande importance pour la thérapeutique..*

2º Voici comment Ducamp fait la description de sa bougie exploratrice et de son usage :

« J'ai des sondes ouvertes des deux bouts, sur lesquelles la
« division du pied est tracée; l'ouverture antérieure doit être
« de moitié moins grande que l'autre. A l'ouverture antérieure
« se trouve adapté un pinceau de soie trempé au préalable dans
« une matière emplastique destinée à prendre l'empreinte du
« rétrécissement. Je porte dans l'urètre une de ces sondes; ar-
« rivé sur le rétrécissement, je laisse l'instrument en place
« pendant quelques instants, afin que la cire ait le temps de se
« réchauffer et de se ramollir; après quoi je pousse la sonde.
« La cire, se trouvant alors *pressée* entre la sonde et le rétré-
« cissement, remplit toutes les anfractuosités de ce dernier,
« pénètre dans son ouverture, et se moule, en un mot, sur
« les formes qu'il présente. Je retire la sonde avec précaution
« et je trouve à son extrémité la forme du rétrécissement. Si
« la tige de cire qui est entrée dans le rétrécissement est au
« centre du bloc de la même matière qui termine la sonde
« (fig. 129, 130, 131), je sais que les parties saillantes qui
« forment l'obstacle sont également réparties autour de l'ou-
« verture, et qu'il faut cautériser toute la circonférence de

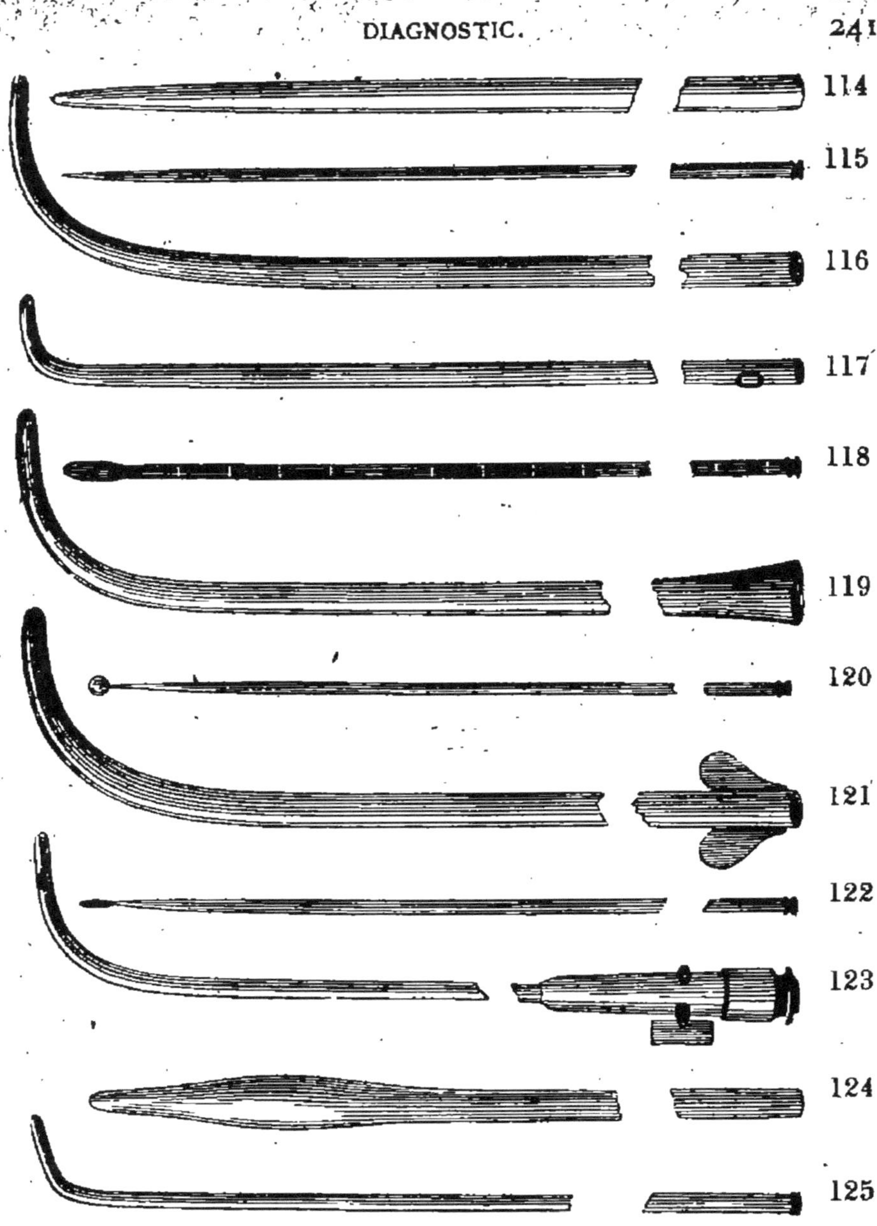

## 12 FIGURES

*Représentant diverses espèces de sondes et bougies.*

114, Bougie de cire.
115, Bougie conique.
116, Sonde conique en gomme élastique, à courbure ordinaire.
117, Sonde à crochet, c'est-à-dire courbure brusque et courte ; le pavillon
est muni de deux anneaux, pour fixer la sonde à demeure.

14

118, Bougie exploratrice de Ducamp, avec sa graduation.

119, Sonde à double courant; la cavité de cet instrument, qui est destinée à faire des injections intra-vésicales, est divisée par une cloison, en deux conduits distincts, ayant chacun un orifice au bec de l'instrument, comme ils en ont un à son pavillon. De cette manière un liquide, poussé par un conduit, ne peut ressortir par l'autre qu'après avoir baigné la vessie.

120, Bougie à boule, pour reconnaître les rétrécissements (voir plus loin).

121, Sonde ou cathéter, en étain.

122, Bougie conique à boule; le renflement olivaire qui la termine s'oppose à ce qu'elle pénètre dans les lacunes du canal.

123, Sonde à robinet, pour explorer la vessie et y faire des injections au besoin.

124, Bougie à ventre.

125, Bougie en crochet, à courbure brusque, ei plus ou moins à angle droit.

(Pour les bougies tortillées, voir fig. 154, 155, 156, 157, 158.)

« cette dernière. Si cette tige est à la partie supérieure « (fig. 128), je sais que le bourrelet qu'il faut détruire est à « la partie inférieure; si la tige est, au contraire, à la partie

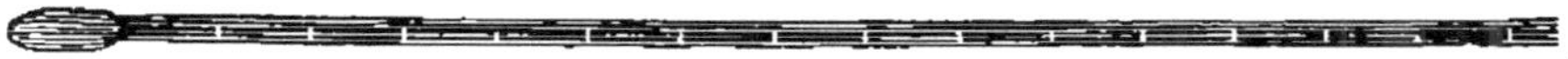

FIGURE 126

*Représentant la bougie exploratrice graduée.*

« inférieure (fig. 127), je sais qu'il faut diriger le caustique « sur la partie supérieure; et de même sur les côtés. Par ce « moyen, je puis toujours me procurer la forme de l'obstacle, « reconnaître tous les changements qu'il subit dans le cours « du traitement; en un mot, apprécier aussi clairement ce « qui se passe sur le rétrécissement et dans la profondeur du « canal, que si j'avais ce rétrécissement sous les yeux. »

Ce procédé est très ingénieux, et nous a fourni souvent de très utiles renseignements; mais il est loin d'avoir, dans tous les cas, la rigueur, en apparence mathématique, qu'on serait tenté de lui supposer.

*a.* Ainsi, quand le rétrécissement est très étroit, la cire à mouler ne pénètre pas dans le rétrécissement; et quand on retire la sonde exploratrice, au lieu de l'empreinte de la coarctation, on ne trouve qu'une boule irrégulière que l'on a comparée à une massue.

*b.* La petite tige qui porte l'empreinte du diamètre du rétrécissement ne donne aucune indication sur sa longueur.

*c.* Enfin, ce moyen d'exploration, qu'on a surtout vanté comme faisant connaître d'une manière précise la situation du rétrécissement par rapport aux parois du canal, donne des

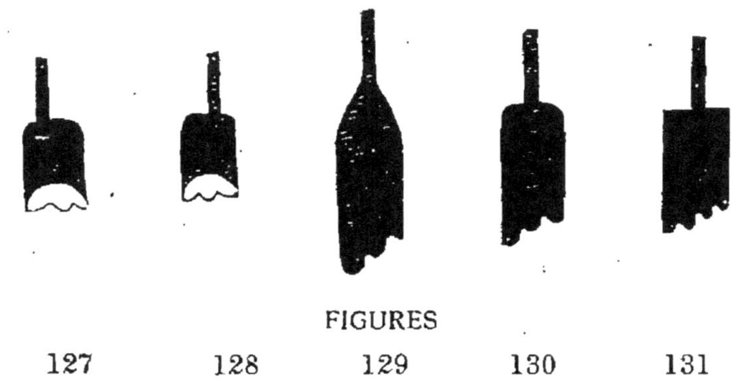

FIGURES

127          128          129          130          131

*Représentant diverses empreintes de la bougie exploratrice.*

renseignements faux quand on l'applique aux coarctations siégeant à l'union de la portion spongieuse et de la portion membraneuse, à l'*angle urétral* (B, C, fig. 100), où se rencontrent les dix-neuf vingtièmes des rétrécissements.

En effet, nous avons parlé dans les considérations anatomiques, de la dilatation du bulbe. Or cette dilatation a lieu surtout aux dépens de la paroi inférieure, et si le rétrécissement a son siège à l'entrée de la portion membraneuse, l'empreinte que rapportera la cire à mouler pourra faire supposer que l'orifice de la coarctation est situé près de la paroi supérieure du canal, tandis que c'est le contraire qui sera la vérité.

*d.* Si le rétrécissement a son siège, soit dans la portion spongieuse, soit dans la portion membraneuse, les indications fournies par la bougie exploratrice sont généralement exactes, quant au *diamètre* et au *siège* de la stricture *par rapport aux parois du canal.*

*e.* Les cas de *fausses routes* sont surtout les circonstances où cet instrument nous a rendu de très grands services, en nous fournissant des données positives qui favorisent singulière-ment la guérison de ces graves complications des rétrécisse-ments.

3° *Au moyen des bougies convenablement employées*, nous obte-nons toujours, sur les strictures urétrales, tous les renseigne-ments qui peuvent nous être nécessaires pour la thérapeutique. Ainsi les notions d'*existence, de nombre, de siége, de longueur, de forme, de nature*, sont très facilement acquises, comme le lec-teur va le voir, par l'emploi des différentes espèces de bougies de gomme élastique ou de cire (fig. 114, 115, 116, 117).

## A. *Existence du rétrécissement.*

Quand le rétrécissement est très étroit, il n'y a pas de pos-sibilité qu'il reste inaperçu : il suffit d'introduire une bougie de gomme élastique ou de cire d'un certain volume, pour qu'elle vienne buter contre l'obstacle et ne puisse en franchir le *canalicule*. Toutefois, dans le cas de rétrécissement com-mençant, il se pourrait que l'instrument passât librement à travers la partie rétrécie (B, fig. 97), et le médecin serait induit en erreur. Pour éviter cette méprise, quand, malgré le passage facile d'une bougie ordinaire, le chirurgien se croit fondé, par l'examen des symptômes et des antécédents, à soupçonner la présence d'une stricture, il devra recourir à l'emploi de la *bougie à boule*.

Cette forme de bougie (fig. 118) est constituée par une tige de gomme élastique assez mince, terminée par un ren-flement olivaire de grosseur variable. Sur la tige est établie, à partir de la boule, une division en centimètres, qui sert à indiquer la profondeur à laquelle l'instrument a pénétré. Cette forme de bougie a de nombreux avantages : la souplesse de la tige lui permet de se prêter à toutes les inflexions du ca-nal; la forme obtuse de la boule terminale fait qu'elle n'est pas arrêtée par les lacunes de Morgagni, ni par les plicatures de la membrane muqueuse, qu'elle efface en tendant toutes les parois du conduit. Enfin, en choisissant une bougie sur-montée d'une boule suffisamment grosse, il est impossible qu'une coarctation passe inaperçue, quand même on aurait

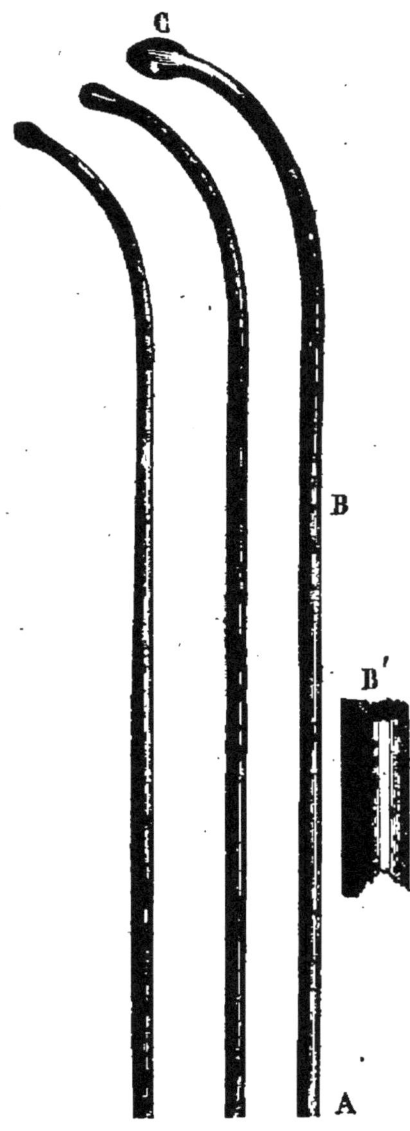

FIGURES

132     133     134     135

*Représentant des bougies exploratrices en gomme élastique à courbure fixe, et à boules terminales de grosseur variable.*

ABC, bougie courbe présentant en C le renflement olivaire.
B', grosseur réelle de la tige A B.

14.

affaire à la singulière disposition mentionnée par la *Gazette médicale* (2ᵉ série, tome VII, page 202) :

« L'individu qui fait l'objet de cette observation est un
« marin âgé de seize ans, amené à l'hôpital dans un état
« complet d'insensibilité. Il mourut peu de jours après son
« admission. A l'ouverture du corps, les reins parurent con-
« sidérablement dilatés; ils ne formaient plus qu'une grande
« poche capable de contenir une pinte de liquide. Les ure-
« tères offraient le diamètre d'un pouce d'homme adulte, et
« reprenaient leur calibre ordinaire dans le point où ils
« s'abouchent à la vessie. La disposition valvulaire était si
« bien conservée à cette embouchure, qu'il était impossible de
« faire refluer l'urine de la vessie dans les uretères, par une
« pression exercée sur la première. Celle-ci était *considérable-*
« *ment dilatée*, et renfermait une grande quantité d'urine. Ses
« fibres musculaires, *extraordinairement développées*, formaient
« une couche aussi épaisse que celle du ventricule gauche du
« cœur chez le même sujet. Il existait dans l'urètre, *fixé à sa*
« *partie supérieure, une sorte de repli membraneux ou de valvule,*
« analogue aux valvules des veines ou aux valvules semi-
« lunaires du cœur, immédiatement derrière le bulbe de
« l'urètre. Ce repli devait, pendant la vie, empêcher l'urine
« de sortir de la vessie, sans mettre obstacle à l'introduction
« d'un cathéter; au-devant de la valvule, le canal était tout
« à fait sain. »

On comprend, en effet, qu'avec une disposition pareille, le passage d'une sonde ordinaire appliquait la valvule contre les parois de l'urètre, et ne faisait pas reconnaître la cause de la rétention d'urine; tandis que, si l'on avait eu recours à la bougie à boule, elle aurait bien, en entrant dans le canal, agi comme la sonde; mais, *en sortant*, la boule terminale aurait produit le même effet que l'urine, c'est-à-dire aurait abaissé la valvule et signalé une résistance caractéristique, qui eût mis sur la voie du traitement.

## B. *Nombre des rétrécissements.*

Si, quand il existe plusieurs rétrécissements, ceux qui sont le plus près du méat urinaire étaient toujours d'un diamètre plus large que les strictures plus profondément situées (fig. 97), il serait toujours très facile de connaître le nombre des coarctations existant dans un urètre ; c'est, du reste, ce qui se présente ordinairement : dans ce cas, on introduit une bougie à boule qui puisse pénétrer jusque dans la vessie, et, en la retirant avec beaucoup de précautions, le nombre de *secousses* ou de *temps d'arrêt* que ressentent les doigts dans la marche rétrograde de la bougie, indique le nombre des rétrécissements.

La distance qui sépare chaque rétrécissement est marquée par la portion de la tige de la bougie qui circule librement

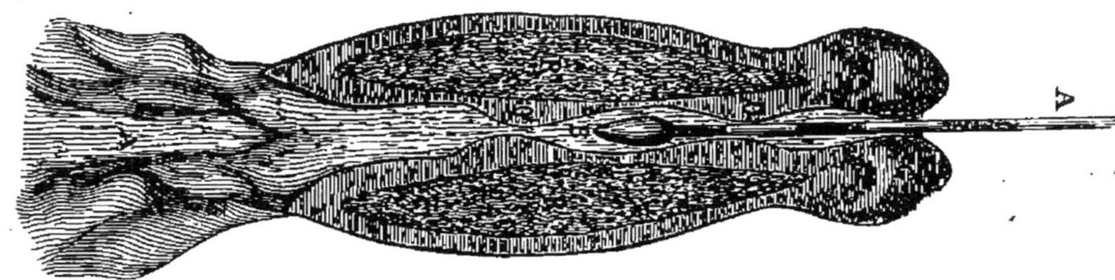

FIGURE 136

*Représentant l'exploration, par une bougie à boule, d'un urètre sur lequel existent deux rétrécissements.*

A B, bougie à boule, graduée, engagée à travers le premier obstacle, qui est moins étroit que le second.
A, V', portion de l'urètre dilatée en arrière du second obstacle.
O, O', points rétrécis.
G, gland.
R R, coupe des corps caverneux.

entre deux obstacles. La profondeur à laquelle sont situés le premier et le dernier rétrécissement est indiquée, pour chacun d'eux, par la longueur de la tige cachée dans le canal, moins la longueur de la boule qui est arrêtée par le rétrécissement.

Mais il peut arriver que le premier rétrécissement soit le

plus étroit. Dans ce cas, il est impossible de rien préjuger sur le nombre des rétrécissements. Il faut d'abord opérer la dilatation de cette première stricture, ensuite on agira comme je viens de le dire.

Quelques personnes ont prétendu qu'en voyant uriner un malade, on pouvait, à l'inspection seule du jet d'urine, dire le nombre des coarctations. L'examen du malade, pendant sa miction (fig. 103, 104, 105), peut fournir quelques données utiles au chirurgien, mais ne permet jamais de savoir le nombre des rétrécissements; ce qui du reste n'avancerait pas beaucoup, puisqu'il resterait à connaître leur siège, leur forme et leur nature.

C. *Siège des rétrécissements. Situation par rapport aux régions.*

Pour connaître la profondeur a laquelle siège un rétrécissement et par conséquent la région du canal de l'urètre qu'il occupe, on a pour se guider approximativement la sensation de *douleur en urinant* éprouvée par le malade, douleur qui vient du rétrécissement lui-même, ou de la partie du canal sise immédiatement en arrière (voir aux *Symptômes*); mais, outre que cette douleur n'est pas constante, elle peut quelquefois induire en erreur. Un moyen beaucoup plus certain consiste à introduire dans l'urètre, jusqu'à ce qu'elle vienne buter contre le rétrécissement, une bougie à boule graduée (fig. 118, 126); le nombre des centimètres dont la bougie est entrée, comparé à la longueur connue des différentes portions de l'urètre, permet de dire à quelle région appartient le rétrécissement; mais il est très difficile de bien faire cette exploration si simple en apparence, à cause de la longueur si variable de la verge. Il faut donc qu'elle soit dans le relâchement complet, et de plus éviter d'exercer sur elle la plus légère traction. Autrement, prise à quelques minutes de distance, on serait exposé à voir cette appréciation varier de plusieurs centimètres. *C'est l'exploration antérograde.*

On évite à peu près certainement toute chance d'erreur en faisant l'examen de la manière suivante : On prend une bougie graduée, dont la boule terminale soit assez petite pour

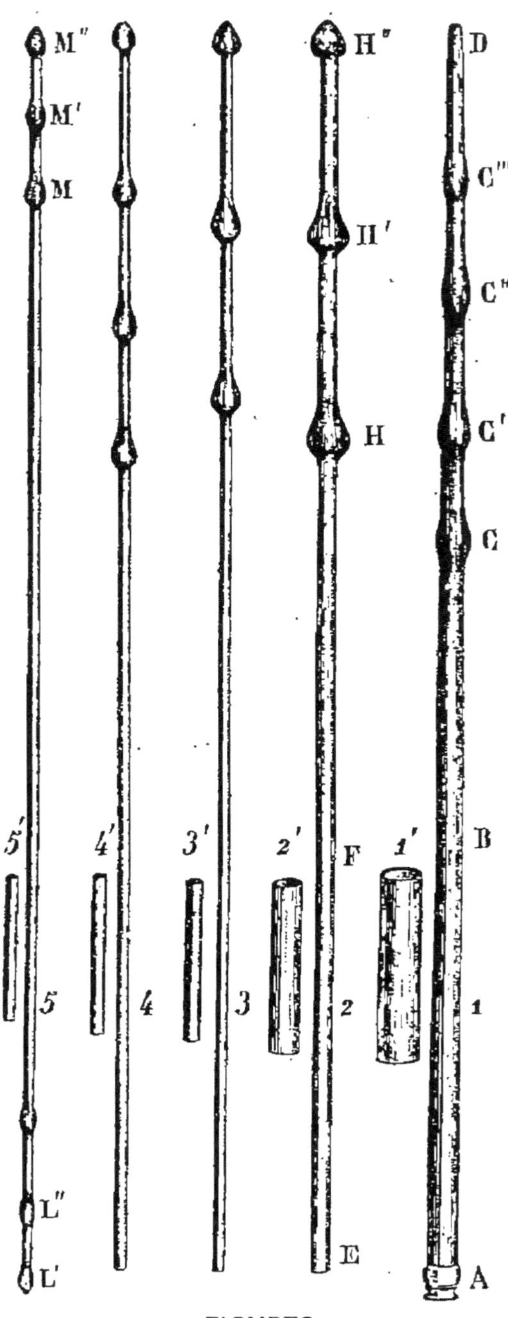



FIGURES

137    138    139    140    141    142    143    144    145    146

*Représentant des bougies en chapelet, offrant des renflements oli-*
*vaires variables en nombre, en grosseur, et inégalement distan-*

*cés; ces instruments sont destinés à la fois à constater l'existence des rétrécissements valvulaires, et à les effacer par un mouvement de va-et-vient.*

La plus petite, L'L''M'M''M''', présente à ses deux extrémités des renflements destinés à franchir les plus petites strictures valvulaires.

Les deuxième, troisième et quatrième bougies, sont mises successivement en usage pour agrandir le canal.

La cinquième est conique du bout, pour franchir plus facilement certaines coarctations.

Les figures 1', 2', 3', 4' et 5' indiquent la dimension réelle des instruments.

dépasser le canalicule du rétrécissement; et, quand l'olive a franchi l'obstacle, on retire l'instrument avec douceur, jusqu'à ce que le renflement porte contre la stricture (voir fig. 96). On examine alors la profondeur à laquelle pénètre l'instrument, et cette distance indique le siège précis du rétrécissement. *C'est l'exploration rétrograde.*

On peut avoir aussi des notions précises sur le siège du rétrécissement par l'inspection directe ou le toucher anal. Ainsi, quand le rétrécissement existe au méat urinaire, il est très facile d'en constater l'existence. S'il est placé dans la continuité de la verge, et que la coarctation, comme nous en avons rencontré d'assez nombreux exemples, soit causée par un épaississement du tissu cellulaire sous-muqueux, le passage de la pulpe du doigt indicateur à la face inférieure de la verge fait reconnaître la situation exacte de l'induration. Quand l'obstacle existe à la portion membraneuse, si l'on introduit une bougie à boule jusque contre le rétrécissement, le doigt indicateur placé dans l'intestin rectum constate encore avec précision le siège de la stricture.

### Situation par rapport aux parois.

Pour avoir des notions exactes sur la position du rétrécissement par rapport aux parois du canal, il faut avoir recours à la sonde exploratrice de Ducamp, en tenant compte toutefois des réserves que nous avons faites plus haut. Si la stricture est trop étroite, il faudra commencer par la dilater avec de fines bougies de gomme élastique; et si elle est placée à l'union du bulbe et de la portion membraneuse, il faudra se tenir en gárde contre l'empreinte de la *cire à mouler*. Sauf ces deux exceptions, l'instrument de Ducamp fournit des renseignements précieux pour la thérapeutique des rétrécissements.

La bougie de cire molle donne aussi des indications très justes sur le siège du rétrécissement, par suite du même mode d'action que la sonde exploratrice.

### D. *Longueur et forme des rétrécissements.*

Il y a des rétrécissements qui sont très minces (fig. 98, 99) : ce sont des brides ou valvules formées par une lamelle muqueuse adossée à elle-même par un tissu cellulaire qui n'est point ou est à peine engorgé. Le passage d'une bougie

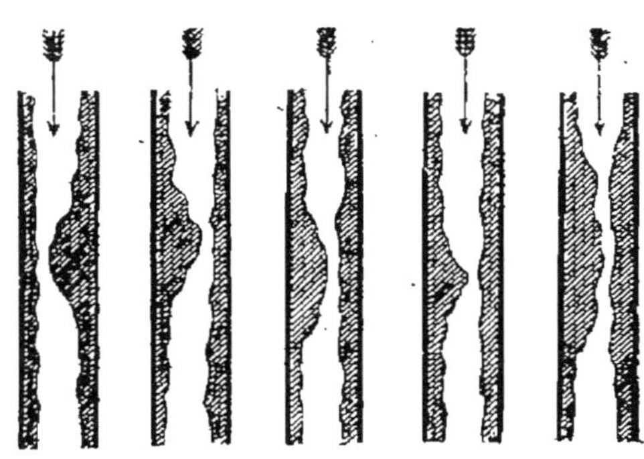

FIGURES

147    148    149    150    151    152

*Représentant des rétrécissements de formes et de longueurs variées.*

La flèche indique la direction du cours de l'urine.

147, Rétrécissement prédominant sur la paroi supérieure.
148,    —    prédominant sur la paroi inférieure.
149,    —    assis sur une base plus large.
150,    —    valvulaire.
151,    —    très long et anfractueux, inégalement réparti sur les deux parois.
152,    —    encore plus long et plus anfractueux que le précédent.

de gomme élastique ou de cire à travers un semblable rétrécissement donne au chirurgien et au malade lui-même la sensation d'une secousse ou échappement brusque. Si on laisse une bougie de cire pendant quelques minutes dans le canal, on trouve, en la retirant, à l'endroit correspondant à la stricture, une rainure étroite comme celle qui aurait été produite par la constriction d'un fil. Il est facile de comprendre, par conséquent, que la bougie de cire donne aussi des renseignements certains sur l'existence du rétrécissement, sa profondeur, sa situation par rapport aux parois, et sa forme. Elle est, à cause de sa mollesse, très bien supportée par les malades les plus timorés, qui se rendent parfaitement compte de son innocuité.

D'autres rétrécissements sont plus longs, et présentent jusqu'à un et deux centimètres d'étendue. On a même vu des

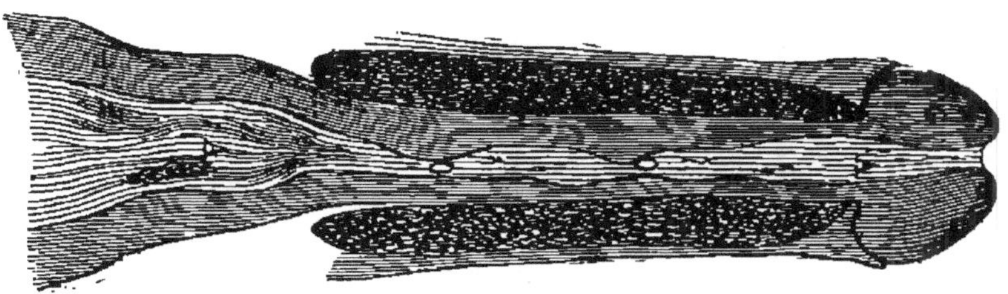

FIGURE 153

*Représentant un rétrécissement coudé.*

A O, le rétrécissement.
O O, changements brusques dans la direction du canalicule.

coarctations de toute la longueur de la portion spongieuse, à partir de la fosse naviculaire jusqu'au bulbe. Ces strictures sont formées par des *végétations*, des *carnosités*, des *callosités*. Quand ces rétrécissements sont très anciens, ou qu'ils ont été traités par la *cautérisation* ou l'*excision,* ils passent à l'état *fibreux,* et sont très souvent incurables (voir *Traitement par la cautérisation et les incisions*). Ce genre de stricture est rarement borné à une paroi; toute la circonférence du canal est habituellement envahie, et le canalicule que circonscrit l'engorgement est plus ou moins étroit, et d'une forme presque toujours sinueuse (fig. 151 et 152). La bougie de cire peut presque seule, dans ce cas, donner une idée de la longueur et de la forme du rétrécissement : et tandis que la bougie de gomme élastique, plus rigide, pénètre dans les *fongosités* ou bute contre les saillies des rétrécissements, la bougie de cire se prête plus facilement à toutes les inflexions du canalicule; quand elle y a séjourné quelques minutes, elle s'est moulée sur la stricture et en rapporte presque tous les détails.

Quand le canalicule peut admettre une bougie à boule très fine, cet instrument permet de mesurer rigoureusement la

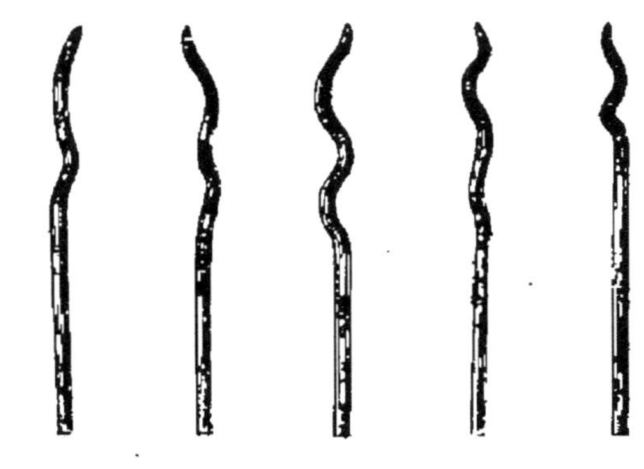

FIGURES

154    155    156    157    158

*Représentant diverses formes de bougies tortillées.*

*longueur* de la coarctation. En effet, la verge étant dans le relâchement complet, on note la longueur de la tige à laquelle est arrêtée la bougie par l'entrée du rétrécissement; puis on fait cheminer la bougie à travers l'obstacle. Quand cet obstacle est dépassé, on retire la bougie jusqu'à ce qu'on sente la résistance causée par la partie postérieure du rétrécissement. On note à cet instant la portion de la tige cachée par l'urètre, et la différence entre ces deux mesures, moins la hauteur de la boule, indique la longueur de la stricture.

Quand un rétrécissement affecte la forme que représente la fig. 153, ou même encore de plus brusques anfractuosités, la bougie peut bien, à la rigueur, pénétrer de A en O; mais à cause du coude qui existe en cet endroit, elle ne peut que difficilement franchir le second O.

On est alors obligé d'avoir recours aux *bougies tortillées*, dont les courbures variées rendent de très notables services.

Dans le nombre des malades auxquels nous donnons simultanément nos soins pour la récalibration du canal, il en existe toujours deux ou trois chez lesquels, dans les premiers temps du traitement, nous sommes obligé d'avoir recours à de semblables bougies pour redresser le canal; tandis qu'à l'état régulier, et le plus fréquent, quand ces instruments présentent la plus légère irrégularité dans leur direction, il n'est pas convenable de s'en servir.

### E. *Nature des rétrécissements.*

Par différentes considérations que nous avons eu occasion de mentionner, le médecin peut *à priori* établir la nature d'un rétrécissement.

Si la coarctation est venue à la suite d'une chute sur le périnée, les jambes étant écartées, ou après avoir rompu la corde pendant une blennorrhagie, on peut être assuré que la stricture est de *nature fibreuse*. La coarctation sera de même nature, si le malade a déjà subi un traitement par la *cautérisation*, la *scarification* ou les *dilatateurs métalliques* (voir plus loin ces différents traitements). Quand un rétrécissement est très ancien, il y a tout lieu de supposer que, primitivement formé par des végétations, il a subi la transformation fibreuse. Le passage de la bougie de gomme élastique sur ce genre d'obstacle est rude, et donne la sensation d'un frottement dur, en général très peu sensible.

Si le rétrécissement est récent, il y a lieu d'espérer qu'il est *valvulaire,* ou formé par un engorgement simple du tissu cellulaire sous-muqueux. La bougie, en traversant ce genre de coarctation, fait éprouver à la main du chirurgien une secousse dont le malade a conscience, et qui est parfois très sensible.

Lorsqu'un rétrécissement est formé par des *végétations* ou *carnosités,* il sécrète habituellement une humeur opaque, d'un blanc jaunâtre, peut consistante. *C'est là la cause de ces écoulements éternels, contre lesquels les malades emploient inutilement les diverses drogues successivement en renom. Dès qu'on vient, au contraire, à s'adresser à la cause réelle, en effaçant l'obstacle, on fait cesser l'engorgement des parois urétrales, et l'écoulement s'arrête de lui-même, pour ne plus reparaître. Le malade est alors radicalement guéri.*

Cette nature de rétrécissement, d'une sensibilité quelquefois obtuse, est le plus souvent douloureuse à l'exploration. Quand on introduit une bougie de gomme élastique qui ne suit pas le canalicule du rétrécissement, il semble, bien qu'on ne fasse que très peu d'efforts de pression, que l'instrument pénètre dans de la terre glaise. Ce genre de stricture saigne plus ou moins abondamment dans les premières séances de la dilatation, bien qu'on sonde avec la plus grande douceur, et qu'on ne fasse pas fausse route. Nous ne pouvons mieux comparer l'état d'un rétrécissement fongueux qu'à la plaie d'un vésicatoire en suppuration, tant à cause de l'humeur qui en coule toujours, que par le sang qui s'en échappe si facilement.

Quand des *varices dilatées* sont la cause de l'obstacle au cours de l'urine, la bougie, peu douloureuse ordinairement, éprouve le genre de résistance dont je viens de parler; de plus, il sort une quantité de sang assez considérable, quelquefois par jet. Dans ce cas, il n'y a pas de suppuration, ni par conséquent d'écoulement.

La *stricture spasmodique* se reconnaît à l'inégalité des résultats dans des explorations successives. Ainsi, tel jour existe un obstacle infranchissable; quelques minutes plus tard, ou le lendemain, les mêmes instruments passeront sans difficulté. Cette nature de coarctation est habituellement très douloureuse, et se rencontre principalement chez les personnes d'une grande susceptibilité nerveuse.

## 4° ENDOSCOPE OU URÉTROSCOPE.

Je pense qu'après avoir signalé les diverses lésions qui marquent dans le canal le début, l'accroissement et la formation des rétrécissements, ainsi que les divers moyens d'exploration employés pour reconnaître ces diverses lésions, il sera bon de donner la description de l'instrument qui a reçu le nom d'*Endoscope* (qui vient de ἔνδον, dedans, σκόπειν, examiner).

Cet instrument est dû au docteur Desormeaux. Il consiste dans un appareil d'éclairage destiné à examiner les conduits étroits et les cavités profondes; on l'a surtout appliqué à l'exploration du canal de l'urètre et de la cavité vésicale.

L'endoscope se compose d'une lampe qui se fixe dans un cylindre opaque à cheminée, où la lampe brûle et éclaire par un orifice latéral dans un conduit annexé à la cheminée. La lumière réfléchie par un miroir, et concentrée par une lentille bi-convexe, entre dans un second tube, placé perpendiculairement au premier et pouvant former un angle variable, mais toujours dans un plan parallèle au premier tube, et tournant à frottement dans une tubulure de ce premier tube. A une extrémité du tube mobile se trouve une lentille, à l'autre extrémité se fixent les sondes. La lumière passe du premier conduit dans le second, se réfléchit sur un miroir plan qui éclaire ainsi dans une direction perpendiculaire à la direction première de la lumière, c'est-à-dire dans la direction des sondes qui servent à explorer, et que l'on fixe à l'extrémité du tube mobile.

Les sondes, comme doit le comprendre le lecteur, varient suivant qu'elles servent à explorer un point du canal de l'urètre ou la vessie.

Pour l'urètre on se sert d'une sonde droite ouverte au bout, d'un diamètre de 4 à 8 millimètres : on l'introduit à l'aide d'un mandrin, et lorsqu'elle est placée on engage son extrémité dans le tube mobile de l'endoscope, puis on regarde à travers la lentille qui est à l'autre extrémité de ce tube, en retirant peu à peu l'instrument explorateur ou en le poussant davantage. Pour pouvoir explorer et opérer en même temps, si cela est nécessaire, on emploie une sonde munie d'une fente latérale à sa partie qui n'est point engagée dans le canal, et l'on introduit par cette ouverture une tige garnie de coton pour enlever les mucosités de l'urètre, des sondes de baleine pour franchir des rétrécissements ou des bistouris boutonnés très fin, surmontant une tige mince, suivant qu'on

·veut immédiatement traiter un rétrécissement par la dilatation ou l'incision.

Pour examiner la vessie on se sert d'une sonde à très petite
courbure droite, à l'angle de laquelle se trouve une fenêtre

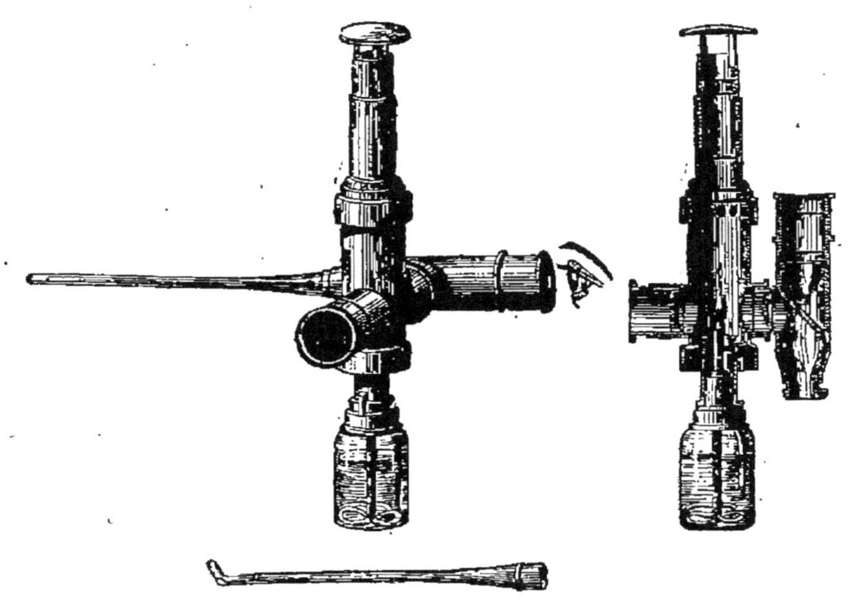

FIGURES

·159        159 *bis*        159 *ter*

*Représentant l'endoscope ou urétroscope.*

La figure 159 représente l'instrument entièrement monté et prêt à être employé.

La figure 159 *bis* représente une coupe de l'instrument qui montre la disposition des miroirs et la place occupée par la lampe.

La figure 159 *ter* montre la sonde exploratrice.


fermée par un verre à vitre, comme pour l'exploration du
canal; la sonde est préalablement introduite, puis on applique
l'appareil éclairant sur la sonde, qu'on promène ensuite dans
la vessie.

Pour tirer profit de l'exploration de la vessie, dans les cas
de calculs, il faut remplir plusieurs conditions : la vessie doit
être vidée; on doit faire ensuite des injections pour bien laver

cet organe. Lorsque l'eau introduite dans la vessie en ressort bien clairé, on dilate cette cavité par une nouvelle injection d'eau et on procède à l'exploration en introduisant la sonde.

Pour éviter de tomber dans d'inutiles redites, j'ai réuni les divers usages de l'endoscope sans me préoccuper du contenu de ce chapitre consacré aux maladies du canal, me réservant de renvoyer le lecteur à ces lignes, alors que dans l'étude des maladies de la vessie je citerai l'endoscope comme moyen d'exploration.

Cet instrument rend-il, en réalité, tous les services que l'on serait en droit d'attendre de lui, d'après la théorie de son emploi que nous venons de donner? Nous devons répondre que non, malheureusement. C'est un instrument plutôt théorique que pratique. Son usage est presque universellement abandonné. En outre, en effet, de la difficulté de son application, de la douleur qu'il cause aux malades, de l'expérience pratique assez difficile à acquérir qu'exige son maniement, nous devons dire qu'il renseigne infiniment moins bien, quel que soit le but qu'on veuille atteindre (exploration de l'urètre ou de la vessie), que l'emploi méthodique de la bougie à boule pour l'exploration de l'urètre et celui de la sonde d'argent pour l'exploration de la vessie.

Il ne donne que fort imparfaitement les notions que fournit l'exploration habilement conduite de l'urètre et de la vessie par les sondes. On y a donc renoncé d'une façon générale dans la pratique.

## § 13. — **Marche des rétrécissements.**

La marche des rétrécissements est très irrégulière, et n'est subordonnée à aucune règle fixe. Une disposition naturelle, l'hygiène, diverses maladies, peuvent accélérer ou retarder leur développement.

J'ai noté, dans les causes des strictures urétrales, *une pré disposition native* qui faisait que, sans motif apparent, tous les membres d'une même famille étaient affectés de coarctation. Eh bien! ces personnes, quelque sévères que soient leur régime et leurs habitudes, ne peuvent éviter leur destinée, et tôt ou tard sont atteintes de strictures. J'ai eu l'occasion de traiter deux personnes dont le père avait succombé aux complications d'un rétrécissement, et qui, redoutant cette maladie, avaient, dès leur adolescence, pratiqué la vie la plus régulière ; ce qui ne les empêcha pas d'être affectées, l'une à l'âge de trente ans, l'autre à l'âge de quarante-deux, de rétrécissement, dont elles se firent soigner dès le début de la maladie, tant elles en redoutaient la souffrance et la funeste issue,

Certains malades, dès qu'ils se voient affectés de diminution dans le jet des urines, de fréquents besoins d'uriner, de douleur pendant la miction, s'observent beaucoup, et ne se livrent que très rarement à des *écarts de régime*, dont ils voient la fâcheuse influence sur le développement de leur rétrécissement. Quelques personnes réussissent ainsi, par une hygiène rigoureuse de tous les instants, à voir leur stricture rester stationnaire pendant des années. D'autres malades, par suite de leur profession, de leurs relations sociales, ou par incurie, continuent à suivre un régime excitant qui hâte souvent d'une manière effrayante la marche des coarctations.

Les excès vénériens, en déterminant un afflux de sang presque continuel, et en exagérant le mouvement vital dans les organes déjà malades, contribuent fréquemment à accélérer l'occlusion complète du canal.

L'influence la plus remarquable sur le développement des rétrécissements vient des *blennorrhagies*. Avant le premier écoulement, les malades n'avaient rien d'anormal dans l'émission de l'urine. Cette maladie dure un, deux, trois, six mois ou plus, et à la suite on voit survenir tous les symptômes d'un rétrécissement commençant. A la deuxième blennorrhagie, la gêne de la miction augmente, et les malades qui contractent ainsi cinq ou six écoulements urétraux voient leur mal empirer à chaque récidive.

*Quand il existe une coarctation dans l'urètre, cette maladie ne guérit jamais d'elle-même, et tend sans cesse à l'oblitération du canal et à la rétention d'urine.*

C'est là une proposition éminemment vraie, et que tous les malades affectés de strictures devraient avoir incessamment présente à l'esprit ; car plus on retarde de se faire traiter, plus la maladie s'aggrave, plus le rétrécissement tend à passer à l'état fibreux, et plus les complications et les rechutes sont à redouter.

## § 14. — Pronostic.

Le pronostic des rétrécissements varie selon la cause de la maladie, sa marche, le régime suivi par le malade, les traitements plus ou moins intempestifs auxquels il a été soumis, et les complications qui surviennent.

Quand une personne, atteinte autrefois d'une blennorrhagie qui a persisté plusieurs mois, vient à s'apercevoir d'un léger changement dans le cours de l'urine, si elle mène une vie calme et une hygiène très régulière, la stricture pourra rester stationnaire pendant six, huit, dix ans et plus, et n'incommoder en aucune façon les fonctions générales de l'organisme.

Mais si ce même individu se livre à des excès de tout genre, de table et de coït surtout, si la coarctation provient de la cicatrisation d'une ulcération ou d'une rupture du canal, ce pronostic peut devenir très grave. Une maladie, en effet, qui entraîne forcément à sa suite, au bout d'un temps plus ou moins long, les différentes complications dont j'ai parlé (voir *Complication des rétrécissements*), est une des affections les plus redoutables qui puissent frapper un homme.

Il n'existe, dans ces circonstances, entre la phtisie pulmonaire, le cancer et la maladie dont je m'occupe, qu'une différence de gravité, mais qui est capitale. Ces trois affections sont également et fatalement mortelles ; mais tandis que l'issue funeste est inévitable dans les deux premières maladies, la *guérison complète* peut toujours être obtenue par le malade atteint de rétrécissements, s'il n'attend pas trop longtemps pour réclamer les secours de l'art.

## § 15. — Traitement des rétrécissements.

De tous les auteurs qui ont traité des rétrécissements du canal de l'urètre, il n'en est peut-être pas un qui se soit posé la question de savoir si on pouvait guérir cette maladie *par un traitement médical seul*, ou si, dans beaucoup de cas, le *traitement chirurgical* ne pouvait, ne devait pas être employé concurremment avec une médication interne appropriée. Et cependant, comme on va le voir, la solution de cette question fournit les données les plus satisfaisantes, puisque, dans certaines circonstances, le traitement médical employé seul peut suffire à guérir ou du moins à pallier la maladie, et que, dans les cas qui nécessitent l'emploi de procédés chirurgicaux, l'administration de médicaments convenables favorise singulièrement la guérison.

A quel motif doit-on rapporter un tel oubli des ressources de la thérapeutique médicale? Je crois pouvoir en donner plusieurs raisons. D'abord la plupart des chirurgiens, au lieu de voir dans la coarctation de l'urètre un engorgement de tissus qui peut, la nature aidant, entrer en résolution sous l'influence de fondants spéciaux, ne s'occupent que de l'obstacle mécanique, et pensent avoir guéri radicalement le malade quand, par des procédés plus ou moins barbares, ils ont, par la violence, écarté momentanément les parois du canal ou divisé l'obstacle.

Quelques-uns ont inventé ou soi-disant perfectionné des instruments pour dilater, cautériser ou inciser les coarctations; et, quel que soit l'état du malade et du rétrécissement qu'il porte, ils font exclusivement usage de leur méthode, qu'ils élèvent au rang de *panacée*.

Par une fâcheuse condescendance à la légitime impatience des malades, quelques chirurgiens se pressent beaucoup trop d'obtenir un *résultat factice;* et parce qu'ils ont distendu, lacéré ou brûlé la stricture, le malade, momentanément soulagé, se berce de l'illusion qu'il est pour toujours débarrassé, par une seule opération, d'un mal qui ne se développe que très lentement et souvent ne commence à causer une gêne appréciable qu'après plusieurs années d'existence.

Avant d'aborder l'histoire des différentes *méthodes chirurgicales* employées contre les strictures de l'urètre, nous parlerons donc des bienfaits que l'on peut obtenir par un traitement médical approprié.

## TRAITEMENT MÉDICAL

*a.* Dans le cas de *rétrécissement spasmodique*, l'influence du *traitement médical* est toute-puissante, puisqu'à lui seul ce traitement peut faire justice complète de la maladie.

*b.* S'il s'agit d'une *coarctation mixte*, c'est-à-dire que l'élément inflammatoire spasmodique vienne (ce qui arrive si fréquemment) compliquer une altération organique, le traitement médical *dédouble*, pour ainsi dire, la maladie, fait disparaître le spasme, et l'altération organique persiste seule.

*c.* Quand la stricture est *compliquée* de l'inflammation de la partie de l'urètre située, soit en arrière, soit en avant de l'obstacle, et que le cathétérisme est tellement douloureux que les instruments les plus inoffensifs causent des souffrances intolérables, une médication appropriée enlève cette excessive sensibilité, et permet d'employer un traitement convenable.

Il est souvent arrivé, dans notre pratique, que, pour préparer au traitement chirurgical certains malades très méticuleux, ou chez lesquels la douleur en urinant était très vive, nous les soumettions préalablement à l'usage d'un traitement médical très léger. Quelques jours après, nous les voyions revenir tout joyeux, se croyant guéris, n'ayant plus de douleur en urinant. Le jet de l'urine avait *presque* repris son volume habituel, et ils se sentaient tellement soulagés, qu'ils préféraient s'en tenir là et revenir nous consulter si plus tard ils éprouvaient de nouveau de la gêne dans l'émission de l'urine. Il était arrivé, dans cette circonstance, ce que nous avons dit plus haut, c'est-à-dire le *dédoublement* de la maladie. Le spasme, l'inflammation, la turgescence de la stricture avaient cédé ; mais l'altération organique avait persisté, et, après un espace de temps plus ou moins long, ces malades se décidaient enfin à suivre le traitement qui devait les guérir pour toujours,

Les moyens que nous recommandons sont *généraux* ou *locaux*.

Parmi les *moyens généraux*, l'observation d'un *régime sévère* et l'administration de *médicaments adoucissants* permettent à certains malades de garder quelquefois des années entières des rétrécissements, même assez considérables, sans en être sensiblement incommodés.

Ainsi, le malade doit éviter les aliments trop substantiels ou trop épicés ; il trouve dans une alimentation végétale surtout les éléments d'une nourriture appropriée à sa position. Les repas seront peu copieux et parfaitement réglés ; il mouillera beaucoup son vin, et s'abstiendra de vins généreux, de café noir, de boissons spiritueuses ; il faut toujours entretenir avec soin la liberté du ventre, et ne jamais rester plus de deux jours sans aller à la garde-robe. Il faut éviter les courses trop longues, soit à pied, soit à cheval. La voiture même est très fatigante pour quelques personnes. Les rapports sexuels doivent être rares ; car, bien que certains malades éprouvent après le coït un soulagement momentané dans la miction, la congestion sanguine que cet acte, s'il se renouvelle trop souvent, ou s'il est trop prolongé, détermine dans l'appareil génito-urinaire, ne peut que hâter le développement de la stricture.

Il faut éviter avec soin tout ce qui peut favoriser la transpiration, parce qu'après une sueur abondante l'urine est plus âcre et la douleur de la miction bien plus intense. Voici, en effet, ce qui se passe dans cette occurrence :

L'urine est un liquide excrémentitiel chargé de transmettre au dehors les principes salins et organiques, dont le séjour dans le sang serait nuisible à l'économie tout entière. La perspiration naturelle ou transpiration de la peau, qui, exagérée, se tranforme en sueur, a aussi pour résultat l'élimination de principes salins dissous dans un liquide. Dans l'état ordinaire, il y a une sorte d'antagonisme, d'équilibre entre ces deux émonctoires : quand on transpire abondamment, l'urine est rare ; et si, par un motif quelconque, la transpiration cutanée diminue, les reins se chargent de suppléer à cette excrétion. C'est une observation que chacun est à portée de faire sur soi-même, en hiver et en été. Mais dans le cas de coarctation urétrale, cette sorte de suppléance a un inconvénient très grave ; car, pour une même quantité de liquide, il y a bien plus de principes salins dans l'urine que dans la sueur ; et, d'ailleurs, l'urine contient certaines substances organiques, l'urée entre autres, qui ne peuvent pas être éliminées par la peau. Il en résulte que, dans le cas de transpiration abondante, l'urine est plus concentrée, plus chargée de principes salins pour une même quantité de liquide, par conséquent plus âcre, plus irritante pour les parties déjà enflammées avec lesquelles elle se trouve en contact.

Cette remarque nous conduit directement à indiquer les substances qui peuvent adoucir les propriétés naturellement irritantes de l'urine.

L'*eau* est la substance délayante et adoucissante par excellence ; aussi doit-elle être le véhicule de tous les principes médicamenteux qui sont administrés pour combattre l'âcreté originelle de l'urine. Mais l'eau pure est souvent lourde à digérer ; il faut l'associer à des substances émollientes, qui, tout en la rendant d'une digestion plus facile, enveloppent les particules de l'urine, diminuent l'impression irritante de ce liquide sur les parois urétrales, et spécialement sur la partie qui est située en arrière du rétrécissement. Dans ce but, on a recours *aux racines de mauve, de réglisse, de chiendent, de fraisier, d'asperges, à la graine de lin, à la pariétaire, à l'orge mondé, aux feuilles de raisin d'ours , aux queues de cerise, aux bourgeons de sapin du Nord, au petit-lait clarifié, à l'émulsion d'amandes douces*, etc., etc. Une remarque essentielle, c'est que toutes ces tisanes doivent être *très légères*, afin de ne pas fatiguer l'estomac. Pour certains malades qui, par un motif quelconque, ne peuvent pas se faire de tisane, nous recommandons la poudre suivante, qui est une véritable *tisane émolliente sèche* :

|  |  |  |
|---|---|---|
| Prenez : Poudre de racine de guimauve... | 20 | grammes. |
| Poudre de racine de réglisse..... | 20 | — |
| Poudre de sucre de lait......... | 20 | — |
| Magnésie carbonatée........... | 5 | — |
| Gomme arabique pulvérisée ..... | 5 | — |
| Azotate de potasse puivérisé .... | 1 | — |

Mêlez très exactement, pour faire une poudre homogène que l'on conserve dans une boîte, ou mieux dans un flacon de verre bien bouché. Cette poudre s'emploie de la manière suivante : On en délaye une cuillerée à café d'abord dans deux ou trois cuillerées d'eau ; ensuite on remplit le verre, et on boit immédiatement. La dose est de trois à quatre cuillerées à café par jour.

Une tisane dont les malades se trouvent très bien, c'est l'*eau de goudron*. Elle a beaucoup d'avantages sur les autres, en ce sens qu'elle se fait à froid, qu'elle est par conséquent toujours prête ; puis, qu'elle ne fatigue jamais l'estomac, et que certains malades qui en ont pris l'habitude s'en servent pendant des années entières sans éprouver la moindre répugnance.

Voici comment elle se prépare : On prend 30 grammes de goudron liquide ordinaire, qui est mis dans un vase de terre vernie ou de faïence, de la capacité d'un litre ; ce vase est rempli d'*eau froide*, qu'on laisse séjourner sur le goudron pendant vingt-quatre heures ; après ce temps, on tire à clair ; puis de nouvelle eau froide est mise sur le goudron pour la tisane du lendemain. Quelques personnes, au lieu de séparer la tisane de toute la journée, trouvent plus commode de laisser toujours l'eau sur le goudron, et de remplacer, à mesure des besoins, le verre de boisson qu'elles prennent par un verre d'eau froide. Le même goudron peut ainsi servir pendant dix à quinze jours, jusqu'à ce que le malade s'aperçoive que l'eau n'a presque plus d'odeur : alors une nouvelle dose de 30 grammes est ajoutée à la première.

Cette tisane se boit par verres, édulcorée avec du sucre ou du miel, et même, après quelque temps, les malades préfèrent la boire pure, sans y rien ajouter. Quelques personnes qui, d'avance, ont une répugnance extrême pour cette boisson, sont étonnées, après quatre à cinq jours d'usage, de la facilité avec laquelle elles s'y habituent. Nous avons dans nos relations un grand nombre de clients qui, bien que guéris, ne peuvent pas s'en passer, et continuent d'en boire un verre ou deux par jour.

Pour se faire à l'usage de cette tisane, quelques malades mêlent dans les premiers temps l'eau de goudron avec moitié ou trois quarts d'eau ordinaire, ou de tisane de chiendent, de graine de lin, de racine de guimauve ; puis, peu à peu, ils arrivent à la boire pure.

La dose est de trois à quatre verrés par jour : le matin, à jeun ; dans la journée, à une certaine distance des repas, et le soir en se couchant, quand la digestion est terminée.

Dans les rétrécissements qui rendent très douloureuse l'émission de l'urine, soit par la sensibilité naturelle du malade, soit par l'inflammation du rétrécissement lui-même, ou de la portion de l'urètre qui est immédiatement en arrière de l'obstacle, nous nous trouvons très bien, outre l'emploi des boissons dont nous venons de parler, de l'administration des pilules suivantes, prises à la dose de six, huit ou dix par jour, en deux fois ; trois, quatre ou cinq, matin et soir.

Prenez : Térébenthine cuite de Venise..... 25 grammes,

Divisez en cent pilules égales, qu'on roule dans la magnésie. ou qu'on enferme dans un flacon plein d'eau froide.

Les *moyens locaux* sont très nombreux ; ils consistent dans des bains partiels ou des demi-bains, des injections urétrales de diverse nature, des frictions sous la verge et le périnée avec différentes pommades, des lavements de composition variable, divers médicaments introduits par l'anus ; enfin, on a quelquefois recours aux émissions sanguines locales.

Les douleurs que ressentent les malades pendant la miction sont souvent calmées par l'immersion de la verge et des bourses dans l'eau tiède, l'eau de son, l'eau de guimauve et de pavot. L'irrigation d'un filet d'eau fraîche sur la verge facilite la sortie de l'urine chez beaucoup de personnes atteintes de strictures urétrales. Enfin, les grands bains ou les bains de siège d'eau de son, pris tous les jours ou de deux jours l'un, suffisent souvent à eux seuls pour faire disparaître l'inflammation d'un rétrécissement ou le spasme de l'urètre

Les injections urétrales avec une petite seringue en verre, ou portées directement sur la stricture au moyen d'une sonde ouverte à son extrémité, se font avec de l'eau de guimauve et de pavot plus ou moins concentrée.

Nous combattons efficacement les rétrécissements spasmodiques avec une solution aqueuse d'extrait de belladone faite de la manière suivante .

Prenez : Décoction assez épaisse de graine de lin, de racine de guimauve ou
de semences de psylium ..................... 100 grammes.
Extrait de belladone ......................... 0,25 cent.

Faites dissoudre l'extrait dans une petite quantité d'eau et ajoutez à la décoction.

On fait, par jour, deux ou trois injections avec ce mélange, et par la pression du pouce et de l'index sur l'extrémité de la verge on maintient le liquide pendant cinq ou six minutes en contact avec les parois du canal. L'impression de l'huile d'olives ou d'amandes douces, *même camphrée*, est en général plutôt irritante qu'adoucissante pour le canal de l'urètre ; nous conseillons rarement cette sorte d'injection, et nous ne nous en servons que pour faciliter le passage des instruments.

Quand il existe une douleur fixe dans l'urètre, ou qu'on sent un gonflement, une sorte de bourrelet sur le trajet du canal, on peut tenter de dissoudre l'engorgement en faisant plusieurs fois par jour des frictions avec des pommades calmantes ou fondantes. Voici quelques formules de pommades que nous employons habituellement :

### Pommade calmante.

Prenez : Axonge purifiée.............. 20 grammes.
Extrait gommeux thébaïque.... 0,50 centigrammes à 1 gramme.

Faites dissoudre l'extrait dans le moins d'eau possible, et ajoutez à l'axonge ; on ajoute quelques gouttes d'huile d'amandes douces, s'il est néeessaire. pour l'homogénéité.

Autre :

Prenez : Cérat de Galien......... 20 grammes.
Extrait de belladone..... 5 —
Camphre purifié........ 5 —

Divisez le camphre au moyen de quelques gouttes d'éther sulfurique, incorporez-le au cérat, puis ajoutez l'extrait de belladone, divisé préalablement dans très peu d'eau.

On use gros comme une noisette de ces pommades à chaque friction.

### Pommade fondante.

Prenez : Axonge purifiée........... 30 grammes.
Iodure de potassium....... 5 —

Dissolvez le sel dans très peu d'eau, et quand il n'y a plus de cristaux, incorporez la solution à l'axonge.

Autre :

Prenez : Axonge purifiée........................... 30 grammes.
         Iodure de plomb (préparé par précipitation)... 5     —

Mêlez très exactement.

Autre :

Prenez : Cérat de Galien............. 15 grammes.
         Onguent napolitain double.... 15     —
         Extrait de belladone......... 5     —

Mêlez et faites une pommade homogène.

Chacune de ces pommades s'emploie comme la première.

Pour faire cesser la fréquence des besoins d'uriner et calmer l'inflammation de l'urètre en arrière de l'obstacle, inflammation qui se propage quelquefois jusqu'au col de la vessie, nous employons souvent avec succès, outre les demi-lavements d'eau de son, de graine de lin, de racine de guimauve, la préparation suivante :

*Lavement anodin.*

Prenez : Décoction légère de pariétaire.............. 350 grammes.
         Gomme arabique pulvérisée................ 6     —
         Camphre purifié.......................... 0,20 centigr,
         Extrait gommeux thébaïque ou de belladone.. 0,025 milligr.

Mêlez selon l'art.

Cette dose est pour un lavement : le malade tâche de le garder le plus qu'il peut. Pour être sûr de le conserver plus longtemps, on fera bien de prendre d'abord un lavement ordinaire à l'eau de son.

Certains malades, pour arriver au même résultat, préfèrent se servir de *suppositoires*.

Voici une formule qui nous réussit très bien dans les cas de *ténesme vésical* (faux besoins d'uriner, incomplètement satisfaits par l'émission de quelques gouttes de liquide) :

*Suppositoire anodin.*

Prenez : Beurre de cacao récent................. 8 à 10 grammes.
         Camphre purifié.......................... 0,10 centigr,
         Extrait gommeux thébaïque ou de belladone.... 0,025 milligr.

Mêlez selon l'art pour un suppositoire conique.

On introduit ce suppositoire dans le fondement, après l'avoir graissé d'huile d'olive, de beurre frais ou de cérat. Si, après deux ou trois heures, le ténesme n'est pas beaucoup diminué, on peut, sans inconvénient, en introduire un second. Quelques malades, dont les besoins d'uriner la nuit sont très fréquents, n'ont pas d'autre moyen de se procurer du repos, en attendant la guérison radicale, que de faire usage tous les soirs, en se couchant, d'un suppositoire comme celui dont je viens de donner la formule.

Enfin, dans les cas très pressés, quand le spasme ou l'inflammation de la stricture est très considérable, on est obligé d'avoir recours à une émission sanguine locale. L'application de six à douze sangsues à la région du périnée (fig. 31) dégorge la partie malade, et permet de recourir avec avantage aux différents moyens que nous venons d'indiquer.

Nous n'avons pas la ridicule prétention de guérir tous les rétrécissements avec le traitement médical dont nous venons d'esquisser à grands traits les principaux éléments, mais nous soutenons que :

1º Dans les *rétrécissements spasmodiques*, une sage combinaison de ces moyens suffit à faire disparaître le mal ;

2º Dans les *rétrécissements mixtes*, c'est-à-dire quand l'élément organique est compliqué d'inflammation ou de spasme, le traitement médical *dédouble* la maladie, et ne laisse persister que l'engorgement chronique ou épaississement induré des parois ;

3º Enfin, dans beaucoup de cas de susceptibilité trop vive de l'urètre, d'ulcération du canal, il est impossible, sans exposer le malade à de graves accidents, de pouvoir aborder le *traitement chirurgical* avant de s'être débarrassé des *complications*.

## TRAITEMENT CHIRURGICAL.

Nous allons maintenant exposer les principes du *traitement chirurgical* : nous dirons d'abord le mode du traitement qui nous est propre et que nous employons d'ordinaire, puis les diverses méthodes actuellement en usage, et nous comparerons entre eux les divers procédés.

Nous diviserons, pour l'exposition des diverses méthodes, les rétrécissements en :

1° Rétrécissements laissant passer l'urine et pouvant admettre les instruments ;

Et 2° rétrécissements ne laissant point passer l'urine et refusant passage aux instruments.

Nous n'admettons point, comme quelques auteurs, une troisième catégorie de rétrécissements qui laisseraient passer l'urine et ne pourraient point être franchis par des instruments, parce que, dès l'instant que l'urine passe, qu'il n'y a pas rétention complète, on peut toujours, avec des instruments convenables, de la patience et une dextérité de main suffisante, faire pénétrer une bougie, tortillée ou non (fig. 154), dans le canalicule du rétrécissement qui laisse filtrer l'urine (fig. 153, *ibid.*).

La seconde catégorie comprend les coarctations qui ont *actuellement* déterminé une rétention d'urine complète ; il en sera naturellement question à l'article *Rétention d'urine*. Je ne parlerai donc ici que des rétrécissements de la première catégorie. Les diverses méthodes employées jusqu'ici peuvent se réduire aux trois suivantes :

1° *Dilatation,*

2° *Cautérisation,*

3° *Scarification.*

## 1° DILATATION.

Cette méthode est la plus ancienne et, de nos jours encore, la plus généralement employée. Le lecteur verra même que les traitements par la *cautérisation* et la *scarification* commencent souvent et finissent toujours par la *dilatation*.

Mais il y a, dans ce mode de traitement, un assez grand nombre de *procédés* dérivant soit des divers agents de dilatation, soit de la manière d'en faire usage. Ainsi il y a la dilatation avec les différentes espèces de bougies ou sondes *molles ;* et, selon qu'on les emploie d'une manière continue ou intermittente, on a la *dilatation permanente* ou la *dilatation temporaire*.

On a eu recours aussi à la dilatation avec des instruments

pleins ou creux *en métal,* sondes ou bougies, en étain, en plomb, en acier, en argent : c'est la *dilatation métallique.*

Enfin, on s'est servi d'instruments en acier qui, une fois introduits dans le rétrécissement, reçoivent un degré d'expansion qui écarte plus ou moins violemment les parois du rétrécissement : c'est ce que l'on a très ingénieusement nommé la *dilatation mécanique.*

### a. Dilatation permanente.

*Exposé.* On emploie le plus souvent des bougies ou des sondes de gomme élastique graissées de cérat, de beurre, de cold-cream, d'huile. Le malade étant convenablement placé, couché, assis ou debout (voir *Cathétérisme*), on introduit l'instrument à travers le rétrécissement jusque dans la vessie, et on le fixe, *à demeure,* dans cette position, jusqu'à ce qu'il glisse facilement dans la stricture ; après quoi on lui en substitue un plus gros, qui entre à frottement, et qu'on laisse jusqu'à ce qu'il joue librement dans l'obstacle. Si l'on a recours aux bougies, ce qui est assez rare, on est obligé de les retirer à chaque fois que le malade a besoin d'uriner, pour les réintroduire immédiatement après la miction. Quand on emploie des sondes, on ferme l'extrémité de l'instrument avec un petit bouchon en bois ou en liège, et chaque fois que le malade veut vider la vessie, il n'a qu'à ôter le bouchon, pour le replacer dès qu'il a satisfait ce besoin. Tous les deux ou trois jours, quelquefois davantage, on enlève la sonde pour la remplacer par une plus grosse. Il faut avoir la précaution de mettre le moins d'intervalle possible entre le retrait d'une sonde et l'introduction de la suivante, pour éviter les spasmes qui se développent si facilement dans l'urètre. On continue ainsi, *quand il n'arrive pas d'accidents,* jusqu'à ce que le canal ait recouvré son calibre normal.

*Appréciation.* La dilatation permanente, applicable dans certains cas exceptionnels, doit être absolument rejetée comme méthode générale, à cause de ses inconvénients. Ainsi, la présence continuelle de la sonde dans le canal force le malade à garder le lit, ou tout au moins la chambre, et l'empêche de vaquer à ses occupations pendant le temps que dure le traitement, c'est-à-dire vingt-cinq, trente ou quarante jours environ. Malgré les plus grandes précautions, il est difficile que le bec de l'instrument ne pénètre pas, plus qu'il ne convient, dans l'intérieur de la vessie, d'où résultent l'*inflammation*, le *catarrhe de vessie*, quelquefois l'*ulcération*, la *perforation* des parois de cet organe. On a vu cette inflammation de la vessie se propager *par les uretères jusqu'aux reins*. Le contact permanent de la sonde sur les parois du canal de l'urètre détermine toujours l'*inflammation* et la *suppuration* de ce conduit, d'où résulte un écoulement de pus très épais, jaune verdâtre, qui force à suspendre le traitement.

On voit souvent apparaître dans les plis de l'aine des *engorgements de ganglions*, symptomatiques de la phlogose urétro-vésicale. Cette irritation peut aussi se propager par les conduits éjaculateurs jusqu'aux testicules, et amener leur gonflement ; ce qui est toujours une complication extrêmement douloureuse et qui force d'interrompre le traitement. Enfin, on a vu la pression continue de la sonde sur un des points du canal, principalement à la courbure sous-pubienne, amener la gangrène d'une portion plus ou moins étendue de ce conduit. Fréquemment une fièvre violente se déclare, soit comme complication d'un de ces accidents, ou par suite d'irritation sympathique.

Quand la sonde a séjourné quatre à cinq jours, il n'est pas rare, en la retirant, de la trouver recouverte d'incrustations salines, dites *calcaires*, et formées le plus souvent de phosphate ammoniaco-magnésien. Ces dépôts existent fréquemment sur le bec de la sonde, de sorte que, dans sa sortie, elle éraille et déchire plus ou moins profondément la membrane muqueuse urétrale. Tous ces graves inconvénients ne peuvent être contre-balancés par le résultat. D'ailleurs la durée du traitement est singulièrement accrue par l'interruption que nécessite le développement d'une ou de plusieurs de ces complications. Cette méthode est cependant celle qui a dominé pendant longtemps dans presque tous les hôpitaux de Paris.

### b. *Dilatation temporaire progressive.*

*Exposé.* Dans cette méthode on a surtout recours aux bougies, et les sondes ne sont employées qu'exceptionnellement.

Ce serait ici l'occasion de parler de l'application de toutes les formes et de toutes les natures de bougies que nous avons mentionnées à l'article *Cathétérisme*. Nous nous bornerons à donner trois exemples, dans lesquels le lecteur pourra facilement classer toutes les variétés de bougies.

### 1° *Bougies coniques en gomme élastique.*

Le malade étant convenablement placé, la bougie enduite d'un corps gras, on l'introduit doucement dans le canal, jusqu'à ce que l'on soit arrêté par le rétrécissement. Si l'on éprouve de la résistance avant que la bougie soit parvenue à la profondeur connue de l'obstacle, il faut l'attribuer à ce que l'instrument bute contre un repli de la membrane muqueuse, ou que sa pointe a pénétré dans une de ces lacunes dont nous avons signalé la disposition à l'article *Anatomie* (EE, fig. 14, *Orifice dirigé en avant, et situation sur la paroi inférieure de l'urètre*). Dans ces deux cas, il faut retirer la bougie de quelques centimètres et tendre la verge en avant. Quand la bougie est arrêtée par le rétrécissement, on cherche à l'engager dans le canalicule et à lui faire franchir l'obstacle. Si l'on ne peut y parvenir, on prend une bougie plus fine, et avec de la persévérance et une habileté de main suffisante, on est toujours certain de triompher de la coarctation. Souvent il arrive que la bougie, une fois engagée dans le rétrécissement, ne peut le le franchir : cela tient aux sinuosités de la stricture (fig. 153). Pour parvenir à la dépasser, il est nécessaire de *tortiller* l'extrémité de la bougie (fig. 154, etc., *ibid.*); et quand elle est introduite dans le canalicule, on lui imprime divers *mouvements de rotation* qui la font facilement glisser jusque dans la vessie.

Quand l'ouverture du rétrécissement est excentrique, ce n'est qu'avec peine souvent qu'on peut arriver à faire pénétrer une bougie dans l'angustie : dans ce cas encore, il faut avoir recours aux bougies tortillées, auxquelles on donne la forme d'un crochet, d'une spirale plus ou moins irrégulière ; et cet instrument, ainsi déformé, franchit souvent un obstacle que les procédés les plus méthodiques d'introduction n'avaient pu faire dépasser (fig. 154 à 158).

La bougie, une fois arrivée sur le rétrécissement, bute quelquefois contre l'obstacle, et, à la voir disparaître dans le canal, on serait tenté de penser qu'elle pénètre jusqu'à la vessie. Mais si l'on abandonne la bougie à elle-même, la courbe qu'elle avait formée dans le canal, sous l'influence de la pression de la main, s'efface, et son élasticité naturelle la fait ressortir d'une certaine quantité hors de l'urètre. Il faut, dans ce cas, retirer l'instrument de quelques centimètres, tendre fortement la verge en avant avec la main gauche, et de la main droite enfoncer doucement l'instrument dans le canal, en changeant la direction précédemment imprimée. Si ce moyen ne réussit pas encore, il faut introduire une bougie plus petite.

Si le malade est très irritable et que les premières tentatives du cathétérisme l'aient beaucoup fatigué, il est convenable de ne pas insister trop longtemps, et de recourir à un moyen emprunté à la pratique de Dupuytren. Ce procédé consiste à porter contre l'obstacle une bougie cylindrique assez grosse ; on la laisse dans cette position pendant une demi-heure environ, et il est rare qu'après ce temps le rétrécissement ne puisse être franchi par une bougie très fine et tortillée (fig. 154).

Nous pensons que la double raison suivante donne de ce fait une explication satisfaisante : Quand il y a du spasme, le contact prolongé du bec de la bougie finit par le faire cesser ; en second lieu, l'extrémité assez grosse de cette bougie distend l'entrée du canalicule, et lui donne la forme d'un entonnoir, au fond duquel est l'ouverture de l'obstacle. Nous ferons encore la même recommandation qu'au paragraphe précédent : il faut mettre le moins d'intervalle possible entre la sortie de l'une et l'introduction de l'autre, pour ne pas laisser au spasme le temps de resserrer les parties.

La bougie une fois introduite dans le canal, on la laisse dans cette position pendant un quart d'heure ou une demi-heure environ, selon la susceptibilité nerveuse du malade, en ayant soin de lui recommander de tenir l'extrémité de l'instrument entre le pouce et l'index, et de ne pas l'abandonner ; car, par suite de l'inobservation de cette précaution, la bougie, qui au commencement de la séance était serrée par la stricture, circule librement au bout d'un quart d'heure dans le canalicule, et, par suite, tend ou à sortir du canal ou a pénétrer dans la vessie.

Ducamp s'est autrefois servi, pour diriger l'extrémité d'une

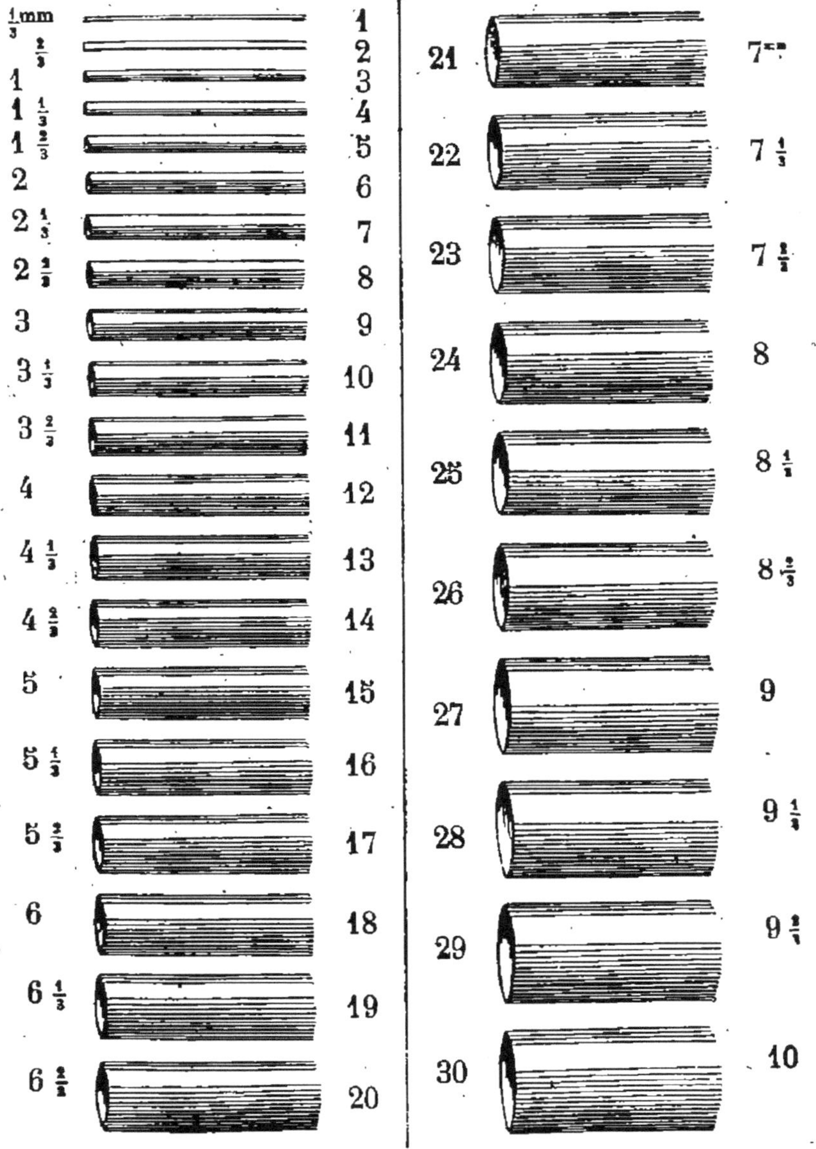

FIGURE 160

*Représentant trente calibres de sonde ou bougies différant entre elles d'un tiers de millimètre.*

bougie fine dans le canalicule du rétrécissement, d'un instrument nommé *conducteur*. Ce conducteur est une sonde en caoutchouc qui présente à son extrémité vésicale une ouverture étroite, disposée soit au centre, soit en haut, en bas, ou sur les côtés, pour correspondre à l'ouverture de l'obstacle. On sait, au moyen de la bougie à empreinte, quelle est la situation de l'orifice par rapport aux parois du canal : on introduit le conducteur de manière à ce que les deux ouvertures se correspondent, et on passe la bougie à travers le conducteur. Tout ingénieux que paraisse ce moyen au premier abord, il est tombé en désuétude, et généralement abandonné. Pour notre compte, nous préférons mettre plus de lenteur dans nos explorations, nous servir de bougies fines tortillées, ou recourir au procédé de Dupuytren.

Un moyen qui nous réussit presque toujours quand l'obstacle est peu perméable, consiste à pousser dans le canal une injection d'huile d'amandes douces avec une petite seringue en verre. D'autres fois, nous préférons introduire contre l'obstacle, au moyen d'une bougie à boule, ou mieux d'une sonde en gomme élastique, ouverte à ses deux extrémités, du cérat opiacé, ou une pommade contenant une assez forte proportion d'extrait de belladone.

Il arrive souvent, surtout quand la coarctation est un peu longue, que, malgré la finesse de la bougie et la précaution de tortiller sa pointe, on ne puisse pas la faire avancer de plus de quelques millimètres dans le canicule du rétrécissement. Il ne faut pas trop insister. On laisse la bougie dans cette position pendant le temps ordinaire, puis on cherche à en faire passer une plus grosse dans la même portion du rétrécissement. A la séance suivante, on fait progresser l'instrument à une plus grande profondeur dans l'angustie; et en deux ou trois reprises on finit par avoir franchi la totalité de la coarctation. La stricture se trouve ainsi dilatée par portion, et d'arrière en avant : dans ce cas, le malade n'éprouve d'amélioration sensible que quand on a dépassé la limite la plus profonde de l'obstacle (*cathétérisme appuyé*).

Cette petite opération *peut se répéter* tous les jours, ou même deux fois par jour, en ayant le soin de ne pas vouloir dilater trop promptement. A chaque séance, il faut commencer par introduire le numéro de la bougie qui passait facilement la veille; on la laisse en place cinq ou dix minutes, puis on lui en substitue une autre plus forte. Le but de cette manœuvre est d'éteindre l'irritabilité du canal, si facile à se développer quand on ne prend pas toutes ces précautions.

La *durée* de chaque séance de dilatation tient beaucoup à la manière dont le malade supporte le traitement. Quelques personnes ne ressentent aucune fatigue de la présence de la bougie et l'endurent facilement pendant une heure. D'autres, douloureusement impressionnées au début d'une séance, voient leur sensibilité diminuer et disparaître au bout d'un quart d'heure. Certains individus très irritables ressentent, de la présence de la bougie dans le canal, un malaise qui va toujours croissant et finirait par les faire tomber en syncope, si le praticien n'avait l'attention de retirer la cause du désordre dès qu'il en aperçoit les premiers indices. Après deux ou trois séances, chez les malades les plus impressionnables, la sensibilité est émoussée, et l'on peut marcher à grands pas à la *récalibration* du canal.

Il faut avoir soin de recommander au malade de faire, dans l'intervalle des séances, quelques frictions le long du trajet du canal avec une pommade belladonée (voir page 267); de prendre des bains entiers ou des demi-bains d'eau de son et quelques lavements adoucissants. Avec ces quelques soins et des boissons appropriées, il ne nous arrive jamais d'accidents pendant la cure, comme cela est si fréquent par les autres méthodes. Ainsi, les malades de Paris peuvent vaquer à leurs affaires habituelles; et les personnes de province, qui ont ordinairement tant de courses à faire, ne sont nullement incommodées, dans leurs occupations, par notre traitement.

Dans les premières séances de dilatation, la différence de diamètre d'une bougie à la précédente doit être très minime, et cet accroissement ne doit pas dépasser un tiers de millimètre. C'est la division que nous avons adoptée pour la filière qui nous sert habituellement. Quelques praticiens disent qu'ils se servent d'instruments qui ne diffèrent entre eux que par un dixième de millimètre. Nous admettons facilement qu'un mécanicien puisse, sur une plaque d'acier, dessiner des ouvertures qui ne différeront entre elles que d'un dixième de millimètre, mais nous défions un fabricant d'instruments de fournir un système de bougies qui soit aussi régulier que les divisions dont nous venons de parler. Cette assertion est donc plutôt le résultat d'une vue de l'imagination, que l'énonciation d'un fait pratique. Ainsi, dans les premières introductions, on ne variera que d'un tiers de millimètre; mais quand la stricture aura gagné trois à quatre millimètres de diamètre (n$^{os}$ 9 à 12), on pourra faire succéder l'une à l'autre des bougies qui différeront par un demi ou même un millimètre. Du reste, on sera toujours guidé, dans ces manœuvres, par la plus ou moins grande dilatabilité du rétrécissement et la sensibilité du malade.

Il ne faut pas vouloir passer trop vite de grosses bougies à travers un rétrécissement, et le malade obtient beaucoup plus d'amélioration d'une bougie moyenne que d'une grosse. Nous donnerons plus loin l'explication de ce fait (*Mécanisme de la guérison*, voir plus bas).

Pour avoir voulu marcher trop rapidement, combien de chirurgiens n'ont-ils pas été obligés, par suite d'accidents ou de complications, de suspendre le traitement pendant plusieurs jours, au bout desquels le rétrécissement était revenu à son diamètre primitif; de sorte qu'au lieu d'avoir progressé on avait reculé! Le praticien doit bien se pénétrer du *travail physiologique* qui s'effectue pour l'effacement complet du rétrécissement, et n'agir que d'après les données fournies par cette étude. C'est par suite d'une ignorance complète de ces notions que des charlatans, abusant de la crédulité des malades, se vantent de guérir radicalement des rétrécissements en deux ou trois jours, ou même, comme ils le disent, *soudainement, instantanément* (voir plus loin, *Urétrotomie*). Ils ont en même temps bien soin de mettre les malades en garde contre le prétendu *danger* des bougies, comme si une maladie qui a mis quelquefois dix ou quinze ans à son développement, et qui a changé plus ou moins profondément la structure du canal, pouvait disparaître en quelques jours, et encore moins en *une seconde!* Ils se gardent bien d'ajouter que ce moyen merveilleux consiste tout simplement à fendre l'obstacle au moyen d'un scarificateur.

S'il y a deux ou plusieurs rétrécissements, que le plus éloigné soit le plus étroit, on peut les guérir tous par le même traitement.

Si la disposition inverse a lieu, on est obligé de les dilater successivement, ou au moins d'attendre, pour commencer la dilatation du rétrécissement profond, que le premier ait acquis un diamètre supérieur au canalicule du second.

### *Durée du traitement.*

Après quinze ou vingt jours de traitement régulier, méthodique, le malade est ordinairement guéri et l'obstacle totalement effacé; mais il ne doit pas abandonner aussi promptement l'usage des bougies. Le praticien devra lui apprendre à les introduire lui-même, et lui recommander d'en passer de

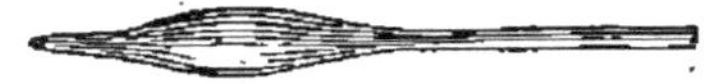

FIGURE 161

*Représentant une bougie fusiforme ou à ventre.*

temps à autre, tous les huit jours dans les premiers temps, tous les quinze jours ensuite, et enfin au moins tous les deux mois.

Il est aussi quelques circonstances dans lesquelles on se trouve obligé d'avoir recours aux bougies fusiformes ou à ventre (fig. 161) pour la dilatation d'un rétrécissement. C'est quand le méat urinaire est naturellement étroit et que sa distension, même momentanée, par des bougies, est très douloureuse. On peut aussi avoir recours au débridement du méat.

Après la guérison, nous confions au malade quelques bougies très souples, d'un diamètre plus petit que le calibre normal de l'urètre, pour qu'il n'éprouve jamais de résistance dans leur introduction. Comme nous avons eu l'occasion de constater un grand nombre de fois la négligence que les malades apportent à suivre les instructions données à la fin du traitement, nous leur recommandons de passer des bougies au moins une fois chaque mois, ou de venir nous trouver s'ils aperçoivent la plus légère diminution dans le jet de l'urine.

Parmi les *récidives* qui surviennent dans les coarctations urétrales, il y a une distinction importante à établir. Quand les malades ont été traités d'abord par la cautérisation ou la scarification, non seulement le traitement est plus long, mais la récidive est beaucoup plus à craindre : nous en dirons plus loin la raison; tandis qu'il est extrêmement rare de voir des rechutes quand les malades n'ont pas encore été soumis à des médications qui portent fatalement, en elles le germe de nouvelles strictures. Ainsi, nous avons fréquemment occasion de rencontrer des malades guéris depuis dix à douze ans par notre procédé, et dont la miction s'opère toujours d'une manière normale, bien qu'ils aient négligé de passer de temps à autre quelques bougies dans le canal.

*Quelle est la limite à la dilatation?* Quels diamètres de bougies doivent être introduits dans le canal pour l'effacement total de la stricture ? Il n'y a pas à cet égard de réponse précise, par la raison que le calibre de l'urètre varie beaucoup selon les individus. Ainsi, nous avons passé facilement jusqu'au n° 27 de notre filière (9 millimètres de diamètre) (fig. 160) à une personne guérie d'un rétrécissement, qui admettait avec peine au début du traitement une bougie d'un millimètre (n° 3, *ibid.*), tandis qu'il n'est pas rare de sonder des malades qui n'ont point de stricture et dont l'urètre ne peut recevoir, sans être serré dans toute sa longueur, une sonde de 6 millimètres de diamètre (n° 18, *ibid.*). C'est donc le calibre naturel du canal qui servira de règle de conduite.

Très souvent il arrive que l'obstacle à la dilatation complète vient du méat urinaire, dont l'étroitesse est assez commune. Comme la distension de cet orifice est extrêmement douloureuse, nous avons l'habitude, pour pouvoir pousser suffisamment loin la dilatation, de pratiquer, comme nous l'indiquons plus loin (voir le chapitre *Urétrotomie*), son débridement.

## 2° *Bougies en cire* (fig. 114).

Tout ce que nous avons dit dans le paragraphe précédent est applicable aux bougies de cire : nous voulons seulement noter ici quelques particularités résultant de l'observation pratique. Ainsi, bon nombre de personnes supportent plus difficilement les bougies de cire que les mêmes instruments en gomme élastique. D'autres ne peuvent tolérer dans leur canal que des bougies de cire. Souvent ces bougies franchissent d'emblée un obstacle que ne peuvent dépasser des instruments de gomme élastique d'un diamètre plus petit.

En été, il faut éviter de les tenir quelque temps entre les doigts, parce que leur tissu se ramollit avec la plus grande facilité et ne conserve plus assez de consistance pour cheminer à travers un obstacle. Pour s'en servir, il faut les enduire d'un corps gras, leur donner une légère courbure à concavité antérieure, puis les introduire dans le canal, et *les faire progresser jusque dans la vessie sans le moindre temps d'arrêt.* Si l'on néglige cette précaution importante, et qu'on soit arrêté par l'obstacle, la chaleur du conduit ramollit la bougie qui se pelotonne en avant de la stricture : aussi le parti le le plus convenable est-il de la retirer de suite, pour en introduire une autre plus petite.

C'est pour avoir négligé cette manière d'opérer que des auteurs racontent que la bougie de cire butant contre l'obstacle se recourbe souvent sur elle-même, et qu'on est tout étonné, croyant qu'elle a déjà pénétré dans la vessie, de voir sa pointe apparaître au méat urinaire. Quand on la retire du canal, elle est *littéralement* pliée en deux, Cet inconvénient, du reste, n'est pas très grave, et n'a d'autre désagrément que de faire mettre en question l'habileté du chirurgien. Le moyen de l'éviter consiste à agir comme nous venons de l'indiquer, et à interroger le malade, qui éprouve toujours une *sensation toute spéciale* au moment où la bougie franchit l'obstacle.

Quand elle n'a pas dépassé la stricture, et qu'en voulant la retirer on sent, par une légère résistance, qu'elle est engagée dans le canalicule, on la laisse quelques instants dans cette position avant d'en introduire une autre.

16.

Ces instruments n'ayant pas, comme ceux de gomme élastique, un bourrelet de cire à cacheter à leur extrémité libre, ont une grande tendance à s'enfoncer entièrement dans le canal et à pénétrer dans la vessie; il est donc indispensable de recommander au malade de tenir constamment l'extrémité de la bougie entre le pouce et l'index de la main droite, en même temps que la main gauche maintient le corps de la verge. Si le malade a un instant de négligence, que la bougie ne soit pas très serrée et qu'il survienne une demi-érection, la verge se gonfle, s'allonge, recouvre la bougie, et dans le mouvement de retrait de l'organe, celle-ci est entraînée dans le canal et disparaît. Cet accident effraye beaucoup les malades. Il s'est présenté plusieurs fois à notre consultation, et toujours par le moyen suivant nous avons réussi à en prévenir les suites.

Il faut d'abord recommander au malade d'être calme, parce que tous les mouvements de frayeur auxquels il est si enclin à se livrer ne peuvent que faire progresser la bougie. On saisit fortement, avec le pouce et l'index de la main droite, la portion de la verge correspondant à l'extrémité de la bougie, qui est habituellement arrêtée à la courbure sous-pubienne, et on exerce une traction de totalité de l'organe d'arrière en avant, dans la direction du conduit urinaire. On abandonne alors le canal, et on refoule légèrement les tissus en sens inverse, avec la précaution de ne pas repousser la bougie. Si cette petite manœuvre a été habilement exécutée, l'instrument a dû se rapprocher un peu du méat urinaire. En la renouvelant un nombre suffisant de fois, on finit par attirer l'instrument au dehors. Il est rare qu'on ait ensuite besoin de recommander au malade de ne pas abandonner la bougie elle-même. C'est à tort que plusieurs chirurgiens ont revendiqué la priorité dans l'emploi de ce procédé qu'on peut nommer procédé du *passe-lacet*; il a été employé par tous les chirurgiens et appartient à la chirurgie des grands chemins.

Quelques praticiens recommandent d'introduire, dans une même séance, trois, quatre et même un plus grand nombre de bougies, pour arriver plus vite à la guérison; c'est ce qu'ils désignent sous le nom de *dilatation coup sur coup*. Cette méthode a d'assez grands inconvénients. D'abord les séances sont trop longues, le passage d'un si grand nombre d'instruments ne manque pas de fatiguer beaucoup le malade ; puis ce mode opératoire se rapproche de la dilatation mécanique, dont nous parlerons plus loin ; et en voulant brusquer le travail physiologique, si toutefois on y a pensé, on arrive à un résultat directement contraire à celui qu'on doit se proposer, qui est d'accélérer le traitement et de rendre la *guérison durable*.

3° *Bougies à boule* (fig. 162, 163 ; fig. 132 à 135, et fig. 137 à 146).

Le chirurgien introduit l'instrument dans le canal jusqu'à l'obstacle. *Nous supposons un rétrécissement valvulaire, une bride.* Il tend la verge de la main gauche, et presse doucement la bougie à une seule boule, ou en forme de chapelet (fig. 132 à 135 et 137 à 146) contre l'ouverture de la coarctation, de manière à lui faire dépasser la bride. Si la boule est trop grosse, il choisit une bougie à boule plus petite. Quand il a dépassé l'obstacle, il ramène à lui la boule, puis la repousse et imprime à l'instrument plusieurs alternatives de va-et-vient, de manière à rompre cette bride, dont le malade se trouve souvent débarrassé en une seule séance et pour toujours. Quand la boule franchit facilement l'obstacle, qui tout à l'heure lui opposait de la résistance, on retire la bougie, et on en introduit une autre à boule plus grosse, qui efface les vestiges restants. Si le malade se trouve fatigué, l'effacement complet de la bride est remis à une autre séance. Il faut avoir soin, après cette petite opération qui laisse écouler quelques gouttes de sang, de passer de temps à autre, pendant trente à quarante minutes, dans le canal, jusqu'à complète cicatrisation de la plaie, d'assez grosses bougies en gomme élastique ou en cire. L'influence favorable de ce mode opératoire est surtout appréciable dans les cas de valvules semi-lunaires, puisque tout autre mode de traitement serait inefficace.

EFFETS DE LA DILATATION TEMPORAIRE PROGRESSIVE.

*Effets immédiats.*

Le premier effet qui résulte de l'introduction d'un instrument, même très souple, dans le canal de l'urètre, est une *sen-*

*sation désagréable*, qui s'élève quelquefois jusqu'à la *douleur*, surtout quand la bougie se trouve en contact avec le rétrécissement. Cette sensation ou cette douleur se dissipe d'ordinaire promptement; mais elle persiste ou augmente parfois au point que le chirurgien est forcé de retirer la bougie après quelques instants de séjour. Cette sensation s'évanouit, du reste, assez vite, aussitôt le retrait de l'instrument; et, au bout de quelques séances, le canal finit par s'habituer à son contact, de manière à ce qu'un séjour d'une demi-heure ne fatigue plus le conduit.

D'autres fois, surtout chez les malades très impressionnables, la douleur est assez vive pour causer une sorte de *défaillance*. Cet *état syncopal* s'observe aussi chez des personnes qui n'ont pas ressenti la plus légère douleur, et doit être attribué à une réaction sympathique sur le système nerveux. Ce phénomène n'a guère lieu qu'au premier cathétérisme; il est extrêmement rare de le voir apparaître dans le cours ultérieur du traitement.

Le praticien, prévenu de la possibilité de cette défaillance, doit retirer la bougie aussitôt qu'il en aperçoit les premiers symptômes, et faire avaler au malade quelques gorgées d'eau fraîche. Si le malade manifeste de l'appréhension pour le cathétérisme, le chirurgien devra le faire placer dans la position horizontale; c'est le meilleur moyen de prévenir une syncope.

Un effet beaucoup plus fréquent de la présence d'une bougie dans le canal, c'est la *sensation vive, impérieuse, du besoin d'uriner*. Si l'instrument est d'un petit diamètre, l'urine coule entre les parois du canal et la bougie; s'il est assez fort, ou qu'il soit très serré par la stricture, il ne sort pas d'urine, et peu à peu ce besoin se dissipe sans avoir été satisfait. Cette sensation est due à l'irritation du col de la vessie par l'instrument. C'est au col vésical que siège le sentiment du besoin d'uriner; de sorte que, toutes les fois que cette partie est irritée, soit par l'accumulation de l'urine, par une tumeur de la prostate, ou par un corps étranger, ce besoin se fait sentir, même quand la vessie serait vide. Cette irritabilité, comme toutes les sensations de l'économie, finit par s'émousser au contact du corps étranger, et après une ou deux minutes il est rare que le malade s'en plaigne.

La première fois que le malade urine après qu'on a retiré la bougie, il éprouve une *douleur* ou *cuisson* quelquefois assez vive, mais le plus souvent passagère. Cette douleur va en diminuant, et disparaît à la deuxième ou troisième émission de l'urine. Pendant presque toute la durée du traitement, cette légère douleur se renouvelle à la première miction après le cathétérisme. Nous attribuons cette douleur à la cause suivante :

L'urine est un liquide âcre et irritant par lui-même; de même que toutes les cavités de l'économie destinées au passage des liquides excrémentitiels, les voies urinaires sont tapissées par une membrane muqueuse, incessament lubrifiée par le *mucus*, sorte de *vernis protecteur*, qui s'oppose à l'impression douloureuse de l'urine sur la tunique vésico-urétrale. Or le passage et le séjour d'une bougie dans le canal ramollissent et détachent le mucus, et laissent à nu la membrane muqueuse, de sorte que les papilles nerveuses ne sont plus défendues contre l'âcreté naturelle de l'urine. La sécrétion du mucus étant continue, il s'en forme bientôt une couche nouvelle, qui recouvre la membrane et la protège dans les émissions suivantes.

Le passage d'une bougie, même très souple, et introduite avec la plus grande douceur, sur certains rétrécissements vasculaires et fongueux, entraîne quelquefois la sortie de quelques gouttes de *sang;* souvent ce n'est pas au moment du retrait de l'instrument qu'on s'en aperçoit; mais seulement, quand le malade veut uriner, il remarque quelques taches sanguinolentes sur sa chemise. A la seconde, et rarement à la troisième séance, le fait se renouvelle, puis disparaît ensuite à mesure que la dilatation s'opère. La présence de ce sang peut s'expliquer de deux manières : ou le rétrécissement est tellement mou ou turgescent (fig. 162 et 163), que le contact le plus léger suffit pour érailler quelques vaisseaux superficiels; ou bien la fluxion normale, qu'amène la présence de la bougie, congestionne les vaisseaux de la coarctation au point d'amener la rupture de quelques-uns d'entre eux.

Il est bien entendu que, dans l'énumération que nous faisons ici des légers accidents qui *peuvent* être les effets immédiats du

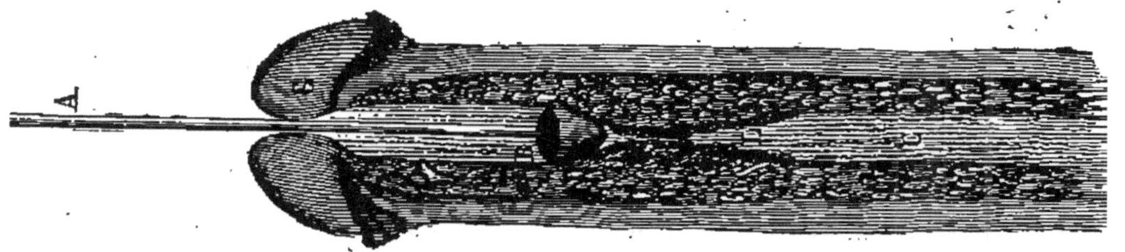

FIGURE 162

*Représentant un rétrécissement fongueux, au moment où il va être franchi par la bougie à boule* (bougie d'exploration).

A B, bougie à boule.
O, épaississement des arois du canal, constituant le rétrécissement.
B L', D D', surface fongueuse de la stricture.

cathétérisme, nous ne raisonnons que dans l'hypothèse d'une médication comme celle que nous employons, c'est-à-dire douce, rationnelle, exempte surtout de violences; car autre-

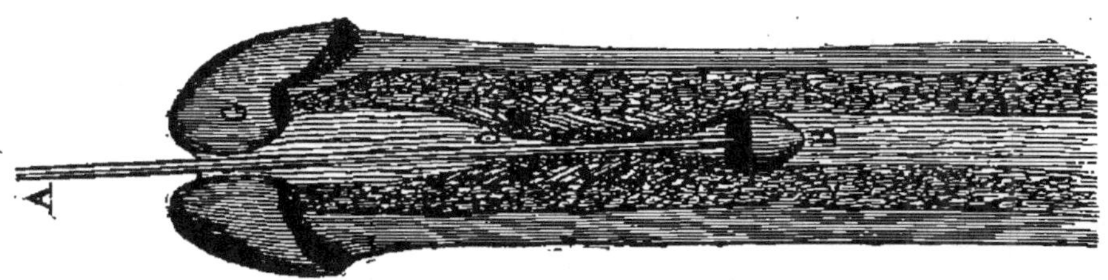

FIGURE 163

*Représentant un rétrécissement fongueux, après qu'il a été franchi par la boule de la bougie d'exploration.*

G, le gland.
A D, bougie à boule.
O G, rétrécissement franchi par la bougie.

On comprend facilement que, dans des cas semblables, l'exploration la plus habilement faite ne puisse avoir lieu sans qu'il y ait quelques vaisseaux éraillés, et par suite sortie d'un peu de sang.

ment, comme on pourra le voir plus loin, les accidents d'*hémorrhagie*, de *fièvre*, de *rétention d'urine*, d'*inflammation aiguë* et de *paralysie de vessie*, d'*engorgement de la glande prostate et des testicules*, sont souvent la conséquence de manœuvres qui ont pour but de dilater brusquement, de cautériser ou de scarifier les rétrécissements.

Nous ne saurions donc trop recommander aux praticiens de bien se pénétrer du mécanisme par lequel l'engorgement des parois urétrales, qui forme la coarctation, peut disparaître, afin de favoriser les efforts de la nature, et de ne pas contrarier le travail physiologique qui fait dissoudre la stricture. Les malades guéris par cette méthode ne le seront pas aussi rapidement que par certains autres procédés chirurgicaux : aussi, une fois guéris, ils ne seront pas forcés, six mois ou un an après leur traitement, d'aller de nouveau réclamer les soins de l'homme de l'art, portant alors le germe de rétrécissements incurables, par suite des altérations organiques et de la transformation fibreuse qu'un traitement inintelligent aura déterminées.

*Effets sur le rétrécissement. — Mécanisme de la guérison.*

a. *Quand un rétrécissement n'a pas encore été traité*, ou bien si la stricture ne consiste que dans un engorgement, dans une induration chronique d'un point plus ou moins étendu de la membrane muqueuse urétrale et du tissu cellulaire sous-jacent, la partie malade peut reprendre sa structure normale, et le canal son calibre ordinaire : alors le rétrécissement est radicalement effacé; il n'y a pas de raison pour qu'il reparaisse.

Voici comment le traitement que nous venons d'esquisser agit pour déterminer ce résultat : la présence de la bougie dans le canal, et en particulier sur le rétrécissement, produit une irritation et par suite un afflux de sang qui accélère le mouvement vital dans la partie malade. Par suite de cette congestion, les sucs épaissis déposés entre les mailles des tissus sont ramollis et délayés, tandis que, d'un autre côté, la compression exercée par la bougie force le produit de cette dissolution à rentrer dans le torrent de la circulation. Ainsi, l'action de la bougie est double : action vitale, physiologique d'abord ; puis action mécanique, physique. A chaque introduction de l'instrument, ce dernier effet s'opère ; puis, dans l'intervalle des séances, le mouvement de fluxion et de dissolution se continue lentement. On le favorise par une combinaison bien entendue des moyens médicaux indiqués à l'article *Traitement médical*.

Quand cette réaction menace de devenir trop intense, il faut la modérer en éloignant les séances, et par des émollients locaux et généraux. Quand elle est trop lente, soit par défaut d'irritabilité, soit parce que l'engorgement est trop dur, on stimule les phénomènes de fluxion en portant sur la coarctation des *bougies médicamenteuses fondantes* appropriées à la nature du rétrécissement, telles que des bougies d'*emplâtre diachylum*, de *savon*, de *Vigo*, de *Nuremberg*, etc. On ne laisse ces *bougies emplastiques* que peu de temps, quinze à vingt minutes, de manière à éveiller la susceptibilité du canal. On les remplace dans la même séance par des bougies ordinaires, et on finit par obtenir ainsi la résolution des engorgements les plus anciens.

b. *Quand un rétrécissement a déjà été traité* par la cautérisation, la scarification ou la dilatation mécanique, les moyens dont nous venons de parler produisent encore une amélioration très notable, mais plus lentement. La guérison n'est jamais radicale, et le malade a toujours besoin de calibrer le canal de temps en temps par l'introduction des bougies. Cela tient au changement de nature qu'a subi la stricture, et à la transformation fibreuse que lui ont fait éprouver les opérations. Ainsi que nous le montrerons plus loin, la cautérisation, la scarification et la dilatation mécanique substituent dans certains cas à l'engorgement chronique, *qui dans le principe constitue seul l'immense majorité des rétrécissements, un tissu inodulaire ou de cicatrice*, tissu fibreux très compact, et qui jouit de deux propriétés dont nous avons parlé déjà (voir le chapitre consacré à l'étude des propriétés des rétrécissements). La propriété élastique n'existe pas au même degré dans tous les rétrécissements fibreux. De sorte que chez quelques malades, les plus favorisés, il peut y avoir pendant quelque temps guérison apparente par suite de la dilatation momentanée de l'obstacle, sous l'influence des bougies. Mais la rétractilité incessante montre la nécessité, pour maintenir la guérison, de recourir de temps à autre aux bougies ; tandis que dans les cas anciens, ou traités déjà par la cautérisation ou la scarification (*guérison dite instantanée*), le tissu fibroïde est trop épais pour pouvoir même momentanément se prêter à la dilatation, sous l'influence des bougies. C'est dans quelques-uns de ces cas invétérés qu'on est très heureux d'employer la dilatation permanente, malgré ses inconvénients, ou d'avoir recours à l'urétrotomie (voir cet article).

### EFFETS SUR LES DIFFÉRENTS SYMPTÔMES.

#### a. *Sur le cours des urines.*

Dès qu'une bougie capillaire a traversé un rétrécissement, et souvent même quand, sans l'avoir pu franchir, le bec de l'instrument a séjourné quinze à vingt minutes contre l'obstacle (procédé Dupuytren), la première fois que le malade urine, le liquide sort avec beaucoup plus de facilité, et le malade se sent bien plus soulagé après la miction. Ensuite, et à mesure que la dilatation agrandit le canal, le jet de l'urine devient de plus en plus gros, et reprend le calibre qu'il avait avant le début du mal : il est lancé à la distance d'un à deux mètres : le temps de la miction, au lieu de trois à quatre minutes, dure à peine quelques secondes. Enfin, les dernières gouttes de liquide, au lieu de mouiller les vêtements, sont expulsées par saccades (*coups de piston*).

#### b. *Sur le suintement urétral.*

Nous avons dit plus haut que ce suintement était fourni par la partie malade ; or, si le lecteur veut bien se rappeler le mécanisme par lequel nous expliquons la guérison des rétrécissements, il comprendra de suite comment le premier effet du passage de bougies détermine quelquefois l'*augmentation momentanée* de ce suintement. En effet, l'afflux des liquides vers la partie malade amène une sécrétion plus active de mucosités, et, loin d'être un mal, cette sécrétion, quand on sait la contenir dans de justes limites, concourt au dégorgement de la coarctation. A mesure que la stricture s'efface, les derniers vestiges de ce suintement disparaissent. La cica-

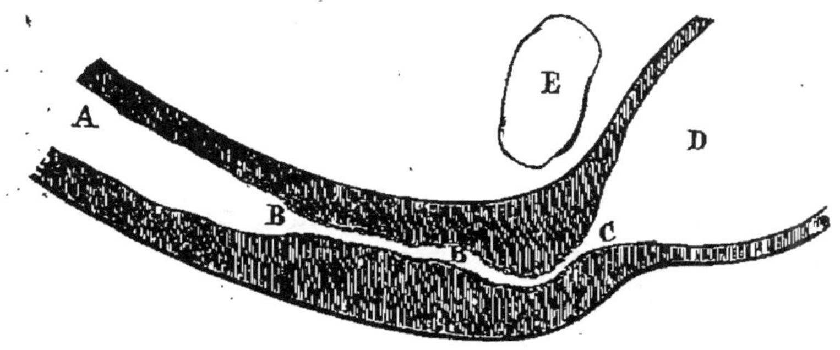


FIGURE 164

*Représentant l'état fongueux et les ulcérations superficielles d'un rétrécissement sinueux placé dans la partie profonde du canal.*

A, le canal de l'urètre.
D, portion inférieure de la vessie.
C, col de la vessie.
E, os pubis.
BBC, rétrécissement sinueux, tapissé de fongosités et d'ulcérations superficielles qui fournissent la suppuration dans les prétendus écoulements chroniques, qui ne sont autres que des rétrécissements, et dont la cure n'est possible que par un traitement local qui rétablisse le calibre de l'urètre. Cet état rend parfaitement compte de l'inutilité des injections et médications intérieures seules pour triompher des écoulements anciens (voir le chapitre qui traite de la *Blennorrhagie chronique*).

trisation des ulcères superficiels situés en arrière de l'obstacle (résultat qu'on obtient par le seul fait de la dilatation du canal de l'urètre) contribue aussi pour une partie à la cessation de cet écoulement, *qui est souvent le seul symptôme dont les malades affectés de strictures viennent demander la guérison.*

### c. *Sur la fréquence des besoins d'uriner.*

Dès les premières séances du traitement, les malades remarquent sous ce rapport une très grande différence : c'est la nuit d'abord qu'ils s'aperçoivent de cette modification et en apprécient tous les avantages. En effet, leur sommeil est beaucoup plus tranquille et plus réparateur. Au lieu d'être obligés de se lever six à huit fois pour uriner, il suffit d'une ou deux évacuations pour exonérer la vessie; et après quinze jours de traitement, il est rare que les malades se lèvent la nuit pour satisfaire ce besoin.

### d. *Sur les efforts pour uriner.*

A partir du moment où le canal s'agrandit, il est facile de comprendre que, l'obstacle diminuant et disparaissant tout à fait, le malade n'a plus pour uriner d'autre effort à faire que celui qui est nécessaire pour vaincre la résistance naturelle du sphincter ou col de la vessie. Aussi certaines personnes, habituées depuis longtemps à des efforts extrêmes de miction, sont-elles tout étonnées, après quelques séances de traitement, de pouvoir uriner *comme tout le monde.*

### e. *Sur la douleur en urinant.*

En traitant des effets immédiats du cathétérisme nous avons parlé de la douleur pendant la miction, et nous en avons dit la cause. Cette douleur n'est plus la même que celle que le malade éprouve par suite de son mal. Ainsi, la souffrance résultant du passage de l'urine sur le rétrécissement et sur les ulcères superficiels qui existent en arrière de l'obstacle, se dissipe graduellement avec la cicatrisation des ulcères et l'agrandissement du canal. Du reste, comme cette douleur tient souvent à l'inflammation du rétrécissement, nous nous trouvons très bien, dans la plupart des cas, de nous débarrasser de cette complication par un traitement approprié, avant de commencer le traitement chirurgical (voir plus haut, *Traitement médical*).

### f. *Sur la douleur pendant le coït (Dyspermasie).*

Bien qu'en général, pendant le cours du traitement, nous recommandions à nos malades l'abstinence de rapports sexuels, il en est toujours quelques-uns qui, pour un motif quelconque, transgressent l'ordonnance. S'ils n'ont pas été prévenus, ils sont tout surpris de ne plus ressentir, au moment de l'éjaculation, cette sensation douloureuse, *dyspermasie*, qui, avant de commencer le traitement, leur faisait redouter le coït.

### g. *Sur l'incontinence d'urine.*

Nous avons divisé cette incontinence en *fausse* ou *vraie*.

L'*incontinence fausse* est celle qui fait qu'après chaque miction quelques gouttes d'urine, échappant à l'action expultrice de la vessie, viennent s'accumuler en arrière de l'obstacle, s'écoulent ensuite goutte à goutte à travers le rétrécissement, sous la seule influence des lois de la pesanteur, et mouillent les vêtements, auxquels elles communiquent une odeur infecte. Après deux ou trois séances de dilatation, au plus, cette incontinence disparaît avec les autres symptômes.

L'*incontinence vraie* est beaucoup plus grave, et ne se rencontre que dans les rétrécissements très anciens et très étroits. Dans ce cas, la seule barrière à la sortie des urines est la stricture elle-même (B, fig. 107); le col de la vessie, distendu par l'accumulation de l'urine, ne fonctionne plus, et le liquide s'écoule continuellement et involontairement à travers les sinuosités de la coarctation (AB, *ibid.*). Ces cas, quoique très graves, sont loin d'être incurables, comme le lecteur pourra s'en assurer en lisant les observations du chapitre suivant. En effet, comme la distension permanente produite par l'urine empêche seule le col de la vessie de revenir sur lui-même, dès l'instant que l'élargissement du canalicule permet au réservoir urinaire de se vider, le sphincter recouvre peu à peu sa force contractile, et, après un temps variable, cette infirmité repoussante a cessé.

### h. *Sur la rétention d'urine.*

Comme nous devons, dans un chapitre distinct, traiter de ce redoutable accident, nous nous bornons à dire ici que la dilatation, aidée de moyens médicaux convenables, fait cesser la rétention d'urine et en prévient à jamais le retour.

## i. *Sur le liquide urinaire.*

Tant que la vessie, la glande prostate et les conduits sémi-nifères ne sont pas altérés par suite de coarctations, les changements de l'urine se bornent à la présence de muco-pus et d'un bouchon de mucus (O, fig. 101 et 102), dans l'urine du matin surtout. A mesure que la dilatation s'effectue, le malade peut s'apercevoir, de jour en jour, de la diminution et de la disparition des produits qui troublaient la transparence de l'urine. Mais le résultat de la modification apportée par le traitement sur la sécrétion urinaire est bien plus notable quand il y a complication de catarrhe de vessie, d'engorgement de la glande prostate, ou d'inflammation chronique, de relâchement des conduits éjaculateurs, et par suite de pertes séminales. L'urine alors change complètement de caractère, et au lieu d'être trouble, d'odeur fétide et glaireuse, elle devient claire, sans odeur et sans dépôt. L'examen microscopique permet aussi de constater la disparition des animalcules spermatiques dans le dépôt de l'urine.

### EFFETS SUR LES COMPLICATIONS.

*a.* Quand un *catarrhe de vessie* complique une stricture, les traitements les plus rationnels et les mieux suivis sont impuissants à le faire disparaître, tant qu'on n'a pas préalablement dilaté le canal ; si l'on débute, au contraire, par la cure du rétrécissement, le catarrhe de vessie guérit pour ainsi dire de lui-même.

*b.* Il en est de même de l'*inflammation* et de la *suppuration des reins*, dont la souffrance n'est le plus souvent entretenue que parce que ces organes sont incessamment en contact avec de l'urine décomposée, qui ne s'écoule que difficilement au dehors.

*c.* Les *dépôts urineux*, les *abcès* et les *fistules urinaires* ne peuvent être efficacement traités que lorsqu'on s'est préalablement débarrassé de la cause qui leur a donné naissance. Dans ces circonstances même, l'urine ayant repris son cours naturel par suite de la recalibration du canal, les trajets fistuleux s'oblitèrent, les dépôts et les abcès se détergent et se cicatrisent le plus souvent sans le secours de l'art (voir plus loin, *Fistules urinaires*).

*d*. Si la *pierre* ou la *gravelle* complique une coarctation, il ne vient à l'idée de personne d'entreprendre de faire sortir ces corps étrangers avant d'avoir élargi la route qui doit leur livrer passage.

*e*. Les *maladies des organes de la génération*, telles que les *engorgements de la glande prostate*, l'*inflammation des testicules*, *des vésicules séminales*, les *hydrocèles* même, sont très heureusement modifiées par suite de la guérison des rétrécissements qui les compliquent, et les médications qu'on dirige ensuite contre ces affections en triomphent avec beaucoup plus de facilité.

*f*. Dès l'instant que le malade n'est plus obligé de se livrer à de violents efforts pour expulser l'urine, les *hernies* sont contenues beaucoup plus facilement par les bandages, et la *chute du rectum* ne se reproduit plus. Quelques légers astringents font promptement justice du relâchement de la membrane muqueuse de l'anus.

*g*. Quand le malade voit de jour en jour diminuer la gêne qu'il éprouvait dans l'excrétion de l'urine, à mesure que son appréhension se dissipe, l'*appétit* renaît, les *digestions* se font plus facilement, les aliments réparent mieux les forces, les chairs deviennent plus fermes, l'embonpoint reparaît, et le coloris de la santé remplace la lividité de son teint.

*h*. Le changement total apporté dans tout son être par la guérison d'un rétrécissement réagit aussi sur le *moral* du malade, et l'influence bienfaisante de cette cure est surtout appréciable chez les personnes que diverses complications avaient réduites à l'isolement complet. La possibilité d'aller dans la société, à la promenade, au spectacle, de voyager, ranime la confiance, et rend la gaieté au malheureux qui se croyait pour toujours forcé de vivre seul. Les plaisirs de la table, dont il avait été si longtemps privé, semblent un nouveau sens qui se développe en lui. Le bien-être qu'il ressent le rend doux, affable, poli, bienveillant, et les personnes qui ne l'ont pas vu depuis sa guérison ne savent à quel motif attribuer cette modification radicale dans tout son extérieur.

## APPRÉCIATION.

D'après tout ce que nous venons de dire du traitement des coarctations par la *dilatation temporaire au moyen de diverses sortes de bougies* appropriées à la nature du mal, le lecteur peut voir que ce mode de traitement, *convenablement employé*, guérit complétement les rétrécissements ordinaires, et procure une amélioration notable dans le cas de strictures déjà traitées par la cautérisation, la scarification, la dilatation mécanique, et qui ont récidivé. On peut difficilement, pour les strictures de cette dernière catégorie, obtenir une guérison durable, parce que le tissu fibréux qui remplace le rétrécissement a une tendance incessante au resserrement; mais avec la précaution d'introduire, de temps à autre, dans le canal un système de bougies convenables, le malade peut être assuré de n'avoir pas de rechutes graves.

A moins d'être mise en pratique par des mains bien maihabiles, cette médication est *exempte de toute espèce de dangers* ou d'accidents, et en particulier de ces fièvres violentes qui se développent parfois dans le cours des autres traitements. L'innocuité de ce procédé permet aux malades, tout en se guérissant, de vaquer à leurs affaires habituelles sans être en rien dérangés. Presque toujours les malades sont désireux de connaître de la bouche du chirurgien les détails de son mode opératoire, et les explications de cette méthode n'ont rien d'effrayant pour l'imagination la plus timorée. Il est loin d'en être ainsi des autres procédés, et l'examen comparatif auquel nous nous livrerons après l'exposition des autres méthodes démontrera toute la justesse et la vérité de cette appréciation.

La *durée du traitement*, dans les cas simples, est de douze à quinze jours. Quand le rétrécissement est très ancien ou compliqué, la cure peut durer jusqu'à un mois ou six semaines.

Mais une observation importante à noter, c'est que le plus souvent le malade obtient, dès les deux ou trois premières séances, toute l'amélioration qu'il peut désirer ; au point que si l'on s'en rapportait à son dire, on le déclarerait guéri. Nous avons quelquefois beaucoup de mal à persuader à certaines personnes que, si elles s'en tenaient a ces quelques séances, le soulagement ne serait que momentané ; qu'après cinq ou six mois il faudrait recommencer ; que, pour obtenir une cure radicale, il est indispensable que l'obstacle soit complètement effacé ; ce qui est physiologiquement impossible en deux ou trois jours, ainsi que nous l'avons démontré en expliquant le mécanisme de la guérison (voir plus haut).

Enfin, pour terminer ce qui a trait à ce mode de médication qui a reçu, à cause de son innocuité, le nom de *méthode de douceur* de traitement des rétrécissements de l'urètre, nous dirons ceci : c'est que. quel que soit le traitement primitivement employé (modes opératoires que nous décrivons plus loin), la cure du rétrécissement ne peut être complète que lorsqu'à sa suite on a employé la dilatation temporaire progressive ; en effet, ces moyens opératoires n'ont pour but que de permettre d'entreprendre ou de faciliter la dilatation temporaire progressive dans les cas de rétrécissements où cette dilatation est tout d'abord impossible ou difficile. Disons à ce sujet, et cela doit être pris en grande considération, qu'à l'époque actuelle on a les plus grandes tendances à recourir d'emblée à des opérations alors qu'avec un peu de patience et de temps on pourait dilater par la méthode que nous préconisons les rétrécissements en apparence les plus rebelles, au lieu de n'employer le mode de dilatation que nous venons de décrire que tout à fait accessoirement.

Nous sommes absolument opposé, en général, à cette manière d'agir, et avec l'expérience que nous avons depuis longtemps acquise, du traitement des coarctations urétrales, nous en sommes arrivé à ceci : c'est à employer le plus souvent possible notre méthode habituelle, qui nous donne des succès de tous les jours, et ne présente jamais de complications.

Il est évident, et cela nous le constatons journellement, qu'il vaut mieux, lorsqu'il est possible de le faire, employer ce procédé, comme moyen de dilatation que de recourir d'emblée à des opérations qui, sans être graves, sont néanmoins moins simples que ce procédé. Ce n'est pas à dire pour cela que nous rejetions absolument les procédés chirurgicaux ; il est certains cas exceptionnels, les rétrécissements fibreux élastiques par exemple, où ils doivent être mis en œuvre ; nous les employons lorsque l'occasion s'en présente, mais ce ne doit être que l'exception.

Nous mettons le temps qu'il faut pour arriver à notre but, et quoique employant parfois un certain temps pour arriver à la cure des rétrécissements, nous sommes convaincu que nous rendons un grand service aux malades en leur épargnant, lorsqu'elles sont inutiles, les opérations que ne manqueraient pas de proposer d'emblée, en pareils cas, d'autres praticiens.

## c. Dilatation métallique.

On se sert, dans la dilatation des rétrécissements par ce procédé, d'instruments métalliques pleins, droits ou courbes, de grosseur variable. Ces bougies portent, du nom de leur inventeur, le nom de *Bougies Béniqué*.

Leur calibre est variable ; on ne se sert pas d'un calibre plus petit que celui qui correspond au n° 12 de la filière Charrière (3 millimètres de diamètre). Béniqué a fait, pour numéroter ses bougies, une filière spéciale portant également son nom, graduée par sixièmes de millimètre. Chaque numéro Béniqué correspond donc à un numéro moitié moindre de la filière Charrière, cette dernière étant graduée à 1/3 de millimètre. La série Béniqué va du n° 24 (12, filière Charrière) au 50 (25, *ibid.*) ; le métal qui les compose est tantôt de l'étain, tantôt du maillechort. Elles peuvent être pourvues à leur bec, qui est arrondi, d'un pas de vis rentrant recevant le pas de vis saillant de l'armature d'une bougie conductrice ; mais cette bougie conductrice n'est pas nécessaire. Elle peut néanmoins être utile dans certains cas. Quant à la dilatation par ce procédé, elle s'effectue ainsi que nous l'avons dit au chapitre qui traite du cathétérisme curviligne et rectiligne de l'urètre chapitre auquel nous renvoyons le lecteur.

## APPRÉCIATION.

La dilatation métallique est une excellente méthode, dans divers cas ; elle seule peut même permettre, dans certains rétrécissements, d'arriver au recalibrement du canal ; mais elle ne doit être employée que lorsqu'elle est indiquée. Or ce sont ces indications que nous allons passer en revue. Elle doit être mise en usage :

1° Dans les rétrécissements très rétractiles.

2° Dans certains rétrécissements pour lesquels on ne peut pas dépasser un certain numéro : 17, 18 par exemple (6 millimètres de diamètre), avec les sondes de gomme.

3° Dans les rétrécissements péniens, qui sont souvent heureusement modifiés par elle.

4° Elle rend de grands services après la scarification ou la divulsion de l'urètre.

5° Enfin nous l'employons parfois pour parachever la dilatation des rétrécissements dont nous avons commencé le traitement par des bougies de gomme élastique.

On s'imagine en général que le passage de la bougie Béniqué doit être douloureux ; il n'en est rien : il nous arrive souvent de voir les malades qui ont été soumis au passage des bougies Béniqué après l'avoir été un certain temps à celui des bougies de gomme, préférer l'emploi des premières.

### d. Dilatation mécanique.

Ce mode de traitement des rétrécissements de l'urètre comprend deux variétés :

1° *La divulsion ;*
2° *La dilatation immédiate progressive.*

Nous allons passer successivement en revue ces deux procédés.

### 1° *Divulsion.*

*Exposé.* — La perfection, l'*idéal* de la dilatation de strictures par des instruments métalliques. est réalisée par les *dila-*

*tateurs mécaniques.* L'idée de cette méthode date du jour où il a pris fantaisie à des mécaniciens de faire de la médecine ; aussi est-elle très ancienne, et de nombreux instruments, où il est facile de reconnaître le génie de la mécanique, mais nullement celui de la médecine, ont été fabriqués dans le but d'obtenir cette dilatation. Sans donner ici l'énumération fastidieuse de toutes ces inventions, qui ont été oubliées aussitôt que mises au jour, et qui n'ont guère été employées que par leurs inventeurs, nous nous contenterons d'indiquer le principe sur lequel repose cette méthode.

L'idée mère consiste à introduire à travers le rétrécissement un tube métallique creux, dilatable, dans lequel on pousse un mandrin qui écarte d'autant plus les parois du tube, qu'on l'introduit plus profondément (voir fig. 165 à 170). Pendant longtemps on n'a fabriqué que des instruments droits ; mais comme l'immense majorité des rétrécissements ont leur siège à la courbure de l'urètre (B, C, fig. 100, et BB, fig. 164), à l'union des portions spongieuse et membraneuse, on ne pouvait pas s'en servir. La perfection qui envahit tout, même les choses les plus mauvaises, a permis de faire des dilatateurs courbes.

Parmi ceux-ci, il en est deux surtout dont nous parlerons, parce qu'ils sont les plus récents, et qu'ils ne sont pas encore tout à fait morts. Le plus ingénieux est formé de lames imbriquées, qui, introduites dans le rétrécissement, peuvent s'écarter comme les valves d'un spéculum. Le principal inconvénient de cet instrument est que, pour s'en servir, le chirurgien doit avoir *préalablement dilaté le canal,* afin que le dilatateur puisse franchir l'obstacle ; puis, quand l'instrument a produit son *effet mécanique,* on est obligé d'introduire de grosses bougies de métal ou de gomme élastique pour compléter le traitement.

L'autre dilatateur, pour la production duquel son auteur a fait un gros livre, est formé de deux lames d'acier creuses à l'intérieur (fig. 169), soudées ensemble à une de leurs extrémités (F, *ibid.*). Entre ces deux lames est fixée une petite tige (EO, fig. 170) qui sert de conducteur à des mandrins de grosseur variable (fig. 166, 167, 168). Sauf la courbure, il

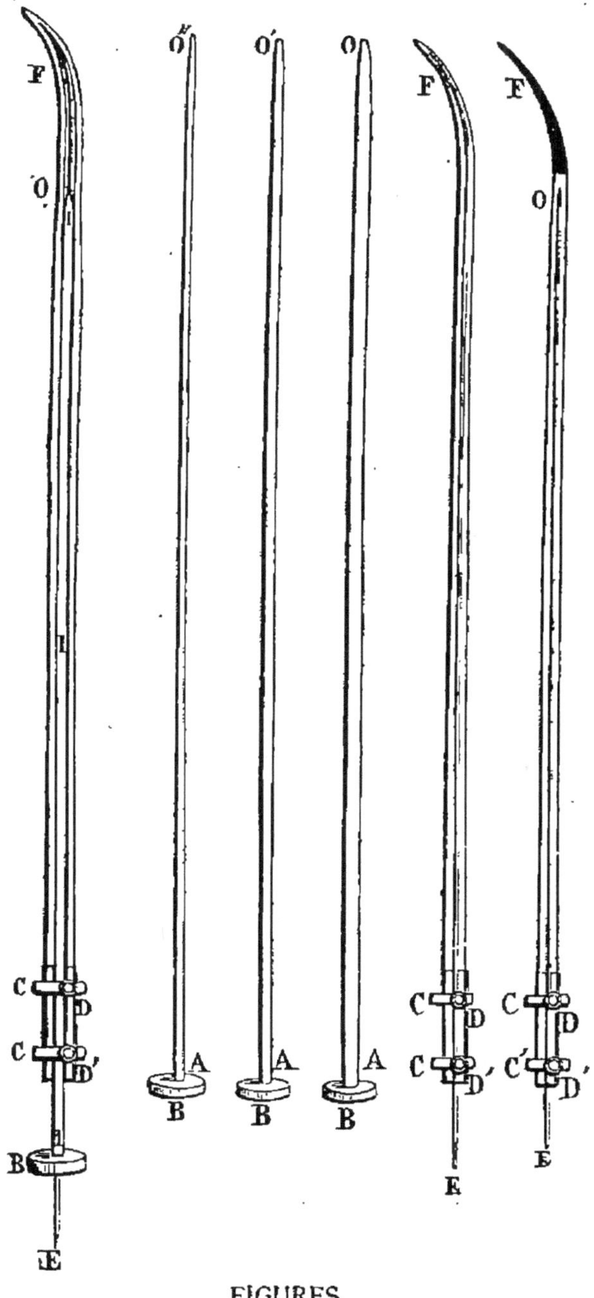



FIGURES

165        166        167        168        169        170

*Représentant les diverses parties d'un dilatateur mécanique.*

La figure 169 montre le dilatateur mécanique fermé.

La figure 170, le même instrument fermé, se terminant en O F par l'extrémité effilée d'une bougie de gomme élastique.

Les figures 166, 167 et 168, sont trois mandrins, ou cylindres creux, de grosseurs différentes, destinés à être introduits entre les deux valves du dilatateur, pour en écarter les parois.

La figure 165 montre le dilatateur 169, dont les valves sont ouvertes, c'est-à-dire écartées par le mandrin B, I, I.

existe d'anciens dilatateurs beaucoup mieux construits que celui-là.

Pour se servir de cet instrument, *après avoir au préalable dilaté le canal* par des bougies, afin de permettre l'intromission du dilatateur, on fait une injection d'huile ; et quand l'instrument a franchi l'obstacle, on introduit des mandrins de différentes grosseurs (fig. 166, 167, 168). Les branches du dilatateur s'écartent (fig. 165), et il faut que les parois de la coarctation en fassent autant. On maintient ensuite la dilatation obtenue au moyen de grosses bougies d'étain.

Comme d'après ce mode de fonctionner (voir *Appréciation de la dilatation mécanique*), les deux valves s'écarteraient en forme de cône et que la base de ce cône serait en contact avec le méat urinaire qui est assez étroit, l'auteur, pour prévenir en partie cet inconvénient, a fait adapter à l'extrémité de l'instrument, qui doit rester en dehors du canal, deux châssis (CD, C'D', fig. 170), pour maintenir l'écartement des valves dans des limites plus supportables pour le méat urinaire.

On le voit, c'est toujours le même mode opératoire : dilatation par des bougies au début et à la fin du traitement, et quand l'instrument peut passer, on s'en sert pour écarter plus ou moins brutalement les parois de l'obstacle. C'est de la mécanique pure. On ne semble pas se douter qu'on opère sur un organe animé, et parfois très sensible.

## APPRÉCIATION.

Analysons cependant le mode d'action de ce dilatateur, et voyons si d'abord il peut agir aussi efficacement que le suppose son auteur, et si, outre les inconvénients inhérents à la présence de corps durs, rigides et pesants dans le canal, l'emploi de cet instrument ne présente pas quelques dangers particuliers et très graves.

Un inconvénient qui nous semble devoir rendre ce dilatateur d'un usage impraticable, est le suivant. Comme les deux lames sont soudées ou fixées à une de leurs extrémités, il en résulte que l'introduction d'un mandrin dans l'intérieur a pour effet de transformer l'instrument en un cône dont le sommet est à la soudure des deux lames, et la base à la partie de l'instrument qui correspond au méat urinaire, de sorte que la partie la plus étroite du cône est seule en rapport avec la stricture, tandis que la partie la plus large, ou la base, distend inutilement et douloureusement la partie antérieure du canal et le méat urinaire, dont on doit ménager avec tant de précautions la grande susceptibilité. Les châssis (CD, C'D', fig. 170) ne répondent que fort incomplètement à notre objection.

Un autre inconvénient, dont l'auteur ne semble pas même s'être douté, consiste en ce que le dilatateur n'étant formé que de deux branches, l'effort de la distension, au lieu de porter sur toute la circonférence du rétrécissement, ne porte que sur deux points opposés. Nous ne pensons pas que ce soit là une chose indifférente.

Ensuite, la distension violente que produit le dilatateur ne peut érailler que le rétrécissement, quand celui-ci existe sur joute la circonférence du canal; mais quand l'obstacle, ce qui se présente fréquemment, n'a envahi qu'une portion de la circonférence, soit, par exemple, la paroi inférieure du canal, aux dépens de quelle partie se fera la déchirure? Laquelle cédera la première aux efforts du dilatateur? Sera-ce la partie saine ou la partie malade? Il est certain que, si le rétrécissement est fibreux, ce ne sera pas l'obstacle qui sera divisé d'abord, mais bien la partie saine. Les points du canal sur lesquels pèsent les deux branches du dilatateur seront-ils soutenus par le contact du métal, ou, au contraire, plus facilement déchirés? Nous ne parlons que pour mémoire du cas où, pendant sa distension, l'instrument viendrait à se rompre dans l'urètre; nous supposons qu'on n'emploie que des instruments assez volumineux, éprouvés à l'avance, et dans l'acier desquels il ne se rencontre point de *pailles*. Et puis, sait-on sur quelle partie portera la déchirure? En admettant même un rétrécissement circulaire, s'il existe une portion fibreuse et une portion vasculaire, il serait désirable que la division portât sur l'élément fibreux; et cependant c'est précisément la portion vasculaire qui cédera, comme moins résistante. La preuve de cette déchirure se manifestera par un écoulement de sang quelquefois très abondant (demi-verre à un verre), qui ne manque jamais d'apparaître après chaque appplication du dilatateur, tandis que la présence de quelques taches de sang est chose rare par la méthode que nous avons indiquée précédemment.

La douleur causée par une première application de cet instrument est tellement intolérable pour certaines personnes, qu'elles refusent de s'y soumettre une seconde fois.

Une fièvre quelquefois très violente est aussi la conséquence de la manœuvre de cet appareil. Cette fièvre doit être attribuée à l'ébranlement nerveux que cet instrument imprime à toute l'économie. D'autres fois, elle provient de l'inflammation générale des voies urinaires et de la rétention d'urine causée par l'introduction du dilatateur.

Tels sont les principaux inconvénients de l'emploi de cet appareil. On voit que, même entre des mains exercées, il agit violemment et d'une manière inintelligente, lacérant les parties *saines*, épargnant les parties malades, plus résistantes; écartant d'une petite quantité le point rétréci, tandis que les parties qui sont en avant de l'obstacle, et surtout le méat urinaire, sont inutilement et douloureusement distendues d'une quantité bien plus considérable, puisqu'elles se trouvent en rapport avec la base du cône dont le sommet est dans l'obstacle. L'hémorrhagie est quelquefois inquiétante. De plus, on est toujours obligé de recourir à la dilatation, souvent au début, et toujours après l'opération. Enfin, comme résultat physiologique, cette méthode, au lieu de procurer la dissolution de l'engorgement et l'effacement de l'obstacle, se borne à l'écarter *mécaniquement* et *par déchirure*, d'où résulte une *cicatrice* dont nous avons déjà signalé l'influence fâcheuse pour la récidive des rétrécissements.

### 2° *Dilatation immédiate progressive.*

La seconde variété de dilatation mécanique a été inventée dans ces dernières années, et a reçu de son auteur le nom de *dilatation immédiate progressive.*

Le nom seul de la méthode fait comprendre la manière d'opérer. Ce procédé consiste, en effet, au moyen de bougies métalliques dont le calibre s'accroît progressivement, à dilater en deux séances, quelquefois même une seule, un rétrécissement.

Les instruments nécessaires à cette méthode sont les suivants :

1° Une bougie conductrice (fig. 171 à 173), la même que celle dont on se sert pour l'opération de l'urétrotomie, munie d'une armature métallique pourvue d'un pas de vis rentrant;

2° Trois cathéters en maillechort, ayant la courbure des sondes de trousse ordinaire. Ces cathéters ont leurs deux tiers postérieurs d'un calibre uniforme pour le même cathéter, différent pour chacun des trois. Le plus petit correspond au n° 12 de la filière Charrière, le moyen au n° 17 et l'autre au n° 21 (7 millimètres). Le pavillon est pourvu d'une plaque transversale destinée à indiquer la direction de l'instrument, une fois introduit. Le tiers antérieur de ces instruments est conique, de façon à ce que le sommet du cône, qui est le même pour les trois cathéters, corresponde comme diamètre à la base de l'armature métallique dont nous venons de parler, tandis que la base correspond pour le premier au n° 12, pour le second au n° 17 et pour le troisième au n° 21 de la filière française. Le sommet de ces cônes est pourvu d'un pas de vis saillant, s'adaptant exactement au pas de vis rentrant de l'armature de la bougie.

L'opération se pratique de la manière suivante. On introduit d'abord la bougie, qu'on laisse en place pendant vingt-quatre heures, afin d'obtenir une légère dilatation du canal, quand la bougie est entrée primitivement à frottement dur ; au cas contraire, on peut procéder séance tenante à la dilatation. On visse alors le premier cathéter, celui correspondant au n° 12 de la filière, et l'on introduit l'instrument suivant les règles décrites pour le cathétérisme avec les instruments courbes (voir cet article). L'instrument introduit, on le laisse en place pendant quelques minutes ; on le retire alors, on le dévisse et on visse le numéro suivant. On introduit ce nouveau numéro qu'on laisse en place également une ou deux

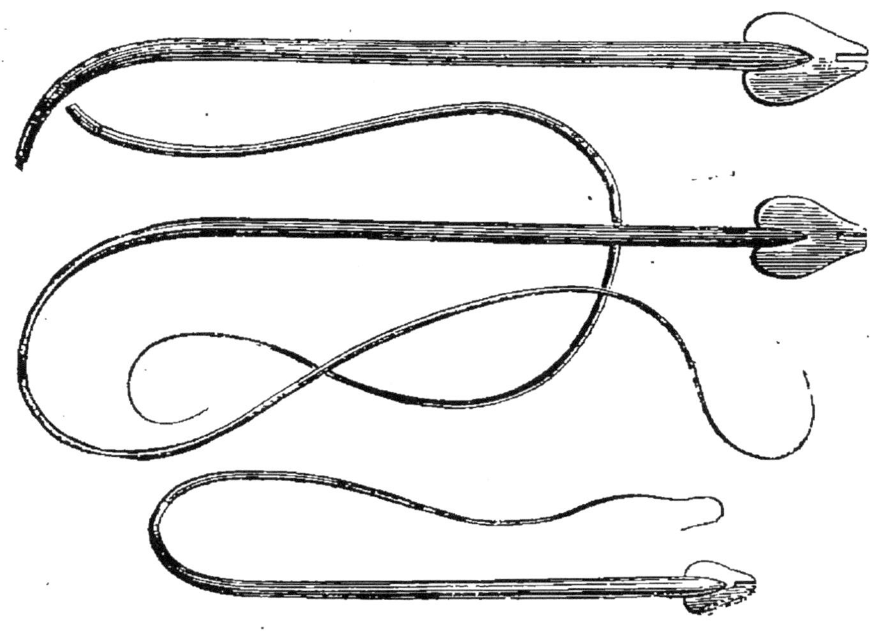

FIGURES 171, 172, 173

*Trois dilatateurs du docteur Lefort, munis de leurs bougies conductrices, pour le traitement des rétrécissements par la dilatation immédiate progressive.*

minutes, et on fait de même pour le troisième. Dans certains cas il est impossible d'introduire dans la même séance les trois cathéters. On se borne alors à l'introduction des deux premiers numéros ; et dans certains cas difficiles, du premier seul. On complète alors l'opération dans une seconde et au besoin une troisième séance. On laisse le canal en repos pendant quelques jours, puis on entretient la dilatation qu'on a obtenue par ce procédé.

## APPRÉCIATION.

Sans être passible des mêmes reproches que le procédé précédent, on peut néanmoins adresser à la méthode que nous venons de décrire, une partie des objections que nous avons opposées à la méthode précédente. D'abord la distension de l'urètre ne se produit que d'une façon graduelle; elle ne se produit pas violemment et tout d'un coup, comme dans la divulsion, ce qui fait que le procédé est infiniment moins brutal, et donne lieu bien plus rarement à la fièvre et très rarement à l'hémorrhagie; mais on peut faire à cette méthode l'objection déjà faite à la précédente, c'est-à-dire que, dans certains cas, la divulsion porte aussi bien sur le tissu sain que sur le tissu malade.

Quoi qu'il en soit, ce procédé rend des services dans certains cas; il peut à la rigueur, remplacer momentanément l'urétrotomie interne, surtout lorsqu'on n'emploie que la bougie métallique n° 12, dans les cas où cette opération est indiquée; mais il ne peut être substitué à cette dernière d'une façon absolue.

## 2° CAUTÉRISATION.

La cautérisation des rétrécissements de l'urètre se fait au moyen :

1° *Du nitrate d'argent;*
2° *De la pile électrique.*

### A. *Cautérisation par le nitrate d'argent.*

Le but de cette méthode est de brûler la partie malade par le moyen d'un caustique, d'opérer ainsi une perte de substance aux dépens du rétrécissement.

L'origine en est très ancienne. On conçoit qu'elle a dû tout d'abord venir à l'idée des chirurgiens qui se sont occupés de guérir les coarctations urétrales. Aussi voit-on *Ambroise Paré, Thierry de Hery, Loyseau, André, Daran,* se servir de bougies escarrhotiques pour détruire les strictures. Mais c'est surtout vers la fin du dernier siècle que cette méthode se généralisa, par suite des travaux de Hunter. On reconnut bien vite les graves inconvénients de la *bougie armée* dont se servait le praticien anglais, et Ducamp, par ses ingénieuses inventions, perfectionna tellement l'emploi du *nitrate d'argent* contre les rétrécissements, que l'usage en devint général; si bien que, de 1820 à 1830, ce fut à peu près le seul traitement auquel on eut recours pour la cure de ces maladies. Cet engouement, cette fureur de cautérisation ne dura pas longtemps sans qu'il s'opérât contre elle une réaction, basée sur les nombreuses récidives qui s'observèrent alors, et dont on fit remonter la cause, non sans de bonnes raisons, au mode d'action du nitrate d'argent.

Voici comment s'emploie généralement cette méthode par les quelques praticiens qui y ont quelque confiance : On commence par s'assurer de l'existence du rétrécissement, de son siège dans la profondeur et sur les parois du canal, de sa longueur. Ces divers renseignements s'obtiennent au moyen de la sonde exploratrice de Ducamp ou des bougies de cire (voir *Diagnostic des rétrécissements*). Ces notions acquises, on détruit le rétrécissement au moyen des *porte-caustiques* (fig. 174). Ce sont des instruments formés d'une canule en gomme élastique, en platine, en or, en argent, dans l'intérieur de laquelle se trouve une tige ou mandrin creusé latéralement à son extrémité interne d'une cuvette en platine (A, *ibid.*), contenant du nitrate d'argent fondu. Des repères ou curseurs (C et B, *ibid.*) existent sur la canule et sur le mandrin. Les porte-caustiques sont droits ou courbes, selon que la stricture est située dans la partie rectiligne ou recourbée de l'urètre. Quand le rétrécissement est trop étroit, *on doit commencer par le dilater avec des bougies,* de façon à ce qu'il puisse admettre le porte-caustique. Alors l'instrument étant chargé de nitrate d'argent, fermé (comme en A', fig. 175) et enduit d'un corps gras, ou l'introduit dans le canal contre le rétrécissement; et on pousse la tige BA dans la cavité de la stricture ou canalicule (ABC, fig. 153). Ensuite, et d'après les connaissances acquises par les explorations antérieures, on dirige la cavité de la cupule (A, fig. 174) en haut, en bas, sur les côtés ou

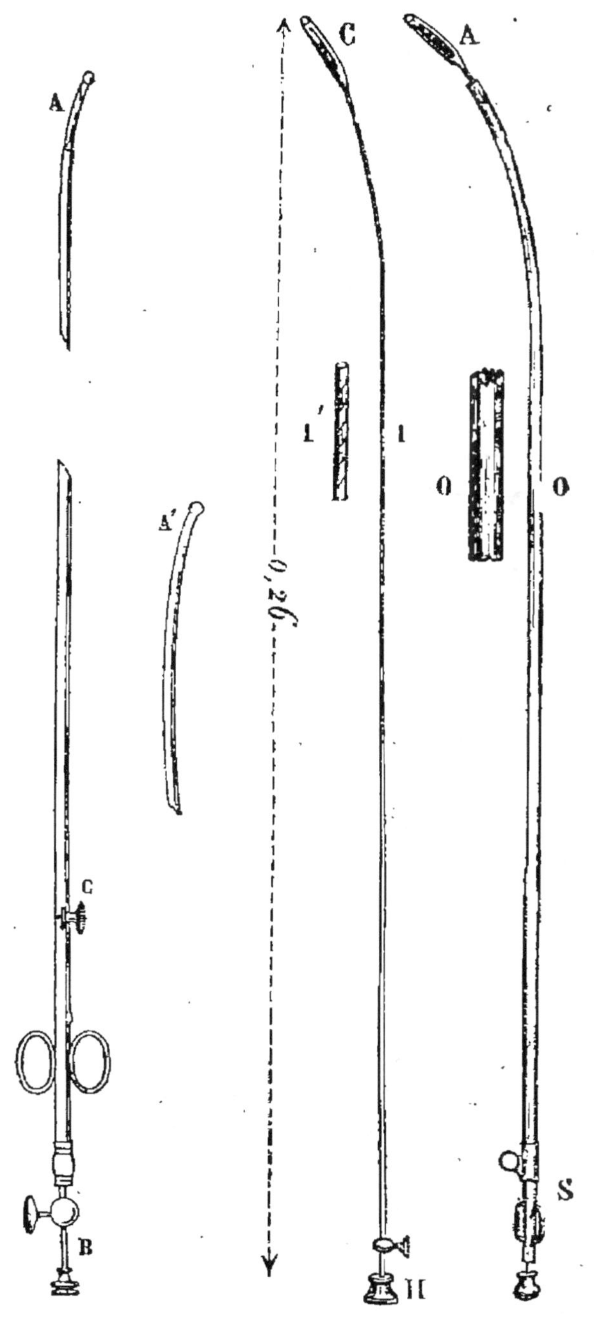



FIGURES

174    175   176    177    178  179

*La figure 174 représente un porte-caustique ouvert, et la figure 175 un porte-caustique fermé.*

A', l'instrument fermé, tel qu'on l'introduit dans le canal de l'urètre.

BA, tige ou mandrin circulant à travers la canule.

C, curseur fixé sur la canule, et qui limite la profondeur à laquelle doit pénétrer l'instrument.

B, curseur fixé sur la tige inférieure, et qui limite la portion de la tige BA, qui doit faire saillie hors de la canule.

A, cuvette creusée à l'extrémité interne du mandrin B'A, et destinée à contenir le *caustique*.

*Les figures 176, 177, 178 et 179 représentent un porte-caustique courbe, destiné à cautériser les rétrécissements circulaires, c'est-à-dire occupant toute la circonférence de l'urètre.*

SOA, porte-caustique complet.

O', volume ordinaire de l'instrument.

HIC, porte-caustique séparé de sa canule O.

I', disposition de la tige du porte-caustique, qui permet de faire tourner la cuvette A dans la canule courbe O, comme si elle était droite.

Par ce moyen, le caustique est présenté successivement à tous les points de la circonférence du canal.

La longueur totale de l'instrument est de 0,26 centimètres.

circulairement, selon la disposition de la stricture. On laisse le caustique *pendant une demi-minute à une minute* en contact avec le rétrécissement, suivant qu'on veut détruire une plus ou moins grande épaisseur de tissus ; puis on ferme l'instrument et on le retire. Le lendemain et le surlendemain, on passe des bougies de cire pour dilater le canal, et faciliter la sortie de l'escarrhe, qui se détache habituellement le troisième ou le quatrième jour. On explore le canal avec la sonde de Ducamp, pour savoir ce que l'on a gagné, et sur quelle partie on doit diriger la nouvelle application de caustique. Tous les trois ou quatre jours on renouvelle ces cautérisations, jusqu'à disparition de l'obstacle ; et *on termine le traitement par la dilatation au moyen des bougies,* jusqu'à cicatrisation complète de la plaie formée par les escharrifications successives.

Quand un rétrécissement est trop long, on ne le cautérise pas en entier dans une seule séance. S'il y en a plusieurs (fig. 136), on ne les détruit que les uns après les autres. Cette manière d'employer le caustique est désignée sous le nom de *cautérisation latérale*.

La *cautérisation antérograde* est celle qu'employait *Hunter*. Elle consiste à fixer à l'extrémité d'une bougie de cire un fragment de nitrate d'argent fondu, avec lequel on détruit l'obstacle d'avant en arrière. Les accidents épouvantables qui peuvent résulter de cette pratique l'ont fait abandonner depuis longtemps; car, sans parler de la cautérisation inévitable de toute la portion du canal antérieure au rétrécissement, de la possibilité de voir la pierre infernale se détacher de la bougie et tomber dans le canal, le praticien n'est jamais sûr que ce soit bien l'obstacle et non une partie saine du canal que détruit le caustique.

Dans la *cautérisation dite rétrograde*, on introduit à travers le rétrécissement une canule métallique, terminée par un renflement olivaire, et percé sur le côté d'une ouverture plus ou moins grande. En retirant l'instrument, on est arrêté par l'obstacle; alors, au moyen d'une petite tige, on dirige vers l'ouverture de la canule une cuvette chargée de caustique qui détruit l'obstacle; on retire ensuite la cuvette, puis on dégage la canule aussitôt que cesse le spasme produit par la cautérisation. A part un nom et un instrument nouveau, nous ne voyons pas nettement les avantages de ce mode opératoire.

Le *nitrate d'argent fondu*, ou *pierre infernale*, est la substance la plus généralement employée; quelques praticiens se sont servis de la *potasse caustique*, du *caustique de Vienne* : on a même employé le feu produit par un courant de gaz hydrogène sur du platine en éponge; mais les essais n'ont pas répondu aux espérances que la théorie avait fait naître. Depuis peu de temps, on a essayé de guérir les rétrécissements par la *galvano-caustique*. Cette application nouvelle de l'électricité à la chirurgie des voies urinaires est étudiée dans le paragraphe suivant.

APPRÉCIATION.

Il est difficile de se faire une idée de l'enthousiasme qui accueillit cette méthode, quand l'ingénieux Ducamp l'eut perfectionnée. Aussitôt après sa mort, chaque praticien uropathe voulut se l'approprier par des modifications dans l'appareil instrumental, et l'on n'entendit plus parler que de cautérisations. Cette ardeur fut bientôt calmée par l'apparition d'accidents graves, de récidives nombreuses et presque incurables, à cause de la transformation fibreuse de l'obstacle. En effet, la précision presque mathématique des procédés descriptifs disparaît dans l'application, et le résultat qu'on obtient est tout différent de celui qu'on avait en vue. D'abord, il est impossible de préciser au juste la profondeur à laquelle on doit porter le caustique, par la raison que la grande mobilité de la verge apporte des différences de plusieurs centimètres dans des explorations immédiatement successives. Or, pour fixer sur la canule du porte-caustique le curseur (C, fig. 174) qui indique qu'on est arrivé sur le rétrécissement, on commence par introduire une *bougie graduée* (fig. 126) contre l'obstacle; on note la profondeur à laquelle elle est arrêtée, on place le curseur à la même longueur sur la canule, et l'on juge que l'on atteint la stricture quand le porte-caustique est entré jusqu'au curseur. Or, par suite de l'extrême mobilité de la verge, dont nous venons de parler, il peut arriver ou qu'on ait dépassé l'obstacle, ou qu'on en soit à une certaine distance en avant; et si l'on fait manœuvrer l'appareil dans l'une ou dans l'autre de ces positions, on cautérise à faux.

Nous voulons bien admettre qu'un praticien très expérimenté commette rarement cette bévue; mais il lui est impossible de se soustraire à l'inconvénient que voici. Dans tous les ouvrages où l'on parle de la cautérisation, on recommande de prendre l'empreinte avec la *sonde exploratrice,* qui indique si l'obstacle est en haut, en bas, à droite, à gauche, ou circulaire, et de diriger en conséquence la *cuvette porte-nitrate* (A, fig. 174). Or nous avons fait voir à l'article *Diagnostic* que la grande majorité des rétrécissements avait son siège un peu en arrière du bulbe, à l'union des portions spongieuse et membraneuse, et que la sonde exploratrice, dans ce cas, rapportait la tige du canalicule (fig. 127, 128) à la partie la plus élevée de l'empreinte, bien que la stricture existât sur la paroi supérieure du canal. En se fiant à ce renseignement, on portera donc le caustique sur la paroi inférieure, tandis que c'est en haut qu'existe l'obstacle.

Mais ce n'est pas tout. La stricture est en haut ou sur le côté; on connaît bien sa situation; on cautérise en conséquence. Le chirurgien aurait-il la naïveté de croire que le caustique borne son action à l'endroit où il porte la cuvette? Ignore-t-il ce précepte : *Corpora non agunt, nisi soluta?* Ne se doute-t-il pas que l'humidité naturelle du canal, augmentée par la présence d'un corps irritant, dissout le nitrate d'argent, et que cette solution caustique, suivant les lois de la pesanteur, gagne d'abord la paroi inférieure du conduit, puis se répand en avant et en arrière sur les parties saines, qu'elle détruit et corrode? A-t-il, au juste, calculé la quantité d'argent chimique qui se dissout pendant une demi-minute? Nous croyons que la réponse à ces questions fournirait l'explication de ces inflammations violentes, de ces hémorrhagies inquiétantes, qu'on voit survenir à la suite de cautérisations bien faites en apparence.

Enfin, dans les cas les plus heureux, le caustique a borné son action au point précis qui sépare la partie malade de la partie saine; l'escarrhe se détache sans hémorrhagie; à la place de l'obstacle il existe une *plaie* qui, évidemment, ne peut se fermer que par un *tissu spécial, tissu inodulaire ou de cicatrice.* Ce tissu, parce qu'il est placé dans un point du canal de l'urètre, n'a pas abandonné la propriété remarquable dont il jouit partout ailleurs, et qui consiste dans une rétractilité lente, mais continue, dont le résultat fatal, inévitable, est la reproduction du rétrécissement.

Cette *récidive* est beaucoup plus grave que la maladie primitive, parce que ce tissu de cicatrice ne se ramollit et ne se distend sous l'influence de la dilatation qu'avec une extrême difficulté, et que, pour éviter les rechutes ultérieures, le malade est obligé de se passer lui-même fréquemment des bougies dans le canal. Malgré cette précaution, l'obstacle se reproduit, et le praticien expérimenté n'arrive qu'avec peine à rétablir le cours des urines.

Cette méthode n'est qu'un accessoire inutile et dangereux de la dilatation, puisque nous avons vu que très souvent, dans les cas d'étroite angustie, on est obligé de commencer par dilater le canalicule, et qu'après la cautérisation les bougies sont *indispensables* pour donner, au *moins momentanément*, au canal son calibre ordinaire.

En définitive, *employé comme caustique*, comme escarrhotique, le nitrate d'argent est un très mauvais médicament. Cependant c'est un *modificateur* très énergique, dont nous avons souvent retiré de très bons effets dans les engorgements chroniques rebelles des parois urétrales : *mais, au lieu de le rendre agent destructeur des tissus, nous le laissons à peine une seconde en contact avec les surfaces malades.* Une seule application suffit le plus souvent. Il se comporte alors comme stimulant ou modificateur de surface; il est *résolutif*, et non *caustique*. Il agit dans l'urètre au même titre que sur les ulcères superficiels de la bouche, de la gorge, des yeux et de la peau. Nous n'avons recours au nitrate d'argent, employé de cette manière, que dans les cas très rares où le rétrécissement ne cède pas à *nos bougies emplastiques résolutives*. (Voir aussi *Pertes séminales*.)

Il est, du reste, des cas où le nitrate d'argent est formellement contre-indiqué : c'est lorsque la maladie a son siège dans la portion spongieuse de l'urètre. En effet, soit disposition spéciale de structure, soit à cause de la vascularité plus grande, tous les observateurs ont noté que l'emploi des caustiques sur cette portion du canal était très rapidement suivi de rétrécissements fibreux, presque toujours incurables.

### B. *Cautérisation par la pile*, ou *galvano-caustique chimique*.

Ce procédé de cautérisation des rétrécissements de l'urètre, dû à MM. Mallez et Tripier, consiste à faire passer à travers le rétrécissement un courant continu, au moyen d'électrodes. Il se fait au niveau de l'électrode négatif une escarrhe donnant lieu à une cicatrice molle, et qui, au dire des auteurs du procédé, n'est pas rétractile. C'est cet électrode qui est appliqué directement sur le tissu du rétrécissement.

La pile se compose de quarante-deux éléments au chlorure d'argent, dont on peut, au moyen d'un graduateur, employer la totalité ou seulement une partie.

Les autres instruments nécessaires à la cautérisation par ce procédé sont :

1° Une sonde, protectrice des parois urétrales, ouverte aux deux bouts ;

2° Un mandrin de cuivre, terminé à sa partie antérieure par une olive : la longueur de cette olive est de 2 centimètres environ, et son diamètre varie suivant l'importance qu'on veut donner à l'escarrhe ;

3° L'électrode positif, formé par une large plaque métallique de 7 à 8 centimètres de diamètre environ, recouverte de peau de daim, et qu'un aide tient appliquée contre la cuisse du malade à l'aide d'un manche de bois, à travers lequel pénètre le fil conducteur.

On procéde à l'opération de la façon suivante. Le malade étant couché, la pile étant prête à fonctionner, on introduit la sonde pourvue de son mandrin dans le canal de l'urètre, et on la maintient appliquée contre la partie antérieure du rétrécissement. On applique ensuite la plaque qui forme l'électrode positif, et qu'on a eu soin de mouiller au préalable, à plat sur la cuisse du malade. Un aide maintient cette plaque fermement appliquée. On établit alors le courant et le chirurgien pousse doucement la sonde à mesure qu'il sent la résistance diminuer. On sent que le rétrécissement est franchi lorsque toute résistance a disparu. On enlève alors l'électrode positif comuniquant à la cuisse, puis ensuite le négatif. Au bout d'un délai plus ou moins long suivant l'épaisseur de l'escarrhe, celle-ci s'élimine. Nous devons ajouter qu'à la suite de cette méthode, l'entretien de la dilatation qui a été faite dans le canal par suite de la chute de l'escarrhe doit être continué, sans quoi la récidive se fait au bout d'un temps plus ou moins long.

Dans ces derniers temps, une modification a été apportée à cette méthode par le docteur Jardin. Cette modification consiste dans le changement de la forme et de l'application de l'électrode négatif. Cet électrode est construit sur le principe de l'instrument de Maisonneuve que nous décrirons plus loin, au chapitre qui traite de la scarification de l'urètre. Le dessin ci-joint (fig. 180), que nous devons à l'obligeance de notre excellent confrère, montre la constitution de cet appareil.

Il se compose :

1° D'une branche femelle, constituée par une longue tige métallique, cannelée sur sa concavité et ayant la courbure d'un cathéter. Son extrémité antérieure est pourvue d'un pas de vis saillant qui s'adapte au pas de vis rentrant d'une bougie conductrice.

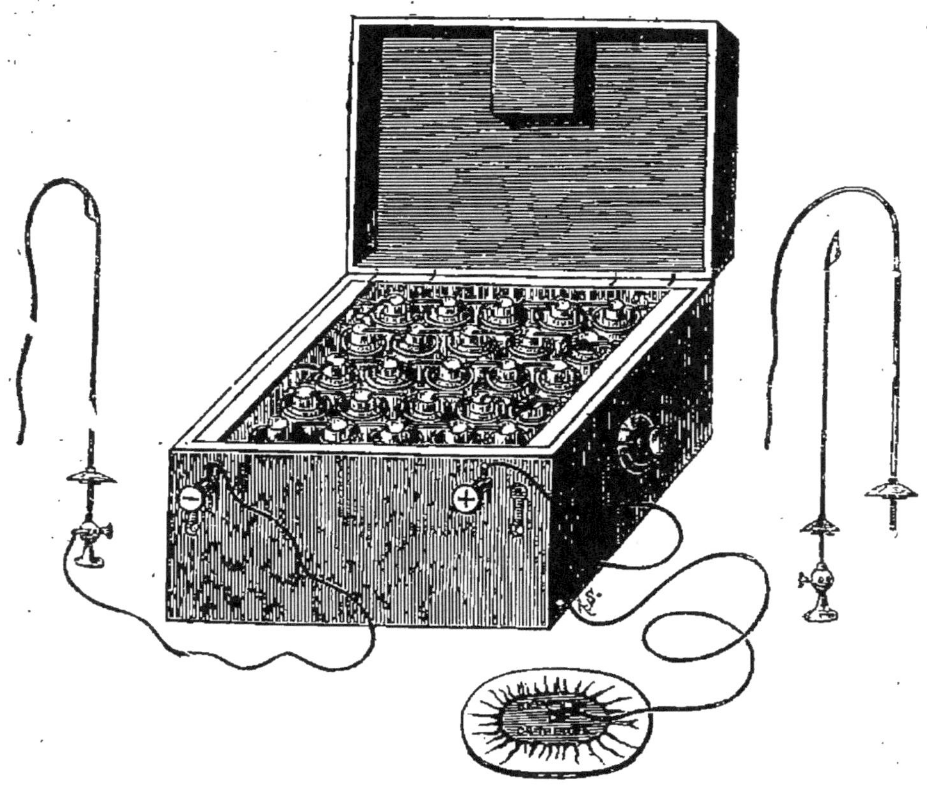

FIGURE 180

*Appareil du docteur Jardin.*

Son extrémité postérieure est pourvue d'une plaque transversale destinée à maintenir l'instrument.

Cette plaque est pourvue d'une rainure correspondant à la cannelure du cathéter, et destinée à laisser passer la branche mâle.

La branche mâle se compose d'une tige métallique, flexible, qui glisse dans la rainure de la branche femelle. Elle est pourvue à son extrémité antérieure d'une lame triangulaire, évidée à son centre, correspondant environ au n° 23 de la filière Charrière. A son extrémité postérieure se trouve un renflement muni d'une vis servant à fixer l'électrode; ce renflement se continue par un bouton destiné à permettre de saisir cette branche (voir les deux petites figures de droite de la figure 180). On se sert, pour faire fonctionner cet instrument, d'une pile au sulfate de cuivre, de vingt-cinq éléments, dont le dessin est donné ci-contre. La plaque située au bas de la figure représente l'électrode positif.

On procède de la manière suivante:

On fait coucher le malade, et on introduit la bougie conductrice. Sur cette bougie on visse la branche femelle de l'électrode, et on l'introduit suivant les règles d'introduction des instruments courbes. Lorsque cette branche a pénétré dans la vessie, on fait glisser dans la rainure la branche mâle à laquelle on a adapté le fil conducteur. On pousse cette branche jusqu'à ce qu'elle soit arrêtée contre le rétrécissement. L'électrode positif étant fixé sur la cuisse du malade, le chirurgien fait fermer le circuit, après avoir eu soin d'exercer une traction modérée sur la verge, qu'il tient de la main gauche, ainsi que la branche femelle. De la main droite il pousse la branche mâle, à mesure qu'il sent la résistance diminuer, jusqu'à ce que cette résistance ait complètement cessé. L'obstacle est alors franchi et on retire l'instrument.

Cette opération n'est en somme qu'une variété de la cautérisation de l'urètre par la galvano-caustique; on peut lui adresser les mêmes reproches qu'à cette dernière.

## APPRÉCIATION.

Ce procédé, au dire de son auteur, donne lieu à une cicatrice molle intra-urétrale, cicatrice ne devenant pas par conséquent rétractile, et le rétrécissement se trouverait ainsi guéri, sans qu'on ait besoin ultérieurement de passer des bougies dans le canal. Mais en est-il bien ainsi réellement; et l'application se trouve-t-elle conforme à la théorie? Nous se saurions le dire; toujours est-il que ce procédé n'a pas reçu dans la pratique effective la consécration d'une expérience suffisamment longue.

### 3° SCARIFICATION.

#### OPÉRATION DE L'URÉTROTOMIE INTERNE.

On donne le nom d'*urétrotomie interne* à une opération qui consiste à inciser un rétrécissement du canal de l'urètre dans tout ou partie de l'étendue de ce rétrécissement. Nous verrons, en faisant l'appréciation de ce mode opératoire, quels sont les cas dans lesquels il se trouve indiqué.

Les instruments qui servent à pratiquer cette opération sont extrêmement nombreux; nous nous garderons d'entrer dans la description et même dans l'énumération de tous ceux que le génie fertile des inventeurs a produits; nous nous bornerons à citer et à décrire les plus usités.

On donnait autrefois à ces instruments le nom de *scarificateurs*, de *sarcotomes*, de *coupe-brides*, d'*entômes* et d'*urétrotomes;* cette dernière appellation a prévalu, et maintenant c'est celle dont on se sert pour désigner les instruments qui servent à pratiquer l'opération que nous allons décrire.

On divise la section des rétrécissements en 1° section des rétrécissements du méat urinaire, ou orifice de l'urètre, et 2° section des rétrécissements situés plus ou moins profondément dans l'intérieur du canal.

A. *Section des rétrécissements du méat urinaire.*

La section des rétrécissements situés en ce point peut se faire :

1° Au moyen d'un bistouri ordinaire boutonné ;
2° Avec une lancette ;
3° Au moyen de ciseaux de trousse ;
4° Enfin, à l'aide d'un instrument qui a reçu le nom d'*urétrotôme du méat* (fig. 181), que lui a donné Civiale, son inven-

teur. C'est un petit lithotome à une seule branche coupante (C, fig. 181), dont l'écartement peut être gradué à volonté à l'aide d'un curseur (B. *ibid.*), et que l'on fait saillir au moyen d'un levier à ressort (B, *ibid.*).

L'opération se fait de la façon suivante :

Après avoir gradué, selon le besoin, l'instrument (on donne environ 1 centimètre d'écartement à la lame le plus souvent),

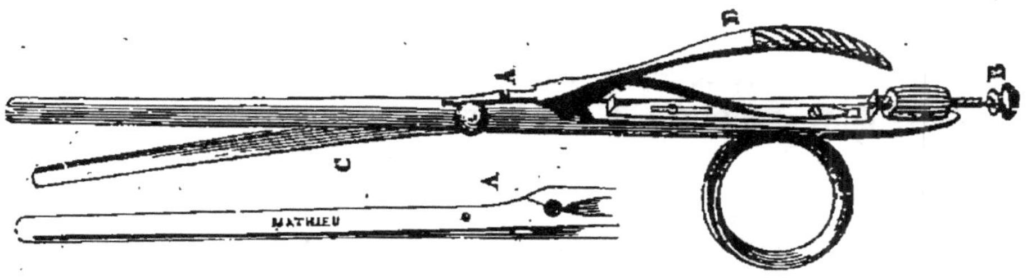

FIGURE 181

*Urétrotome du méat pour le débridement du méat urinaire.*

A, articulation des branches de l'instrument.
B, vis permettant de faire avancer ou reculer le graduateur qui règle le degré
     d'écartement de la lame.
C, lame de l'instrument.
D, ressort sur lequel on appuie pour faire saillir la lame.
  La figure située au-dessous de la première montre l'instrument fermé.

on le graisse et on l'introduit fermé dans l'urètre, le tranchant de la lame tourné en bas. On enfonce l'instrument de 1 centimètre à 1 centimètre 1/2 et on l'ouvre en pressant le levier D. On maintient la verge avec la main gauche et on exerce une traction sur l'instrument, qui vient alors sectionner la partie inférieure du canal d'arrière en avant.

L'avantage que présente ce petit instrument sur le bistouri ordinaire ou la lancette est de permettre une graduation absolument exacte de la section, ce qui est assez important.

B. *Section des rétrécissements situés plus ou moins profondément dans l'urètre.*

La section de ces rétrécissements se fait de deux façons : tantôt on incise la stricture d'avant en arrière (*section anté-*

*rograde*), tantôt on l'incise d'arrière en avant (*section rétro-grade*).

### 1° *Section antérograde.*

L'instrument usité pour cette section porte, du nom de son inventeur, le nom d'*urétrotome de Maisonneuve* (fig. 182 et 182 *bis*). Il se compose :

1° D'une bougie filiforme conductrice, munie d'un pas de vis rentrant (C, fig. 182, 182 *bis*).

2° D'un conducteur métallique ayant la forme d'un cathéter (B, *ibid.*), pourvu d'une rainure destinée à faire glisser la lame. Son bec est muni d'un pas de vis saillant, destiné à s'adapter au pas de vis rentrant de la bougie conductrice. Son talon est pourvu d'un anneau destiné à maintenir l'instrument et à indiquer sa direction.

3° D'une lame triangulaire (A, *ibid.*), dont l'angle supérieur est mousse et dont la base est soutenue par une tige d'acier flexible glissant dans la rainure du conducteur. A l'extrémité postérieure de cette tige, opposée à celle qui soutient la lame, se trouve un renflement destiné à servir de point d'appui pour pousser la lame (D, *ibid.*).

4° Enfin, comme complément à cet instrument, on y joint une tige d'une longueur de 30 à 35 centimètres, munie d'un pas de vis saillant destiné à s'adapter au pas de vis du conducteur. Cette tige permet, en poussant le conducteur, de s'assurer qu'on est bien dans la vessie avant d'entreprendre l'opération.

On se sert parfois de cathéters conducteurs dans lesquels la rainure se trouve sur la convexité du cathéter, comme le montre la figure 182. Mais ce cathéter n'est employé que dans certaines circonstances spéciales; celui dont on fait le plus fréquemment usage est muni d'une rainure qui se trouve sur la concavité de l'instrument, comme le fait voir la figure 182 *bis*.

Quant à l'opération elle-même, on la pratique de la façon suivante. Le malade étant couché, le chirurgien, placé à la droite du malade, introduit d'abord la bougie conductrice; puis, après avoir vissé sur elle la tige, il fait pénétrer cette

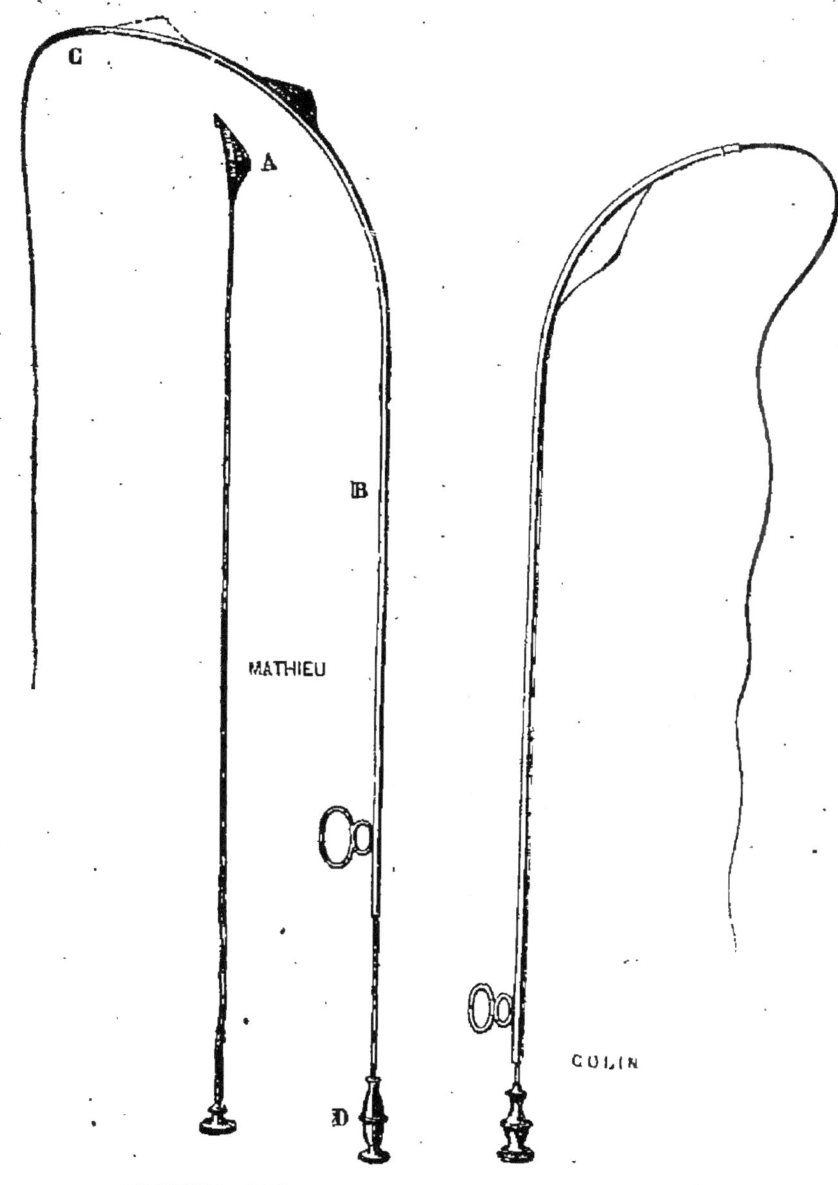



FIGURE 182                FIGURE 182 *bis*

*La figure 182 représente l'urétrotome de Maisonneuve pour
l'opération de l'urétrotomie interne (cathéter cannelé sur la
convexité).*

A, lame de l'urétrotome munie de sa tige.
B, cathéter conducteur de la lame dans lequel une lame est introduite.

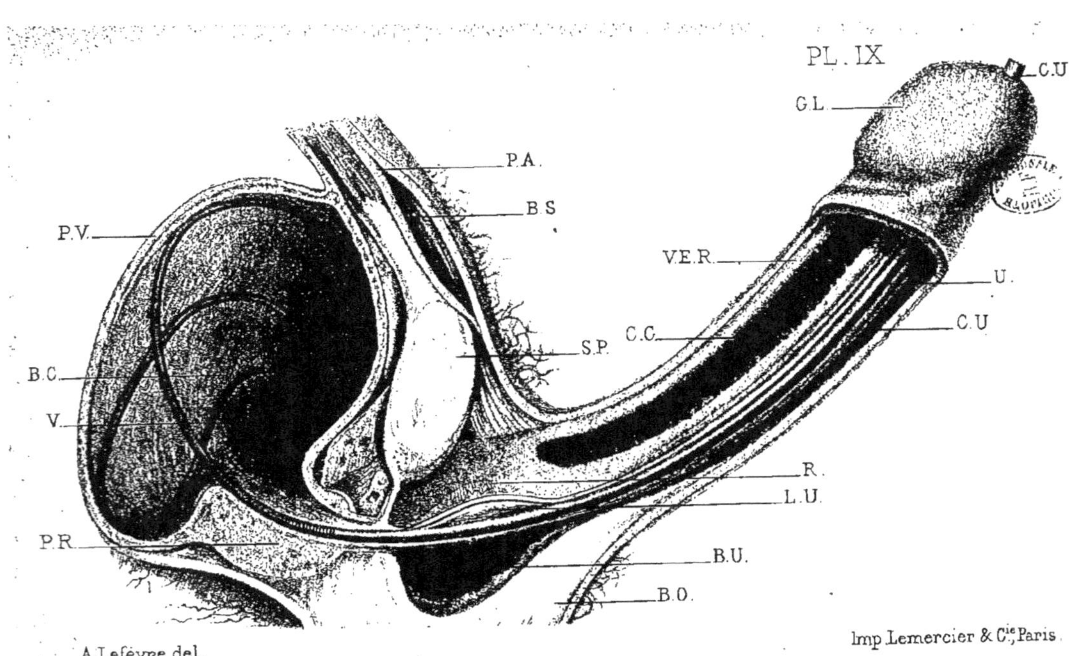

PL. IX
C.U.
G.L.
P.A.
B.S
P.V.
V.E.R.
U.
B.C.
C.C.
C.U
S.P.
V.
R.
L.U.
P.R.
B.U.
B.O.
A. Lefévre del.
Imp. Lemercier & Cie, Paris.

C, bougie conductrice.

D, bouton destiné à être saisi par l'opérateur pour faire progresser la lame.

*La figure 182 bis représente l'urétrotome de Maisonneuve (avec cannelure sur la concavité du cathéter conducteur), le plus usité pour l'opération de l'urétrotomie interne.*

tige de 7 à 8 centimètres environ, afin de bien s'assurer que la bougie entre bien dans la vessie. Lorsqu'on a fait cette constatation, on retire la tige, on la dévisse et on visse à sa place le conducteur de l'urétrotome.

## PLANCHE IX

*Montrant la manière dont se pratique l'opération de l'urétrotomie interne avec l'urétrotome de Maisonneuve (urétrotome sur la concavité).*

Le conducteur de la lame CV est introduit dans le canal de l'urètre; la bougie conductrice BC est repliée dans la vessie, et la lame de l'instrument LV franchit le point rétréci du canal.

| | |
|---|---|
| C U, C U, conducteur de l'urétrotome. | C C, corps caverneux de la verge. |
| U, canal de l'urètre. | B U, bulbe de l'urètre. |
| L U, lame de l'urétrotome. | B O, bourses. |
| B C, bougie conductrice. | S P, symphise du pubis. |
| G L, gland. | B S, bourse séreuse. |
| V E R, verge. | P A, paroi abdominale. |
| R, point rétréci du canal de l'urètre. | V, vessie. |
| que franchit la lame de l'ins- | P V, parois vésicales. |
| trument. | P R, glande prostate. |

On introduit ce conducteur en suivant les règles que nous avons exposées au sujet du cathétérisme avec les instruments curvilignes. Le cathéter ayant pénétré dans la vessie, il sort généralement à ce moment quelques gouttes d'urine. On abaisse alors le pavillon du cathéter de façon à ce qu'il fasse avec l'horizontale un angle d'environ 45°. On confie le cathéter à tenir immobile dans cette position à un aide, qui le maintient ainsi par l'anneau dont il est pourvu. Le chirurgien exerce à ce moment une traction sur la verge, de la main gauche, tandis que de la droite il pousse la lame qui s'arrête

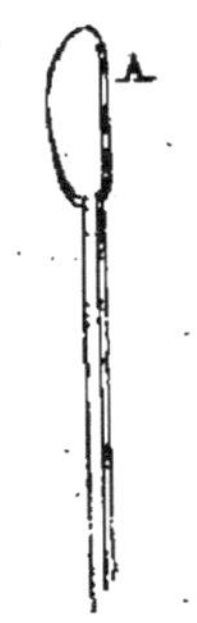

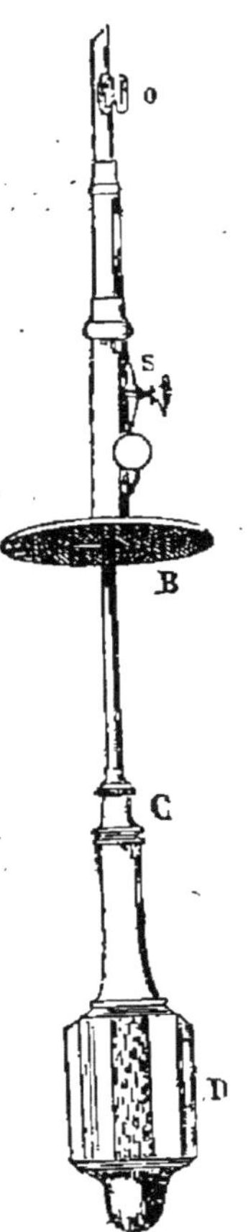

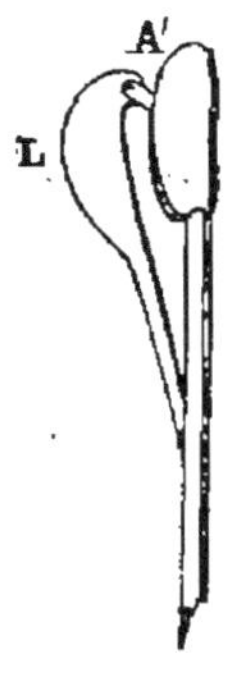

FIGURES

183                              184

*Représentant l'urétrotome de Civiale fermé en* A *(fig. 183) et
ouvert en* AL *(fig. 184).*

DA, urétrotome fermé.,
DC, le mandrin, terminé en L, par une lame tranchante.
BSOA, canule dans laquelle circule le mandrin.
B, disque sur lequel le pouce de la main droite prend son point d'appui.
S, ressort sur lequel on appuie pour que la lame tranchante L puisse sortir
    de sa gaine A',
O, curseur fixé sur la canule, pour limiter la portion de l'instrument qui doit
    pénétrer dans le canal.

en arrivant sur le rétrécissement; une légère pression exercée alors fait progresser la lame et le rétrécissement est sectionné. On retire alors la lame, sans quitter la verge, de la main gauche; la lame enlevée, on retire le conducteur de l'urètre, et, sans sortir la bougie, on dévisse le conducteur pour visser à sa place la tige dont nous avons parlé. Cette tige étant maintenue verticale, on introduit sur elle une sonde percée aux deux bouts, qu'on fait glisser le long de la tige d'abord, puis le long de la bougie conductrice ensuite; la sonde étant arrivée dans la vessie, on retire à la fois la tige et la bougie conductrice. On fixe alors la sonde, et l'opération est terminée.

### 2° Section rétrograde.

Cette urétrotomie se fait avec l'*urétrotome de Civiale* (fig. 183 et 184). Il est formé d'une canule BSOA, dans laquelle glisse un mandrin DC, portant une lame tranchante à son extrémité L, lame cachée dans une olive métallique et qu'un ressort S, fait saillir. Pour se servir de cet instrument, il faut que le rétrécissement ne soit pas naturellement très étroit, ou qu'il ait été dilaté au préalable au moyen de bougies, de façon à ce que l'olive métallique et la tige de l'instrument puissent franchir l'obstacle. On procède de la manière suivante à l'opération avec cet urétrotome :

L'instrument étant fermé et graissé, le malade couché et le chirurgien placé à la droite du lit, on procède à l'introduction de l'urétrotome selon les règles que nous avons décrites en parlant du cathétérisme rectiligne. L'obstacle franchi, on abaisse le manche de l'instrument et on exerce de la main gauche une traction sur la verge. On fait alors saillir la lame du degré qu'on veut, et on sectionne le rétrécissement en tirant en avant l'instrument. On fait rentrer la lame aussitôt

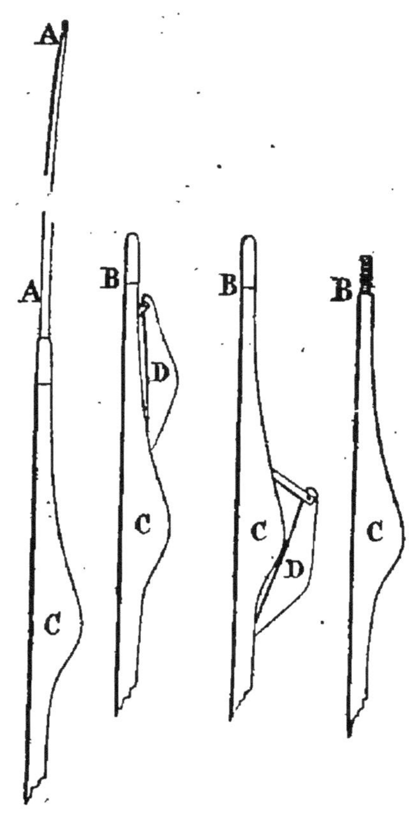

FIGURES

185     186     187     188

*Représentant un scarificateur, qui permet de faire à la fois des scarifications antérogrades et rétrogrades.*

(Il n'y a que la partie supérieure de l'instrument, la partie inférieure est semblable à D C B S O de la figure 183.)

La figure 188 fait voir en C la lame cachée dans sa gaine. B est un pas de vis sur lequel s'adapte soit un embout mousse en métal, comme B des figures 186 ou 187, soit une bougie conique très fine, et longue de 6 à 8 centimètres, comme A A de la figure 185.

La figure 186 montre la lame tranchante D sortie de sa gaine C pour une incision d'avant en arrière *(antérograde)*.

La figure 187 représente la lame tranchante D, abaissée au-dessous de sa gaîne C, pour une incision d'arrière en avant *(rétrograde)*, comme dans A'L, fig. 184.

La figure 185 fonctionne comme les figures 186 et 187; en plus, on adapte à son extrémité une bougie en gomme élastique, qui s'insinue dans le canalicule des rétrécissements, que le volume ordinaire de l'instrument ne lui permettrait pas de franchir.

l'obstacle sectionné, et on retire l'instrument; on introduit ensuite une sonde de gomme élastique, qu'on fixe.

Les suites de cette opération sont des plus simples.

La douleur est en général si légère que les malades en sont étonnés, et m'ont souvent demandé si j'allais bientôt commencer lorsque la section était déjà terminée.

Quant à l'écoulement du sang qui se produit, il est insignifiant. Une cuillerée à café de sang tout au plus, est la quantité moyenne qui s'écoule.

Nous représentons ici la figure d'un urétrotome qui peut servir à la fois pour les sections antérogrades et rétrogrades, mais cet instrument est moins usité que les deux autres que nous venons de décrire, l'emploi de ces derniers étant plus approprié à chacune des deux sortes de section (fig. 185 à 188).

Dans quelques cas rares, à la suite de cette opération, le malade a de la fièvre, mais cela est tout à fait exceptionnel, surtout lorsque l'on administre, comme j'ai l'habitude de le faire, du sulfate de quinine avant l'opération. La sonde qui est introduite aussitôt après l'opération reste en place vingt-quatre heures seulement, après quoi on l'enlève. Pendant ces vingt-quatre heures consécutives à l'opération, le malade reste en repos, et on a soin de laisser un intervalle de quelques jours, de dix à douze jours en moyenne, entre l'opération et le moment où l'on commence la dilatation consécutive.

Nous donnons ici, pour mémoire, la figure de quelques scarificateurs employés autrefois (fig. 189 à 194); mais ils ont été remplacés avantageusement par ceux que nous venons de décrire et qui sont presque exclusivement en usage aujourd'hui.

## APPRÉCIATION.

Cette méthode de traitement des rétrécissements de l'urètre est certes la meilleure à employer comme moyen préparatoire à la dilatation temporaire progressive, dans les cas exceptionnels où l'on ne peut commencer par ce procédé.

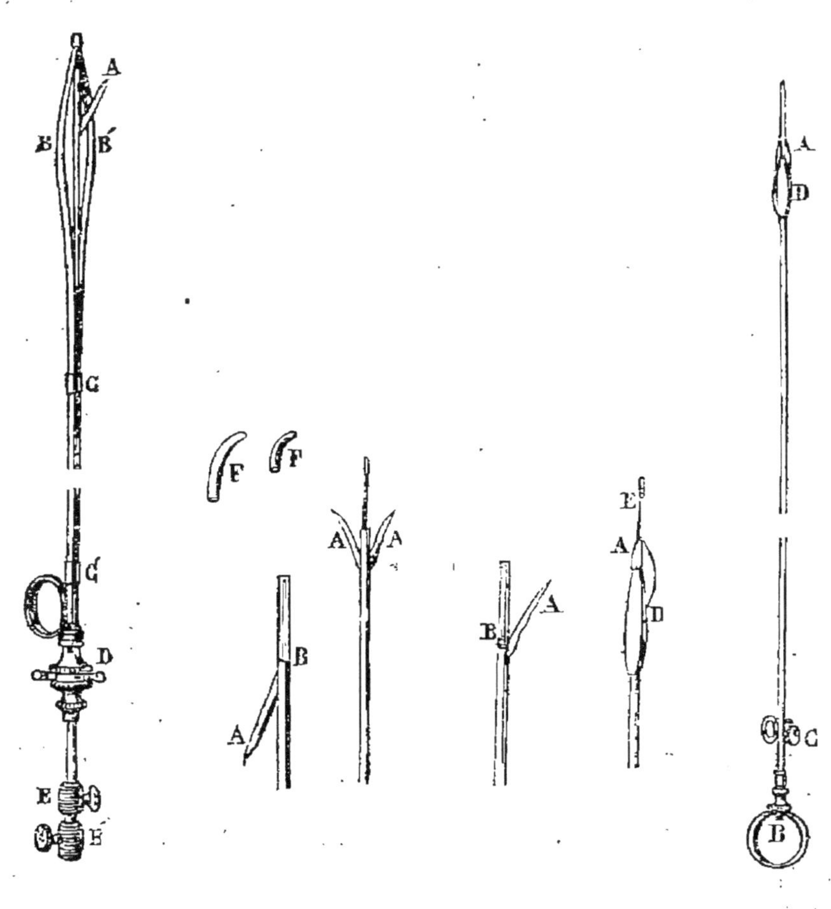

FIGURES

189      190      191      192      193      194

*Représentant les scarificateurs servant autrefois à l'URÉTROTOMIE.*

La figure 189 représente l'urétrotome dilatateur de M. Reybard. F, F, sont deux embouts de courbures et de longueurs diverses, destinés à être adaptés, selon le besoin, à l'extrémité de l'instrument.

B, B', branches ou valves dilatrices, qui peuvent être plus ou moins écartées par l'écrou D.

C, C', coulants qui maintiennent les valves sur la tige centrale de l'urétrotome.

A, lame tranchante, disposée pour faire une incision d'arrière en avant.

E, E', curseurs qui, par leur rapprochement, font sortir la lame de sa gaine; leur écartement la fait rentrer.

Les figures 190 et 192 font voir la lame disposée pour l'urétrotomie *antérograde* (fig. 190) et *rétrograde* (fig. 192). On remarquera que leur lame est ondulée sur le tranchant. L'auteur pense que cette disposition facilite les incisions.

La figure 191 montre un scarificateur à deux lames, coupant d'arrière en avant : l'extrémité terminale de l'instrument est munie d'un embout en gomme élastique, pour pouvoir faire pénétrer plus facilement le scarificateur à travers le canalicule de l'obstacle.

Les figures 193 et 194 font voir un scarificateur à lame convexe, tranchant sur les deux côtés. La figure 195 est disposée pour que la lame puisse faire plus de saillie à droite qu'à gauche. La lame A des figures 193 et 194 peut être, par l'abaissement de l'anneau B (fig. 194), cachée dans le fourreau D. Le mouvement inverse de l'anneau fait sortir la lame. Comme la figure 191, les figures 193 et 194 sont terminées par un stylet conducteur E en gomme ou en baleine.

Elle a, en effet, un grand avantage sur les autres méthodes, parce qu'elle permet de savoir au juste le point de l'urètre sur lequel on agit. En effet, en inclinant le bec du cathéter à droite ou à gauche, on fait porter l'incision sur la droite ou sur la gauche de la partie supérieure de l'urètre ; en le laissant droit, l'incision porte naturellement sur la ligne médiane. On peut en outre, en se servant d'un cathéter cannelé sur sa convexité, faire porter l'incision sur la paroi inférieure du canal. Enfin, en se servant d'une lame plus ou moins haute, on peut faire varier à sa guise le degré de l'incision. La petite plaie produite par la section a de la tendance à se refermer assez vite, si bien que si l'on ne fait intervenir assez rapidement la dilatation consécutive, ce délai peut faire perdre les bénéfices de l'opération.

Tout en étant partisan de cette méthode préparatoire à la dilatation lorsqu'elle est absolument indiquée, ce qui, nous le répétons, est exceptionnel, nous sommes loin de vouloir, à l'encontre de la majorité des chirurgiens actuels, en faire le moyen à mettre de prime abord en œuvre lorsqu'on se trouve en face d'un rétrécissement présentant quelque difficulté pour la dilatation.

Quoi qu'il en soit, il est certains cas où cette méthode doit être employée; elle ne doit toutefois l'être que lorsqu'on a échoué après avoir tenté d'abord la dilatation temporaire progressive. Nous le répétons encore ici : l'urétrotomie n'est pas un procédé de guérison des rétrécissements de l'urètre, elle permet seulement de pouvoir employer la dilatation dans les cas où cette méthode ne pouvait primitivement être mise en œuvre; la dilatation progressive étant le seul mode de traitement qui puisse atrophier le tissu du rétrécissement, comme nous l'avons démontré en parlant des effets de ce moyen de traitement, et guérir radicalement les malades.

Ceci dit, nous ajouterons que l'urétrotomie interne est indiquée :

1º Dans les cas de rétrécissements longs, fibreux, élastiques, rétractiles, non dilatables après des tentatives reitérées;

2º Dans les cas de fistules urinaires rebelles;

3º Dans les cas de rétrécissements compliqués de rétention d'urine.

Nous devons ajouter enfin qu'il y a certains cas de rétrécissements, qu'on rencontre très rarement, à la vérité, dans la pratique, et dans lesquels l'urétrotomie interne est indiquée d'emblée comme le seul mode de traitement initial possible. C'est, comme nous l'avons vu en étudiant la nature des rétrécissements, dans les cas de strictures urétrales où le canal a été transformé, par suite de l'organisation fibreuse de l'exsudat plastique, en un cordon absolument fibreux, donnant dans certains cas la sensation d'une *baguette de fusil*.

Nous venons de rencontrer tout récemment encore ce cas chez un malade venu de la Havane pour se faire soigner d'un rétrécissement que les médecins de son pays n'avaient pu franchir. Nous franchîmes ce rétrécissement non sans quelques difficultés, avec une bougie nº 3 (filière Charrière), mais la dilatation, essayée à plusieurs reprises, ne nous donna aucun résultat. Nous fîmes alors l'urétrotomie interne; le canal était tellement dur que la tige conductrice de la lame dut être poussée tout contre le cathéter, avec une pince métallique, sans quoi le rétrécissement n'eût pu être franchi. Nous fîmes en plusieurs séances (ce qui ne nous arrive pour ainsi dire jamais) plusieurs sections sur divers points de l'urètre, et après une dilatation consécutive méthodiquement suivie, le malade nous quitta avec un canal dans lequel nous passions couramment le n° 18 de la filière Charrière.

### URÉTROTOMIE EXTERNE.

On rencontre parfois, dans la pratique, des rétrécissements qui, arrivés à une certaine période de resserrement, sont devenus tellement étroits que tout en laissant encore filtrer l'urine, goutte à goutte il est vrai, ils refusent absolument le passage aux instruments dilatateurs, malgré des tentatives réitérées d'introduction. Force est bien dans ce cas, après avoir épuisé la série des ponctions vésicales, de rétablir le canal par une section externe. C'est là le but de l'opération

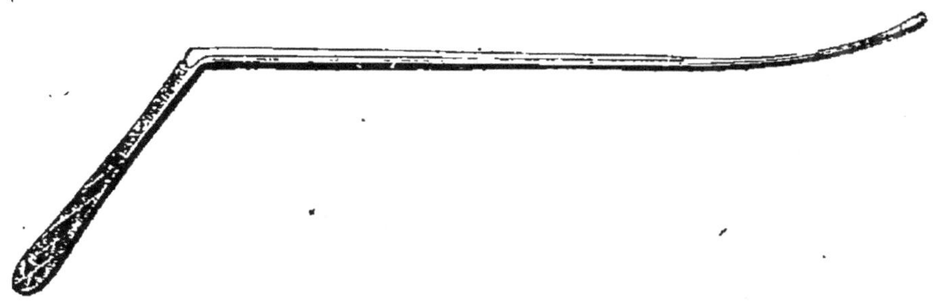

FIGURE 195

*Mandrin conducteur de Syme pour l'opération de l'urétrotomie externe.*

que nous décrivons ci-après, et qui porte le nom d'*urétrotomie externe*.

Les instruments nécessaires à cette opération, sont les suivants :

1° Un cathéter cannelé sur sa convexité, dans ses 2/3 postérieurs, et dont le tiers antérieur est de calibre moindre et non cannelé : c'est le cathéter de Syme ;

2° Un mandrin conducteur, qui n'est autre qu'une sonde cannelée un peu plus volumineuse que les sondes ordinaires, avec un manche destiné à le tenir (fig. 195).

Les autres instruments sont des sondes coniques olivaires, un bistouri ordinaire, deux écarteurs métalliques, et une seringue à injections vésicales.

Pour pratiquer l'opération, on place le malade dans la position que nous indiquons pour l'opération de la taille (voir le chapitre *Opération de la taille*, et la figure 245). Le malade étant chloroformé et maintenu en position par des aides, le chirurgien introduit le cathéter de Syme jusqu'à ce que l'extrémité du bec touche le rétrécissement. Un autre maintient le cathéter exactement dans la ligne médiane et relève en même temps les bourses. On fait alors une incision sur la ligne médiane, incision qui part de la pointe du cathéter, pour s'arrêter à 2 centimètres environ de l'anus. On incise alors couche par couche les tissus jusqu'à ce qu'on soit arrivé sur le cathéter, dont on cherche à atteindre le bec. Une fois là, on incise le rétrécissement et on procède alors, avec le mandrin concave, à la recherche du bout postérieur de l'urètre, recherche qui est parfois fort difficile. Une fois le gorgeret introduit dans le bout postérieur de l'urètre, on fait passer dans le bout antérieur une sonde, qui ressort par la plaie, et qu'on fait repasser dans le bout postérieur en la faisant glisser dans la rainure du gorgeret.

On panse alors la plaie à la charpie phéniquée, et la cicatrisation s'effectue.

La sonde est changée de temps en temps, et lorsque la cicatrice de la plaie périnéale est complète, on entretient le calibre du canal qu'on a ainsi reconstitué.

## APPRÉCIATION.

Cette opération est la seule qui permette de sauver la vie du malade dans les cas de rétrécissements infranchissables avec rétention d'urine, lorsqu'on a épuisé la série des ponctions vésicales. Tout en offrant, du reste, une gravité relative, elle n'est pas aussi sérieuse qu'on pourrait se l'imaginer. Sa principale indication est constituée par les rétrécissements infranchissables, mais ce n'est pas la seule; on fait encore cette opération à la suite de rétrécissements traumatiques ayant donné lieu rapidement à une rétention d'urine, avec impossibilité de franchir le rétrécissement; pour guérir certaines fistules urinaires rebelles, etc.

## § 16.

### OBSERVATIONS DE GUÉRISON

Nous extrayons de nos cahiers d'observations quelques cas de guérison de rétrécissement du canal de l'urètre; nous choisissons à dessein des exemples qui fassent apercevoir les gradations, depuis la maladie simple jusqu'à ses complications les plus alarmantes.

Les malades qui font le sujet de ces observations et des autres que nous avons eu occasion de citer dans le cours de ce livre, nous viennent consulter directement, après avoir pris connaissance de nos ouvrages. D'autres, qui sont eux-mêmes médecins, préfèrent recevoir nos conseils que d'entreprendre la cure de maladies dans la connaissance desquelles ils ne se sentent pas expérimentés. Enfin, le plus grand nombre nous est adressé par des confrères de province, dont la clientèle est nécessairement restreinte en ce qui concerne ces cas difficiles, et qui préfèrent s'adresser au praticien spécial.

#### PREMIÈRE OBSERVATION.

*Vingt-cinq ans. Douleur en urinant depuis deux ans; envies fréquentes d'uriner; sortie lente de l'urine; sommeil interrompu par les besoins; deux écoulements promptement guéris à dix-huit et dix-neuf ans; léger rétrécissement à 9 centimètres de profondeur; guérison en quinze jours.*

M. D..., âgé de vingt-cinq ans, ancien élève de l'École polytechnique, employé au ministère des finances, nous fut adressé, il y a six ans, par un de ses amis. Il se plaignait de besoins fréquents d'uriner, d'une douleur vive pendant la miction. Cette douleur avait son siège au niveau des bourses et ne persistait que quelques instants après le besoin satisfait. Dans l'appréhension de cette sensation pénible, il n'urinait qu'avec hésitation, en se retenant, pour ainsi dire ; de sorte qu'au lieu de sortir en jet, le liquide tombait presque perpendiculairement. La durée de l'émission était fort augmentée, et le malade était obligé, pour faire sortir les dernières gouttes, d'exercer des tractions sur la verge, ce qui n'empêchait pas quelques gouttes retardataires de venir mouiller les vêtements quelques instants après. Toutes les autres fonctions se faisaient régulièrement. Cette maladie n'avait encore en rien influencé son moral, et, comme il nous le disait à sa première consultation : « *Sans cet inconvénient, je serais d'une santé parfaite.* » Il voulait être débarrassé très promptement, tenant, avant son prochain mariage, à n'avoir plus aucun compte à régler avec ses péchés de jeunesse, qui consistaient en deux écoulements, contractés à dix-huit et dix-neuf ans, et guéris en un mois de traitement par le copahu et les injections astringentes.

J'explorai le canal avec une bougie terminée par un renflement olivaire, et je constatai, à la profondeur de 9 centimètres, un rétrécissement de 3 millimètres d'étendue. Je retirai cette bougie exploratrice pour lui substituer une bougie conique en gomme élastique, de 3 millimètres de diamètre. Le passage de cette bougie fut douloureux ; je la laissai en place cinq minutes, et je fus obligé de la retirer, à cause du besoin irrésistible d'uriner dont fut pris le malade. Quel ne fut pas son étonnement en voyant son urine sortir par jet? Depuis le dernier écoulement, il avait perdu l'habitude de voir le jet urinaire rendu si facilement. Il revint me voir deux jours après ; je passai d'abord la première bougie, puis une plus volumineuse (3 millimètres 2/3), que le malade put garder un quart d'heure. Aussitôt la bougie retirée, M. D... urina, et parut constater une nouvelle amélioration. A la troisième consultation, il était enchanté du résultat obtenu, et se croyait totalement débarrassé. Il dormait la nuit entière ; plus de douleur en urinant ; le liquide sortait par jet, et les dernières gouttes étaient

projetées au dehors par saccades (coups de piston). Il n'avait
plus besoin de tirailler la verge, et ses vêtements n'étaient
plus mouillés. En six séances j'arrivai aux plus forts numéros
(7 et 8 millimètres).

Le traitement médical administré concurremment avait
consisté en bains d'eau de son, tisane d'eau de goudron et
graine de lin. Abstention de liqueurs, de vin pur, et de tout
rapport sexuel. A la septième séance j'ai appris à M. D.,. à
se passer lui-même des bougies, et je lui recommandai d'en
introduire une tous les quinze jours, pendant quelque temps,
pour consolider la guérison. Il se maria bientôt, et je le per-
dis de vue. Il y a deux ans, j'eus l'occasion de le rencontrer,
et bien qu'il n'eût tenu aucun compte de mes recommandations, la guérison ne s'était pas moins maintenue complète.

C'est là un des cas les plus simples, comme souffrance et
comme traitement. Le rétrécissement était léger, et n'avait
pas été irrité par des manœuvres inintelligentes; sa nature,
qui n'avait pas été modifiée, consistait simplement en un
boursouflement, sorte d'épaississement vasculaire de la membrane muqueuse. La compression exercée par la bougie, la
réaction physiologique qu'avait entraînée la présence du
corps étranger, et le traitement médical, avaient suffi pour
amener la résolution de cet engorgement et la guérison radicale de la maladie.


### DEUXIÈME OBSERVATION.

*Soixante-cinq ans. Trois gonorrhées à de longs intervalles;
chancres et autres accidents syphilitiques à quarante ans; difficulté très grande d'uriner depuis dix ans; aggravation des
symptômes sous l'influence de trois traitements différents; guérison en un mois sans traitement chirurgical, et sous la seule
influence d'une médication interne appropriée à la cause du mal.*

M. de G..., propriétaire des environs de Paris, âgé de
soixante-cinq ans, me consulta en novembre 1845, pour un
rétrécissement du canal de l'urètre, dont il souffrait depuis
dix ans. Il avait déjà suivi, sans le moindre succès, le traite-

ment de trois chirurgiens, qui s'étaient tous obstinés à employer pour le guérir l'unique méthode dont ils se servent contre les rétrécissements, c'est-à-dire, l'un la dilatation métallique, l'autre la scarification, le troisième la cautérisation avec la pierre infernale. Loin d'éprouver de l'amélioration, son mal s'était aggravé.

A ma première consultation, M. de G... présentait l'état suivant : besoins fréquents d'uriner, urine sortant sous forme d'un filet très mince et en bavant. Il n'y a pas, à proprement parler, de douleur pendant la miction, mais les efforts sont très pénibles, et la conséquence de ces efforts a été depuis six ans l'apparition d'hémorrhoïdes externes très volumineuses, qui font parfois souffrir le malade et compliquent sa position. M. de G... a beaucoup d'embonpoint; et comme, par suite des efforts violents auxquels il se livre pour expulser l'urine, sa figure devient rouge, vultueuse, congestionnée, il redoute une attaque d'apoplexie. Il appréhendait beaucoup l'introduction des instruments dans le canal de l'urètre, introduction toujours très douloureuse, et inutile jusque là; mais je lui fis comprendre facilement qu'il était nécessaire que je pusse explorer le canal au moins une fois, pour constater l'état de la partie malade. Il y avait un an qu'il avait subi son troisième traitement quand je l'examinai.

Je trouvai la verge dure, douloureuse à la pression, présentant à son bord inférieur, le long du canal de l'urètre, des bosselures inégales. Je ne pus introduire dans le canal une bougie droite, même très fine; la pointe venait buter contre une paroi résistante, et les efforts n'auraient servi qu'à faire une fausse route. Je retirai ma bougie, et je tortillai sa pointe en spirale; elle put cheminer plus avant, mais non encore dans la vessie. Comme j'avais affaire à un malade d'autant plus pusillanime qu'il s'était en vain soumis déjà trois fois à une médication analogue, je n'insistai pas, et, me souvenant de plusieurs faits semblables, je pus, en considération des antécédents vénériens et de l'aspect particulier du canal, lui promettre une guérison complète sans avoir recours au cathétérisme.

Je le soumis à l'usage d'une tisane dépurative appropriée

et d'une pommade fondante qui, en un mois, avaient fait disparaître les tumeurs du canal, et par suite l'obstacle au cours de l'urine. La verge était redevenue souple, sans la moindre induration ; les urines, d'une odeur fétide, chargées d'un dépôt catarrhal purulent, d'un gris blanchâtre avant le traitement, étaient naturelles, chargées seulement d'un léger mucus floconneux, sortaient à plein canal par un jet saccadé, sans le moindre effort. La verge était recourbée pendant les érections, ce qui rendait le coït presque impossible. Après la guérison, la verge, pendant les rapports sexuels, avait repris la rectitude normale. Une grosse bougie de cire (n° 20) pénétrait jusqu'à ls vessie, sans rencontrer le moindre obstacle. Les hémorrhoïdes, sans avoir complètement disparu, étaient beaucoup moins volumineuses et sans douleur. Depuis quatre ans la guérison s'est maintenue, et le malade, malgré ses soixante-neuf ans, jouit d'une très bonne santé.

Cette observation est remarquable à plusieurs titres. D'abord, c'est une guérison obtenue par le seul effet du traitement médical, quand les traitements chirurgicaux les mieux employés avaient échoué ; ce qui donne un grand poids à l'opinion que j'ai émise (voir *Traitement médical du rétrécissement*, page 387), à savoir que ce traitement, dans beaucoup de cas, pouvait, étant administré d'une manière intelligente, débarrasser entièrement les malades, ou le plus souvent, du moins, enlever certaines complications. Ensuite, on voit que les efforts souvent répétés pour chasser l'urine amènent le développement d'hémorrhoïdes, quelquefois de hernies et de congestions cérébrales, qui, elles-mêmes, sont des causes prédisposantes d'apoplexie. Enfin, les sinuosités du trajet de l'urètre, sous l'influence des bosselures des parois, font comprendre la facilité de faire de fausses routes, si on s'entêtait à faire pénétrer de vive force les instruments dans la vessie. Aussi ne saurais-je trop recommander, aux chirurgiens qui débutent dans la pratique des maladies des voies urinaires, de ne jamais employer la violence, parce qu'avec de la patience et les moyens variés qu'offre la médecine, on arrive presque toujours à tourner la difficulté.

### TROISIÈME OBSERVATION.

*Trente-huit ans. Rétrécissement spasmodique ; irritabilité excessive du canal de l'urètre ; aggravation des symptômes sous l'influence d'un traitement chirurgical ; guérison par une médication appropriée, sans avoir recours aux instruments.*

M. D...., négociant, âgé de trente-huit ans, d'une constitution nerveuse et sanguine, n'ayant jamais eu de maladies vénériennes, mais s'étant adonné à la masturbation dans sa jeunesse, et depuis l'âge de vingt-cinq ans ayant beaucoup abusé des plaisirs sexuels, vint me consulter pour un rétrécissement de l'urètre. Voici un abrégé de sa position : Besoins fréquents d'uriner ; tous les quarts d'heure, demi-heure au plus ; le jour comme la nuit, douleur vive en urinant, sensation de brûlure dont le malade rapporte le siège au col de la vessie, pesanteur incommode sur le fondement. L'urine, présentant ses caractères normaux, sort quelquefois par un gros jet, et le plus souvent tombe perpendiculairement par un filet très mince. L'évacuation de la vessie se fait en deux ou trois reprises, le malade pensant, à chaque fois, qu'il a fini d'uriner. Après chaque exonération il reste au niveau du col de la vessie un sentiment pénible de gêne, d'embarras. Le malade a des désirs vénériens très fréquents et très impérieux, que, malheureusement pour lui, par suite de ses relations sociales, il n'a que trop de facilité à satisfaire. Après le coït, il ressent au périnée des battements analogues, me dit-il, aux pulsations du pouls.

Il y a trois mois, il consulta un chirurgien qui le sonda : mais le canal de l'urètre est tellement irritable, que le cathétérisme fut la cause d'une hémorrhagie assez abondante. Le malade perdit connaissance, et la sonde ne put arriver dans la vessie. Après quelques jours de repos et l'usage d'eau de lin, il se remit de cette secousse ; mais il lui est resté de cette épreuve une antipathie invincible pour tout ce qui ressemble au cathétérisme.

Après m'avoir ainsi confié sa position, il me déclara qu'il suivrait tous les traitements imaginables, pourvu qu'il ne fût pas question de sonde. Je lui dis, ce que j'ai eu l'occasion de répéter à bien des malades, que le traitement médical pourrait bien améliorer beaucoup sa souffrance, et l'en débarrasser entièrement, s'il ne s'agissait que de spasme de l'urètre et d'irritabilité nerveuse; mais que, dans le cas de rétrécissement organique, l'amélioration ne serait que provisoire, et que, pour la cure définitive, il faudrait, avec toutes les précautions convenables, en passer par la dilatation. J'entrepris donc le traitement médical, et, avec le concours du régime sévère auquel il eut le bon esprit de s'astreindre, il fut assez heureux pour voir ses douleurs disparaître une à une. Après deux mois de traitement assidu, il pouvait passer la nuit entière sans uriner; la miction s'opérait sans douleur à plein canal et par jet. L'embarras, la gêne du périnée et du col de la vessie avaient cessé. Depuis trois ans, cette amélioration s'est soutenue et confirmée : sous l'influence du bien-être qu'il a ressenti, toutes les fonctions organiques ont repris leur cours régulier, et un embonpoint remarquable a succédé à l'amaigrissement auquel l'avaient réduit les souffrances physiques et les préoccupations morales incessantes dont elles étaient cause.

Cette observation fournit une preuve de plus de la prudence et de la circonspection qui doivent guider le médecin dans le traitement des différentes affections des voies urinaires. Si l'on s'était borné au traitement chirurgical, ou même que ce malade eût consenti à se laisser cautériser, il aurait pu survenir des accidents graves, comme on en voit si fréquemment des exemples chez les personnes d'une irritabilité nerveuse excessive. Elle montre encore qu'un spasme de l'urètre, venu sous l'influence d'excitations vénériennes trop souvent répétées, peut simuler un rétrécissement organique. Si l'on n'a pas recours à l'exploration par la sonde, le traitement médical sert de pierre de touche, puisque, si le spasme est seul, il suffit à débarrasser entièrement les malades.

### QUATRIÈME OBSERVATION.

*Quarante-quatre ans. Trois gonorrhées; goutte militaire depuis dix ans; double rétrécissement : incontinence d'urine. Guérison en un mois, par la dilatation simple et le traitement médical.*

M. R..., quarante-quatre ans, chef d'une importante maison de commerce à la Nouvelle-Orléans, vint me consulter en janvier 1844. C'est un homme d'une grande stature, de forte complexion, tempérament sanguin. Premier écoulement à vingt ans, guéri en six semaines par le copahu et les injections. Deuxième gonorrhée, cinq ans plus tard. Le malade, très impatient de sa nature, ne voulant pas s'astreindre à un régime convenable, fit des excès de table, et garda son écoulement pendant quinze mois. Ce suintement se dissipa, pour ainsi dire, de lui-même. Enfin, à trente-quatre ans, troisième écoulement, qui, traité comme le second, dura bien plus longtemps, puisqu'il persistait au moment où le malade vint réclamer mes soins. Cette blennorrhée se présentait sous la forme d'une gouttelette de muco-pus blanc, épais, apparaissant, tous les matins, au méat urinaire, par la simple pression de la verge. Depuis cinq à six ans le jet de l'urine avait diminué, et insensiblement ce liquide ne sortait plus que goutte à goutte. Envies d'uriner chaque quinze à vingt minutes. Aussi était-il dans la position la plus perplexe, ne pouvant s'occuper d'aucune affaire avec assiduité; quand il ne satisfaisait pas instantanément aux besoins impérieux de rendre l'urine, ses vêtements étaient mouillés, ce qui le forçait de ne porter que des pantalons de drap et de couleur sombre. Ne pouvant aller au spectacle ni en soirée, obligé de refuser les invitations à dîner, il était forcé de vivre presque seul, et de ne fréquenter pour lieu de promenade que des endroits solitaires qui lui permissent de satisfaire ses longs et fréquents besoins. Son moral n'avait pas tardé à s'affecter d'une semblable position; et d'un naturel gai, enjoué, il était devenu triste, morose, emporté. Il avait lui-même conscience du changement survenu dans son caractère, et ne pensait qu'au suicide pour se débarrasser de son mal. Aussi quelle ne fut pas sa joie quand je lui donnai l'assurance de le guérir en quelques semaines!

J'explorai son canal avec la bougie à empreinte, et je pus constater un premier rétrécissement assez étroit; puis, au moyen d'une bougie à boule très fine, je reconnus un second obstacle à 1 centimètre du premier. Je ne laissai une petite bougie de cire molle que cinq minutes dans le canal pour la première séance. Je me trouve très bien de cette pratique pour habituer peu à peu le canal à la présence des corps étrangers. Aussitôt que je la retirai, il sortit par jet une urine mucoso-purulente, semblable à du petit-lait non clarifié. M. R... fut très satisfait de ce premier résultat. Le lendemain, je passai la bougie de la veille (n° 4), puis une seconde (n° 5), également de cire molle : celle-ci resta dix minutes dans l'urètre. Le mieux était plus prononcé. En retirant la bougie, elle portait les traces de deux strictures. La troisième séance eut lieu deux jours après : M. R... était inquiet, parce que le second jour son urine n'était pas sortie aussi facilement que le jour de l'opération. Je passai le n° 5, puis, trois minutes après, le n° 7 franchit facilement les deux obstacles. La vessie se vidait en entier et bien plus promptement : le sommeil n'était plus interrompu que trois fois dans toute la nuit. Le malade se trouvait les jambes dégagées et beaucoup plus libres pour marcher, et surtout pour monter les escaliers. Ses vêtements n'étaient plus mouillés par l'incontinence, qui avait aussi dis-paru. Enfin, au moyen de quelques bains et du traitement médical administré concurremment, j'arrivai, en trente jours, à introduire les plus gros numéros de ma filière. J'appris au malade à se passer des bougies lui-même, et lui recommandai de s'en servir tous les quinze jours, pendant dix minutes seulement. J'ai assez souvent occasion de le voir, et j'ai pu constater que la guérison s'est maintenue parfaite. L'écoule-ment qui, comme je l'ai expliqué à l'article *Symptômes*, était dû à l'inflammation du point rétréci, avait augmenté à la suite des premières opérations; il cessa vers la fin du traite-ment, et n'a plus reparu depuis.

Les fonctions génitales, qui avaient, sinon complètement cessé, au moins considérablement diminué, ont repris leur énergie primitive, à la grande satisfaction du malade. Je n'insiste pas sur cette particularité, qui sera traitée plus spécialement à l'article *Impuissance*.

Chez ce malade, le traitement médical seul aurait bien pu alléger les symptômes, mais n'aurait jamais pu le guérir radicalement. Les bougies molles de cire blanche étaient très facilement supportées, et les séances duraient, vers la fin, une demi-heure à trois quarts d'heure. Dans les premiers temps du traitement, aussitôt que la bougie était introduite. M. R..., qui avait toujours la précaution de vider la vessie avant de monter chez moi, étant pris d'un vif besoin d'uriner, je l'engageai à résister à ce besoin, qui se dissipait de lui-même en quelques instants. Cette sensation, qui est commune à beaucoup de malades, tient à l'agacement que produit le contact de la bougie sur le col de la vessie. Celle-ci se contracte pour expulser le corps étranger, d'où la sensation. Quelques instants suffisent pour que le col de la vessie s'habitue à sa présence, et en quelques semaines cette sensibilité spéciale est émoussée.

### CINQUIÈME OBSERVATION

*Cinquante-cinq ans. Incontinence et catarrhe purulent, compliquant un rétrécissement très étroit et sinueux de 3 centimètres de longueur; dépérissement et décrépitude; fièvre urinaire quotidienne; état très grave. Guérison en quatre mois et demi.*

M. F...., employé dans une administration publique, était dans un état très alarmant, quand je fus appelé à lui donner des soins. Depuis quinze ans, il souffrait de difficultés d'uriner, et il avait été, à plusieurs reprises, entre les mains de chirurgiens qui avaient bien adouci les souffrances, mais ne l'avaient nullement guéri. Tous les symptômes énumérés dans l'observation précédente étaient portés chez lui au plus haut degré, et quand il voulait uriner, ce qui arrivait tous les cinq minutes, il était obligé de prendre la position d'une personne qui va à la garde-robe, encore ne rendait-il, après des efforts inouïs, que quelques gouttes d'un liquide épais, filant, glaireux, semblable à du pus, dont le passage dans le canal déterminait la sensation d'une brûlure et lui arrachait des cris aigus; et, d'un autre côté, comme l'urine, filtrant continuellement à travers le rétrécissement, s'écoulait, sans interruption, goutte à goutte au dehors, il était dans cette singulière position que, quand il voulait uriner, il ne pouvait chasser qu'à grand'peine l'urine de son réservoir, tandis qu'il était dans l'impossibilité d'empêcher ce liquide de sourdre incessamment hors de l'urètre. Tous les soirs, il était pris d'un accès de fièvre avec frissons, tremblement. Cet état durait deux heures, et se terminait par une transpiration d'une odeur infecte. Pour se lever, il était obligé de porter un urinal dans son pantalon : la nuit, il avait beau se garnir de linge, l'urine traversait les matelas, et, bien que se tenant toujours avec une extrême propreté, l'appartement qu'il occupait était d'une puanteur insupportable. Ces souffrances et l'absence du sommeil avaient tellement épuisé sa santé, qu'il avait tout l'habitus extérieur d'un vieillard décrépit.

La première fois que je le sondai, après l'avoir préalablement soumis quelques jours au traitement médical, je ne pus faire pénétrer une longue bougie filiforme de gomme élastique que de quelques millimètres dans le canalicule du rétrécissement. Un phénomène très curieux, c'est que l'urine sortit avec plus de facilité, bien qu'il s'en fallût encore au moins de 2 centimètres que j'eusse franchi l'obstacle. A la séance suivante, je pénétrai encore un peu plus avant; et enfin, à la quatrième opération, l'obstacle fut franchi; la bougie, quoique filiforme, était tellement serrée par la coarctation, qu'il fallut employer un certain effort pour la retirer. Une notable amélioration suivit le passage de cette bougie, la fièvre urineuse diminua de jour en jour, la composition du liquide urinaire s'améliora, l'incontinence disparut graduellement, et l'urinal fut mis de côté. Le sommeil revint. Pendant plus d'un mois, je ne pus dépasser le numéro 8 de ma filière; l'engorgement des parois urétrales était tellement dur, fibreux, qu'il résistait à la dilatation. Je laissai en place, pendant deux heures chaque jour, des bougies fondantes, faites avec l'emplâtre de minium, de Vigo, de savon, de diachylon.

Au bout de six semaines, je passais des bougies du numéro 12. Enfin, après quatre mois de soins persévérants, j'eus la satisfaction de le voir complètement guéri. Le canal avait une étroitesse naturelle qui ne me permit pas de dépasser le numéro 16. Depuis six ans la guérison s'est très bien maintenue. J'explore le canal de temps à autre, et je n'ai, jusqu'ici, constaté aucune menace de récidive.

*Remarque.* Cette guérison est une des plus remarquables qui existent. Elle montre toute la puissance de l'art et les beaux résultats qu'on est en droit d'attendre d'un traitement méthodique et persévérant. Le rétrécissement était tellement dur, que, dans les premiers temps, toutes les bougies qui sortaient du canal étaient comme mâchées ; aussi aurait-il été inutile de penser aux bougies de cire dans ce cas. Quand les strictures sont aussi étendues, on ne peut les dilater que d'avant en arrière et progressivement, et il ne faut pas forcer pour franchir trop brusquement l'obstacle, puisque la dilatation de la partie inférieure suffit pour amener un soulagement provisoire. La fièvre, qui disparut aussitôt la libre sortie de l'urine, était causée, sans aucun doute; par la résorption d'une partie de ce liquide, puisque la transpiration qui terminait les accès avait une odeur urineuse très prononcée. Enfin, je ferai remarquer l'amélioration qui survint dans la composition de l'urine, dès que fut levé l'obstacle à sa sortie.

### SIXIÈME OBSERVATION.

*Trente-neuf ans. Deux écoulements, à vingt et un et à vingt-trois ans; premiers sympômes de rétrécissement à trente ans; traitement par la cautérisation à la suite d'une rétention complète d'urine; amélioration et guérison apparente pendant deux ans; récidive; traitement par ma méthode; guérison.*

M. C...., trente-neuf ans, habitant d'une ville du Midi, d'une forte constitution, fut atteint, à vingt et un et à vingt-trois ans, de deux écoulements : le premier guérit assez promptement; le second, quoique également très bien soigné, laissa à sa suite un suintement habituel, dont le malade constatait la présence tous les matins, à l'extrémité de la verge, sous la forme d'une goutte épaisse, d'un blanc grisâtre. Pendant sept ans, malgré une vie très régulière, cette goutte militaire persista ; la miction se faisait sans douleur. A plusieurs reprises, le malade avait essayé de faire disparaître cette blennorrhée, par l'usage d'injections, de bols, de capsules de toute nature, et cela toujours en vain. Vers l'âge de trente ans, il commença à s'apercevoir de la diminution dans le volume du jet de l'urine, de la lenteur des émissions. Il attribua cette modification aux progrès de l'âge, et n'y fit pas autrement attention. Dans l'espace de deux ans, ces premiers symptômes s'étaient beaucoup aggravés ; son sommeil était interrompu par de fréquents besoins, la vessie ne se vidait qu'incomplètement et avec une lenteur extrême. Enfin, une nuit, après un copieux repas, suivi d'un coït immodéré, il fut pris de rétention d'urine. Il fit appeler un médecin du voisinage, qui essaya inutilement de faire pénétrer la sonde. Il en résulta seulement une forte hémorrhagie. Il fut mis dans un bain, prit des lavements de pariétaire, et on lui couvrit de cataplasmes le périnée et le bas-ventre. Tous ces moyens étaient inutiles, on lui pratiqua une abondante saignée du bras, qui amena une détente favorable. Il sortit, après seize heures de rétention, un verre d'une urine trouble et fétide. On tenta de nouveau l'introduction de la sonde, mais sans plus de succès que la première fois. Enfin, un chirurgien spécial ayant été mandé, il put introduire à travers le rétrécissement une bougie capillaire de gomme élastique. Cette bougie resta en place cinq minutes, et sa sortie amena l'évacuation de la vessie et le soulagement immédiat du malade, qui put goûter le repos. Éclairé sur les dangers de sa position, il se soumit au traitement du chirurgien, qui le cautérisa avec la pierre infernale à quatre reprises différentes ; l'écoulement disparut ; l'urine reprit son cours régulier, et pendant deux ans il put se considérer comme radicalement guéri. Mais au bout de ce temps il vit apparaître de nouveau la succession des phénomènes par lesquels il avait passé à la première atteinte, et comme j'avais traité de cette affection un de ses amis dont la guérison était permanente, il vint me trouver.

Je constatai, à 8 centimètres de profondeur, un rétrécissement très dur de 4 millimètres d'étendue, et d'une étroitesse qui permettait seulement le passage d'une bougie de 1 millimètre de diamètre. Je lui fis comprendre que je ne pouvais lui garantir une guérison définitive à cause du traitement qu'il avait déjà suivi, et dont le résultat avait été de transformer en tissu fibreux cicatriciel la partie du canal occupée par la stricture. Je dilatai l'obstacle par des bougies de cire laissées, tous les deux jours, une heure et demie dans le canal. Au bout de deux mois, le canal, parfaitement calibré, avait repris partout son diamètre normal. J'appris au malade à introduire lui-même des bougies, et lui recommandai formellement, sous peine de récidive, d'en passer une-pendant dix minutes, au moins tous les quinze jours. Depuis cinq ans qu'il suit ma recommandation, il n'a pas eu la moindre menace de rechute.

Cette observation offre un exemple des récidives inévitables qui suivent le traitement par la cautérisation. Elle montre l'inutilité des médicaments et des injections pour arrêter ces écoulements chroniques qui sont symptomatiques d'un rétrécissement et proviennent du suintement, de la suppuration de la partie malade. Il n'y a donc qu'à effacer l'obstacle, et la sécrétion s'arrête d'elle-même. Enfin, dans les cas semblables, à cause de la transformation des tissus, sous l'influence de la cautérisation, il n'y a de guérison durable qu'à la condition de passer de temps à autre dans le canal une forte bougie, qui lutte ainsi contre la tendance incessante du tissu fibreux au resserrement.

SEPTIEME OBSERVATION.

*Blennorrhagie à trente ans. Symptômes de rétrécissement apparaissant un an après. Traitement par la scarification. Guérison en dix jours de traitement. Récidive après dix-huit mois. Traitement par ma méthode. Guérison définitive.*

M. P....., quarante-deux ans, d'une constitution détériorée par les souffrances et un travail assidu de cabinet, vint réclamer mes soins, au mois de juin 1843, pour un rétrécissement déjà traité par un chirurgien spécial. Atteint d'une blennorrhagie très intense à l'âge de trente ans, il avait été guéri au bout de quatre mois de traitement, à la suite d'accidents du côté des testicules, accidents qui avaient nécessité l'emploi des saignées, sangsues, cataplasmes, et le repos au lit pendant trois semaines. Un an après, il vit apparaître successivement tous les symptômes d'un rétrécissement; mais, grâce à un régime de vie très sobre et à une hygiène très sévère, il n'en fut réellement incommodé qu'au bout de trois ans. Il se mit alors entre les mains d'un chirurgien qui lui pratiqua des scarifications sur le point rétréci, au moyen d'un coupe-bride (voir l'article *Urétrotomie*). Il y eut une hémorrhagie très abondante, qui nécessita l'emploi de la glace. Sauf cet accident, il fut à peu près débarrassé dans l'espace de dix jours. Il était enchanté de la guérison. Mais, dix-huit mois plus tard, l'obstacle au cours de l'urine manifesta de nouveau sa présence, et, quoique promptement guéri, il avait été tellement effrayé de l'hémorrhagie, qu'il ne voulut plus s'exposer à un semblable accident. Il vint me consulter.

Je lui fis comprendre, comme au malade précédent, que je rétablirais bien le cours de l'urine, mais qu'il serait nécessaire, pour maintenir la guérison, de passer de temps à autre des bougies dans le canal, parce que le premier traitement avait altéré la texture de la membrane muqueuse. Dans l'espace d'un mois, je redonnai au conduit urinaire son calibre normal, et, depuis cette époque, le malade, suivant mes conseils, n'a pas éprouvé la moindre menace de récidive.

Les remarques de la précédente observation s'appliquent à celle-ci. Je veux seulement appeler l'attention du lecteur sur la circonstance du temps qui s'écoule entre le développement de la blennorrhagie et l'apparition des premiers symptômes du rétrécissement. Cet intervalle est extrêmement variable : certains malades voient les premiers accidents survenir quelques mois après la guérison de l'écoulement; d'autres sont deux, quatre, six, dix et même quinze ans avant de ressentir aucun symptôme de stricture.

Il semble que certaines personnes jouiraient d'une immunité complète, si elles ne s'exposaient à de fréquentes blennorrhagies. Il existe, en effet, des malades qui ne voient survenir la diminution dans le jet de l'urine qu'à la troisième ou quatrième chaude-pisse. Enfin, on voit des malades chez lesquels le rétrécissement s'annonce par un suintement urétral opiniâtre, tandis que d'autres arrivent à un degré de stricture très avancé, sont même pris de rétention d'urine, sans présenter de trace d'écoulement.

HUITIÈME OBSERVATION.

*Quarante ans. Deux gonorrhées; suintement urétral habituel; rétrécissement à 8 centimètres et demi; traitement par les dilatateurs mécaniques; accidents d'hémorrhagie et inflammation des testicules; guérison apparente; récidive quinze mois plus tard; traitement par ma méthode; guérison définitive.*

M. H....., quarante ans, commissionnaire, d'une bonne complexion naturelle, mais affaibli par les souffrances et de nombreuses affaires, avait eu deux gonorrhées, à vingt et vingt-six ans. Il s'en était très bien guéri. Marié depuis douze ans, il avait toujours mené une vie fort régulière, et fut très étonné de voir le jet de l'urine diminuer insensiblement de volume. Il éprouvait également une douleur fixe dans un point du canal, au niveau des bourses, et les rapports sexuels n'avaient lieu qu'avec une vive appréhension, parce qu'au moment de l'éjaculation il éprouvait une sensation de vive brûlure dans tout le trajet du canal. Inquiet de sa position, il consulta un chirurgien spécial, qui, après avoir exploré le canal, constata l'existence d'un assez fort rétrécissement. Il dilata d'abord avec des bougies, jusqu'à pouvoir introduire son dilatateur mécanique. Après une séance dans laquelle on s'était servi de cet instrument, le malade eut une hémorrhagie fort grave; pour la faire cesser on eut recours à la glace appliquée au périnée et aux lavements glacés. Il survint, au testicule gauche, une inflammation qui attaqua ensuite le côté droit et força le malade à garder le lit pendant trois semaines. Après deux mois et demi de souffrances, le chirurgien lui annonça qu'il était totalement guéri ; et, en effet, la gêne de l'émission urinaire avait complètement cessé, ainsi que la dyspermasie. Mais, quinze mois après, les symptômes reparurent avec le même degré d'intensité. Il avait une telle appréhension, au souvenir de son premier traitement, qu'il ne put se résoudre à subir une nouvelle opération.

Il vint me consulter. Je le soumis d'abord, pour calmer l'irritation des voies urinaires, au traitement médical, dont le résultat fut l'amendement de toutes ses souffrances, Puis, par l'emploi des bougies de cire molle progressivement plus grosses, je redonnai, en six semaines, au canal de l'urètre, ses dimensions primitives. Depuis six ans, le malade n'a pas éprouvé de récidive : il a seulement, tous les deux mois, la précaution, de s'introduire, pendant dix minutes, une bougie dans le canal, et se félicite chaque jour d'avoir obtenu un résultat si complet, par une méthode aussi exempte de dangers.

Cette observation confirme, avec les deux précédentes, ce que j'ai dit du mode d'action des traitements qui, au lieu de faire dissoudre l'engorgement des parois du canal, agissent avec violence sur le tissu malade pour le cautériser, le scarifier ou le déchirer de vive force, comme dans ce cas. On a pu voir mon opinion sur cette méthode de dilatation métallique, dans l'appréciation que j'en ai faite. C'est le plus inintelligent des moyens violents. Aussi arrive-t-il fréquemment des accidents d'inflammation des testicules et de déchirure du canal, d'où les hémorrhagies. Il est vrai qu'en une ou deux séances au plus tout obstacle a disparu ; mais je préfère de beaucoup mettre un temps plus long, et ne pas faire courir à mes malades le risque d'opérations aussi dangereuses. Dans aucun cas les malades auxquels j'ai donné des soins n'ont été obligés d'interrompre leurs occupations, et ce n'est pas là un des moindres avantages de mon procédé.

### NEUVIÈME OBSERVATION.

*Soixante-cinq ans. Deux écoulements, à vingt-cinq et à trente-quatre ans; première apparition des symptômes à soixante ans; mode vicieux de traitement du malade par lui-même; persistance et aggravation de la maladie; guérison radicale en un mois.*

M. L..., soixante-cinq ans, d'une bonne constitution, habitant une ville de la Picardie, vint à Paris me consulter pour une gêne d'uriner dont il souffrait depuis cinq ans, et qui avait résisté au traitement du médecin du pays et, me dit-il, aux sondes qu'il se passait lui-même. Comme tous les symptômes qu'il énumérait était pour moi des signes rationnels d'un rétrécissement de l'urètre, j'exprimai des doutes sur le calibre des sondes dont il me disait se servir. Le malade s'offrit à s'en introduire une en ma présence, et il sortit de sa poche de grosses bougies d'étain droites, longues de 13 centimètres (5 pouces environ), et de 4 à 6 millimètres de diamètre. Tout alors me fut expliqué. Il introduisait les sondes jusqu'au niveau de l'obstacle, se figurant qu'il avait pénétré dans la vessie. Le médecin lui avait donné de grosses sondes d'étain, de la longueur habituelle; et comme le malade avait remarqué que, malgré ses efforts, elles ne pénétraient jamais qu'à une certaine profondeur, il avait coupé, comme inutile, la portion qui dépassait la verge. Il eut bien vite compris son erreur et l'ignorance de son médecin, quand, après plusieurs tâtonnements, je fus parvenu à faire pénétrer jusque dans la vessie une bougie d'un demi-millimètre de diamètre. Le passage de cette petite bougie fut plus efficace pour son soulagement que l'introduction des grosses sondes. En peu de temps j'arrivai à redonner au canal son calibre naturel, et tous les malaises qu'il éprouvait se dissipèrent comme par enchantement. Un mois après sa première consultation, il retournait dans son pays, introduisant lui-même jusque dans la vessie les plus gros instruments.

L'erreur grossière que je viens de mentionner n'est pas si rare que son énormité devrait le faire supposer. Il est vrai que, dans presque tous les cas, les médecins n'y sont pour rien, les malades en étant uniquement responsables.

Quelques personnes, en effet, veulent se traiter elles-mêmes, et, jugeant de la longueur du canal par celle de la portion libre de la verge, se figurent avoir pénétré dans la vessie quand elles sont arrêtées par l'obstacle. D'autres malades savent bien que toute la bougie doit pénétrer ; mais, redoutant la douleur, ils sont arrêtés à l'obstacle par leur pusillanimité, espérant cependant un bon résultat de leur demi-manœuvre. A ces deux catégories de malades nous dirons : 1º Quand la bougie a franchi l'obstacle et qu'elle est arrivée dans la vessie, l'extrémité de l'instrument est tout à fait libre, et la pointe ne rencontre plus de résistance ; on peut le retirer ou l'enfoncer sans autre difficulté que celle qui résulte du frottement dans la stricture ; 2º la présence d'une sonde en avant d'un rétrécissement peut quelquefois amener un très léger soulagement, mais, dans l'immense majorité des cas, elle est complètement inutile, sinon nuisible, pour la cure définitive.

### DIXIÈME OBSERVATION.

*Dix-huit ans. Virginité; rétrécissement de l'urètre à 14 centimètres (5 pouces); dilatatation par les bougies de cire blanche; guérison en trois semaines.*

M. Charles D..., jeune homme de dix-huit ans, me fut amené par son père pour être traité d'une difficulté d'uriner. Je croyais d'abord qu'il s'agissait d'une blennorrhagie, mais j'acquis bientôt la certitude que ce jeune homme n'avait jamais eu de rapports sexuels. Il nia, malgré mes doutes, s'être livré à la masturbation. D'une très bonne santé du reste, il était tourmenté depuis six mois d'envies fréquentes d'uriner ; ce qui le contrariait d'autant plus qu'il était toujours en butte aux railleries de ses camarades, qui le croyaient affecté de maladies vénériennes. Ses vêtements étaient presque toujours tachés par l'urine, et la nuit son sommeil était fréquemment interrompu par des besoins. L'urine ne sortait, avec les plus grands efforts, que par un filet mince : sensation de gêne, de pesanteur, dans le bas-ventre et dans les testicules. J'explorai le canal, et je constatai la présence d'une stricture très étroite au niveau dé la symphyse pubienne. La prostate avait son volume normal; pas de trace d'écoulement. Je dilatai le canalicule avec des bougies de cire blanche. Dès la première séance, il y eut une grande amélioration, et le malade revint plein de confiance et d'espoir. En huit séances, j'étais parvenu à passer les plus gros numéros; depuis sept ans, le malade, bien que n'ayant suivi aucune de mes recommandations, n'a pas ressenti la moindre atteinte de son mal.

Cette observation est remarquable par l'âge du malade et la facilité avec laquelle il fut guéri. Il est rare de voir des strictures chez des personnes de cet âge; d'autant plus rare surtout que ce jeune homme n'avait été soumis à aucune des causes auxquelles on attribue la formation des rétrécissements. J'ai dans mes observations des faits qui prouvent que c'est un vice originel de conformation. C'est ce qui existait ici. D'autres fois les rétrécissements sont héréditaires; ainsi j'ai eu à traiter trois frères, menant un genre de vie différent l'un de l'autre, et tous trois affectés de rétrécissements. Leur père était mort d'une rétention d'urine compliquant un rétrécissement qui avait été mal soigné.

ONZIÈME OBSERVATION.

*Trente-cinq ans. Deux blennorrhagies. Rétrécissement ancien très étroit. Rétention d'urine avec impossibilité absolue de franchir la stricture. Urétrotomie externe. Guérison.*

Nous ajouterons à ces observations, qui prouvent la supériorité incontestable de la méthode que nous employons d'habitude, l'observation d'un malade opéré par l'urétrotomie externe; nous ajoutons cette observation pour montrer que, dans certains cas, il faut se résoudre à opérer lorsqu'on n'a pu parvenir à franchir le rétrécissement.

Il s'agit d'un malade nommé A..., trente-cinq ans, tailleur; deux blennorrhagies datant l'une de quinze ans, l'autre de douze ans.

Rétrécissement accentué depuis deux ans environ ; depuis ce temps mon père donne ses soins au malade ; passage d'un faible numéro, 7 ou 8.

On avait conseillé, alors que le canal était encore perméable, l'urétrotomie interne ; le malade s'y était refusé à différentes reprises.

Enfin, un jour survint une rétention d'urine, qui, d'abord incomplète, devint complète. Nous ne pouvons parvenir à franchir le rétrécissement. Le soir nous revoyons le malade ; toujours même impossibilité de pénétrer la stricture. La vessie étant fort distendue, je pratique la ponction sus-pubienne de la vessie avec le trocart aspirateur.

Réitération des tentatives de cathétérisme pendant trois jours, et pendant ces trois jours je pratique chaque jour deux nouvelles ponctions sus-pubiennes.

Enfin, le quatrième jour, nous voyons le malade avec le D<sup>r</sup> Picard, qui échoue comme nous dans le cathétérisme ; nous décidons alors l'opération de l'urétrotomie externe sans conducteur, le malade présentant des symptômes accusés d'empoisonnement urineux aigu.

L'opération est faite, et sans entrer dans les détails complets de cette observation qui seraient fastidieux pour le lecteur, nous nous bornerons à dire que les suites en furent très satisfaisantes ; la sonde placée à demeure fut changée tous les trois jours ; au bout d'un mois la plaie périnéale fut cicatrisée et l'on entreprit la dilatation du canal qui fut portée jusqu'au n° 25 (filière Charrière). Nous apprîmes à notre malade à se passer des bougies comme nous le faisons toujours en pareil cas, afin d'entretenir la dilatation du canal ; il nous quitta se passant couramment le n° 22 de la filière métrique. Nous ne le revîmes plus, ce qui nous fit penser, comme toujours en ce cas, que nos soins lui étaient désormais devenus inutiles.

Le lecteur remarquera que, sauf la dernière observation, nous avons seulement parlé des rétrécissements simples. Dans les chapitres suivants, nous aurons occasion de faire voir d'autres cas à propos des complications qu'ils peuvent entraîner à leur suite, telles que *la gravelle, la pierre, la réten-*

*tion d'urine, le catarrhe de vessie, les fistules urinaires, les abcès, les engorgements des testicules, etc., et surtout l'impuissance* (1).

### § 17. Affections consécutives aux rétrécissements de l'urètre.

Nous placerons ici la description de plusieurs affections graves qui surviennent fréquemment à la suite des coarctations urétrales, et qui peuvent compliquer d'une manière immédiate le pronostic des rétrécissements.

Ces affections sont les suivantes :

A. *Rétention d'urine;*
B. *Incontinence d'urine;*
C. *Tumeurs urinaires;*
D. *Abcès urineux;*
E. *Infiltration d'urine;*
F. *Fistules urinaires;*
G. *Fièvre urétrale.*

Les maladies que nous venons d'énumérer ne se montrent pas seulement à la suite des rétrécissements du canal de l'urètre; on les voit survenir dans différentes autres affections des voies urinaires; mais lorsqu'elles surviennent, ce qui est fréquent, comme affections consécutives aux coarctations urétrales, elles impriment à ces dernières un caractère de gravité qu'on ne saurait méconnaître.

### A. *Rétention d'urine.*

La rétention d'urine dans la vessie est un accident extrêmement grave, et qu'on observe assez souvent comme complication des diverses maladies de l'appareil urinaire.

Cette impossibilité d'évacuer l'urine mérite une mention spéciale, bien que ce ne soit qu'un symptôme commun à beaucoup de maladies de l'appareil génito-urinaire, parce que, lorsqu'elle survient, elle peut, en très peu de temps, compromettre la vie, ou désorganiser ces organes, et qu'il est de

---

(1) Pour l'étude des rétrécissements urétraux chez la femme, voir le *Traité des Maladies des femmes.*

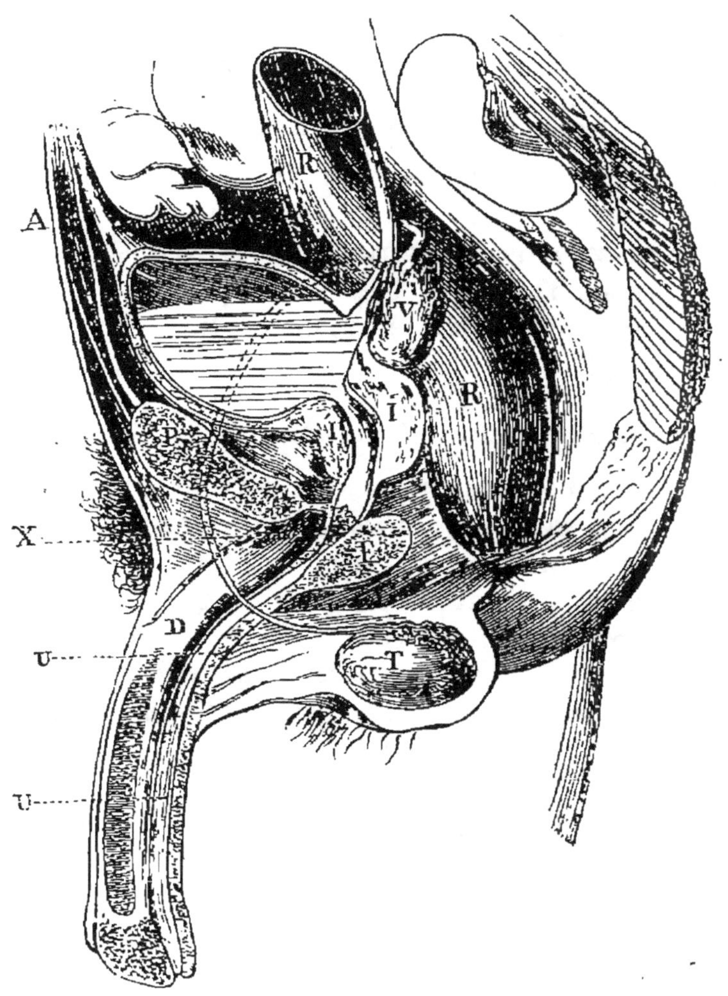


FIGURE 196

*Représentant une rétention d'urine causée par la présence d'un bouchon de gravier à l'entrée vésicale du canalicule d'un rétrécissement.*

COUPE D'AVANT EN ARRIÈRE, SUR LA LIGNE MÉDIANE.

A, paroi antérieure du ventre.
RR, intestin rectum.
P, os pubis.
T, testicule.
D, la verge.
F, corps spongieux de l'urètre.

I, I, la glande prostate.
V, vésicule séminale.
UU, le canal de l'urètre,
X, bouchon de graviers, oblitérant l'entrée d'un rétrécissement, et provoquant la rétention d'urine.

20.

la plus haute importance de reconnaître le mal à son début et de savoir y opposer un traitement convenable.

On peut grouper en deux catégories les diverses *causes* de rétention d'urine.

A la première se rattachent celles qui entraînent une *suspension* plus ou moins absolue *de la force contractile* de la vessie.

Dans la seconde catégorie, la vessie conserve toute son énergie, mais l'urine ne peut sortir par suite d'un *obstacle* existant dans un point quelconque du trajet qu'elle doit parcourir.

### 1° *Paresse et paralysie de la vessie.*

C'est dans cette catégorie que doivent être classées : les *maladies du cerveau et de la moelle épinière*; une *distension excessive* des fibres du réservoir urinaire, comme cela arrive chez les personnes qui ont différé trop longtemps d'uriner, soit par une grande *contention d'esprit au jeu ou à l'étude*, soit par une *observance trop rigoureuse des bienséances sociales*; l'*inflammation aiguë de la vessie et des organes adjacents* : c'est ce qu'on a souvent occasion de constater dans le *catarrhe aigu* de la vessie, la *péritonite* et les *dégénérescences* fibreuses, cancéreuses des parois de la vessie; enfin *certaines maladies*, comme la fièvre typhoïde, le rhumatisme (1).

2° *Obstacles mécaniques*, la vessie conservant toute son énergie contractile.

Ces obstacles sont :

a. *Extérieurs aux voies urinaires,*
b. *Intérieurs,*
c. *Situés dans l'épaisseur des tissus.*

*a.* Les causes extérieures agissent en comprimant le col de la vessie ou le canal de l'urètre, en rapprochant l'une de l'autre les parois opposées de ce canal, qui ne laisse plus alors passer l'urine.

(1) Voir le chapitre consacré aux maladies de la vessie.

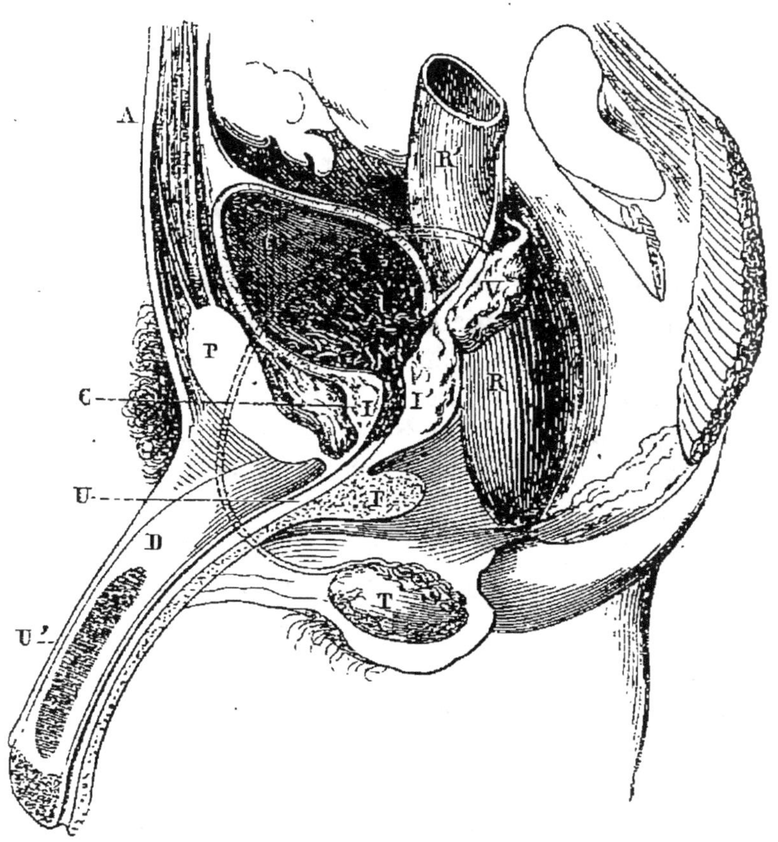


FIGURE 197

*Représentant la dilatation variqueuse des veines du col de la vessie,*
*ou varices de la vessie.*

COUPE D'AVANT EN ARRIÈRE SUR LA LIGNE MÉDIANE.

A, paroi antérieure du ventre.
P, l'os pubis.
T, le testicule.
R R', terminaison de l'intestin rectum.
V, vésicules séminales, aboutissant du canal déférent qui part du testicule T.
D, la verge.
F, le corps spongieux de la verge.
U U', le canal de l'urètre.
I I, la glande prostate, qui embrasse le col de la vessie.
O, la cavité de la vessie, sur le bas-fond de laquelle on voit naître des veines
dilatées, qui convergent vers le col de l'organe, qu'elles obstruent
parfois au point de former une barrière complète, et de provoquer
ainsi la rétention d'urine.

*Chez l'homme*, cette compression peut être exercée par une *infiltration d'urine*, par un *dépôt sanguin* ou *purulent*, par les *matières fécales* endurcies dans le rectum, par une *hernie*, un *sarcocèle*, une *hydrocèle*, une *tumeur* quelconque, ou enfin, comme j'en ai vu un exemple, par la compression circulaire de la verge, à l'aide d'une ficelle pour s'opposer à une incontinence.

*b.* Les *Obstacles mécaniques intérieurs* produisent l'obstruction du canal, à la manière d'un bouchon. Tel est le cas de tous les corps étrangers venus du dehors ou développés dans les voies urinaires, comme les *pierres, gravelles* (fig. 196), *caillots sanguins, glaires, mucosités épaissies, fausses membranes, hydatides, polypes, morceaux de bougie, de sonde, en gomme élastique ou en argent*, etc.

Ces obstacles agissent bien plus facilement encore comme obturateurs, s'ils sont compliqués des causes suivantes :

*c. Les valvules du col de la vessie, les gonflements de la glande prostate et les rétrécissements du canal de l'urètre, l'imperforation du gland, du prépuce, ou un phimosis très étroit* (fig. 61), sont les obstacles mécaniques dépendant des voies urinaires.

Les *varices du col de la vessie* (fig. 197) doivent trouver place dans cette catégorie. J'ai vu souvent des rétentions d'urine produites par cette cause. Les personnes qui y sont sujettes présentent en même temps des hémorrhoïdes à l'anus, et même une dilatation variqueuse des veines du cordon testiculaire ou varicocèle.

Il est encore une cause de rétention d'urine complète et incomplète, dont la nature est entièrement nerveuse. C'est ainsi qu'on observe des personnes qui ne peuvent uriner devant aucun témoin (*vessie pudique*), ou chez lesquelles la miction ne peut s'effectuer que dans certains lieux de prédilection individuelle, *le bord de l'eau, une cave, un endroit ombragé*, etc.

Les anciens distinguaient *trois degrés différents* de la rétention d'urine :

1° La *dysurie* consistait dans une simple difficulté d'uriner avec ou sans douleur;

2° Dans la *strangurie*, l'urine ne sortait que goutte à goutte, malgré les plus grands efforts ;

3° L'*ischurie* était l'impossibilité absolue d'uriner.

Cette division n'a plus cours, et on ne reconnaît que deux degrés : *rétention complète* ou *incomplète*.

Le début de la rétention d'urine n'est pas toujours le même. Parfois elle est tout à coup complète, et se déclare par le défaut subit de l'évacuation des urines ; quelquefois l'interception totale de ce liquide est précédée, pendant un ou plusieurs jours, de difficultés d'uriner, de diminution de la grosseur et de la force du jet de l'urine, de la sortie de ce liquide goutte à goutte, ou en très petite quantité à la fois, d'envies continuelles et du besoin d'uriner que le malade ressent encore après y avoir satisfait.

Soit que la rétention arrive par degrés, ou qu'elle se déclare tout à coup, aussitôt que l'excrétion du liquide est entièrement suspendue, le malade éprouve les *symptômes suivants* : sentiment de pesanteur au périnée, ténesme, constipation et vives douleurs dans la région du bas-ventre : ces douleurs se propagent le long du canal de l'urètre jusqu'à l'extrémité du gland, et ensuite dans la région des reins ; elles sont accompagnées d'engourdissement dans les cuisses, augmentant lorsque le malade tousse ou se redresse, et diminuant lorsqu'il se recourbe, parce que, dans la position demi-fléchie, les muscles du bas-ventre sont dans le relâchement. Il a des envies continuelles d'uriner, s'agite et ne peut rester en repos un seul instant. Tous ses efforts pour vider la vessie sont inutiles.

Bientôt il a des envies de vomir, ne peut respirer qu'avec difficulté : les yeux, le visage s'enflamment ; avec la fièvre surviennent des sueurs urineuses, des vomissements de matières glaireuses, bilieuses, qui exhalent une odeur d'urine.

Enfin, quand le malade ne succombe pas par le délire, le transport au cerveau, suite de la résorption d'urine, ou que l'art ne vient pas assez tôt à son secours, il se fait des *crevasses* à la vessie ou au canal de l'urètre, et il en résulte des *infiltrations d'urine*, des *abcès*, des *fistules* (voir ces articles), par suite desquels le malade succombe presque toujours.

Mais avant qu'arrive la *rupture de la vessie*, ce réservoir peut, quand la rétention ne se fait que lentement, acquérir des proportions énormes et contenir jusqu'à douze, vingt et même trente litres d'urine, comme on en a vu des exemples. Chez une petite fille de dix-huit mois, Saviard a vu la vessie contenir une pinte (un litre) d'urine au sixième jour d'une rétention.

Quand l'urine distend la vessie, ce liquide s'accumule dans les uretères, le bassinet, les calices et jusque dans la propre substance du rein.

Il n'est pas difficile de reconnaître la rétention d'urine, et cependant nous devons signaler une circonstance qui peut induire en erreur un médecin peu attentif. Nous voulons parler de l'écoulement involontaire de l'urine qui s'observe quelquefois dans les cas de rétention, de sorte que le malade peut passer pour avoir une incontinence et ne pas pouvoir garder son urine, tandis qu'en réalité sa vessie est distendue et qu'il ne peut la vider. Les malades, dans ce cas, *urinent par regorgement*.

Quand on est appelé près d'un malade qui se plaint de ne pouvoir uriner, on s'assure que c'est bien d'une rétention d'urine qu'il souffre :

1° En constatant, par la *palpation du bas-ventre*, une tumeur arrondie dans laquelle on peut faire naître un mouvement d'ondulation, de fluctuation, en pressant à la fois sur le bas-ventre et par le rectum ;

2° En *percutant cette tumeur arrondie*, qui doit produire un son mat, contrastant avec la résonnance des autres régions du ventre ;

3° Enfin, en *sondant* le malade, si c'est possible. Outre que ce dernier moyen lève tous les doutes, il guérit le malade ou du moins le soulage momentanément.

Mais le plus important est de reconnaître à quelle cause doit être attribuée cette rétention, puisque cette connaissance est de première nécessité pour diriger, contre l'accident, un traitement rationnel.

Suivant donc que la rétention d'urine est due à l'une ou à

l'autre des diverses causes dont il a été question, la *conduite à tenir* offre quelques différences.

Quand la rétention est due au retard trop prolongé apporté à l'évacuation de l'urine, il suffit souvent de sonder le malade une seule fois pour le guérir radicalement.

Quand on a affaire au cas que nous signalons plus loin (*paralysie de la vessie, paresse sénile*), ce que l'on reconnaît en sondant le malade aussitôt qu'il a fini d'uriner, il faut compléter par le cathétérisme l'évacuation de la vessie. Cette pratique, répétée une ou deux fois par jour, matin et soir, a le double avantage :

1º De rendre moins fréquents les besoins d'uriner, et par conséquent de laisser reposer plus longtemps les fibres musculaires de la vessie ;

2º De ne pas laisser séjourner dans le bas-fond de la vessie un liquide âcre qui tend à irriter le réservoir urinaire et à y provoquer une inflammation catarrhale avec toutes ses conséquences.

S'il y a paralysie ou affaiblissement dans la force contractile de la vessie, il est d'abord urgent de vider ce viscère par l'algalie, de sonder fréquemment le malade, ou de laisser une sonde à demeure ; puis on s'occupe, entre temps, de combattre la cause.

Chacune des causes de rétention d'urine exige un traitement spécial ; mais ce n'est pas ici le lieu d'indiquer cette médication, il suffira de se reporter aux chapitres qui traitent de ces causes pour y trouver les indications convenables (voir *Gravelle, Pierre, Maladies de la vessie, Maladies de la glande prostate, Blennorrhagie, Rétrécissements*, etc.).

Quand la rétention d'urine reconnaît pour cause des varices au col de la vessie (fig. 197), on doit d'abord vider la vessie par la sonde. Souvent, dans ce cas, cette opération est suivie d'un écoulement de sang plus ou moins abondant, qui, en dégorgeant le col de la vessie, fait cesser la cause du mal. Si le cathétérisme n'est pas suivi d'écoulement sanguin, il faut par des agents rafraîchissants internes et externes, des révulsifs, déplacer le sang qui congestionne ces organes.

Nous voulons seulement nous occuper ici de l'occurrence

qui malheureusement se présente trop fréquemment, dans laquelle le malade étant pris, depuis longtemps déjà, de rétention complète d'urine, on a employé sans succès tous les moyens ordinaires, *grands bains, bains locaux, tisanes diurétiques, cataplasmes sur le bas-ventre, saignées, sangsues, lavements et tentatives de cathétérisme avec la sonde ou des bougies fines.* Tous ces moyens ont échoué, le malade est dans un état d'anxiété extrême; d'un moment à l'autre il peut se faire une crevasse à la vessie; il faut employer un moyen énergique et rapide...

On a conseillé dans ce cas :

1° *Les injections forcées;*
2° *Le cathétérisme forcé;*
3° *La ponction de la vessie.*

1° Les injections forcées sont convenables quand la rétention est due à des corps étrangers, sables ou graviers accumulés dans l'urètre derrière un rétrécissement; mais souvent elles échouent et fatiguent inutilement le malade. On les pratique avec une seringue à hydrocèle, en serrant fortement la verge contre la canule de l'instrument.

2° Le cathétérisme forcé avec des sondes coniques est un procédé brutal, violent, qui, par un heureux hasard, peut réussir une fois, mais qui le plus fréquemment détermine des fausses routes par où se font des infiltrations d'urine.

3° Il est plus prudent d'ouvrir une voie artificielle à l'uring par une ponction faite à la vessie.

*Chez l'homme,* on arrive au reservoir de l'urine par trois voies différentes :

1° *Par le périnée : ponction périnéale.*
2° *Par le bas-ventre : ponction hypogastrique,*
3° *Par le rectum : ponction recto-vésicale.*

1° Pour pratiquer la *ponction périnéale,* à laquelle, du reste, on a rarement recours, à cause de l'épaisseur des parties qu'il faut traverser pour arriver à la vessie, on fait placer le malade dans la position qu'il doit avoir dans la taille au petit appareil, et on enfonce d'un coup sec le trocart sur le côté gauche du raphé, entre le canal de l'urètre et la tubérosité de l'ischion, à 2 centimètres en avant de l'anus. On dirige l'instrument parallèlement à l'axe du corps, un peu en dedans : on arrive ainsi à la vessie par le trigone vésical. On s'aperçoit, à l'écoulement de l'urine, qu'on a pénétré dans le réservoir : on retire le poinçon, et on laisse la canule à demeure.

2° La *ponction hypogastrique* est bien préférable ; on n'a, pour arriver à la vessie (EB, fig. 7), qu'à traverser l'épaisseur des parois du bas-ventre (PQ, *ibid.*), au niveau du pubis (L, *ibid.*) avec un trocart courbe, dont on dirige la concavité en bas.

3° La *ponction par le rectum* (D, *ibid.*) est une opération basée sur les rapports du voisinage direct du bas-fond de la vessie avec la face antérieure de l'intestin rectum, dans lequel la vessie vient faire saillie dans le cas de rétention d'urine. Elle se pratique également avec un trocart, et en laissant la canule à demeure jusqu'à ce qu'on ait rétabli le cours naturel des urines.

Nous décrirons surtout la *ponction hypogastrique* qui est la plus usitée ou pour mieux dire la seule usitée ; la ponction périnéale est en effet difficile et peut être dangereuse par suite de blessure d'organes importants ; il en est de même pour la ponction par le rectum dans laquelle on peut blesser les vésicules séminales et à la suite de laquelle peut persister une fistule vésico-rectale. La ponction hypogastrique, au contraire, est exempte de tous ces dangers, et de plus d'une exécution facile.

Cette ponction s'exécute :

1° Par l'appareil aspirateur ;
2° Par le trocart.


### A. *Ponction avec l'appareil aspirateur,*

Cet appareil (fig. 198) se compose, 1° d'un corps de pompe aspirante A, destiné à faire le vide dans un flacon récepteur G, mis en communication avec lui par un tube de caoutchouc, et d'une aiguille creuse I, communiquant avec le réceptacle par un autre tube de caoutchouc muni d'un index de verre F. Le vide étant préalablement fait par des aspirations successives, après s'être bien assuré par la percussion de l'état de plénitude de la vessie, l'opérateur, placé à la droite du malade couché, explore avec sa main gauche le bord supérieur du pubis et applique son index gauche à 1 centimètre au-dessus de ce bord,

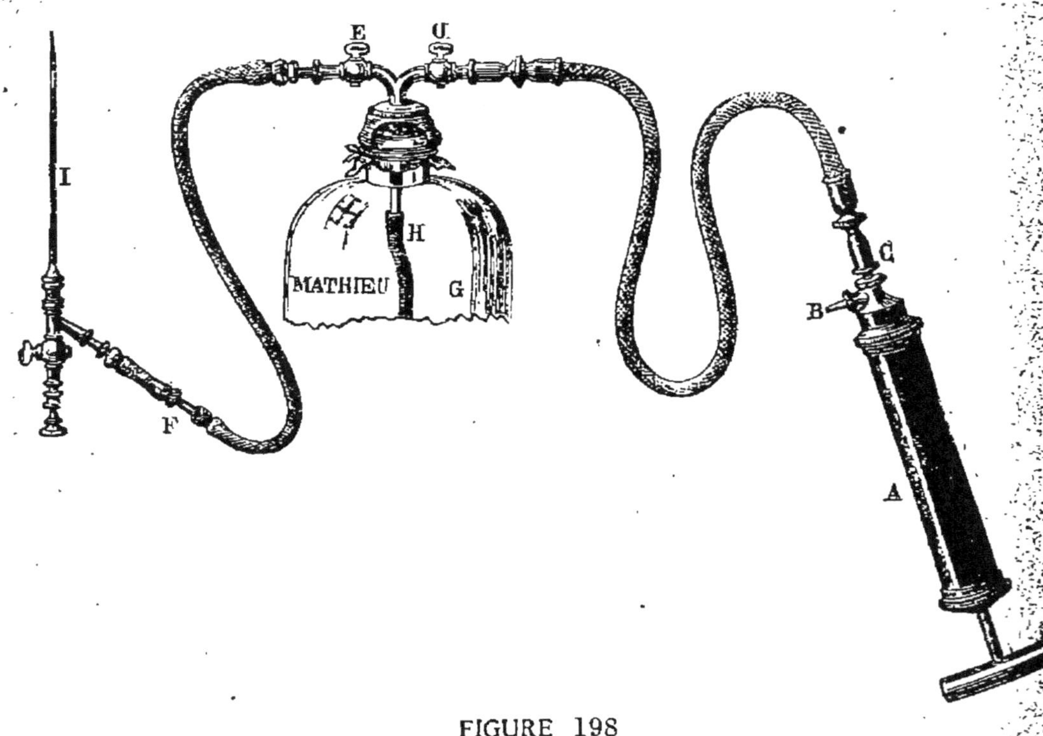


FIGURE 198

*Aspirateur du D<sup>r</sup> Potain, servant à la ponction aspiratrice de la vessie.*

A, corps de la pompe aspirante et foulante.
B, ajutage destiné au refoulement.
C, ajutage destiné à l'aspiration.
D, robinet de communication de la pompe avec le flacon récepteur.
E, robinet de communication du flacon récepteur avec l'aiguille aspiratrice.
F, index de verre par lequel on observe l'écoulement de l'urine.
G, flacon récepteur de l'urine.
H, tuyau de caoutchouc pouvant servir au refoulement en cas d'injection
   consécutive à l'aspiration.

sur la ligne médiane ; il enfonce alors par un coup sec l'instrument qui pénètre dans la vessie. On met en communication l'aiguille avec le flacon récepteur et l'on vide une quantité d'urine, tantôt totale, tantôt partielle, suivant les indications, puis on retire l'aiguille et on applique un morceau de diachylon sur la piqûre.

### B. *Ponction avec le trocart.*

Le trocart qu'on emploie pour la ponction hypogastrique a la forme que nous indiquons (fig. 199); il est courbe et muni d'une canule.

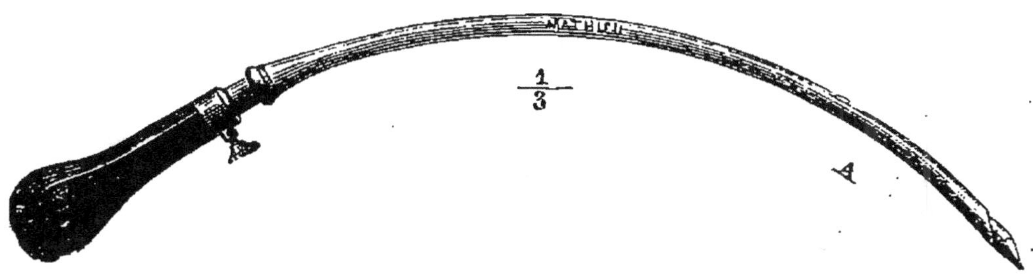

FIGURE 199

*Trocart courbe pour la ponction de la vessie.*

L'opération se fait de la manière suivante avec cet instrument, le chirurgien choisit son point de repère au-dessus du pubis, comme nous l'avons indiqué, puis il enfonce le tro-

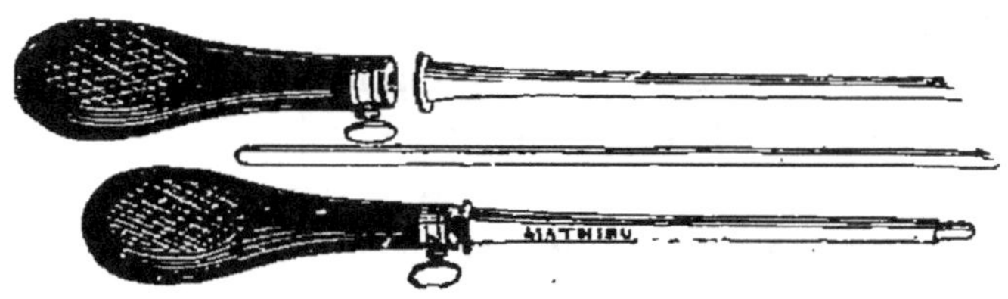

FIGURE 200

*Trocart droit pour la ponction de la vessie.*

cart de la même façon qu'on enfonce l'aiguille de l'aspirateur; seulement on tient compte de la forme curviligne de l'instrument, en ayant soin de diriger sa pointe en bas et en arrière; l'instrument enfoncé, on retire le trocart en laissant en place la canule; l'urine s'écoule alors, et quand elle a coulé, on retire le trocart et on met un morceau de diachylon, ou bien on laisse la canule en place et on la fixe, après l'avoir fermée avec un fausset suivant les indications. La ponction de la vessie peut encore être faite par aspiration avec un petit trocart droit; c'est même un mode assez usité. On se sert, pour cette ponction, du petit trocart que nous indiquons dans la figure ci-jointe (fig. 200), et l'on opère comme avec le trocart filiforme dans la ponction sans aspiration.

## APPRÉCIATION.

Ce que nous avons dit au début de ce chapitre nous dispense d'insister sur l'avantage qu'il y a à pratiquer la ponction hypogastrique de préférence aux deux autres que nous avons mentionnées.

Quant à ce qui est de l'application des trois procédés de ponction hypogastrique que nous venons de décrire, celui auquel nous donnons la préférence est la ponction avec l'appareil aspirateur. En effet, l'aiguille de cet instrument ayant un petit calibre, fait une piqûre peu considérable, et qui permet de renouveler la ponction un certain nombre de fois de suite. Cet avantage est fort appréciable, puisque ces ponctions successives peuvent, en donnant du temps, permettre d'arriver à franchir au bout de quelques jours un rétrécissement qu'on n'aurait pu dépasser au début, et qui, sans la ressource de la ponction, n'aurait donné lieu qu'à l'indication de l'urétrotomie externe.

Disons, pour terminer, que la ponction de la vessie par le procédé que nous indiquons est absolument inoffensif, qu'il est à peine douloureux, enfin qu'il peut être renouvelé comme nous l'avons vu, autant de fois que les circonstances l'exigent. Pendant ce temps, il est loisible d'administrer au malade des émollients, tisanes, bains, cataplasmes, qui permettent d'obtenir la détente du spasme, cause fréquente d'une diminution momentanée de calibre dans les rétrécissements. (Voir *Propriétés des rétrécissements, Spasme.*)

Il est toutefois certains cas où l'emploi du trocart ordinaire est indiqué : c'est lorsqu'il se trouve dans la vessie un liquide purulent ou sanguin, dont la densité permettrait difficilement le passage à travers une aiguille d'un petit diamètre. Dans ces conditions, l'emploi du gros trocart s'impose; dans les autres circonstances, de beaucoup les plus fréquentes, l'emploi de l'appareil aspirateur est infiniment préférable.

### B. *Incontinence d'urine.*

On désigne sous le nom d'*incontinence d'urine* l'*écoulement involontaire* de l'urine par le canal de l'urètre.

Cette incontinence est complète ou incomplète.

Dans le premier cas, l'écoulement de l'urine est continu; dans le second, la sortie involontaire de l'urine peut exister soit le jour (*incontinence diurne*), soit la nuit (*incontinence nocturne*).

L'incontinence d'urine peut résulter de diverses affections des voies urinaires; elle est une complication des rétrécissements de l'urètre, des affections de la prostate et des violences qui amènent une communication anormale entre la vessie et l'extérieur (voir *Fistules urinaires*). Cette incontinence cesse avec la guérison de la lésion qui l'a produite; mais il en est une autre qui semble n'être due à aucune lésion apparente et qui sera la seule dont s'occupera ce chapitre.

Pour bien comprendre le mécanisme de cette maladie, nous devons rappeler en peu de mots l'antagonisme qui existe entre le sphincter de la vessie, qui s'oppose à la sortie de l'urine, et la tunique musculeuse de cet organe, qui tend continuellement à chasser ce liquide.

Dans l'état normal, ces deux forces opposées se contrebalancent, et l'urine peut s'accumuler dans son réservoir jusqu'à ce que la distension qui en résulte amène la *sensation du besoin d'uriner*. Si, par une cause quelconque, cet équilibre est rompu, soit par le surcroît de vitalité de la membrane musculeuse, comme chez les enfants, soit par l'atonie, l'affaiblissement du sphincter vésical, qu'on observe si souvent chez les vieillards (voir *Maladies de la vessie*), l'urine sort contre le gré du malade; il y a incontinence.

Aussi est-ce surtout à ces deux extrémités de la vie qu'on observe cette infirmité. Dans l'âge adulte, on ne la rencontre guère qu'accidentellement, par suite de maladies du cerveau ou de la moelle épinière, d'une ivresse profonde, de syncope, de convulsions, d'une violente émotion morale; ou bien parce qu'elle a persisté depuis l'enfance sans pouvoir être encore guérie.

Cette affection, qui ne présente rien de dangereux pour celui qui en est atteint, a pourtant le très grave inconvénient de mouiller continuellement ses vêtements, qui, par là, répandent une odeur d'une fétidité insupportable. Aussi les malades, lors même qu'ils s'astreignent aux soins de propreté les plus minutieux, deviennent-ils bientôt à charge à eux-mêmes, et un objet de dégoût pour la société au milieu de laquelle ils vivent.

Les enfants qui sont affectés d'incontinence nocturne ont été, avec raison, divisés en trois catégories distinctes :

*a.* Les *dormeurs* laissent échapper l'urine sans en avoir conscience, parce que, chez eux, le sommeil est extrêmement profond. Il faut les réveiller deux ou trois fois pendant la nuit, et les habituer ainsi à vider la vessie de temps en temps.

*b.* Les *rêveurs* sont ceux qui, dans leurs rêves, s'imaginent qu'ils urinent dans un vase de nuit, contre un mur, tandis qu'ils mouillent leurs draps. Il faut aussi interrompre leur sommeil et les faire uriner.

*c.* Les *paresseux*, qui préfèrent pisser au lit que de prendre la peine de se lever ou de demander à uriner.

A ceux-là on fera subir des punitions, ou bien on stimulera leur amour-propre.

Dans tous ces cas, il faudra donner, le soir, très peu d'aliments, surtout d'aliments aqueux, et le moins de boisson possible. Des bains froids, des frictions sèches, ou rendues stimulantes par des liqueurs spiritueuses, sont très convenables pour fortifier le sphincter ou col de la vessie.

La poudre suivante nous réussit très souvent pour guérir des incontinences rebelles :

Prenez : Poudre de belladone..... 0,01 centig.
         Sucre pulvérisé......... 0,50 centig.

Mêlez pour un paquet à prendre le soir, délayé dans une cuillerée à café d'eau sucrée.

On peut en faire prendre jusqu'à deux ou trois doses à la fois, et on continue l'usage jusqu'à cessation de la maladie. En dix à douze jours, la guérison est habituellement complète.

Si l'incontinence est due à l'excès de force de la membrane muqueuse, ce qu'indiquent surtout les besoins irrésistibles d'uriner et la force avec laquelle ce liquide est projeté au dehors, on devra recourir aux boissons émollientes, aux cataplasmes, aux lavements adoucissants, et même à la saignée et aux sangsues, si le malade est très sanguin.

Quand l'incontinence reconnaît pour cause, comme chez les vieillards, la faiblesse, la demi-paralysie du col vésical, il faut employer les stimulants, soit en frictions sur le bas-ventre ou les reins, le périnée, soit sous forme de douches de vapeur aromatique ou d'eau de Barèges.

On recommande aussi des vésicatoires volants sur ces mêmes régions, en même temps que l'usage interne du quinquina, de l'extrait de noix vomique, de la strychnine, de la poudre de cantharides ou du seigle ergoté.

On obtient aussi des avantages, dans ces incontinences par atonie, en portant directement dans la vessie des injections stimulantes, simplement aqueuses, ou bien vineuses, balsamiques, ou même cantharidées.

Nous avons obtenu de la *cautérisation très superficielle* de l'orifice vésical, avec le nitrate d'argent fondu, la guérison d'incontinences qui avaient résisté à tous les autres traitements.

L'électricité peut aussi, dans les cas dont nous nous occupons, redonner du ton au sphincter de la vessie et guérir l'incontinence.

L'appareil dont on se sert le plus souvent pour l'électrisation du sphincter de la vessie, comme pour l'électrisation des autres parties des voies urinaires lorsqu'elle est indiquée, est la machine d'induction de Trouvé (fig. 200 *bis*).

Sans vouloir entrer dans tous les détails de la construction de cet appareil (voir la légende de la figure 200 *bis*), nous nous bornerons à dire qu'il possède un mécanisme permettant le développement de tout ou de partie seulement du courant, en sorte qu'on peut en graduer à volonté l'intensité. Cet appareil est muni à ses deux pôles, positif et né-

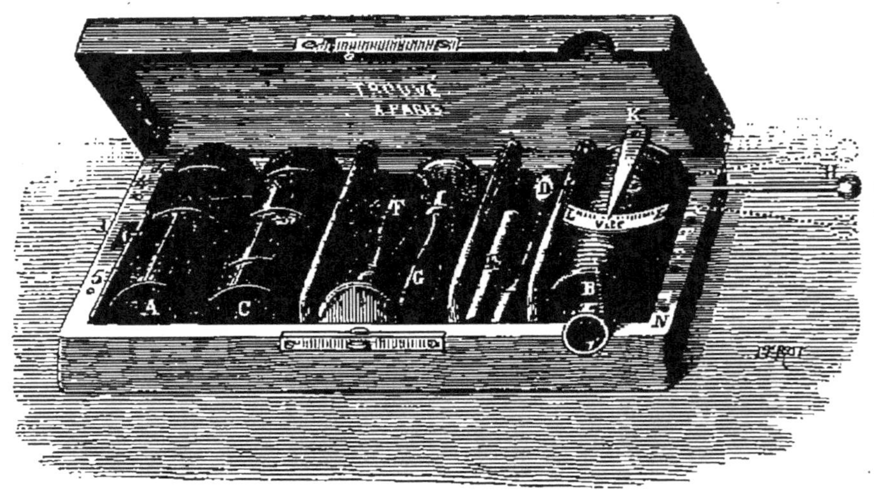

FIGURE 200 *bis*

*Machine d'induction de Trouvé, pour l'électrisation des voies urinaires.*

A, pile.

B, bobine d'induction. Les vibrations de cette bobine sont réglées par l'aiguille K.

C, tube contenant le bisulfate de mercure.

F F G D, tampons et électrodes variés selon les usages auxquels ils sont destinés.

H, pièce destinée à ralentir les vibrations de la bobine.

gatif, d'un fil conducteur aboutissant, l'un à une plaque métallique de 5 à 6 centimètres de diamètre environ, entourée d'une peau de chamois, et munie d'un manche isolant, en buis, destiné à permettre de la tenir à la main ; l'autre pôle est mis en communication avec une sonde spéciale destinée à être introduite dans l'urètre pour arriver au col de la vessie. Cette sonde est constituée par un mandrin métallique, terminé à sa partie antérieure par un renflement olivaire, dont le volume peut varier; ordinairement ce renflement correspond au diamètre n° 18 à 20 de la filière métrique.

A sa partie postérieure, se trouve un anneau destiné à permettre d'accrocher le fil conducteur.

Le mandrin est recouvert dans presque toute son étendue par une couche de gutta-percha destinée à l'isoler des parois de l'urètre. L'olive antérieure seule et la partie postérieure, au niveau où se trouve l'anneau, n'en sont pas recouvertes.

L'électrisation du col de la vessie avec cet appareil, se pratique de la manière suivante :

Le malade étant couché, le chirurgien introduit la sonde dont nous venons de parler dans l'urètre, jusqu'à ce que l'olive ait dépassé l'aponévrose moyenne du périnée; dès qu'elle l'a franchi, l'opérateur pousse encore l'olive à 1 centimètre environ en avant et il se trouve alors en contact avec le col : on relie la sonde à la pile au moyen du fil conducteur, et on établit le courant.

L'opérateur place alors la plaque recouverte de peau de chamois, correspondant à l'autre pôle, après l'avoir au préalable imbibée d'eau, sur le ventre ou le périnée du malade, et gradue, selon les cas, l'intensité du courant au moyen de l'appareil graduateur dont nous avons parlé. Il déplace fréquemment la plaque appliquée au périnée ou sur le ventre, de façon à éviter l'irritation des téguments.

Il prolonge ainsi la séance d'électrisation pendant une durée qui varie de cinq à dix minutes en moyenne, suivant les circonstances.

Enfin, quand aucun traitement ne peut triompher de l'infirmité dont nous nous occupons, il faut s'efforcer d'en pallier les inconvénients pour la rendre moins repoussante. C'est dans ce but qu'on a recours à des urinaux ou à des compresseurs de diverses formes.

Le plus usité de ces appareils consiste en un réservoir de caoutchouc, qu'on maintient sous la verge à l'aide d'une ceinture; à la partie inférieure de ce réservoir est adapté un tuyau de caoutchouc, fermé à sa partie inférieure à l'aide d'un robinet adapté à un ajutage métallique. Ce tuyau se place le long des jambes du malade dans son pantalon. En ouvrant trois ou quatre fois par jour la partie inférieure du tuyau, on fait écouler l'urine qui s'y est accumulée.

## C. *Tumeurs urinaires ou dépôts urinaires.*

Nous avons fréquemment signalé dans les chapitres qui précèdent, comme conséquences des ruptures du canal, de la blennorrhagie et des rétrécissements, la formation de collections liquides, dans les mailles des tissus qui enveloppent l'urètre. Ces collections sont formées par du sang, de l'urine ou du pus. Nous nous sommes occupé des premières, en parlant, dans le chapitre consacré aux *accidents du coït,* des épanchements sanguins consécutifs aux ruptures de l'urètre et des corps caverneux. Les cavités ou poches situées sur le trajet du canal et qui sont distendues par l'urine, ont reçu le nom de *tumeurs urinaires, dépôts urinaires, dépôts par épanchement d'urine.* Enfin toutes les fois que l'urine, sortant des voies qu'elle parcourt dans l'état normal, ne passe dans le tissu circulaire péri-urétral que dans des proportions limitées, il en résulte une inflammation locale qui se termine par la formation d'un *abcès dit urineux.*

Les *tumeurs* ou *dépôts* urinaires sont le plus souvent la conséquence d'un rétrécissement de l'urètre; la portion du canal située derrière la coarctation se dilate, et cette ampliation est en général favorisée par une éraillure des parois; les contusions du périnée peuvent aussi produire ces tumeurs en donnant lieu à une rupture partielle des tuniques de l'urètre.

Maintenant que nous avons fait comprendre la nature et la formation de ces tumeurs, nous allons exposer leurs symptômes et la marche qu'elles affectent plus particulièrement. Leur siège habituel est le périnée, dans la portion qui correspond au commencement de la région membraneuse et à la courbure du canal (voir l'*Anatomie*); c'est là, comme nous l'avons dit, que siègent le plus fréquemment les coarctations (voir *Rétrécissements*). Lorsqu'elles apparaissent, on observe une tumeur qui peut s'étendre jusqu'au scrotum; sa forme et son volume sont ceux d'un gros œuf de poule; cette tumeur est circonscrite, indolente, elle ne peut être déplacée latéralement, la peau qui la recouvre ne change pas de couleur, les tissus sont durs au toucher, la tumeur augmente de volume et devient plus rénitente lorsque le malade urine; après la miction, on peut la faire diminuer en exerçant sur elle une compression, et l'on constate alors en même temps la sortie d'une certaine quantité d'urine par le méat. Le lecteur comprendra facilement, après cette description, combien l'incontinence d'urine par regorgement complique fréquemment ces dépôts urinaires.

Lorsque le rétrécissement est peu considérable ou que la tumeur urinaire est due à une contusion, elle reste stationnaire, on peut évacuer la poche par la pression; mais dans le cas où la coarctation urétrale est assez considérable pour s'opposer à la sortie de l'urine, le séjour de ce liquide dans la poche anormale amène une altération de ses parois, le foyer s'enflamme et finit par suppurer; bientôt les téguments qui la recouvrent deviennent douloureux, chauds, tendus, œdémateux, et la tumeur qui s'est alors transformée en abcès s'ouvre spontanément : il s'établit une fistule urinaire; ou bien encore la partie la plus tendue et la plus saillante de la tumeur se mortifie, sans que la poche suppure, et, après l'élimination de l'escarrhe, la fistule urinaire est établie comme dans les cas précédents.

Il arrive quelquefois qu'il se fait une légère éraillure de la tunique interne de l'urètre, et que cette solution de continuité permet le passage de *quelques gouttes d'urine* dans le tissu cellulaire sous-muqueux; il en résulte une inflammation circonscrite et la formation d'une ou plusieurs petites tumeurs sur le trajet de l'urètre; ces petites tumeurs sont dures, indolentes : tantôt elles disparaissent spontanément après un certain temps, tantôt elles s'enflamment et s'abcèdent, d'où la formation d'une fistule.

Le meilleur moyen de prévenir le résultat fâcheux des tumeurs urinaires, c'est-à-dire leur inflammation et la formation de fistules urinaires, consiste dans le rétablissement du cours normal de l'urine en employant les bougies pour dilater l'urètre rétréci, et les sondes pour s'opposer à l'envahissement de la poche par l'urine, ce qui arriverait à chaque miction; l'usage de ces moyens sera continué jusqu'à ce que la tumeur ait complétement disparu; si les tissus restent engorgés, on combattra cet engorgement par des onctions mercurielles, des cataplasmes et des bains.

### D. *Abcès urineux.*

Après ce qui vient d'être dit, nous ne pouvons parler des abcès urineux que très brièvement; ces abcès sont, comme on l'a vu ci-dessus, la terminaison des tumeurs urinaires; de même, comme nous l'avons aussi signalé, une infiltration d'urine très circonscrite peut d'emblée se traduire par un abcès dont l'ouverture sera suivie de l'établissement d'une fistule urinaire. Mais plusieurs auteurs ont noté l'existence dans la région membraneuse et prostatique, d'abcès survenant sans qu'il y eût communication entre l'urètre et la collection purulente : la formation de ces abcès ne peut s'expliquer que par la propagation aux tissus voisins, par voie de continuité, d'une irritation prolongée de la muqueuse urétrale; cette manière de voir est confirmée par la complication d'abcès périurétraux survenant chez des individus atteints de blennorrhagie aiguë.

Le plus souvent, ces abcès s'ouvrent spontanément à l'extérieur et une fistule urinaire leur succède; quelquefois le pus se fraye une voie à travers le canal de l'urètre.

Pour ce qui est du traitement des abcès urineux, il n'en est pas d'autre pour nous qu'une large ouverture, qu'on pratiquera alors que l'application des topiques résolutifs et des cataplasmes sera restée, comme cela arrive presque toujours, sans résultats. Une fois que le pus aura trouvé une issue au dehors, on entreprendra la guérison de la fistule existante par le seul fait de l'ouverture, à l'aide des moyens et procédés qui seront décrits dans le chapitre consacré aux fistules urinaires.

### E. *Infiltration d'urine.*

On donne le nom d'*infiltration d'urine* à l'épanchement d'une grande quantité de ce liquide dans les tissus, à la suite d'une solution de continuité des parois de l'urètre, ou lorsqu'un obstacle s'oppose au cours de l'urine par les voies naturelles.

La définition que nous venons de donner de cette grave complication des rétrécissements du canal montre que cette affection peut ne pas être exclusivement due à une stricture. Dans la majorité des cas, c'est une *stricture urétrale* qui en est la cause; dans d'autres, il peut y avoir une solution de continuité du canal à la suite d'un *traumatisme* (cathétérisme, cathétérisme forcé, rupture traumatique de l'urètre). Enfin un *gravier* engagé dans le canal peut donner lieu à une infiltration urineuse, comme nous en avons vu tout récemment encore un fâcheux exemple, sur un malade atteint de gravelle, chez lequel un petit gravier anguleux s'étant arrêté dans le canal, ulcéra ce conduit et donna lieu à un épanchement considérable d'urine dans les tissus. Ce malade, que nous opérâmes heureusement pour lui à temps, eut la chance de sortir sain et sauf de ce grave accident.

Qu'elle soit causée par un obstacle au cours de l'urine ou par une autre cause, l'infiltration urineuse ne se produit que lorsqu'il y a eu plaie du canal de l'urètre. Cette plaie donne passage à l'urine, qui pénètre dans le tissu cellulaire sousmuqueux et s'y répand rapidement. Mais la route qu'elle prend diffère suivant le point où a eu lieu la solution de continuité.

Selon le siège de la rupture, l'infiltration, tout en étant très grave, n'est pas nécessairement mortelle; car on peut enrayer sa marche par un traitement chirurgical rationnel et énergique; ou bien, il est presque impossible d'arrêter les désordres qui se produisent, et le malade succombe fatalement.

Dans le premier cas, en effet, l'urine s'épanchant *en avant de l'aponévrose moyenne* (K, fig. 33, page 93), est empêchée de progresser en arrière par la présence de cette aponévrose qui est résistante, et elle continue à se porter en avant où elle rencontre peu d'obstacles; elle envahit donc le scrotum, la verge, les aines, et si on ne s'oppose pas à sa progression en donnant issue à l'urine, elle pourra décoller les parois abdominales. On a vu des cas d'infiltration urineuse non traitée arriver jusqu'aux aisselles.

Quand la déchirure du canal a eu lieu *en arrière de l'aponévrose moyenne*, l'infiltration ne peut pas se produire en avant, limitée qu'elle est de ce côté par cette aponévrose. Elle s'étend alors sur les parties latérales du rectum (E, fig. 33), qu'elle décolle, et de là, dans le petit bassin ; les accidents ne cessent dans ce cas qu'à la mort du malade.

### PLANCHE X

*Représentant une infiltration d'urine ouverte spontanément. Gangrène du scrotum consécutive à cette ouverture spontanée. (Pièce provenant du D<sup>r</sup> Mallez.)*

V, verge.
B, bougie introduite dans le canal de l'urètre.
S C R, scrotum.
T S, tissus sains.
P G, portion gangrenée du scrotum. (L'escharre résultat de la gangrène est éliminée.)

Ce qui fait la gravité de l'infiltration urineuse, quand même elle se limite d'elle-même avant la mort du malade, ce qui est rare, c'est que la septicité de ce liquide cause immédiatement la mortification de tous les tissus qu'il touche, dès qu'il est sorti de ses voies naturelles ; il se produit donc là un phlegmon gangréneux (voir pl. X). Les tissus mortifiés ne tardent pas à prendre une coloration violacée et noirâtre. Le malade, qui n'avait pas de fièvre au début de son infiltration, est pris d'une fièvre violente ; la mort survient parfois très rapidement. Dans d'autres cas, elle a lieu plus tard, à la suite de l'épuisement causé par la suppuration ou de l'infection putride qui résulte de la lésion.

*Diagnostic.* L'infiltration urineuse doit se différencier du *phlegmon diffus* et de l'*érysipèle œdémateux des bourses*.

Dans le *phlegmon diffus*, la marche de l'affection est beaucoup plus lente ; dans l'infiltration d'urine, au bout de quarante-huit heures, des plaques de sphacèle apparaissent.

Dans l'*érysipèle œdémateux des bourses*, il y a de la fièvre dès

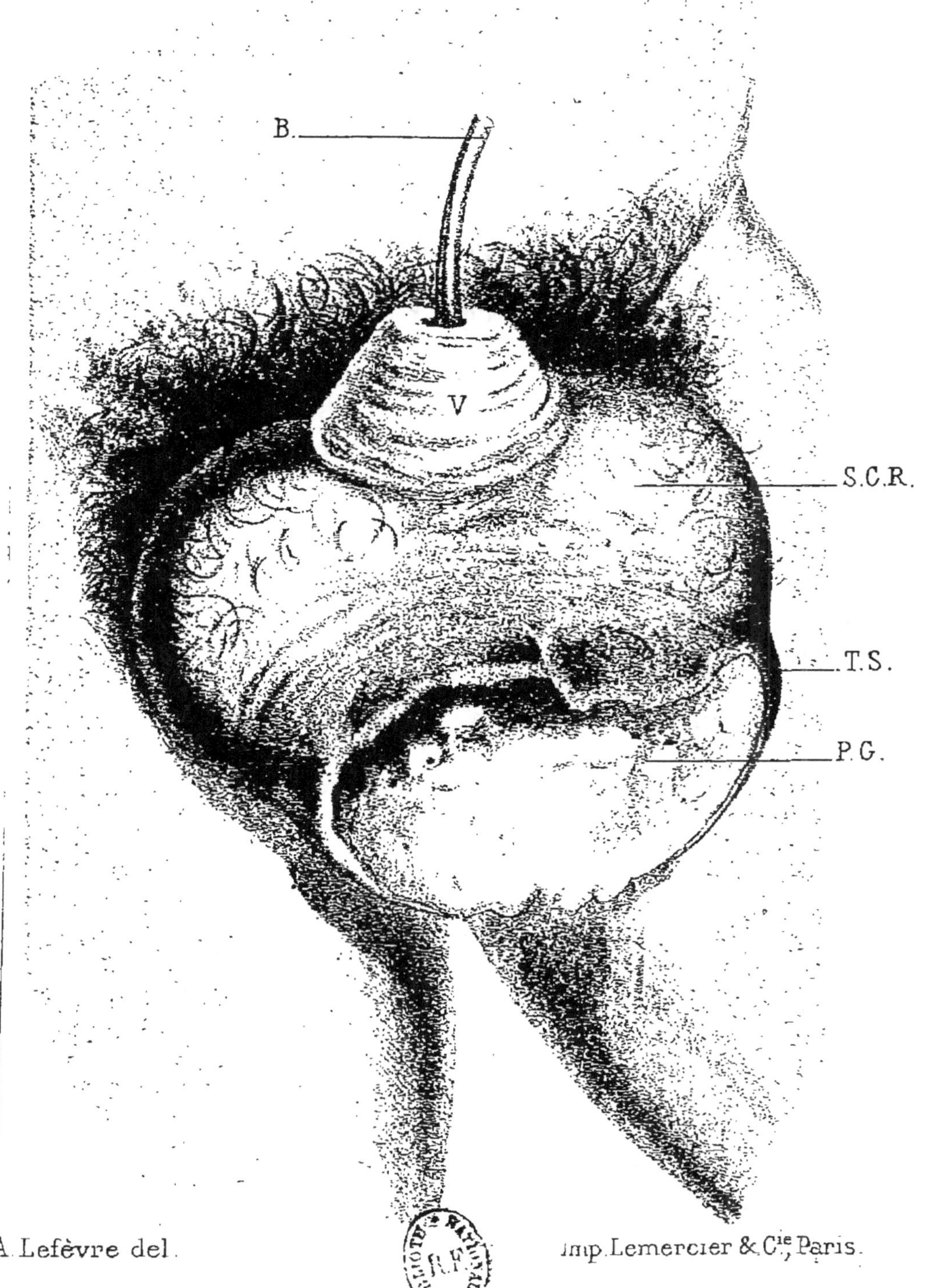




Imp. Lemercier & Cie, Paris.

le début; il n'y en a pas au début dans l'infiltration d'urine. Enfin un excellent moyen de diagnostic est la palpation du périnée, qui dénote toujours, dans le cas de phlegmon urineux, un empâtement de la région, et dans certains cas, une fluctuation profonde.

*Traitement.* Le traitement doit être rapide et énergique, sous peine de voir l'affection se terminer d'une façon fatale et à bref délai. Il s'agit de donner issue, et cela le plus vite possible, à l'urine épanchée.

On place le malade dans la position usitée pour l'opération de la taille; on rase le périnée; un aide relève les bourses. On fait alors une incision sur la ligne médiane, depuis la racine des bourses jusqu'à 1 centimètre de l'anus; il est même bon d'empiéter un peu sur le scrotum, surtout lorsqu'il est infiltré. Il faut avoir soin d'inciser les tissus couche par couche, jusqu'à ce qu'on soit arrivé à l'aponévrose superficielle. Une fois cette aponévrose ouverte, il s'écoule un flot de liquide d'odeur urineuse. On introduit alors le doigt dans la plaie, pour s'assurer de l'étendue de la poche.

Si le scrotum est infiltré, il est bon de faire une incision de chaque côté, en ayant soin de ménager les testicules. On place un tampon de charpie phéniquée sur la plaie, et l'opération est terminée.

On doit surveiller avec soin les suites de cette opération, sans quoi la plaie peut ne pas se refermer complètement, et le malade reste atteint d'une fistule urinaire (voir le chapitre suivant, qui traite de cette affection).

## F. *Fistules urinaires.*

On désigne sous le nom de *fistules urinaires* des ulcères longs, étroits, sinueux, s'ouvrant à l'intérieur dans un point quelconque des voies urinaires, reins, uretères, vessie, canal de l'urètre, et par lesquels l'urine s'échappe au dehors.

On distingue les fistules urinaires en *incomplètes* et *complètes.*

*a.* Les *fistules incomplètes* se divisent elles-mêmes en fistules urinaires *incomplètes externes* et *incomplètes internes.*

Les premières, qu'on appelle aussi *fistules borgnes externes*, présentent à l'extérieur une ou plusieurs ouvertures fistuleuses qui, après un trajet sinueux plus ou moins prolongé, se terminent en *cul-de-sac* dans le voisinage des voies urinaires, mais sans communiquer avec celles-ci.

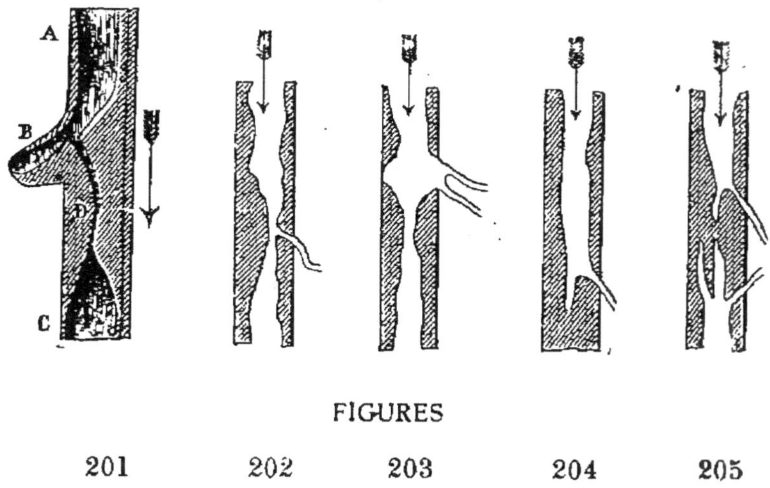


FIGURES

201     202     203     204     205

*Représentant des fistules urinaires, suite de rétrécissements du canal de l'urètre.*

(La flèche indique la direction du cours de l'urine.)

La figure 201 représente une fistule urétrale, suite de rétrécissement.
A, portion du canal de l'urètre située entre l'obstacle et la vessie.
B, trajet fistuleux.
D, rétrécissement qui a causé la rétention d'urine, et par suite la fistule B.
C, portion du canal située en avant de l'obstacle.
La figure 202 représente une fistule urétrale compliquée de rétrécissement.
La figure 203 montre deux fistules et une grande dilatation du canal en arrière de la stricture.
La figure 204 est un exemple de fistule urétrale, compliquée de l'oblitération du canal dans sa partie inférieure.
La figure 205 fait voir une double fistule avec occlusion de l'urètre et fausse route.

Les secondes, ou *fistules urinaires borgnes internes*, résultent d'une perforation dans un point quelconque du trajet des voies urinaires; cette perforation, dans laquelle s'engage l'urine, détermine la formation d'un conduit plus ou moins étroit et long, qui se termine en *cul-de-sac* à une certaine distance de son origine, mais sans s'ouvrir à la peau, ni dans aucun organe circonvoisin.

*b.* Nous ne nous occuperons dans cet article que des *fistules urinaires complètes*, qui sont, à vrai dire, les seules fistules urinaires, et de beaucoup les plus fréquentes.

Leur *orifice interne* communique avec les reins, les uretères, la vessie ou le canal de l'urètre; leur *ouverture externe*, qui souvent est très éloignée de la précédente, peut se rencontrer dans la région des reins, au pli de l'aine, au nombril par l'ouraque non oblitéré, au-dessus de l'os pubis, à la peau des bourses, à la verge, au périnée. Quelquefois elle communique avec les intestins, la cavité du péritoine. Dans ce dernier cas, il se fait un épanchement qui est presque toujours promptement mortel.

## Causes.

Les *causes* des fistules urinaires sont nombreuses. Cette affection survient le plus souvent à la suite d'une *rétention d'urine* (voir cet article), produite elle-même soit par un *rétrécissement de l'urètre*, par un *calcul arrêté au col de la vessie,* ou par un *engorgement de la glande prostate* (voir *Maladies de la glande prostate*). Un *abcès* développé dans le voisinage des voies urinaires peut s'ouvrir à la fois dans la cavité des voies urinaires et au dehors, et déterminer ainsi une fistule complète. Une *déchirure,* une *lésion de la vessie* ou *du canal de l'urètre* par un chirurgien malhabile dans l'art du cathétérisme, ont quelquefois produit cet accident. C'est aussi un des résultats habituels du *cathétérisme forcé.* Du temps que, pour le traitement de la pierre, on avait exclusivement recours à la *taille,* des fistules urinaires étaient fréquemment la suite de cette opération. La *perforation spontanée de la vessie* chez les vieillards donne naissance à des fistules urinaires du caractère le plus grave. Un *cancer du rectum* peut, en se propageant au bas-fond de la vessie, en amener la perforation et déterminer une fistule.

On donne à la fistule urinaire des noms variables selon

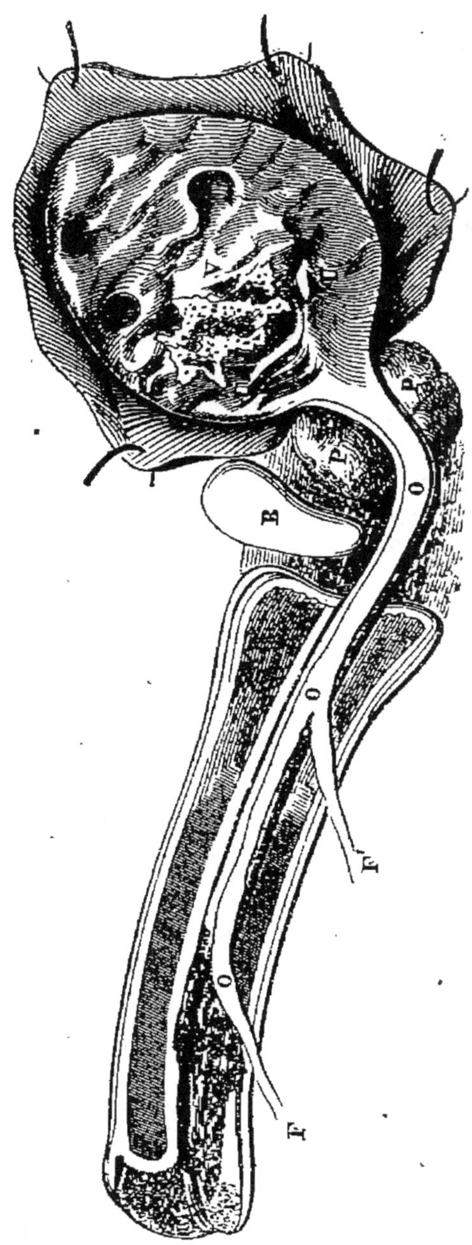

FIGURE 206

*Représentant l'appareil urinaire affecté de deux fistules urétrales et
d'altérations profondes de la vessie.*

(COUPE D'AVANT EN ARRIÈRE PAR LE MILIEU.)

-O O O, le canal de l'urètre.

M O, le canal de l'urètre oblitéré dans sa partie antérieure, par suite de rétré-
    cissement.

F O, première fistule urinaire urétrale.

F'O, deuxième fistule urinaire urétrale.

B, l'os pubis.

P P, la glande prostate.

V, la cavité de la vessie, sur le fond de laquelle on remarque des boursou-
    flements fongueux et des anfractuosités.

U U, l'orifice des deux uretères.


l'aboutissant des ouvertures internes ou externes, Ainsi, elle porte le nom de *vésico-rectale* ou *intestinale*, si le trajet fistuleux partant de la vessie vient aboutir à l'intestin rectum ou dans un autre point de la cavité intestinale. Les fistules *vésico* ou *urétro-scrotales*; *inguinales*, *périnéales*, *péniennes*, résultent de la communication d'un point de la vessie ou du canal de l'urètre avec la peau des bourses ou scrotum, le pli de l'aine, le périnée et le pénis ou verge.

### *Symptômes* et *diagnostic.*

Les fistules urinaires sont caractérisées par un écoulement d'urine, qui est *continu* lorsque la fistule s'ouvre dans la vessie, mais qui est *intermittent* et *n'apparaît qu'au moment* de l'émission de l'urine lorsqu'elle s'ouvre dans le canal de l'u-rètre.

Ce caractère est très important à noter pour le pronostic à porter sur la curabilité du mal ; les fistules vésicales, en effet, sont très difficilement curables, tandis que l'art triomphe très fréquemment des fistules urétrales, consécutives ou non à un rétrécissement du canal de l'urètre,

Mais l'écoulement de l'urine n'est pas toujours aussi facile à constater que je viens de le dire. Cet écoulement, en effet, n'existe pas toujours quand le malade urine, alors même que la *fistule urétrale* est complète ; car lorsque le trajet fistuleux est très étroit, que le canal de l'urètre est parfaitement libre, l'urine peut, à la rigueur, sortir quelquefois en totalité par ce dernier, sans qu'il en passe par la fistule ; et quand celle-ci part de la vessie, lorsque son trajet est étroit et fort sinueux, l'urine, au lieu de sortir, comme nous avons dit plus haut, d'une manière continue par la fistule, ne la traverse que lorsque le malade fait de grands efforts pour uriner. Dans ces cas difficiles, l'*exploration simultanée* de la fistule et de la vessie par un *stylet* et une *sonde métallique* lève presque toujours les

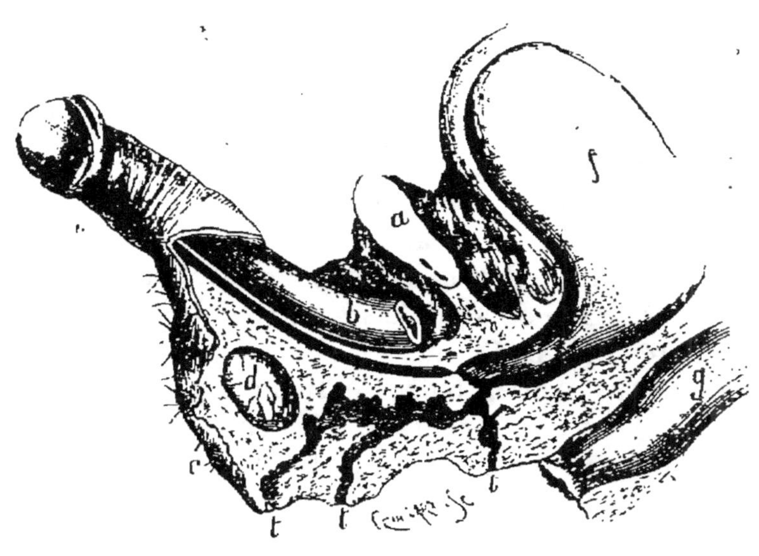

FIGURE 207

*Représentant trois fistules périnéales et scrotales* (Thompson).

(COUPE MÉDIANE ANTÉRO-POSTÉRIEURE.)

*a*, symphyse du pubis.
*b*, corps caverneux de la verge.
*c*, scrotum.
*d*, testicule.
*g*, rectum.
*f*, vessie.
*t. t. t.* trois fistules urinaires périnéales, s'ouvrant en bas au périnée et au scrotum, et aboutissant, en haut, à la portion dilatée du canal de l'urètre qui se trouve en arrière d'un rétrécissement situé au lieu d'élection (portion bulbo-membraneuse de l'urètre), au-dessous de la symphyse du pubis *a*.


doutes. Quand la fistule s'ouvre dans l'intestin rectum, l'urine sort par ce conduit naturel, et le *doigt* qu'on y introduit sent l'orifice de la fistule ou même la sonde qui a été introduite dans la vessie.

Les fistules urinaires ont le plus fréquemment leur orifice externe situé au périnée, au scrotum, au pli de l'aine, et se présentent sous l'aspect d'ouvertures habituellement étroites, placées au centre d'une fongosité rougeâtre ou rosée, ce qui a fait comparer leur forme à celle d'un *cul de poule*. La peau des parties voisines est dure, calleuse ; souvent on sent une corde tendue depuis l'orifice fistuleux jusqu'au niveau de l'urètre ; cette sensation est fournie par les callosités qui accompagnent le trajet fistuleux dans toute sa longueur. Les anciens se préoccupaient beaucoup de faire dissoudre ces indurations, qui sont très réfractaires, en effet, quand on s'adresse directement à elles, mais qui se fondent et se dissipent spontanément quand on a fait disparaître l'obstacle qui s'opposait au libre cours de l'urine.

L'ouverture fistuleuse, outre le liquide naturel qui s'en échappe, soit continuellement, soit de temps à autre, fournit par elle-même une suppuration séreuse blanchâtre, peu abondante, qui tache le linge dont les malades recouvrent la petite plaie.

Le plus souvent l'ouverture interne de la fistule est unique (fig. 201, 202, 204) ; quelquefois il y en a deux (fig. 203), ou un plus grand nombre. Mais il est bien rare que la fistule ne s'ouvre que par un seul orifice à l'extérieur ; fréquemment, pour une seule ouverture interne, il y a trois, six et jusqu'à dix points fistuleux extérieurs. Si l'un se ferme pour quelque temps, il s'en ouvre un ou deux pour le remplacer. Nous avons vu, chez certains malades, le pli de l'aine et le scrotum criblés d'orifices, semblables à une pomme d'arrosoir ou à une écumoire, au moment où ils urinaient.

*Pronostic.*

La gravité des *fistules rénales et urétérales* dépend de la cause qui les entretient et de la grande difficulté de pouvoir, dans le plus grand nombre des cas, y porter remède.

Le pronostic des *fistules urétrales* est, en général, plus favorable, par la double raison qu'elles sont plus faciles à guérir, et que, l'urine ne sortant par les trajets fistuleux que lorsque le malade satisfait les besoins naturels, il est plus facile de veiller aux soins de propreté nécessaires.

### Traitement.

L'indication à remplir est d'empêcher le liquide urinaire de passer par les trajets fistuleux et de le forcer à sortir par les voies naturelles. Ce but une fois atteint, les fistules, si nombreuses que soient les ouvertures extérieures, s'oblitèrent d'elles-mêmes promptement.

Si la rétention d'urine qui a déterminé la rupture du canal a été causée par un rétrécissement, la dilatation du canal et sa recalibration suffiront pour amener la guérison de tous les accidents. Mais, ainsi que le montre la figure 206 (MO, partie antérieure du canal de l'urètre complètement oblitérée), ce résultat est quelquefois difficile à obtenir, et on ne peut guère formuler de préceptes dans ces circonstances, car la sagacité du chirurgien et son habileté de main fournissent alors et exécutent les seules règles praticables.

Bien que la sonde à demeure ait des inconvénients déjà signalés, elle rend, dans ces cas extrêmes, quelques services, en empêchant l'urine de baigner incessamment le trajet fistuleux. Aussitôt donc que la dilatation sera suffisante, le chirurgien avisera s'il peut être avantageux d'introduire une sonde à demeure, et s'il convient de la laisser ouverte ou d'en fermer l'orifice, pour le déboucher toutes les deux heures environ : on prendrait alors les précautions indiquées page 103.

Quand les fistules sont causées par un cancer, elles sont incurables au même titre que la maladie principale.

### G. Fièvre urineuse.

Des hypothèses nombreuses et contradictoires ont été émises sur la fièvre d'accès qui suit parfois les opérations pratiquées sur les voies urinaires. Cette complication. dont la gravité varie suivant les cas, a été signalée par tous les auteurs; mais chacun d'eux l'a plutôt indiquée qu'étudiée. Il faut du reste avouer que les circonstances diverses dans lesquelles la fièvre se produit ont rendu cette étude difficile; les accès survenant après un simple cathétérisme explorateur formant la classe la plus nombreuse des accidents possibles, le cathétérisme, d'une manière générale, a été considéré comme cause exclusive de la fièvre d'accès, par certains observateurs. Nous verrons plus loin ce qu'il faut en penser.

Quoi qu'il en soit, nous décrirons d'abord les symptômes de la fièvre, et nous verrons ensuite quelles sont les théories qu'on a proposées pour l'expliquer.

Nous devons dire d'abord que tantôt l'accès de fièvre est *unique,* tantôt il est *répété.*

Lorsque l'accès est unique, il a reçu le nom d'*accès franc ;* quand les accès sont répétés, ils sont moins forts et offrent l'apparence d'une fièvre continue à exacerbations.

1° *Accès franc.* Ce type se compose de trois périodes ou stades :

1° *Stade de frisson,*

2° *Stade de chaleur,*

3° *Stade de sueur.*

L'accès débute par un frisson plus ou moins fort, plus ou moins prolongé, après quoi le malade a une sensation de chaleur désagréable, bientôt suivie de sueurs abondantes. La durée totale de l'accès varie de une heure à cinq ou six; puis tout rentre dans l'ordre.

2° Le second type, comme nous l'avons dit, est plutôt constitué par une *fièvre continue avec exacerbations.* Le malade a des accès moins forts que celui que nous venons de décrire, dans l'intervalle desquels il a un mouvement fébrile appréciable.

La fièvre urineuse peut se développer à la suite de toutes les opérations pratiquées sur les voies urinaires; disons néanmoins qu'avec des précautions convenables, il est possible le plus souvent de prévenir cette complication.

Le *diagnostic* de cette affection se fait facilement d'après les commémoratifs qu'on reçoit du malade, chez lequel on retrouve toujours une des causes donnant lieu à cette fièvre.

D'après ce que nous venons de dire précédemment, la fièvre urineuse peut être prévenue le plus souvent par des précautions appropriées.

Le traitement se divise donc en traitement *préventif* et traitement *curatif*.

Le traitement *préventif* consiste : 1º à n'employer jamais la violence dans les manœuvres que l'on pratique sur les voies urinaires; 2º à ne faire ces manœuvres que lorsqu'elles sont nécessaires; 3º à les faire durer le moins longtemps possible; 4º à les répéter seulement selon les indications; 5º enfin à administrer, quand on prévoit la possibilité de cette complication, le sulfate de quinine d'une façon préventive.

Néanmoins il est des cas où, malgré l'observation exacte et rigoureuse des préceptes que nous venons d'indiquer, la fièvre survient; dans ces cas, le traitement à appliquer est le suivant :

1º Suspension de la cause qui l'a produite, quand cette cause est permanente;

2º Administration, dès le début de l'accès, du sulfate de quinine à la dose de 50 centigr., et continuation ensuite, toutes les heures, de l'administration de 20 centigr. de sulfate de quinine sous telle forme qu'on voudra, et cela jusqu'à concurrence de la quantité totale de 1 gr. 50 à 2 grammes par jour.

Enfin, pendant le frisson, il faut réchauffer le malade en l'enveloppant de couvertures et en lui administrant abondamment du thé au rhum. Cette boisson doit être continuée pendant les stades suivants de chaleur et de sueur, afin de favoriser autant que possible la transpiration; dans ce même but on aura soin de ne pas découvrir le malade. Enfin, le lendemain de l'accès, il est bon d'administrer au malade un purgatif salin.

Quant au second type que nous avons décrit, le traitement principal à lui opposer, est le sulfate de quinine jusqu'à cessation de la fièvre.

Diverses théories ont été proposées pour expliquer la fièvre d'accès urineuse. Sans vouloir entrer dans des détails que ne comporte pas ce livre, nous nous bornerons à énumérer les principales. Elles se réduisent actuellement à quatre.

1º Pénétration de l'urine par une plaie dans le torrent de la circulation ;

2º Production d'une phlébite ;

3º Dépression nerveuse ;

4º Lésion des reins.

Nous ne discuterons pas la valeur de ces théories ; il nous suffira de dire que la science n'est pas encore fixée sur la théorie réelle ; nous nous bornons à signaler le fait et à tirer les conséquences pratiques de ce que nous savons sur cette affection, et qui nous permettent de la prévenir et de la guérir.

## Chapitre IV.

## ACCIDENTS DU COÏT.

En dehors de la blennorrhagie, le coït peut déterminer, du côté des organes génito-urinaïres, d'autres affections rarement notées par les auteurs qui ont écrit sur les maladies dont nous nous occupons : aussi allons-nous traiter dans ce chapitre des *déchirures* de la *rainure du gland*, de la *rupture du frein*, du *méat*, du *canal* et du *bulbe* qui surviennent dans l'acte de la génération, et qui, lorsqu'ils se produisent, effrayent considérablement ceux qu'ils atteignent, et quelquefois entraînent avec eux les conséquences les plus fâcheuses ; nous traiterons en même temps des plaies de la verge et de l'urètre, afin de n'avoir plus à revenir sur ces derniers accidents, dont le résultat le plus bénin est le rétrécissement cicatriciel (voir le chapitre des *Rétrécissements*).

### *Déchirure de la rainure du gland.*

Cet accident est excessivement fréquent ; la muqueuse du gland, dans le point où elle se réfléchit sur le prépuce, s'é- raille dans la copulation, soit par l'action des poils lors de l'introduction du pénis, soit que la finesse de cette muqueuse entraîne son excoriation quand il y a excès de coït ou disproportion des organes génitaux. Il y a des hommes qui *s'écorchent* de cette façon chaque fois qu'ils ont des rapports sexuels.

Ce petit accident est peu douloureux, la sensation pénible étant émoussée par le plaisir; aussi voit-on parfois ces déchirures s'agrandir par la continuation de l'acte et simuler le chancre simple (voir cet article). C'est là une des plus graves conséquences de cette lésion qui, au début, se distinguant difficilement du chancre, tient l'esprit en suspens, sur sa nature bénigne ou non, pendant plusieurs jours. Ces excoriations guérissent facilement pourvu qu'on ne les soumette pas de nouveau à la cause qui les a produites. Il faut se garder d'y appliquer des corps gras et des pommades mercurielles, comme certains malades ont l'habitude de le faire, ce qui cause une irritation de la petite plaie et pourrait provoquer la suppuration.

Si ces écorchures se reproduisaient fréquemment, on pourrait détruire l'aptitude de la muqueuse à se déchirer en faisant de fréquentes lotions sur le gland avec une solution astringente, qui produirait sur cette membrane une sorte de tannage.

### *Rupture du frein et du méat urinaire.*

Il est un vice de conformation assez fréquent et qui complique souvent le phimosis congénital, c'est la brièveté du frein qui est alors plus large et plus court qu'à l'état normal. Cette conformation vicieuse produit fréquemment, pendant le coït, des ruptures de ce repli membraneux qui, dans certains cas où le méat est très large, se compliquent d'un agrandissement de cet orifice, formé par une déchirure partielle de la paroi inférieure de l'urètre. Ces accidents n'ont d'autres conséquences qu'une hémorrhagie qui, selon le calibre de l'artériole, peut être assez intense pour effrayer le malade.

Ces déchirures sont plus douloureuses que les précédentes et exigent, pour guérir, le repos absolu de l'organe. On a vu des hémorrhagies considérables se produire dans ces circonstances et nécessiter la ligature de l'artère du frein.

### *Ruptures de l'urètre et des corps caverneux.*

La cause la plus fréquente de la rupture du canal de l'urètre dans les rapports conjugaux, est l'état morbide de ce canal; aussi cet accident arrive-t-il presque toujours à ceux qui, quoique atteints d'urétrite et surtout de blennorrhagie cordée (voir la *Blennorrhagie*), se livrent aux rapprochements intimes; on voit encore survenir cet accident chez ceux qui ont des rétrécissements.

Lorsque l'urètre se déchire, le premier symptôme que l'on observe est une hémorrhagie d'une intensité variable qui peut aller jusqu'à la syncope, puis le malade ressent une douleur atroce s'irradiant de la verge au bas-ventre et au rectum; les parties voisines se tuméfient sous l'influence du sang qui pénètre les tissus; le malade, anxieux, ne tarde pas à ressentir les atteintes d'une rétention d'urine qui reconnaît pour cause la formation d'un caillot sanguin. Si on ne remédie pas à cet état, la tuméfaction augmente, la verge s'œdématie, la peau devient chaude, rouge, le pus se forme, et un abcès qui est la conséquence de ce dernier phénomène ne tarde pas, en s'ouvrant, à donner issue à l'urine et à une abondante suppuration (voir le chapitre qui traite des *Fistules urinaires*).

Ce tableau suffit à montrer la gravité de cet accident qui peut entraîner la mort par l'infiltration urineuse et les autres désordres qu'elle entraine. Si un traitement habile vient enrayer ces conséquences funestes, le malade ne peut cependant pas éviter le rétrécissement cicatriciel, et fréquemment une déviation dans la direction de la verge, inconvénient qui a pour résultat de s'opposer à une érection convenable et qui prédispose à des récidives de ce dangereux accident.

Le traitement consiste à arrêter l'hémorrhagie, à s'opposer à l'infiltration sanguine et urineuse par l'introduction d'une sonde à demeure dans le canal; s'il s'est formé une tumeur sanguine au siège de la rupture, on l'ouvrira, et, par des moyens appropriés, on s'efforcera de s'opposer à la fistule urinaire consécutive.

On remarque assez souvent chez des individus d'un certain âge qui ont abusé du coït, des tumeurs du pénis qu'on a appelées improprement *nœuds* ou *ganglions des corps caverneux*. Ces tumeurs sont indolentes, dures, peu mobiles et semblent faire corps avec le pénis; lorsqu'on les presse pendant que la verge est en érection, on produit une assez vive douleur. Ces tumeurs, consécutives à un petit épanchement sanguin résultant de la rupture d'une des mailles du corps caverneux, laissent à leur suite des *tractus fibrineux* qui soudent les aréoles du tissu et s'opposent à leur expansion; aussi, pendant l'érection, le sang afflue dans toute l'étendue des corps caverneux, excepté vers le point où la tumeur existe. Il est facile de comprendre que la déformation de la verge sera en raison du nombre, du volume et de la position de ces nodosités. Ces petites tumeurs, quand elles sont récentes, disparaissent quelquefois sous l'influence d'une médication appropriée, mais toute intervention chirurgicale doit être proscrite.

En dehors de ce qui vient d'être dit, on voit des ruptures du pénis, c'est-à-dire des corps caverneux, qu'elles se produisent seules ou qu'elles s'accompagnent de ruptures de l'urètre, avoir des conséquences bien plus fâcheuses, comme le démontrera l'observation suivante présentée par M. Huguier à la Société de chirurgie en avril 1853.

« Un homme de 37 ans était atteint depuis quelque temps d'une affection de l'oreille pour laquelle un médecin ordonna l'application d'un vésicatoire à la région mastoïdienne. Quelques jours après, cet homme étant couché avec sa femme et ayant, depuis l'application du vésicatoire, des érections continuelles (voyez *Maladies de vessie*, le passage consacré à la *cystite cantharidienne*), eut malgré lui un rapport sexuel avec celle-ci. Dans l'action elle se plaça sur lui et, par un faux mouvement, pressant de tout le poids de son corps sur la verge, alors en violente érection, elle la porta brusquement vers le périnée et la cuisse; il en résulta immédiatement une rupture du canal et des corps caverneux; au moment de l'accident, il survint une douleur vive et soudaine, la verge prit bientôt une couleur rouge-violacé, il y eut en même temps un écoulement de sang considérable. Le malade essaya vainement d'uriner, on ne put introduire une sonde dans la vessie, par suite de la rupture du canal. La verge, gonflée de sang épanché, est noire, déformée, d'une mollesse extrême ; le prépuce est œdématié, le scrotum et le périnée ont une teinte ecchymotique ; la moindre pression sur le bas-ventre ou le périnée cause une douleur vive ; la fièvre est intense, le malade anxieux ne peut pas dormir. Bientôt après, la langue devint brunâtre, l'infiltration d'urine se produisant donna lieu à la formation de plaques gangréneuses aux régions inguinales, iliaques et hypogastriques ; la vessie, distendue par l'urine, ne put être vidée que par la ponction sus-pubienne. Enfin la mort vint mettre un terme aux douleurs du malade.

« A l'autopsie on trouva une rupture complète de l'urètre au niveau du bulbe ; une distance de 2 centimètres séparait les deux bouts du canal rompu. De plus, à 6 centimètres du méat, il existait une anfractuosité ; cette cavité présentait à sa paroi supérieure deux dépressions dues à une perte de substance des corps caverneux. »

La rupture du pénis, quelles que soient ses conséquences, cause toujours une gêne incurable, sinon un empêchement absolu à la copulation ; ainsi il existe une observation dans laquelle une déchirure qui se produisit dans la partie postérieure de l'organe eut pour résultat de rendre l'érection incomplète, le sang pénétrant seulement le tronçon des corps caverneux situé en arrière du lieu où s'était produite la lésion, de sorte que la partie antérieure de la verge restait flasque et inerte.

### *Apoplexie du bulbe.*

Nous emprunterons à une brochure de M. Demarquay une observation relatant une lésion survenue à la suite du coït répété plusieurs fois dans un très court espace de temps et qui a été notée par ce chirurgien.

« Un homme âgé de 46 ans entra à la Maison municipale de santé le 7 juillet 1858. Trois jours auparavant, étant indisposé, il fit, malgré le mauvais état de sa santé, des excès de table après lesquels il eut des rapports avec une femme. Pendant deux heures, en butte à des excitations continuelles, il répéta cinq fois le coït, qui quatre fois seulement fut suivi d'éjaculation. Le soir, il tomba dans une prostration extrême, éprouva des douleurs dans la verge et au périnée, et ne put que difficilement uriner. Le lendemain, tous ces symptômes augmentèrent, et le 6, la miction devenant impossible, on dut recourir au cathétérisme.

« Au moment de son entrée, on constate que la verge est couchée sur l'abdomen ; toute la partie qui répond aux corps caverneux est molle, ainsi que le gland ; mais tout le reste de la portion spongieuse de l'urètre et le bulbe forment une saillie remarquable, dure au toucher comme pendant l'érection ; le pouls est petit et très fréquent. On applique quinze sangsues à la racine de la verge, cataplasme, bain, lavement émollient.

« Le 9, l'état n'a pas changé : trente sangsues au périnée.

« Le 10, le malade éprouve pendant une heure du frisson, la paroi abdominale présente une rougeur phlegmoneuse. Incisions multiples.

« Le 11, teinte ictérique des téguments, prostration générale, petite tache gangréneuse au niveau du corps caverneux gauche, petite incision suivie d'un écoulement de sang noirâtre. Le 12, la gangrène s'étend et le malade meurt le 14 juillet.

« A l'autopsie on trouve la paroi abdominale au niveau du pénis et les enveloppes de la verge infiltrées de pus. La muqueuse urétrale, fortement injectée, est gangrénée au niveau et en avant du bulbe dans une étendue de 7 à 8 centimètres. La muqueuse vésicale a une teinte ardoisée et offre de petites taches gangréneuses ; le bulbe est très augmenté de volume, il offre la grosseur d'un œuf de poule, sa dureté est remarquable, sa couleur est lie de vin, et il contient une grande quantité de sang épanché. »

La gravité des accidents éprouvés par ce malade paraît tenir à l'état dans lequel il se trouvait lorsqu'il se livra aux excès vénériens ; quoi qu'il en soit, la lésion du bulbe mérite d'être signalée, et le mécanisme de l'érection peut, jusqu'à un certain point, rendre compte de l'épanchement sanguin dont cette partie du pénis était devenue le siège ; on peut présumer que chez ce malade le muscle bulbo-caverneux a éprouvé une contracture, dont le résultat a été une distension excessive du bulbe; et par suite rupture des cellules du tissu spongieux qui entre dans la composition de cet organe.

# Chapitre V.

## CONTUSIONS ET PLAIES DE L'URÈTRE.

Nous croyons devoir placer immédiatement, après les accidents dont nous venons de nous occuper, les différents traumatismes qui atteignent les mèmes régions, et qui, bien que se produisant en dehors du coït, offrent des résultats analogues à ceux que nous venons d'énumérer.

Les contusions de l'urètre sont fréquentes, elles se produisent surtout dans les chutes sur le périnée; il n'est pas rare, dans ces sortes d'accidents, d'observer des déchirures considérables du canal sans autre lésion apparente des téguments externes qu'une légère ecchymose.

Les contusions de l'urètre ne sont pas toujours dues à des causes externes, il s'en produit dans les opérations chirurgicales, alors qu'on introduit à travers le canal des instruments volumineux, comme dans le cathétérisme forcé; le résultat est le même pour toute introduction violente de corps étrangers dans ce canal. Une autre cause de nature analogue est le passage dans l'urètre d'un instrument qui a séjourné quelques jours dans la vessie; les incrustations calcaires déposées par l'urine sur l'extrémité qui a sèjourné quelque temps dans ce réservoir, éraillent et contondent la muqueuse. Dans tous ces accidents, lorsque la muqueuse est seule froissée, il n'y a pas de gravité; mais l'événement acquiert une tout autre importance, alors que le tissu sous-muqueux est atteint. Dans ce cas on observe les phénomènes fàcheux que nous avons signalés précédemment à propos des ruptures de l'urètre.

Il va sans dire que les effets des contusions sont plus graves lorsque l'urètre est malade.

Si c'est la portion spongieuse qui est contuse, il se forme au niveau de cette partie un épanchement sanguin limité par la paroi du canal et les mailles du tissu qui sont restées intactes; cet épanchement forme une tumeur qui explique la rétention d'urine et les difficultés du cathétérisme qui surviennent dans cette occurrence. On voit par là qu'une contusion du canal peut avoir pour conséquence une tumeur sanguine avec rétention passagère; cette tumeur se résoudra ou bien suppurera : dans ce dernier cas, il y aura formation d'un abcès *péri-urétral*, ou bien encore l'épanchement plus considérable amènera les complications et la terminaison funeste rapportées à la *rupture des corps caverneux*, et qui entraînent avec elles le rétrécissement cicatriciel ou les fistules urinaires (voir le chapitre consacré à ces derniers).

Les plaies de l'urètre sont en général moins graves qu'on ne pourrait le penser, en raison des ressources qu'offre la chirurgie pour s'opposer à l'infiltration urineuse; cette gravité diminue par suite de l'éloignement de la vessie du siège de la lésion; les plaies de la prostate qui donnent lieu à quelques faits spéciaux seront étudiées avec les maladies de cette glande (voir *Maladies de la prostate*).

Les plaies du canal peuvent se produire, soit de dehors en dedans, soit de dedans en dehors; les premières sont les plus fréquentes. On reconnaît facilement ces lésions, et leur conséquence immédiate est la diminution du calibre de l'urètre, qui est surtout considérable dans les plaies transversales et dans celles accompagnées de perte de substance. Les plaies de dedans en dehors résultent presque toujours de tentatives chirurgicales faites par des mains inexpérimentées ou malheureuses. Ces plaies, qui sont les trop fréquentes complications du cathétérisme, ont reçu le nom de *fausses routes*; nous en avons parlé dans le passage consacré au *cathétérisme explorateur* (voir le chapitre des *Rétrécissements*).

Le traitement de ces plaies, sauf indications spéciales, consiste dans une sonde mise à demeure dans le canal, pour prévenir l'écoulement de l'urine par l'ouverture accidentelle et la formation d'une fistule urétrale.

# Chapitre VI.

## PARAPHIMOSIS.

On désigne sous le nom de *paraphimosis* une maladie dans laquelle le prépuce, porté, par une cause quelconque, en arrière du gland, ne peut plus être ramené sur cet organe, *dont il occasionne alors l'étranglement*. C'est l'opposé du phimosis.

Les *causes* qui peuvent amener le paraphimosis peuvent être divisées en deux catégories.

La cause naturelle, prédisposante par excellence, est l'existence d'un phimosis. Aussi le rencontre-t-on fréquemment chez les enfants, lorsque, par curiosité ou dans les mouvements convulsifs de l'onanisme, ils découvrent le gland avec violence; et, chez les hommes présentant la même conformation, quand ils ont des rapports sexuels avec des femmes dont les parties génitales sont trop resserrées, ou que, par motif de propreté, ils découvrent par force le gland pour en détacher l'humeur sébacée, *smegma*, accumulée en arrière de la couronne. C'est l'exemple que représente la figure 208.

Les *symptômes* du paraphimosis sont faciles à constater. Le gland est à nu, plus ou moins tuméfié, selon l'ancienneté du mal et l'énergie de l'étranglement; sa couleur est rouge luisant, violacée; les chancres ou végétations dont il peut être recouvert sont plus larges, plus douloureux; le prépuce forme en arrière de la couronne du gland un bourrelet circulaire plus ou moins gros, présentant sur sa circonférence, surtout de chaque côté du frein, des ampoules transparentes auxquelles on a donné le nom de *cristallines;* sur ce bourrelet, on remarque des sillons circulaires plus ou moins déprimés, causés par la circonférence libre du prépuce, qui, moins extensible que les autres parties, concourt plus activement à la constriction. Enfin, suivant le temps depuis lequel existe le paraphimosis, l'intensité de l'étranglement ou la constitution détériorée du sujet, on peut voir des fissures parallèles à l'axe

du membre viril, des ampoules et des plaques noires gangréneuses plus ou moins larges.

Dans des cas très heureux de paraphimosis, la nature elle-
même, par une légère mortification du bord libre du prépuce,
débride le gland, et avec quelques émollients tout rentre dans
l'ordre.

Mais, le plus souvent, l'art doit promptement intervénir,
car ses bienfaits sont immédiats, autant pour calmer les douleurs atroces, la fièvre, le délire qui envahissent le malade

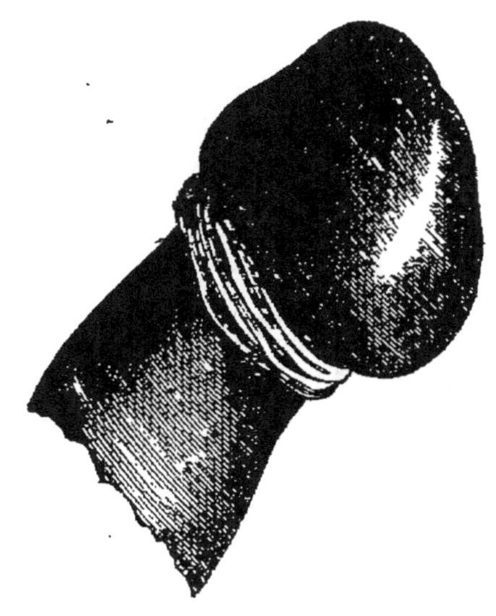

FIGURE 208

*Représentant la verge (ou pénis) affectée de paraphimosis*

affecté de cet étranglement, que pour prévenir les graves conséquences qu'il peut produire, et qui ne sont rien moins que
la mortification ou gangrène d'une partie·plus ou moins
étendue de l'organe générateur.

Il est inutile d'essayer les remèdes adoucissants, calmants,
ou de temporiser. Dans ce cas, en effet, le temps inutilement
employé permet au mal d'étendre rapidement ses ravages, et
de déterminer des désordres pour toujours irrémédiables.
Ainsi, point de sangsues, de cataplasmes ni de fondants d'au-

cune sorte, mais bien la *réduction*, et si le chirurgien n'est pas assez heureux ou assez habile dans les tentatives de réduction, il pratiquera de suite l'*opération*, c'est-à-dire le débridement de la partie étranglée.

Sans nous arrêter à décrire des procédés plus ou moins défectueux, nous indiquerons de suite le mode de réduction qui nous a toujours réussi.

Le malade étant couché sur le dos, les genoux en l'air, le chirurgien se place entre ses jambes, et avec tous les doigts

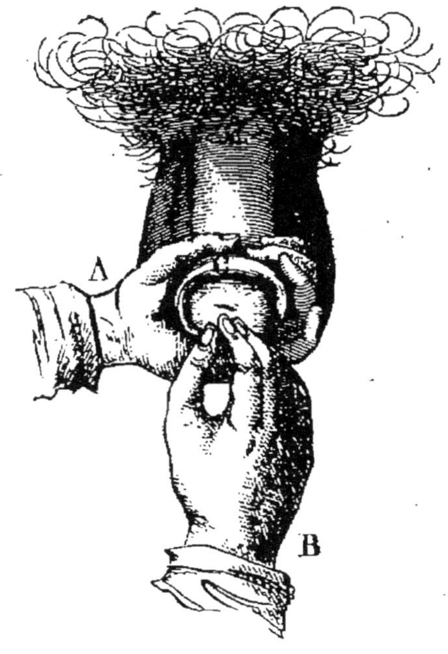

FIGURE 209

*Réduction d'un paraphimosis.*

d'une main réunis en faisceau, il saisit l'extrémité du gland, qu'il presse doucement; avec les doigts de l'autre main, il embrasse circulairement le bourrelet préputial situé en arrière de la couronne du gland, et le comprime d'une manière graduée. Le résultat de cette manœuvre, continuée pendant quelques minutes d'abord, puis renouvelée à plusieurs reprises, est de faire refluer dans le corps de la verge les liquides épanchés.

dans son extrémité antérieure. Si cette pression douce a été convenablement effectuée, un quart d'heure, une demi-heure au plus, dans les cas graves, le gland et le prépuce sont flétris, ramollis; et, quand on a graissé ces organes d'huile d'olive ou d'amande douce, il est facile, par un double mouvement en sens inverse, de refouler le gland en arrière et de ramener le prépuce en avant.

Le soulagement est immédiat et complet; le malade se trouve, selon l'expression habituelle, dans le paradis; ses angoisses et le délire cessent de suite. Le chirurgien doit alors s'occuper de traiter l'inflammation du gland et du prépuce. A cet effet, il conseillera les bains locaux de la partie malade, de dix minutes de durée, cinq à six fois par jour, dans la décoction de racine de guimauve et de tête de pavot; des injections de même nature seront faites entre le prépuce et le gland.

Quand il y a quelques escarrhes gangréneuses, elles se détachent assez promptement, et les plaies qui en résultent se cicatrisent d'elles-mêmes, Si, par suite de la constitution lymphatique du malade, la cicatrisation s'opérait lentement, on l'activerait par un pansement avec de la charpie imprégnée d'*onguent styrax*, d'*onguent basilicum*, ou par de légers attouchements avec la pierre infernale.

Si le paraphimosis a été déterminé par l'inflammation blennorrhagique, des chancres ou des végétations, on devra s'occuper au plus tôt d'employer un traitement approprié à ces maladies (voir *Blennorrhagie, Maladies syphilitiques, Végétations*).

Si le malade est atteint de *Phimosis congénial*, aussitôt que l'irritation produite par cet accident sera calmée, le praticien devra lui faire comprendre la nécessité de la *circoncision*, qui seule pourra prévenir les récidives à peu près inévitables sans cette opération (voir *Phimosis*, page 155).

Quand le chirurgien est appelé trop longtemps après l'étranglement, il arrive que les sucs plastiques épanchés dans le gland et le prépuce sont épaissis, combinés, font corps avec les tissus, et que les tentatives de réduction ne produisent aucun résultat. On ne doit pas fatiguer longtemps le malade par des essais inutiles, et le seul moyen de procurer un soulagement immédiat consiste à pratiquer l'*opération du paraphimosis*, c'est-à-dire le débridement des parties étranglées. S'il y a quelques points gangrenés, ce sera sur ces points que devront être dirigées les incisions. Dans le cas contraire, voici comme il convient de procéder :

Les doigts de la main gauche réunis en faisceau saisissent le gland, préalablement essuyé et recouvert d'un linge pour empêcher le glissement ; de la main droite, armée d'un bistouri pointu, à lame étroite, et dont le dos est tourné vers la verge, le chirurgien fait pénétrer l'instrument sous la bride la plus profonde du prépuce, avec la précaution de ne pas léser les corps caverneux de la verge ; il relève alors le tranchant de la lame, et le débridement est opéré. On agit, autant que possible, sur les côtés du pénis, afin de ne pas intéresser l'artère dorsale de la verge, qui est située sur le milieu de cet organe. Si une seule incision ne suffit pas, on en pratique plusieurs. Le malade est alors placé dans un bain de siège ou un grand bain d'eau de son ; on laisse saigner la plaie le plus possible, et on pratique ensuite la réduction avec la plus grande facilité. On fait prendre cinq ou six bains locaux de la verge, chaque jour, et la cicatrisation ne se fait pas attendre longtemps, à moins qu'il n'y ait, comme nous venons de le dire plus haut, complication de blennorrhagie, chancres, végétations, auxquels cas on devra avoir promptement recours au traitement indiqué pour ces affections.

Ainsi que nous l'avons dit, souvent la nature, par la gangrène d'une partie plus ou moins étendue du gland, du prépuce et de la verge, pratique elle-même le débridement, mais d'une manière tout à fait irrégulière. Le chirurgien est alors obligé d'intervenir pour remédier à ces désordres, les diminuer autant que possible, et prévenir les difformités qui peuvent en résulter. Dans ces cas malheureux, on ne peut pas tracer de règle à l'avance ; l'état des parties mortifiées et la sagacité de l'opérateur servent de guide.

# Chapitre VII.

## VÉGÉTATIONS

Il est admis aujourd'hui que les végétations ne sont pas des accidents consécutifs de la syphilis, comme on l'avait cru jusque dans ces derniers temps; ces végétations, que leur aspect particulier a fait nommer *fics, poireaux, choux-fleurs,* et plus souvent encore *crêtes de coq,* se développent toutes les fois que les parties génitales ont été soumises à une cause irritante, telle, par exemple, que le contact prolongé d'une suppuration, qu'elle soit syphilitique ou non. Les végétations qui surviennent si fréquemment chez les femmes enceintes, atteintes de flueurs blanches, prouvent bien que la nature de l'écoulement n'a pas besoin d'être spécifique pour produire ces excroissances, dont la structure anatomique se rapproche de celle des verrues.

Ces végétations sont des productions épigéniques ordinairement très vasculaires, sessiles ou pédiculées : leur surface est sillonnée et semble divisée en petits lobules; on les rencontre sur toute la surface du corps, mais leur siège de prédilection semble être les organes de la génération, et c'est à cette particularité qu'il faut attribuer l'erreur qui les a si longtemps fait prendre pour une manifestation de la syphilis. Elles se développent aussi par la malpropreté, et alors elles sécrètent un liquide qui acquiert une odeur véritablement repoussante. Cette sécrétion peut être contagieuse si les végétations résultent de la cicatrice d'un chancre induré, ou si elles se sont produites sur des plaques muqueuses (voir *la Syphilis*).

Ces végétations abandonnées à elles-mêmes ont des destinées qui varient : les unes augmentent de volume, les autres se flétrissent et disparaissent; leur *pronostic* est donc en général peu sérieux.

Un seul cas présente pour le chirurgien quelques difficultés dans l'examen des végétations, c'est celui où elles se sont développées entre le prépuce et le gland, chez un malade porteur d'un phimosis. Il peut alors arriver deux choses : ou bien la production d'un paraphimosis (voir fig. 210), ou bien les végétations deviennent suppurantes. Les hémorrhagies, l'inflammation qu'elles déterminent trompent le

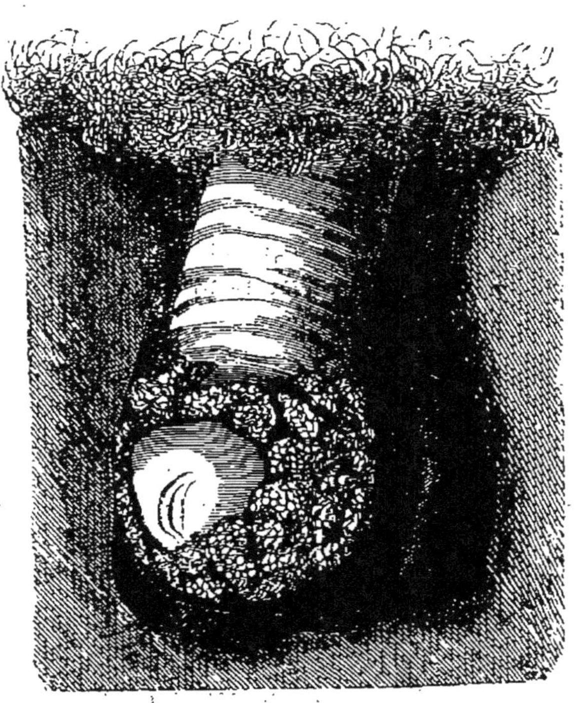

FIGURE 210

*Représentant un paraphimosis par suite de végétations volumineuses.*

chirurgien, lui font croire à l'existence d'un cancroïde et peuvent l'amener à pratiquer l'amputation de la verge

Pour guérir les végétations, on les coupe et on cautérise ; on réussit quelquefois sans opération en les pansant avec de la poudre d'*alun* ou de *sabine*. Quand elles sont en petit nombre, on les voit, sous l'influence de cette médication, se flétrir, se dessécher, et enfin tomber. Enfin l'emploi de l'acide chromique, comme caustique, a donné d'excellents résultats qui font recommander son emploi. Si les végétations sont nombreuses, il ne faut employer cet acide que sur une partie très limitée, à cause des accidents graves qu'il pourrait produire si on n'observait pas ces précautions. On emploie aussi avec succès la solution de perchlorure de fer et l'azotate acide liquide de mercure.

## Chapitre VIII.

## HERPÈS PREPUTIALIS

Le mot *herpès*, employé longtemps comme synonyme de *dartre*, est employé maintenant pour désigner une maladie de la peau caractérisée par le développement d'un nombre plus ou moins considérable de petites ampoules, appelées *vésicules*, sur une base enflammée; ces groupes de vésicules restent séparés par des portions de peau intacte (fig. 4, pl. XIV).

Des vésicules d'herpès se développent fréquemment sur la peau et la muqueuse du prépuce : ces vésicules apparaissent tout à coup ou sont précédées par des taches rouges de dimensions variables. Si l'affection occupe la face cutanée du prépuce, on voit, les vésicules une fois développées, le liquide qu'elles contiennent se troubler rapidement, et au bout de trois ou cinq jours elles se flétrissent; de petites squammes ou une légère exsudation leur succèdent, et six jours au plus ont vu naître, se développer et se terminer cette légère affection. Il n'en est plus de même si la poussée vésiculeuse s'est produite sur la face muqueuse du prépuce, et surtout à son insertion avec le gland; les vésicules causent alors une cuisson ardente; leur développement s'accompagne constamment de chaleur et de démangeaisons incommodes. Ces vésicules sont très petites; leur volume ne dépasse pas celui d'une tête d'épingle. Vers le quatrième jour le liquide opalin qui les remplit se trouble, l'enveloppe se rompt et laisse à nu une petite excoriation rosée et superficielle, ayant parfois un fond blanchâtre, des bords un peu saillants, et dont la cicatrisation se fait attendre une dizaine de jours.

Cette affection, qui, à cause de son siège, a reçu le nom d'*herpès preputialis*, n'a jamais ou presque jamais de gravité ; c'est une éruption inquiétante pour le malade, qui croit avoir une maladie de nature contagieuse et se voit infecté de *chancres*.

L'herpès preputialis paraît n'affecter les hommes qu'après la période de puberté. Sa production semble être favorisée par le défaut de soins de toilette, le coït avec des femmes malpropres, le frottement des organes contre des vêtements rudes ou grossiers et les excès de table.

Il peut y avoir plusieurs poussées successives d'herpès ; on l'a même vu passer à l'état chronique, et dans ce cas ces éruptions finissent par rendre la peau du prépuce rude, ratatinée, indurée ; celle-ci enfin se gerce, se fendille par les moindres tractions qu'on opère sur elle.

Au début, avons-nous dit, le doute peut exister dans l'esprit de l'observateur ; lorsqu'il existe deux ou trois vésicules développées sur une base enflammée, il est impossible de dire si c'est un herpès ou un chancre syphilitique qui commence, mais le doute disparaît bientôt. Nous renvoyons du reste le lecteur au tableau que nous avons dressé à l'article *Syphilis*, pour le diagnostic différentiel de l'herpès avec le chancre syphilitique qui le simule parfois.

Dans le traitement de l'herpès, il faut éviter les corps gras, pommades ou onguents ; on se contentera de laver fréquemment la partie malade avec de l'eau blanche, du vin aromatique, et s'il y a des ulcérations qui persistent, on les touchera légèrement avec le crayon de nitrate d'argent. Si l'herpès est chronique, on se verra forcé d'avoir recours à la circoncision.

## Chapitre IX.

## BALANITE ET BALANO-POSTHITE

La *balanite* est l'inflammation du gland. Souvent associée à l'inflammation du prépuce, elle prend alors le nom de *balano-posthite*. On comprend que chez les personnes dont le

prépuce est long et recouvre habituellement le gland, l'espèce
de cavité formée par le gland et le prépuce puisse devenir le
siège exclusif de l'inflammation qui porte alors des noms spéciaux : *arsure* du gland, *gonorrhea spuria* des anciens, *blén-
norrhagie* du gland, *chaude-pisse bâtarde*, etc.

Cette maladie est très fréquente et a été connue de tout
temps. Son aspect varie suivant son intensité, ses complications, ses causes. A son état le plus simple, on remarque une
rougeur plus ou moins vive de la muqueuse qui recouvre le
gland ; les glandules situées sur la couronne du gland qui
fournissent une humeur onctueuse sébacée, appelée *smegma*,
s'irritent et sécrètent ce smegma d'une manière plus abondante ; il y a en outre un suintement opalin ou légèrement
jaunâtre. Cet état, qui dépasse rarement la rainure balano-
préputiale, mériterait le nom de *balanite partielle* ; il s'accompagne d'un léger prurit et de chaleur locale.

Sous une forme plus avancée ou plus intense, les symptômes changeront d'aspect : il y aura rougeur générale des
parties, avec turgescence ; sur ce fond, uniformément rouge,
se montrent des *exulcérations* de dimensions et de formes
variées ; elles sont irrégulières, superficielles, et par leur coloration vineuse rappellent assez bien l'aspect du derme dénudé
par un vésicatoire. Il se produit alors un écoulement assez
abondant, jaunâtre, ayant une odeur assez nauséeuse ; l'érection est devenue douloureuse, le moindre froissement de la
verge cause une ardente cuisson, le prépuce est œdématié et
sa surface muqueuse présente le même processus inflammatoire et offre aussi ces exulcérations si bien caractérisées par
leurs contours irréguliers, et qui affectent les découpures d'un
tracé géographique.

Si le malade porte un phimosis congénial, ou si, par le fait
de l'inflammation, un phimosis accidentel s'est formé, c'est-
à-dire que le prépuce tuméfié recouvre le gland sans pouvoir
être ramené en arrière, le chirurgien ne pourra pas constater
tous les symptômes que je viens d'énoncer ; mais, comme le
montre la fig. 211, il pourra seulement observer le gonflement œdémateux du prépuce et des lèvres du méat, la diminution et la coloration rouge vineuse de son orifice, et un

écoulement purulent. Dans ce dernier cas, la miction peut devenir notablement douloureuse, l'urine qui sort du canal devant traverser l'infundibulum plus ou moins long que forme le prépuce enflammé ; le jet peut être aussi notablement rétréci par la tuméfaction des lèvres du méat.

Généralement la balanite ne dépasse pas ce degré d'acuité ; cependant il est des cas malheureux, surtout lorsque la compli-

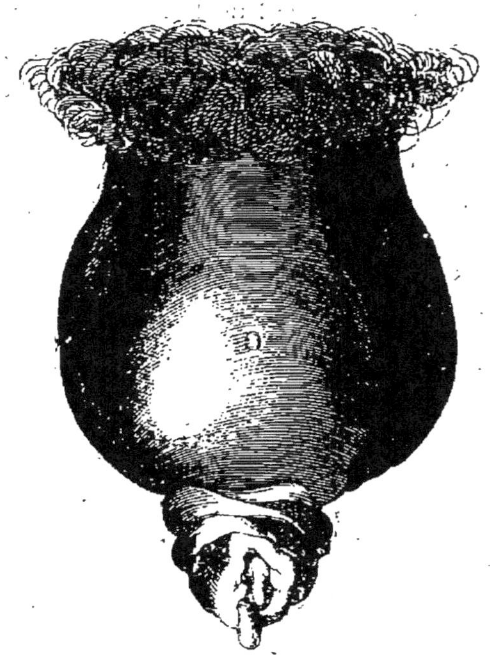

FIGURE 211

*Représentant la verge dont le prépuce, trop long et trop étroit, recouvre le gland atteint de blennorrhagie (balano-posthite ou chaude-pisse bâtarde).*

On voit en O le gland gonflé, fournissant une suppuration qui s'échappe en gouttelettes par l'orifice du prépuce.

cation du phimosis existe, qui entraînent avec eux des exul-cérations plus profondes, un écoulement plus sanieux ; la verge revêt la forme d'un *battant de cloche*, d'une *massue* ; d'autres fois, le gonflement du prépuce l'allongeant, il se renverse à son extrémité, se contourne en vrille et semble comme étranglé au point qui correspond au sommet du gland, c'est-à-dire au méat urinaire. Dans cet état (fig. 211), l'écoulement du pus et de l'urine devient plus difficile, l'état général du malade est mauvais, et comme terminaison il n'est pas rare d'observer une gangrène partielle ou totale du prépuce ou du gland.

La balano-posthite a des complications qui lui sont communes avec la blennorrhagie; nous les étudierons à l'occasion de cette dernière, nous contentant de les signaler, *adénites, pénitis* et *paraphimosis*.

Cette affection, qu'on serait tenté de croire essentiellement bénigne, a des formes variées comme le montre ce qui vient d'être dit, et elle présente en outre des accidents consécutifs. Le premier que nous signalerons, ce sont les *végétations*, qui naissent sur les cicatrices des exulcérations. Le deuxième, qui n'est pas le moins fréquent, ce sont les *adhérences* entre le prépuce et le gland; cet accident est assez facile à éviter chez les malades qui peuvent découvrir le gland : il faut pour cela isoler les parties enflammées, par quelques brins de charpie imprégnée de vin aromatique. Mais chez les porteurs de phimosis on voit souvent une cicatrisation vicieuse produire des adhérences partielles ou totales entre le prépuce et le gland. Il est facile de comprendre par tout ce qui a été dit qu'un troisième accident, le *phimosis*, peut être consécutif à l'inflammation balano-préputiale.

Il ne nous reste à mentionner que la plus bizarre de ces conséquences, c'est une sorte d'*œdème du prépuce* qui survit à la tuméfaction générale de cette partie, et qui reste ou mollasse et volumineuse, ou devient dure, presque rénittente; cet état se prolonge durant un temps infini, et la circoncision ne parvient par toujours à en débarrasser le malade, l'œdème se reproduisant sur la cicatrice.

La balano-posthite est en général une affection de peu de gravité; sa marche vers la guérison est d'autant plus rapide que l'ouverture du prépuce est plus large; elle peut, dans le cas de phimosis ou alors qu'elle est très intense, faire supposer une affection vénérienne plus grave, la syphilis;

mais, pour elle, elle est et reste une affection toute locale. Ses causes sont : les excès de coït, le coït avec des femmes malpropres ou atteintes d'écoulements, l'onanisme, le défaut de soin ou bien les cosmétiques irritants, le phimosis congénial, surtout durant les chaleurs, pendant lesquelles la sécrétion du smegma est augmentée; dans cette dernière circonstance, le prurit que détermine la balanite peut, chez les enfants, devenir la cause d'habitudes vicieuses.

Le traitement de cette affection est fort simple; la seule indication particulière, c'est l'isolement des parties quand elle est possible. Pour le reste il faut se reporter au traitement de la blennorrhagie, remarquant seulement que les injections émollientes, caustiques, astringentes, doivent être pratiquées entre le pépuce et le gland et non dans le canal de l'urètre.

Quand les récidives de la balano-posthite sont fréquentes, nous signalerons la circoncision, comme étant rationnellement le seul moyen qui puisse s'opposer à ces récidives.

# MALADIES DE LA GLANDE PROSTATE

Si nous voulions traiter ce sujet avec toute l'étendue qu'il comporte, nous serions entraîné bien au delà des limites que nous devons nous imposer dans un livre qui s'adresse surtout aux gens du monde. Nous nous bornerons donc à parler de l'*inflammation* et des *engorgements* de cette glande qui se présentent à chaque instant dans la pratique.

### Inflammation aiguë ou prostatite aiguë.

L'inflammation aiguë de la glande prostate ou *prostatite aiguë* (Q, fig. 8, DD, fig. 9) reconnaît pour causes : les *excès vénériens;* l'abus des *liqueurs alcooliques;* l'*inflammation du canal de l'urètre* (chaude-pisse), quand elle atteint les parties profondes de ce conduit; l'*exercice du cheval* longtemps prolongé sur une selle trop dure; les *coups* ou *chutes* sur la *région du périnée.* Le *poivre cubèbe* et le *baume de copahu,* intempestivement administrés pour couper des écoulements blennorrhagiques encore dans la période d'inflammation, sont une cause d'inflammation aiguë de la glande prostate, que nous avons eu souvent occasion de constater.

Les *symptômes* de cette maladie sont : une sensation de chaleur et de douleur au périnée et sur le fondement. Il existe, dans cette région, des battements pulsatifs comme ceux du pouls, et une sensation de gêne, de plénitude fort incommode. Le malade éprouve un besoin incessamment renouvelé de chasser de petites quantités d'urine, et, quand il a satisfait à cette excrétion, bien que la vessie soit vide, il se livre encore à des efforts inutiles : ce sont des *épreintes* ou *faux besoins* (*ténesme vésical*). L'urine, en passant sur la partie du canal de l'urètre embrassée par la glande prostate (CO', fig. 6), détermine une sensation de brûlure très vive, dont le malade sait fort bien rapporter le siège au col de la vessie (C, *ibid.*). Le fondement semble occupé par un corps volumineux, pesant, qui provoque des envies fréquentes d'aller à la garde-robe, gêne l'exercice de cette fonction, et sollicite les malades à continuer leurs efforts, alors même que l'évacuation est complète.

Si l'*on porte le doigt indicateur* dans l'anus (DD, fig. 1, pl. III), on perçoit, en avant, la sensation d'une chaleur plus ou moins vive : la pression qu'on exerce dans cette direction est douloureuse et fait reconnaître une tumeur lisse, arrondie, chaude, faisant saillie dans l'intestin, et d'un volume d'autant plus considérable que l'inflammation est plus intense. Cette exploration est nécessaire, indispensable même.

Il n'en est pas ainsi du *cathétérisme*, à moins que le gonflement de la glande n'ait déterminé l'occlusion du canal de l'urètre et une rétention complète d'urine. Dans ce cas, si l'on vient à sonder le malade, l'instrument pénètre avec facilité dans les deux portions antérieures du canal (de B à D et de D à A, fig. 14), portion spongieuse et portion membraneuse; mais son passage à travers la région prostatique (QQ, *id.*) provoque une douleur très aiguë, quelquefois même intolérable. Si, pendant que la sonde est dans la vessie (BB, fig. 1, pl. III), on porte en même temps le doigt indicateur dans le fondement (DD, *ibid.*), la glande prostate (Q, *ibid.*) se trouve comprise entre la sonde et le doigt, et on peut ainsi apprécier son volume.

Quelquefois l'inflammation de la glande prostate existe sans fièvre; mais quand elle a acquis un certain degré d'intensité, la fièvre s'allume et peut même devenir très violente; le malade est brûlant, sa soif est extrêmement vive; il craint de la satisfaire de peur d'augmenter les besoins si douloureux d'uriner.

Les inflammations de la glande prostate à l'état aigu ont généralement une *marche* rapide. Dans l'espace de six à dix jours elles ont parcouru toutes leurs périodes. Suivant que l'inflammation s'est plus spécialement localisée sur les granulations des glandes, le tissu cellulaire qui les unit entre elles, la capsule fibreuse qui sert d'enveloppe à l'organe, les conduits excréteurs ou toutes ces parties à la fois, la terminaison est variable. Elle peut se terminer par *résolution* : c'est le cas le plus favorable; passer à l'*état chronique* (voir plus loin) : c'est ce qui arrive fréquemment quand la glande prostate enflammée n'est pas traitée avec tous les soins convenables; ou déterminer la formation d'*abcès* qui s'ouvrent dans le canal (SS, fig. 1, pl. III), dans la vessie (BB, *ibid.*) ou dans le rectum (DD, *ibid.*) et sont la cause de *fistules prostatiques* très difficiles à guérir. Enfin, dans des cas rares, on a vu l'inflammation aiguë de la glande prostate se terminer par la *gangrène.*

Pour éviter les *terminaisons* défavorables, on doit attaquer vigoureusement la phlegmasie de cette glande, à son début, par les sangsues appliquées au périnée et renouvelées plusieurs fois, s'il est nécessaire. En même temps, on appliquera des cataplasmes sur cette même région; on fera prendre de grands bains prolongés, des lavements émollients et des injections narcotiques. Le malade doit boire abondamment des tisanes adoucissantes, pour combattre la concentration et l'âcreté naturelle de l'urine, en la délayant dans une grande quantité d'eau. Aussitôt que les symptômes les plus intenses seront calmés, on hâtera la résolution du gonflement de la glande par des frictions faites sur le périnée et le pli de l'aine avec les diverses pommades fondantes dont nous avons donné la formule (pages 267 et 268).

On entretiendra la liberté du ventre par des purgatifs doux; on évitera surtout les purgatifs drastiques, et en particulier l'*aloès,* qui font affluer le sang aux vaisseaux hémorrhoïdaires.

Les suppositoires (page 268) sont aussi d'un très grand secours pour calmer la douleur ou faire cesser les épreintes.

Un moyen que nous employons souvent et qui nous rend de grands services dans les prostatites aiguës consiste dans l'application de *cataplasmes rectaux*. On désigne sous ce nom l'application d'une bouillie demi-claire, préparée en délayant de la poudre de racine de guimauve dans de la décoction de tête de pavot, qu'on fait mijoter sur un feu doux pendant quinze minutes et dont on introduit une faible quantité (un verre à bordeaux, environ), dans le rectum, au moyen d'une petite seringue en étain dont on aura agrandi la canule, après avoir au préalable débarrassé l'intestin par un grand lavement. Cette application *immédiate* d'une substance émolliente sur la partie malade est suivie d'une détente considérable dans les phénomènes douloureux de la prostatite aiguë et peut être employée avec non moins de succès dans les poussées aiguës ou subaiguës de la prostatite chronique.

### Inflammation chronique de la prostate.

### Prostatite chronique.

Parfois les phénomènes qui caractérisent la prostatite aiguë ne se résolvent pas complètement; la prostatite passe alors à l'*état chronique;* dans d'autres cas elle est *chronique d'emblée.* Il ne faut pas confondre cette affection avec l'hypertrophie sénile de la prostate, à laquelle nous consacrons le chapitre suivant, et qui, tout en s'en rapprochant par ses symptômes, s'en distingue par ses causes, et surtout par le traitement à y apporter.

La cause la plus fréquente de la prostatite chronique, est la *blennorrhagie* qui détermine le plus souvent d'abord, des phénomènes d'inflammation aiguë de cette glande.

Le *froid humide* a aussi été invoqué comme cause de la prostatite chronique; mais le plus souvent c'est l'*excès* et l'*abus des plaisirs vénériens* qui engendre cette affection, par suite de la congestion répétée de la glande consécutive à ces excès.

Les *symptômes* de cette affection sont les suivants :

Le malade a des *envies fréquentes d'uriner ;* le plus souvent, on observe par le canal de l'urètre l'*écoulement d'une matière blanchâtre :* c'est là l'origine de ces *prostatorrhées,* l'une des variétés des fausses blennorrhées dont nous parlons dans notre chapitre qui traite des écoulements chroniques de l'urètre (voir ce chapitre).

Ces écoulements, en général peu abondants, sont en effet souvent pris à tort par les malades pour des blennorrhagies chroniques ou des pertes séminales insensibles.

La miction n'est en général pas douloureuse, et, lorsqu'elle l'est, ce qui est relativement rare, elle l'est peu, et la douleur se fait surtout sentir à la fin de cet acte.

Si le malade ne ressent que peu ou pas de douleurs pendant la miction, il n'est pas rare qu'en dehors d'elle il ressente des *douleurs spontanées;* lorsqu'elles existent elles ont pour siège surtout le périnée et le pourtour de l'anus; elles s'irradient souvent dans les cuisses ou les jambes et du côté du sacrum ; enfin, fréquemment, elles sont augmentées par les fatigues, la marche, le coït.

Si dans ces états on passe une bougie à boule dans le canal, le malade ressent une légère douleur lorsque la boule arrive dans la partie profonde de l'urètre.

Contrairement à ce que l'on serait tenté de croire, la prostatite chronique amène relativement rarement une augmentation du volume de l'organe, ce qui peut être constaté facilement par le toucher rectal.

Bien que moins fréquente qu'on ne le croit en général, l'augmentation de volume existe néanmoins parfois dans la prostatite chronique; mais, en tous cas, elle n'acquiert que rarement les dimensions auxquelles elle peut arriver dans l'hypertrophie sénile de la prostate.

L'urine, dans l'affection qui nous occupe, est généralement légèrement *purulente;* il n'est pas rare même qu'elle contienne un peu de *sang.* Il est facile de se rendre compte de la provenance du pus, qui vient de la partie profonde de l'urètre. Pour cela, il suffit de faire uriner devant soi le malade; la première partie de l'urine émise contient un peu de pus, qui a été balayé par ce premier jet.

Le sang, au contraire, lorsqu'il y en a, se montre à la fin de la miction. Il provient de la compression du col vésical et de la prostate par les fibres musculaires à la fin de l'acte.

Il est fréquent d'observer dans la prostatite chronique des

symptômes généraux, *diminution des forces, perte de l'appétit, diminution* ou même *cessation* des *érections,* et souvent il survient des *pollutions* pendant la nuit.

Il faut faire le *diagnostic différentiel* de cette affection avec l'*hypertrophie sénile de la prostate,* qui a plus d'un point de ressemblance avec elle et avec les *calculs vésicaux* qui la simulent parfois.

Pour ce qui est de l'hypertrophie sénile de la prostate, cette maladie ne se rencontre guère avant cinquante ou cinquante-cinq ans, tandis que celle qui nous occupe se montre de préférence chez les hommes de vingt-cinq à cinquante ans. Elle survient surtout après des blennorrhagies ou des excès vénériens, et a été le plus souvent précédée d'une phase aiguë. Il n'en est pas de même pour l'hypertrophie sénile, qui peut survenir sans causes appréciables.

Il y a le plus souvent écoulement purulent par l'urètre, ce qui n'existe pas dans l'hypertrophie.

Enfin notons les troubles de l'état général du malade, qui ne se rencontrent pas dans les cas d'altérations séniles, au moins du fait seul de la présence de ces altérations.

Quant aux calculs vésicaux, les crises de douleurs vésicales, la fréquence plutôt diurne que nocturne des mictions, l'absence d'écoulement, l'interruption du jet d'urine, le jet d'urine purulent plutôt à la fin qu'au commencement, enfin la révélation du calcul par l'exploration de la vessie, sont autant de points de repère pour le diagnostic différentiel des deux affections.

Le *pronostic* de cette affection, sans être absolument grave, n'est cependant pas indifférent par suite des troubles de la santé générale qu'elle entraine, de la fréquence de la miction qui gêne beaucoup les malades, et devient un obstacle à la vie sociale par les douleurs spontanées qu'elle fait éprouver, douleurs parfois assez aiguës, enfin par le retentissement qu'elle a sur le moral des malades, retentissement commun, il est vrai, à toutes les affections des voies urinaires, mais qui n'en est pas moins fâcheux pour cela.

Le *traitement* de.la prostatite chronique consiste en révulsifs sur la région périnéale; application de teinture d'iode;

sangsues répétées de temps à autre selon l'état du malade. On doit éviter avec un grand soin la constipation au moyen de laxatifs sagement administrés, de lavements, d'un régime approprié. L'administration de l'iodure de potassium rendra également des services dans cette affection. Enfin, concurremment avec ces moyens, le régime tonique doit être mis en œuvre. Préparations ferrugineuses associées à la rhubarbe, amers, vin de quinquina, hydrothérapie, tels sont les moyens qui, joints au traitement local que nous avons indiqué, triomphent de cette affection parfois assez rebelle.

### Hypertrophie sénile de la prostate.

### Engorgement de la prostate.

Nous décrivons sous ce titre une affection de la glande prostate survenant très fréquemment chez les hommes d'un certain âge, souvent sans causes appréciables, donnant lieu à une augmentation de volume de la glande, et pouvant porter sur une partie seulement ou sur sa totalité.

Cette affection ne se rencontre presque jamais avant l'âge de cinquante ans, contrairement à la prostatite chronique, infiniment plus fréquente avant cet âge qu'après. Les symptômes qu'elle détermine ne se développent que lentement et d'une façon insidieuse. Elle a pour conséquence très fréquente une rétention incomplète d'urine, amenant à la longue les phénomènes de l'*empoisonnement urineux chronique* (voir le chapitre qui traite de l'empoisonnement urineux), et pouvant, sous des influences variées et parfois même sans causes appréciables, déterminer une rétention complète d'urine.

De la forme et du volume d'un gros marron, dans l'âge adulte et à l'état normal, la prostate, sous l'influence de l'hypertrophie, peut acquérir les dimensions d'un œuf de poule, de dinde, ou même d'une tête d'homme, ainsi que Bartholin en rapporte un exemple.

Pour bien comprendre les lésions de fonctions quelquefois très différentes que présente l'hypertrophie sénile de la prostate, il est bon de savoir que la glande prostate ne se tuméfie pas toujours dans toute son étendue. A cet effet, on divise en trois parties, une moyenne supérieure et deux latérales, le corps de cette glande. Quelquefois l'hypertrophie, comme dans la figure 212, porte sur les trois lobes à la fois. D'autres

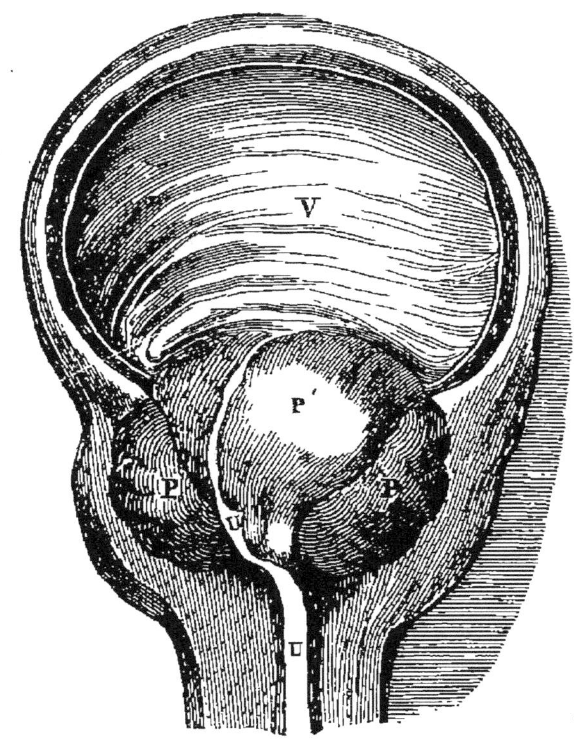


FIGURE 212

*Représentant un engorgement chronique des trois lobes de la glande prostate.*

P P, les lobes latéraux hypertrophiés.
P', le lobe moyen fortement engorgé.
U U, le canal de l'urètre rétréci, déformé et refoulé à droite par le lobe
médian P'.
V, cavité de la vessie, dont les parois sont fortement épaissies, comme dans
la plupart des cas d'obstacle au cours de l'urine.

fois, comme dans la figure 213, l'accroissement de volume ne porte que sur le lobe moyen (2, fig. 213), ce qui est assez rare. Le plus fréquemment les deux lobes latéraux (4, 4,

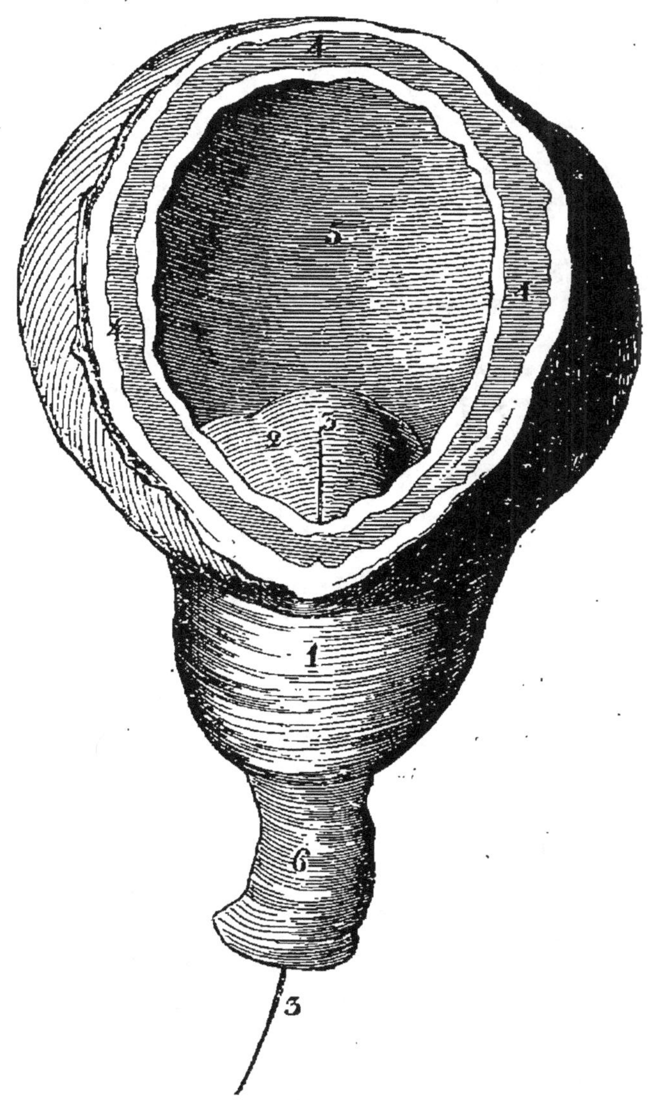

FIGURE 213

*Représentant un engorgement du lobe moyen de la glande prostate*
*(tumeur du lobe médian).*

1, engorgement du lobe moyen de la glande prostate au niveau du col de la
vessie.

2, ce même lobe médian faisant saillie dans la cavité de la vessie, qu'on a
ouverte pour le laisser apercevoir.

3, 3, une soie de porc, passée de la vessie dans le commencement du canal de
l'urètre.

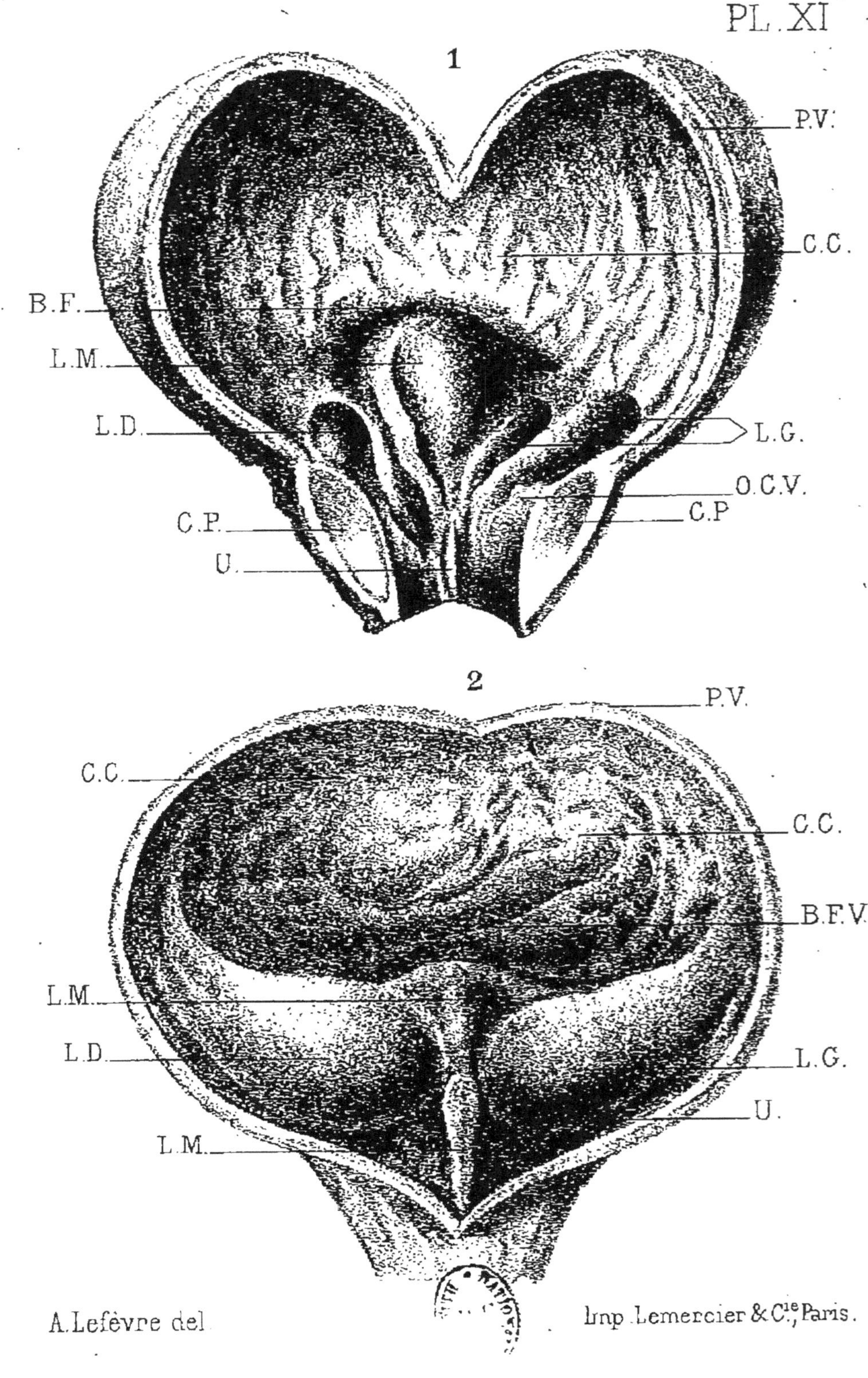
1
P.V.
C.C.
B.F.
L.M.
L.D.
L.G.
O.C.V.
C.P.
C.P
U.
2
P.V.
C.C.
C.C.
B.F.V.
L.M.
L.D.
L.G.
U.
L.M.
A.Lefèvre del
Imp. Lemercier & Cie, Paris.

4, 4, 4, section des parois de la vessie hypertrophiée.

5, cavité de la vessie.

6, la naissance du canal de l'urètre, au sortir du col vésical.

fig. 214, et 2, 2, fig. 215) sont seuls engorgés. Il peut même arriver qu'un lobe latéral soit seul tuméfié, ce qui contribue aux déformations bizarres que peut présenter cette glande,

## PLANCHE XI

*Représentant deux formes d'hypertrophie sénile des trois lobes de la glande prostate* (Thompson).

## Fig. 1.

Cette figure montre une hypertrophie des trois lobes de la glande prostate. Les lobes droit et gauche, hypertrophiés, sont chacun divisés en deux lobules. Bas-fond vésical en arrière de la saillie prostatique; colonnes charnues de la vessie.

PV, parois vésicales.

CC, colonnes charnues.

BF, bas-fond vésical déterminé dans la cavité du réservoir urinaire par la saillie de la glande prostate.

LM, lobe moyen de la glande prostate.

LD, lobe droit de la glande prostate.

LG, lobe gauche de la glande prostate, subdivisé en deux lobules.

OCV, orifice du col vésical.

CP, CP, coupe d'une subdivision du lobe droit de la prostate, faisant saillie sur la ligne médiane.

## Fig. 2

Montrant une hypertrophie considérable des deux lobes latéraux de la glande prostate et une hypertrophie bilobée du lobe moyen. Bas-fond considérable en arrière de la saillie prostatique; colonnes charnues vésicales.

PV, paroi de la vessie.

CC, colonnes charnues.

BFV, bas-fond vésical.

LM, LM, les deux subdivisions du lobe moyen de la glande prostate.

LD, lobe droit de la glande prostate.

LG, lobe gauche de la glande prostate.

U, canal de l'urètre, bifurqué par suite de la saillie que forme dans sa cavité, l'hypertrophie du lobe moyen de la glande prostate.

et par suite le canal de l'urètre, qui peut être allongé dans son diamètre antéro-postérieur, au point d'être double de sa longueur naturelle dans cette région. Quand le gonflement siège à l'entrée de la vessie, sur la *luette vésicale*, il peut déter-

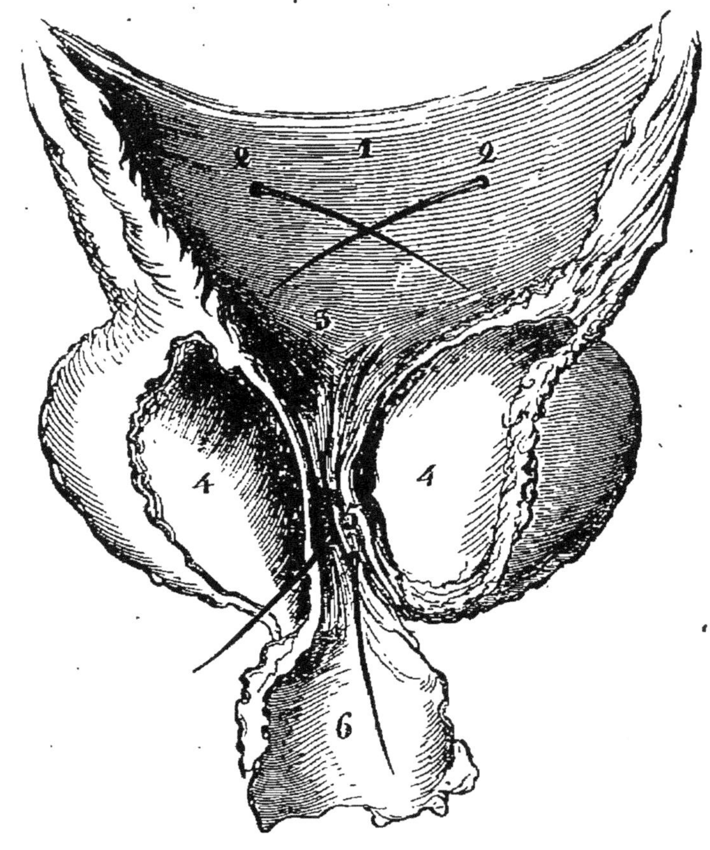

FIGURE 214

*Représentant un engorgement des lobes latéraux de la glande prostate.*

1, cavité de la vessie.

2, 2, les ouvertures des uretères, traversées par des soies de porc.

3, le col de la vessie.

4, 5, les deux lobes de la glande prostate hypertrophiés.

5, rétrécissement du canal de l'urètre, au niveau de la tumeur des lobes pros-
      tatiques. (On remarquera en cet endroit l'orifice des deux conduits
      éjaculateurs du sperme, traversés par une soie de porc.)

6, le commencement du canal de l'urètre.

miner la formation d'un repli ou bourrelet membraneux faisant l'office d'une *valvule* ou *soupape* (2, fig. 213) qui ferme

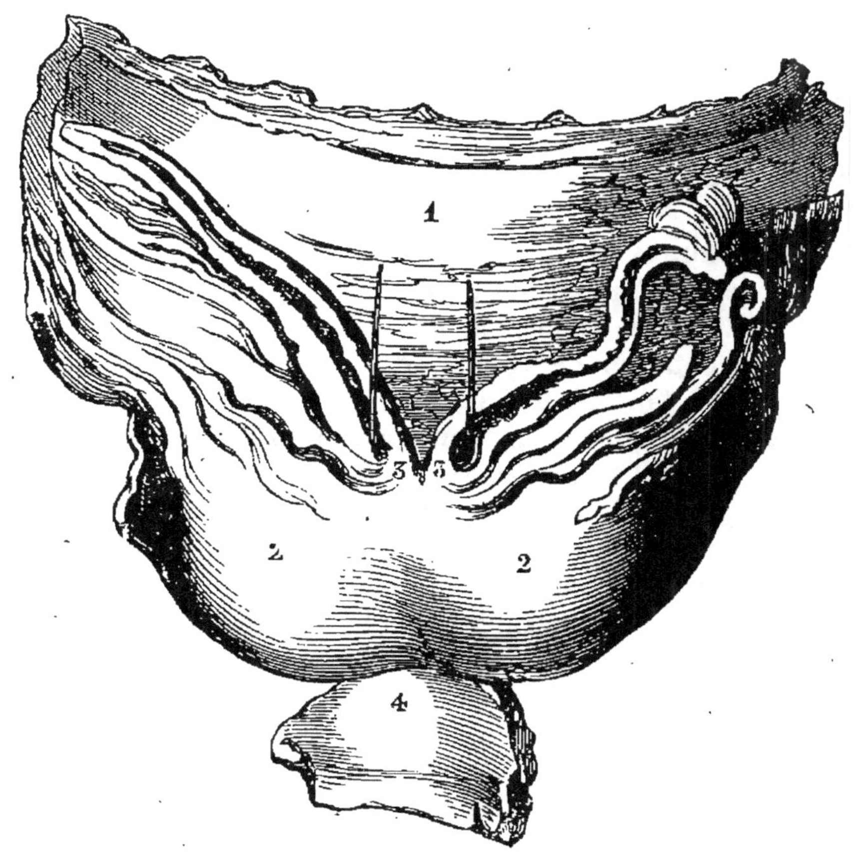

FIGURE 215

*Représentant,* par derrière, *l'engorgement des deux lobes latéraux que montre la figure 214.*

1, le bas-fond de la vessie, vu par derrière.
2, 2, tumeurs formées par les deux lobes latéraux de la glande prostate.
3. 3. ouverture du col des vésicules séminales dans le sommet de la glande prostate, pour donner naissance aux conduits éjaculateurs du sperme.
4. naissance du canal de l'urètre.

complètement l'entrée du réservoir de l'urine, et détermine des rétentions, surtout quand le malade fait de grands efforts pour uriner, puisque, dans ce cas, ces efforts n'ont d'autre résultat que d'appliquer plus ou moins intimement ce repli contre le col de la vessie.

Dans certains cas (pl. XVI, fig. 2), les trois lobes de la prostate sont hypertrophiés séparément : le lobe moyen hypertrophié, LM, fait une saillie distincte des lobes latéraux également hypertrophiés et en est séparé par deux sortes de rigoles UU, qui constituent à ce niveau le canal de l'urètre dédoublé.

Dans d'autres cas enfin, chacun des lobes hypertrophiés est subdivisé en plusieurs petits lobes comme il est indiqué dans la figure 1 de la planche XVI.

L'augmentation de volume dans l'affection qui nous occupe est due tantôt à une augmentation de développement de tous les tissus qui entrent dans la composition de la prostate (voir au début de l'ouvrage le paragraphe *Anatomie de la prostate*), tantôt à un excès de développement du tissu conjonctif sur la portion glandulaire, tantôt à un excès de développement de la portion glandulaire sur le tissu conjonctif, tantôt enfin à l'agencement nouveau de ces deux éléments sous forme de tumeur.

Quelles sont les *causes* de l'hypertrophie sénile de la prostate ?

Sans passer en revue toutes les causes auxquelles on a voulu attribuer l'affection qui nous occupe, nous nous bornerons à énumérer les principales d'entre elles, telles que : l'*inflammation aiguë* préalable de la glande ; la *blennorrhagie*, surtout passée à l'état chronique ; l'*équitation* habituelle sur une selle mal faite, ou sur un cheval qui a le trot dur ; les *abus de table*, les *mets épicés*, les *liqueurs spiritueuses*, les *excès vénériens*, la *masturbation*, l'*irritation habituelle* des organes génitaux qu'entraîne la fréquentation continue des personnes du sexe, avec lesquelles on ne veut ou on ne peut exécuter le coït complet, etc. Telles sont les causes qu'on avait autrefois données comme constituant de toutes pièces la maladie que nous décrivons. Mais il résulte des recherches récentes qui ont été faites sur ce sujet, que la cause essentielle de l'hypertrophie sénile de la prostate est la tendance spontanée qu'a cette glande, à partir d'un certain âge, à augmenter de volume.

C'est donc uniquement dans cette tendance, qui peut, en dehors même des causes précitées, amener l'augmentation de volume de la prostate chez les hommes d'un certain âge, qu'il faut chercher la raison de l'hypertrophie sénile de la prostate.

Nous ne voulons pas dire pour cela qu'il n'y ait pas à tenir compte des causes que nous avons énumérées plus haut; nous croyons que ces causes ont une grande efficacité comme causes occasionnelles, mais elles sont incapables de créer de toutes pièces l'altération de la prostate que nous étudions.

L'hypertrophie sénile peut exister longtemps avant de s'annoncer par aucun signe; c'est par l'obstacle mécanique qu'elle apporte dans la fonction de l'excrétion urinaire qu'elle révèle sa présence.

Les *symptômes* de l'engorgement, ou hypertrophie sénile de la prostate, sont les suivants :

*Affaiblissement du jet des urines, besoin fréquent de vider la vessie, difficulté très-grande ou même impossibilité de pouvoir y satisfaire.* Quand le malade urine, il est un certain temps avant de pouvoir commencer; une fois parti, le liquide coule peu abondamment, d'une manière inégale et en bavant. Malgré les plus grands efforts, la vessie ne se vide pas complétement, et, si l'on vient à sonder le malade après la miction, on trouve encore beaucoup de liquide dans la vessie. L'urine s'échappe parfois goutte à goutte et à l'insu du malade. Il existe une constipation souvent opiniâtre, et cet état de l'intestin entretient et augmente la maladie.

Tous ces symptômes, *réunis* sur un même individu, peuvent faire annoncer, presque à coup sûr, une tumeur sénile de la prostate : cependant, comme d'autres maladies des voies urinaires offrent des symptômes analogues, on fera bien de ne se prononcer qu'après les renseignements fournis par la double exploration du *doigt* et de la *sonde*.

*a.* L'introduction du doigt indicateur dans le fondement (DD, fig. 1, pl. III), le malade étant couché sur le dos, les cuisses fléchies sur les jambes, permet de constater l'accroissement de volume et les déformations de cette glande engorgée. La pulpe du doigt dirigée en avant reconnaît les inégalités, les bosselures de la glande (Q, *ibid.*) ; on constate en même temps si toute la prostate ou un lobe seulement participe à la tuméfaction. Quelquefois il arrive que le doigt ne perçoit rien d'anomal, ce qui tient à ce que la prostate engorgée est fortement refoulée en haut : il faut, dans ce cas, porter le doigt plus avant, et l'on reconnaît l'élongation qu'ont subie les divers diamètres de l'organe malade.

*b.* S'il reste encore quelques doutes, l'emploi de la sonde décide en dernier ressort. On doit d'abord se servir d'une sonde en argent, offrant la courbe habituelle. Souvent on ne peut la faire pénétrer qu'après avoir relevé fortement le pavillon de l'instrument ou l'avoir abaissé, ou bien quand son bec a été dirigé à droite ou à gauche, ou successivement à droite et à gauche. Ces diverses manœuvres, combinées avec l'exploration par le fondement, indiquent le sens dans lequel la tumeur fait saillie dans l'urètre.

D'autres fois une sonde ordinaire ne peut pénétrer dans la vessie, et on est obligé d'avoir recours à des instruments spéciaux, tels qu'une sonde à crochet ou à courbure courte et brusque, *en béquille* (en argent ou en gomme élastique). Cette sorte de sonde est destinée à pénétrer dans la vessie, toutes les fois qu'il existe à la partie inférieure de son col une barre, bourrelet, membrane, repli, valvule, qui relève brusquement le niveau habituel de cette ouverture.

Quand il y a des flexuosités trop nombreuses, pour avoir une idée exacte de leur longueur, de leur direction et de leur situation respective, il faut introduire une bougie exploratrice ou en cire molle, qui, par l'empreinte qu'elle rapporte après quelques minutes de séjour, donne une idée exacte de l'état des parties.

L'étude attentive de cette empreinte est d'un très grand secours pour l'introduction ultérieure de la sonde ; et, par ce moyen, nous avons pu, dans des cas difficiles, pénétrer dans la vessie, quand d'autres chirurgiens, très expérimentés du reste, avaient échoué.

Tels sont les signes intrinsèques des engorgements de la glande prostate ; mais ils se montrent rarement seuls, car il ne peut pas exister, pendant quelque temps, un pareil obstacle au cours de l'urine, sans qu'il survienne des *complica*

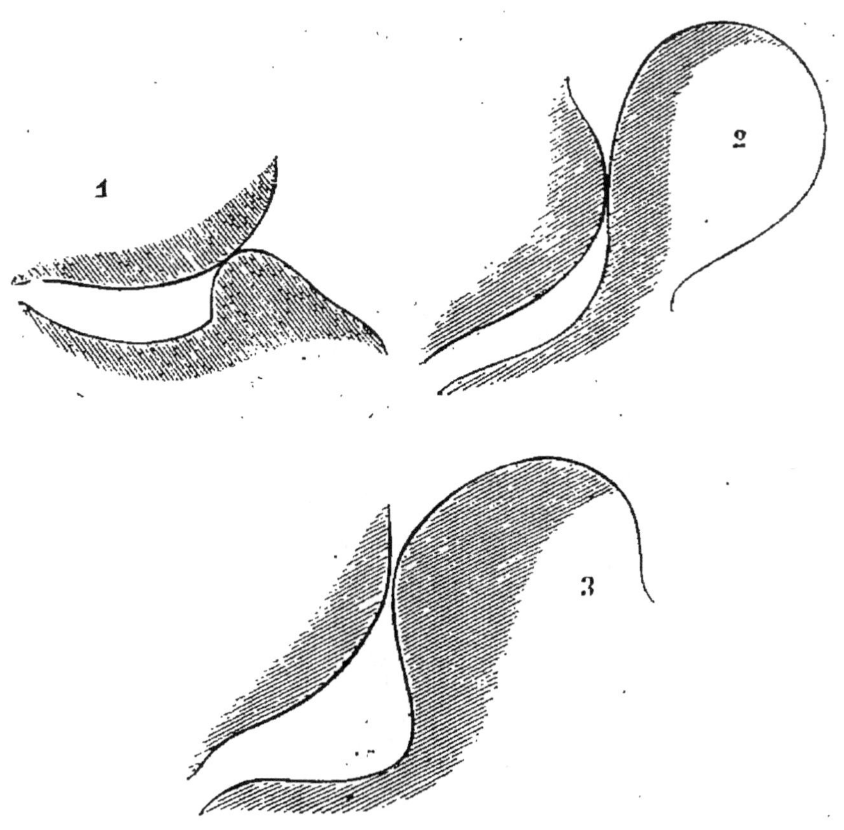

FIGURES 216, 217, 218

*Représentant une coupe schématique de trois variétés d'hypertrophie sénile de la prostate* (Thompson).

Dans chacune des trois figures, la portion blanche limitée par les traits représente le canal de l'urètre; la déviation qu'il subit est différente dans chacune des trois figures. Des deux parties de chaque figure, la supérieure représente la partie supérieure du canal de l'urètre; l'inférieure représente trois variétés d'hypertrophie sénile de la prostate, et montre, le n° 3 surtout, combien peut être considérable l'accroissement de volume de la prostate dans certains cas.

*tions de rétention d'urine*, au moindre écart de régime, de *catarrhe de vessie*, d'*hémorrhoïdes*, d'*engorgement des testicules*, qui peu à peu épuisent la santé générale du malade et ne tardent pas à le conduire aux portes du tombeau, si la science ne vient à son secours.

Avant de passer à l'étude du traitement de l'engorgement sénile de la glande prostate, nous plaçons sous les yeux du lecteur quelques figures (fig. 216, 217, 218), qui feront voir quelle peut être dans certains cas la déformation du canal de l'urètre amenée par l'hypertrophie de la prostate. Ces figures sont schématiques, mais elles feront bien comprendre de

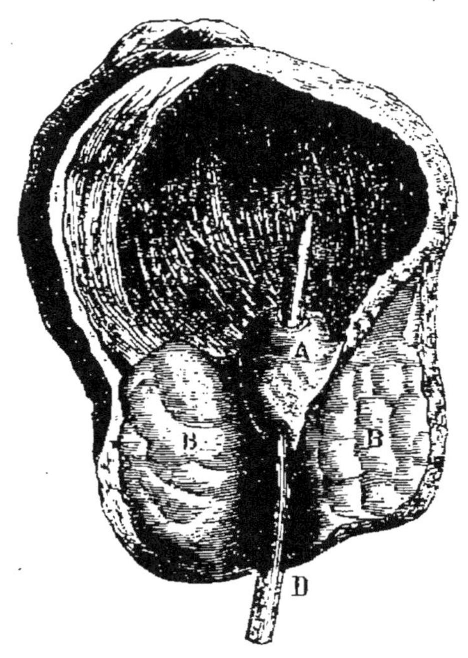

FIGURE 219

*Représentant une hypertrophie des trois lobes de la glande prostate.*

B B, lobes latéraux.
C, vessie.
A, lobe moyen considérablement hypertrophié ; ce lobe a été transpercé à sa base dans un cathétérisme maladroit, par une sonde D.

quelles déviations le canal de l'urètre est susceptible dans ces cas et quelle peut être alors la difficulté du cathétérisme.

Enfin la figure 219 montre un exemple d'hypertrophie sénile des trois lobes de la prostate, dans laquelle un cathétérisme pratiqué par un chirurgien maladroit a amené la perforation du lobe moyen.

## Traitement.

Le *traitement* de l'hypertrophie de la prostate se divise en trois points principaux.

Il faut, en premier lieu, agir autant que possible sur l'hypertrophie elle-même; en second lieu, on administre un traitement général tonique et on prescrira un régime approprié; enfin on s'oppose aux conséquences de l'obstruction des voies urinaires par la tumeur que forme la prostate (rétention d'urine incomplète et complète).

En ce qui concerne le premier point, disons que malheureusement nos ressources sont bien limitées. Le traitement médical est assez souvent inefficace; néanmoins il suffit qu'il réussisse dans quelques cas pour qu'on soit autorisé à le mettre en œuvre. On a cité parmi les médicaments ayant eu quelque efficacité contre l'hypertrophie sénile de la prostate, le chlorhydrate d'ammoniaque, à la dose de 4 à 6 grammes par jour. L'iodure de potassium est, dans certains cas, employé avec succès; on l'administre à l'intérieur sous forme de solution aqueuse à la dose de 1 à 3 grammes par jour; on peut l'employer encore en suppositoires, ou en injections rectales.

C'est, jusqu'à présent, l'emploi de ce médicament qui nous a encore le mieux réussi.

Comme l'engorgement sénile de la prostate arrive souvent, à la longue, à déprimer les forces du malade, il importe de maintenir ses fonctions en bon état. On surveillera le régime, dont on exclura tous les écarts; on proscrira les excitants, les alcooliques; le vin sera toléré; on préférera le vin de Bordeaux.

La bière pourra aussi être utilisée dans ces cas comme tonique; mais on emploiera de la bière peu forte, telle que le pale ale; on proscrira les bières brunes connues sous le nom de *porter* et de *stout*.

Les malades seront couverts chaudement : ils porteront de préférence des vêtements de laine et de la flanelle, et éviteront par-dessus tout de s'exposer au froid, qui est particulièrement nuisible dans cette forme d'affections des voies urinaires.

Enfin nous avons vu qu'il était extrêmement important d'agir sur la stagnation d'urine ou rétention incomplète qui existe fatalement dans les augmentations de volume de la prostate, et qui, sous certaines influences (froid, fatigues, excès alcooliques ou vénériens), souvent même sans cause appréciable, peut déterminer une rétention complète d'urine, et en tous cas, entretient en permanence un catarrhe vésical qui mine la santé du malade et l'expose à toutes les complications possibles de cette affection, dont nous avons traité dans un chapitre spécial (voir le chapitre consacré à l'étude du catarrhe vésical).

Le seul moyen de s'opposer à la stagnation, ou rétention incomplète d'urine, danger principal de l'hypertrophie de la prostate, c'est le cathétérisme pratiqué à l'aide de l'instrument que nous représentons ici, et qui n'est autre que la sonde de gomme élastique dite *sonde à béquille.*

Les courbures les plus habituellement employées pour ces sondes sont celles que nous représentons dans le dessin ci-joint (fig. 221, 222). On se sert quelquefois de sondes métalliques à béquille, telles que celle qui est représentée ici (fig. 220); mais il est préférable, lorsque les sondes de gomme élastique pénètrent facilement, de s'en tenir à leur emploi.

Du reste, quand on a de la difficulté à pénétrer avec ces sondes molles, on peut employer des sondes qui, au lieu de présenter une seule courbure, en présentent deux, dont la seconde est située à 3 ou 4 centimètres en arrière de la première, et qui sont appelées pour cela sondes bi-coudées. On peut encore employer ces mêmes sondes coudées, en les rendant bi-coudées par l'introduction d'un mandrin, bi-coudé lui-même, dont on arrête le coude à 3 ou 4 centimètres de la courbure de la sonde. Lorsque enfin le cathétérisme à travers la région prostatique est très difficile, nous conseillons l'emploi de l'artifice suivant, qui nous a souvent réussi.

On prend une sonde coudée, que l'on rend bi-coudée à l'aide

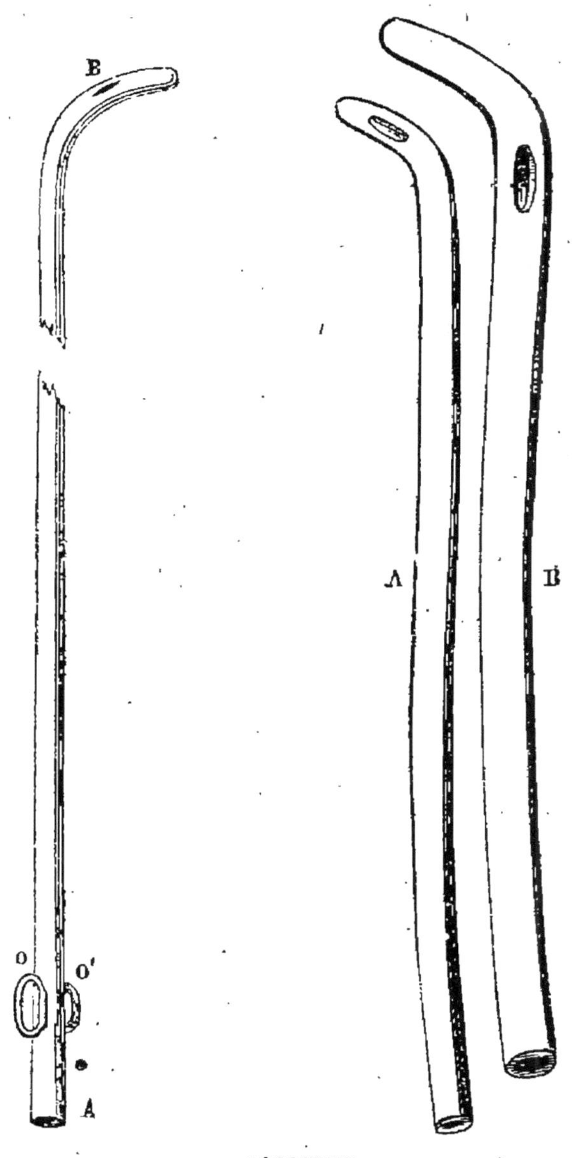

FIGURES

220                          221     222

*Représentant trois sondes à courbure courte et brusque*
*dites* à crochet.

La figure 220 représente une sonde en argent.
  A, le pavillon de la sonde.
  B, son bec.

O O', anses qui servent à fixer la sonde, et à indiquer la direction de son bec, quand elle est introduite dans la profondeur du canal.

La figure 221, A, fait voir une sonde à crochet, en gomme élastique. L'ouverture du bec est située sur la partie recourbée.

Tandis que dans la figure 222, B, cette ouverture est placée au-dessus de la courbure.

d'un mandrin, comme nous venons de le dire; on l'introduit jusqu'à ce qu'on soit arrivé à l'obstacle; une fois là, on retire de quelques millimètres en arrière le mandrin métallique, en ayant soin de maintenir en place la sonde; on pousse alors en avant sonde et mandrin, et on réussit souvent ainsi là où on avait échoué auparavant.

Telles sont les manœuvres et les instruments que nous recommandons pour le cathétérisme de la vessie dans le cas d'hypertrophie de la prostate; ajoutons encore ceci : que, dans les cas difficiles, on aura d'autant plus de chances d'arriver dans le réservoir vésical qu'on aura plus surélevé le siège du malade.

Donc, et en tous cas, élever le siège du malade dans les cas d'hypertrophie de la prostate, telle est la règle que nous suivons constamment, règle fort importante et qui donne le secret de la réussite de certains opérateurs, là où d'autres avaient échoué. C'est surtout dans les cas d'engorgement prostatique qu'on doit employer la plus grande douceur dans le cathétérisme, sans quoi on ferait facilement des fausses routes (voir la prostate transpercée, figure 219).

Le cathétérisme devra-t-il être pratiqué souvent dans ces cas?

Il n'y a pas à cet égard de règle absolue; nous pensons néanmoins que le malade devra être sondé au moins une fois par jour, et si la stagnation est assez considérable, deux fois. Le cathétérisme devra être pratiqué dans les premiers temps par le chirurgien spécial, qui étudiera ainsi la susceptibilité de son malade, et apprendra ensuite à son client à se sonder lui-même.

Quant au traitement du catarrhe vésical qu'engendre tôt ou tard la stagnation d'urine, par les injections vésicales, par les balsamiques, par les bains, nous n'y insisterons pas ici, pour ne pas nous exposer à des redites inutiles, et nous renvoyons le lecteur à l'étude du chapitre qui le concerne.

Les malades atteints d'hypertrophie de la prostate devront surveiller attentivement leurs garde-robes, la constipation entretenant une congestion de la prostate fort nuisible au traitement de cette affection.

On régularisera les selles au moyen de laxatifs répétés de temps à autre, de lavements, d'un régime doux, et de bains tantôt gélatineux, alcalins, sulfureux, salés, iodurés.

Parfois sur cet état chronique de tuméfaction de la prostate, originellement indépendant de toute inflammation, vient se greffer une congestion passagère, causée tantôt par la constipation, tantôt par le froid, tantôt par un des excès que nous avons précédemment signalés (fatigues, excès alcooliques ou vénériens).

Dans ces cas une application de sangsues au périnée, à condition toutefois qu'elle soit légère, ne peut qu'être utile; on la fait suivre de révulsifs appliqués sur la même région : parmi ceux-ci la teinture d'iode nous a paru tenir le premier rang.

Une précaution des plus importantes, que nous ne manquons jamais de recommander aux malades affectés d'hypertrophie de la prostate qui se confient à nos soins, est celle de ne pas faire d'efforts pour uriner, parce que, d'après le mécanisme expliqué plus haut, le col de la vessie se bouche d'autant plus hermétiquement que les efforts d'expulsion sont plus intenses. Aussi les malades doivent-ils d'abord, dans ce cas, se retenir en quelque sorte pour uriner, et ne commencer à faire quelques efforts, pour faciliter la sortie du liquide, que quand celui-ci a coulé tout seul pendant quelques instants.

Enfin, quand on a eu en vain recours aux différents moyens que nous venons d'indiquer, soit que la tumeur résiste aux fondants qu'on lui oppose, soit que l'obstacle mécanique ait acquis un grand développement, ou bien pour prévenir le retour de la rétention d'urine, on est obligé de laisser une sonde à demeure ou de sonder le malade plusieurs fois par jour, et d'introduire, pour élargir et redresser le canal de l'urètre, de grosses bougies d'étain connues sous le nom de *dépresseurs prostatiques*. Dans certains cas, c'est le seul moyen

qu'on ait de soulager et de rendre supportable une infirmité qui, lorsqu'elle est ancienne, devient trop souvent au-
dessus des ressources de l'art.

Quant aux opérations chirurgicales proprement dites, telles
que l'incision, l'extirpation, la ligature, outre les nombreux
accidents qui ont été la conséquence de semblables essais, les
insuccès constants de cette méthode nous les ont fait bannir
de notre pratique spéciale.

Dans tous les cas, le traitement de l'hypertrophie de la
prostate est fort long, et l'administration des moyens que nous
venons d'indiquer doit être continuée d'une façon intelligente
et persistante, pendant longtemps, si le malade ne veut pas
être atteint des accidents et des complications graves qui le
menacent sans cesse dans cette affection.

# MALADIES DE LA VESSIE

Nous ne pouvons nous occuper de toutes les maladies de la vessie ; un volume entier pourrait être écrit sur cette matière. Nous ne traiterons donc que des affections les plus fréquentes du réservoir vésical, et cela dans l'ordre suivant :

1° *Calculs vésicaux* ou *pierre;*
2° *Inflammations de la vessie* ou *cystites;*
3° *Névralgies du col de la vessie;*
4° *Paralysie du col vésical;*
5° *Déformations de la vessie.*

Nous signalerons à l'attention du lecteur une monstruosité ou vice de conformation dont cet organe est le siège : c'est l'*extrophie vésicale, hernie de la vessie, extroversion de la vessie;* cette malformation consiste dans le manque absolu de la paroi antérieure de la vessie et de l'abdomen ; ce réservoir se trouve donc réduit à une cavité formée par le bas-fond de la vessie ; les os pubis sont écartés, et cette cavité aboutit généralement à l'extérieur par un canal urétral creusé en rigole dans un rudiment de verge : c'est un *épispadias exagéré* (voir le chapitre des vices de conformation des organes génitaux).

Avant la description des diverses maladies de la vessie, nous traiterons de la *Pierre dans la vessie,* parce que bien souvent les affections énumérées plus loin sont dues à la présence de ce corps étranger, et que la première indication à remplir est d'en débarrasser le réservoir urinaire.

Mais comme la pierre dans la vessie dépend, dans l'immense majorité des cas, tantôt de la descente dans la vessie de graviers provenant du rein, graviers qui, une fois arrivés dans ce réservoir, augmentent de volume au point de former la pierre par le dépôt successif, à leur surface, des sels contenus dans l'urine (*pierre de formation générale*), tantôt du dépôt primitif dans la vessie même, des sels provenant de l'urine, quand il y a altération des parois du réservoir vésical, inflammation chronique, catarrhe vésical (*pierre de formation locale*), nous renvoyons le lecteur, s'il veut se rendre absolument compte de la formation des calculs vésicaux dans ces cas, aux chapitres où nous traitons de la *gravelle, pierre dans le rein* (maladies des reins), et de l'inflammation chronique de la vessie, *catarrhe vésical* (maladies de la vessie).

### 1° Pierre, ou calculs dans la vessie.

Les considérations dans lesquelles nous entrons dans un des chapitres suivants nous dispenseront de plusieurs répétitions dans celui-ci; car, ainsi que nous le dirons en parlant de la *gravelle* (voir plus loin cet article), tant que les concrétions des voies urinaires ne dépassent pas le volume d'un gros pois, elles portent le nom de *gravelle :* on les appelle *pierre*, ou *calcul*, quand elles sont d'une dimension plus considérable. Souvent aussi le passage de la gravelle à la pierre se fait d'une manière insensible, et ce qui n'était qu'un sable ou gravier d'abord peut devenir une pierre énorme, par la juxtaposition successive et concentrique de nouvelles molécules salines.

Les *causes* de la pierre sont toutes celles que nous indiquerons en parlant de la gravelle; mais *l'existence de la gravelle* elle-même, et l'*inflammation chronique* des voies urinaires, amenant la formation du *catarrhe*, favorisent singulièrement le développement des calculs, parce que le dépôt visqueux qu'on observe dans les urines glaireuses sert pour ainsi dire de ciment pour l'agglutination du sable. C'est parce que le catarrhe de vessie est plus fréquent chez les vieillards, qu'on rencontre plus souvent la pierre à cet âge qu'à toute autre époque de la vie.

La *présence d'un corps étranger* dans les voies urinaires, et en particulier dans la vessie, amène très vite la formation d'une pierre dont il est le noyau : c'est là une particularité fort remarquable. Ainsi l'on a vu des *brins de paille*, des *aiguilles*, des *grains de fruits*, des *cheveux*, des *fragments de sonde*, des *tuyaux de plume*, etc., devenir le centre de calculs très volumineux (voir fig. 223).

Nous avons déjà signalé la *goutte* et le *rhumatisme* comme une cause de gravelle, et nous avons dit que ces affections étaient héréditaires. On voit même souvent, dans cette trans-

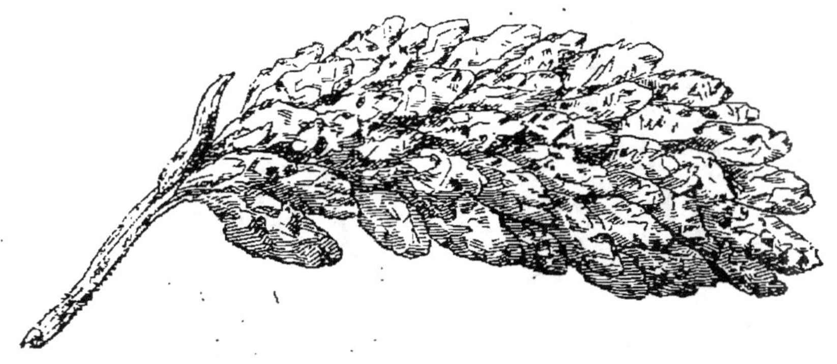

FIGURE 223

*Représentant un épi incrusté par les dépôts de l'urine, retiré de la vessie d'un homme qui se l'y était introduit.*

mission, une sorte d'échange de maladie : ainsi des individus affectés de la pierre donnent naissance à des enfants goutteux, et *vice versâ*. Il n'est pas rare non plus de voir la cessation brusque de douleurs rhumatismales ou goutteuses coïncider avec la formation d'un calcul vésical.

*Siége*. Comme la gravelle, la pierre peut se rencontrer dans les diverses parties de l'appareil génito-urinaire.

Le *volume* des calculs est très variable : on en trouve qui *pèsent* depuis 2 grammes jusqu'à 650 grammes (fig. 224 et 226). Quelques calculs sont très légers et friables, d'autres très lourds et d'une dureté égale à celle du porphyre. Ces différences tiennent à leur *composition*, qui est la même que celle des diverses sortes de gravelle.

Mais ils ne sont pas tous homogènes dans la structure, et, pour peu qu'ils soient volumineux, on peut rencontrer certains calculs qui offrent, réunis, tous les éléments de la gravelle. Voici comment cela arrive :

Sous l'influence d'une première cause, qui jusqu'ici nous échappe, il se forme dans la vessie un noyau solide aux dépens des matières que l'urine contient le plus habituellement en excès, c'est-à-dire un noyau d'acide urique ou d'oxalate de chaux; autour de ce centre se déposent de nouvelles couches, dont le noyau favorise la cristallisation, telles que l'urate

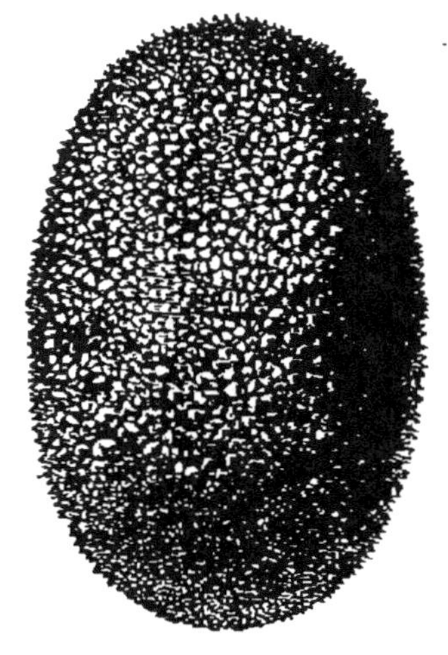

FIGURE 224

*Représentant un calcul ovalaire, de forme ordinaire, composé de phosphate ammoniaco-magnésien.*

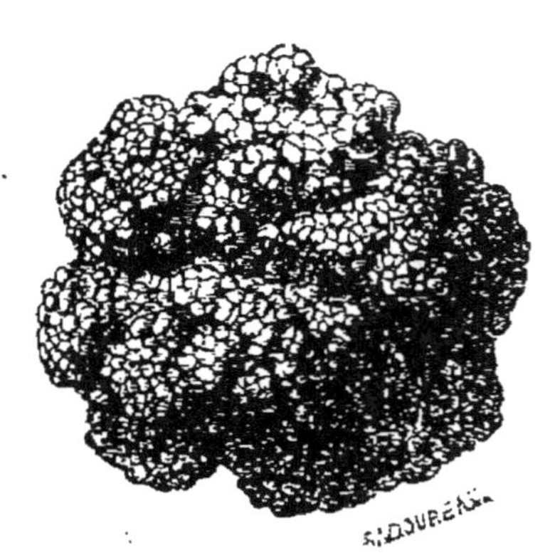

FIGURE 225

*Représentant un calcul mamelonné, dit calcul mural.*

d'ammoniaque. Un pareil corps étranger ne peut exister longtemps dans la vessie, sous un certain volume, sans irriter cet organe et sans agir sur l'appareil sécréteur lui-même : de là, trouble dans la fonction, sécrétion d'urine tantôt très acide, qui dépose encore de nouvelles couches d'acide urique ou d'oxalate de chaux; tantôt d'urine alcaline, qui laisse déposer les phosphates terreux et le phosphate ammoniaco-

du pubis, et on se sert du bistouri de Belmas, à l'aide duquel on incise la ligne blanche, le tranchant du bistouri tourné en haut. La ligne blanche incisée, la paroi vésicale

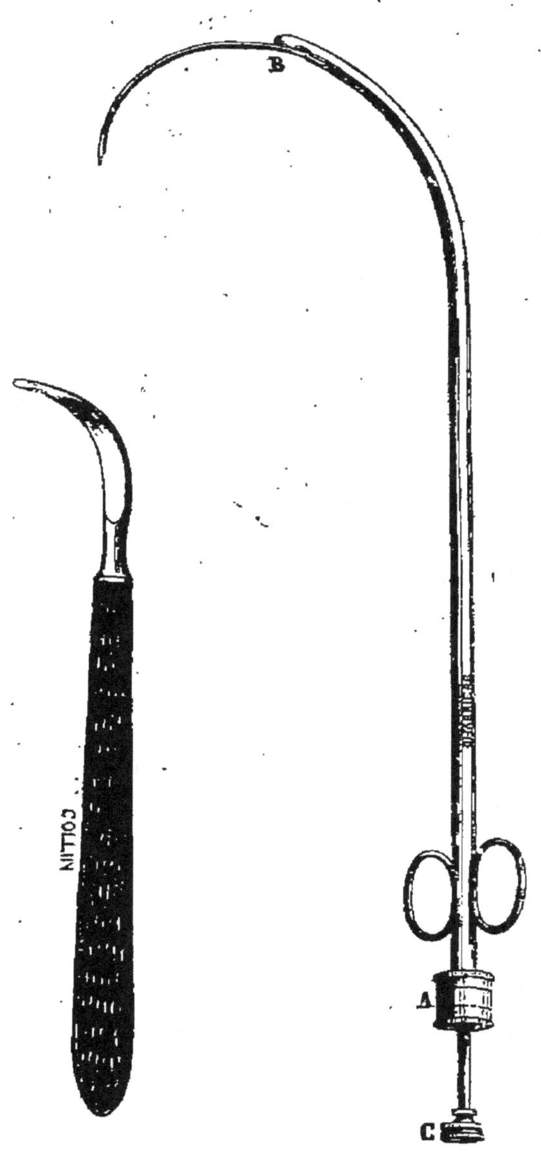

FIGURE 263

*Bistouri aponévrotique de Belmas pour la taille hypogastrique.*

FIGURE 264

*Sonde à dard pour l'opération de la taille hypogastrique.*

27

antérieure apparaît. Un aide fait alors saillir la sonde à dard contre cette paroi, et le chirurgien porte le bistouri sur une cannelure pratiquée sur le dard, de manière à pénétrer dans la vessie et à l'inciser. Cela fait, on introduit dans la plaie vésicale le gorgeret dont nous avons parlé en le dirigeant vers la partie supérieure, la convexité tournée en haut et en arrière, de façon à maintenir béante la plaie vésicale, par laquelle on procède à la recherche de la pierre avec des tenettes.

Le volume et le but de cet ouvrage ne nous permettent pas d'entrer dans de plus grands détails; nous n'insisterons donc pas davantage sur les suites de cette opération.

### Parallèle de la lithotritie et de la taille.

Nous devons dire d'abord, comme introduction à ce court parallèle entre les deux opérations employées pour débarrasser les malades des calculs vésicaux, que la lithotritie est l'opération à laquelle on doit tout d'abord songer quand il s'agit de la pierre. Elle présente, d'une façon générale, moins de dangers que l'opération de la taille.

C'est la méthode qui doit être mise en œuvre lorsque l'état général du malade est bon, lorsque le calcul n'est pas trop volumineux, trop dur, l'état de la vessie relativement satisfaisant, et que les reins n'ont pas subi, du fait de la présence depuis un certain temps d'un calcul dans la vessie, d'altérations trop considérables.

Nous devons répéter en ce qui concerne ce dernier point ce que nous avons déjà dit précédemment, à savoir qu'il faut tenir le plus grand compte de l'état des reins dans les opérations qu'on pratique sur les voies urinaires; que cet état joue un grand rôle dans le pronostic chirurgical de ces affections, et que c'est toujours lui qui domine la situation et doit être le point de départ sinon des indications, au moins des contre-indications de ces opérations (voir le chapitre que nous consacrons, dans l'étude des *maladies des reins*, au *rein chirurgical*).

Dans certains cas, en effet, il vaut mieux s'abstenir d'opérer un malade d'un calcul vésical, aussi bien par la lithotritie que par la taille, lorsque les altérations rénales produites consécutivement à la présence d'un calcul sont trop avancées.

Nous venons d'énumérer les conditions dans lesquelles on doit employer la lithotritie plutôt que la taille.

La taille sera préférée à la lithotritie quand on se trouva en présence des conditions inverses de celles que nous avons énumérées.

Altérations rénales sérieuses, cas dans lequel, à moins que ces altérations ne soient trop prononcées, il est préférable d'agir d'un seul coup, le choc dût-il être plus sérieux, que de se livrer à des manœuvres répétées pouvant amener une terminaison fatale.

Dureté trop grande du calcul, résistant aux instruments lithotriteurs; volume trop considérable faisant prévoir qu'on aura besoin d'un trop grand nombre de séances pour arriver au broiement complet; quand il y aura un catarrhe vésical trop prononcé et que des manœuvres répétées dans une vessie altérée pourraient devenir dangereuses par leur répétition.

Il y a certaines conditions, matérielles cette fois, qui sembleraient, au premier abord, devoir faire renoncer à l'emploi de la lithotritie, alors que les autres indications paraîtraient au contraire devoir faire préférer ce mode de traitement. C'est lorsqu'on se trouve en présence d'un rétrécissement de l'urètre tellement étroit, ou d'une hypertrophie de la prostate tellement considérable, que le passage des instruments lithotriteurs est rendu impossible à travers le canal de l'urètre par suite de la présence de ces obstacles.

Pour ce qui concerne le second point, disons qu'il est rare que le volume de la prostate soit tellement considérable qu'il empêche la pénétration du brise-pierre dans la vessie; quant au premier point, nous devons ajouter que le plus souvent le traitement préalable par la dilatation permet de rétablir le calibre du canal, et consécutivement de pouvoir faire passer par l'urètre les instruments nécessaires à l'opération de la lithotritie.

## 2° Inflammations de la vessie ou cystites.

### 1° *Cystite aiguë.*

On appelle ainsi l'inflammation de la vessie. Elle peut apparaître spontanément, mais c'est une exception. Ses causes les plus habituelles sont les opérations pratiquées sur l'urètre et la vessie, la propagation de l'inflammation blennorrhagique au col vésical et à ce réservoir ; les injections dans la vessie et les contusions de l'abdomen ; l'emploi externe ou interne de préparations contenant des *cantharides*.

Cette inflammation peut encore résulter de la propagation à la vessie de l'inflammation d'un organe contigu. Les excès de coït, d'équitation, les calculs vésicaux, causent la cystite.

La cystite aiguë s'accompagne habituellement de fièvre : il existe une douleur vive dans toute la région hypogastrique. Cette douleur s'exaspère à la pression et s'irradie dans tout l'abdomen ; il y a de fréquents et douloureux besoins d'uriner (*ténesme vésical*), l'urine s'écoule difficilement : la vessie est distendue, le malade a des sueurs abondantes qui exhalent une odeur urineuse.

L'expulsion de l'urine n'a lieu que goutte à goutte, *ischurie*, et ne peut s'accomplir qu'aidée de violents efforts : il y a du prurit au méat urinaire et à l'anus ; fréquemment la constipation complique cet état.

Cette affection atteint particulièrement les sujets à tempérament robuste. Quand elle atteint les vieillards, elle passe fréquemment à l'état chronique ; sa terminaison est rarement fatale ; ordinairement un apaisement brusque de tous les symptômes annonce le commencement de la guérison.

La cystite cantharidienne offre, outre les symptômes ordinaires, cela de particulier, que les urines excrétées contiennent une grande proportion d'albumine.

Le traitement consiste dans le repos, la diète, les sangsues, les bains tièdes, les lavements émollients et les boissons adoucissantes ingérées en grande quantité.

## 2° *Cystite chronique ; catarrhe de la vessie.*

Cette affection consiste dans une inflammation de la membrane muqueuse qui tapisse l'intérieur de la vessie, avec sécrétion plus ou moins abondante de mucosités glaireuses, et quelquefois de pus. Aussi cette maladie avait-elle reçu, des anciens médecins, des dénominations tirées du caractère de la sécrétion : tels sont les noms de *glu vésicale, pyurie muqueuse* (mélange de pus et de mucus avec l'urine), *fluxion catarrhale.*

Cette affection peut exister à l'état aigu et à l'état chronique ; nous venons de parler de l'état aigu sous le titre de *cystite aiguë.*

Tout ce que nous allons dire s'applique donc surtout au *catarrhe chronique* de la vessie.

C'est une maladie extrêmement commune, principalement chez les vieillards ; rebelle, dans la plupart des cas, au traitement qu'on lui oppose, et surtout très sujette à récidiver. Aussi ne saurions-nous trop engager les personnes qui ont été une fois atteintes de cette affection, à prendre toutes les précautions que la science indique pour éviter une rechute.

Nombre de *causes* très variées peuvent produire le catarrhe chronique de la vessie. L'âge avancé est une cause prédisposante, par suite de l'affaiblissement et de la paresse naturelle de cet organe chez les vieillards ; affaiblissement d'où résultent l'évacuation incomplète de la vessie et la stagnation de l'urine dans son réservoir. Or, ainsi que nous l'avons fait voir en parlant du rétrécissement du canal de l'urètre, le séjour trop prolongé de ce liquide devient peu à peu un irritant pour la vessie, et produit la sécrétion catarrhale. D'un autre côté, les glaires et les mucosités sécrétées altèrent l'urine, qui devient à son tour plus âcre ; de sorte que, la première altération une fois produite, le mal s'entretient et s'aggrave de lui-même. Voilà comment s'explique la ténacité de ces catarrhes chroniques, et c'est ce qu'il faut toujours avoir présent à l'esprit pendant le traitement de cette affection.

Toutes les causes donc qui, soit naturellement par suite

du progrès de l'âge, comme nous venons de le dire, soit par un obstacle matériel, comme les barrières au col de la vessie, les engorgements de la glande prostate, les rétrécissements du canal de l'urètre, etc., *s'opposeront d'une manière permanente à l'écoulement régulier et complet de l'urine*, produiront, au bout d'un temps plus ou moins long, le catarrhe de la vessie.

Les hommes de cabinet, les joueurs surtout, sont souvent affectés de catarrhe de vessie, parce que, absorbés par le travail ou la passion du jeu, ils passent des journées, des nuits entières devant leur bureau ou le tapis vert, sans songer à satisfaire le besoin d'uriner qui les aiguillonne de temps à autre.

Certaines personnes portent *héréditairement* le germe du catarrhe de la vessie, et cette affection est, surtout dans ce cas, très rebelle au traitement.

Comme pour toutes les autres maladies des voies urinaires, et par les motifs déjà indiqués, les *hommes* y sont beaucoup plus sujets que les *femmes*, et le catarrhe de vessie est, chez celles-ci, bien plus facile à guérir. Il est très rare chez les *enfants*.

Le séjour dans des *pays* ou des *habitations humides* est une des causes les plus fréquentes du catarrhe de la vessie, et c'est une considération dont il faut tenir grand compte dans l'examen des malades et dans les recommandations qu'on leur fait.

Par la même raison, les catarrhes de vessie sont plus fréquents et plus intenses dans les saisons froides et humides, *comme l'automne et l'hiver*, qu'au printemps ou en été.

Les inflammations des organes voisins se propageant par contiguïté, déterminent la phlegmasie chronique de la vessie. La *présence d'un corps étranger* dans la vessie, pierre, gravelle, bout de sonde, épingles, etc., est aussi une cause d'inflammation chronique de la membrane muqueuse de ce réservoir.

La *suppression* brusque d'une *dartre*, d'un *rhumatisme*, de la goutte, d'un *exutoire* (cautère ou vésicatoire), produit souvent un catarrhe vésical. Nous avons donné des soins à une dame âgée, qui était affectée alternativement d'un catarrhe pulmonaire ou d'un catarrhe de vessie. Toutes les fois qu'on faisait disparaître le catarrhe de vessie, la poitrine se prenait ; et, si l'on tentait de guérir le catarrhe pulmonaire, cette affection se reportait de suite à la vessie. Nous sommes parvenu à débarrasser cette dame de cette double infirmité, après six mois d'un traitement assidu.

Les *symptômes de cette maladie* varient suivant son degré d'intensité.

A son début, le catarrhe de vessie s'annonce seulement par des changements :

1° *Dans la composition de l'urine ;*

2° *Dans le mode d'excrétion de ce liquide.*

1° L'urine perd sa transparence et devient trouble, laiteuse, blanchâtre. Recueillie dans un vase et refroidie, elle exhale une odeur fétide, et, au lieu d'être franchement acide, reste neutre, ou même présente une *réaction alcaline* au papier de tournesol. Elle se sépare en deux parties : l'une, glutineuse, visqueuse, gagne le fond du vase, auquel elle adhère fortement ; l'autre, liquide, d'une teinte opaline, occupe la partie supérieure. D'autres fois, dans un liquide semblable à du petit-lait clarifié, on voit nager des flocons glaireux non adhérents vase et pelotonnés sur eux-mêmes.

Il y a dans l'examen de l'urine trouble une cause d'erreur que nous devons signaler. Dans certaines circonstances, en effet, le liquide présenté par les malades peut être lactescent, contenir des mucosités glaireuses, du pus même, et cependant la vessie n'est pas atteinte de catarrhe ; seulement le col de cet organe et la glande prostate malades sont la cause de cette viciation de la sécrétion urinaire. Le seul moyen d'éviter cette erreur est de faire uriner le malade devant soi, ou de l'interroger sur la manière dont se fait la miction.

S'il existe un catarrhe de vessie, l'urine, trouble pendant toute la durée de l'émission, sera, vers la fin surtout, plus chargée de dépôt.

Le contraire arrivera si le col vésical et la glande prostate sont seuls malades. Alors, le premier jet d'urine chasse devant lui des mucosités blanchâtres, et, quand le canal de l'urètre est débarrassé, l'urine sort limpide et naturelle.

On peut voir aussi, pendant la miction, se présenter ce fait
très curieux. Les premières cuillerées d'urine émises sont
blanchâtres, troubles; ensuite ce liquide sort très clair, et
enfin les dernières gouttes contiennent le même dépôt qu'au

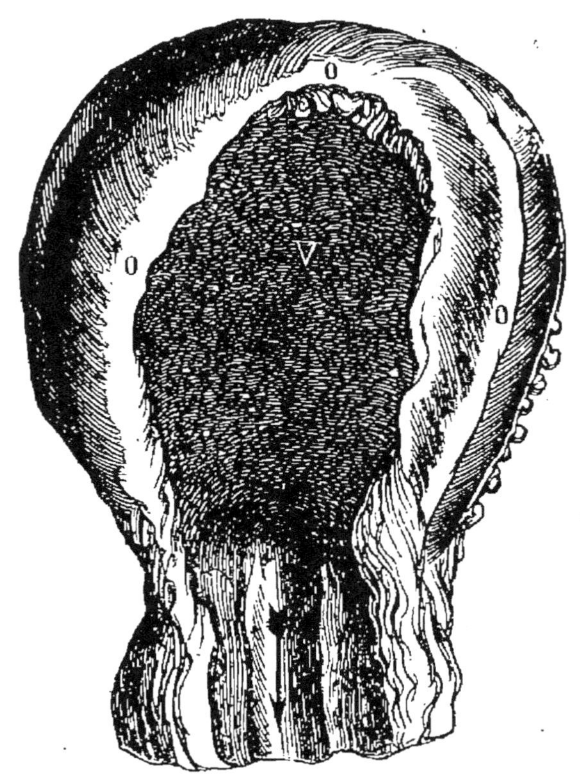

FIGURE 265

*Représentant l'intérieur et les parois de la vessie d'un individu
affecté de catarrhe vésical chronique.*

La direction de la flèche indique la naissance du canal de l'urètre et
le cours de l'urine.

V, la cavité de la vessie, dont la membrane muqueuse est remarquable
par les rugosités.
'O O O, les parois épaissies du réservoir urinaire.

début de l'émission. Nous donnons, à l'article *Maladies de la
glande prostate*, l'explication de ce phénomène.

2° L'urine, au lieu de sortir par un jet rapide et assez volumineux, ne coule que lentement et en bavant ; quelquefois ce liquide s'arrête tout à coup, et, après bien des efforts, le malade rejette par le canal un flocon visqueux, suivi de la sortie d'un jet d'urine.

Les besoins d'uriner sont plus fréquents, surtout la nuit, et le malade éprouve des frissons irréguliers et des douleurs vagues dans le bas-ventre et les reins.

Quand le catarrhe de vessie est ancien, les symptômes sont beaucoup plus graves. Le liquide sécrété est bien plus épais, composé de glaires et de pus très difficiles à détacher du vase où on l'a recueilli. Nous avons vu, dans certains cas rebelles, l'urine prise en une masse semblable à du miel, et que surnageaient à peine quelques cuillerées d'un liquide blanchâtre et d'une fétidité insupportable. Dans ces conditions, l'urine sort avec une grande difficulté, et, si les malades urinent par terre, ils observent des glaires qui, d'un côté, tiennent au sol, et, de l'autre, sont encore dans la vessie. Le canal de l'urètre est souvent obstrué par les mucosités, et il en résulte une véritable rétention d'urine. Ce n'est qu'après les plus pénibles efforts que les malades parviennent à chasser quelques cuillerées de liquide et à chaque instant ces efforts se renouvellent, surtout la nuit, ce qui rend le sommeil interrompu et très peu réparateur, précisément quand ils ont le plus besoin des bienfaits d'un repos complet. Les douleurs dans les reins et le bas-ventre sont incessantes et très vives, et redoublent le soir en même temps que des frissons précurseurs de la fièvre. A la longue, la texture de la membrane muqueuse de la vessie s'altère. Au lieu d'être lisse et souple, cette membrane s'épaissit, se boursoufle ; sa surface devient rugueuse (fig. 265), se ramollit et finit par s'ulcérer (fig. 206), et il n'est pas rare de voir des filets de sang mêlés au muco-pus de l'urine.

L'épaississement de la membrane muqueuse est presque toujours accompagné du gonflement des autres tuniques vésicales, et en particulier de la tunique musculeuse. L'irritation, qui provoque fréquemment le besoin d'uriner, ne permet pas l'accumulation d'une grande quantité de liquide dans le réservoir urinaire, et la vessie, n'étant plus soumise à un mouvement alternatif d'ampliation et de retrait, se rapetisse, se racornit, se ratatine comme le fait voir la figure 265.

La sécrétion glaireuse mucoso-purulente et la fièvre qui l'accompagne, épuisent bientôt la santé des malades les plus robustes, et les amènent promptement à un degré de dépérissement et de consomption tel que la mort en est souvent la conséquence. Les malades doivent donc réclamer les soins du médecin dès qu'ils ressentent les premières atteintes de ce mal, parce qu'il sera d'autant plus facilement curable, qu'on l'aura laissé moins de temps faire élection de domicile dans la vessie. Quand, au contraire, il est très ancien, il fait corps, pour ainsi dire, avec l'individu ; c'est une vieille habitude que la nature, aidée des secours de l'art, ne peut que difficilement surmonter.

Si le catarrhe de la vessie se bornait aux désordres locaux que nous venons de passer en revue, et s'il persistait en tant seulement qu'inconvénient local, il n'y aurait pas autant lieu d'être réservé sur le pronostic de cette affection ; mais le catarrhe de la vessie menace le malade qui en est atteint, de trois ordres de dangers dont la gravité est considérable : deux locaux (*formation de la pierre dans la vessie, inflammation du rein*), l'autre général (*empoisonnement urineux, Urémie*).

Nous avons vu que, quelle que soit la variété de la cause qui engendre le catarrhe de vessie, cette cause est toujours la même : c'est la stagnation de l'urine dans le réservoir vésical, par suite de l'évacuation incomplète de ce réservoir. Or l'urine stagnant dans la vessie, il lui arrive ce qui arrive à un liquide qui resterait en dépôt au fond d'un vase : elle se décompose. Une partie de l'urée qui entre dans la constitution de l'urine (voir *Étude de la composition de l'urine*) se décompose et se transforme en carbonate d'ammoniaque. L'ammoniaque se combine avec le phosphate de magnésie que contient l'urine et contribue à former avec ce sel des pierres de phosphate ammoniaco-magnésien, qui peuvent incruster les parois de la vessie ou se déposer dans sa cavité ; et alors le malade éprouve tous les symptômes des calculs vésicaux (voir l'article *Pierre dans la vessie*), et il est menacé de tous les dangers de la *pierre*.

Le second inconvénient local auquel expose le catarrhe de vessie est l'inflammation du rein à l'état chronique, ou néphrite chronique, la vessie étant elle-même chroniquement enflammée. Cette inflammation se propage par les uretères (pyélite chronique) jusqu'aux reins, et détermine une *inflammation permanente* de ces organes (voir *Maladies des reins, Rein chirurgical*). C'est cette inflammation chronique qui constitue dans certains cas le danger des opérations sur les voies urinaires, quand elles sont le siège d'altérations durant déjà depuis un certain temps. On voit alors parfois survenir à la suite de manœuvres opératoires des accidents que nous décrivons à l'article *fièvre urineuse* (voir cet article). D'où l'indication de combattre énergiquement le catarrhe vésical dès qu'il se montre.

En dehors de ces deux dangers locaux, l'inflammation chronique de la vessie expose, comme nous venons de le dire, aux symptômes de l'*empoisonnement urineux*. Toute l'urée de l'urine contenue dans la vessie ne se décompose pas en effet; une partie de cette urée reste intacte dans le réservoir urinaire, et devient susceptible d'être résorbée, par suite de l'inflammation de la muqueuse vésicale. Cette muqueuse, en effet, à l'état sain, n'absorbe pas; mais lorsqu'elle est enflammée, l'épithélium protecteur qui la tapisse tombe, et alors elle devient susceptible d'absorber.

On peut alors observer tous les phénomènes de l'*empoisonnement urineux*, phénomènes que nous décrivons dans un chapitre spécial (consulter le chapitre *Urémie, Empoisonnement urineux*).

*Traitement du catarrhe de la vessie.*

Toutes les fois que le catarrhe de la vessie reconnaîtra pour cause un obstacle mécanique qui pourra être levé, cette affection sera curable. Tel sera le cas des rétrécissements de l'urètre, de la pierre, de la gravelle dans la vessie, des maladies de la glande prostate et du col vésical; des engorgements et des déplacements de matrice.

Si la maladie est entretenue par la suppression de dartres, d'un exutoire, de la goutte ou du rhumatisme, le traitement devra tenir compte de la cause du mal, et, par une irritation extérieure, on tentera de rétablir la maladie primitive.

Quand le catarrhe de vessie est très ancien, qu'*il est devenu*, pour ainsi dire, *une sécrétion naturelle*, n'est-il pas imprudent d'en tenter la guérison, et sa suppression brusque n'entraîne-rait-elle pas des dangers? A cette double question nous n'hé-sitons pas à répondre par l'affirmative ; c'est dire que nous ne sommes nullement partisans de ces méthodes violentes de perturbation, qui font courir le risque de la vie aux malades pour un résultat problématique.

Ainsi, dans certains cas, on devra dire au patient qu'il est impossible ou dangereux d'espérer une guérison radicale. Mais, par les moyens que nous indiquerons plus bas, on peut rendre le catarrhe très supportable, et les malades peuvent espérer de longs jours avec cette infirmité très mitigée.

Avant de parler des *moyens curatifs* proprement dit, nous allons d'abord tracer en quelques mots l'*hygiène des catarrheux*. L'observation de ces préceptes empêchera la récidive de la maladie chez ceux qui en ont déjà subi les atteintes, et favo-risera, chez ceux qui sont actuellement souffrants, l'efficacité des agents thérapeutiques.

Le malade habitera, autant que possible, un lieu sec, élevé, exposé au soleil et très aéré. Il évitera avec soin l'air chargé des vapeurs aqueuses du matin et du soir, et en général toute humidité, soit qu'elle vienne des localités ou de l'atmosphère.

Ses vêtements seront toujours bien séchés avant d'être revêtus. Il devra porter de la flanelle sur la peau, gilets et caleçons, autant pour empêcher l'impression de l'air froid sur la peau que pour exciter et favoriser la transpiration cutanée.

Le régime alimentaire sera surveillé avec beaucoup de soin. Il faut user sobrement d'une nourriture peu substantielle, et éviter surtout les mets trop épicés, les acides, les fruits crus, la salade, l'oseille. On boira de l'eau rougie en mangeant ; mais il faut proscrire absolument le vin pur, les liqueurs ; si le malade prend quelque tisane, il choisira de préférence l'eau de goudron, de gomme, de graine de lin, de racine de gui-mauve, de chiendent, l'émulsion de chènevis, de sommités de maïs ; il évitera l'orangeade et la limonade, cuites ou non.

Il faut, au moindre besoin, avoir la précaution d'évacuer les urines. Chopart prétend que certaines personnes n'ont dû leur catarrhe de vessie qu'à la mauvaise habitude de ne pas se relever la nuit et d'*uriner à genoux* dans leur lit. On devra donc n'uriner que debout et après avoir fait quelques tours dans la chambre. Ce léger exercice empêchera le dépôt qui a de la tendance à se former dans le bas-fond de la vessie et favorisera le mélange des mucosités avec les urines. Si, après un premier jet, le cours de l'urine s'arrête tout à coup, il ne faut pas se livrer à de violents efforts pour uriner, souvent il suffit d'une petite secousse, d'un changement de position pour rétablir l'excrétion.

Autant le malade doit éviter de se passer trop fréquemment la sonde, autant il est urgent d'y recourir quand la vessie se vide complètement, car l'urine stagnant dans la vessie se corrompt et enflamme le réservoir de l'urine, ce qui tend à éterniser la maladie. Cet instrument sera d'un assez gros diamètre, à courbure fixe, en *gomme élastique* ou en *gutta percha* (pour la manière de s'en servir, voir *Cathétérisme*, page 239).

Quand il y aura de l'inflammation, la poudre tempérante dont nous avons déjà donné la formule (page 264) devra être employée concurremment avec la tisane de graine de lin, etc. Quand on n'aura plus affaire qu'à l'état chronique proprement dit, on se servira d'eau de goudron faite à froid, de décoction de bourgeons de sapin du Nord, coupée ou non avec de l'eau de guimauve, de Vichy ou de Bonnes, de décoction d'uva ursi, de diosmée crénelée, de pareira-brava, de fleurs de maïs. La térébenthine de Venise, les baumes de la Mecque, du Pérou, de Tolu, de copahu, seront aussi conseillés sous forme pilulaire, capsulaire ou de sirop (voir *Rétrécissement*, page 267, pour les doses et le mode d'administration).

Le catarrhe vésical chronique étant dans bien des cas une maladie purement locale, on peut essayer d'en obtenir la cure par des injections. Nous avons bien des fois rendu la santé à des malades par ce procédé ; mais nous ne saurions engager à trop de circonspection les praticiens qui les conseillent ou les malades qui les font : car de leur usage bien ou mal entendu et exécuté peut résulter la disparition de la maladie ou son aggravation. Les préceptes à cet égard sont assez difficiles à formuler, puisqu'ils dépendent de l'état de la vessie.

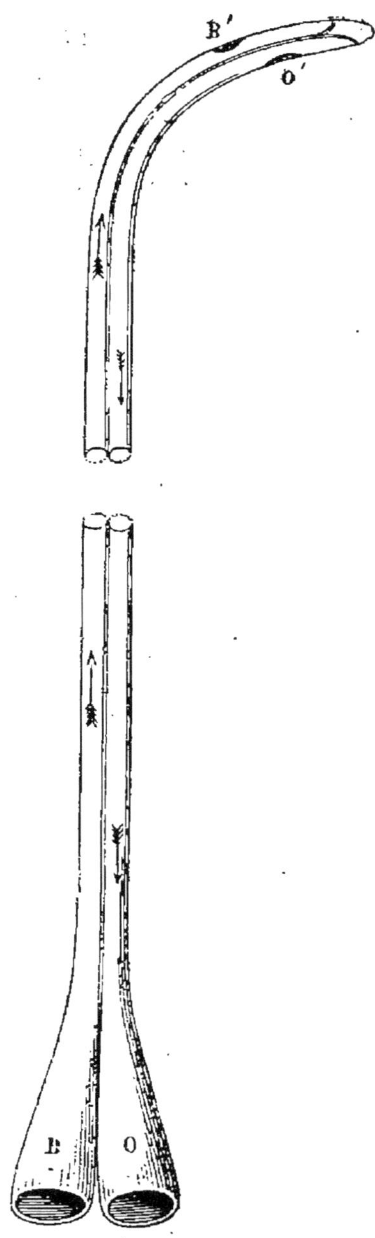



FIGURE 266

*Représentant une sonde à double courant.*

La direction des flèches indique le trajet du liquide dans la double cavité de l'instrument.

Ainsi, l'injection poussée par l'ouverture B, entre dans la vessie par l'ouverture B', sort de ce réservoir par l'ouverture O', puis est rejetée au dehors par l'ouverture O.

et que rien n'est mobile comme la sensibilité de ce réservoir.

Quand il y a de l'inflammation ou une grande irritabilité, on se servira, pour faire les injections, d'eau simple ou de décoction d'orge, de son, de racine de guimauve et de tête de pavot, de graine de lin et de feuilles de morelle, d'eau

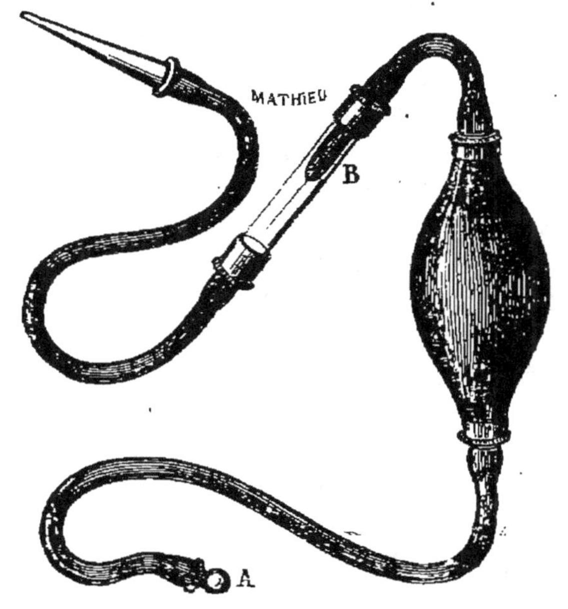


FIGURE 267

*Injecteur vésical pour les injections dans la vessie.*

d'amidon avec quelques gouttes de laudanum; de lait pur ou étendu d'eau, d'émulsion de jaune d'œuf, etc.

Dès que l'inflammation est tombée, on emploie un mélange faible d'eau et d'extrait de saturne, une solution de nitrate d'argent cristallisé dans l'eau distillée à la dose de 5 centigrammes pour 100 grammes d'eau, et dont on peut élever progressivement la proportion jusqu'à 50 centigrammes et même 1 gramme: l'eau de chaux; le baume de copahu. de la

Mecque ou la térébenthine émulsionnés par l'intermédiaire du jaune d'œuf; l'eau de Barèges, de Balaruc, d'Enghien, soit pure ou mélangée, en proportions variables, avec l'eau d'orge: la décoction de feuilles de noyer, de baies de genévrier; une solution de tannin, de suie. Dans ces derniers temps, des spécialistes distingués ont obtenu de bons résultats d'injections contenant l'acide phénique ou ses dérivés, etc.

Ces divers liquides seront introduits *tièdes, très lentement, presque goutte à goutte et en petite quantité*. Dans la plupart des cas, il est inutile d'injecter plus de 60 à 100 grammes de liquide à la fois. Le malade ne garde l'injection que quelques instants d'abord, et la rend aussitôt qu'il éprouve le besoin d'uriner.

Quand le bas-fond de la vessie est rempli de glaires visqueuses adhérentes, et qui s'opposent à la sortie de l'urine, il faut introduire une *sonde à double courant* (fig. 266), qui permet de laver la vessie et de la nettoyer complètement, par une irrigation plus ou moins prolongée. On peut, à l'aide de ce moyen, faire passer dans la poche urinaire un à deux litres de liquide tiède et émollient. Ces *irrigations* peuvent être renouvelées deux et trois fois par jour.

On ne devra toucher à la vessie qu'avec de très grands ménagements, et se rappeler qu'elle est susceptible d'une réaction inflammatoire très énergique.

Les injections dans la vessie se font au moyen des instruments dont nous donnons ici la description. On peut se servir, pour les injections vésicales, de *seringues* ou d'*injecteurs*.

L'injecteur le plus usité est celui dont nous donnons le dessin figure 267; il se compose d'une poire de caoutchouc aspiratrice; de l'une des extrémités de cette poire part un tube de caoutchouc se terminant par un embout métallique destiné à plonger dans le liquide qui doit être injecté; de l'autre extrémité de la poire part un autre tube de caoutchouc qui se termine par une canule destinée à s'adapter à la sonde introduite dans la vessie. On peut avec cet instrument faire passer dans la vessie une certaine quantité de liquide sans être obligé de recharger l'instrument, cet injecteur fonctionnant à jet continu.

Le plus souvent, on se sert de seringues des modèles représentés ci-contre; tantôt l'instrument est en caoutchouc durci (fig. 268), tantôt il est en étain (fig. 269). Les seringues pour les injections ordinaires ont une capacité moyenne de 100 à 120 grammes.

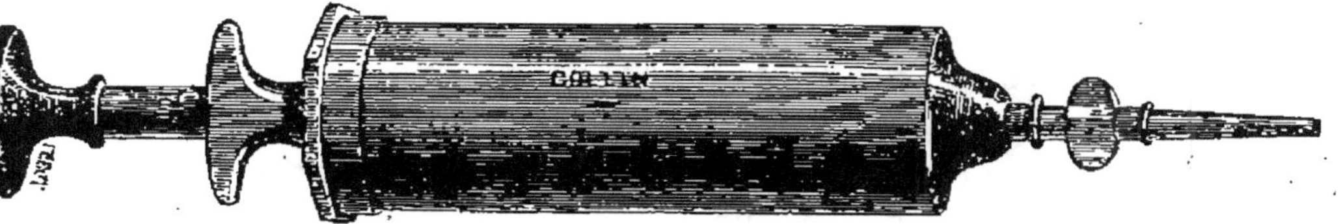

FIGURE 268

*Seringue en caoutchouc durci pour les injections vesicales.*

L'usage intérieur des eaux de Bussang, Vichy, Contrexéville, Forges, Aix-la-Chapelle, Pougues, Balaruc, Enghien, Bonnes, Barèges, peut, dans certaines indications, produire de bons résultats.

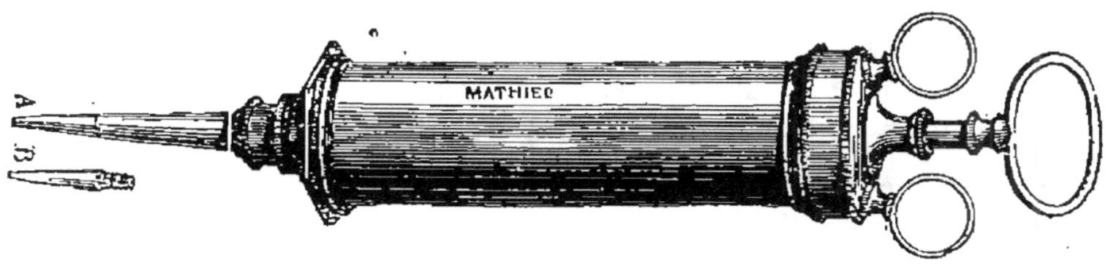

FIGURE 269

*Seringue en étain pour les injections vésicales.*

Parfois les malades n'obtiennent de guérison qu'en allant, dans la saison favorable, prendre les eaux dans les différentes localités que nous venons d'indiquer.

Les lavements émollients ou anodins (page 268), quand on ne peut pas faire d'injections, soit par suite de la sensibilité trop vive de l'organe ou de la pusillanimité du malade, calment les douleurs du catarrhe et rafraîchissent le bas-fond de la vessie, par suite des rapports anatomiques de l'intestin rectum avec le réservoir urinaire (voir pl. II, page 42).

Nous procurons très souvent aux malades un calme dont ils ont tant besoin, en leur recommandant l'usage des suppositoires dont nous avons donné la formule à la page 268.

Par les raisons précédemment indiquées, les malades éprouvent beaucoup d'allègement de l'emploi de demi-bains avec la décoction d'espèces émollientes et narcotiques, de douches sur les reins, le bas-ventre et le périnée avec les eaux sulfureuses de Barèges et d'Enghien.

On a préconisé l'usage des vésicatoires sur ces mêmes régions, et de sétons, de cautères sur le bas-ventre.

Nous blâmons formellement les injections forcées et les cautérisations avec la pierre infernale sur toute la surface de la vessie, comme elles ont été conseillées et même pratiquées par certains chirurgiens : par la double raison qu'on expose les malades à de redoutables accidents et même à la mort, et qu'en second lieu le catarrhe rebelle pourra, dans les cas les plus favorables, disparaître momentanément, pour revenir à la vessie ou se fixer sur un autre organe. En effet, on ne peut impunément violenter la nature, et, quand une sécrétion morbide dure depuis longtemps, on peut la diminuer et la faire graduellement disparaître, mais il est souverainement imprudent de la supprimer, et surtout subitement.

Comme complément de ce chapitre, nous engageons les malades à consulter le suivant, qui traite des affections nerveuses du col de la vessie.

### 3° Névralgies du col de la vessie.

On désigne sous le nom de maladies nerveuses du col de la vessie, ou *névralgies*, un ordre spécial de souffrances ayant leur siège à l'insertion du canal de l'urètre dans la vessie, sans que la partie malade présente aucune lésion organique appréciable.

Cette maladie existe fréquemment seule; mais, en raison du trouble qu'elle apporte dans les fonctions de la vessie, elle ne peut pas persister longtemps sans se compliquer d'autres affections morbides du réservoir urinaire, telles que *catarrhe*, *varices au col de la vessie, engorgement de la glande prostate, gravelle, pierre,* etc.

On comprend facilement que des altérations dans une fonction aussi capitale que celle de l'exonération de l'urine retentissent promptement et fortement sur les divers appareils de l'organisme, et provoquent une perturbation profonde dans la santé, perturbation dont les symptômes cesssent très facilement dès qu'on a fait disparaître la cause primitive du mal.

Les *causes* des affections nerveuses du col de la vessie sont assez nombreuses.

L'action du *froid* retentit souvent d'une manière fâcheuse sur le col de la vessie, et certaines personnes nerveuses savent parfaitement noter d'elles-mêmes que cette région est chez elles une partie faible, douloureusement impressionnée par les brusques variations de la température.

Les *émotions vives,* telles que la colère, la frayeur, l'annonce d'une heureuse ou d'une mauvaise nouvelle, etc., retentissent avec une promptitude extrêmement remarquable sur le col de la vessie, et poussent immédiatement à l'envie d'uriner.

Les *chutes* ou *contusions sur le périnée,* les *excès de coït,* le *passage d'une sonde* ou d'autres instruments, l'*usage de certains médicaments* ou de *boissons stimulantes,* les *spiritueux* surtout, sont des causes fréquentes de spasmes du col de la vessie.

La *résistance aux premiers besoins d'uriner,* par suite d'application à l'étude, de l'habitude du jeu, de voyages en chemin de fer, de l'observance des bienséances sociales, est une des causes les plus fréquentes de contraction nerveuse du col de la vessie, et par suite de rétention d'urine.

L'*existence antérieure d'une névralgie* sur une partie quelconque du corps constitue une prédisposition qui fait que la plus légère cause occasionnelle amène du spasme et une contraction nerveuse du col de la vessie.

Parmi les *causes spéciales* et *directes,* pour ainsi dire, la présence d'un *calcul* dans la vessie est la plus fréquente et la plus fâcheuse. On conçoit, en effet, que la présence d'un corps étranger, dur, inégal, fréquemment appliqué avec force contre le col vésical, éveille et surexcite sa sensibilité nerveuse et sa contractilité. Certains calculeux cependant, par un privilège exceptionnel, peuvent longtemps porter une pierre dans la vessie sans que son existence soit manifestée par aucun signe du côté du col de la vessie.

La *gravelle* provoque aussi des symptômes d'irritation nerveuse du col de la vessie, mais à un degré moindre que la la pierre.

Ainsi la névralgie du col de la vessie et l'affection calculeuse ont une influence réciproque, et il existe souvent, quand la maladie est ancienne, une grande difficulté pour pouvoir distinguer laquelle des deux a provoqué l'autre.

Les rétrécissements, les engorgements de la glande prostate, les fongus, les cancers de la vessie, de la matrice, sont des causes qui agissent pour provoquer le spasme du col de la vessie.

L'abus de la masturbation, la surexcitation prolongée des organes génitaux, finissent par porter une atteinte profonde à la sensibilité nerveuse du col de la vessie.

Les *maladies du rectum* retentissent fréquemment sur le col de la vessie et y provoquent des souffrances nerveuses; de ce nombre sont la *constipation* habituelle et opiniâtre, la présence d'*ascarides* dans la terminaison du gros intestin, les *hémorrhoïdes*, les *fistules* à l'anus.

Dans la collection de nos observations, nous trouvons assez fréquemment notée l'*existence d'une dartre* au scrotum, au périnée, au pourtour de l'anus, au pli de l'aine, comme cause d'irritation névralgique au col de la vessie. Dans ces cas, tous les moyens de guérison portés sur le col de la vessie sont de nul effet pour combattre la névrose, qui disparaît d'elle-même dès qu'au moyen d'un traitement approprié on a fait disparaître la dartre.

L'*âge* adulte est celui pendant lequel on rencontre le plus fréquemment la névralgie du col de la vessie sans complication. Chez les *enfants* elle est assez rare, et chez les *vieillards* elle est presque toujours compliquée, soit de catarrhe de vessie, soit de calcul urinaire, d'engorgement de la glande prostate, qui masquent alors complètement la névralgie et rendent assez difficile son diagnostic. Du reste, dans ces cas, on ne la considère que comme un appendice de la maladie principale.

Dans les cas ordinaires, lorsque la maladie n'a point encore été influencée par le traitement ou aggravée par les complications, les *symptômes* sont les suivants : besoins fréquents d'uriner, sensation de malaise, d'inquiétude dans le bas-ventre, dans la région ,de l'os pubis (PL, pl. II) quand le malade veut les satisfaire, et qui persiste un temps plus ou moins long, de quelques secondes à quelques minutes, après la miction. L'embarras, la plénitude existent aussi, mais moins fréquemment, au périnée et au sacrum. Cette gêne dure peu de temps d'abord et cesse d'elle-même le plus souvent, soit qu'on abandonne l'affection à elle-même, soit qu'on prescrive un traitement adoucissant. Mais la douleur, dans le plus grand nombre de ces cas, ne tarde pas à reparaître, et les crises deviennent plus longues et plus pénibles ; les souffrances s'irradient vers les flancs, le nombril, les reins, la face interne des cuisses, et jusqu'à la plante des pieds ; mais leur principal et douloureux siège est toujours le pubis et la région du sacrum.

On constate que c'est bien à un état névralgique qu'on a affaire, en explorant bien méthodiquement les organes et en ne trouvant rien d'anomal ni dans le canal de l'urètre, qui est libre de tout obstacle, ni à la glande prostate, qui n'est point engorgée, ni dans la cavité de la vessie, qui ne contient aucun corps étranger, et dont les parois ne présentent aucune altération d'épaisseur ou de sensibilité.

Il est rare, du reste, qu'on ait occasion de faire des explorations complètes pour des cas simples. La raison en est toute naturelle : les malades ne réclament pas les secours de l'art pour des souffrances qui se dissipent spontanément ou sous l'influence d'un traitement adoucissant ; et le médecin lui-même, consulté pour un cas bénin, commence par prescrire des émollients locaux et généraux qui font promptement justice de la névralgie.

Ce n'est que dans les cas *anciens*, rebelles aux traitements adoucissants, qu'on se trouve appelé à constater par les explorations l'absence de toute lésion. Les symptômes, dans ces névralgies invétérées, sont beaucoup plus graves quand les malades ont cédé depuis longtemps d'abord à la nécessité, puis à l'habitude de rendre fréquemment l'urine; comme la vessie n'est pas suffisamment pleine, elle chasse mal le liquide qu'elle contient, et le malade pense avoir une paralysie de vessie. Cet avis est souvent partagé par le médecin non expérimenté, et on traite alors le patient par des moyens qui, n'étant pas appropriés à la cause de la souffrance, ne font qu'exaspérer les symptômes. Après un certain temps, la vessie finit par se ratatiner, se racornir; le col de la vessie, par suite de ce fonctionnement incessant, s'agace de plus en plus, et il survient alors des troubles fonctionnels très opiniâtres, soit locaux, soit généraux. L'urine, qui, dans les premiers temps, sortait claire, se charge de sédiment, de pus, de sécrétion catarrhale, qui indiquent une inflammation profonde de la membrane muqueuse tapissant la vessie, les uretères et les reins.

Les envies d'uriner si fréquentes, soit après le repas, soit la nuit, troublent les fonctions de la digestion et du sommeil; et on comprend facilement qu'une perturbation de cette nature n'existe pas longtemps sans que le *malade maigrisse* et *que son moral s'affecte*. Nous avons déjà signalé cette particularité des maladies des voies urinaires de provoquer la tristesse, l'inquiétude, le découragement, la *mélancolie*. La névralgie du col de la vessie ne fait pas exception à cette observation, et nous avons de fréquentes occasions de constater que cette irritabilité excessive du système nerveux est loin d'être en rapport avec l'état, souvent léger, de la maladie.

Une singularité importante à noter pour les praticiens qui n'observent pas fréquemment ce genre d'affection, c'est que le symptôme douleur n'existe pas toujours dans les voies génito-urinaires, et se fait sentir dans des points plus ou moins éloignés; c'est alors vers les organes situés dans la région où existent les souffrances que se concentre toute l'attention, et c'est contre eux que sont dirigées, bien inutilement, les médications. Ainsi il n'est pas rare de voir des malades affectés de névralgies du col vésical n'accuser de douleur qu'à l'ombilic ou dans les flancs. On pense, dans le premier cas, que le siège de l'irritation est dans la masse intestinale; si c'est dans le flanc droit, que le foie est malade, et la rate si c'est dans le flanc gauché. Ce n'est qu'après que les médications en apparence rationnelles ont échoué, qu'on cherche si la cause des souffrances ne serait point dans les voies urinaires.

Cette irradiation sympathique des douleurs du col vésical n'a rien de surprenant pour les praticiens qui traitent spécialement les maladies de matrice. On a fréquemment, en effet, occasion de constater ces déviations de la douleur qui font errer pendant longtemps le praticien inexpérimenté. Ainsi, des ulcérations au col utérin, sans causer localement de souffrances, provoquent à l'estomac, à la poitrine, dans les côtés, dans les reins, des douleurs fort vives qui résistent à tous les traitements et cèdent spontanément au traitement de la maladie de matrice.

Nous avons dit que la névralgie du col de la vessie était une affection dans laquelle il n'existait aucune altération dans les voies urinaires, et l'ouverture du corps, dans les premiers temps de la maladie, ne permettrait de constater aucune lésion au col vésical, ni dans les autres parties de l'appareil génito-urinaire; mais la perturbation que cette souffrance apporte dans la fonction ne tarde pas à amener des *complications.* Cette aggravation de la maladie est souvent aussi provoquée par les moyens plus ou moins intelligents qui ont été mis en usage pour combattre la maladie au début; de sorte qu'il est assez rare de trouver la maladie vierge, et qu'elle est fréquemment accompagnée de rétrécissement de l'urètre, d'engorgement de la glande prostate, d'épaississement, de racornissement, de catarrhe du corps de la vessie, de gravelle, de pierre, d'inflammation des reins. Il est fort important de noter que, primitivement, ces différentes maladies peuvent elles-mêmes exalter la sensibilité nerveuse du col vésical : de sorte qu'il est assez difficile, dans certains cas compliqués, de démêler la cause réellement primitive des souffrances.

Une complication inévitable, que la névralgie s'accompagne ou non de désordres locaux des voies génito-urinaires, c'est l'altération plus ou moins profonde de la santé générale, ce qui s'explique facilement, puisque deux fonctions essentielles de réparation, le sommeil et la nutrition, sont perverties. On voit alors le malade maigrir, les chairs sont molles, flasques, le teint jaunâtre, les yeux ternes ; le malade est triste, irritable, inquiet, soupçonneux, fuyant la société, insupportable à lui-même et aux autres, et bien fréquemment des idées de suicide viennent l'assaillir pendant les longues nuits de sommeil interrompu.

Le *traitement* des affections du col de la vessie est très facile dans les cas simples, lorsque le praticien a reconnu la maladie dès le début. Mais lorsqu'il y a des complications, qu'elles aient existé antérieurement à la maladie ou qu'elles soient survenues depuis, par suite du trouble que la souffrance apporte dans l'appareil génito-urinaire, ou du traitement intempestif opposé à la névrose méconnue à son origine, le traitement sera d'abord celui de la complication ; seulement on devra tenir un très grand compte de la vive impressionnabilité du malade, et ne procéder, dans la crainte d'éveiller de nouvelles susceptibilités nerveuses, qu'avec une grande prudence et beaucoup de lenteur. C'est dans ces cas, extrêmement graves en apparence, qu'on voit l'action bienfaisante d'une médication douce, mais longtemps continuée. Après la guérison de la complication, aidée d'un traitement médical interne approprié, il est bien rare que la névralgie persiste ; mais, dans le cas de ténacité, on lui oppose le traitement local de la névralgie simple.

La première chose à faire dans les névroses simples est de modifier la sensibilité excessive du col de la vessie et du canal de l'urètre par le passage de bougies ; mais lorsqu'on aborde un malade avec cette proposition, il refuse, le plus souvent, par l'appréhension qu'il a du contact d'un corps étranger dans les parties dont la sensibilité, originellement très vive, est maladivement augmentée.

Dans ces cas, nous commençons par recommander de grands bains d'eau de son ou de décoction de tête de pavot et de feuilles de morelle ou de jusquiame, ou des bains de siège, tous les jours ou tous les deux jours, de peu de durée (trente minutes) et modérément chauds ; des ablutions locales froides ou tièdes sur les parties endolories, le bas-ventre, le ventre, la verge, le périnée ; des quarts de lavement d'eau de son, de graine de lin, de racine de guimauve. Nous prescrivons aussi à l'intérieur le traitement médical recommandé page 262. Puis, lorsque le malade a déjà éprouvé un peu d'allègement dans les souffrances, et qu'on lui a fait comprendre la façon dont on entend obtenir la guérison, il est plus confiant, et finit par se laisser passer des bougies, qu'on laisse d'abord très peu de temps, de deux à cinq minutes seulement, pour ne pas exalter son irritabilité nerveuse. Cette opération se renouvelle tous les jours ou tous les deux jours. On se sert d'abord de bougies coniques à boule, en gomme élastique, qui sont bien plus facilement supportées que les autres par un canal impressionable. Lorsque l'habitude de l'opération a un peu émoussé cette susceptibilité excessive, après trois ou quatre séances environ, on remplace les bougies de gomme élastique par des bougies métalliques, qu'il faut d'abord laisser moins de temps que les précédentes. Ces moyens, aidés du traitement interne, suffisent dans les cas simples.

Dans les cas plus anciens ou plus réfractaires, on se sert de bougies médicamenteuses ou enduites de pommades calmantes, à l'opium, à la belladone, à la jusquiame ; quelques malades se trouvent bien d'injections narcotiques, soit dans l'urètre, soit dans la vessie, avec la décoction plus ou moins concentrée de ces mêmes plantes. Ces injections sont répétées chaque jour ou tous les deux jours, et les premières doivent être pratiquées par le médecin lui-même. A ces moyens il convient d'ajouter, outre les bains émollients, des bains alcalins ou de barèges, ou additionnés de 1 kil. 500 à 2 kilog. de sel commun, dit de cuisine. Les douches chaudes ou froides, d'eau simple ou de barèges, sur les reins, le bas-ventre, le périnée, sont aussi un puissant modificateur dans la maladie dont nous nous occupons. Des vésicatoires volants sur le bas-ventre, les reins, ou à la face interne et supérieure des cuisses, un séton au périnée, ou un cautère à la cuisse, ont souvent été indispensables pour triompher de cette affection dans les cas invétérés.

Un moyen qui à lui seul guérit presque infailliblement, c'est la *cautérisation superficielle* du col de la vessie et de la région prostatique du canal de l'urètre, au moyen de la pierre infernale; et, lorsque les malades ne sont pas trop pusilla-nimes, c'est d'abord à ce procédé que nous avons recours dans l'immense majorité des cas, parce que la cure est plus prompte et plus radicale. Cette petite opération est loin d'être tout le traitement, mais elle en est la base solide. Lorsque l'irritation provoquée par l'opération dont nous parlons est calmée en deux à trois jours, au moyen des émollients locaux et généraux, nous prescrivons un traitement tonique et répa-rateur, des amers, des bains de barèges ou salés, des douches de même composition ou d'eau froide simple; et, outre la cessation des douleurs, le malade voit reparaître tous les signes de la santé. Son sommeil est réparateur, sa nutrition plus complète reconstitue tous les organes débilités; il se fait dans toute son économie, et son état moral surtout, une véritable transformation.

Les malades trop confiants dans la guérison verraient bientôt apparaître des *récidives* ou des menaces de recrudes-cence, s'ils n'avaient pas la précaution d'observer l'hygiène qu'on leur prescrit, et qui est si longtemps nécessaire après la guérison de toutes les maladies nerveuses.

### 4° Paralysie du col vésical.

Pour que l'urine soit expulsée de la vessie, il faut, outre la contraction des muscles abdominaux et du diaphragme qui facilitent l'issue de l'urine, il faut encore la liberté de l'urètre et une contraction suffisante de la vessie. Si une de ces con-ditions manque, il y a rétention du liquide urinaire. Jusqu'à présent, il n'a été question que des troubles de l'excrétion urinaire liés à des obstacles physiques, il faut étudier mainte-nant ceux qui dépendent d'un défaut de puissance contractile de la vessie, en un mot de sa *paralysie*.

Cette paralysie peut être *symptomatique* d'une lésion des centres nerveux (moelle et cerveau) et accompagner la para-lysie des membres inférieurs, comme dans la commotion cérébrale; la paralysie n'est ici qu'un élément de la maladie et non pas toute la maladie.

Chez les vieillards, il est fréquent de rencontrer une paralysie *essentielle* de la vessie, c'est-à-dire qui lui est toute particulière. Cette paralysie existe-t-elle? ou est-ce simplement la conséquence d'obstacles matériels apportés à l'exercice de la fonction? Pour certains praticiens, le plus grand nombre de ces obstacles serait des *hypertrophies de la glande prostate*, si fréquentes chez les vieillards, comme nous l'avons vu précédemment.

Cette explication semble en effet rendre compte de tous les faits; elle s'appuie : 1º sur l'affaiblissement général de la force contractile chez les vieillards, affaiblissement qui, atteignant la vessie, s'oppose à ce que cet organe puisse vaincre l'obstacle opposé à la miction par l'intumescence de la prostate; 2º si l'on introduit une sonde volumineuse dans l'urètre, ce qui peut être réalisé malgré l'hypertrophie prostatique, comme nous l'avons déjà démontré, on voit l'urine, qui ne pouvait pas s'écouler par l'urètre, s'écouler entre la sonde et les parois de ce canal ; il faut donc que la vessie ait une certaine puissance sur l'urine pour chasser cette dernière entre la sonde et l'urètre redressé par cet instrument; 3º sur l'extrême rareté de cette paralysie chez la femme, dont le canal, par sa brièveté et son absence de prostate, ne peut opposer au cours de l'urine que peu d'obstacles physiques.

La paralysie essentielle de la vessie serait donc plutôt une *atonie* de cet organe, atonie ou *paresse* qui serait causée par l'habitude de distension de ce réservoir et par l'abaissement de la force de contractilité générale, conséquence forcée de la vieillesse.

Le premier symptôme de cette affection est la *rétention d'urine* (voir ce mot), d'abord partielle, puis bientôt complète. Dans les premiers temps, l'urine s'écoule encore, mais en bavant, et la vessie se vide incomplètement; les malades ne sentent plus en urinant ce dernier coup de piston qu'on éprouve dans la jeunesse. Les besoins d'uriner deviennent plus fréquents, chaque émission est accompagnée d'un écoulement involontaire consécutif, qui souille les vêtements; enfin, après avoir longtemps duré, cet état amène une *rétention complète*. L'urine ne peut être évacuée que par la sonde; lorsque la vessie est trop distendue, l'urine s'écoule au dehors involontairement goutte à goutte, et par une sorte de regor-gement, ce qui constitue une variété de l'*incontinence d'urine* (voir ce mot).

Cette affection cause, par la stagnation continuelle des urines, la cystite chronique ou *catarrhe vésical*, et peut se ter-miner par les terribles accidents de l'urémie.

Les indications fournies par l'étude de cette affection sont : 1° de rendre moins fréquents les besoins d'uriner, et par con-séquent de laisser reposer plus longtemps les fibres muscu-laires de la vessie ; 2° de ne pas laisser séjourner dans le bas-fond de la vessie un liquide âcre, qui tend à irriter le réser-voir urinaire et à y provoquer une inflammation catarrhale avec toutes ses conséquences.

On remplira ces indications, en pratiquant le cathétérisme deux fois par jour.

Pour ramener la tonicité de l'organe, on aura recours aux bains froids, aux bains de mer, aux eaux de Barèges, Pou-gues, Contrexéville, Luxeuil, Aix ; aux douches sur les reins, le bas-ventre et le périnée, avec des liquides de diverses com-positions et à différentes températures ; frictions sèches, stimu-lantes et même irritantes sur ces régions avec le baume de Fio-raventi, l'ammoniaque, etc. Les vésicatoires volants sur le pé-rinée et les reins, voire même un séton ou un cautère placé sur le bas-ventre ou au périnée, amènent parfois d'heureux résultats.

A l'intérieur, un régime tonique et réparateur, des médica-ments stimulants spéciaux, comme le seigle ergoté, l'extrait de noix vomique, la strychnine.

### 5° Déformations, hypertrophie, atrophie de la vessie.

On appelle *hypertrophie* d'un organe, l'augmentation de volume de cet organe sous l'influence de causes morbides ; par contre l'*atrophie* est la diminution de volume ou de capa-cité d'un organe sous l'influence des mêmes causes.

La *vessie* est une poche qui sert de réservoir à l'urine ; elle est consistuée par plusieurs tuniques (voir l'anatomie) ; suivant que l'hypertrophie atteint l'une ou l'autre de ces tuniques, la déformation et ses conséquences varient.

Nous étudiérons à part :

*a. L'hypertrophie de la tunique musculaire;*
*b. L'hypertrophie des autres tuniques.*

Ces variétés d'hypertrophie ont des causes communes : la principale, c'est l'obstacle apporté au cours de l'urine, quelle que soit sa nature, *rétrécissements,* affections de la *prostate, paralysie de la vessie,* etc. L'*affection calculeuse,* la *pierre dans la vessie,* jouent aussi un rôle considérable dans la production des hypertrophies vésicales.

*a. L'hypertrophie de la tunique musculaire* est plus fréquente que les autres variétés; elle est habituellement accompagnée par celle de la tunique celluleuse; la paroi vésicale est considérablement épaissie, car la tunique musculaire seule peut augmenter au point d'arriver à l'épaisseur de 1 centimètre; les faisceaux musculaires deviennent si forts qu'ils constituent à l'intérieur de la vessie des saillies charnues entrecroisées. Entre ces fibres musculaires hypertrophiées existent de petits espaces qui deviennent de petites *poches* formées aux dépens de la membrane interne, qui sont, d'après divers observateurs, le résultat de la pression exercée par l'urine sur cette membrane, qui elle-même est fortement poussée par les contractions de la tunique musculeuse. Ainsi constituée, la vessie représente les variétés pathologiques de cet organe qui ont été appelées *vessie à cellules* ou *à colonnes.* Ces petites poches, qui peuvent admettre l'extrémité du doigt, sont plus ou moins nombreuses, et on rencontre fréquemment de petits *calculs* enchatonnés dans leurs cavités. Cette affection, qui atteint presque exclusivement l'homme, ne permet pas une grande distension de la vessie, qui, ne pouvant contenir qu'une très petite quantité d'urine, force le malade à uriner fréquemment, et tend de nouveau, par la répétition des efforts musculaires, à augmenter l'épaisseur de la tunique musculeuse.

Il arrive alors que les cellules décrites s'agrandissent et forment au travers des faisceaux charnus épaissis des *hernies* considérables, sortes de vessies supplémentaires dont la paroi est entièrement constituée par la *muqueuse vésicale.* Ces poches, dont la cavité peut égaler celle de la vessie primitive, constituent les *vessies* dites à *poches*, à *cloisons*.

Ces poches, qui siègent de préférence au bas-fond de la vessie, cachent fréquemment des calculs volumineux ; enfin la stagnation perpétuelle de l'urine, incomplètement évacuée, amène le *catarrhe vésical* avec toutes ses conséquences ; la paroi peu épaisse de ces poches supplémentaires peut faire que durant une rétention d'urine, l'organe se contractant avec violence, l'action des fibres musculaires hypertrophiées vienne à rompre une de ces poches et amener la mort par *rupture de la vessie* et épanchement de l'urine dans la cavité abdominale.

L'hypertrophie peut, relativement à la capacité de l'organe, présenter deux variétés : la cavité s'accroit, il y a alors *hypertrophie excentrique*; d'autres fois, et c'est le cas le plus fréquent dans l'hypertrophie musculaire, la cavité diminue par l'épaisseur acquise par les parois, au point que ces dernières embrassent étroitement le calcul qu'elles peuvent renfermer : c'est l'*hypertrophie concentrique*, encore appelée *atrophie*.

*b. Hypertrophie de la muqueuse.* La muqueuse qui tapisse la vessie s'épaissit, se boursoufle, se ride ; la tunique intermédiaire, comme dans la variété déjà décrite, partage l'hypertrophie de la muqueuse, et les parois vésicales deviennent épaisses, indurées, pour ainsi dire calleuses ; cette hypertrophie est aussi le plus fréquemment *concentrique*; elle ne produit pas les modifications signalées plus haut sous les nom de *vessies à cellules*, à *poches*, etc.

Si depuis longtemps un malade est porteur d'un affection qui fait obstacle au cours de l'urine, nous avons expliqué plus haut que la persistance de cet état amenait des modifications importantes dans la contractilité de la vessie, qui était alors frappé d'*atonie,* de *paresse* (voir *Paralysie de la vessie*). Dans cet état atonique, la sensation du besoin de miction s'émousse et peu à peu la vessie s'habitue à être dilatée outre mesure, sa cavité s'agrandit, ses parois s'amincissent ; ses fibres musculaires, qui n'ont pas suivi un accroissement proportionné à celui de la cavité vésicale, ne suffisent plus, par leurs impuissantes contractions, à vider cet organe qui est alors devenu le siège d'une *hypertrophie excentrique,* causée par la distension qu'exerce la présence d'une grande quantité d'urine dans ce réservoir. Dans ce dernier cas la vessie peut atteindre la contenance de plusieurs litres.

La seule indication à remplir, pour le traitement des diverses variétés d'hypertrophies, consiste dans le rétablissement du cours régulier de l'urine, autant que faire se peut ; les adjuvants sont les bains fréquents, un régime doux, dont on exclura les boissons prises en excès.

# QUATRIÈME SECTION

## MALADIES DES REINS

En 1827, un médecin anglais du nom de *Brigth* fit connaître le résultat des travaux qu'il avait entrepris sur les maladies des reins ; ces travaux furent le point de départ de nombreuses recherches qui ont éclairé, sans l'élucider entièrement, la pathologie de ces glandes.

Il ne rentre pas dans le cadre que nous nous sommes tracé, en commençant ce livre, de traiter des diverses affections des reins, ces maladies se rattachant le plus souvent à des affections générales, et ne présentant que quelques symptômes vers l'appareil qui nous occupe particulièrement.

Nous nous bornerons donc à quelques notions succinctes sur l'*inflammation des reins*, sur leurs diverses variétés et sur quelques autres manifestations symptomatiques qui ont pour siège l'appareil urinaire ; telles sont : *la sécrétion de l'albumine (maladie de Brigth), du sucre (diabète* ou *glucosurie).* Nous traiterons d'une manière plus étendue l'*hématurie,* la *gravelle,* les *calculs dans le rein,* et nous signalerons en passant la *pyélite,* inflammation des uretères et des bassinets, qui accompagne fréquemment la gravelle.

### INFLAMMATION DES REINS.

*Néphrite : néphrite d'ordre chirurgical.*

L'inflammation des reins, ou *néphrite,* reconnaît les causes les plus diverses ; elle peut être due à une maladie du sang ou d'un organe éloigné ; elle peut naître sous l'influence d'une cause dynamique ou toxique.

La néphrite parcourt tous les degrés de l'inflammation, depuis la simple *hyperémie* ou *congestion* jusqu'à la fonte purulente des glandes qu'elle atteint.

La diversité de ces causes fait facilement comprendre les nombreuses variétés des néphrites qui furent créées, et combien cette multiplicité de formes reconnues jeta d'obscurité

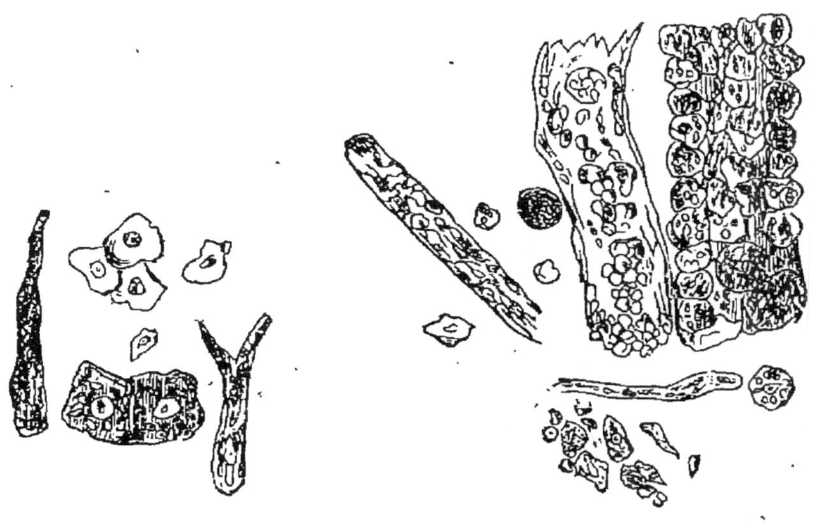

### FIGURES

| 270 | 271 |
|---|---|

*Représentant l'épithélium de la membrane muqueuse des reins.*

*Représentant les débris d'épithélium dits* moules urinifères. *Les granulations qui recouvrent ces tubes sont formées par des cellules épithéliales, des globules purulents et des granulations de graisse.*

sur ce point. Quoique aujourd'hui encore les pathologistes ne soient pas d'accord sur les caractères particuliers à chaque variété, tous reconnaissent la *néphrite*.

C'est une affection qui se caractérise anatomiquement par l'augmentation de volume des reins, altération que l'on reconnaît sur le vivant par la *mensuration plessimétrique*, qui consiste à constater la matité produite par les reins, alors que l'on *percute* avec les doigts la région qui est leur siège habituel.

Les symptômes extérieurs sont obscurs et appartiennent en commun à presque toutes les affections des reins ; il existe une douleur sourde, profonde, gravative, dans la région des lombes ; le malade attribue d'abord à du rhumatisme, à la fatigue, au coït, etc., cette douleur dont l'origine paraît longtemps douteuse. Mais bientôt les troubles qui se manifestent dans l'urine viennent éclairer la source de ces douleurs : celle-ci diminue de quantité ; elle est épaisse, dense, rougeâtre quasi sanguinolente ; examinée au microscope, on y trouve une grande quantité de *cellules épithéliales*, de *tubuli du rein*, et la proportion de mucus et de phosphate amoniaco-magnésien est augmentée. L'urine est acide et ne devient alcaline que très rarement, alors qu'elle contient du pus fourni par le tissu rénal ou par les autres organes qu'elle traverse, *uretères, vessie*. La séparation des dépôts de l'urine se fait facilement sur les parois des vases qui la contiennent ; cette séparation trouve son explication dans son extrême densité.

C'est à ce moment que se produit cette sécrétion anormale *d'albumine* qui constituait, il y a quelques années, la *maladie de Bright*. Ces modifications passagères, dont nous allons parler plus bas, n'appartiennent pas seulement aux maladies du rein et peuvent, comme nous l'avons déjà dit en traitant de l'urine (voir page 108), être les symptômes des affections les plus diverses.

La néphrite peut être aiguë et s'accompagner d'inappétence, de troubles généraux et même de fièvre à caractère intermittent ; sa durée est alors d'une quinzaine de jours. Elle peut aussi passer à l'*état chronique* et se caractériser par la persistance de la douleur que nous avons signalée et des troubles de l'urine qui viennent d'être cités, et qui réapparaissent à des époques plus ou moins éloignées. Le malade atteint d'une *néphrite chronique* a des accès d'acuité que signalent des accès de fièvre d'intensité variable. Cet état peut se prolonger durant un temps assez long et se terminer par les terribles accidents de la *résorption urineuse*, attribués à la présence de l'urée dans le sang et décrits quelques pages plus loin sous le nom d'*Urémie*.

Telle est la marche générale de la néphrite d'ordre médical, qui peut être aiguë ou chronique et qui ressortit plutôt à la pathologie générale qu'à la pathologie spéciale ; aussi ne nous étendons-nous pas en de plus longs développements sur cette affection. Nous devons dire quelques mots de la néphrite qui complique souvent les maladies de l'urètre et de la vessie, et à laquelle on a donné le nom de *néphrite chirurgicale*, affection qui, comme nous aurons maintes fois occasion de le dire dans le cours de cet ouvrage, peut constituer un danger dans les opérations tardives sur l'appareil urinaire. Cette affection des reins peut devenir, dans un état avancé de sa marche, une contre-indication à ces opérations.

Les symptômes de cette néphrite sont : pour la forme aiguë, des *frissons* suivis de *chaleur* et de *sueur*, des *nausées*, des *vomissements*. Il y a en même temps des *douleurs lombaires*. Du côté de l'*urine* on observe une diminution de la quantité de ce liquide ; sa coloration et sa densité sont augmentées.

Dans la forme chronique on observe des symptômes généraux et des symptômes locaux.

Les symptômes généraux sont : la *pâleur* et l'*amaigrissement*; la *transpiration* est *difficile*, la *faiblesse grande*; du côté du tube digestif, *dégoût des aliments, langue blanchâtre, bouche sèche, soif vive, nausées, vomissements, constipation*.

Les symptômes locaux consistent en une *miction* plus fréquente et plus abondante ; l'*urine* contient peu d'albumine.

Le diagnostic se fait plutôt par l'ensemble des symptômes que par l'examen de l'urine et la constatation de l'état local.

Le traitement de cette affection consiste en purgatifs salins, frictions sèches, médicaments toniques ; le régime lacté est bon à employer dans la plupart des cas.

## SÉCRÉTION DE L'ALBUMINE.

Dans la première partie de ce livre, nous avons dit, en traitant de l'anatomie des organes urinaires, que les reins sont des glandes destinées à la sécrétion urinaire. Plus loin, en traitant de la physiologie de cette sécrétion, nous avons montré que l'urine n'était qu'un produit *excrémentitiel* de notre économie ; nous avons même cherché à faire comprendre le mécanisme à l'aide duquel s'opérait la séparation du sang et de l'urine. De toutes ces notions il ressort que les reins sont des organes glanduleux dont la fonction est de *filtrer*, de séparer, par un procédé de dilection chimique, les substances à exonérer du sang et qui constituent les éléments normaux de l'urine.

Ces diverses substances ont été étudiées dans le chapitre que nous citions tout à l'heure; là aussi, nous avons succinctement indiqué les divers procédés à employer pour reconnaître les éléments naturels et anormaux de l'urine.

Maintenant il est facile de comprendre que tout élément anormal de l'urine prendra naissance dans le sang et se trouvera mélangé à l'urine dans les réservoirs naturels de cette dernière. Nous ne voulons ici que parler de l'*albumine*, à la présence de laquelle on attribuait les symptômes de certaines maladies et qui aujourd'hui se trouve dans l'urine sous les influences les plus diverses. En effet, l'urine, sortant dans son état normal des reins, pourra devenir albumineuse parce qu'elle se mélangera à du pus ou du sang rencontré dans les uretères ou la vessie, par suite de lésions de ces réservoirs : le pus et le sang contiennent en effet de l'albumine dans leurs éléments; ou bien l'albumine résultera d'un trouble de la sécrétion rénale. Le premier cas n'a pas besoin d'être expliqué; reste le second. Il nous faut, pour être compris, énumérer les conditions les plus ordinaires de ce trouble fonctionnel.

Or, si nous rappelons que l'on doit considérer les reins comme des *filtres physiologiques*, toute modification directe ou indirecte de la circulation à travers ces filtres apportera une modification à leur fonction secrétoire.

Ces modifications peuvent dépendre d'une altération des gros vaisseaux ou du cœur, qui changeant la pression dans le système circulatoire rénal, fera filtrer l'albumine du sang qui ne passe pas dans les conditions de la pression normale.

L'albumine passera encore si le liquide qui la fournit, le *sang*, est lui-même altéré; elle se produira, en outre, si le sang normal circule dans *un rein altéré ou malade;* et mieux encore si, outre l'*altération du rein*, le sang est lui-même modifié.

On trouvera donc de l'albumine dans l'urine alors qu'il existera :

1° *Des lésions des gros vaisseaux,*
2° *Des maladies du cœur,*
3° *Une grossesse,*
4° *La cachexie qui suit les fièvres des pays chauds,*
5° *Le choléra, la diphtérie,*

ces diverses affections morbides entraînant des modifications circulatoires qui changent les conditions de pression sous lesquelles s'opère la fonction rénale.

Le sang est modifié et contient de l'albumine en excès, sous l'influence d'une *alimentation exclusivement albumineuse;* d'affections variées des voies respiratoires et digestives, et dans les cas de maladies infectieuses, comme l'*infection purulente,* le *purpura,* ou *pourpre hémorrhagique.* Toutes ces affections font prédominer les matières albumineuses dans le sang, et cet excès explique alors son passage à travers le filtre rénal et sa présence dans l'urine.

Si à travers ce filtre s'épure un sang altéré, cette fonction ainsi atteinte ne tardera pas à modifier le filtre lui-même, qui, d'abord congestionné, enflammé, présentera ensuite ces lésions variées qui constituaient la *néphrite albumineuse* ou *maladie de Bright.*

On trouvera donc l'albumine exonérée avec l'urine dans toutes les affections générales qui modifient profondément l'organisme, comme les *fièvres* ou *pyrexies* qui comprennent *la scarlatine, la variole, la suette;* on la retrouvera dans *le croup, le typhus, la fièvre jaune, dans certains empoisonnements* et dans ces états particuliers de débilitation générale consécutifs aux *affections chroniques* qui ont été appelées *cachexies.*

Maintenant, si l'on réfléchit que certains poisons agissent spécialement sur les voies urinaires, et causent dans ces organes certaines lésions, telle est par exemple la *cantharide,* on comprendra que le filtre ainsi modifié fonctionne anormalement et laisse passer l'albumine.

Après cette longue explication faite pour prouver que l'*albuminurie,* ou sécrétion de l'albumine dans les urines, est un symptôme d'affections qui ne ressortissent pas à la pathologie spéciale, nous allons brièvement expliquer la *sécrétion du sucre,* après avoir dit un mot de la *polyurie.*

## POLYURIE.

La science humaine a des bornes contre lesquelles viennent se briser les expérimentateurs et les observateurs les plus distingués et les plus obstinés ; ainsi, en médecine, il existe toute une classe de manifestations morbides, sur la nature desquelles l'anatomie pathologique et la physiologie n'ont encore recueilli aucun notion ; à cette classe d'affections est réservé le nom de *névroses*.

La *polyurie*, affection dans laquelle la sécrétion de l'urine est augmentée à un point extrême, est une *névrose* dont il est impossible de découvrir la source.

Dans cette maladie, un homme peut rendre quotidiennement des quantités d'urine qui varient de 12 à 38 litres ; cette urine est claire, limpide, d'une très faible densité, analogue à l'eau, sans couleur et sans odeur, neutre, ne contenant que de très faibles proportions des principes particuliers à l'urine.

Elle coïncide ordinairement avec une soif intense, appelée *polydipsie*, que le malade peut à peine étancher avec plusieurs litres de boisson : la miction est fréquente. Cette maladie complique certaines affections nerveuses, ainsi que le *diabète* ou *glucosurie*.

## SÉCRÉTION DU SUCRE DANS L'URINE.

On a appelé cette affection *diabète*, de deux mots grecs qui signifient : je passe à travers, et *glucosurie*, parce que le sucre qu'on retrouve dans l'urine est celui que les chimistes appellent *glucose* ou *sucre de raisin*.

La physiologie actuelle a prouvé que tous les corps organisés contiennent du sucre dans leurs éléments, que ce sucre est sans cesse formé par la transformation en sucre des aliments féculents, et qu'à défaut de cette alimentation, la sécrétion du sucre qui est une fonction normale du foie, découverte par Claude Bernard et nommée *glucogénie*, peut se faire anormalement aux dépens de nos tissus et de nos organes, qui contiennent tous, comme il vient d'être dit, de la *fécule animale* ou *zoamyline* que le foie transforme alors en *glucose*.

Le glucose, ainsi formé, est transporté par les veines sus-hépatiques et la circulation, jusque dans les capillaires du poumon; de là il est lancé par les artères dans toutes les parties du corps où, par suite de son contact avec l'oxygène du sang dans les capillaires sanguins, se produit la mystérieuse comburation qui transforme le sang artériel en sang veineux; mais si, par l'intervention de diverses causes, cet élément n'est pas brûlé ou détruit, il est alors éliminé par l'urine et le malade est atteint de *diabète*.

De ces faits physiologiques il est facile de déduire :

1° Que si la fonction glucogénique attribuée au foie par Claude Bernard, et à la généralité des organes par MM. Rouget et Sanson, vient à être surexcitée par la lésion de certains points des centres nerveux (moelle, cerveau), ou des organes respiratoires, la sécrétion normale du sucre sera augmentée et que, insuffisamment brûlée dans l'acte de la combustion respiratoire, l'excédant produit sera éliminé par les urines;

2° Que la persistance des causes, causant l'exagération de la fonction, cette condition, momentanément anormale, peut devenir habituelle pour l'organisme qui en est atteint, et y causer les désordres qui constituent les symptômes du diabète ou *glucosurie*.

Au chapitre de l'urine, nous avons donné les moyens de reconnaître chimiquement la présence du sucre dans l'urine; nous signalerons ici un fait que nous avons été en position de constater bien souvent, et qui caractérise le *diabète* : c'est, chez les hommes, une irritation du rebord du prépuce et une boursouflure du méat urinaire, analogue à celle que l'on rencontre chez les spermatorrhéiques et que nous décrirons plus loin, et, chez les femmes, une irritation excessive de la vulve, accompagnée de démangeaisons rebelles, causée par la présence incessante d'urine sucrée sur cette région.

Outre la présence du sucre dans l'urine, les principaux symptômes du diabète sont : l'amaigrissement, une débilitation générale, la *polydipsie* ou soif exagérée; conséquemment la *polyurie* signalée plus haut, la *boulimie* ou faim exagérée; des troubles nerveux très graves; des troubles des organes des sens, et en particulier de la vision, et enfin un *marasme* profond et une disposition à la gangrène qui vient terminer souvent cette terrible scène morbide.

Cette maladie apparaît à l'âge moyen de la vie : les hommes y sont plus sujets que les femmes; sa fréquence semble être plus considérable en Angleterre et en Hollande ; elle accompagne ou s'accompagne fréquemment de *phtisie tuberculeuse*.

Le traitement du diabète, traitement qui agit toujours avec efficacité, quand la maladie est combattue à temps, ou qu'elle n'est pas entretenue par quelque lésion grave des centres nerveux, doit être formulé de la façon suivante :

1° Proscrire d'une manière absolue tous les aliments féculents, tels que pain, sucre, riz, pommes de terre, haricots, lentilles, patates, lait, etc., etc.

On n'emploiera que le *pain de gluten*.

2° Se nourrir surtout de viandes, poissons, légumes non farineux, chicorée, épinards, laitue cuite, salades.

3° Boire de l'eau de Vichy en mangeant; le vin, l'eau-de-vie, le café noir, *sans sucre*, sont permis.

4° Tous les quatre jours, prendre un grand bain tiède, de quarante minutes de durée, dans lequel on ajoutera 500 grammes de sous-carbonate de soude.

Le malade se frictionnera toute la surface de la peau, avec les mains, ou une brosse dure, pendant toute la durée du bain.

5° Beaucoup d'exercice à pied, en plein air, chaque jour.

Tous les douze à quinze jours, le malade devra faire analyser son urine, pour que l'on puisse constater la proportion du sucre dans ce liquide, ce qui permet, selon le résultat, de se relâcher plus ou moins de la rigueur des prescriptions. A mesure que le sucre diminue dans l'urine, la soif est moins vive, la faim moins pressante; la quantité d'urine diminue, et la bouche, moins pâteuse et moins acide, reprend peu à peu son humidité normale.

Après la guérison du diabète, le malade doit toujours observer sévèrement son régime, ne faire que très modérément usage d'aliments féculents, et faire analyser son urine tous les deux à trois mois.

## DÉPLACEMENTS DES REINS.

Nous terminerons ces considérations générales en signalant une anomalie assez fréquente et qui n'altère en rien la santé générale de celui qui en est atteint. Comme il a été dit dans la première partie de cet ouvrage, les reins sont habituellement fixés de chaque côté de la colonne vertébrale ; il est pourtant des individus chez lesquels les reins, ou un des reins flotte entièrement détaché de la colonne vertébrale, au sein de la masse intestinale : c'est ce qui a été appelé *rein flottant*.

## HÉMATURIE OU PISSEMENT DE SANG.

Du sang mêlé à l'urine en proportions variables, et évacué avec ce liquide, tel est le caractère de l'*hématurie*.

On ne devra donc pas rapporter. à cette maladie la sortie du sang par le canal de l'urètre dont nous parlerons à l'article *Accidents de la blennorrhagie*. Dans ce cas, en effet, le sang sort pur, non mêlé à l'urine, et n'est pas chassé par les contractions de la vessie.

Quelquefois le pissement de sang est toute la maladie : c'est quand il n'y a pas de lésions matérielles dans les voies urinaires. D'autres fois, cette affection n'est qu'un symptôme, un accident ou une complication d'autres maladies de l'appareil urinaire. Dans ce cas, l'hématurie cesse quand on a guéri l'affection principale.

On doit voir, d'après ce que nous venons de dire, que les causes du pissement de sang sont générales ou locales.

Les *causes générales* ou *constitutionnelles* sont : une *altération dans la composition du sang*, changement qu'on observe dans plusieurs maladies, telles que le *scorbut*, le *purpura hemorrhagica*, certaines fièvres graves, *typhoïde*, *scarlatine*, la suppression d'une hémorrhagie périodique, comme les règles ou les hémorrhoïdes.

La suppression d'hémorrhoïdes qui fluent. périodiquement peut amener aussi une hématurie substitutive.

Cette affection est plus fréquente chez les *vieillards* que chez les *jeunes gens*, chez les *hommes* que chez les *femmes;* chez les personnes d'un *tempérament sanguin;* chez celles qui ont un genre de vie ou une *profession sédentaire*, qui sont *adonnées aux liqueurs spiritueuses* ou qui font *abus des plaisirs vénériens.*

Les *causes locales*, ou dont le siége est dans l'appareil urinaire, *reins, uretères, vessie*, sont nombreuses et variées : telles sont les *blessures*, les *coups*, les *chutes*, les *contusions* sur la région des reins, du bas-ventre ou du périnée; l'*équitation prolongée* sur un cheval dur, les *secousses d'une voiture mal suspendue;* les *efforts violents* pour soulever un fardeau, pour une lutte, pendant l'accouchement; l'*action du vomissement;* une *marche forcée*, l'*usage de purgatifs drastiques* ou de *substances*, comme les *cantharides*, prises à l'intérieur, dans le but de ranimer une virilité épuisée, ou appliquées extérieurement sous forme de vésicatoires; l'*inflammation des reins* et *de la vessie*, les *polypes*, *varices* ou *fongosités de la vessie*, et surtout la *gravelle* et la *pierre* : *c'est, en effet, à la présence de graviers ou de calculs dans les reins, les uretères ou la vessie, qu'on doit attribuer le plus souvent l'hématurie ou le pissement de sang;* la *tuberculose urinaire.*

Les *symptômes* qui annoncent cette maladie sont variés comme la cause qui la fait naître.

Si l'hématurie est produite par une plaie des reins, une chute sur le périnée, le sang sortira pur, rouge, vif, et mêlé à une quantité d'urine variable. Dans le cas cité plus haut d'une hématurie supplémentaire des hémorrhoïdes, l'urine sortait d'abord rosée, à peine teintée de sang; puis avec une couleur rouge vif pendant deux jours; ensuite c'était un liquide brun, noirâtre. Souvent il y a des caillots de sang, qui ne se forment qu'après que l'urine est rendue, ou bien dans la vessie. Dans ce cas, s'ils s'accumulent en grande quantité, ils peuvent remplir la totalité du réservoir urinaire, boucher le col de la vessie et amener une rétention complète d'urine. S'il existe une pierre dans la vessie, on voit la première portion de l'urine sortir claire; puis les derniers et douloureux efforts pour vider la vessie amènent de l'urine sanguinolente, ou même quelques gouttes de sang pur et vermeil.

Bien que l'hématurie ait cessé depuis plusieurs jours, on

peut continuer à voir du sang dans les urines; cela tient à ce qu'il s'est formé un caillot dans la vessie, et l'urine qui est sécrétée continuellement, détrempant ce caillot, lui enlève une portion de sa matière colorante et prend une teinte rouge noirâtre. Puis, quand ce caillot a été ainsi lavé, il ne reste plus que la fibrine blanche, qui peut affecter la forme d'un long ver blanc cylindrique, qui en impose souvent aux personnes peu attentives : d'où ces histoires de vers que les malades rendent par les voies urinaires.

Selon la maladie qui la cause, l'hématurie peut ou non être accompagnée de douleurs, comme dans la gravelle, la pierre, les fongus.

La sortie du sang pur ou mêlé à l'urine est quelquefois insignifiante. D'autres fois elle est très abondante et peut en

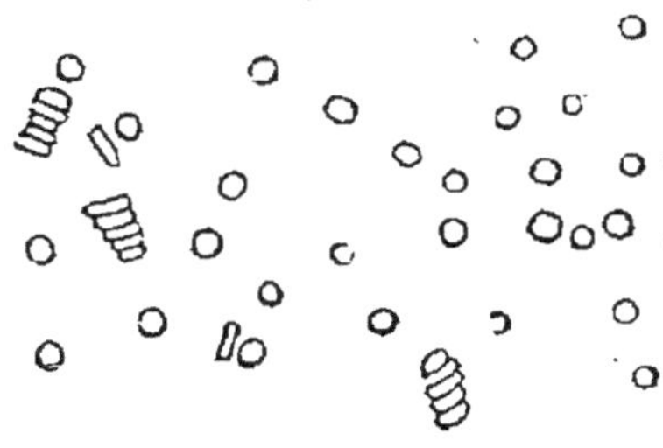

FIGURE 272

*Représentant les globules sanguins, grossis par le microscope.*

très peu de temps compromettre les jours du patient; ainsi on a vu des personnes mourir d'hémorrhagie, après avoir perdu par la vessie plusieurs litres de sang. Cette abondante perte de sang est surtout inquiétante quand elle a lieu instantanément; car si elle ne se fait que lentement, les malades peuvent perdre une énorme proportion de ce liquide, et n'en être que très affaiblis.

Suivant la cause qui l'a produite, l'hématurie peut être *passagère, continue, intermittente* ou *périodique,* et sa *gravité* dépend de l'abondance de l'hémorrhagie et du motif qui la détermine.

On ne confondra pas le pissement de sang avec les autres

altérations de l'urine dans lesquelles ce liquide, sans contenir de sang, a cependant une teinte rouge très foncée, si l'on a présents à l'esprit les caractères distinctifs dont nous avons parlé à l'article *Physiologie* (page 126), en traitant des substances étrangères à la composition de l'urine et qui peuvent accidentellement s'y rencontrer.

L'examen microscopique de l'urine sanguinolente est un moyen d'éviter toute chance d'erreur. Si l'on place, en effet, une goutte de ce liquide entre deux lamelles de verre mince, au foyer d'un microscope, on aperçoit les globules du sang, plus ou moins altérés et déchiquetés sur leur bord, mais toujours très facilement reconnaissables.

On peut encore employer pour reconnaître la présence du sang dans les urines, le réactif à la teinture de gaïac et à l'essence de térébenthine dont nous avons parlé à l'étude des principes anormaux de l'urine, étude à laquelle nous renvoyons le lecteur (page 126).

## *Traitement de l'hématurie.*

Le *traitement* doit d'abord être basé sur la connaissance de la nature du mal; souvent la médication n'est autre que celle de la lésion qui l'entretient, et l'on ne doit pas tenir compte de l'hémorrhagie, à moins que cependant cet accident ne soit poussé à un degré assez intense pour compromettre les jours du malade.

Si l'hématurie est due à une suppression de règles ou d'hémorrhoïdes, on s'attachera avant tout à rétablir le cours normal du sang. Si le malade a fait abus de liqueurs spiritueuses, des plaisirs vénériens, on lui recommandera l'abstinence et la sagesse. S'il mène une vie trop sédentaire, il devra prendre chaque jour assez d'exercice pour faire circuler le sang et s'opposer à la stase de ce liquide dans les organes du bas-ventre. Les cavaliers devront éviter l'équitation, et souvent le repos du cheval, quelques bains et des boissons émollientes suffisent pour amener la cessation de l'hématurie.

Quand l'*hématurie* est ce qu'on nomme *essentielle,* c'est-à-dire ne reconnaît aucune lésion matérielle de l'appareil urinaire, il faut s'adresser, pour la faire disparaître, à des substances qui donnent au sang de la plasticité : s'il y a scorbut ou *purpura hemorrhagica*, les toniques, le monœsia, le quinquina, les ferrugineux, l'alun, le ratanhia ; les acides, comme le citron, l'orange, l'eau de Rabel ; le seigle ergoté, convenablement administrés, selon la gravité du mal et la force du malade, triompheront toujours de la maladie. On est quelquefois, dans les cas rebelles, obligé de recourir aux vésicatoires volants, cautères, moxas.

Quand l'hématurie est assez abondante pour entraîner des *dangers immédiats*, il faut s'occuper tout d'abord d'arrêter l'écoulement du sang. On prescrit alors le repos absolu : on expose le malade au froid ; on donne pour boisson de l'eau glacée et des cuillerées de potions d'extrait de ratanhia acidulées avec l'eau de Rabel ; on a recours à des applications d'eau très froide ou de glace pilée sur le bas-ventre, sur les reins, le périnée et la partie supérieure et interne des cuisses ; à des lavements froids avec l'eau glacée et vinaigrée, et même aux injections d'eau froide et astringente, et particulièrement les injections contenant du sulfate de fer ou du perchlorure de fer, dans la vessie.

Si le malade est assez fort, la saignée du bras peut être très efficace pour faire cesser immédiatement l'hématurie.

A la suite d'une hémorrhagie abondante dans la vessie, le sang s'y coagule, et peut même, comme nous l'avons dit, amener une rétention d'urine ; il est urgent, dans ce cas, de débarrasser ce réservoir des *caillots sanguins* dont il est rempli. Dans ce but, on introduit dans la vessie une sonde de fort calibre par laquelle les gros caillots pourront être entraînés avec le sang fluide et l'urine ; s'ils ne sortent pas par cet instrument, on cherchera à les délayer et à les diviser en injectant de l'eau tiède dans la vessie, au moyen d'une sonde à double courant (voir fig. 266). Nous avons toujours soin de désobstruer le conduit de la sonde, de temps en temps, par le secours d'une petite tige de laiton ou de fil de fer, dite *mandrin*. Si ces moyens sont sans résultat, on adaptera au pavillon de la sonde la canule d'une seringue, et l'on aspirera avec force et à plusieurs reprises les caillots ramollis et le sang liquide. Il est impossible que cette pratique prudemment suivie ne permette pas de débarrasser la vessie des caillots de sang qu'elle renferme.

Quand un malade a eu un pissement de sang, il y est, dans la suite, plus exposé qu'une autre personne; on devra donc le prévenir de la possibilité de la récidive et lui recommander d'éviter toutes les causes que nous venons d'indiquer comme pouvant la produire.

### DE LA GRAVELLE.

On désigne sous le nom de *gravelle* une maladie dans laquelle des concrétions pierreuses, connues sous le nom de *sables, graviers, calculs,* de forme, de couleur, de volume, de composition chimique variés, prennent naissance dans les voies urinaires et sont expulsées avec l'urine.

Cette affection est, en général, le *premier degré des maladies calculeuses* des voies urinaires. En effet, le gravier devient *calcul* chaque fois qu'il ne peut plus être exonéré par la miction. On la voit aussi très fréquemment coïncider avec la *goutte* et le *rhumatisme.*

Ces *pétrifications* appartiennent à l'histoire de la gravelle tant qu'elles ne dépassent pas le *volume d'un gros pois.* Au delà, elles rentrent dans la catégorie de la *pierre.* C'est assez dire que cette distinction est toute arbitraire.

En effet, la pierre et la gravelle ne sont que les différents degrés d'une même affection, et tout ce que nous allons dire de cette dernière maladie s'applique à la première.

L'étude de la gravelle prouve tous les avantages que l'on peut retirer de l'examen physique, chimique et microscopique de la sécrétion urinaire. Avant les progrès de la chimie organique et la vulgarisation du microscope, on en était réduit aux connaissances des anciens, qui étaient fort bornées. Les recherches modernes ont fait distinguer, sous l'ancien nom générique de *gravelle,* plusieurs états morbides spéciaux qui réclament chacun un traitement différent. Aussi cette affection est-elle une de celles qui démontrent le mieux la rigueur mathématique que peut fournir l'examen de l'urine pour la connaissance et le traitement des maladies, et la puissante efficacité de la médecine quand elle est éclairée par le flambeau de la science.

### Causes de la gravelle.

Les causes de la gravelle sont fort nombreuses.

Ainsi que nous l'avons dit en traitant de la *composition de l'urine* (voir *Physiologie*), ce liquide contient beaucoup de substances solidifiables, notamment l'acide urique, ses combinaisons salines, et des phosphates de chaux, de magnésie, d'ammoniaque, en dissolution dans l'eau. Quand ces éléments ne sont pas excrétés par les reins en trop grande quantité à la fois, ou que l'eau dans laquelle ils sont dissous est en proportion suffisante, l'urine sort des voies urinaires sans offrir à l'œil le moindre dépôt.

Si, par une de causes énumérées à la page 262 (*Traitement médical des rétrécissements*), la proportion d'eau vient à diminuer, ou celle des matières salines à augmenter, on verra, un certain temps après son émission, l'urine laisser déposer, sur les parois du vase où elle est recueillie, des cristallisations de forme, couleur, volume et composition variables.

Enfin, il peut arriver que cette précipitation de substances salines s'effectue dans les voies urinaires elles-mêmes, auquel cas elles seront rendues en même temps que l'urine : c'est ce qui constitue la *gravelle*. Certaines personnes rendent ainsi, habituellement et sans en être autrement incommodées, du sable, des graviers dans leur urine. D'autres n'en rendent qu'accidentellement et sous l'influence de certains aliments ou boissons. A ce degré, cela ne constitue pas une maladie; mais l'attention du médecin doit être éveillée, parce que, d'un moment à l'autre, il peut survenir des accidents.

Outre la cause générale physico-chimique par laquelle nous venons d'expliquer le *mécanisme de la formation* de la gravelle, il en est une autre à laquelle on a donné le nom de *diathèse lithique.* C'est une prédisposition organique, tenant à la constitution intime des individus, par laquelle certains matériaux de l'urine, l'acide urique en particulier, sont sécrétés en trop grande abondance et se déposent à l'état de sable dans les reins. Cette prédisposition, le plus souvent *hérédi- taire*, est la cause de la formation de la pierre, et se rencontre surtout chez les personnes goutteuses ou rhumatisantes.

Les *altérations de l'appareil urinaire* capables d'apporter *retard ou obstacle à l'émission des urines* favorisent aussi la formation des graviers, surtout quand existe la prédisposition dont nous venons de parler. Tels sont la faiblesse et la paralysie de la vessie; l'engorgement de la glande prostate; les rétrécissements du canal de l'urètre; l'habitude de garder longtemps les urines; le repos, le séjour prolongé au lit, dans les maladies qui nécessitent une immobilité presque absolue, comme le rhumatisme articulaire, les fractures de jambes.

Après l'*usage habituel d'une nourriture succulente, de mets recherchés, et principalement préparés avec des substances animales*, qui augmentent fortement la proportion d'acide urique, il n'est rien de plus efficace pour favoriser la formation de la gravelle que *la vie sédentaire et le défaut d'exercice*.

Certains *aliments végétaux*, tels que l'*oseille* et les *tomates*, la *salade*, ou des *fruits acides peu mûrs surtout*, développent aussi très facilement la gravelle, et nombre de personnes ne peuvent faire usage de ces substances sans que le lendemain leur urine ne soit fortement chargée de gravelle.

Tout ce qui *prive l'urine de son véhicule aqueux* est une cause de gravelle. Tel est le cas des individus qui *boivent peu*, font usage de *vins forts*, de *liqueurs spiritueuses, transpirent beaucoup*, ou qui sont sujets à d'*abondantes évacuations intestinales*.

La gravelle est rare dans les *pays chauds* où l'on se nourrit surtout d'*alimentation végétale*, comme à la Guadeloupe, à la Havane, à Manille.

Elle est, au contraire, fréquente dans les *pays à température élevée* où l'on fait usage d'une *nourriture forte*. Tel est le cas de Rio-Janeiro et de l'île Minorque, où l'on consomme beaucoup de poisson et de vins capiteux.

Les pays où l'on rencontre le plus de gravelles sont les *contrées à température moyenne et humide*, comme l'Angleterre, l'Allemagne, la France, la Hollande, surtout dans les ports de mer et le long des rives des grands fleuves.

Certaines personnes rendent des graviers dans leur urine

quand elles éprouvent de *vives contrariétés,* ou qu'elles se livrent habituellement à l'*exercice du cheval.*

La gravelle, comme toutes les autres maladies de l'appareil urinaire, est beaucoup moins fréquente *chez la femme* que *chez l'homme.* Nous avons déjà eu plusieurs fois l'occasion d'en dire les motifs.

Nous devons ici combattre un préjugé attribuant la propriété de produire la gravelle à certaines substances qui en sont incapables. Ainsi les concrétions dures, pierreuses, qui se trouvent dans quelques fruits, sont généralement regardées comme pouvant causer la gravelle et la pierre. Mais c'est une supposition tout à fait gratuite; car non seulement la nature de ces petits corps est entièrement différente de celle des calculs, mais encore, n'étant point attaquables par les organes digestifs, ils parcourent l'estomac et le tube intestinal sans éprouver d'altération, comme on le voit pour les noyaux de cerise, les pépins de raisin et des autres fruits. L'attribution que l'on a donnée au sel de cuisine de favoriser le développement des calculs est tout aussi dénuée de fondement.

### Des diverses espèces de gravelle.

Les graviers présentent de nombreuses différences, relatives à leur *couleur,* leur *volume,* leur *nombre,* leur *forme,* leur *consistance,* leur *situation* et leur *composition chimique.*

*a.* La *couleur* des graviers offre bien des nuances; elle est rouge, roussâtre, jaune, fauve, blanc grisâtre ou gris cendré. Il en existe de couleur noirâtre : ceux-là sont habituellement rugueux, et doivent cette coloration au sang desséché que leurs aspérités ont fait jaillir des conduits qu'ils ont traversés.

*b.* Leur *volume* varie depuis la poussière la plus fine jusqu'au volume d'un pois. Ainsi que nous l'avons dit précédemment, on admet qu'à un degré de grosseur plus considérable, ils constituent de petites pierres.

*c.* Plus la dimension des graviers est petite, plus leur *nombre* est habituellement multiplié. Quand ils égalent à peine le volume d'un grain de sable, ils sont quelquefois si nombreux qu'on ne saurait les compter. Si leur dimension est plus considérable ils sont en moindre quantité.

*d.* Leur *forme* est quelquefois difficile à déterminer ; ils sont tantôt arrondis, ovalaires, oblongs, comprimés sur un ou plusieurs points de leur surface ; on en trouve aussi de figure pyriforme, cordiforme, prismatique, rameuse, etc.

*e.* Leur *surface* est tantôt lisse, taillée à facettes, tantôt rugueuse et couverte d'inégalités.

*f.* Leur *consistance* présente, d'après leur composition, beaucoup de différences. On en trouve qui s'écrasent facilement

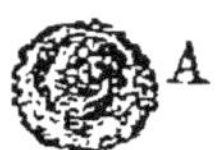


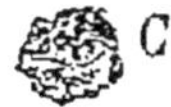
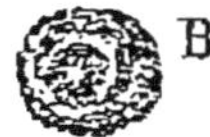


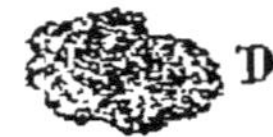


FIGURE 273

*Représentant les divers aspects des graviers.*

A, Gravelle d'acide urique.
B, Section de la même.

C, Gravelle grise.
D, Gravier à facettes.

sous la pression du doigt et se réduisent en bouillie ; d'autres, au contraire, ont une dureté qui égale celle de la pierre la plus dure.

*g. Situation des graviers.* Les graviers peuvent être situés dans les diverses parties qui constituent l'appareil urinaire. Ainsi on les trouve dans les reins, les calices, les bassinets, les uretères, la vessie, la glande prostate, le canal de l'urètre, et même le prépuce. On en rencontre aussi dans les trajets fistuleux que se crée accidentellement l'urine (voir *Fistules urinaires*).

*b. Composition chimique.* Tous les éléments qui entrent dans la composition de l'urine se retrouvent dans les calculs; ceux-ci sont aussi quelquefois constitués par certains sels qui ne se rencontrent qu'accidentellement dans l'urine. Ainsi nous aurons les graviers d'*acide urique pur*, d'*urate d'ammoniaque*, de *phosphate ammoniaco-magnésien*, de *phosphate de chaux*, d'*oxalate de chaux*, d'*oxyde cystique*. Nous allons énumérer les différentes espèces de graviers dans leur *ordre de fréquence.*

1º Les *graviers d'acide urique* sont de couleur rouge, tirant plus ou moins sur le jaune. Mis en contact avec la potasse ou la soude, ils se dissolvent en totalité; traités par l'acide

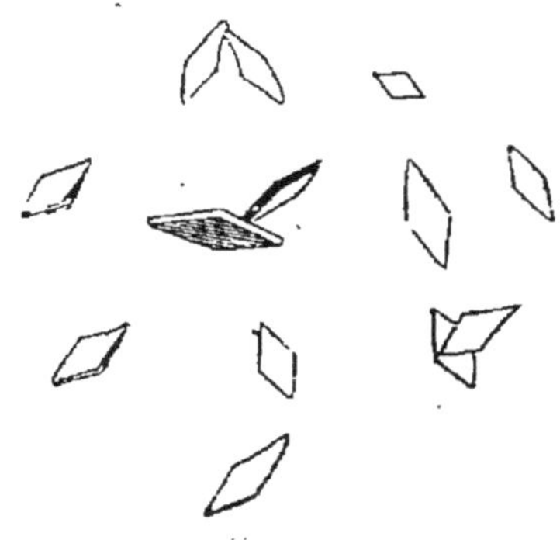

FIGURE 274

*Représentant la forme la plus habituelle des cristaux d'acide urique, grossis par le microscope.*

nitrique, ils disparaissent avec une effervescence spumeuse, et la solution, évaporée à siccité, laisse un enduit d'une belle couleur pourpre. Exposés sur une coupelle de platine, à la flamme d'une lampe à alcool, ils sont entièrement consumés, sans laisser de résidu. Vus à la loupe et au microscope, les cristaux d'acide urique se présentent sous la forme de prismes rhomboïdaux très réguliers (fig. 274).

2º Les *graviers d'urate d'ammoniaque* peuvent être confondus avec les précédents; cependant il y a deux différences caractéristiques. D'abord, ces cristaux peuvent se redissoudre dans l'urine chauffée à 50 degrés environ, tandis que l'acide urique pur ne se dissout jamais, ni dans l'urine, ni dans l'eau, même bouillante. En second lieu, si on met de l'acide acétique entre les deux lames de verre qui, placées au foyer du microscope, renferment la gravelle d'urate, on pourra voir, à mesure que s'opérera la dissolution, se former de petits cristaux affectant

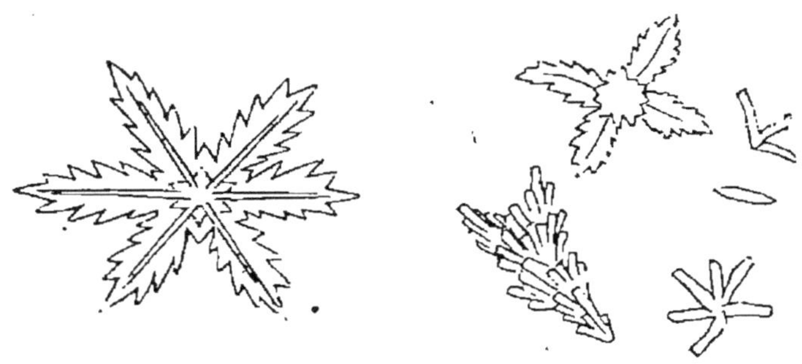

FIGURE 275

*Représentant, vus au microscope, des cristaux de phosphate ammoniaco-magnésien bi-basique.*

la forme rhomboïdale caractéristique de l'acide urique, ce qui n'aura pas lieu si les graviers sont constitués par l'acide urique pur.

3° *Graviers de phosphate ammoniaco-magnésien* (fig. 275). La gravelle formée par ce sel, ainsi que par les *cristaux de phos-*

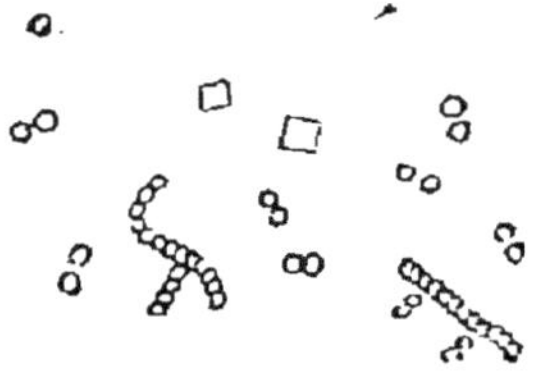

FIGURE 276

*Représentant l'apparence la plus habituelle de l'oxalate de chaux dans l'urine.*

*phate de chaux*, ne se rencontre guère que dans les urines alcalines, et constitue ce que l'on désigne sous le nom de *gravelle blanche* ou *phosphatique*, par opposition à la *gravelle rouge* ou *urique*. Elle se présente sous forme de cristaux de forme variée, mais qui dérivent du prisme droit et sont solubles en entier, sans résidu, dans les acides faibles, comme l'acide acétique. La solution de potasse en dégage l'ammoniaque.

4° L'*oxalate de chaux* se rencontre assez fréquemment dans les dépôts de gravelle de couleur blanche, brune ou noirâtre. Par la chaleur vive du chalumeau, l'acide oxalique est détruit, et il ne reste, sur la lamelle de platine, qu'une poudre blanche, qui est de la chaux vive, qu'on reconnaît facilement à ses propriétés alcalines. Cette gravelle est insoluble dans l'eau froide ou chaude, l'urine chauffée, l'acide acétique, l'ammoniaque et l'acide nitrique faible; soluble, sans effervescence, dans l'acide nitrique concentré. Les cristaux d'oxalate de chaux sont des octaèdres résultant de la juxtaposition, base à base, de deux pyramides à quatre faces.

Cette gravelle, d'après nos recherches particulières, est beaucoup plus fréquente qu'on ne l'admet généralement. Elle est presque toujours accompagnée d'une abondante exfoliation épithéliale de la vessie, ne se rencontre que dans les urines acides, et exige un traitement spécial pour sa guérison (page 526).

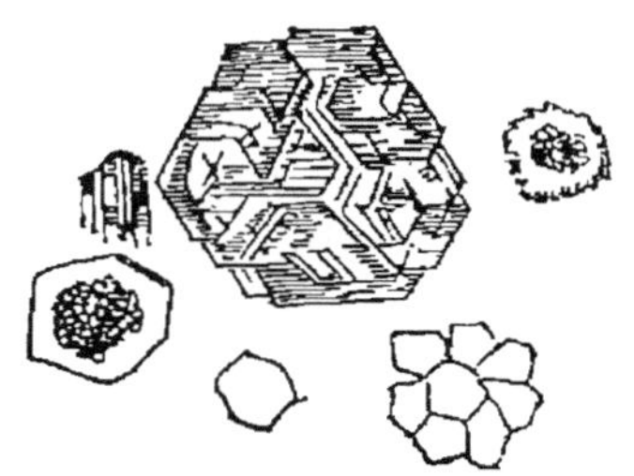

FIGURE 277

*Représentant les cristaux et les granulations de cystine.*

5° La *gravelle de cystine*, ou *oxyde cystique*, est fort rare. Cette sorte de graviers est de couleur jaune citron, à surface mamelonnée, et paraît formée de petits cristaux amoncelés sans ordre. En brûlant sur une lame de platine, ils répandent une odeur pénétrante phosphorée. Insolubles dans l'eau et l'acide acétique, ils sont solubles dans l'ammoniaque et l'acide nitrique étendu.

## Symptômes de la gravelle.

Le premier effet de la présence du sable, des graviers dans les voies urinaires, dans les reins surtout, est une sensation d'engourdissement, de fourmillement, de faiblesse ou de douleur dans les reins. Cette douleur contourne la hanche, vient gagner le pli de l'aine, et aboutir à la vessie, aux testicules ou à la verge. Les envies d'uriner sont plus fréquentes, et le testicule du côté malade se rétracte contre l'anneau correspondant. Le gland devient le siège d'une sensation de démangeaison, de chatouillement fort désagréable. Cette impression sympathique, que nous voyons fréquemment se reproduire dans les diverses maladies des voies urinaires, met souvent les malades dans l'erreur en leur faisant croire que la cause de leurs souffrances est au siége de ce prurit. Il faut quelquefois bien des raisonnements pour parvenir à dissiper cette illusion.

La sensibilité du canal de l'urètre est exaltée, et c'est dans des cas semblables qu'on voit se former, dans ce conduit, les rétrécissements spasmodiques dont nous avons parlé (voir *Rétrécissements*, page 195). Quelques personnes rendent du sang pur ou mêlé à l'urine.

Suivant l'impressionnabilité du malade ou l'intensité de la crise, on voit survenir un malaise général, de l'insomnie, de l'agitation, des nausées, des vomissements, des crampes dans les cuisses et les jambes. La gravelle reste quelquefois plusieurs jours accumulée dans les voies urinaires, en produisant les symptômes que nous venons d'énumérer ; puis la sortie du sable avec l'urine met instantanément fin à toutes ces douleurs. Pendant son trajet dans l'urètre, ce gravier cause un sentiment de chaleur et même de brûlure très pénible.

Pour être chassés au dehors, le sable ou les graviers, formés dans les reins, traversent successivement toute la longueur des voies urinaires et déterminent, dans chaque partie de l'appareil, une sensation spéciale qui permet souvent aux malades d'indiquer eux-mêmes le trajet du corps étranger.

Ainsi, quand le gravier est dans les reins, il existe une douleur sourde, gravative dans cette région ; s'il s'engage dans l'urètre, la douleur descend avec le gravier : envies fréquentes d'uriner, rétraction des testicules, agitation extrême, impossibilité de conserver longtemps la même position. Souvent, dans ce cas, le malade se tient courbé et ne peut se redresser.

Le calcul est-il descendu dans la vessie, on s'en aperçoit à un soulagement instantané et à la détente générale qui suit l'agitation dont nous venons de parler.

Après un certain temps de séjour dans la vessie, la gravelle est chassée au dehors par le flot de l'urine; mais souvent elle s'arrête dans les différentes régions du canal de l'urètre, principalement dans la région membraneuse, et alors elle rend difficile ou même impossible l'émission de l'urine. S'il existe un rétrécissement dans l'urètre, c'est derrière l'angustie que le sable, venant s'accumuler, fait l'office de bouchon obturateur, et cause une rétention d'urine (voir figure 196, page 353). Pour peu que le gravier soit dur et anguleux, il irrite la membrane muqueuse, la fait saigner, et peut produire une urétrite intense avec sécrétion purulente.

Les personnes affectées de gravelle peuvent être plusieurs mois, des années même, sans ressentir aucun mal. Elles se croient débarrassées totalement de leurs souffrances, quand, sous l'influence du plus léger excès, et même, le plus souvent, sans cause appréciable, elles sont prises tout à coup de *coliques néphrétiques*, c'est-à dire de l'ensemble des symptômes les plus intenses dont nous venons de parler : douleur suraiguë dans un point fixe des reins, rétraction des testicules, impossibilité de se redresser, vomissements de matières bilieuses, angoisse extrême, suppression d'urine; pouls petit, faible, déprimé; face pâle, traits affaissés, yeux excavés. Cet ensemble de symptômes est très effrayant, et bien des fois nous avons été témoins de l'inquiétude qu'il cause au malade et à ses proches. Ces souffrances cessent ou se calment quand le gravier est expulsé du conduit ou qu'il a pris une position moins défavorable.

Il est très facile de reconnaître la gravelle à l'ensemble des symptômes que nous venons d'énumérer, surtout quand on sait que le malade rend habituellement du sable dans ses urines. S'il existe de la gravelle dans la vessie et qu'on sonde le malade avec une sonde d'argent à petite courbure, le corps étranger fait éprouver à l'extrémité de la sonde un grattement caractéristique ; si le sable est dans l'urètre, une sonde d'argent, un stylet métallique, ou même une bougie de cire, en décèle la présence. Au moyen des caractères que nous avons tracés plus haut, il sera facile de reconnaître de quelle espèce de gravelle il s'agit.

Le *pronostic* de cette affection est très variable, selon l'ancienneté du mal ou ses complications.

Quand la gravelle est héréditaire, il est difficile, sinon impossible, de la faire disparaître complètement : seulement, au moyen du traitement prophylactique que nous indiquons plus bas, on peut en éviter toutes les conséquences. Nous avons traité nombre de malades de cette affection, et nous avons eu bien souvent l'occasion de constater que c'est à l'inobservance du régime prescrit qu'ils doivent attribuer leur rechute.

Quand ils se sont astreints pendant quelques semaines au traitement indiqué, toutes leurs souffrances disparaissent, et, se croyant complètement guéris, ils négligent de le continuer. Au bout d'un temps plus ou moins long, une nouvelle crise vient les attaquer et les rendre plus prudents pour la suite.

Tant que la gravelle reste à l'état de sable ou de gravier, elle n'a guère d'autres conséquences que de causer, de temps à autre, de vives douleurs ; mais il arrive fréquemment que, malgré l'évacuation quotidienne du sable, un gravier plus ou moins gros devient le *noyau* ou *centre d'une pierre* dont le volume s'accroît de jour en jour, par la juxtaposition de nouvelles molécules de sable, cimentées entre elles par des glaires de mucus qui font l'office de mastic. Quand ce travail d'agglutination s'effectue au milieu d'une urine alcaline, on n'a pas à craindre que la pierre devienne compacte ; elle est toujours, dans ce cas, facile à désagréger, très friable. Il n'en est pas de même quand la pierre se développe dans une urine acide, et qu'elle est surtout constituée par de l'oxalate de chaux.

### Traitement de la gravelle.

Le traitement de la gravelle est *palliatif*, puis *préservatif*. Quand nous sommes appelés à donner des soins aux malades, nous nous occupons d'abord de faire cesser les souffrances, puis nous prescrivons un traitement hygiénique pour en prévenir le retour. Ce sont donc deux phases bien distinctes dans la médication.

### a. *Traitement de la gravelle pendant les crises.*

On fait cesser les douleurs que détermine la présence des graviers dans les voies urinaires. par l'usage de grands bains ou de bains de siège émollients, alcalins, gélatineux ou narcotiques; de cataplasmes, de frictions sur les lombes et le bas-ventre avec l'huile d'amandes douces, de camomille camphrée, le baume tranquille ou des pommades de belladone et de jusquiame; par des lavements émollients et narcotiques, des suppositoires comme ceux dont nous donnons la formule à l'article *Rétrécissements de l'urètre* (voir page 268). Quelques praticiens ont recours aux vomissements et à la saignée, à l'application de ventouses scarifiées ou de sangsues sur les reins, le bas-ventre. Outre que ces traitements ne soulagent pas toujours promptement le malade, ils ont l'inconvénient de l'affaiblir, et nous préférons employer les moyens beaucoup plus doux qui nous réussissent presque infailliblement. Ces moyens consistent, outre les topiques extérieurs, dont nous venons de parler, dans l'emploi d'une potion dont voici la formule :

*Potion contre les coliques néphrétiques.*

Prenez : Eau distillée de laitue................... 60 grammes.
Sirop d'éther sulfurique................ 20 grammes.
Extrait de belladone..................... 0,10 centig.
Eau de menthe poivrée................ 10 grammes.

Mêlez selon l'art.

Pour prendre par cuillerée à soupe, chaque demi-heure, jusqu'à ce qu'il y ait du soulagement. Ensuite on n'en prend plus que toutes les deux heures. Deux à trois cuillerées suffisent pour dissiper les plus violentes coliques.

Nous employons aussi avec beaucoup de succès les injections sous-cutanées (piqûres), sur le point le plus douloureux, avec la solution de sulfate de morphine ou de sulfate d'atropine.

On frictionne la partie douloureuse avec de la pommade belladonée, par-dessus laquelle on applique un cataplasme très chaud de farine de graine de lin.

Quand les malades rejettent par le vomissement tout ce qu'on leur fait prendre, nous nous trouvons très bien de l'administration des pilules suivantes, données à une demi-heure de distance l'une de l'autre, jusqu'à ce qu'il y ait amélioration :

> Prenez : Extrait de belladone................... 0,025 milligr.  
>             Extrait de valériane................... 0,050 milligr.  
>             Poudre de castoréum................ 0,050 milligr.  
>
> Mêlez selon l'art pour une pilule.

Pendant la crise, le malade ne boira pas beaucoup et ne prendra que de petites gorgées d'infusions légères de fleurs de tilleul, de camomille et de feuilles d'oranger. Aussitôt que les douleurs seront apaisées, il boira beaucoup de tisane émolliente, pour adoucir les qualités naturellement irritantes de l'urine, tenter de désagréger le gravier et l'entraîner mécaniquement hors des voies urinaires.

Les tisanes de pariétaire, d'uva ursi, de racine de fraisier, de genêt, de graine de lin, de racine de guimauve, de réglisse, de chiendent, d'asperge, de queues de cerises, de graines de soleil, de sommités de maïs, d'eau de goudron, devront être très légères et bues en grande quantité ; en se basant sur ce double principe, que *l'eau est le plus actif dissolvant des graviers*, et que, d'un autre côté, la tisane trop chargée de principes extractifs fatigue bien vite l'estomac.

On facilite l'action dissolvante de ces boissons en y ajoutant des substances salines qui activent la sécrétion urinaire, comme le sel de nitre, l'acétate de potasse ou terre foliée de tartre ; ou qui, par leur action sur les éléments des graviers, produisent des combinaisons solubles : tels sont les carbonates de chaux, de potasse, de soude, de magnésie. C'est à la présence de ces principes salins que certaines eaux minérales doivent leur réputation et leur efficacité dans le traitement de la maladie qui nous occupe, comme, par exemple, les eaux de **Vichy, Bussang, Carlsbad, Pougues, Vals, Contrexéville.**

La térébenthine cuite de Venise, unie à la magnésie et prise sous forme pilulaire ou sous forme de capsules d'essence de térébenthine, nous a très souvent rendu de grands services pour calmer l'irritation et les douleurs produites par la présence de la gravelle dans les voies urinaires. Il en est de même de la poudre tempérante dont nous avons donné la formule à l'article *Rétrécissements de l'urètre* (page 264).

Les purgatifs doux, répétés de temps à autre, sont un bon moyen pour faciliter la sortie des graviers accumulés dans le réservoir de l'urine.

Les agents chimiques que nous venons d'indiquer ont surtout pour but de combattre la *gravelle rouge*, ou formée d'acide urique, qui est de beaucoup la plus fréquente.

Si l'on a affaire à la *gravelle blanche* ou phosphatique, qui s'accompagne presque toujours de catarrhe vésical et d'altérations plus ou moins profondes des voies génito-urinaires, le traitement, dans ce cas, devra s'attaquer à la cause du mal (voir *Catarrhe de vessie*).

La gravelle formée par l'*oxalate de chaux* est attaquée avec succès par l'usage de l'*eau régale* à la dose de six à dix gouttes, prises trois fois par jour dans de l'eau gommeuse ou mucilagineuse. Ce procédé très simple nous a constamment réussi pour faire disparaître les oxalates du produit de la sécrétion urinaire.

Quand la gravelle est retenue dans les reins ou les uretères, on n'a aucun moyen direct d'aller la chercher; on est obligé de s'en tenir à la médication indiquée plus haut.

Si la gravelle est accumulée dans la vessie, on peut la faire sortir par des injections émollientes, ou chargées de principes dissolvants, tels que les carbonates alcalins; on enlève aussi les graviers d'une façon toute mécanique par des injections faites avec une sonde à double courant (voir fig. 266).

Lorsque le sable est accumulé dans l'urètre, on doit essayer de désagréger l'obstacle par le moyen d'une bougie fine de gomme élastique, si toutefois on ne peut l'atteindre avec une curette ou des pinces à pansement; et si l'urine parvient à filtrer goutte à goutte à travers les graviers, bientôt elle aura entraîné quelques sables qui, en divisant la masse, permettent au flot d'urine d'en débarrasser totalement l'urètre. Si l'on ne peut y réussir, il faut, par des injections forcées ou de grosses bougies, tenter de repousser l'agrégation lithique dans la vessie, d'où elle sera ensuite expulsée par portions.

Si la gravelle se complique de rétrécissements, on ne pourra se débarrasser de la rétention d'urine qne par le dernier moyen que nous venons d'indiquer ; ensuite, il faudra se hâter de dilater le canal, pour prévenir le retour d'un pareil accident.

Les anciens, dans des cas analogues, conseillaient de faire au canal de l'urètre une incision sur la saillie du gravier, et de parvenir ainsi jusqu'à lui. On ne doit avoir recours au *procédé de la boutonnière* que dans des cas tout à fait exceptionnels et quand les autres moyens ont échoué.

#### b. *Traitement de la gravelle dans l'intervalle des crises, ou médication hygiénique préservatrice.*

Dès que le malade n'est plus sous l'influence des souffrances dont nous venons de parler, il faut lui faire bien comprendre que sa guérison n'est point radicale, que cette maladie est une de celles qui sont le plus sujettes à récidiver, et que le seul moyen d'éviter les rechutes et les conséquences qu'elles pourraient avoir, telles que la pierre par exemple, c'est de se soumettre à une médication qui n'est nullement assujettissante, et par le moyen de laquelle il évitera de nouvelles crises.

Pour donner aux malades de salutaires conseils, il faut bien se rendre compte :

1º Des causes qui déterminent ou entretiennent la formation de la gravelle ;

2º De la nature chimique des sables ou graviers.

Écartons d'abord les causes spéciales qu'on est à portée d'observer chez un certain nombre d'entre eux. Nous avons indiqué les contentions d'esprit, les contrariétés, l'exercice du cheval et l'usage de certains mets : c'est par faire disparaître ces causes qu'il importe de débuter ; mais on doit spécialement s'attacher à distinguer celles qui ont une action réelle et bien évidente dans la production de la gravelle, de celles qui ne sont qu'une simple coïncidence. Plus d'une fois, pour n'avoir pas établi cette distinction, on a proscrit des substances alimentaires qui étaient fort innocentes.

Ainsi, la plupart des auteurs signalent l'usage du *thé* ou du *café noir* comme favorisant le développement de la gravelle ; et nous avons eu plusieurs fois l'occasion de donner des conseils à des malades qui, malgré l'abstinence de ces boissons, n'en souffraient pas moins de cette affection, tandis qu'avec le nouveau régime que nous prescrivions, ils ne rendaient plus de gravelle dans les urines, bien qu'ils eussent repris leurs anciennes habitudes.

Chez beaucoup de malades, la gravelle est entretenue surtout par des *excès de table.* C'est donc vers la réglementation des repas que devra surtout porter le *régime hygiénique.*

*Ne pas trop manger à la fois, et éviter les aliments trop succulents;* en un mot, tracer au malade la *quantité* et la *qualité* de sa nourriture ; ramener insensiblement l'alimentation dans des limites qui soient en rapport avec l'énergie des organes digestifs, voilà le premier soin.

En ce qui concerne les *boissons,* engager les malades à boire beaucoup pour délayer l'urine et à choisir les boissons aqueuses qui leur plaisent davantage ; les boissons alcooliques, les liqueurs doivent être absolument proscrites. L'eau rougie, la bière légère, sont les boissons les plus convenables à prendre en mangeant. Les bières fortes, l'ale, le porter, sont défendues au même titre que le vin pur ou les spiritueux.

Les fruits, les salaisons, les sauces épicées, les ragoûts, les acides, devront être bannis de l'alimentation. Les viandes noires, le gibier, la chair des gros poissons, doivent être évités comme favorisant la formation de sables. Parmi les aliments végétaux, la salade (à cause du vinaigre), l'oseille, les tomates, sont à peu près les seuls qui soient nuisibles. Les autres légumes, au contraire, mêlés en proportion convenable avec la viande, constituent le meilleur mode de nourriture des personnes sujettes à la gravelle. Les farineux sont aussi recommandés.

Quelques-uns de nos malades peuvent prendre impunément

toute sorte de nourriture, pourvu qu'ils s'assujettissent tous les matins à boire un verre d'eau de goudron faite à froid (voir page 265), dans laquelle on a préalablement fait dissoudre cinquante centigrammes de bi-carbonate de soude. Cette boisson n'est nullement désagréable quand on en a bu pendant quelques jours, et toutes les personnes qui en feront un usage continu ne seront jamais incommodées par la gravelle.

Nous avons déjà dit les conséquences de la transpiration cutanée sur la concentration de l'urine, et par suite sur la formation de la gravelle (voir page 263); nous ne faisons donc que la mentionner comme devant être évitée avec le plus grand soin; et, quand on n'aura pu s'y soustraire, on en combattra les résultats par des boissons aqueuses prises en plus grande proportion.

Les crises de coliques néphrétiques sont, pour la raison que nous venons de signaler, beaucoup plus fréquentes en été que dans la saison froide et humide. Aussi certains malades, habitant les climats très chauds, sont obligés de s'expatrier pour voir cesser les accidents de la gravelle.

## MALADIES DES URETÈRES

### PYÉLITE.

C'est la seule affection des *uretères* qui mérite d'être décrite; elle est caractérisée par l'inflammation aiguë ou chronique de la membrane muqueuse qui tapisse ces conduits excréteurs de l'urine.

La cause pour ainsi dire unique de la *pyélite*, à moins de traumatisme extérieur, c'est l'existence de la *gravelle*, à laquelle elle est intimement liée.

En effet, sous l'influence du passage incessant des graviers, ces canaux se dilatent, la muqueuse qui les tapisse, fréquemment éraillée, devient rouge; elle s'épaissit; des concrétions peuvent s'y loger, s'y enchatonner et former des *calculs urétéraux;* à la suite d'une longue inflammation, ces canaux, d'abord dilatés, peuvent se rétrécir, soit par le boursouflement de leur muqueuse, soit par l'induration de leurs tuniques ou la cicatrisation de petites ulcérations.

Ces diverses lésions produisent une douleur excessivement vive, s'exaspérant par la marche, le cahot des voitures et la pression; cette douleur est profonde et revient par accès; en même temps les urines s'altèrent; il y a de l'*hématurie*, et sécrétion de pus qui se mêle à l'urine.

Sous l'influence de la pyélite, les reins, qui sont dans la généralité des cas, déjà malades, deviennent le siège de néphrites plus intenses; les bassinets se dilatent, l'urine ne peut plus être expulsée et peut donner lieu à la formation de *calculs rénaux* qui entraînent la suppuration de ces organes.

On traite cette affection par les méthodes qui sont dirigées contre la gravelle.

## EMPOISONNEMENT URINEUX. — URÉMIE.

Nous avons signalé avec soin toutes les modifications essentielles de la sécrétion urinaire; il ne nous reste plus qu'à parler de ce qui arrive lorsque cette fonction est diminuée ou supprimée, ou bien que, cette sécrétion étant effectuée, son produit ne peut, pour une raison ou pour une autre, être expulsé au dehors. On observe alors des phénomènes décrits sous le nom d'*empoisonnement urineux* ou *urémie*.

Quel que soit celui des deux ordres de causes qui donne lieu à l'empoisonnement urineux, défaut de sécrétion ou défaut d'évacuation du produit sécrété, les symptômes par lesquels se caractérise cette affection sont identiques dans les deux cas.

On a cherché à expliquer les phénomènes morbides qui se produisent par la présence d'un excès d'urée dans le sang.

L'urée est le principal élément de l'urine, et c'est à cette hypothèse que cette affection doit son nom d'urémie (*urée mêlée au sang*). J'ai dit hypothèse, parce que les analyses chimiques les plus scrupuleuses n'ont pas retrouvé dans le sang cet excès d'urée, signalé d'abord comme causant les désordres de l'empoisonnement urineux.

On a encore cherché à expliquer ces désordres par la transformation de l'urée dans le sang en *carbonate d'ammoniaque*, qui agirait alors sur l'économie comme un poison. Mais ces explications, quoique probables, n'ont pas reçu encore la sanction d'expériences incontestables.

Les causes de l'urémie, nous l'avons vu, peuvent se ranger sous deux chefs principaux :

1° *Diminution* ou *suppression* de la sécrétion urinaire ;
2° *Obstacles* à l'*évacuation* de l'urine sécrétée.

Dans la première catégorie on peut ranger certaines affections vésicales, telles que les *néphrites congestives* (congestion des reins), la *néphrite interstitielle ;* les *calculs rénaux.*

Dans la seconde rentrent la *pyélite* (inflammation de l'uretère), l'*engagement de calculs* venus du rein, et s'arrêtant dans l'uretère, empêchant ainsi la progression de l'urine sécrétée par les reins, toutes les affections de la *portion excrétive* des voies urinaires empêchant la libre sortie de l'urine (calculs engagés dans l'urètre, rétrécissements, affection de la prostate) ; enfin *lésions traumatiques* de la vessie (éraillures par le déplacement d'un calcul, par des manœuvres exploratrices inhabiles, etc.).

Selon que la cause qui donne lieu à l'urémie est aiguë ou chronique, la forme que revêt cette affection est aiguë, lente, ou chronique. Il y a donc lieu de distinguer trois variétés :

1° L'urémie *aiguë ;*
2° L'urémie *lente ;*
3° L'urémie *chronique ;*

1° *Urémie aiguë.* Cette variété présente trois formes principales : 1° la forme *convulsive ;* 2° la forme *comateuse ;* 3° la forme *mixte.*

La forme *convulsive* est caractérisée, comme son nom l'indique, par des symptômes analogues en tous points aux convulsions épileptiques, dont leur cause seule les distingue.

La forme *comateuse*, à laquelle aboutissent toutes les autres, est constituée tantôt par une simple torpeur accompagnée d'hébétude, de céphalalgie, tantôt par un coma absolu, primitif ou consécutif à la torpeur.

Enfin la forme *mixte* est constituée par un mélange de ces deux formes. Dans tous ces cas, absence de fièvre,

2° *Urémie lente.* Caractérisée par des maux de tête deve-

nant de plus en plus intenses, de la somnolence, des vomissements, quelques convulsions. Durant habituellement de huit
à quinze jours.

3° *Urémie chronique* (urémie par résorption lente ou diminution graduelle de la sécrétion), caractérisée par de petits accès
de fièvre répétés; langue blanchâtre, dégoût des aliments;
soif plus ou moins vive; vomissements, diarrhée, décolora-
tion des téguments; peau terreuse; amaigrissement.

*Pronostic.* Le pronostic de l'urémie est le plus souvent
grave, très grave même. Sa gravité augmente d'autant plus
que la forme qu'elle revêt est plus lente. Soignée dès le début,
cette affection peut guérir; mais il faut, pour cela, s'adresser
aux causes qui la provoquent, le plus rapidement possible.

Le *traitement* de l'urémie consiste à combattre énergiquement la cause primitive de l'affection (voir ces causes énumérées plus haut); on joint au traitement de la cause primitive les purgatifs, parfois la saignée, le sulfate de quinine à
hautes doses, selon les indications. Enfin un adjuvant utile de
l'urémie est constitué par les alcooliques à hautes doses, les
vins généreux, et en général par tous les stimulants diffu-
sibles.

# MALADIES DES TESTICULES

Les maladies des testicules sont fort nombreuses. Dans ce chapitre, nous ne nous occuperons que des plus importantes et des plus communes, et particulièrement de celles qui compliquent si fréquemment les affections vénériennes des organes générateurs et urinaires.

1° *Vices de conformation ;*

2° *Inflammation aiguë des testicules, dite orchite,* ou mieux, *épididymite :*

3° *Inflammation chronique, engorgement ou orchite ou épididymite chronique ;*

4° *Sarcocèle syphilitique. Tumeurs du testicule ;*

5° *Hydrocèle ;*

6° *Varicocèle ;*

7° *Atrophie ou fonte insensible des testicules ;*

8° *Névroses du testicule.*

### VICES DE CONFORMATION DES TESTICULES.

Dans le fœtus, les testicules sont primitivement contenus dans le ventre, et ce n'est qu'à une époque assez avancée de la vie intra-utérine qu'ils descendent dans le scrotum ; il peut même arriver que cette descente ne s'effectue qu'après la naissance, quelquefois même seulement à l'époque de la puberté. Or il n'est pas rare de voir des circonstances qui s'opposent tout à fait à la sortie des testicules, de façon que ceux-ci restent dans le ventre ou dans un point quelconque de leur trajet vers les bourses.

Quand ils ne sont pas tout à fait à demeure dans l'abdomen, c'est presque toujours dans le pli de l'aine qu'ils séjournent

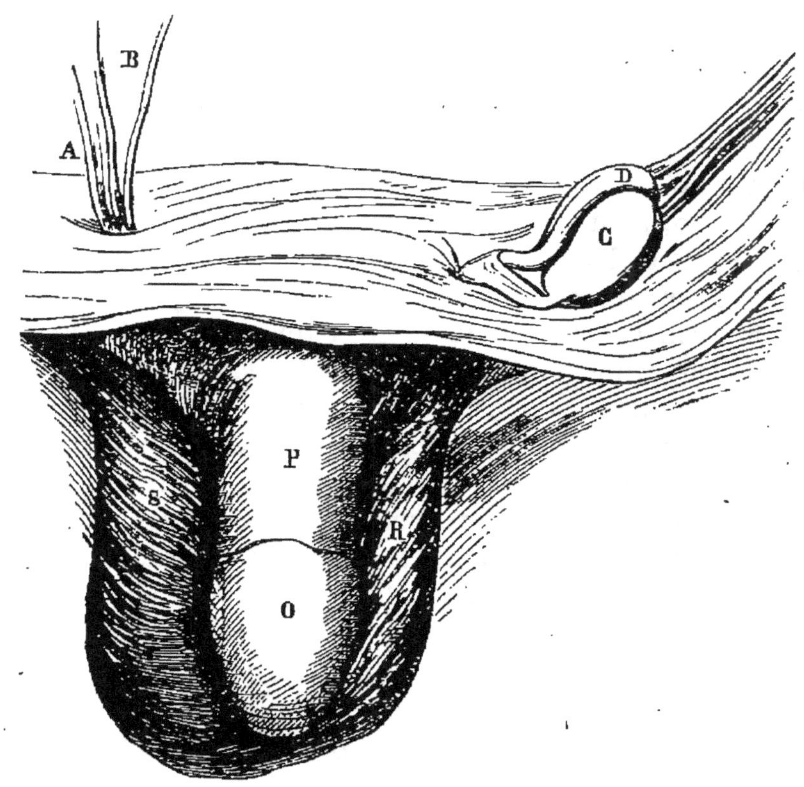

FIGURE 278

*Représentant l'appareil génital d'un adulte chez lequel le testicule gauche a été, pendant sa descente, arrêté dans le pli de l'aine.*

P, la verge.
O, le gland.
S, la bourse du côté droit ne présentant rien d'anomal.
A B, le cordon spermatique ou testiculaire du côté droit.
R, la bourse du côté gauche affaissée, parce qu'elle ne contient pas son testicule.
C et D, testicule et épididyme du côté gauche, arrêtés dans le pli de l'aine

(fig. 278). Dans des cas semblables, la tumeur, qui est saillante, a été quelquefois prise pour une hernie, et des chirurgiens ignorants ou inattentifs ont recommandé l'emploi d'un bandage, ce qui est précisément l'opposé de l'indication à remplir, puisque le bandage interposé entre la bourse vide R (fig. 278) et le testicule CD, l'empêche de descendre dans le scrotum. A cette méprise, il y a encore deux inconvénients graves : le premier, c'est qu'un bandage intempestivement appliqué, en irritant sans cesse le testicule, finit, à la longue, par provoquer son atrophie ou sa dégénérescence; le deuxième, c'est qu'il est arrivé que l'irritation, suite de la compression, peut s'exaspérer et causer de violentes douleurs qui, s'irradiant dans le ventre, simulent l'étranglement d'une hernie et entraînent le chirurgien à faire l'opération. Il ne reconnaît son erreur que lorsqu'il a mis à nu le testicule. Il est donc fort important d'avoir un *criterium* qui empêche de commettre une aussi grosse bévue. Les deux signes suivants guident sûrement de chirurgien dans son diagnostic différentiel : 1° dans le côté correspondant à la tumeur de l'aine, le *scrotum est vide* et privé de testicule; 2° la tumeur de l'aine est le siège d'une *sensibilité toute spéciale à la pression*. C'est la douleur, douleur si accablante du testicule lorsqu'il est comprimé.

On désigne sous le nom de *cryptorchides* (testicules cachés) les personnes qui offrent l'anomalie dont nous nous occupons. Quelquefois un seul testicule, et, dans ce cas, c'est presque toujours le gauche, descend dans les bourses : ce sont les *monorchides* (un seul testicule).

Dans les cas où l'un des vices de conformation qui viennent d'être signalés existe, le médecin est fréquemment consulté sur l'aptitude que peuvent avoir ces organes, arrêtés dans leur migration, pour accomplir la fonction de reproduction qui leur est dévolue.

La réponse ressort de travaux récents qui montrent que l'individu *cryptorchide*, bien que présentant fréquemment toutes les apparences de la virilité, reste stérile, le produit de son éjaculation ne contenant jamais de *spermatozoïdes*. Le *monorchide*, c'est-à-dire celui qui n'a qu'*un testicule apparent*, est dans la situation d'un homme borgne : le testicule descendu dans la bourse est bon et suffit à la reproduction.

comme un seul œil suffit à la vision. Bien que les recherches et les savantes observations de Godard fassent de cette réponse l'opinion la plus probable, certaines observations sembleraient s'opposer à ce qu'on la fasse trop absolue.

Des observations nombreuses prouvent que les testicules *inclus* dans l'abdomen restent soumis à toutes les influences pathologiques qui s'exercent sur les testicules contenus dans le scrotum.

Les affections qui en résultent, par suite de la situation anomale de l'organe, revêtent une gravité plus grande.

### INFLAMMATION AIGUË OU ORCHITE.

On désigne sous différents noms l'inflammation aiguë de l'un ou des deux testicules : *orchite, épididymite, vaginalite, hernie humorale.*

Lorsque cette inflammation est due à la propagation de l'inflammation blennorrhagique du canal de l'urètre aux *canaux déférents* et aux autres éléments du testicule, on ajoute à ces différents noms le qualificatif *blennorrhagique.* L'orchite qui reconnaît une pareille cause est vulgairement appelée : *chaude-pisse tombée dans les bourses.*

### Causes de l'orchite aiguë.

Cette maladie peut être le résultat de *causes* très variées. Tels sont les *contusions, froissements du testicule*, les *efforts réitérés et violents*, comme ceux auxquels on se livre en soulevant de pesants fardeaux; l'*impression subite du froid* sur le périnée ou les bourses, surtout chez les personnes qui transpirent abondamment de cette partie; l'*irritation du col de la vessie ou du canal de l'urètre*, par le passage d'une sonde ou d'une bougie, surtout si on la laisse séjourner pendant un certain temps dans le canal, comme on est quelquefois obligé de le faire dans le cas de rétention d'urine, de paralysie de la vessie; la *sortie d'un gros gravier* ou de *fragments de pierre*, à la suite de l'opération de la lithotritie; l'*accumulation*, la *rétention* trop prolongée *du sperme*, dans le cas de continence absolue; *l'interruption brusque de l'éjaculation de la semence pendant le coït; l'émission trop souvent réitérée de la liqueur séminale; l'usage de purgatifs violents;* l'irritation produite par un *suspensoir mal fait.* Cependant toutes ces causes réunies n'amènent pas le développement de l'engorgement inflammatoire du testicule aussi fréquemment que la *blennorrhagie.*

C'est pendant le cours des écoulements urétraux qu'on voit survenir le plus souvent l'orchite aiguë. Mais un fait bien constaté maintenant, et qui est fort remarquable, c'est que ce n'est pas pendant la violence de l'inflammation blennorrhagique que les testicules s'engorgent, mais bien plus fréquemment pendant la période de déclin, et surtout quand l'écoulement est passé à l'état chronique. Ce fait, anomal au premier abord, trouve cependant une explication toute naturelle, si l'on se rappelle que le siège des écoulements anciens est la partie profonde de l'urètre, à laquelle viennent aboutir les conduits éjaculateurs. Or l'inflammation arrive de l'urètre aux testicules en suivant le trajet des canaux éjaculateurs, des vésicules séminales O, du canal déférent OEKR et de l'épididyme R (voir pl. II).

L'orchite survient quelquefois dans le *cours d'une maladie,* ou par suite de la *suppression trop brusque d'un écoulement.* Enfin, parfois cette inflammation se déclare sans qu'il soit possible d'en déterminer la cause.

## Symptômes.

Les *symptômes* sont les suivants : douleur, tuméfaction, chaleur dans les bourses ; l'enveloppe des testicules elle-même devient rouge, chaude, gonflée et luisante. La tumeur est pesante, de forme ovoïde, un peu aplatie sur les côtés, très dure surtout en arrière; plus dépressible en devant, extrêmement douloureuse à la moindre pression. L'inflammation se prolonge le long du cordon testiculaire, et détermine des douleurs qui contournent le bassin et remontent jusqu'aux reins.

L'orchite existe quelquefois sans fièvre; le plus souvent la fièvre est très intense et la soif vive.

En un ou deux jours, le testicule prend un accroissement très considérable, qui double et même triple son volume naturel.

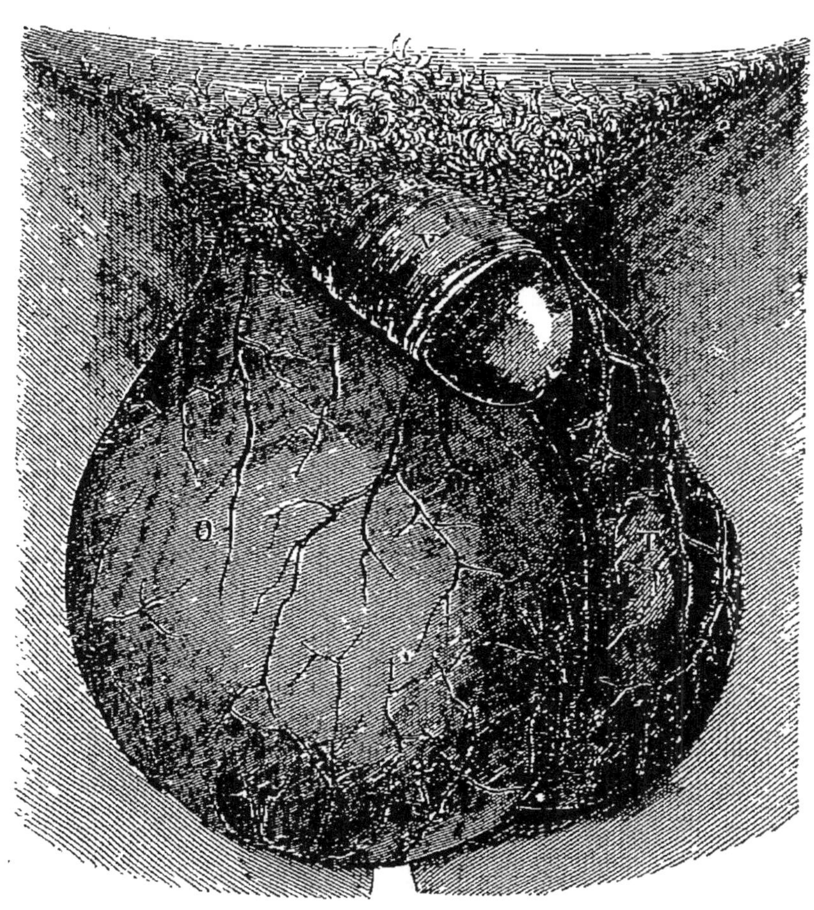

FIGURE 279

*Représentant l'inflammation aiguë ou orchite des deux testicules, à des périodes différentes de développement.*

V, la verge, ou pénis.

O, le testicule droit atteint d'une inflammation aiguë.

T, le même organe du côté gauche affecté d'inflammation à la période de déclin. On remarquera que les vaisseaux qui rampent sur le *scrotum* du côté droit O sont bien plus gorgés de sang que ceux du côté gauche T. Ce qui s'explique par la délitescence de l'inflammation dans le testicule gauche, attaqué le premier.

Il est rare de voir les deux testicules atteints à la fois d'inflammation. Le plus ordinairement un seul est affecté; puis, quand il est en voie de guérison (T, fig. 279), l'autre (O, *ibid.*) se prend à son tour. Aussi doit-on, en vue de cette éventualité, recommander au malade les plus grandes précautions pour éviter ce nouvel accident. Une circonstance remarquable, c'est que, quand un seul organe est malade, c'est plus souvent le testicule gauche que le droit. Cette prédominance de l'affection du côté gauche semble être due à la pression qu'exerce sur les vaisseaux de ce côté la portion du gros intestin connu sous le nom d'S iliaque.

Quand l'inflammation est bien soignée, elle disparaît dans l'espace de deux à trois semaines. Si le traitement est mal dirigé, la maladie peut passer à l'état chronique, ou même amener la formation d'abcès et de fistules dans les bourses. Il faut donc traiter l'orchite avec la plus grande attention dès l'apparition des premiers symptômes.

### *Traitement.*

Le *traitement* qui nous réussit toujours est le suivant : d'abord nous recommandons au malade le repos le plus absolu au lit; relever les testicules, non pas au moyen d'un suspensoir, dont l'emploi augmente souvent l'irritation, mais bien d'un mouchoir plié en cravate, et dont les extrémités viennent s'attacher par des épingles à une serviette passée autour du corps. Ce mode de suspension, outre le soulagement immédiat qu'il procure, est encore très commode pour maintenir les cataplasmes, dont doit être constamment entourée la partie malade.

Au début de l'inflammation, quand elle menace de devenir très intense, on doit avoir recours à une application de sangsues, *non directement sur la partie malade*, mais au périnée et au pli de l'aine, sur le trajet du cordon testiculaire, après avoir eu la précaution de raser les poils. Le nombre de sangsues est proportionné à l'intensité de l'inflammation et à la force du malade. On fait trois ou quatre fois par jour, sur la partie malade, des frictions avec les pommades fondantes dont nous avons donné la formule (pages 267 et 268). Celle que nous employons le plus fréquemment dans ces cas est la suivante :

Prenez : Axonge purifiée............  15 grammes.
Onguent napolitain double..  15 grammes.
Extrait de belladone .......  5 grammes.

Mêlez exactement selon l'art.

Après chaque friction, on enveloppe le testicule dans un cataplasme de farine de graine de lin et d'eau de racine de guimauve et de tête de pavot.

Selon l'intensité de l'inflammation, le malade gardera la diète absolue, ou bien on permettra quelques aliments légers et peu substantiels. Il devra boire abondamment des tisanes émollientes de fleurs de mauve, d'orge, de chiendent, de graine de lin, de racine de guimauve et de réglisse.

On administrera concurremment de petites purgations très douces, soit avec de l'eau de Sedlitz, d'Hunyadi-Janos, la limonade au citrate de magnésie ou la pulpe de casse. On tiendra le ventre libre avec des lavements adoucissants à la graine de lin où à la racine de guimauve.

On avait tenté, *par la compression,* au moyen de bandelettes entourant méthodiquement le testicule, d'enrayer, pour ainsi dire, le développement de cette maladie ; mais cette méthode déterminait d'assez graves accidents, de sorte qu'au lieu d'arrêter l'inflammation, elle la rendait plus intense. Aussi ce mode opératoire est-il généralement abandonné par tous les praticiens prudents et expérimentés.

Pendant la période d'inflammation du testicule, les douleurs sont quelquefois si intolérables, et les calmants ordinaires si inutiles, qu'on a dû chercher un moyen de faire cesser instantanément ces atroces souffrances. On y parvient par deux procédés d'une gravité bien différente.

1° Le *débridement du testicule,* dans l'orchite, consiste à faire, avec un bistouri, une incision de 2 à 3 centimètres de longueur et d'une profondeur suffisante pour intéresser la tunique albuginée ou propre du testicule. Ce procédé calme la douleur instantanément ; mais il a de grands inconvénients. D'abord il est *extrémement dangereux*, et il est rare que le malade ne perde pas connaissance pendant l'opération; puis la plaie que l'on a faite à la substance même du testicule peut rester *fistuleuse* et amener la *fonte* et la *perte de l'organe*, qui est réduit au volume d'un haricot; enfin, dans le cas le plus favorable, il reste une *cicatrice adhérente*, qui est une marque indélébile de l'accident.

2° En étudiant la cause et la nature de la douleur dans l'orchite, on arrive à la découverte d'un procédé que nous avons mis plusieurs fois en pratique avec le plus grand succès. En effet, cette douleur est déterminée par la compression qu'exerce, sur le testicule lui-même enflammé, la sérosité épanchée dans la tunique vaginale, et cette accumulation de liquide produit le même effet que la compression de cet organe avec la main. (Cette production de sérosité par la tunique vaginale a reçu le nom de *vaginalite*.) Or, si, par un moyen quelconque, on soustrait une portion du liquide, on fait cesser instantanément la compression, et partant la douleur.

Pour arriver à ce résultat, nous pratiquons sur la tumeur, en avant et en haut surtout, une, deux ou trois *petites mouchetures*, avec la pointe d'une lancette, en ayant bien soin de respecter le testicule. Il s'écoule par ces incisions quelques gouttes de sérosité citrine, et la douleur se dissipe comme par enchantement. Ce procédé est tout à fait inoffensif, nullement douloureux, n'est jamais suivi d'accident et ne laisse aucune trace sur les bourses.

Quand l'inflammation du testicule a presque disparu, on peut permettre au malade de sortir, avec la recommandation expresse de soutenir méthodiquement les bourses et de continuer les frictions avec la pommade indiquée plus haut, jusqu'à complète disparition de la tumeur et de la douleur.

Quand, à la suite de la blennorrhagie, le testicule a été une première fois atteint d'inflammation, il est rare que cet accident ne se reproduise pas à chaque écoulement ultérieur. Le malade ne saurait donc trop se tenir sur ses gardes pour se garantir de tout ce qui peut déterminer cette complication.

## ENGORGEMENT CHRONIQUE DES TESTICULES
### OU ORCHITE CHRONIQUE.

L'*engorgement chronique* des testicules est appelé *orchite chronique,* et sous ce nom on a décrit et confondu des tumeurs de nature toute différente, depuis le tubercule jusqu'au squirrhe et au cancer encéphaloïde.

Peu fréquent dans la jeunesse, l'orchite chronique se rencontre souvent chez les adultes depuis la vingt-cinquième jusqu'à la cinquantième année, période qui répond à l'époque de la plus grande activité des fonctions génératrices.

A la suite d'une ou plusieurs orchites, on voit survenir dans un et quelquefois dans les deux testicules, un gonflement dur et peu douloureux : c'est l'*orchite chronique.*

Cette affection se manifeste bien plus souvent chez les individus lymphatiques et sanguins que chez ceux qui présentent les caractères ou les traits de tout autre tempérament. Les professions dans lesquelles les testicules peuvent être contus ou froissés, comme l'équitation, doivent être regardées comme une *cause* de l'*engorgement chronique*. Il en est de même des attouchements réitérés de ces organes et de l'irritation produite par le froissement d'un bandage. Rarement les deux testicules sont à la fois engorgés.

La maladie commence par une augmentation légère de volume, en même temps que des douleurs sourdes s'y font sentir à des époques plus ou moins éloignées ; souvent l'affection débute par une *orchite aiguë.* Après être restée stationnaire et bornée à une portion de l'organe, la tumeur envahit le testicule et l'épididyme, et se présente alors sous l'aspect d'une grosseur dure, pesante, et quelquefois irrégulièrement bosselée à sa surface (fig. 280). Après un temps variable, la tumeur augmente encore et devient le siège d'élancements douloureux, vifs et passagers, que le malade compare à des piqûres d'aiguille. Ces douleurs lancinantes sont d'abord rares, puis augmentent de fréquence, deviennent intenses, et finissent par troubler le sommeil. La peau des bourses reste longtemps saine et mobile sur la tumeur. Quand celle-ci a pris un certain accroissement, elle contracte avec la peau des adhérences plus ou moins intimes, et les veines qui entourent l'engorgement se dilatent et deviennent apparentes, variqueuses et de couleur violacée.

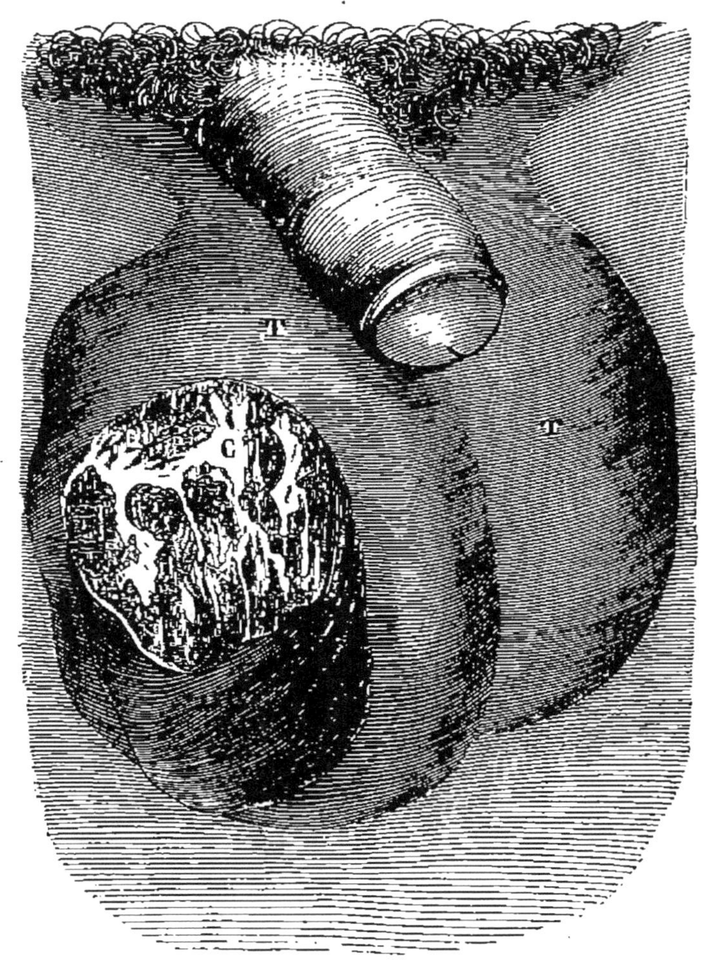

FIGURE 280

*Représentant deux testicules affectés d'engorgement chronique* T
*et de tumeur ulcérée* TC.

T, testicule du côté gauche atteint d'engorgement chronique.
TC, testicule droit atteint de fongus bénin. On remarquera les bosselures irrégulières de ce testicule, comparé à celui du côté opposé. En C, on voit la peau du scrotum ulcérée, et cette plaie anfractueuse indique une altération profonde de toute la glande.

Le cordon testiculaire, qui d'abord ne participe pas à la maladie, s'engorge bientôt lui-même, et devient gros, dur, inégal et noueux, tant au-dessus qu'au-dessous de l'anneau inguinal.

Le *diagnostic* peut être obscurci par la complication de l'hydrocèle, qui se rencontre souvent dans les engorgements du testicule. La maladie porte alors le nom d'*hydro-sarcocèle*, c'est-à-dire tumeur formée de sérosité et de chair; mais la maladie principale, essentielle, est le sarcocèle : ce n'est que d'elle qu'il faut prendre souci.

Cette tumeur peut amener **la** dégénérescence du testicule, connu sous le nom de *fongus bénins, hernie du testicule*, et presque toujours l'impuissance et la stérilité, par suite de la destruction (C, fig. 280) de l'organe sécréteur. Le praticien devra donc porter toute son attention sur les engorgements chroniques des testicules, même les plus légers, et s'efforcer d'en amener la résolution, en même temps qu'il fera comprendre au malade, souvent disposé à traiter légèrement cette maladie, toute la gravité de l'*engorgement chronique du testicule*.

On devra, *dans le traitement*, s'efforcer de reconnaître la cause qui a produit le mal ou qui l'entretient, pour la faire disparaître au plus tôt. Il faut recommander au malade de porter un suspensoir bien fait, d'éviter de monter à cheval, de porter des vêtements trop étroits, et enfin tout ce qui peut froisser le testicule ou tirailler le cordon spermatique.

Cet engorgement n'aboutit pas toujours au *fongus bénin*, c'est-à-dire à la suppuration externe du testicule; fréquemment, quand il est consécutif à des *orchites blennorrhagiques* ou *traumatiques* répétées, il est indolent, augmente peu de volume et n'offre d'induration qu'en un point, l'*épididyme* (voir l'anatomie). Dans ce cas, l'*orchite chronique* n'en produit pas moins la stérilité par l'inflammation et l'oblitération des *tubes séminifères*.

Quand l'orchite chronique est arrivée à son apogée, c'est-à-dire que la peau du scrotum adhère au testicule, celle-ci s'amincit et se soulève en même temps qu'elle rougit et s'enflamme. Elle s'ulcère ensuite, et il s'en échappe une substance d'aspect fongueux et quelquefois une petite quantité de pus; bientôt il se produit une hernie de la substance testiculaire qui augmente jusqu'à ce qu'elle présente l'aspect du *fongus bénin*, qui consiste en une masse saillante, d'un blanc jaunâtre, parsemée de tache rougeâtres formées par du sang épaissi : les saillies sont plus ou moins proéminentes. Cette excroissance fongueuse est entourée et quelquefois embrassée par la peau du scrotum, dont les bords sont épaissis et renversés. Cette tumeur fournit un écoulement sanieux; elle est peu sensible et d'une assez longue durée; elle se termine toujours par l'atrophie du testicule, et la cicatrisation avec ou sans fistules de la *plaie scrotale*.

Lorsqu'on la soigne de bonne heure, l'*orchite chronique* cède facilement aux *sangsues*, à la compression avec des bandelettes d'*emplâtre de Vigo cum mercurio*. Il faut continuer longtemps cette compression et faire prendre à l'intérieur des pilules de ciguë et de calomel; l'iodure de potassium est formellement indiqué, alors qu'on a à combattre une induration persistante de l'*épididyme*.

Autrefois, quand il y avait un *fongus bénin*, la *castration* était le mode de traitement auquel les chirurgiens avaient recours; aujourd'hui on se contente de cautériser ou d'exciser la portion herniée du testicule, ce qui facilite la réduction de cet organe et la cicatrisation de la plaie du scrotum.

## SARCOCÈLE SYPHILITIQUE, TUBERCULEUX, CANCÉREUX.

Par un déplorable abus de mots on appelait jadis *sarcocèle* toutes les tumeurs *solides* du testicule, et *hydro-sarcocèle* ces dernières, alors que du liquide semblait s'ajouter à la tuméfaction primitive; de ce nom commun est résultée la confusion de maladies très différentes, bien qu'ayant leur siège dans le même organe, et, jusqu'à des travaux très récents, on appelait indistinctement *sarcocèle* les tumeurs les plus diverses des testicules. Aujourd'hui ce nom est réservé aux tumeurs formées, au milieu des éléments testiculaires, par des dépôts morbides, comme la *substance des gommes, des tubercules, et des tissus cancéreux*.

### Testicule syphilitique.

Cette affection mal décrite, quoique connue des anciens syphiliographes, est caractérisée par un épaississement du tissu fibreux, et un dépôt plastique dans l'organe.

La tunique albuginée est épaissie, ainsi que les cloisons qu'elle envoie dans le parenchyme testiculaire ; les tubes séminifères disparaissent dès le début, noyés au milieu de l'épanchement plastique, et quand ils subsistent ils ont à l'intérieur la même exsudation jaunâtre que sur leurs parois (*orchite scléreuse syphilitique*).

La maladie peut aussi se manifester par le développement de *gommes* multiples (voir ce mot), dans le parenchyme testiculaire. Ces gommes, dont le volume varie et qui peuvent atteindre celui d'une noix, ont fait donner à cette forme le nom d'*orchite gommeuse*.

Les deux testicules sont généralement malades, mais les lésions de l'un sont beaucoup plus avancées que celles de l'autre. Dans le testicule syphilitique, c'est la portion appelée *épididyme* qui devient le plus tardivement malade.

Ces divers désordres s'accusent, insidieusement pour le malade, par un léger accroissement de volume et de dureté dans le testicule. Cette augmentation est d'abord presque indolente, même à la pression ; une certaine quantité de liquide s'épanche dans la *tunique vaginale*, et de petites bosselures se sentent dans l'épaisseur du testicule, qui forme alors une tumeur dont la peau est lisse et tendue, pyriforme, allongée, et dont le volume peut égaler jusqu'à celui des deux poings réunis.

L'épididyme et les ganglions restent sains, un seul testicule ordinairement présente l'affection à un haut degré de développement. Lorsque l'affection est arrivée à ce point, et qu'elle n'est point traitée, il peut se produire un *fongus syphilitique*. La marche de cette terminaison est identique à celle du *fongus bénin* qui vient d'être décrit, seulement de *vives douleurs nocturnes* accompagnent son évolution. Cet accident ne diffère en rien du fongus bénin, seulement il coïncide avec l'existence de lésions syphilitiques tardives, exostoses, gommes, etc.; il entraîne avec lui l'impuissance.

La marche du sarcocèle syphilitique est excessivement lente (plusieurs années) ; il guérit facilement sous l'influence du traitement opposé aux accidents tertiaires. Si cette guérison est opérée à temps, elle peut être assez complète pour que le testicule reprenne ses fonctions. Le traitement exerce une influence favorable, même lorsque le *sarcocèle* est passé à l'état de fongus syphilitique.

Le sarcocèle syphilitique diffère de l'*orchite chronique* par les commémoratifs du malade, qui présente généralement en même temps d'autres accidents spécifiques ou qui se rappelle avoir eu des chancres.

Il peut être confondu avec le *cancer*, mais celui-ci ne subit aucune influence du traitement anti-vénérien; la tumeur s'étend plus tard à tous les éléments du testicule et même aux ganglions voisins; la terminaison en fongus est plus rapide, et si une opération vient mettre fin à la maladie, elle récidivera plutôt dans les ganglions engorgés que dans le deuxième testicule.

Les *tubercules*, eux, atteignent à la fois tous les éléments du testicule, dont le volume n'augmente jamais aussi considérablement que dans les deux cas précédents; son aspect est bosselé. Les tubercules débutent d'abord par l'*épididyme;* leur marche est assez rapide pour que des trajets fistuleux nombreux ne tardent pas à s'ouvrir à travers le scrotum et à donner issue à la matière tuberculeuse ramollie, en même temps qu'au tissu propre du testicule, ce qui a fait donner à ces fistules le nom de *fistules spermatiques*.

Pour le traitement, si les caractères différentiels que nous venons d'énumérer donnent quelque raison de soupçonner l'origine vénérienne de la tumeur, on soumettra le malade au traitement antisyphilitique que nous détaillons plus loin.

Si des *tubercules* ont amené des bosselures dans la tumeur, il faudra attendre et favoriser leur élimination par fonte purulente, et malgré les désordres apparents d'ulcérations qu'ils amènent quelquefois, il ne faudra jamais proposer au malade d'enlever le testicule par une opération, puisque les portions voisines des tubercules restent parfaitement saines et continuent leurs fonctions sécrétantes, de façon qu'après l'évacuation de la matière tuberculeuse la faculté génératrice est compromise, mais n'est pas fatalement abolie.

Enfin, quand le *cancer* on *squirrhe* est cause de sarcocèle (TC, fig. 280), il faut, après avoir épuisé toute les méthodes fondantes et en avoir reconnu l'inutilité, observer la marche de la maladie. Si le cordon a de la tendance à s'engorger, et que la maladie menace de gagner les organes du bas-ventre, il ne faut pas hésiter à conseiller au malade l'amputation de la partie malade. C'est le seul moyen d'éviter des accidents très graves, et souvent même la mort.

On peut rattacher au début de ces diverses affections *orchite chronique* et *sarcocèles*, des accidents inflammatoires, provoqués par des excès de coït et caractérisés par des *éjaculations* sanglantes et douloureuses.

## HYDROCÈLE.

On désigne sous le nom d'*hydrocèle* l'épanchement de sérosité dans la tunique vaginale.

A l'état normal, le testicule est enveloppé (voir *Anatomie*) par une membrane séreuse repliée sur elle-même et qui porte le nom de *tunique vaginale*. Cette membrane, comme toutes celles de même nature, est sans cesse lubrifiée par une espèce de vapeur humide qui facilite les mouvements de l'organe sécréteur. Cette vapeur séreuse est à chaque instant *sécrétée et résorbée;* il existe de la sorte un équilibre tel, entre ces deux fonctions, que la cavité est toujours vide. Si, par une cause quelconque, cet équilibre vient à être rompu, que la sécrétion seule s'effectue sans qu'il y ait résorption ou que l'exhalation soit plus active que l'absorption, au bout d'un certain temps il en résultera une collection de liquide, qui est l'*hydrocèle* (H, fig. 281).

Donc, toutes les *causes* qui troublent l'une des deux fonctions dont nous venons de parler, soit en stimulant l'exhalation, soit en ralentissant ou supprimant l'absorption. sont des causes d'hydrocèle.

Elle est plus fréquente chez les *adultes* que chez les *enfants;* mais elle peut survenir à tous les âges. L'*équitation*, par les froissements et l'irritation des testicules qu'elle entraîne, dispose d'une manière toute spéciale à la maladie dont nous parlons. Les *hernies* et les *bandages* qu'on emploie pour les contenir sont aussi des circonstances favorables à son développement. Il en est de même des *coups* et des *chutes* sur les bourses.

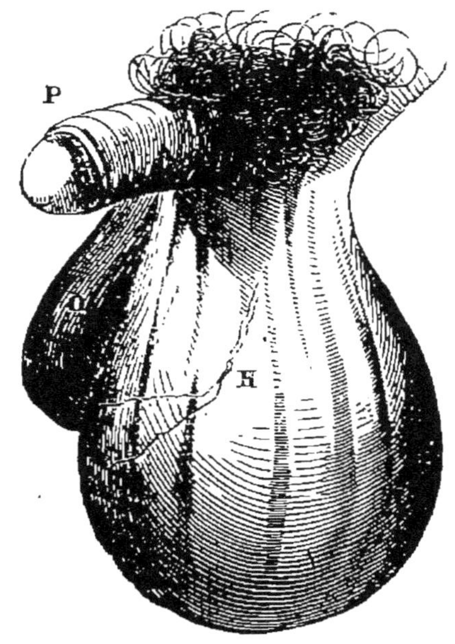

FIGURE 281

*Représentant une hydrocèle du côté gauche.*

P, la verge ou pénis.
O, bourse du côté droit.
H, bourse du côté gauche dont la tunique vaginale, remplie de sérosité, constitue la tumeur connue sous le nom d'*hydrocèle.*

Enfin, comme pour la plupart des maladies, il semble qu'il y ait, chez certaines personnes, une *prédisposition* particulière; car cet épanchement de sérosité s'effectue chez elles sans motif appréciable.

On reconnaît l'hydrocèle aux *symptômes* suivants : c'est une tumeur siégeant dans la région des bourses; variable sous le rapport du volume; ayant la *forme d'une poire* (H, fig. 281), dont la grosse extrémité est tournée en bas; sans changement de couleur à la peau; le plus souvent sans douleur et gênant le malade presque seulement par son volume et par les tiraillements qu'elle exerce sur le ventre, tiraillements qui retentissent jusque dans les reins.

Ce qui caractérise surtout l'hydrocèle et la différencie des autres tumeurs des bourses, c'est :

a, *sa forme,*
b, *son volume;*
c, *son poids;*
d, *sa transparence.*

Nous allons examiner successivement chacun de ces caractères signalétiques; ensuite nous dirons quelques mots des divers liquides qu'on peut rencontrer dans l'hydrocèle.

a. *Forme de l'hydrocèle.* Au début de la maladie, la forme de la tumeur ressemble, à peu de chose près, à celle d'un testicule hypertrophié. En prenant de l'accroissement, elle s'allonge, prend la forme d'une poire (H, fig. 281), dont le sommet est dirigé en haut vers le ventre; la base correspond à la partie inférieure des bourses : elle offre presque toujours, vers le milieu de sa longueur, un étranglement transversal qui lui donne l'*aspect d'une calebasse.*

b. *Son volume* varie beaucoup, depuis celui d'une poire jusqu'aux dimensions d'une tête d'adulte. On a vu la tumeur acquérir un développement tel, qu'elle descendait jusqu'auprès du genou. Le liquide contenu dans l'hydrocèle est aussi très variable : on peut trouver depuis une cuillerée jusqu'à deux, trois et même quatre litres de sérosité. Le plus souvent la tumeur contient de 100 à 300 grammes de liquide.

c. *Son poids*, et c'est là ce qui la différencie du sarcocèle, est généralement moindre qu'on ne serait disposé à le penser. Dans le sarcocèle, en effet, la tumeur est très pesante, tandis que dans l'hydrocèle elle est d'un poids à peu près semblable à celui d'une égale quantité d'eau.

d. Le signe caractéristique de l'hydrocèle se tire de la *transparence* de la tumeur. Pour constater cette transparence, il faut que la tumeur soit placée dans un endroit obscur, entre l'œil du chirurgien et la lumière d'une bougie, et disposée de telle sorte que les rayons lumineux ne puissent arriver à l'œil de l'opérateur qu'après avoir traversé l'hydrocèle. Pour mieux intercepter les rayons directs de la bougie, on place sa main

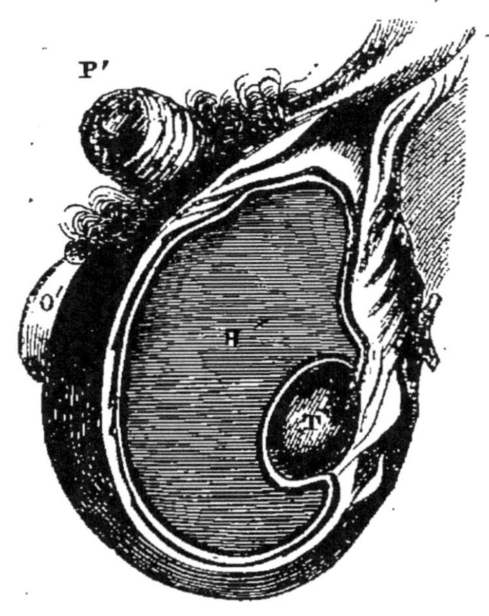

FIGURE 282

*Représentant l'intérieur d'un scrotum du côté gauche, affecté d'hydrocèle.*

P', la verge (ou pénis) ratatinée par suite du développement de la tumeur.
O', le testicule droit.
H', intérieur de l'hydrocèle : espace occupé par le liquide épanché.
T, testicule gauche à la place qu'il occupe le plus souvent dans l'hydrocèle (en bas, en dedans et en arrière).
Cette position du testicule doit toujours être présente à l'esprit du chirurgien au moment de l'opération, afin d'éviter la piqûre de l'organe sécréteur du sperme.

de champ sur la tumeur. Dans quelques circonstances rares, ce caractère manque, ce qui peut tenir à l'épaississement sarcomateux des enveloppes du testicule ou à la coloration noirâtre du liquide épanché.

*Nature du liquide* constituant l'hydrocèle.

La tumeur contient ordinairement de la sérosité pure, d'une teinte légèrement citrine. Sa pesanteur spécifique, est supérieure à celle de l'eau; son odeur est fade et rappelle un peu celle du sperme ; elle est composée d'eau, d'albumine et de quelques sels. Mais le liquide n'a pas toujours ces caractères : quelquefois la matière épanchée est lactescente, d'un vert très foncé ou semblable à une bouillie noirâtre. Dans ce dernier cas, l'analyse chimique et microscopique permet de reconnaître la présence du sang décomposé, et la nature du liquide fait changer le nom de l'affection, qui s'appelle alors *bématocèle*.

L'hydrocèle n'a rien de grave par elle-même, et il n'est pas rare de rencontrer des personnes qui en sont affectées pendant quinze, vingt ans, et même plus, sans éprouver d'autre incommodité que celle qui résulte du volume de la tumeur. Mais quand elle a acquis une certaine dimension et qu'elle continue à grossir, elle peut, en tiraillant le cordon, causer de fortes douleurs de reins. En s'appropriant, pour son développement, la peau des environs, elle peut déformer la verge, au point de la cacher presque complétement (P', fig. 282) et de rendre le coït impossible. Elle nuit aussi à l'expulsion des urines, et à la longue elle peut éteindre ou du moins gêner la faculté sécrétoire du testicule.

Elle guérit quelquefois d'elle-même, mais c'est très rare, Dans l'immense majorité des cas, les malades doivent réclamer les secours de l'art.

L'hydrocèle n'est pas toujours dans la *tunique vaginale* : on voit quelquefois se produire à l'intérieur de cette enveloppe des *kystes*, ou petites poches isolées, adhérentes à cette membrane ou à la tunique *albuginée;* le liquide qui les remplit est clair et limpide, presque dépourvu d'albumine ; leur enveloppe particulière est extrêmement mince ; leur présence constitue l'affection appelée *kystes du testicule, hydrocèle enkystée.* Ces petits kystes peuvent se développer sur le trajet des cordons spermatiques et sont formés de petites tumeurs nommées *hydropisie enkystée du cordon, hydrocèle du cordon.*

Le traitement de l'hydrocèle est *palliatif* ou *curatif.*

Le *traitement palliatif*, ainsi que l'indique son nom, ne sert qu'à soulager les malades momentanément, mais ne les guérit pas définitivement. Ce traitement consiste dans l'évacuation du liquide de la tumeur, à l'aide d'une ponction faite avec un trocart ou une lancette ; mais le liquide se reproduit après un temps plus ou moins long, et c'est à recommencer, à moins que le malade ne préfère le traitement suivant.

Le *traitement curatif* ou la *cure radicale* de l'hydrocèle peut s'obtenir par différents procédés : au moyen d'*applications locales*, aidées d'un traitement interne approprié, ou par des *moyens chirurgicaux*.

Quand l'hydrocèle est récente, qu'elle n'est pas trop volumineuse et qu'elle reconnaît pour cause une violence extérieure, on peut espérer, et on doit tenter de guérir la tumeur par des applications astringentes, telles que solution d'alun, de sel ammoniac, de sulfate de fer, de tannin, de gros vin dans lequel on a fait bouillir des roses de Provins. On aidera l'action de ces topiques par des purgations assez actives renouvelées tous les trois à quatre jours.

Les diverses applications topiques dont nous venons de faire l'énumération suffisent toujours, à elles seules, pour guérir l'hydrocèle des enfants.

Mais quand l'hydrocèle est trop ancienne, très volumineuse, ou qu'elle s'est développée sans cause appréciable, on ne pourra guère en espérer la *cure radicale* que par des *procédés chirurgicaux*. Ces procédés sont fort nombreux, ce sont : la *cautérisation*, les *tentes* et les *canules*, le *séton*, l'*incision* et les *injections*.

De ces diverses méthodes, nous ne parlerons que de l'*injection*, qui est la seule usitée généralement : cette méthode consiste à évacuer le liquide épanché (H', fig. 282), à l'aide d'une ponction avec un trocart (B, fig. 283), et à injecter à sa place, dans la tunique vaginale, au moyen de la canule A (fig. 284), un liquide irritant que l'on fait sortir après quelques minutes de séjour dans cette cavité.

Des liquides de composition variée ont été préconisés pour cet usage. Ainsi on a employé tour à tour une solution de nitrate de potasse, de sublimé corrosif, d'alun, de sulfate de zinc, de sulfate de fer ; de l'alcool étendu d'eau ; du vin de Porto coupé avec une décoction de roses ; du vin de Médoc étendu d'eau. Dupuytren se servait de vin de Roussillon, dans lequel il faisait bouillir des roses de Provins, et auquel il ajoutait un peu d'eau-de-vie camphrée. La *teinture d'iode* a été préconisée dans ces derniers temps; elle est à peu près seule généralement employée maintenant.

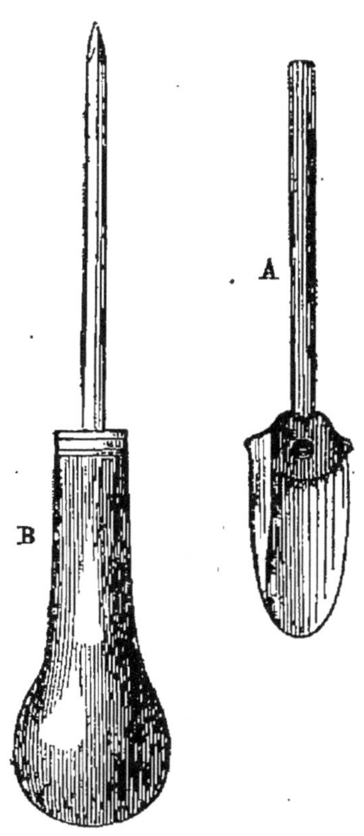


FIGURES

283          284

*Représentant le trocart et la canule qui servent à l'opération de l'hydrocèle, par la méthode d'injection.*

Pour pratiquer l'opération, le trocart B, préalablement enduit d'un corps gras, est adapté dans la canule A.

A (fig. 284), la canule.
B (fig. 283), le trocart ou poinçon.

Voici comment on procède : Quand on a disposé tous les instruments, le malade est placé sur un lit garni d'alèzes; le chirurgien soutient le scrotum de la main gauche, constate de nouveau la transparence du liquide, et s'assure de la situation du testicule (T, fig. 282) et du cordon, pour ne pas les blesser dans la ponction. Alors, de la main droite il saisit le trocart armé de sa canule (fig. 283, 284) et l'enfonce d'un coup sec sur la partie antérieure et externe de la tumeur (H, fig. 282); on a eu soin de limiter d'avance par le pouce et l'index la longueur dont on juge qu'il est nécessaire de faire pénétrer le trocart. On embrasse alors la canule, près de la peau, avec les deux premiers doigts de la main gauche, et on retire le poinçon, pour faire écouler le liquide. Un aide présente de suite une seringue à hydrocèle préalablement remplie de teinture d'iode, et fait pénétrer ce liquide, par la canule, dans la cavité de la tunique vaginale H' (*ibid.*). Ce liquide doit entrer lentement, et l'on s'arrête quand la tunique vaginale est à moitié pleine. On retire la seringue, et le chirurgien place son doigt sur l'ouverture de la canule, pour empêcher le liquide de sortir. Alors il secoue légèrement le scrotum, pour faire pénétrer le liquide dans toutes les anfractuosités de la tunique vaginale. Après quelques minutes (cinq à dix) de séjour, on fait écouler par la canule la presque totalité du liquide injecté; on retire celle- ci avec précaution, et l'opération est terminée.

On recommande ensuite au malade de couvrir les bourses de compresses astringentes, et en quelques jours (dix à vingt au plus) la guérison radicale est obtenue par l'adhérence des deux feuillets de la tunique vaginale.

Si, par exception, les deux tuniques vaginales étaient à la fois le siége d'hydrocèle, il serait plus prudent de ne les opérer que successivement.

### VARICOCÈLE.

On désigne sous le nom de *varicocèle* la dilatation variqueuse des veines du cordon testiculaire (VVVVVV, fig. 286). C'est une maladie très commune. Elle reconnaît *diverses causes*.

*a*. La *disposition anatomique*. Les veines du cordon testiculaire sont très longues et placées de telle manière, que le sang y circule contre les lois de la pesanteur; ensuite elles sont dépourvues de valvules, circonstance qui y rend la circulation ascendante encore plus difficile. Enfin certaines personnes, dont le système veineux général est très faible, ont une tendance naturelle à avoir toutes les veines affectées de varices.

*b.* L'*abus des plaisirs vénériens* et la *masturbation* produisent, à la longue, le varicocèle, en déterminant trop souvent un

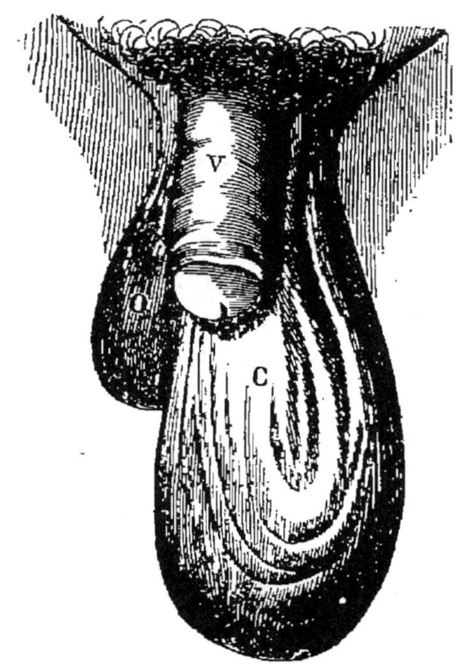


FIGURE 285

*Représentant un varicocèle du côté·gauche.*

V, la verge, ou pénis.
O, la bourse du côté droit, à l'état normal.
C, la bourse du côté gauche affecté de varicocèle.

afflux sanguin et une turgescence des glandes séminales et des vaisseaux du cordon spermatique. Cette distension trop fréquente amène le relâchement, l'affaiblissement des parois, et, par suite, la dilatation des veines.

*e.* Aussi *l'âge adulte* est-il, pour cette raison, une des conditions favorables au développement du varicocèle. C'est en effet, depuis la puberté jusqu'à l'âge de trente-cinq ans, qu'on observe surtout cette maladie. Rarement on la rencontre dans la vieillesse, et, vers l'âge de cinquante à cinquante-cinq ans (moment de la diminution de vitalité des organes génitaux), le varicocèle s'atrophie et finit par disparaître spontanément chez les personnes qui avaient le plus souffert de cette affection.

*d.* La *constipation habituelle* est une cause toute mécanique de varicocèle, par l'obstacle que les matières fécales, accumulées dans le gros intestin, opposent au retour du sang vers le système veineux central. C'est ce qui explique pourquoi le varicocèle existe bien plus souvent à gauche qu'à droite, puisque c'est du côté gauche qu'est située l'S iliaque du côlon descendant, dans lequel vient séjourner le résidu de la digestion, et que la veine spermatique passant sous cette portion de l'intestin se trouve par là comprimée : d'où résultent l'engorgement et la distension des vaisseaux sanguins.

*e.* Une *hernie ancienne* ou une *tumeur du ventre*, comprimant les veines du cordon, peuvent, par la même raison, devenir la cause du varicocèle.

*f.* Enfin les *professions* qui obligent à rester longtemps debout, à monter à cheval, sont des causes prédisposantes de cette maladie.

Les *symptômes* du varicocèle sont très tranchés.

C'est une tumeur qui s'étend depuis le testicule jusqu'à l'anneau inguinal (fig. 285). Elle est noueuse, molle, élastique, pâteuse, formant des ondulations comme ferait un paquet de vers placés sous la peau (VVVVVV, fig. 286). La peau des bourses est habituellement flasque, irrégulière, comme mamelonnée, et descend plus bas que d'habitude, suivant le volume de la tumeur, qui peut, quand la maladie est ancienne, être assez considérable pour atteindre le milieu de la cuisse.

Les caractères signalétiques du varicocèle sont de diminuer ou même de disparaître quand le malade est couché, d'augmenter beaucoup quand il est resté longtemps debout ou qu'il a fait une longue course à pied, surtout après un bain chaud. C'est pourquoi la tumeur est toujours beaucoup plus prononcée le soir que le matin.

La pression fait disparaître l'engorgement, qui revient dès qu'on abandonne les bourses à elles-mêmes.

Tant que la maladie est récente ou peu avancée, on distingue bien le testicule ; mais, à mesure qu'elle fait des pro-

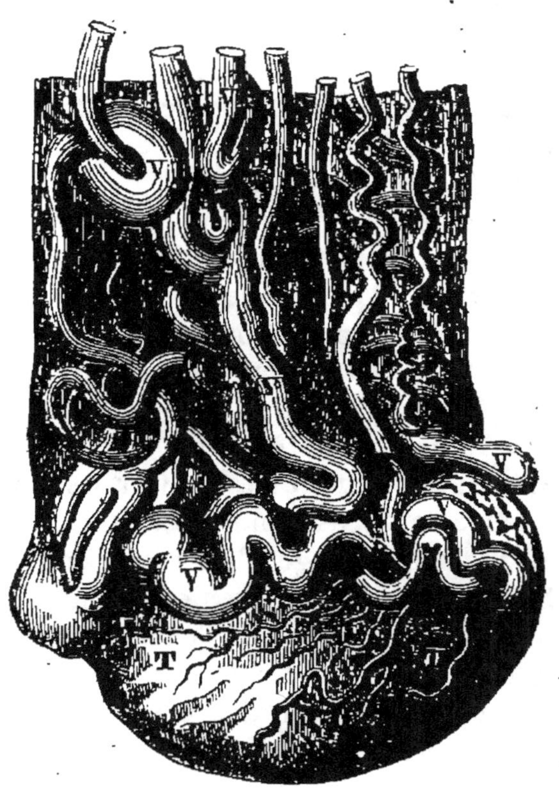

FIGURE 286

*Représentant un varicocèle dépouillé de ses enveloppes.*

T T', le testicule dans sa situation habituelle, c'est-à-dire à la partie inférieure de la tumeur, dans le cas de varicocèle.

V V V V V, les veines du cordon spermatique, dont la dilatation et les sinuosités flexueuses constituent la tumeur.

grès, l'épididyme et le testicule lui-même se trouvent changés en une substance molle pâteuse.

Le varicocèle peut exister pendant longtemps chez un malade sans qu'il s'en aperçoive ; mais, le plus souvent, cette affection détermine dans les reins des douleurs sourdes, puis plus aiguës par intervalle, surtout après de longues courses; une pesanteur habituelle dans le testicule; des tiraillements dans le trajet du cordon; des coliques.

Le varicocèle est beaucoup plus incommode l'été que l'hiver.

On a remarqué que les malades atteints de varicocèle étaient disposés à s'en tourmenter beaucoup; ils sont constamment préoccupés de leur mal, deviennent mélancoliques, hypocondriaques et enclins au suicide.

C'est une maladie qui, par elle-même, n'est pas grave et n'entraîne jamais la mort; mais le découragement, la prostration morale dans laquelle elle jette certaines personnes, font qu'on s'est beaucoup occupé de cette affection, dont le soulagement d'abord et la guérison radicale ensuite peuvent très facilement s'obtenir.

*Le traitement est palliatif ou curatif.*

Le *traitement palliatif* guérit très souvent les malades, quand ils ont la patience de s'y astreindre pendant un temps convenable. On fera d'abord usage d'un suspensoir bien fait. Ce moyen suffit à un grand nombre de personnes pour qu'elles ne soient jamais incommodés de leur varicocèle. Quand le suspensoir fatigue les bourses, nous avons l'habitude de recommander de les soutenir de la manière suivante : on attache autour du ventre une serviette pliée en trois, ensuite on place sous les testicules le milieu d'un mouchoir plié en cravate, dont les extrémités viennent s'attacher à la serviette, par devant et par derrière, à l'aide d'épingles.

Un autre moyen de maintenir les testicules consiste à relever et refouler la glande en haut, à tirer en bas la peau des bourses, et à l'entourer d'un lien circulaire modérément serré. Le testicule se trouve remonté, ainsi que les veines variqueuses du cordon.

Il faut s'opposer à la constipation, soit par une nourriture rafraîchissante, soit par l'emploi régulier des lavements émollients. Le malade évitera les marches forcées, la station debout prolongée, la danse, l'équitation, les bains chauds.

Il renoncera à de funestes habitudes et n'usera du coït que très modérément.

Les bains frais, les lotions froides matin et soir sur les bourses, avec de l'eau pure ou un liquide astringent, soulagent beaucoup le malade. Les compresses imbibées d'extrait de Saturne, de solution d'alun, de décoction de roses de Provins dans du gros vin, facilitant la rétraction des tissus et rendant au muscle du testicule (*Crémaster; voir Anatomie*) leur tonicité première, peuvent guérir le varicocèle quand le malade est assez prudent pour en continuer l'usage pendant longtemps.

Enfin, dans ces derniers temps, on s'est occupé du *traitement curatif*, ou de la *cure radicale* du varicocèle. Ce traitement a pour but d'oblitérer complétement les veines variqueuses (V V V V V V, fig. 286). On arrive à ce résultat par deux procédés différents : la *compression* ou la *ligature*.

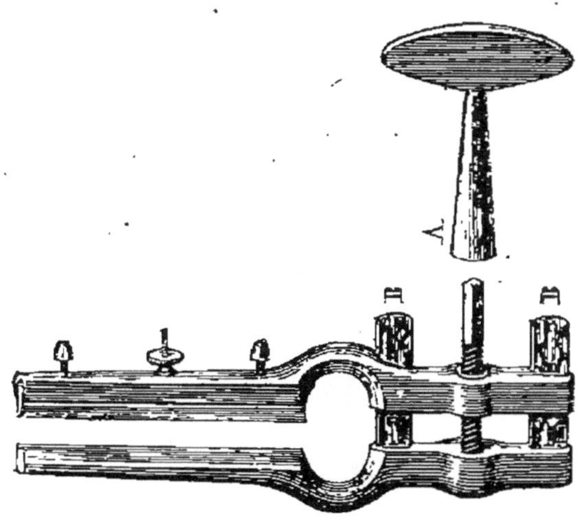


FIGURES 287, 288.

*Pince de Breschet servant à comprimer les varices du cordon spermatique.*

La fig. 287 A, représente la clef avec laquelle on serre BB.
Fig. 288, pince à mors en couteau.

*Compression.* Cette méthode consiste dans l'emploi d'une pince (voir fig. 287 et 288) qui, au moyen d'une vis de pression, exerce une constriction de plus en plus forte sur

sur les veines et la peau. Au bout de huit à dix jours, les parties comprises entre les mors de la pince sont réduites à l'état de parchemin, et les veines se trouvent coupées.

La *ligature* des veines variqueuses se fait de la manière sui-

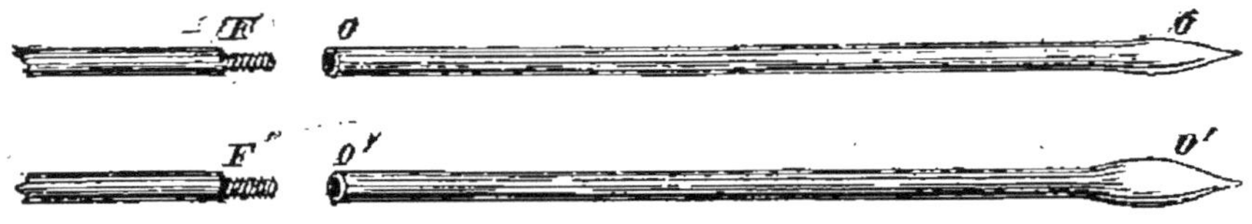

FIGURES 289, 290.

*Aiguille en fer de lance qui servent à passer les fils métalliques
FF′ qui se vissent en* OO′, *pour pratiquer la ligature des veines
dans le varicocèle.*

vante (voir fig. 289, 290, 291) : on passe un fil d'argent avec une aiguille derrière le cordon ; un autre est glissé, par

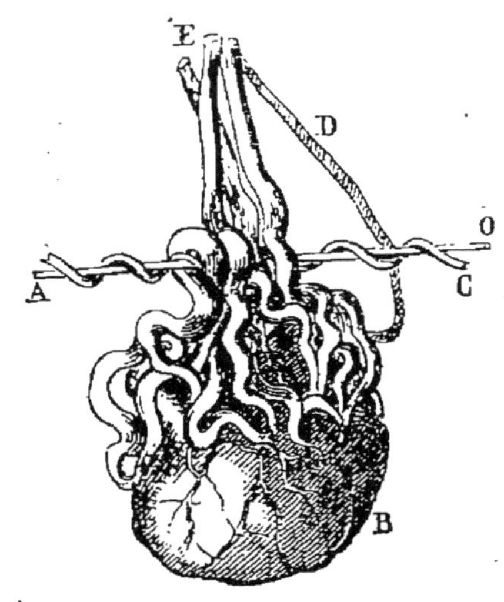

FIGURE 291

*Représentant un testicule variqueux dépouillé de ses enveloppes
et sur lequel on pratique la cure par la ligature.*

A O, aiguille.
A C, fil métallique.
E D, canal déférent.

les mêmes ouvertures, au-devant de lui ; le paquet veineux se trouve ainsi placé entre les deux fils, sous la peau. Il faut avoir soin, comme dans le cas précédent, d'*isoler le canal déférent*.

On tord alors les extrémités de ces fils ; par la torsion, ils se rapprochent de plus en plus et étreignent les veines. En continuant cette constriction, le cordon métallique entraîne dans son mouvement de rotation les parties comprises entre les deux fils : les veines sont *enroulées*, comme la corde sur un cabestan. Les deux bouts des fils d'argent sont ensuite noués sur le plein d'une bande de toile que l'on met au-devant de la peau des bourses, et on passe, au-dessous du nœud, une sonde cannelée, pour pouvoir serrer chaque jour davantage, jusqu'à ce que la peau et les veines aient été coupées par des fils métalliques.

L'avantage de ce procédé sur le précédent est de diviser les veines en plusieurs points de leur longueur, tandis que la pince ne les coupe qu'en un seul endroit.

Bien que ces opérations ne soient pas dangereuses, on ne devra néanmoins y recourir qu'après avoir constaté l'insuffisance des moyens palliatifs indiqués plus haut, et dans le cas où les souffrances seraient intolérables.

### ATROPHIE OU FONTE DES TESTICULES.

L'*atrophie du testicule* peut se produire de diverses façons, soit par 1° *arrêt de développement;* 2° par *diminution de volume*.

1° *Atrophie par arrêt de développement*. — De nombreuses observations rapportées dans les annales de la science montrent que des individus peuvent exister sans avoir jamais eu de désirs vénériens et qu'à l'autopsie on rencontre chez eux, quel que soit l'état adulte de leur âge, des testicules qui ne dépassent pas en volume ceux d'un enfant de quelques mois.

Cet arrêt de développement coïncide généralement avec une imperfection du cerveau ; la plupart des observations de cette nature, qui ont été recueillies, l'ont été sur des idiots ou des fous.

Cette malformation se produit encore dans les arrêts de migration testiculaire, que nous avons signalés sous les noms de *cryptorchidie* et de *monorchidie,* quand les testicules sont retenus derrière l'anneau ; le même phénomène, lorsqu'il existe chez le fœtus, produit une *hernie inguinale.*

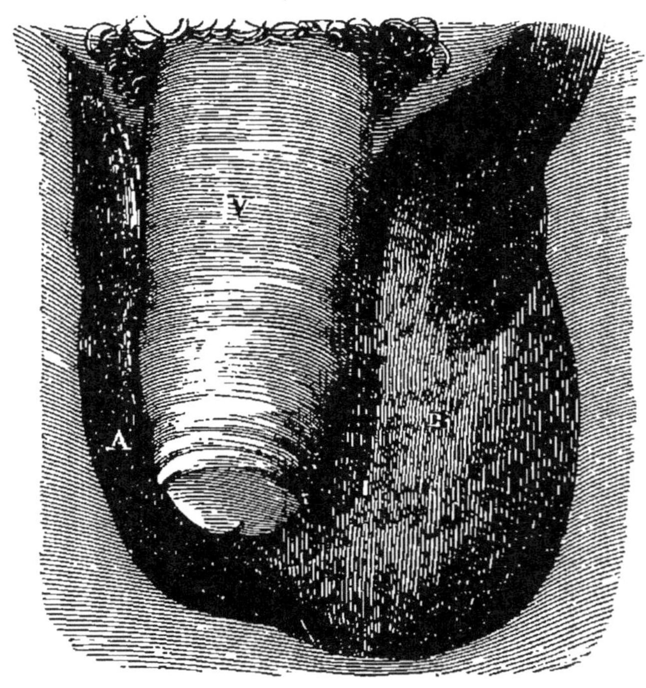

FIGURE 292

*Représentant l'atrophie du testicule droit.*

A, le testicule droit atrophié.
B, le testicule gauche à l'état normal.
V, la verge.
Dans le cas que présente cette figure, l'impuissance n'existe que pour le testicule droit, puisque celui du côté gauche effectue comme à l'ordinaire la sécrétion spermatique, et suffit à la fonction..

2° *Atrophie par diminution de volume.* — Le testicule s'atrophie, c'est-à-dire diminue de volume, sous de nombreuses influences : on voit son volume diminuer quand un obstacle est apporté à la circulation de l'artère spermatique, ou que les canaux déférents sont oblitérés. Cette dernière cause, qui peut se produire dans le cours de l'orchite blennorrhagique, agit très rarement de façon à amener l'atrophie; cette diminution se produira encore dans le cours des paralysies paraplégiques; elle a lieu alors par perte de l'influx nerveux. Enfin, une des causes les plus fréquentes de l'atrophie, c'est l'inflammation que détermine dans les testicules la marche

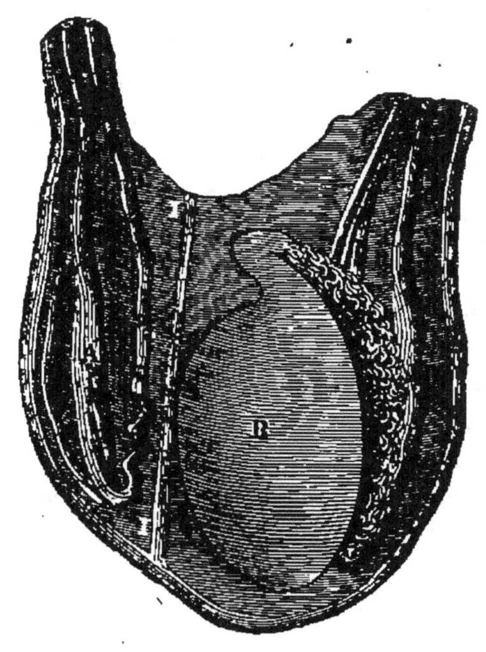

FIGURE 293

*Représentant, dépouillés de leurs enveloppes, les mêmes organes que ceux de la figure 292.*

A, le testicule atrophié et réduit à l'état d'un cordon filamenteux.
B, le testicule gauche bien constitué et recouvert de l'épididyme.
II, la cloison du dartos qui sépare ces organes.

des diverses affections que nous avons décrites, et aussi les excès vénériens, ainsi que le prouve l'observation suivante, empruntée au professeur Gosselin :

« Un jeune homme de vingt-deux ans avait eu, dès l'âge « de dix ou douze ans, l'habitude de la masturbation; il s'y « adonnait en moyenne deux à trois fois par jour. A

« diverses reprises, il avait eu du gonflement et de la dou-
« leur dans les épididymes. A dix-sept ans, il vit, à la suite
« d'une inflammation un peu plus vive qu'à l'ordinaire, dis-
« paraître peu à peu son testicule droit. Néanmoins il conti-
« nua à se masturber, plusieurs fois par jour. Quelques
« années plus tard, le testicule gauche devint douloureux et
« se gonfla, et, au moment où la résolution se fit, il com-
« mença à s'amoindrir.. Aujourd'hui il a complétement dis-
« paru, les érections et les désirs vénériens ont en même
« temps cessé. J'ai des raisons très sérieuses, dit M. Gosselin,
« pour penser qu'il n'y a point eu chez ce malade d'affection
« héréditaire et que l'inflammation des testicules est entière-
« ment due aux excès de masturbation. »

Le testicule atrophié a perdu de son poids, de son volume,
et sa forme même est altérée; elle est inégale, irrégulière,
allongée; sa consistance dure et résistante, sa sensibilité
naturelle parfois exagérée ou abolie.

L'atrophie testiculaire a encore été attribuée à l'usage prolongé de médicaments iodurés; ce résultat, bien qu'affirmé
par quelques observations, paraît être exclusivement rare.

L'atrophie peut atteindre un seul testicule, comme elle
peut se produire sur les deux.

Les testicules peuvent, à la suite des affections déjà signalées, être atteints d'une maladie encore mal connue et qu'on
a nommée *anémie testiculaire* : dans ces cas, le testicule, sans
avoir considérablement perdu de son volume, est d'une
pâleur extrême, et le sperme qu'il sécrète ne contient plus de
*spermatozoïdes*.

Chez les vieillards les testicules peuvent être atteints par
la *dégénérescence graisseuse* qui envahit, à un âge avancé, tous
les organes glanduleux de l'homme.


## NÉVROSE ET NÉVRALGIE DES TESTICULES.


On connaît en médecine sous le nom d'*irritabilis testis, testicule irritable*, une affection très douloureuse dans laquelle le
malade ne peut supporter la plus légère pression sur le testicule, ni même le frottement des vêtements contre cet organe.

Les mouvements du testicule lui causent une douleur si vive, que souvent il est obligé de se priver de tout exercice et de rester toujours couché sur le dos. Cette sensibilité peut s'étendre au cordon jusqu'à l'aine; cette douleur est réveillée avec violence par la satisfaction des besoins naturels et lorsque le malade est debout et que le testicule n'est pas soutenu.

Cette douleur, qui peut atteindre les deux testicules, est souvent si aiguë et sa durée tellement persistante, que les malades qui en sont atteints réclament à grands cris la _castration_ ou cherchent dans le suicide un refuge contre leurs intolérables douleurs.

Cette affection, qui est généralement causée par des excès vénériens, peut compliquer l'orchite aiguë ou apparaître sans causes, à l'époque de la puberté.

Elle guérit spontanément. Les moyens médicaux qui peuvent lui être opposés sont : le suspensoir, le repos de l'organe, les applications topiques émollientes et narcotiques, les bains froids : à l'intérieur, l'opium, le sulfate de quinine.

Outre l'irritabilité du testicule, qui persiste rarement dans l'état de repos, les nerfs du testicule peuvent devenir le siège de véritables douleurs névralgiques, c'est-à-dire de douleurs brusques, vives, aiguës, continues ou intermittentes, s'irradiant le long du cordon. Le malade a des sensations de piqûres, de déchirements, qui peuvent s'accompagner de hoquet et de vomissements.

La névralgie est rarement continue, et, dans des intervalles, le testicule est peu ou point sensible; cette affection revient par accès d'une durée variable, elle peut s'accompagner de fièvre et de réaction générale.

Le traitement ne diffère pas de celui de l'irritation testiculaire : on pourrait, pensons-nous, essayer avec fruit les injections sous-cutanées de solutions calmantes, comme la morphine ou le sulfate d'atropine.

# OBSERVATIONS DE GUÉRISON DES MALADIES DES TESTICULES

## PREMIÈRE OBSERVATION.

*Vingt-huit ans, non marié. Engorgement du testicule gauche, datant de deux ans. Traitement antérieur inutile. Guérison en trois mois.*

M. Jules V... gagna un écoulement blennorrhagique à l'âge de vingt et un ans; sa chaude-pisse tomba dans les bourses, et il eut les deux testicules successivement enflammés. En six mois de traitement, il était complètement guéri. Deux ans après, nouvel écoulement, nouvel accident dans les testicules, qui guérirent également sans qu'il restât aucune trace de leur inflammation.

Trois ans plus tard, sans cause appréciable, le testicule du côté gauche devint le siége de douleurs sourdes, d'une pesanteur incommode. Son volume augmenta du double assez rapidement. Le malade se contenta d'abord de porter un suspensoir, et continua de vaquer à ses occupations habituelles. Après avoir employé sans succès les traitements qui lui avaient déjà réussi deux fois, il alla consulter un chirurgien dont l'opinion fut qu'il fallait faire l'amputation de l'organe engorgé. Le malade ne voulut pas, sans d'autres tentatives, arriver d'emblée à la dernière ressource. Le chirurgien lui avait prédit que les traitements qu'on lui ferait suivre n'auraient aucun résultat favorable et ne serviraient qu'à laisser aggraver le mal. M. V..., peu rassuré par cet avis, se hâta de consulter un autre médecin, dont l'opinion fut beaucoup moins alarmante. Mais le résultat de son traitement fut bien plus inquiétant, puisque, sous son influence, le volume du testicule avait doublé, et les douleurs avaient pris un caractère lancinant, presque sans interruption.

C'est à ce moment que je vis M. Jules V... Le testicule avait le volume du poing, était d'une consistance très dure, à surface inégale, et le siège de douleurs continues, sourdes le jour et lancinantes pendant la nuit, ce qui empêchait le malade de prendre aucun repos depuis plus de quatre mois.

Aussi ces souffrances, jointes à ses préoccupations morales, avaient-elles altéré profondément son organisation jusque-là très robuste. Il était pâle, amaigri, sans aucune force physique ni énergie morale. Ses fonctions digestives, presque abolies, ne permettaient qu'une réparation fort incomplète par les aliments. Toutes ses facultés intellectuelles étaient concentrées sur son mal : d'un caractère expansif et enjoué avant sa maladie, il était devenu triste, morose, fuyant la société de ses amis, et complétement absorbé par ses douleurs. Depuis quelque temps surtout, la pensée du suicide revenait fréquemment le torturer, et il était bien résolu, m'avoua-t-il depuis, à se brûler la cervelle plutôt que de subir l'amputation du testicule. Le commencement du traitement fut laborieux, à cause du mauvais état des voies digestives. Mais le malade, s'étant aperçu d'une diminution dans l'acuité des douleurs et dans le volume de l'engorgement, prit confiance, et, dans l'espace de deux mois, il y avait une amélioration très prononcée dans l'état local, et surtout dans la santé générale de M. V..... De jour en jour on le voyait renaître à la vie. Après trois mois de médication, il ne ressentait plus aucune douleur; la tumeur avait diminué des trois quarts. A cette époque, le malade quitta Paris avec les instructions nécessaires pour compléter la cure. Six mois plus tard, il m'écrivit pour m'annoncer sa guérison définitive, son mariage depuis deux mois, et le commencement de grossesse de sa femme.

### DEUXIÈME OBSERVATION.

*Trente-quatre ans. Double engorgement des testicules. Traité inutilement pendant dix mois par trois médecins. Guérison radicale en quatre mois.*

J'avais guéri M. P<sub>a</sub>..., en 1845, d'une affection catarrhale rebelle qui l'avait fait déclarer poitrinaire par deux célèbres médecins; et je l'avais, depuis cette époque, perdu de vue, quand il vint me consulter, il y a trente ans, pour un double engorgement des testicules, datant de dix mois. Cette maladie l'avait déjà, à deux reprises, empêché de se marier, et il avait hâte d'en être débarrassé. Le testicule droit s'était d'abord engorgé, puis successivement le gauche s'était pris, et tous deux avaient à peu près le volume d'un gros œuf de dinde quand je l'examinai. Il s'était d'abord adressé à d'illustres spécialistes, qui l'avaient inutilement soumis à un traitement mercuriel ; ensuite il s'était adonné à des charlatans, qui avaient causé un double préjudice à sa bourse et à sa santé.

Retenu par la fausse honte de ne pas s'être adressé d'abord à moi, il ne me vint consulter que pressé par la nécessité et commençant à s'alarmer sur les suites de son affection. Après un examen très attentif de son mal, je ne tardai pas à le rassurer et à lui faire entrevoir la guérison dans un avenir assez rapproché. Il se soumit très scrupuleusement à mes prescriptions, et ne tarda pas à en voir le résultat. Les douleurs cessèrent promptement, l'engorgement diminua de jour en jour, et bientôt le malade fut tourmenté par les érections, qui, depuis un an environ, avaient complétement cessé. Il vit reparaître successivement tous les signes de la virilité, et, dès que les testicules eurent repris leur volume normal, il se maria.

### TROISIÈME OBSERVATION.

*Trente et un ans. Gonflement du testicule droit ; bosselures à la surface ; ulcérations et fistules. Trois traitements inutiles pendant deux ans. Guérison après six mois de médication.*

M. G... B..., âgé de trente et un ans, vint me consulter, pour une affection très grave du testicule droit. D'une vie très calme habituellement, il n'avait commis dans son adolescence aucun des excès auxquels sont si facilement entraînés les jeunes gens. Il n'avait jamais contracté de maladies vénériennes, et s'était marié à vingt-six ans. Deux ans après son mariage, sans cause appréciable, était survenue une tumeur sur le testicule droit : d'abord peu douloureuse, elle devint bientôt le siége d'élancements violents, qui réveillaient le malade pendant son sommeil. La marche était très fatigante et faisait redoubler les souffrances. La peau ne tarda pas à devénir rouge, chaude ; elle s'amincit progressivement, puis s'ulcéra, et il en sortit un liquide semblable à du petit-lait plein de grumeaux d'un blanc gris : le médecin qui lui donnait des soins déclara que c'était de la matière tuberculeuse.

Il se forma successivement sur le même testicule quatre bosselures semblables, qui donnèrent issue aux mêmes produits morbides. Ces cinq ouvertures dégénérèrent en fistules, et c'est en vain que pendant deux ans il consulta plusieurs médecins, sans compter tous les remèdes populaires qu'il appliqua sur la partie malade. Il était presque décidé à subir l'opération que lui avait conseillée le dernier chirurgien, quand un de ses parents l'amena à ma consultation.

Je constatai un engorgement tuberculeux du testicule, compliqué de fistules. Je fis comprendre au malade que la cause de son affection était dans un vice du sang, et qu'il n'obtiendrait de guérison durable que par une médication qui purifierait la masse de ce liquide. Après trois mois de traitement, M. G... B... commença à en voir les résultats : sa santé générale s'améliora d'une manière notable, le testicule diminua de moitié et quatre des cinq fistules se fermèrent. Au bout de six mois, il était aussi bien guéri que possible : il ne restait plus que de petites callosités correspondant aux trajets fistuleux oblitérés. Les facultés viriles, qui avaient considérablement baissé depuis la maladie, reprirent toute leur énergie primitive.

### QUATRIÈME OBSERVATION.

*Quarante-cinq ans. Hydrocèle volumineuse du côté gauche. Traitements palliatifs impuissants. Traitement curatif; guérison radicale.*

M. M..., âgé de quarante-cinq ans, avait été atteint dans sa jeunesse de trois écoulements qu'il avait parfaitement guéris. Montant souvent à cheval, il avait eu, à plusieurs reprises, des froissements de testicule auxquels il avait prêté peu d'attention. Vers l'âge de quarante-deux ans, il avait conservé une légère sensibilité dans le testicule gauche, et la partie de ce côté avait augmenté de grosseur. En peu de temps cet organe prit un volume assez considérable pour qu'il consultât son médecin ordinaire, qui lui fit inutilement faire diverses applications fondantes. Quand la tumeur eut acquis un fort développement, la douleur disparut tout à fait; M. M... s'inquiéta assez pour se décider à venir à Paris me consulter.

Je reconnus l'existence d'une tumeur énorme qui avait, par son développement, accaparé la peau de la partie interne des cuisses, du bas-ventre et de la verge, de sorte que cet organe était pour ainsi dire noyé dans la tumeur. A son aspect piri-forme, à sa légèreté relative, à sa fluctuation, et surtout à sa transparence à la lumière, il me fut facile de reconnaître une hydrocèle de la tunique vaginale. Autant à cause du volume considérable de la tumeur, qu'à raison de son ancienneté (trois ans) et de l'inutilité des traitements déjà mis en usage, je dis au malade qu'il devait se résoudre de suite à l'opéra-tion. Elle fut pratiquée quelques jours après, avec toutes les précautions convenables, et je retirai, par ponction, trois quarts de litre de sérosité. Les suites de l'opération furent très simples et des plus naturelles. Dix jours après, M. M... retournait à ses affaires, en pleine voie de guérison. Je le revis un an plus tard; la cure s'était parfaitement consolidée

# NÉVROSES DU SENS GÉNITAL

## PRIAPISME.

Ce mot vient de Πρίαπος, *Priape*, dieu du libertinage ou de la volupté. Le *Priapisme* est la tension forte et douloureuse du membre génital de l'homme avec un sentiment d'ardeur brûlante, mais sans aucun penchant à l'acte vénérien.

Le priapisme est rarement une affection primitive ; il est le plus souvent symptomatique de la souffrance d'un organe voisin. Ainsi, un calcul vésical, une névralgie du col de la vessie, l'engorgement de la prostate, une blennorrhagie qui débute, des ascarides à l'anus, sont fréquemment les causes efficientes du priapisme ; à ces causes on peut ajouter l'usage des cantharides, des aphrodisiaques, la continence exagérée, l'onanisme, la malpropreté qui amasse autour du gland des matières sébacées dont la présence est excitante et peut amener le priapisme.

Le Dictionnaire des sciences médicales en 60 volumes, page 117, rapporte l'exemple suivant : « Un jeune militaire, « ancien par ses services, peu de temps avant son mariage, « s'abandonne à des craintes chimériques, mais dont l'effet « fut réel. Il prend un jour un mélange de cantharides et de « cachou : rien n'annonce leur action. Le lendemain, il « redouble la dose, qui amène des signes évidents de virilité. « La veille des noces, il avale en deux fois la même dose ; « après deux assauts amoureux, il éprouva une tension de la « verge tellement douloureuse avec fièvre, soif, douleurs de « tête, qu'il fut obligé de se lever. Le calme ne se rétablit au

« bout de quelques heures que par l'ingestion d'une grande
« quantité d'orgeat et un bain presque froid. »

Cet état se produit chez les jeunes gens vigoureusement
constitués ou chez ceux pour qui la chasteté est un devoir de
profession; ils éviteront la production de cette névrose en
éloignant de leur imagination et de leurs yeux les pensées
lubriques et les images lascives; leur couche sera dure et un
exercice physique, continué jusqu'à la fatigue, remplacera
pour eux les plaisirs auxquels ils ne peuvent se livrer.

On combattra le priapisme par la saignée générale chez les
sujets phlétoriques, par des boissons émollientes, la demi-
diète et les bains tièdes.

### SATYRIASIS.

Lé *satyriasis* est une névrose qui ne diffère du priapisme
que par l'adjonction à ce dernier d'une propension invincible
à consommer l'acte vénérien. La névrose n'est plus seulement
génitale, mais elle est encore cérébrale.

Un romancier moderne a, dans un livre qui a été lu de
tout le monde, donné un tableau exact de cette affection; je
veux parler de la description de la maladie du notaire *Jacques Ferrand*, faite par Eugène Sue dans *les Mystères de Paris*.

Une observation que nous allons rapporter, et qui est due
à Buffon, complétera la description du satyriasis. Celui qui en
fait le sujet est le curé de Cours, près la Réole, en Guyenne.
Cet homme avait acquis, dès l'âge de onze ans, cet accroissement physique, cette vigueur qui annoncent une puberté
prématurée, et éprouvait déjà ces désirs tumultueux, ce penchant irrésistible qui poussent un sexe vers l'autre. Destiné
par ses parents à l'état ecclésiastique, nourri dans les préceptes d'une religion qui commande la chasteté, il eut longtemps à lutter entre la crainte de trahir ses devoirs et le
désir de céder au penchant qui l'entraînait. Parvenu à l'époque où des serments solennels le condamnaient à une continence perpétuelle, il redoubla de zèle et d'attention pour
écarter de son imagination tous les objets lascifs qui pouvaient y laisser une impression vive et émouvoir les organes

de la génération. Cependant la nuit, durant le sommeil, la nature reprenait ses droits et le délivrait par de fréquentes pollutions de l'irritation séminale.

Pour obvier à cet inconvénient, il diminue la quantité de sa nourriture, supprime celle qu'il croit devoir augmenter la sécrétion spermatique, et veille sur ses sensations avec encore plus de soin. Ce régime le réduisit à un état de maigreur extrême. Arrivé à sa trente-deuxième année, un matin, il s'éveilla, l'imagination échauffée par des images voluptueuses, les organes de la génération fortement ébranlés : il se lève et par de puissantes distractions il trompe la nature. Cependant une vivacité, un feu jusqu'alors inconnu s'emparent de lui, ses sens acquièrent une sensibilité, une pénétration étonnante ; l'après-midi, en entrant dans un salon, il porta les yeux sur deux personnes du sexe, qui firent sur lui une impression telle, qu'elles lui parurent lumineuses et comme si elles avaient été électrisées. Frappé d'un tel phénomène, et en ignorant la cause, il l'attribua au prestige d'un démon, et se retira. Pendant le reste de la journée, ayant rencontré quelques autres femmes, il éprouva la même illusion. Le lendemain, voulant se rendre chez lui, il monte en voiture et croit qu'à chaque instant elle va verser.

Dans une auberge où on lui sert à manger, le pain, le vin et toutes les choses qu'on lui présente lui paraissent en désordre. Arrivé dans sa famille, il se trouve d'abord plus tranquille ; mais le lendemain, environ dix heures après le repas, il sent tout à coup ses membres s'étendre et se roidir, tout son corps frémir et s'agiter par un mouvement violent et convulsif ; il éprouve à la tête la douleur la plus vive ; il lui semblait que cette partie tournoyait et faisait une volute : il se livre à des actions puériles et ridicules. Dans cet état, on le saigne, ce qui ne le soulage nullement ; on le plonge dans le bain, soulagement momentané ; bientôt les symptômes reparaissent avec plus d'intensité ; le délire se montre sous les formes les plus bizarres, il croit que le gouverneur de sa province lui offre toutes les beautés de la cour de Louis XV pour le faire renoncer à la continence ; il se livre à des transports furieux, brise les colonnes de son lit, enfonce les portes de sa chambre. Ce vacarme attire ses parents, qui s'emparent de lui et le garottent; devenu plus tranquille, on le rend à la liberté, ce qui lui fait éprouver les jouissances les plus délicieuses. La nuit il dormit d'un sommeil doux et paisible; mais aux approches du jour et de son réveil il eut un songe qui donna lieu au troisième et dernier accès : c'est alors que les idées les plus agréables venaient s'emparer de lui. Tout ce que les femmes de tous les pays ont de plus ravissant, avec les appâts dont la nature les a ornées, viennent tour à tour émouvoir ses sens. Il croyait les soumettre toutes à ses désirs : cependant il y avait un objet pour lequel il avait une prédilection particulière : c'était une jeune demoiselle qu'il avait vue quatre jours avant de tomber malade.

Dans cette singulière névrose, tous les organes des sens furent portés à un tel degré de sensibilité qu'ils lui firent éprouver les tourments les plus affreux, les plaisirs les plus doux. La lumière affectait certaines fois la rétine avec tant d'éclat et de vivacité, qu'il n'en pouvait supporter la présence; d'autres fois, les points de vue les plus agréables, les perspectives les plus variées s'offraient à sa vue et ravissaient son âme. Le son le plus léger, les moindres vibrations de l'air causaient dans son oreille une douleur intolérable, ou bien ces organes, mieux disposés, lui procuraient les sensations les plus délicieuses; il lui semblait que l'univers était un immense orchestre, dont les sons harmonieux jetaient son âme dans l'extase la plus complète. Le goût et l'odorat eurent aussi leurs vicissitudes de peine et de plaisirs; le tact lui-même éprouva ses jouissances et ses tourments; mais il parut le dernier sur la scène. « Le rideau déjà tiré, le flambeau de la « raison totalement éteint, le dénouement de la maladie « s'opéra par une catastrophe qui alarme la pudeur, étonne « la nature, déconcerte la religion. » A la suite de cette crise, le malade a recouvré la raison et bientôt après la santé.

Le satyriasis est souvent la conséquence d'une continence exagérée. Bien plus fréquemment, cette névrose atteint les débauchés qu'ont usés les excès vénériens, les vieillards libertins et tous ceux dont l'imagination est continuellement souillée par les lubriques pensées qui engendrent les dépravations honteuses. Le satyriasis résulte aussi de l'abus des aphrodisiaques et particulièrement des cantharides; à ce sujet, Cabrol rapporte le fait suivant :

« En 1572, » dit-il, « nous fusmes visiter un pauvre
« homme d'Orgon, en Provence, atteint du plus horrible et
« épouvantable satyriasis qu'on sauroit voir et penser : le
« faict est tel; il avoit les fièvres quartes; pour en guérir,
« prend conseil d'une sorcière, laquelle lui fit une potion
« d'une once de semences d'orties, de deux drachmes de can-
« tharides, d'un drachme et demi de ciboules et autres; ce
« qui le rendit si furieux à l'acte vénérien que la femme
« nous jura de son Dieu qu'il l'avoit chevauchée, dans deux
« nuits, *quatre-vingt-sept fois,* sans y comprendre plus de dix
« fois qu'il s'étoit corrompu, et mesme, dans le temps que
« nous le consultasmes, le pauvre homme spermatisa trois fois
« à notre présence, embrassant le pied du lict, et s'agitant
« contre icelluy comme si c'eust été sa femme. Ce spectacle
« nous étonna et nous hasta à lui faire tous les remèdes pour
« abattre cette furieuse chaleur; mais quel remède qu'on lui
« sçust faire, si passa-t-il le pas. »

Le traitement de cette névrose est en tous points semblable à celui du priapisme; on y ajoutera la séquestration et les débilitants de toute nature.

# ONANISME OU MASTURBATION

Nous comprenons sous ces dénominations toute action par laquelle, en dehors des rapports sexuels réguliers de l'homme et de la femme, on provoque la sensation des plaisirs de l'amour.

Cette définition est beaucoup plus large que celle des divers auteurs qui ont traité de ce vice honteux, puisqu'elle comprend, non seulement la masturbation proprement dite, c'est-à-dire les plaisirs solitaires excités par le secours de la main, mais aussi des divers artifices par lesquels le raffinement d'une civilisation corrompue sollicite des organes affaiblis pour ranimer une virilité absente.

Par quelque mode, en effet, qu'on se procure le résultat dont nous parlons, les conséquences en sont absolument les mêmes, soit sur les organes génitaux : *épuisement, perte de la virilité;* soit sur les divers appareils de l'organisation, spécialement sur le système nerveux : *affaiblissement de la mémoire et de l'intelligence, tendance à l'isolement, l'idiotisme, l'aliénation mentale;* sur le système respiratoire : *douleurs dorsales, catarrhe pulmonaire, phthisie;* sur le système circulatoire : *oppression, palpitations nerveuses, anévrismes;* sur le système digestif : *gastrite, gastralgie, borborygmes, constipation, hémorrhoïdes;* sur les appareils des sens (en particulier sur ceux de la vue et de l'ouïe) : *éblouissements, affaiblissement de la vue, amaurose, bourdonnements, tintements d'oreilles, surdité;* sur l'appareil musculaire : *fatigue au plus léger exercice; essoufflement, besoin continuel de repos, mollesse des chairs, paralysie générale* ou *partielle*, etc., etc.

Sans entrer dans des descriptions puériles, faites le plus souvent dans le but d'épouvanter les malades, sinon dans des intentions moins avouables, nous nous bornerons à signaler les *causes* qui, outre la dépravation originelle, peuvent provoquer et entretenir dans l'un et dans l'autre sexe la déplorable habitude de l'onanisme. Ensuite nous en indiquerons les *conséquences locales et générales;* et enfin nous tracerons les *indications curatives* et les *conseils* à donner aux personnes qui, comprenant toute la profondeur de l'abîme dans lequel elles se précipitent volontairement, implorent la main secourable qui les tirera du danger.

Les personnes qui désireront avoir ces questions traitées *in extenso* devront consulter l'ouvrage que nous avons publié sous le titre : « *D'une cause fréquente et peu connue d'Épuisement prématuré.* »

### *Causes de l'onanisme.*

C'est surtout chez les *jeunes gens* de l'un et de l'autre sexe que la masturbation fait le plus de ravages, et c'est par là qu'elle frappe, pour ainsi dire, la société dans ses éléments, en énervant, dès leurs premiers pas, les sujets les plus propres à concourir à sa conservation.

La *prédominance du système nerveux* sur les autres appareils de l'organisation est, surtout dans le jeune âge, une des plus puissantes causes de l'onanisme. C'est, en effet, immédiatement après la première enfance, à cette époque où les facultés commencent à se développer avec énergie, que les jeunes gens courent les plus grands dangers. Si, dans ces circonstances, *un hasard malheureux, de perfides conseils, les confidences pernicieuses d'un camarade* ou *les attouchements criminels d'une domestique,* qui devrait au contraire préserver l'enfant, lui révèlent en quelque sorte un nouveau sens, il ne tardera pas à se former, vers les organes génitaux, une concentration plus ou moins vive des forces de la vie, et le sujet, entraîné par un plaisir trop hâtif, se livre avec fureur aux excès d'un vice qui doit bientôt le conduire au tombeau, ou devenir la source de maladies qui lui causeront, pendant tout le reste de son existence, des regrets bien amers et trop souvent inutiles.

Il arrive quelquefois que, par une disposition spéciale de l'organisme, les *parties sexuelles très développées*, très sensibles, sollicitent, machinalement d'abord, le sujet à des actes solitaires dont il ne pénètre nullement le but, et qui, en se répétant, l'entraînent à la pratique habituelle de l'onanisme. Ainsi, nous voyons souvent de jeunes enfants, de l'un et de l'autre sexe, chez lesquels cette funeste habitude est entretenue par de *petits vers blancs (ascarides), dont le siège est à l'anus ou dans les replis des parties génitales* : par suite de ces attouchements involontaires, ces organes, irrités, sécrètent une humeur jaunâtre qui éveille l'attention des parents. On voit alors les organes sexuels rouges, tuméfiés. Des soins de propreté fréquemment renouvelés et une surveillance active ont bientôt fait justice de cette fâcheuse tendance à l'onanisme.

Il est malheureusement bien moins facile de faire changer de mauvaises habitudes, ou d'en arrêter les progrès en temps opportun, quand les individus ont atteint l'*adolescence*, et qu'ils sont réunis en grand nombre dans les *établissements publics*, lycées de jeunes gens et pensionnats de jeunes filles. Aussi est-ce là. malgré d'incontestables avantages, un des principaux inconvénients de l'éducation en commun. En supposant, en effet, qu'un seul pensionnaire se livre à cette odieuse pratique, ou bien en reçoive la tradition d'un élève plus ancien, l'onanisme ne tardera pas à se propager et saura, par mille artifices, déjouer la surveillance la plus inquiète et la plus expérimentée.

Nous avons reçu maintes fois, de certains malades, la confidence qu'ils ne s'étaient livrés à la masturbation que par des *scrupules religieux*, croyant commettre une faute moins grande par la pratique des plaisirs solitaires que par les relations sexuelles avec une femme illégitime.

Comme cet ouvrage est un livre de science, et qu'il est surtout destiné à la guérison des malades, il est tout à fait inutile que nous parlions des instruments variés ou des procédés bizarres par lesquels l'imagination dépravée de certains individus des deux sexes a tenté de se procurer de honteux plaisirs. Nous ferons seulement la remarque que les jeunes filles sont, sous ce rapport, beaucoup plus ingénieuses que les garçons.

### Conséquences de l'onanisme.

Ainsi que nous l'avons dit au commencement de ce chapitre, quel que soit l'artifice par lequel on provoque l'excitation fréquente de l'appareil sexuel, les conséquences sur l'économie tout entière et sur les organes génitaux n'en sont pas moins les mêmes. Mais c'est principalement :

1° Sur le *système nerveux central* et ses dépendances, les *organes des sens*, la vue et l'ouïe surtout,

Et 2° sur l'*appareil de la digestion*, que l'habitude de l'onanisme laisse des traces indélébiles.

Le raisonnement est parfaitement d'accord avec l'expérience pour rendre compte des altérations que nous signalons. Après chaque émission de fluide séminal, ou après le spasme convulsif provoqué par la masturbation, il y a *affaiblissement marqué des facultés intellectuelles*, dont on se rétablit plus ou moins promptement; mais, insensiblement un temps plus long est indispensable pour obtenir le même résultat, et peu à peu *l'énergie des facultés intellectuelles s'affaisse, le sentiment s'émousse, le feu de l'imagination se ralentit, et les affections morales s'éteignent.*

Les organes des sens participent plus ou moins promptement, mais d'une manière inévitable, à ce délabrement général. C'est ainsi qu'on voit survenir, outre l'*altération caractéristique des traits du visage*, l'*amaigrissement des traits*, l'*excavation* et le *cercle bleuâtre plus ou moins large qui entoure les yeux*, la *dilatation des pupilles* ou *mydriase*, les *éblouissements*, l'*affaiblissement de la vue*, l'*amaurose*, l'*amblyopie* et tous les autres *troubles de la vision;* les *bourdonnements, tintements d'oreille* et la *surdité.*

Dans les premiers temps de l'onanisme, le *canal alimentaire semble redoubler d'efforts pour réparer les pertes excessives* que subit l'organisme; on remarque, en effet, que *l'appétit est plus vif,* le malade est *insatiable, les digestions sont très promptes,* mais, *malgré une alimentation très réparatrice, l'individu ne pro file pas,* il devient même plus maigre et *perd ses forces* de jour en jour. Quelque temps après, il a toujours la même avidité pour les aliments; mais l'estomac, soumis à un travail d'élaboration forcé et continu, n'exécute plus ses fonctions avec la même régularité ni la même promptitude; *les digestions deviennent lentes, laborieuses;* l'estomac se charge de gaz; il y a de fréquents *rapports aigres,* et quelquefois sans odeur; surviennent bientôt, soit la *constipation,* soit la *diarrhée;* souvent ces deux états alternent l'un avec l'autre, et l'on voit alors se déclarer de véritables *inflammations de l'estomac, du foie, des intestins.*

Indépendamment de l'action que les organes génitaux, continuellement irrités par la masturbation, exercent sur ces deux appareils, ils agissent encore de la manière la plus fatale sur les organes pulmonaires et de la circulation. C'est en effet, la cause la plus fréquente de la *phthisie,* du *catarrhe pulmonaire,* des *palpitations de cœur,* des *anévrismes* et des *douleurs* plus ou moins vives et constantes que les masturbateurs ressentent *dans la poitrine ou le dos, le long de la colonne vertébrale.*

*L'altération locale* que la masturbation provoque dans les organes génitaux consiste surtout :

Dans des *pertes séminales,* le *relâchement des conduits éjaculateurs,* l'*affaiblissement,* la *perte de la virilité,* qui, en un mot, produisent la *vieillesse avant l'âge.*

Pour pouvoir bien comprendre le mécanisme de l'altération que subissent les organes générateurs par le fait de l'onanisme, de même que pour bien apprécier l'ensemble des symptômes généraux et l'*indication du trait. ment à suivre,* nous prions le lecteur de lire avec la plus grande attention, comme complément de ce chapitre, les articles qui traitent des *pertes séminales* (voir plus loin).

Mais nous ne voulons pas quitter ce sujet sans établir un *parallèle* entre les effets du coït immodéré et ceux de la masturbation.

Si l'on compare les conséquences du coït et celles des plaisirs solitaires, il restera démontré que les causes qui se réunissent pour rendre dangereux les excès du premier, agissent avec beaucoup plus d'énergie dans le second cas, et que plusieurs circonstances, spéciales à la masturbation, rendent plus graves les résultats de sa fréquente réitération.

Le spasme convulsif des systèmes nerveux et musculaire est beaucoup plus vif et plus prolongé pendant l'onanisme que pendant les rapports sexuels, puisque l'individu enclin à ce fatal penchant est quelquefois obligé de s'y reprendre à plusieurs fois avant d'avoir atteint le but qu'il désire. Une seconde observation qui concourt au même résultat, c'est qu'il est bien plus facile de se masturber que d'abuser du coït. L'individu qui se livre à l'onanisme porte en effet sans cesse avec lui l'aiguillon qui le tourmente et les moyens de satisfaire sa honteuse passion. Tous les instants du jour et de la nuit lui sont bons, aucun frein ne l'arrête, il lui suffit d'un moment de solitude pour assouvir sa passion; tandis que celui qui aime quelqu'un n'est pas toujours à portée de satisfaire ses désirs, par suite de l'absence de l'objet de son affection; ensuite, quand un homme s'adonne au coït, même avec intempérance, les fatigues qui en résultent pour sa compagne, et les égards qu'il a nécessairement pour elle, et *vice versâ*, préviennent son épuisement.

Comme terminaison de ce chapitre, nous plaçons sous les yeux du lecteur une observation remarquable, empruntée à Tissot, et qui présente un tableau complet des désordres nombreux qu'entraîne après elle la funeste habitude de l'onanisme.

« L. D...., horloger, avait été sage et avait joui d'une
« bonne santé jusqu'à l'âge de dix-huit ans. A cette époque,
« il se livra à la masturbation, qu'il réitérait tous les jours,
« souvent jusqu'à huit fois. L'éjaculation était toujours pré-
« cédée et accompagnée d'une légère perte de connaissance
« et d'un mouvement convulsif dans les muscles de la tête,
« qui la retiraient fortement en arrière, pendant que le cou
« se gonflait extraordinairement. Il ne s'était pas écoulé un
« an, qu'il commença à sentir une grande faiblesse après
« chaque acte; cet avis ne fut pas suffisant pour le corriger;
« son âme, déjà livrée tout entière à ces infamies, n'était

« plus capable d'autres idées ; et les réitérations de son crime
« devinrent tous les jours plus fréquentes, jusqu'à ce qu'il se
« trouvât dans un état qui lui fit craindre la mort. Sage trop
« tard, le mal avait déjà fait tant de progrès qu'il ne pou-
« vait être guéri ; et les parties génitales étaient devenues si
« irritables et si faibles, qu'il n'était plus besoin d'un nouvel
« acte de la part de cet infortuné pour faire épancher la
« semence. L'irritation la plus légère procurait sur-le-champ
« une érection imparfaite, immédiatement suivie d'une
« évacuation de cette liqueur, qui augmentait journelle-
« ment sa faiblesse. Le spasme qu'il n'éprouvait aupara-
« vant que dans le temps de la consommation de l'acte, et
« qui cessait en même temps, était devenu habituel et l'atta-
« quait souvent sans aucune cause apparente et d'une façon
« si violente, que, pendant tout le temps de l'accès, qui
« durait quelquefois quinze heures, et jamais moins de huit,
« il éprouvait, dans toute la partie postérieure du cou, des
« douleurs si violentes, qu'il poussait, non pas des cris, mais
« des hurlements ; il lui était impossible, pendant tout ce
« temps, d'avaler rien de liquide ou de solide. La voix était
« devenue enrouée ; mais je n'ai pas remarqué qu'elle le fût
« davantage dans le temps de l'accès. Il perdit totalement ses
« forces : obligé de renoncer à sa profession, incapable de
« tout, accablé de misère, il languit presque sans secours
« pendant quelques mois ; d'autant plus à plaindre, qu'un
« reste de mémoire, qui ne tarda pas à s'évanouir, ne servait
« qu'à lui rappeler sans cesse les causes de son malheur et à
« l'augmenter de toute l'horreur des remords. J'appris son
« état, je me rendis chez lui ; je trouvai moins un être vivant
« qu'un cadavre gisant sur la paille, maigre, pâle, sale,
« répandant une odeur infecte, presque incapable d'aucun
« mouvement. Il perdait souvent par le nez un sang pâle et
« aqueux ; une bave lui sortait continuellement de la bouche ;
« attaqué de la diarrhée, il rendait les excréments dans son lit
« sans s'en apercevoir ; le flux de semence était continuel ; les
« yeux, chassieux, troubles, éteints, n'avaient plus la faculté
« de se mouvoir, le pouls était extrêmement petit, vite et
« fréquent ; la respiration était très gênée, la maigreur exces-

« sive, les pieds œdémateux. Le désordre de l'esprit n'était
« pas moindre : il était sans mémoire, sans idées, incapable
« de lire deux phrases, sans réflexion, sans aucun sentiment
« que celui de la douleur, qui revenait avec les accès au moins
« tous les trois jours. Être bien au-dessous de la brute, spec-
« tacle dont on ne peut concevoir l'horreur, l'on avait peine
« à reconnaître que ce malheureux avait appartenu autrefois
« à l'espèce humaine. » Après l'usage inutile de quelques
remèdes anti-spasmodiques, cet infortuné succomba.

### *Traitement de l'onanisme.*

Nous avons dit, plus haut, que la plupart des *indications
thérapeutiques générales et locales surtout* seraient formulées
dans les chapitres qui traitent des *pertes séminales.* Nous ne
voulons signaler ici que les *recommandations* générales à faire
aux sujets adonnés à l'onanisme.

Quand ce sont des enfants, il importe avant tout d'examiner les parties génitales et leur voisinage pour y découvrir,
s'il est possible, le motif qui entraîne machinalement d'abord,
ainsi que nous avons eu occasion de le dire, les jeunes sujets à
porter les mains dans cette région. Dans ce cas, des soins de
propreté fréquemment renouvelés, en enlevant la cause de l'irritation, font cesser immédiatement cette fâcheuse habitude.
S'il n'existe ni petits vers blancs, ni rougeur inflammatoire,
l'attention des parents devra surtout être tournée vers les
relations d'école ou de pension, et les admonitions sévères,
accompagnées de punitions, s'il est nécessaire, auront bientôt
fait justice de cette mauvaise tendance. Dans la plupart de
ces cas, nous conseillons de vêtir les enfants de chemises très
longues, non fendues, et, au besoin, de maintenir les bras dans
une camisole qui se ferme dans le dos et dont les poignets,
liés ensemble, sont attachés d'une manière assez lâche.

Il est bien plus difficile de faire perdre aux jeunes gens
l'habitude de la masturbation. Il est le plus souvent inutile
d'avoir recours aux reproches et aux considérations morales
sur l'énormité de leur hideuse passion Comme ils sont fréquemment lâches et égoïstes, on s'attachera surtout avec

succès à leur faire comprendre que l'état habituel de langueur du corps et de l'esprit dans lequel les jette l'onanisme n'est que l'avant-coureur de maladies beaucoup plus graves, telles que la *phtisie pulmonaire*, l'*aliénation mentale*, la *paralysie*, l'*impuissance*, une *caducité précoce*, etc. On devra surtout, ainsi que nous avons eu plusieurs fois occasion de le dire, *matérialiser leur existence*, fatiguer le corps par des exercices gymnastiques et de longues marches à pied; ne jamais les laisser à eux-mêmes dans la solitude, les faire lever de très bonne heure, interdire formellement toute autre lecture que celle de physique, d'histoire naturelle, de relations de voyages, afin que, par des exemples habilement choisis, on développe dans leur esprit les sentiments généreux dont la jeunesse est très avide.

## HUITIÈME SECTION

## PERTES SÉMINALES INVOLONTAIRES, SPERMATORRHEE, POLLUTIONS.

On entend par *pertes séminales* des écoulements de semence qui ont lieu sans aucune provocation érotique, ou sans provocation érotique suffisante.

Cette maladie est une des plus insidieuses et des plus graves qui puissent affliger un homme. Elle est très fréquente et détermine de grands ravages qui sont souvent confondus avec les symptômes des maladies du système nerveux, non seulement par des malades, mais aussi par un grand nombre de médecins. Depuis une cinquantaine d'années, grâce aux investigations du microscope et aux progrès de l'analyse chimique des urines, cette affection est une des mieux connues, des plus faciles à constater, et d'une *guérison infaillible*, quand le malade est assez raisonnable pour s'astreindre aux prescriptions de la science.

Cette maladie est la *source* la plus commune de l'*impuissance* et de la *stérilité* chez les hommes, et le grand observateur Hippocrate l'a bien nettement caractérisée par les quelques lignes suivantes : « Elle est fréquente chez les nou-
« veaux mariés et les libertins ; il n'y a point de fièvre,
« l'appétit se conserve, mais le corps tombe en consomption.
« Si vous interrogez les malades, ils répondent qu'ils sentent
« comme des fourmis qui descendent de la tête le long de
« l'épine dorsale. En urinant ou en allant à la selle, ils
« rendent beaucoup de semence liquide. *S'ils voient des*
« *femmes, ils n'engendrent pas.* Ils perdent la semence dans le

« lit, qu'ils aient des songes lascifs ou non ; ils la perdent à
« cheval, en marchant, de toute manière. Pour le dire briè-
« vement, ils tombent dans des difficultés de respiration,
« dans un grand état de faiblesse, avec des pesanteurs de
« tête et un bourdonnement aux oreilles. Si, dans cet état,
« ils sont atteints de fièvre, ils meurent de lipyrie, etc. »

Nous ne nous occuperons, dans ce chapitre, des pertes
séminales, qu'autant qu'elles entraînent des conséquences
morbides. Car les pollutions qui ont lieu dans les premiers
temps de la puberté ou plus tard, après une longue continence, quand elles se font dans une certaine mesure, sont le
plus souvent salutaires, en débarrassant l'économie d'un excès
de force qui la gêne. Les inconvénients qu'elles peuvent présenter tiennent à leur fréquence, à leur abondance et à la
constitution du sujet.

Les pertes de semence se produisent de trois manières différentes :

1° *En allant à la garde-robe, en finissant d'uriner, en montant à cheval, en faisant un effort quelconque*, la liqueur spermatique s'écoule en plus ou moins grande quantité par l'urètre,
en conservant à peu près toutes ses propriétés ordinaires :
c'est la *spermatorrhée, pollution diurne* ou *perte séminale involontaire*.

2° La perte de semence peut avoir lieu la nuit, au milieu
de rêves lascifs, ou même sans aucune sensation particulière ;
les malades ne s'en aperçoivent qu'aux taches qu'ils
découvrent, à leur réveil, sur leur linge ou sur la peau : ce
sont les *pollutions nocturnes*.

3° Enfin le sperme peut être rendu *mêlé à l'urine*, sans
érection et sans aucune sensation particulière. C'est là un des
cas les plus graves de spermatorrhée, d'autant plus qu'elle
peut exister longtemps sous cette forme sans qu'on en soupçonne l'existence.

4° Enfin, une quatrième manière dont peuvent se faire les
pertes séminales, suivant certains auteurs, est la suivante :
La perte a lieu *sans provocation érotique suffisante*. Voici comment :

Pour que l'éjaculation ait lieu, il faut, dans l'*état normal*, des actes d'excitation qui durent un certain temps : les désirs seuls, si vifs qu'ils soient, n'amènent pas l'éjaculation, même chez les personnes continentes ; si donc le contact d'une femme, sa présence, certaines caresses lascives, font arriver l'éjaculation, celle-ci doit être considérée comme une perte, parce qu'il n'y a pas eu provocation érotique suffisante. Il en est de même quand l'éjaculation de la semence se produit, dans l'acte du coït, avant que le contact ait eu une durée assez prolongée.

Nous n'admettons pas complètement cette façon de voir : dans certains cas, chez les continents, cette circonstance peut se présenter ; mais ce n'est que le fait plusieurs fois constaté qui est réellement un indice de relâchement.

Ces différentes espèces de pertes se rencontrent quelquefois simultanément chez le même individu ; mais le plus ordinairement elles existent isolément, et l'on voit tel malade perdre la semence avec les urines sans avoir jamais ni pollutions nocturnes, ni évacuation en allant à la selle, et tel autre, au contraire, rendre une quantité notable de semence dans les efforts, sans qu'il s'en trouve ordinairement dans les urines ; mais, pourvu que la perte soit constatée, le mode suivant lequel elle s'effectue importe assez peu, parce que toute évacuation exagérée du sperme est susceptible de produire les mêmes effets sur l'économie.

### Causes de la spermatorrhée.

Ces causes sont nombreuses, et il s'en trouve le plus souvent plusieurs qui ont contribué à produire, sur la même personne, le développement de la maladie, en sorte qu'il est quelquefois difficile, dans ces cas complexes, de faire la part de chacune d'elles. Toutes les causes qui amèneront l'irritation fréquente ou l'inflammation aiguë ou chronique des canaux éjaculateurs et des vésicules séminales (*spermato-cystite*) seront des causes de pollutions. C'est presque de cette seule façon qu'agissent les maladies suivantes :

a. La *blennorrhagie*, surtout quand elle est passée à l'état chronique, est la cause la plus fréquente et la plus directe des pertes séminales involontaires. Nous avons dit, en effet, précédemment, que le siège de la blennorrhagie ancienne était le plus souvent la partie profonde du canal de l'urètre, dans laquelle viennent s'ouvrir les canaux éjaculateurs. Aussi est-ce une raison de plus pour ne garder jamais un écoulement ou suintement habituel, si léger qu'il paraisse, puisqu'il peut entraîner une si grave perturbation. Nous avons fait aussi remarquer que le meilleur moyen de constater le siège du mal consistait à sonder le malade avec une bougie à boule. Malgré les plus grands ménagements et l'extrême douceur qu'on apporte dans cette opération, on reconnaît dans ces cas une sensibilité extrême, surtout au niveau de la glande prostate, et l'on ramène avec l'olive de la boule, en retirant la bougie, des mucosités purulentes, quelquefois même teintées de sang.

b. *Injections irritantes du canal de l'urètre*. Nous avons eu bien des fois l'occasion, dans divers chapitre de cet ouvrage, de signaler l'influence fâcheuse et l'abus déplorable des injections urétrales. Ces injections refoulent l'inflammation dans les parties profondes du canal, soit parce qu'elles sont faites intempestivement, soit par suite de leur composition caustique (voir *Traitement de la blennorrhagie*).

c. *Rétrécissement du canal de l'urètre*. Derrière le rétrécissement, le canal de l'urètre se dilate (PD, pl. VII et VIII), et le séjour d'une urine âcre derrière la partie rétrécie irrite, ramollit, ulcère la membrane muqueuse, dont l'inflammation se propage aux canaux éjaculateurs. De plus, pendant les efforts que fait le malade pour expulser l'urine, ce liquide peut refluer dans les vésicules séminales (BB' BB', fig. 12) par les canaux éjaculateurs (O, *ibid.*), qui, perdant ainsi tout leur ressort, restent béants et laissent échapper le sperme à mesure qu'il est sécrété.

d. *Répercussion d'une dartre*. Quand un malade est affecté d'une dartre et qu'il cherche à la faire disparaitre brusquement, il est fréquent de voir, surtout si cette dartre a son siège au pourtour de l'anus, au périnée, aux bourses ou dans le voisinage, l'affection dartreuse se porter sur les vésicules séminales et déterminer la spermatorrhée.

*e. Différentes maladies du rectum*, comme *la constipation, la diarrhée, les hémorrhoïdes, la fissure à l'anus* et *les tumeurs* de cette partie de l'intestin. Ces diverses causes agissent, 1° soit *mécaniquement*, comme la constipation, la fissure à l'anus : en effet, les efforts auxquels les malades se livrent pour vider l'intestin expriment les vésicules séminales et chassent le sperme au dehors ; on le voit alors tomber par gouttes épaisses, grumeleuses, blanchâtres, au moment, de la défécation ; 2° soit par l'*irritation* qu'elles déterminent par leur voisinage sur les vésicules, comme la diarrhée, les hémorrhoïdes et les tumeurs inflammatoires.

*f. L'équitation.* Le mouvement de la selle sur le périnée amène un froissement continuel, soit des testicules, soit de la vessie et des vésicules séminales. Aussi les personnes qui montent habituellement à cheval sont-elles bien plus exposées que d'autres à la spermatorrhée.

*g. La masturbation.* La répétition fréquente de l'acte de la masturbation fait naître d'abord une demi-inflammation des organes génitaux, qui suffit à elle seule pour produire la perte séminale ; mais, après un certain temps de cette funeste habitude, il s'y joint un autre mode d'action. Comme tous les autres appareils de l'économie, le système génital est affaibli, fatigué, *relâché*, et laisse échapper le sperme comme par une *sorte d'inertie*.

*h. Excès vénériens.* L'abus des plaisirs de l'amour a un triple mode d'action pour produire la spermatorrhée :

1° En augmentant, par l'excitation fréquente, la sécrétion du sperme ;

2° En amenant le relâchement des organes, par suite de l'affaiblissement général ;

3° Enfin, en déterminant l'irritation et même l'inflammation des vésicules séminales et des conduits éjaculateurs, comme on en a la preuve par une éjaculation trop rapide, et par une sensation de souffrance ou de plaisir trop intense qu'éprouve le malade ; cette sensation douloureuse durant l'éjaculation constitue la *Dyspermasie ;* car, dans la circonstance dont nous parlons, le plaisir et la souffrance sont si intimement combinés, que les malades ne savent pas dire laquelle de ces deux sensations prédomine. Quand on a reçu, comme nous en avons eu bien des fois l'occasion, les confidences des malades à ce sujet, on conçoit que certains philosophes aient prétendu qu'entre la sensation physique du plaisir extrême et de la douleur il n'y avait pas de différence notable.

i. C'est peut-être dans cette catégorie de causes qu'on doit ranger la mauvaise habitude qu'ont certaines personnes de *retenir leur sperme*, soit pour prolonger le plaisir, soit dans tout autre but. Outre l'irritation qui en est la conséquence, cette rétention volontaire du sperme distend les vésicules séminales, les conduits éjaculateurs et affaiblit leur ressort.

j. *L'excitation fréquente et incomplète des organes génitaux* qui a lieu, soit par la lecture d'ouvrages lascifs, soit par la fréquentation intime de femmes avec lesquelles on se livre à une foule de privautés, le coït excepté.

Voici ce qui arrive dans ces circonstances. Par suite de l'excitation dont nous parlons, les organes génitaux sont dans un état de turgescence qui souvent est bien plus prolongé que le temps habituellement nécessaire au coït; il s'écoule par la verge un fluide visqueux, transparent, qui est du liquide prostatique et non du sperme, et l'on ressent au périnée de forts battements, produits par l'augmentation de la vie dans ces organes.

Nous disons que ces excitations renouvelées fréquemment ne tardent pas à amener les pertes séminales, en produisant le relâchement, la distension et l'inflammation des réservoirs du sperme. En effet, dans le coït régulier, après un temps plus ou moins prolongé, mais toujours assez restreint, d'excitation, l'éjaculation du liquide spermatique, en dégorgeant l'appareil génital, produit un mouvement de détente dans tout le système. A la suite des excitations dont nous parlons, outre qu'il n'y a pas évacuation spermatique, il y a distension longtemps prolongée des vaisseaux par le sang qui remplit les organes génitaux. Aussi n'est-il pas rare de ressentir, à la suite d'excitations de ce genre, le jour même ou le lendemain, une pesanteur incommode dans le bas-ventre, et surtout dans les testicules. Les élèves qui suivent nos conférences nous ont souvent, par leurs aveux, confirmé dans l'explication que nous venons de donner du mode d'action de cette cause très fréquente de pertes séminales.

k. *Des occupations sédentaires.* Les personnes employées dans les bureaux ou qui se livrent à des travaux assidus de cabinet, sont exposées à la spermatorrhée par une double cause : d'abord par la constipation, à laquelle elles sont habituellement sujettes, ensuite par la chaleur que la position assise entretient dans les organes du bas-ventre.

l. *Continence.* Il y a certains individus chez lesquels la continence n'est point méritoire, parce qu'ils ne ressentent jamais l'aiguillon du désir. A ceux-là il est très facile de rester vertueux, si toutefois il y a vertu quand il n'y a point de combat à soutenir, de tentations à surmonter. D'autres hommes, par fidélité à leurs serments ou à leurs vœux sont continents ; mais souvent c'est aux dépens de leur santé, et bientôt ils sont atteints de pertes séminales involontaires.

En effet, dans l'état normal de la vie, chez un homme bien portant parvenu à l'âge adulte, les testicules sécrètent continuellement et incessamment du sperme. Dans l'ordre des lois naturelles, *animales*, ce liquide doit être évacué de temps en temps, selon l'abondance de la sécrétion et la force de l'individu, pour servir à la reproduction de l'espèce. Si ce besoin matériel n'est pas satisfait, quand il y a réplétion des conduits séminifères et des vésicules séminales, la nature elle-même se débarasse du *trop-plein* par une pollution nocturne, qui se renouvelle d'autant plus fréquemment que la sécrétion est plus active. Tant que ces pollutions se maintiennent à un degré modéré de fréquence, elles sont salutaires et allègent l'individu. Les personnes chez lesquelles ont lieu de semblables évacuations sont plus légères, plus gaies, et ont à la suite une plus vive aptitude au travail ; mais il arrive fréquemment que ce surcroit de vie et ces besoins non satisfaits irritent l'appareil génital, et l'on voit les pertes s'établir. Alors ce n'est plus seulement pendant les rêves, ou le jour dans des délires violents, que s'écoule le trop-plein, mais d'une manière continue, soit pendant les selles ou l'évacuation de l'urine. Ce sont surtout les ecclésiastiques qui ressentent les funestes effets de la fidélité avec laquelle ils accomplissent leurs vœux, et nous sommes bien souvent consulté pour donner des conseils dans des cas semblables.

m. *Les maladies de la moelle épinière et du cervelet.* En traitant des causes de la *perte de la virilité*, nous signalerons l'opinion de Gall, qui localisait dans le cervelet le siège des excitations génitales. Son ouvrage renferme des exemples qui prouvent que certaines maladies, inflammations, tumeurs, coups ou chutes, de cette portion des centres nerveux, amènent une excitation génitale exagérée, et par suite les pertes séminales. Il en est de même des maladies de la moelle épinière; dans ces

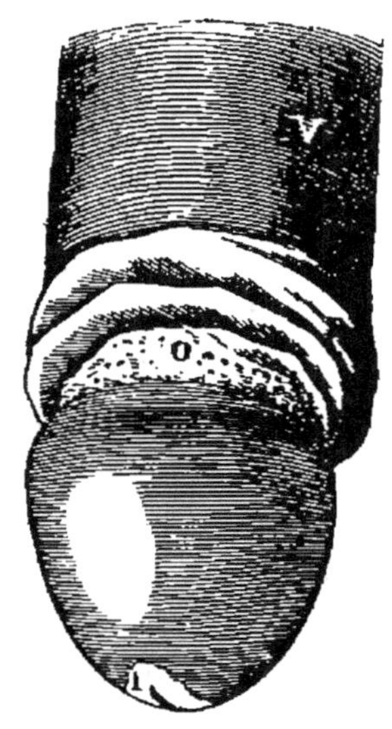

FIGURE 294

*Représentant une sub-inflammation du gland et du prépuce, par suite de l'accumulation et du séjour de la matière sébacée.*

V, extrémité de la verge.
I, le méat urinaire tuméfié.
O, sillon en arrière de la couronne du gland; dans ce sillon est accumulée la matière sébacée. (Le prépuce a été relevé en arrière du gland, pour laisser voir la partie malade, habituellement recouverte par le prépuce.)

cas, la spermatorrhée, au lieu d'être la maladie principale, n'est plus qu'un symptôme, mais un syptôme grave, puisqu'il contribue à affaiblir les malades. En effet, les organes générateurs ne reçoivent plus de la moelle épinière l'influence nerveuse suffisante et bien réglée dont ils ont besoin pour exercer convenablement leurs fonctions. De là, sécrétion surabondante du sperme, élaboration inparfaite, qui le rend impropre à la fécondation ; relâchement des vésicules séminales, qui le laissent trop facilement échapper ; laxité des bourses, qui sont mollement pendantes (fig. 305) ; tiraillement douloureux du cordon testiculaire, faiblesse des érections, impuissance, etc.

n. *Longueur exagérée du prépuce. Phimosis.* Les personnes qui ont le prépuce trop long, ou chez lesquelles il ne peut être ramené en arrière du gland, *phimosis* (fig. 61), ont l'extrémité de la verge toujours rouge-rose et d'une exquise sensibilité, qui les rend très propres à l'inflammation. De plus, cette disposition facilite le séjour et l'accumulation, en arrière du gland, de la matière sébacée, *smegma* (fig. 294). Cette matière, irritante par elle-même, acquiert par son séjour des propriétés très âcres, agace incessamment le gland, et transmet cette irritation au reste de l'appareil génital (voir page 156).

o. *L'hérédité.* Il y a des exemples très avérés d'hérédité de la spermatorrhée, ce qui s'explique très bien, puisqu'un homme, ayant une faiblesse de l'appareil génital, ne peut communiquer aux enfants qu'il procrée un système générateur énergique, dont lui-même n'est pas doué. Dans tous les cas, s'il n'y a pas hérédité directe, il existe au moins une prédisposition très fâcheuse.

p. *Usage abusif du thé et du café.* Chacun sait que le thé et le café ont une action immédiate sur l'appareil urinaire, puisqu'ils excitent cette sécrétion d'une manière notable. L'effet sur le système générateur étant plus obscur, on ne s'en aperçoit pas si facilement ; mais il n'en est pas moins réel, et les personnes qui souffrent de pollutions voient leur maladie s'aggraver chaque fois qu'elles font usage de ces boissons stimulantes.

q. L'usage des *cantharides*, prises intérieurement ou appliquées sur la peau sous forme de vésicatoires, produit une excitation bien connue de l'appareil générateur (*spermato-cystite cantharidienne*), et leur emploi répété amène les pertes séminales involontaires.

r. *L'usage trop fréquent des purgatifs, surtout de l'aloès, et les lavements trop chauds*, produisent la spermatorrhée, en déterminant la congestion sanguine des vaisseaux hémorrhoïdaires, la constipation et l'inflammation des vésicules séminales.

s. La présence des vers intestinaux, *tels que les ascarides*, peut causer une irritation du rectum et des vésicules séminales qui entraîne les pollutions. Nous avons eu plusieurs fois occasion de traiter et de guérir, en suivant cette indication, des malades dont la spermatorrhée avait résisté aux traitements les plus rationnels.

t. Enfin, il existe *certaines particularités individuelles* qu'on ne peut rattacher à aucune explication physiologique, et qui déterminent aussi la spermatorrhée. Ainsi, un malade commença à souffrir de pollutions après une impatience prolongée, à la suite de laquelle il rendit du sperme en grande abondance. Un autre dénichait des moineaux ; bientôt il s'aperçoit qu'il est placé dans un endroit périlleux, la frayeur le saisit, et il est inondé de sperme, sans érection ni sensation voluptueuse. D'autres ont des pollutions en regardant en bas d'un lieu très élevé ou en pensant qu'ils sont au bord d'un précipice. Le mouvement de l'escarpolette, des montagnes russes, produit le même effet chez les autres.

### Symptômes des pertes séminales.

Ces symptômes sont *locaux* ou *généraux*.

*Symptômes locaux.* Ces symptômes doivent être étudiés d'après la subdivision que nous avons établie en commençant, c'est-à-dire suivant que la perte a lieu la nuit et par un spasme convulsif (*pollutions nocturnes*), ou bien dans le jour, insensiblement (*pollutions diurnes*).

### Pollutions nocturnes.

Au début, les pollutions nocturnes qui sont assez fréquentes pour avoir un caractère morbide sont accompagnées de rêves, d'érections, de sensations voluptueuses. Quand la maladie s'aggrave, ces sensations peuvent manquer, et les malades ne s'aperçoivent des pollutions qu'aux taches ou à l'humidité qu'ils découvrent à leur réveil sur leur chemise ou sur la peau. Ces pollutions reviennent deux ou trois fois par semaine, chaque nuit, ou même plusieurs fois par nuit. La liqueur séminale perd peu à peu sa consistance, sa couleur, son odeur, et même ses zoospermes, pour devenir claire, transparente, comme du mucus prostatique. Dans ce cas, pour provoquer la perte, il suffit que la vessie ou les intestins soient distendus par l'urine ou les matières fécales, que le lit soit trop doux ou le malade trop couvert. Parfois l'usage de boissons chaudes, stimulantes, le frottement de la verge sur le drap ou la chemise, entraînent la pollution.

D'autres fois, au lieu de ces influences qui semblent en quelque sorte *naturelles,* il y en a d'autres qu'on peut appeler *anormales;* de ce nombre sont les images qui, dans la veille, ont quelque chose de repoussant, l'accouplement d'animaux, de mouches, de limaces, etc.

Plus tard, le sommeil est excessivement agité par des rêves effrayants, par de véritables cauchemars, et la pollution se fait sous cette impression pénible, sans aucun des excitants qui la déterminent habituellement, comme aussi sans aucun plaisir, et ce sont précisément là les pertes séminales les plus accablantes. Cet état engendre un état de *lypémanie,* folie triste. Le malade croit avoir, pendant la nuit, des rapports sexuels avec des êtres surnaturels; sa vie, tourmentée par les scrupules de ces oppressantes visions, lui devient à charge. Ces divers symptômes constituent la folie à laquelle étaient en proie ceux dont le moyen âge faisait des possédés, connus sous le nom de *succubes.*

### Pollutions diurnes.

Le plus souvent les pertes séminales diurnes ont lieu pendant l'évacuation des urines ou des matières fécales, et alors elles se font sans érection et sans plaisir.

*Pendant les garde-robes,* c'est presque toujours à la suite des efforts que déterminent la constipation qu'a lieu cette émission de sperme, et dans ce cas elle est le résultat d'une compression mécanique. Le sperme, alors, tombe de l'extrémité du gland par gouttelettes grisâtres, grumeleuses, d'une odeur caractéristique; et ce liquide, examiné au microscope, présente des animalcules spermatiques, comme nous le dirons plus loin. Le plus fréquemment, la perte séminale n'est pas aussi apparente, et, quand le malade veut la constater, il doit n'examiner le méat urinaire que quatre ou cinq minutes *après* l'évacuation des matières fécales. Voici ce qui se passe dans cette circonstance : comme la perte est peu abondante, le liquide séminal, chassé de son réservoir, ne chemine que lentement le long du canal de l'urètre, et met l'intervalle de temps que nous venons de signaler pour se montrer à l'extrémité libre de la verge. Quand le sperme est altéré dans ses qualités, le malade peut ne pas s'apercevoir de son affection; car ce liquide est clair, incolore, presque sans odeur, et ne renfermant plus de spermatozoaires.

Le sperme ne se rencontre jamais *dans l'urine*, au commencement de son émission; il ne sort qu'avec les dernières gouttes; les pertes n'ont pas lieu non plus chaque fois que le malade urine. C'est souvent à la suite de la première urine du matin, surtout quand la nuit a été mauvaise, que se fait la perte. Les dernières gouttes de ce liquide sont, dans ce cas, épaisses, gluantes, visqueuses, s'arrêtent quelquefois à l'ouverture du gland, comme des grumaux caillebottés, laissent sur la chemise des empreintes semblables à celles de l'empois d'amidon. Si le malade urine dans un vase transparent, il voit rouler au fond du liquide de petites granulations, de volume variable, demi-transparentes, arrondies, assez semblables à des grains de semoule ou de tapioca cuit.

Quelquefois, ainsi que nous l'avons dit, la vue d'une femme, une idée ou une peinture lascive, l'équitation, la secousse d'une voiture, une marche forcée, ou même une vive impatience, suffisent pour entraîner la déperdition du sperme. Dans ce cas, les malades sentent l'extrémité du gland mouillé se coller à la chemise, et ils découvrent bientôt qu'ils ont éprouvé une pollution.

Quand les pertes séminales ont été provoquées par des excès vénériens ou l'abus de l'onanisme, le réservoir du sperme, c'est-à-dire des vésicules séminales, s'enflamme (*spermato-cystite*), et l'une des conséquences de cette phleg-masie consiste fréquemment dans l'*exhalation d'une quantité plus ou moins considérable de sang,* dans le réservoir du sperme, d'où résulte l'éjaculation d'un sperme sanguinolent, soit dans les pollutions, soit pendant le coït. Nous avons donné le nom d'*hémo-spermasie* à cette complication des pertes séminales.

Les spermatorrhéiques se plaignent souvent d'une *sensation désagréable de froid humide* à l'extrémité de la verge, et cette

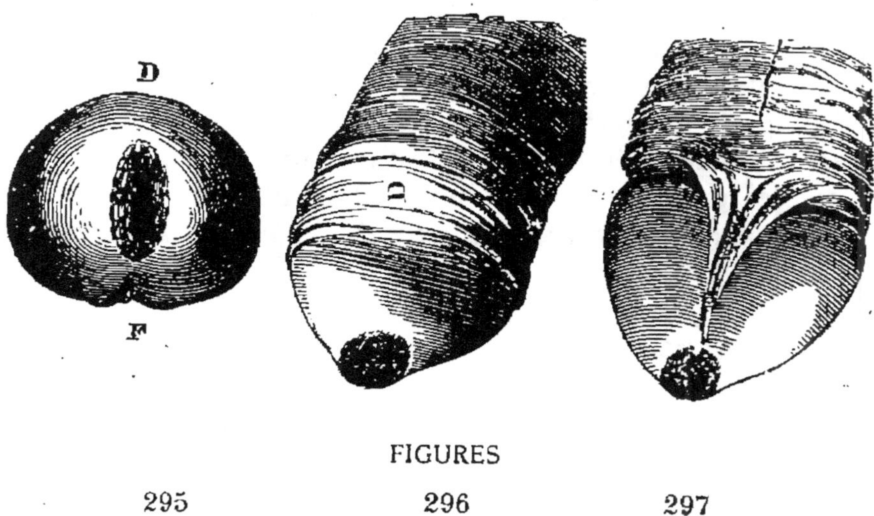


FIGURES

295           296           297

*Représentant l'aspect le plus habituel du méat urinaire, chez les personnes affectées depuis longtemps de pertes séminales.*

La figure 295 montre le gland, vu de face, et le boursouflement du méat urinaire.
    D, le dos de la verge.
    F, le frein ou filet.
La figure 296 montre la verge, vue par sa face supérieure D, et la saillie du méat urinaire tuméfiée.
Enfin la figure 297 fait voir, par la face inférieure de la verge, ce même boursouflement du méat urinaire.

sensation se communique parfois à tout l'appareil génital, bien que la pression du gland n'y fasse découvrir aucun liquide appréciable.

Le fluide séminal et prostatique qui humecte incessamment le méat urinaire finit par y provoquer une sub-inflammation spéciale et caractéristique représentée par les figures 295, 296 et 297.

Cet état du méat urinaire consiste dans un boursouflement œdémateux avec renversement en dehors plus ou moins prononcé des deux lèvres du méat urinaire. Cette bouffissure est d'une coloration rouge plus ou moins vive qui tranche sur la couleur rose pâle habituelle du gland.

Un autre résultat des pertes séminales c'est la *stérilité* et l'*impuissance*. La stérilité précède alors l'impuissance. En effet, par suite de ces évacuations incessantes de la liqueur prolifique, les animalcules n'ont pas le temps d'arriver à un état de maturité complète, et le sperme n'a pas les qualités requises pour féconder l'ovule. En second lieu, ces pertes épuisant le malade et affaiblissant le système nerveux, il s'ensuit que les érections sont nulles ou incomplètes, et que *la virilité se trouve abolie dans ses deux expressions, érection de la verge et maturité du sperme.*

*Symptômes généraux.* Le sperme étant la quintessence de notre organisation, il est facile de comprendre que la déperdition incessante ou du moins trop fréquemment renouvelée de ce précieux liquide affaiblit d'abord, et bientôt épuise l'économie tout entière. Aussi les désordres qu'entraîne la spermatorrhée dans l'organisme annoncent-ils la désorganisation et la ruine de l'individu, en même temps que la lutte de la nature pour réparer toujours des forces incessamment dépensées.

Nous examinerons successivement les effets de cette influence débilitante sur les différents appareils de l'économie, et nous insisterons surtout sur les phénomènes nerveux qui semblent prédominants.

Hippocrate avait déjà très bien saisi le caractère distinctif de cette affection, et d'un seul trait il avait peint l'état des malades : « *Ils mangent beaucoup et dépérissent.* »

Effectivement, le besoin de réparer les pertes donne aux malades un très grand appétit, et le renouvellement de ces pertes les empêche de profiter d'une abondante alimentation. Ils éprouvent des tiraillements, des défaillances d'estomac que fait cesser l'ingestion des aliments. Mais les digestions

magnésien : c'est ce qui fait que ces deux derniers sels constituent surtout l'enveloppe dés calculs un peu volumineux
(fig. 227).

Les calculs sont le plus souvent *uniques*, et, dans ce cas,
habituellement ronds ou aplatis d'un côté. Il n'est pas rare
qu'une même vessie en contienne *deux ou trois*. On trouve,
dans les auteurs, des observations de *calculs si nombreux*, que
la vessie ressemble à un sac de noix. Dans les cas de pierres
multiples, elles présentent des *facettes planes* par lesquelles
elles sont en contact entre elles dans le réservoir urinaire.

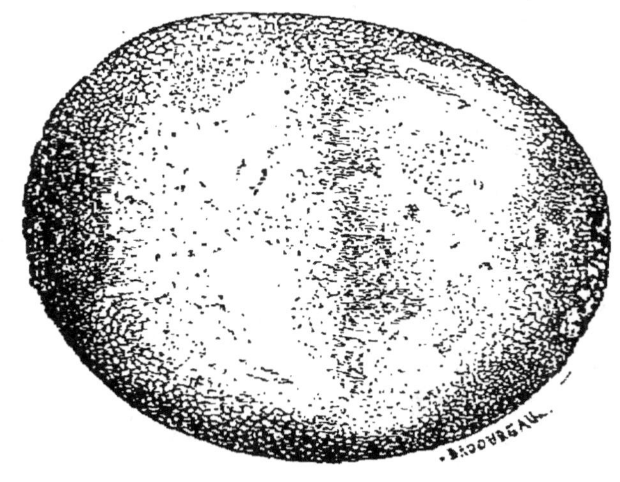

FIGURE 226

*Représentant un calcul d'un volume considérable.*

Leur *surface* est habituellement lisse quand ils sont revêtus
d'une couche d'urate d'ammoniaque, de phosphate de chaux
ou ammoniaco-magnésien (fig. 224 et 226); les calculs d'oxalate de chaux, dits *muraux*, sont rugueux, mamelonnés et de
couleur noire (fig. 223, 225, 228 et 229).

Les calculs dans la vessie sont *libres* ou *adhérents*. Ceux qui
sont adhérents ou enchatonnés dans un *diverticulum* ou *anfractuosité* de ce réservoir, comme il en existe à la figure 206,
peuvent ne se manifester par aucun symptôme appréciable
qui permette de soupçonner leur existence. et il nous est

quelquefois arrivé de trouver, dans la vessie de certains vieillards dont nous faisions l'autopsie, des pierres assez grosses contenues entre deux colonnes charnues, et dont les malades ne s'étaient jamais plaints.

### SYMPTÔMES DES CALCULS VÉSICAUX·

On distingue les symptômes des calculs vésicaux en deux ordres :

1° Les *symptômes rationnels ;*
2° Les *signes sensibles.*

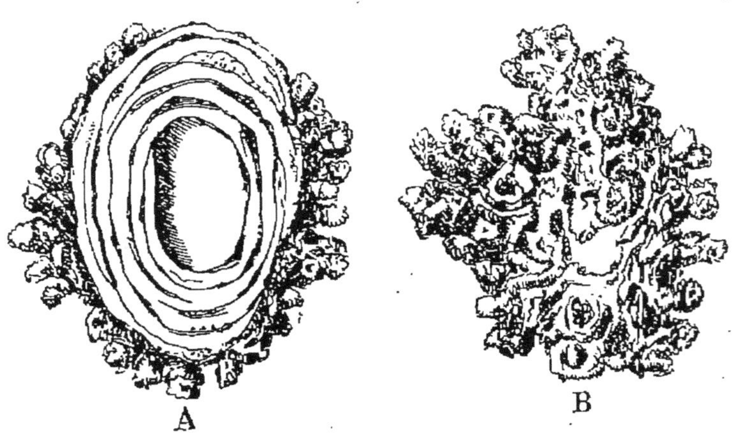


FIGURES

227                         228

*Fig. 227. — Coupe d'un calcul mamelonné, qui montre les couches concentriques déposées par l'urine autour d'un corps étranger qui servait de noyau à ce calcul.*

*Fig. 228. — Surface du même calcul mamelonné et enchatonné ; chaque rugosité était fixée dans un diverticulum ou excavation de la membrane muqueuse de la vessie.*

Les symptômes rationnels sont constitués par :

1° Des *troubles de la miction;*
2° Des *douleurs.*

3° Des *pissements de sang;*
4° Des *altérations de l'urine*

## 1° *Troubles de la miction.*

Ces troubles consistent en *envies plus ou moins fréquentes d'uriner*. Le plus souvent, les envies d'uriner sont assez fréquentes; dans certains cas, elles sont extrêmement répétées.

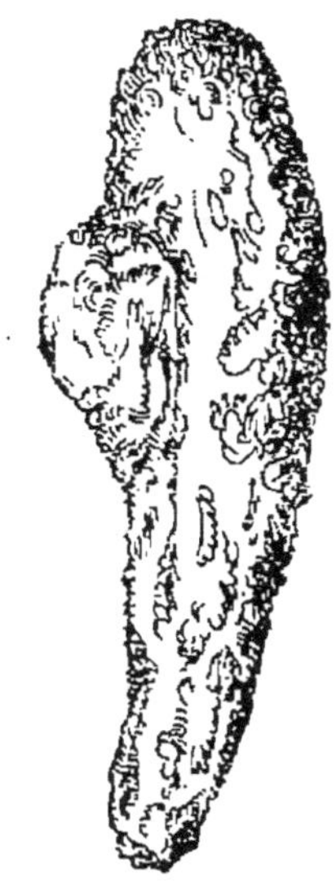

FIGURE 229

*Représentant un calcul à forme singulière,
retiré de la vessie d'un enfant.*

Elles sont dues à l'excitation du col de la vessie par le calcul qui vient buter contre lui. Dans quelques cas les envies d'uriner ont lieu par *crises;* ce fait est expliqué parce que, dans ces cas, le calcul est déplacé et peut rester un certain temps sans revenir à la place qu'il occupait; n'étant pas projeté sur le col de la vessie, il ne détermine pas consécutivement d'irritation du col et par suite de la fréquence de la miction.

Le mécanisme que nous venons d'indiquer nous donne la raison du fait suivant : c'est que c'est dans la journée, et surtout après les mouvements de marche, d'équitation, de voiture, que les malades ont leurs envies d'uriner, contrairement à ce qui a lieu dans les affections prostatiques, où les envies d'uriner sont plus fréquentes la nuit que le jour.

Dans la journée, en effet, les malades prennent plus ou moins d'exercice et, par suite des mouvements, la pierre peut se déplacer.

Outre la fréquence, un autre trouble de la miction qu'on observe parfois dans les cas de pierre, c'est l'*interruption brusque du jet d'urine*, causée par l'oblitération du col de la vessie par le calcul qui vient s'y appliquer. Ce n'est que lorsque le malade a changé de position qu'il peut achever d'uriner, le calcul ayant cessé de fermer l'entrée de l'urètre.

Lorsque la pierre a séjourné un certain temps contre l'orifice urétro-vésical, il peut survenir, consécutivement à ce séjour prolongé, une paralysie des fibres du sphincter du col de la vessie, qui amène une *incontinence d'urine*. L'incontinence d'urine peut donc être un des symptômes de la présence d'une pierre dans la vessie. Mentionnons toutefois que le fait est rare.

2° *Douleur*.

La douleur, qui accompagne le plus souvent les calculs vésicaux libres dans la cavité de ce réservoir, se montre sous deux aspects coexistant presque toujours : celui de *douleurs continues*, et celui de *crises douloureuses*.

La douleur continue est due à l'inflammation que la présence d'une pierre dans la vessie finit par amener au bout d'un temps plus ou moins long. Ces douleurs continues siègent surtout au périnée.

Quant aux crises douloureuses, elles surviennent surtout à la suite des mouvements du malade, des mictions, ou de la défécation, ces deux dernières causes occasionnant des efforts qui ont pour effet de déplacer le calcul et de le porter sur le col vésical. Les malades éprouvent alors des souffrances parfois extrêmement pénibles, et dont la durée varie.

Par suite de la sympathie qui existe entre le gland et l'orifice interne de l'urètre, cette douleur, dont l'origine est en réalité à l'orifice urétro-vésical, se fait surtout sentir à la partie antérieure de la verge, au niveau du gland. C'est ce qui explique pourquoi les calculeux se plaignent fréquemment de douleurs souvent intolérables en ce point. Certains d'entre eux même, dans les crises douloureuses qu'ils éprouvent, se malaxent avec acharnement le gland entre les doigts, et c'est le seul moyen qu'ils ont d'apporter du soulagement aux maux qu'ils ressentent.

### 3° *Pissements de sang.*

Les pissements de sang ou hématuries n'existent pas dans tous les cas de calculs vésicaux. Tantôt ils surviennent spontanément, tantôt au contraire, et le plus souvent, lorsque le malade s'est livré à la marche ou à un exercice quelconque. Certains calculeux ne peuvent marcher un quart d'heure, une demi-heure, sans uriner du sang.

La marche et les exercices actifs, tels que l'équitation, la gymnastique, ne sont pas les seules causes provocantes de l'hématurie chez les calculeux. Elle peut survenir chez eux à la suite d'une promenade en voiture, surtout lorsqu'elle a lieu dans un véhicule mal suspendu.

### 4° *Altérations de l'urine.*

Quant aux modifications de l'urine, ce sont celles du *catarrhe de la vessie* provoqué par la présence de la pierre ; nous renvoyons le lecteur, pour l'étude de ces modifications, au chapitre où nous traitons de l'altération de l'urine dans le catarrhe vésical (voir plus loin cet article).

Aucun des signes que nous venons d'énumérer n'est absolument pathognomonique d'un calcul vésical.

Et d'abord ces signes n'existent pas toujours réunis : leur intensité est variable, et quand bien même on les trouve tous réunis chez le même sujet, on ne peut diagnostiquer sûrement d'après eux seuls la présence d'un calcul. Diverses affections des voies urinaires, telles que certaines affections de la prostate, des lésions tuberculeuses de l'appareil urinaire, peuvent la simuler ; on peut avoir des présomptions souvent assez fortes, d'après les symptômes que nous venons de décrire, mais on ne possède pas une certitude absolue.

On ne peut conclure sûrement à la présence d'une pierre qu'après la constatation directe par l'instrument explorateur, constatation qui est le signe sensible sur lequel seul on peut baser un diagnostic précis.

L'étude du signe sensible de la présence d'une pierre dans la vessie se confond avec l'étude du diagnostic que nous faisons dans le chapitre suivant.

La variabilité dans les symptômes par lesquels nous venons de voir que se révélent les calculs vésicaux dépend de plusieurs causes parmi lesquelles nous citerons : l'*âge* du sujet, d'où dépend la conformation de la vessie ; le *volume* du calcul ; sa *situation, l'état de la vessie*, etc.

Pour ce qui a trait à l'*âge* du sujet, nous dirons que les calculs vésicaux donnent lieu à des symptômes plus évidents, et surtout se manifestant de meilleure heure chez les jeunes sujets que chez les individus d'un certain âge.

Chez les jeunes sujets, en effet, par suite de la non-augmentation de volume de la prostate, la pierre vient toucher très facilement l'orifice urétro-vésical, et c'est là, comme nous le verrons plus loin, la cause de ces envies fréquentes d'uriner qui sont un des symptômes des pierres dans la vessie. Chez les adultes, où la prostate a acquis son volume normal, qu'elle n'atteint guère que vers l'âge de 18 à 20 ans, et à plus forte raison chez les individus qui ont atteint l'âge de 45 à 50 et au delà et chez lesquels l'orifice urétro-vésical est surélevé consécutivement à l'hypertrophie de la prostate, les symptômes sont souvent moins accentués, surviennent plus tard, et ont plus de chance pour se montrer seulement au bout d'un certain temps, alors que le calcul a atteint un certain volume.

Pour ce qui regarde la seconde condition que nous avons énumérée, le *volume* du calcul, il est facile de comprendre qu'un calcul d'un certain volume déterminera des symptômes plus accentués qu'un calcul d'un volume moins considérable. La *situation* du calcul influera beaucoup aussi sur les symptômes que détermine ce calcul ; aussi, comme nous le verrons plus loin, une pierre enchatonnée, c'est-à-dire bridée par des colonnes charnues de la vessie, et maintenue fixée dans cette situation, provoquera souvent peu de manifestations, parfois même n'en déterminera pas.

Quand la pierre est libre, si par suite de la *déformation* de la vessie par la prostate hypertrophiée, il se trouve en arrière de la prostate, et, par suite, de l'orifice urétro-vésical un bas-fond suffisamment large, le calcul pourra y demeurer et donner lieu à moins de symptômes que lorsqu'il n'existe pas d'augmentation de volume de la prostate, et qu'il y a, par contre, absence de bas-fond vésical.

Enfin l'*état de la vessie*, avons-nous dit, influe sur l'intensité des symptômes. Il est bien évident qu'une pierre située dans une vessie saine et non enflammée, donnera lieu à moins de symptômes que lorsqu'elle se trouve dans une vessie enflammée primitivement ou consécutivement à sa présence. Nous devons ajouter toutefois, relativement à cette dernière condition d'état sain de la vessie, que, même lorsque ce réservoir est intact au début de la formation d'un calcul, il ne tarde généralement pas à subir un degré d'inflammation plus ou moins considérable.

### DIAGNOSTIC DES CALCULS VÉSICAUX.

On emploie pour la constatation de la pierre dans la vessie tantôt la *sonde*, tantôt le *lithotriteur explorateur*.

La sonde dont on se sert habituellement pour l'exploration de la vessie est la sonde de Thompson (fig. 230 et 231). Cette sonde est à bec court, de façon à pouvoir explorer facilement toutes les portions de la vessie.

Elle est de plus munie à son talon d'un barillet, destiné à multiplier les contacts à la main du chirurgien. Elle porte un robinet, de façon à ce que, pendant l'exploration, on puisse faire sortir une certaine quantité d'urine, si cela est nécessaire, ou bien au contraire injecter de l'eau tiède, si la vessie ne contient pas suffisamment de liquide.

Le lithotriteur explorateur est analogue à ceux dont on se sert pour la cure des calculs vésicaux, mais il est plus petit;

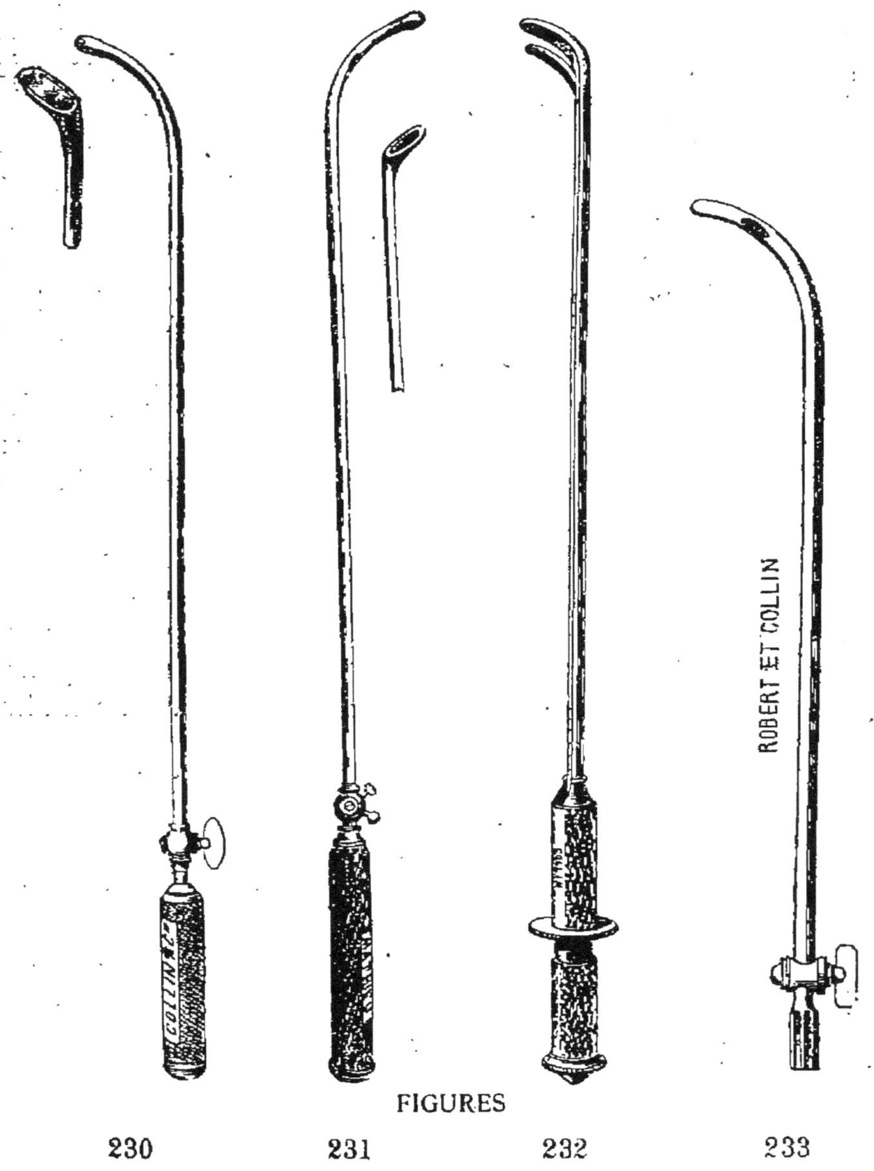

FIGURES

230          231          232          233

*Fig. 230 et 231. — Représentant deux modèles de sondes explo-
ratrices de Thompson, pour l'exploration de la vessie.*

230. Sonde exploratrice à barillet et à robinet.
231. Sonde exploratrice à barillet (autre modèle de robinet).

*Fig. 232. — Représentant le lithotriteur explorateur employé pour
la recherche de la pierre dans la vessie.*

*Fig. 233. — Représentant une sonde à robinet, pour l'exploration de la vessie.*

nous le représentons ci-joint, fig. 232. Nous renvoyons le lecteur pour sa description au paragraphe où nous exposons le *traitement des calculs vésicaux* (voir ce paragraphe). L'exploration de la vessie peut encore se faire à l'aide de la sonde à robinet à bec court (fig. 233). Cette exploration ne doit pas être faite au hasard; elle comporte des règles précises, dont on ne doit pas se départir, sous peine de commettre des erreurs dans le diagnostic.

L'exploration avec la sonde se fait de la manière suivante. Le malade est couché; le siège est relevé par des coussins ou des oreillers, afin de surélever le bas-fond vésical, où se trouve le plus souvent la pierre; les jambes sont fléchies, les genoux écartés et les talons rapprochés. Le chirurgien, placé à la droite du malade, procède à l'introduction de la sonde comme il a été dit à propos du cathétérisme avec les instruments curvilignes (voir ce paragraphe).

La sonde introduite, on la fait pénétrer au fond de la vessie, et après avoir incliné son bec d'abord d'un côté, on la ramène vers l'orifice vésical. On la fait pénétrer à nouveau au fond de la vessie, et le bec étant incliné cette fois de l'autre côté, on la ramène vers le col. De cette façon le bas-fond de la vessie est exploré; c'est là que, nous devons le dire, on rencontre le plus souvent les calculs. Cela fait, on explore le pourtour du col, siège des calculs le plus fréquent après le bas-fond vésical.

Pour l'examen du pourtour du col, on incline en bas le bec de la sonde ramené contre l'orifice urétro-vésical, et on le tourne de façon à le faire revenir à son point de départ.

Il reste enfin à examiner la partie supérieure de la vessie où sont parfois situés les calculs. Pour cela, on abaisse assez fortement le pavillon de la sonde entre les jambes du malade, de façon à ce que le bec atteigne la partie supérieure de la vessie, et par de légers mouvements d'oscillation du bec on explore cette portion du réservoir urinaire.

Faute de pratiquer méthodiquement l'examen de la vessie

comme nous venons de l'indiquer, on s'expose à laisser inaperçues des pierres qu'une exploration attentive et régulière aurait fait découvrir.

Les calculs enchatonnés (situés dans un diverticulum pathologique du réservoir urinaire, ou retenus contre les parois vésicales par des colonnes charnues), sont d'un diagnostic parfois difficile, car souvent ils échappent à l'exploration méthodique de la vessie, même pratiquée d'après les principes que nous indiquons plus haut.

L'examen avec le lithotriteur explorateur diffère de celui avec la sonde de Thompson par la manœuvre intra-vésicale de l'instrument ; mais son introduction se fait de la même manière que celle de cette dernière. Une fois le lithotriteur introduit, on a recours pour l'exploration avec cet instrument à deux sortes de manœuvres :

1° La *préhension directe* ;
2° La *préhension indirecte*.

### 1° *Préhension directe.*

L'instrument étant introduit, on le fait pénétrer au fond de la vessie et l'on ramène en arrière la branche mâle. Les becs se trouvant ainsi écartés, on incline l'instrument d'un côté d'abord, et on referme les becs en poussant la branche mâle. Si le résultat est négatif, on replace l'instrument dans la situation primitive ; on ouvre à nouveau les becs et on incline cette fois l'instrument de l'autre côté. On le referme dans cette position et on saisit ainsi le calcul s'il est dans la partie gauche de la base de la vessie.

Si on n'a encore rien trouvé, on ramène l'instrument fermé contre le col, le bec en bas. Cette fois, on maintient la branche mâle appliquée contre l'orifice urétro-vésical et l'on pousse la branche femelle vers le fond de la vessie ; lorsqu'elle y est arrivée, on élève le manche de l'instrument, de façon à faire plonger les becs à la partie inférieure de la vessie ; on ferme alors les becs dans cette position, et on saisit ainsi la pierre si elle se trouve dans la partie inférieure de la vessie, en arrière du col vésical.

Si l'on suppose que le calcul est retenu à la partie supérieure de la vessie on place le lithotriteur dans la première
position que nous avons indiquée, les becs tournés en avant.
On ouvre l'instrument, et lorsqu'il est ouvert, on abaisse le
pavillon entre les jambes du malade jusqu'à ce que les becs
touchent la partie supérieure de la vessie, et on ferme l'instrument; si le calcul se trouve à la partie supérieure de la
vessie, il est saisi par cette manœuvre.

2° Préhension indirecte.

Lorsqu'on a cherché la pierre, au moyen de la préhension
directe, comme nous venons de l'indiquer, et qu'on ne l'a pas
trouvée, la manœuvre que nous allons indiquer, et qui est

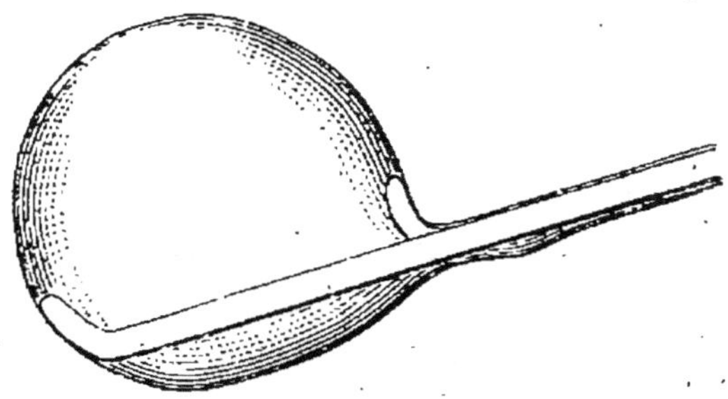

FIGURE 234

Représentant un lithotriteur ouvert dans la vessie.

connue sous le nom de préhension indirecte, mise en pratique,
permet, dans certains cas, de trouver des calculs qui retenus
dans l'un ou l'autre point de la vessie, n'avaient pas été
découverts par la méthode précédente.

Ce procédé consiste, le lithotriteur étant introduit dans la
vessie, à le faire pénétrer au fond de la vessie, en appuyant
contre le bas-fond de cet organe par la branche femelle,
tandis qu'on ramène la branche mâle tout à fait en avant
(fig. 234).

L'instrument étant ainsi ouvert dans la vessie, comme il
est indiqué dans la figure ci-contre, on imprime une légère
secousse au bassin du malade à l'aide d'une percussion avec

la main gauche sur la hanche, et souvent ainsi le choc imprimé au malade fait tomber le calcul entre les mors de l'instrument.

Il ne reste plus qu'à rapprocher les branches de l'instrument pour avoir les dimensions de la pierre.

Dans certains cas, une simple bougie ou une sonde de gomme évacuatrice pénétrant dans la vessie fait découvrir la présence d'un calcul vésical; il nous est arrivé maintes fois de découvrir ainsi fortuitement des calculs chez des malades qui ne nous faisaient pas mention de symptômes ayant attiré notre attention sur cette affection et dont nous explorions simplement le canal de l'urètre avec une bougie à boule, ou dont nous vidions la vessie avec une sonde de gomme.

La mesuration du calcul se fait par la préhension entre les becs du lithotriteur explorateur; le calcul saisi, on lit sur l'échelle adaptée au manche de l'instrument les dimensions de la pierre.

On peut encore avoir des renseignements assez précis à ce sujet par la percussion du calcul avec la sonde de Thompson. On percute l'extrémité postérieure et on adapte en même temps un des doigts de la main gauche sur la sonde; on percute ainsi en allant d'arrière en avant, à petits coups répétés, jusqu'à ce qu'on ne perçoive plus rien; on note alors sur la tige de la sonde le trajet parcouru, et l'on a ainsi sur les dimensions du calcul des notions suffisantes dans la plupart des cas.

La sonde, outre l'avantage de prouver d'une manière irréfragable l'existence des calculs, permet, comme nous venons de le voir, de reconnaître leurs dimensions; elle permet, de plus, de reconnaître leur *consistance*, les *reliefs* de leur surface, leur *nombre*, leur *adhérence*.

La percussion sur le calcul à l'aide de la sonde permet de connaître sa consistance; les calculs d'acide urique ou d'urates, en effet, ainsi que ceux d'oxalates, calculs durs, font entendre à la percussion un son clair, bien facilement reconnaissable, pour le chirurgien expérimenté, du son obscur donné par les calculs phosphatiques, dont la dureté est beaucoup moins grande.

Les reliefs de la surface sont appréciés par les ressauts qu'ils impriment au bec de la sonde qui parcourt leur surface.

On peut reconnaître le nombre des calculs contenus dans la vessie par la percussion avec la sonde, qui donne le plus souvent dans ces cas des sensations multiples de contact; mais lorsqu'il reste du doute sur le nombre des calculs que contient le réservoir vésical, l'emploi du brise-pierre explorateur permet de juger la question; en effet, un calcul étant saisi entre les mors de l'instrument, si la vessie en contient plusieurs, la percussion exercée avec le brise-pierre explorateur renfermant déjà une pierre entre ses mors, décèlera la présence d'autres pierres, le choc perçu alors ne pouvant être attribué à la première pierre, puisqu'elle est prisonnière dans le bec du brise-pierre.

La *liberté* ou l'*enchatonnement* des calculs sera également reconnue par le brise-pierre explorateur; en effet, si le calcul est libre, on pourra le saisir entre les mors de l'instrument; s'il est enchatonné, on pourra seulement exercer des percussions contre lui, mais sans pouvoir parvenir à le sortir de son alvéole.

### PRONOSTIC DES CALCULS VÉSICAUX

Le pronostic des calculs vésicaux est fort grave, et le plus souvent mortel, si le malade n'est pas opéré d'une manière ou de l'autre. Un calcul ne peut, en effet, séjourner longtemps dans la vessie sans amener des complications graves parmi lesquelles l'inflammation de ce réservoir, qui consécutivement donne lieu à une inflammation des reins.

C'est cet état d'inflammation des reins qui, conjointement avec celui de la vessie, fait le grand danger des calculs vésicaux. Sans parler des ulcérations possibles de la vessie dues à la présence de pierres dans sa cavité, ulcérations pouvant aboutir à une perforation de la vessie et à une péritonite consécutive, cas assez rares à la vérité, ce que nous venons de dire de l'état du réservoir urinaire et des reins, consécutifs aux calculs, justifie suffisamment le pronostic grave que nous avons énoncé.

C'est encore cet état d'inflammation des reins qui constitue dans certains cas, comme nous le verrons plus loin, en parlant du traitement de la pierre, une des conditions défavorables des opérations de calculs; cet état maladif des reins s'accentue en effet de plus en plus; joint à l'accroissement incessant de volume de la pierre, il rend compte du danger qu'il y a, pour les malades auxquels on a signalé la présence d'un calcul, à différer de se faire opérer.

### TRAITEMENT DES CALCULS VÉSICAUX.

Nous voilà arrivés à la grosse question de l'histoire des calculs vésicaux, c'est-à-dire à leur traitement.

La pierre, une fois formée dans la vessie, ne se dissout jamais elle-même. Il faut absolument que le chirurgien vienne au secours du malade.

Nous ne nous arrêterons pas longtemps à mentionner le traitement des calculs par leur dissolution dans la vessie.

On a proposé en effet, théoriquement, d'introduire dans la vessie des substances liquides capables de dissoudre les pierres; mais les promoteurs de cette idée n'avaient pas suffisamment réfléchi à ce simple fait : c'est que la vessie n'est pas comparable à un vase de verre où on peut tenter des essais de dissolution; les substances, en effet, capables de dissoudre les pierres et proposées à cet effet, seraient infiniment trop corrosives pour être introduites dans la vessie et risqueraient d'attaquer plutôt les parois du réservoir vésical que la pierre elle-même.

Voyant qu'on ne pouvait penser à mettre en présence des parois vésicales un liquide susceptible de dissoudre les calculs, certains inventeurs ont eu l'idée ingénieuse de fabriquer des enveloppes protectrices destinées à être introduites dans la vessie pour y renfermer le calcul et l'isoler des parois vésicales, pendant qu'on le mettrait en contact avec les substances destinées à le dissoudre.

Certes l'idée est ingénieuse; mais nous devons dire que, malheureusement, elle n'a pas encore pu, jusqu'à présent, être mise en pratique par suite de la non-réalisation effective des vues théoriques qui l'avaient inspirée.

On a vu quelquefois des cas exceptionnels dans lesquels la pierre, n'étant pas très grosse, de forme olivaire et à surface lisse, est sortie spontanément du canal de l'urètre, quand celui-ci était accidentellement très large.

C'est surtout chez les femmes, dont l'urètre est court et très dilatable, qu'on observe d'aussi favorables terminaisons. Nous avons vu des calculs du volume d'une petite noix être expulsés de la sorte. Chez un vieillard dont l'urètre était très large, nous avons été assez heureux pour amener la sortie naturelle de six pierres du volume d'une aveline, par suite du traitement indiqué à l'article *gravelle*. Mais ces cas sont évidemment des exceptions.

Il y a soixante ans, la science ne connaissait qu'un moyen de guérir la pierre : c'était la taille. Ce moyen consistait à pénétrer dans la vessie pour en retirer le corps étranger, soit par le bas-ventre, soit par le périnée ; depuis cette époque, une invention nouvelle a surgi ; ce nouveau procédé consiste, au lieu de faire une route artificielle pour la sortie de la pierre, à aller à sa recherche dans la vessie par les voies naturelles ; à la broyer, à la fragmenter dans cette cavité et à faciliter l'évacuation des débris : c'est la lithotritie ; c'est à l'étude de ces deux méthodes que nous consacrons ce chapitre.

### 1° Opération de la lithotritie.

La lithotritie est une opération qui a pour but, comme nous venons de le dire, d'aller à la recherche de la pierre dans la vessie par les voies naturelles et de l'y fragmenter, afin de faciliter sa sortie par ces mêmes voies. Sans vouloir entrer, dans ce traité absolument pratique, dans des détails qu'il ne comporterait pas, au sujet de l'historique de la lithotritie, nous nous contenterons de dire que cette opération est d'origine absolument française.

Ce fut Civiale qui le premier eut l'idée de la pince à trois branches origine de la lithotritie.

Après lui se rattachent à l'application de la lithotritie et à ses perfectionnements les noms de Leroy d'Étiolles, Amussat, Heurteloup, Ségalas.

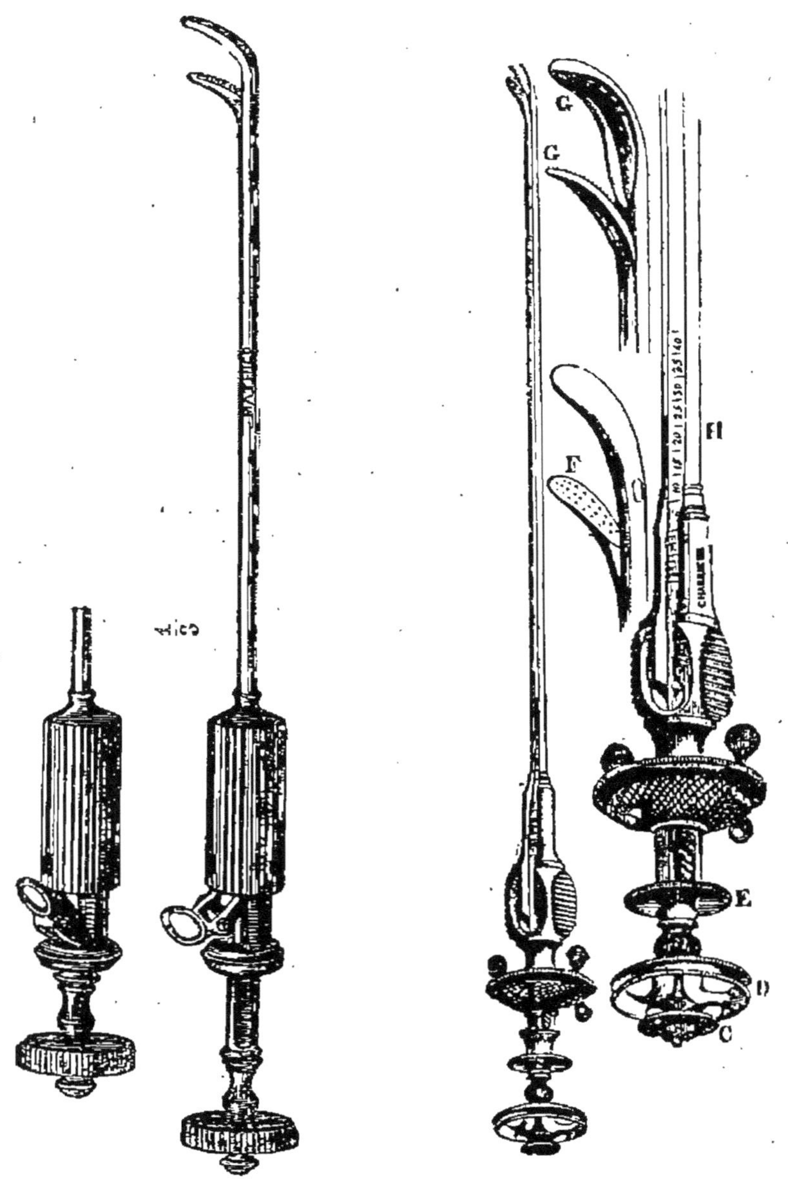

FIGURE 235

*Représentant le brise-pierre le plus usité pour la lithotritie.*

FIGURE 236

*Modèle de l'écrou brisé à fermeture Charrière.*

Nous ne nous arrêterons pas non plus à décrire tous les instruments qui ont été inventés successivement pour cette opération, ni à suivre leurs perfectionnements jusqu'à nos jours ; nous nous bornerons à donner la description des instruments perfectionnés dont l'arsenal moderne de la chirurgie des voies urinaires est pourvu.

Ces instruments, qui portent le nom de *brise-pierre*, se composent de deux branches, une branche mâle et une branche femelle ; chacune de ces deux branches se compose elle-même : 1° d'une tige ; 2° d'une poignée ; 3° d'un bec.

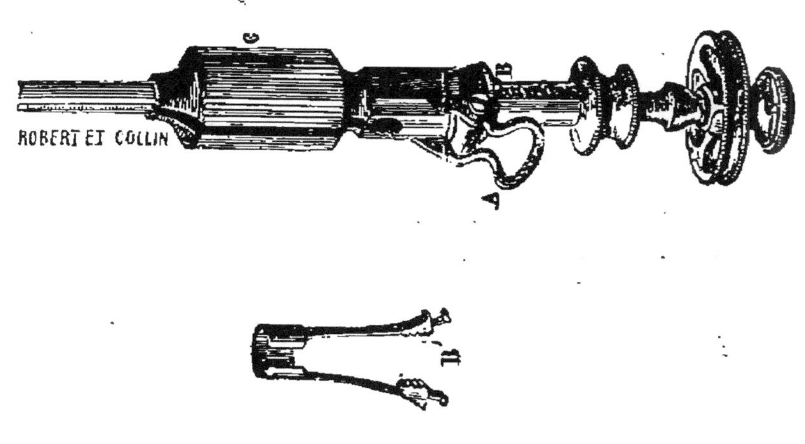


FIGURE 237

*Modèle de l'écrou brisé à fermeture Collin.*

La tige est d'une longueur de 35 centimètres environ, elle est arrondie ; la branche femelle est pourvue dans toute son étendue d'une rainure qui laisse glisser la branche mâle.

La poignée de l'instrument se compose, pour la branche femelle, d'un barillet destiné à permettre de saisir solidement cette branche (C, fig. 237), et pour la branche mâle, d'une roue s'adaptant à une vis sans fin (E, fig. 238), destinée à se mouvoir dans l'écrou brisé qui articule les deux branches au niveau de la poignée. Les deux branches sont en effet réliées à ce niveau par un mécanisme ingénieux au moyen duquel, en tournant la roue de la branche mâle, cette rotation fait

avancer cette branche dans a branche femelle, selon que
l'écrou brisé est ouvert ou fermé (B', fig. 237).

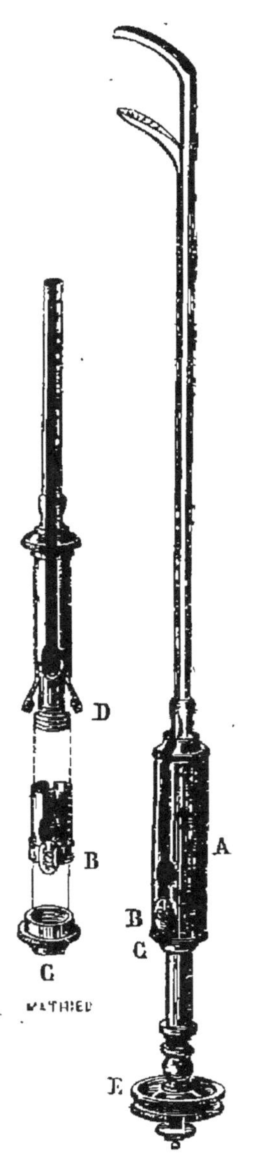

FIGURE 238

*Modèle de l'écrou brisé à fer-*
*meture Thompson.*

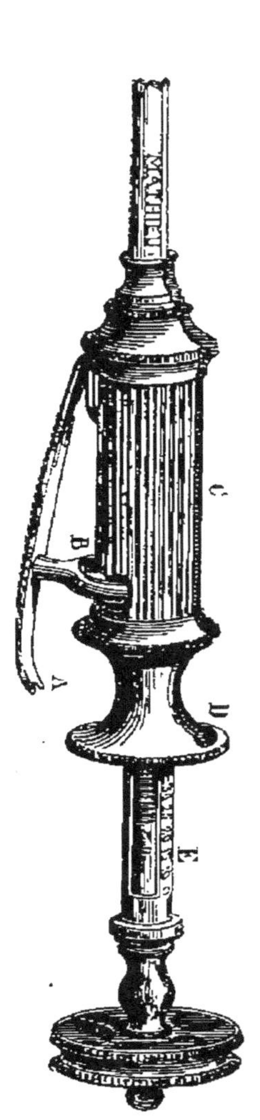

FIGURE 239

*Écrou brisé, fermeture à*
*levier.*

L'écrou brisé inventé par le fabricant Charrière sur les conseils de Civiale a trois modes de fermeture :

1° La fermeture primitive inventée par Charrière que nous montrons ici, et qui est représenté, agrandie dans la fig. 236;

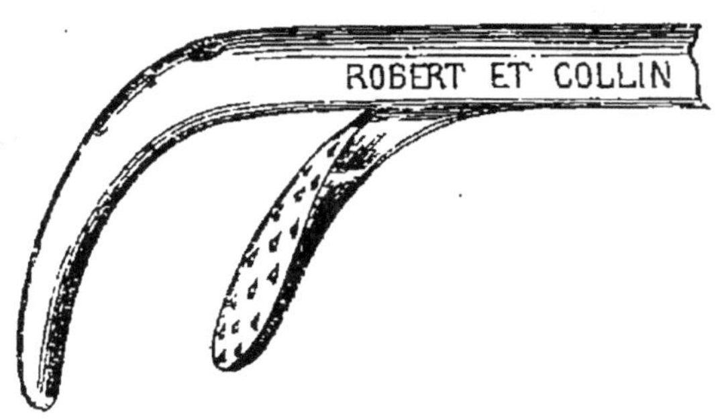



FIGURE 240

*Bec de lithotriteur à mors plats.*

2° La fermeture modifiée par Collin (A, fig. 237);

3° Celle que Thompson a imaginée, et qui est représentée fig. 238.

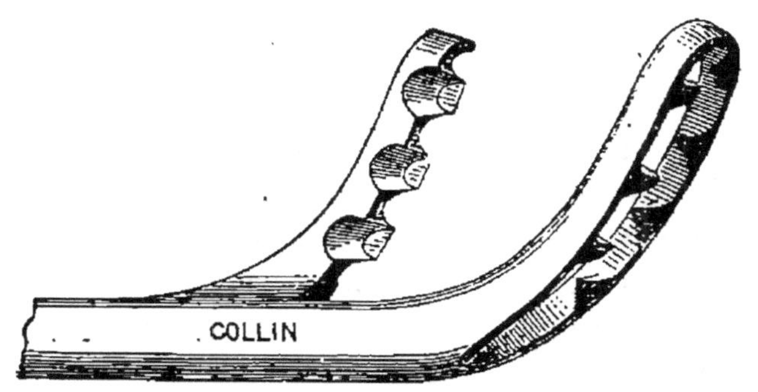



FIGURE 241

*Bec de lithotriteur à mors crénelés (porte à faux).*

Nous devons encore ajouter une fermeture, la fermeture à levier, moins usitée que les autres, et représentée figure 239.

Dans l'écrou brisé de Charrière, la fermeture se fait en tournant de 90° la pièce pivotante; dans celui de Collin, en abaissant le petit levier (A, fig. 238); et dans celui de Thompson, en poussant le bouton B (fig. 238).

Les becs des lithotriteurs constituent la partie la plus importante de ces instruments.

Depuis l'invention de la lithotritie jusqu'à nos jours, on a fait subir à la forme de ces becs de nombreuses modifications; aujourd'hui, on peut considérer ces becs comme perfectionnés.

On se sert surtout des deux modèles suivants, qui rendent les plus grands services.

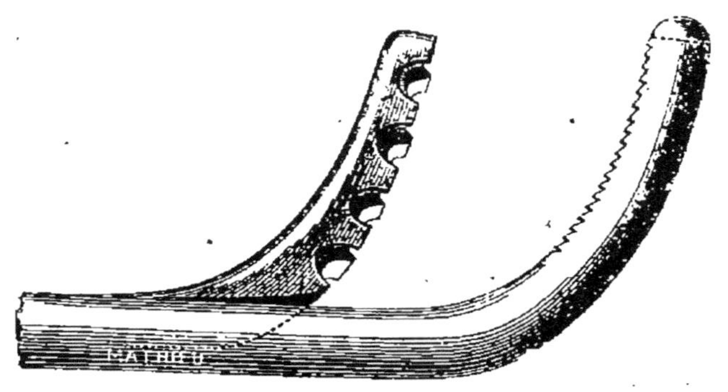


FIGURE 242

*Bec de lithotriteur à mors crénelé et dentelé.*

Le premier (fig. 240) est le *bec à mors plats*. Il a reçu ce nom pour le différencier de l'autre bec (fig. 241), et qui est le *bec à mors fenétré*. Ce bec, qui a encore reçu à cause de sa conformation le nom de *porte à faux*, est destiné à broyer les pierres volumineuses et résistantes; le bec à mors plats est destiné à broyer les calculs de petit volume et peu résistants ou à achever le broiement des calculs volumineux et durs, commencé par l'action du porte à faux.

Ces deux sortes de becs, ainsi que la tige de l'instrument et la poignée, sont construits sur des types de grandeur variable; il existe trois modèles courants de grandeur de brise-pierre.

Nous donnons encore ici la figure d'un bec qui peut rendre des services dans certains cas : c'est le bec *à mors crénelé* et *dentelé* (fig. 242).

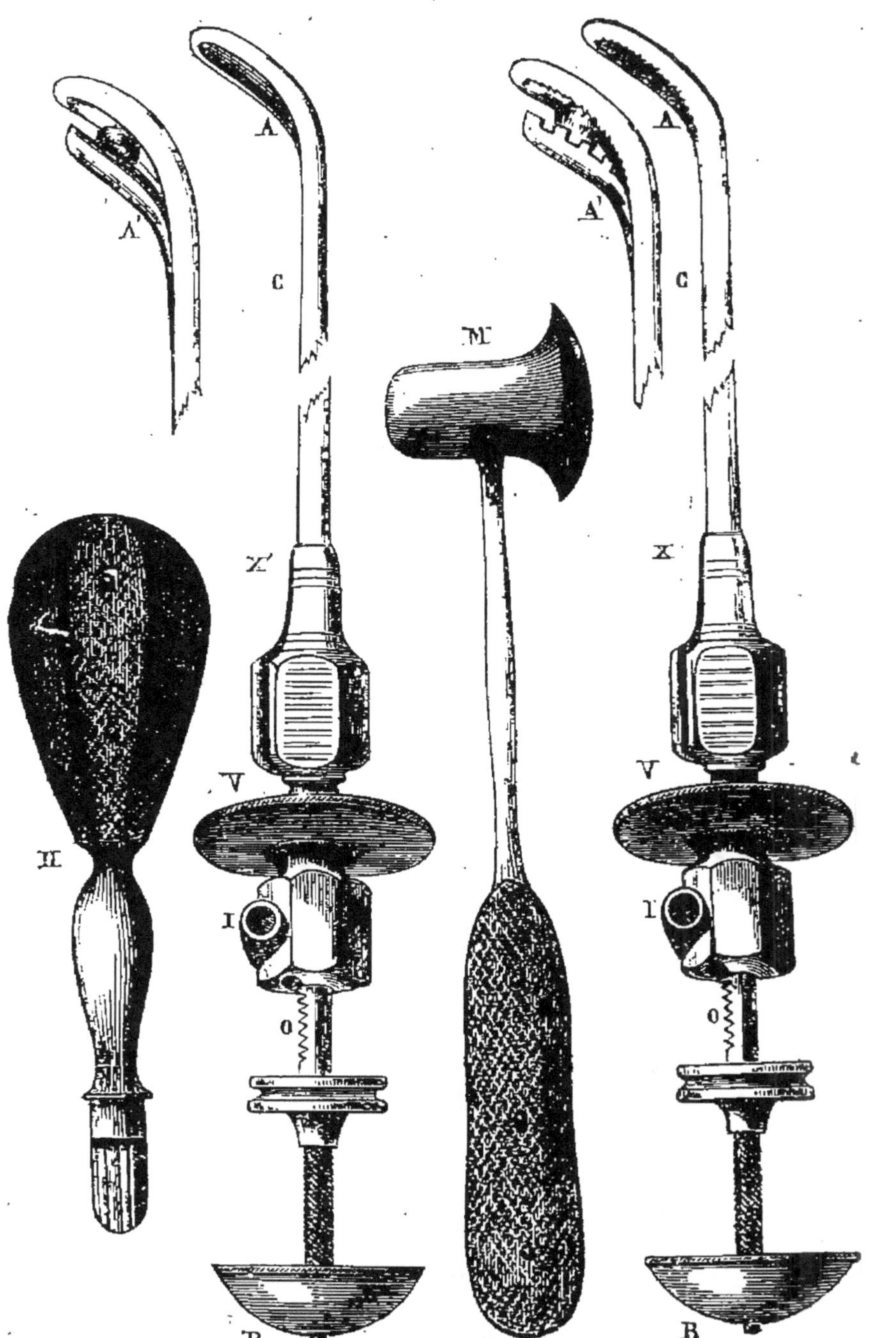



FIGURE 243

*Brise-pierre à crémaillère et à pignon.*

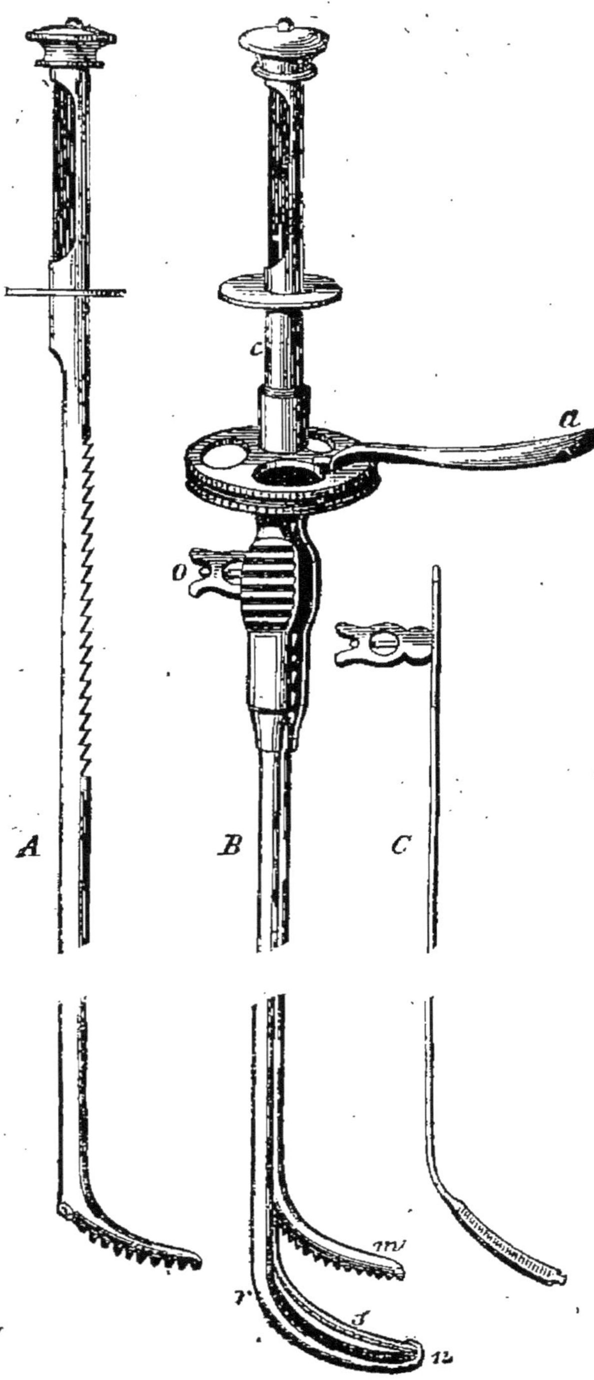



FIGURE 244. — *Brise-pierre à levier.*

Nous devons, pour terminer l'étude des brise-pierres, mentionner encore deux instruments qui, tout en n'étant pas journellement employés, rendent néanmoins de grands services dans certains cas de pierres très dures; ce sont :

1° Le brise-pierre *à crémaillère et à pignon*, représenté figure 243; la poignée H fait avancer les dents de la crémaillère O, et consécutivement la branche mâle; cet instrument agit par pression continue et a conséquemment une très grande force.

2° Le brise-pierre *à levier*, représenté dans la figure 244. Le levier *a*, basculé en arrière, fait avancer la crémaillère A. Inutile d'ajouter qu'à cause de la longueur du levier, cet instrument possède une force considérable.

Enfin, nous devons dire qu'il y a certains calculs dont la dureté est telle, que les instruments que nous venons de décrire ne peuvent arriver à les broyer au moyen de l'engrenage des branches. Dans ces cas, on fait cesser cet engrenage en faisant manœuvrer le ressort qui le produit, et on exerce une percussion sur la branche mâle avec un marteau de la forme qui est indiquée en M (figure 243), en ayant soin de maintenir solidement la branche femelle, sans quoi on produirait de graves désordres dans la vessie. Par ce procédé on arrive à broyer des pierres qui résistaient aux instruments manœuvrés d'après la méthode ordinaire, et même au lithotriteur à pignon, qui est doué pourtant d'une force considérable.

Les autres instruments qui sont encore nécessaires pour la lithotritie sont les suivants :

1° Des seringues soit en caoutchouc durci, soit en étain, qui sont les mêmes que celles dont on se sert pour les injections vésicales et dont nous représentons le dessin à l'article *Catarrhe de la vessie* (voir cet article);

2° Des sondes destinées à l'évacuation des graviers

3° Un urétrotome du méat, dont nous donnons le dessin à l'article *Urétrotomie*, destiné à débrider le méat, pour permettre l'introduction du brise-pierre lorsque le méat est naturellement trop étroit;

4° Enfin on a inventé dans ces derniers temps des appa-

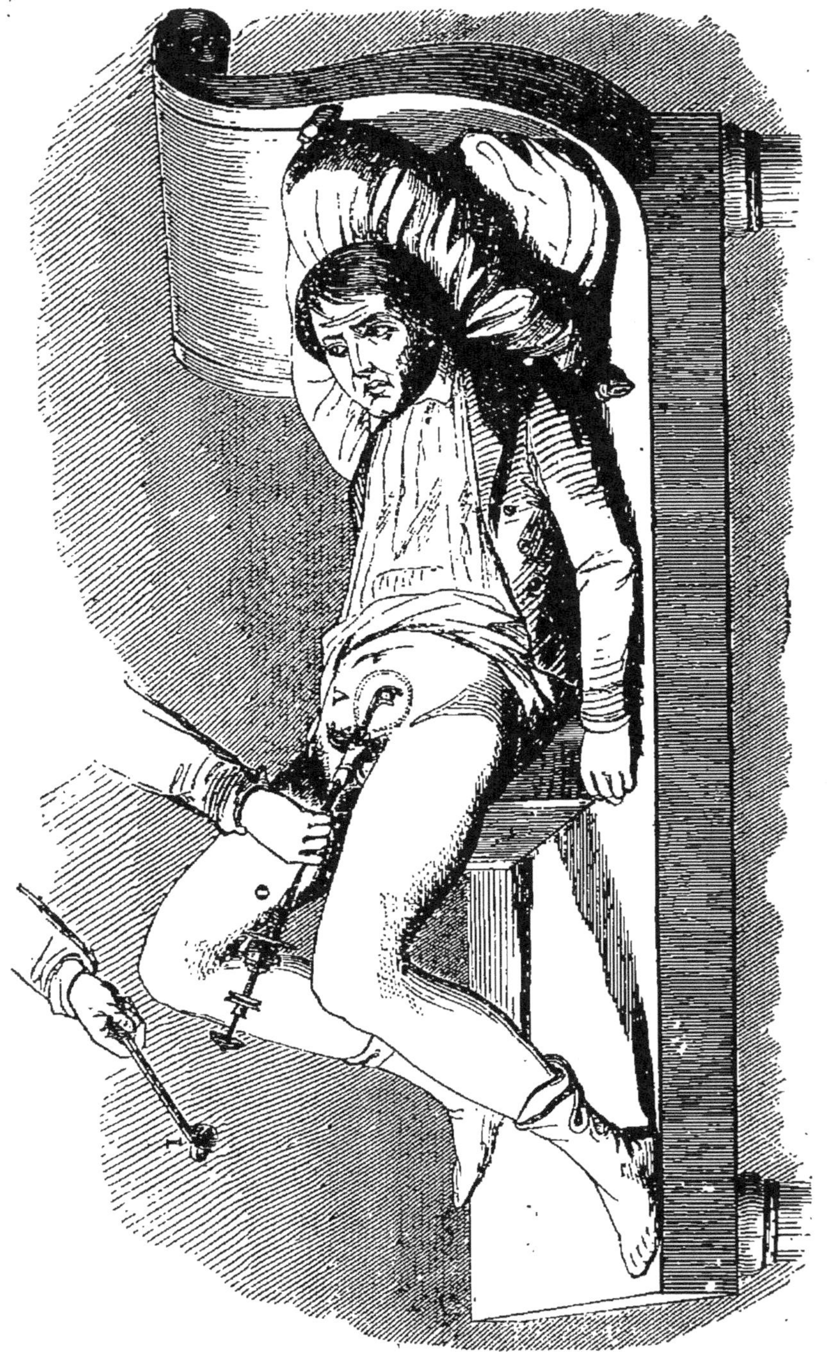

FIGURE 245

*Représentant la percussion exercée par le marteau sur un calcul qu'on ne peut broyer par la simple pression.*

reils destinés à l'évacuation des graviers. Nous donnerons la description de ces instruments plus loin, en parlant de la méthode de la *lithotritie rapide* ou *litholapaxie*, à laquelle servent ces instruments.

Certains praticiens emploient enfin un lit mécanique destiné à faire varier la position du bassin du malade pendant

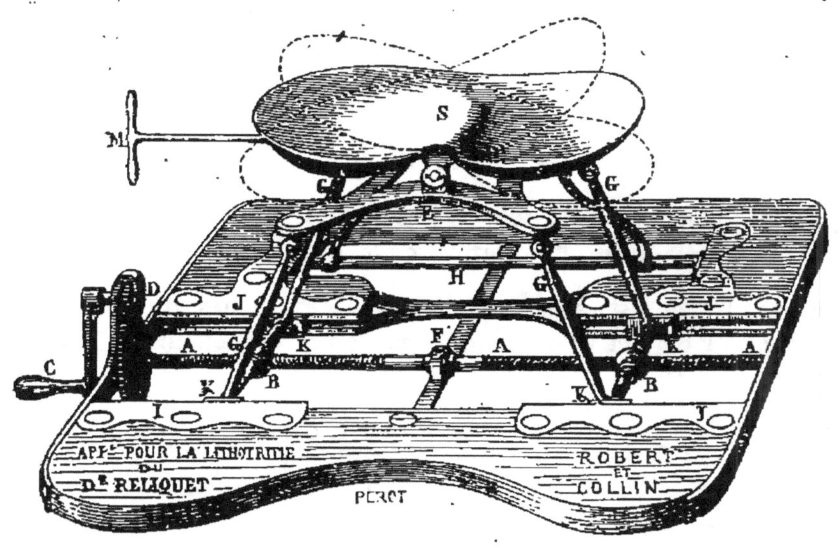


FIGURE 246

*Représentant le siège mobile du D^r Reliquet pour l'opération de la lithotritie.*

l'operation, suivant les nécessités; nous donnons ci-contre le dessin de ce lit articulé, dont l'utilité nous paraît fort contestable (fig. 246).

L'opération à l'aide de ces instruments se pratique en tous points d'après des principes analogues à ceux qui régissent l'examen de la vessie. La position du malade est la même (position horizontale); siège légèrement élevé, les épaules tombantes. On procède à la recherche de la pierre comme nous l'avons indiqué en parlant du diagnostic des calculs vésicaux, et on brise le calcul, lorsqu'on l'a rencontré, par des prises successives entre les mors de l'instrument.

Lorsque le broiement est exécuté, on procède à l'évacuation

des graviers en faisant des lavages de la vessie à l'aide des instruments dont nous avons parlé (sondes évacuatrices, seringues à injections vésicales), et des instruments aspirateurs.

Certaines précautions doivent être prises avant les séances de lithotritie; ainsi : on aura assuré la liberté du tube digestif au moyen d'un laxatif ou d'un lavement; le malade aura gardé le repos la veille de la séance; il aura pris du sulfate de quinine comme moyen préventif de la fièvre qui survient parfois après les séances de lithotritie.

PLANCHE XII

*Représentant la manière dont se pratique le broiement de la pierre dans l'opération de la lithotritie.*

Le calcul CA est saisi entre les deux branches du brise-pierre BMBP et BFBP, et va être broyé par le rapprochement de ces deux branches.

| | |
|---|---|
| V, vessie. | PR, prostate. |
| PV, parois vésicales. | BV, bulbe de l'urètre. |
| CA, calcul. | TBP, tige du brise-pierre. |
| BMBP, branche mâle du brise-pierre. | CC, corps caverneux. |
| | VER, verge. |
| BFBP, branche femelle du brise-pierre. | SP, symphyse du pubis. |
| | BS, bourse séreuse. |
| SCR, scrotum. | PA, paroi abdominale. |

Après l'opération, le malade sera couvert avec soin, de façon à évider les refroidissements; on lui administrera une tisane chaude; il restera en repos au lit et aura soin d'uriner dans la position horizontale, couché sur le dos, afin d'éviter l'engagement en masse des fragments de calcul dans l'urètre, engagement qui peut donner lieu à des douleurs et à des complications.

Il est rare qu'une seule séance de lithotritie suffise à débarrasser un malade de son calcul, s'il est un peu volumineux surtout : nous devons dire toutefois que maintenant on tend à adopter la méthode des séances longues, et que dans certains cas on arrive à débarrasser le malade en une seule fois par la méthode qui porte le nom de *lithotritie rapide* ou *litholapaxie.*

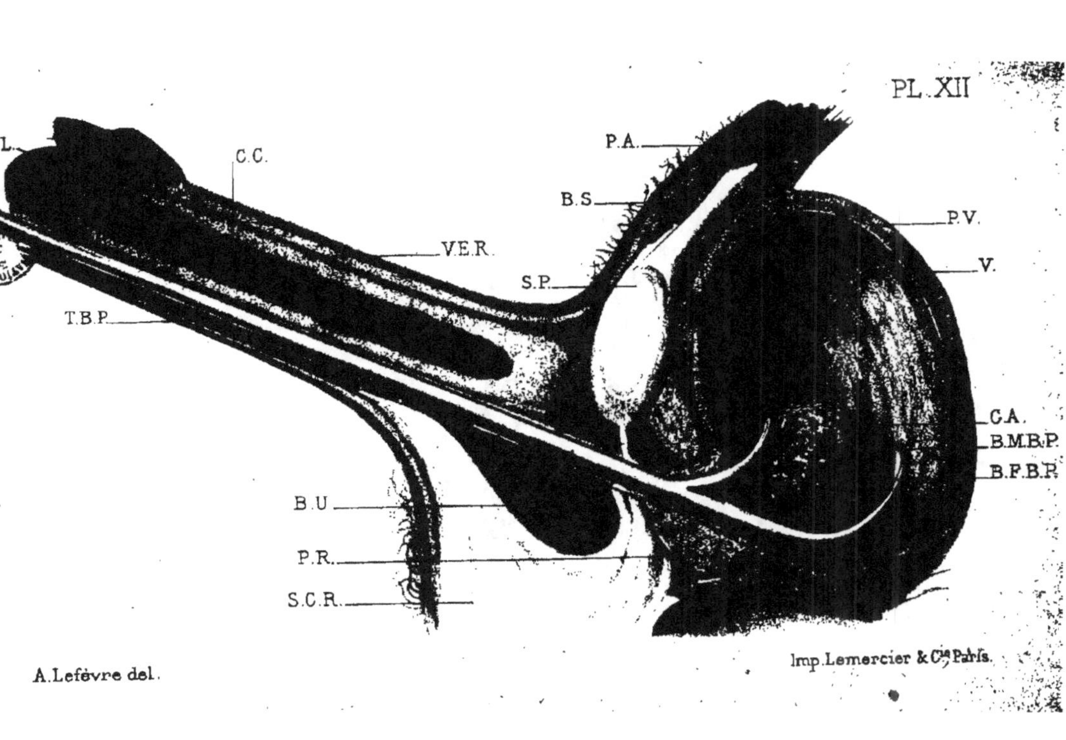

PL. XII
L.
C.C.
P.A.
B.S.
V.E.R.
P.V.
V.
S.P.
T.B.P.
C.A.
B.M.B.P.
B.F.B.R.
B.U
P.R.
S.C.R.
A.Lefèvre del.
Imp.Lemercier & Cie Paris.

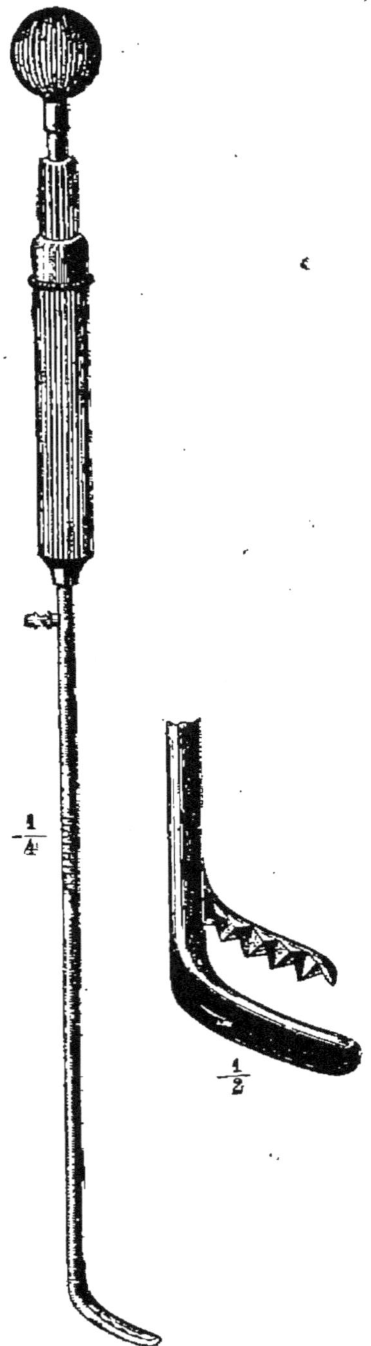

FIGURE 247

*Brise-pierre de Bigelow pour l'opération de la lithotritie par la méthode rapide. Litholapaxie.*

et que nous décrirons plus bas. Néanmoins ce procédé ne peut être toujours mis en pratique d'une façon générale; il pourrait être dangereux chez certains malades : tout dépend, dans les procédés à employer, des indications fournies par l'état de la vessie, l'état des reins, le volume du calcul, état

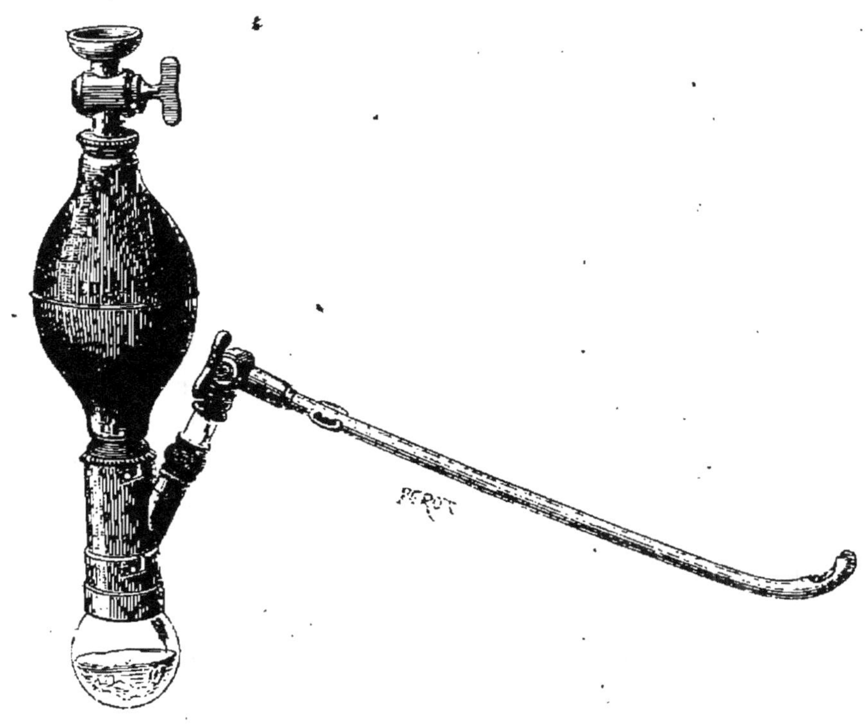

FIGURE 248

*Aspirateur de Bigelow.*

général du sujet; il ne peut donc y avoir de règle absolue pour la durée et le nombre des séances, ainsi que pour la fréquence de leurs répétitions, quand elles sont multiples.

La méthode à laquelle nous venons de faire allusion et qui porte le nom de *lithotritie rapide*, ou *méthode américaine*, est d'origine américaine et a été récemment importée dans la science. Son inventeur, Bigelow, se sert pour la pratiquer d'instruments spéciaux dont nous donnons la description. Ce sont :

1° Un brise-pierre plus volumineux que ceux qu'on emploie pour la lithotritie par la méthode des séances répétées; le bec de la branche mâle de ce brise-pierre est constitué par des crénelures triangulaires dont le sens alterne, et le bec de la branche femelle est pourvu d'une fenêtre oblongue, destinée à permettre le rejet des graviers à mesure que la pierre est fragmentée (fig. 247).

2° Un appareil aspirateur, composé, 1° d'une sonde métallique tantôt droite, tantôt courbe, munie d'un œil unique et volumineux. Cette sonde est d'un calibre qui répond aux n° 28 ou 30 de la filière française; 2° d'une poire de caoutchouc à la partie supérieure de laquelle est un ajutage métallique qui s'adapte à l'extrémité de la sonde que nous avons décrite; au-dessous de la poire se trouve une ampoule de verre dans laquelle viennent tomber les graviers. L'appareil modifié est représenté figure 248.

L'*opération* se pratique suivant les règles de la lithotritie ordinaire; elle en diffère en ce qu'au bout de quelques minutes, on retire le brise-pierre pour introduire la sonde fixée à l'appareil aspirateur. Par des pressions successives de la poire en caoutchouc remplie d'eau, l'eau est refoulée dans la vessie et y détermine un remous qui amène les graviers dans l'ampoule de verre située sous la poire. On pratique ainsi en une seule séance plusieurs broiements et plusieurs aspirations successives, et l'opération est terminée en une fois.

Cette méthode, nouvellement introduite dans la pratique, est bonne à appliquer dans certains cas; mais, comme nous l'avons dit plus haut, il peut y avoir des contre-indications à son emploi.

Doit-on employer le chloroforme pour l'opération de la lithotritie?

Oui, sans contestation, pour la lithotritie en une seule séance par la méthode américaine;

Mais pour la méthode des séances répétées, on peut employer ou ne pas employer le chloroforme, suivant le désir du malade, si toutefois il ne se présente pas de contre-indication.

### Opération de la Taille.

La taille, autrefois seule employée pour débarrasser les malades des calculs vésicaux, est une opération qui consiste, comme nous l'avons dit, à aller à la recherche de la pierre en pénétrant dans la vessie soit par le bas-ventre, soit par le périnée ; la taille est dite, selon la route qu'on suit, *taille périnéale* ou *taille hypogastrique*. L'étude aprofondie que nous avons faite de la région périnéale va nous mettre à même de comprendre les différents procédés qu'on emploie pour l'extraction des calculs vésicaux par la taille périnéale.

La taille est une opération très ancienne, remontant plus loin qu'Hippocrate. Albucasis, Celse en parlent dans leurs écrits. Marianus Sanctus, Jacques de Beaulieu, plus connu sous le nom de frère Jacques, Raw, Cheselden, Howkins, Frère Côme, Joubert, Morand, furent les chirurgiens qui se distinguèrent le plus dans la pratique de cette opération. Sans vouloir entrer dans le détail des perfectionnements que chacun des chirurgiens dont nous venons de citer les noms introduisit successivement dans la pratique de la taille, nous nous bornerons à décrire cette opération telle qu'on la pratique de nos jours, avec tous les perfectionnements qu'elle a subis.

Nous passerons successivement en revue la taille périnéale et la taille hypogastrique.

### 1° *Taille périnéale.*

La taille périnéale, qui est le plus souvent pratiquée, se fait d'après plusieurs méthodes, d'où diverses espèces de tailles périnéales. Nous ne décrirons que l'une d'entre elles, qui est la plus usitée actuellement, et à laquelle nous donnons toutes nos préférences. C'est la taille *prérectale,* dont l'incision cutanée est figurée en A sur la fig. 249.

Les autres tailles sont : la taille *médiane* (C, fig. 249), la taille *latérale* (E, *ibid.*), la taille *latéralisée* (D, *ibid.*), *bilatérale* (B, *ibid.*).

La taille prérectale présente sur ces dernières l'avantage de
ne pas léser le bulbe, puisque dans cette taille le bistouri
passe entre l'anus et le bulbe, et d'épargner également les
artères honteuses internes et transverses du périnée, à moins
d'anomalies.

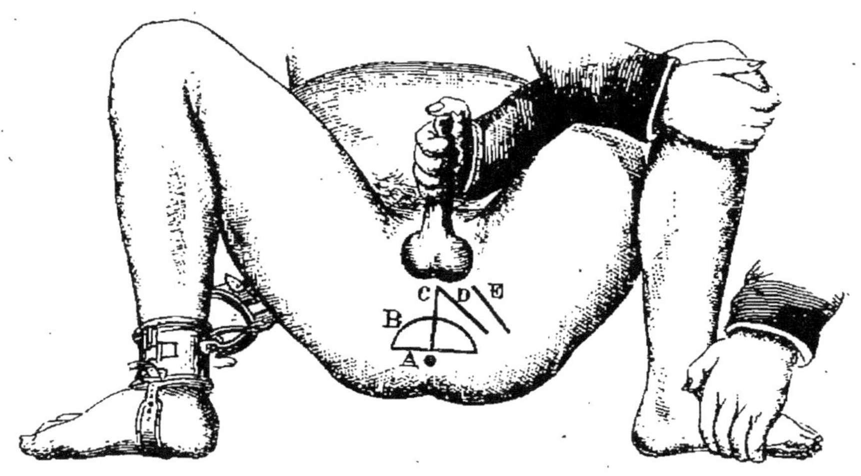


FIGURE 249

*Représentant la position du malade dans la taille périnéale et les
incisions cutanées des différentes tailles périnéales.*

A, incision cutanée de la taille, prérectale.
B,　　　—　　　—　　bi-latérale.
C,　　　—　　　—　　médiane.
D,　　　—　　　—　　latéralisée.
E,　　　—　　　—　　latérale.

Les instruments nécessaires à cette taille sont les suivants :
Un cathéter courbe, muni d'une rainure sur sa convexité
(fig. 250) ;
Un lithotome, soit simple (fig. 251, 252), soit double
(fig. 253), s'introduisant fermé dans la vessie, pour s'y ouvrir
ensuite ;
Des bistouris droits, à lame courte et épaisse (fig. 254, 255,
256) ;
Des tenettes de divers modèles que nous indiquons, destinées à saisir la pierre (fig. 257, 258) ;

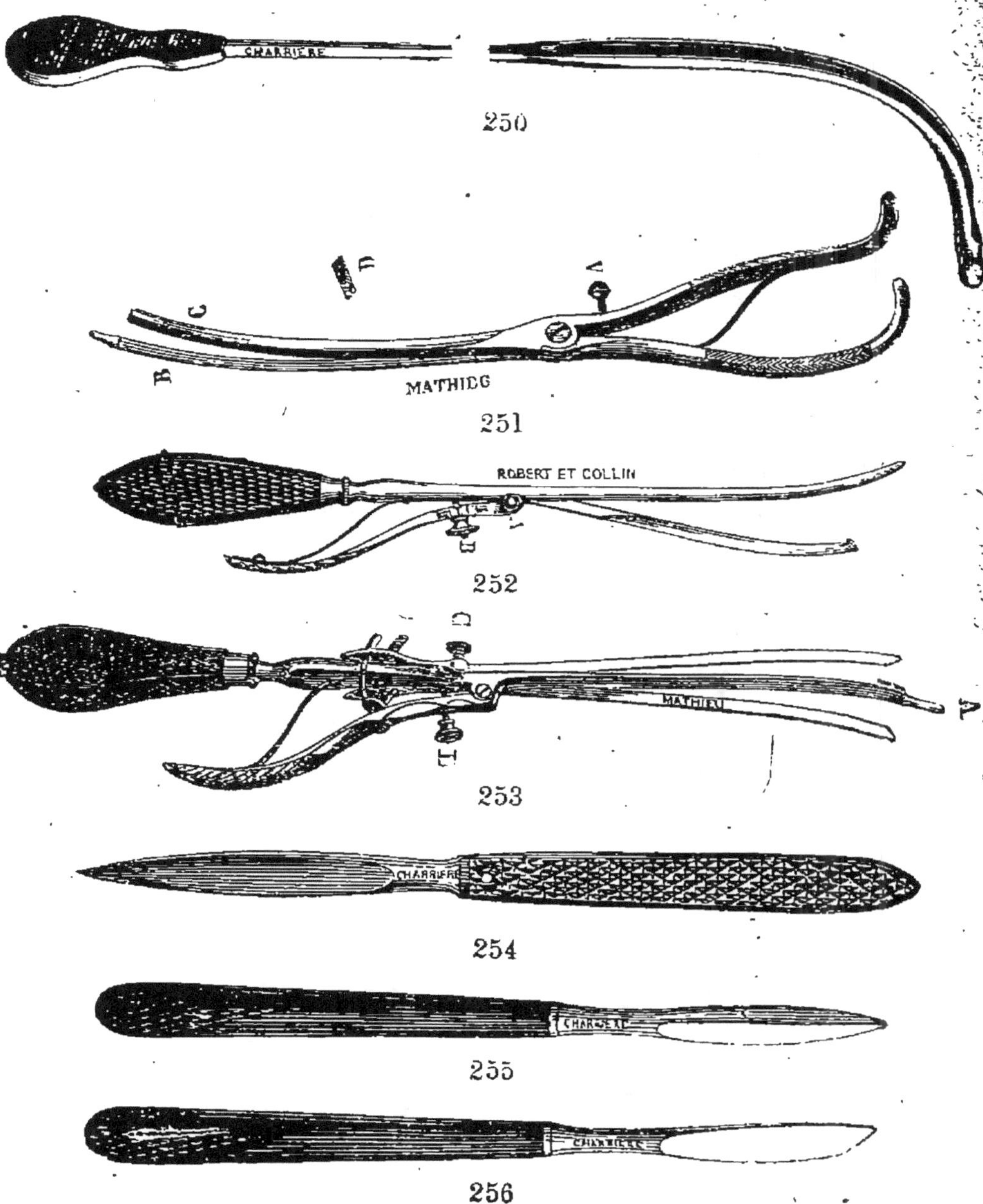


## 7 FIGURES

*Représentant différents instruments pour l'opération de la taille.*

250. Cathéter pour la taille périnéale.
251. Lithotome à deux branches à double tranchant.
252. Lithotome à deux branches à un seul tranchant.
253. Lithotome double.
254. Bistouri droit.
255-256. Bistouris à lame courte et épaisse.

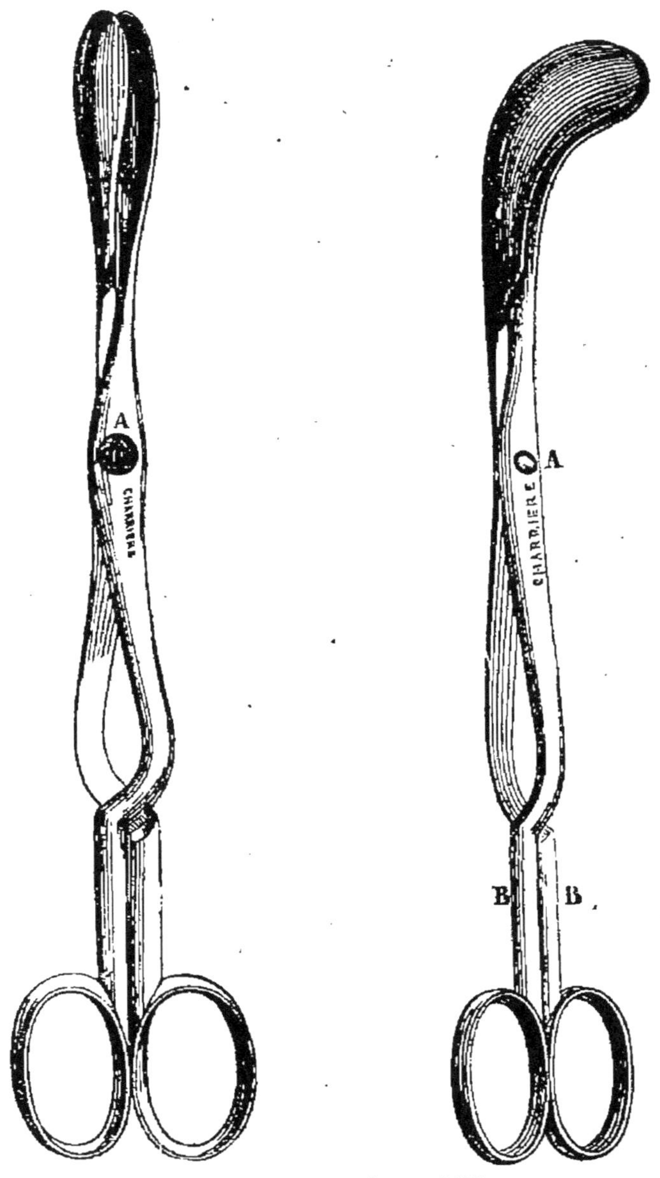

FIGURES 257, 258

*Tenette droite et tenette courbe.*

Un bouton à crête et à curette (fig. 259);
Un gorgeret à bords mousses (fig. 260);
Une canule à chemise (fig. 261).

L'opération se pratique de la manière suivante : le malade étant couché dans la position d'une femme qu'on examine au

FIGURE 259

*Bouton à crête et à curette.*

spéculum (voir fig. 249), les cuisses écartées et maintenues par des aides, les poignets fixés aux pieds par des liens, le chirurgien introduit dans la vessie le cathéter, qu'un aide

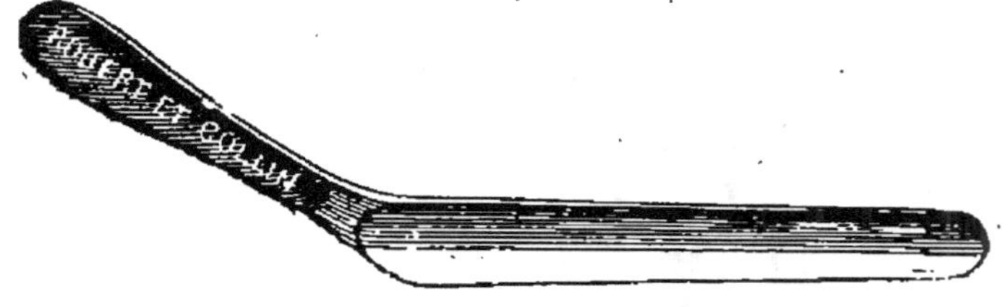

FIGURE 260

*Gorgeret à bords mousses.*

maintient alors dans le plan médian en l'appuyant contre le bas-fond de la vessie, de manière à faire saillir le périnée. Le chirurgien, placé entre les jambes du malade. introduit son

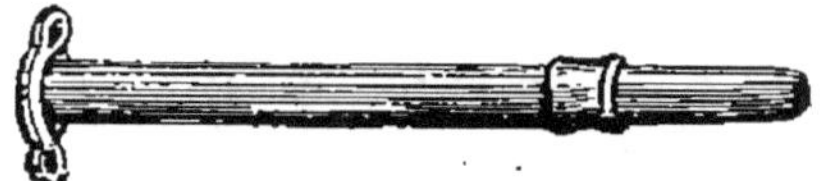

FIGURE 261

*Canule à chemise.*

index gauche dans le rectum, la paume de la main tournée en haut, et, saisissant un bistouri de la main droite, il fait, à 1 centimètre environ en avant de l'anus, une incision transversale de 5 à 6 centimètres de longueur. Il coupe successivement la peau et les parties sous-jacentes, jusqu'à ce qu'il ait trouvé l'urètre. Arrivé en ce point, il ponctionne l'urètre sur le cathéter et introduit par le trou de la ponction le bec du lithotome dans la rainure du cathéter. Saisissant alors de la main gauche le cathéter, le chirurgien le repousse en arrière en poussant également en arrière, le long de sa rainure, le lithotome; celui-ci pénètre ainsi dans la vessie; le chirurgien retire alors le cathéter : il retourne le lithotome et l'ayant ouvert, il incise la prostate en ramenant vers lui le lithotome ouvert.

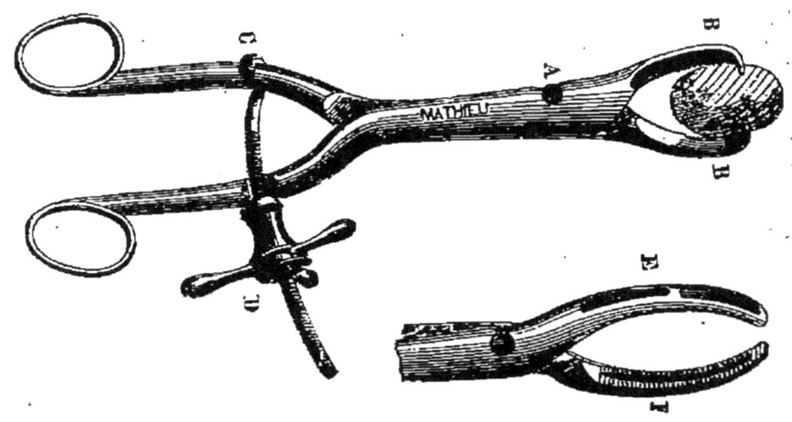

FIGURE 262

*Tenette brise-pierre de Nélaton pour la fragmentation des calculs trop volumineux, dans l'opération de la taille.*

La prostate étant incisée, on introduit par l'incision le gorgeret à bords mousses, sur lequel on fait pénétrer dans la vessie les tenettes à l'aide desquelles on procède à l'extraction de la pierre.

Dans certains cas, la pierre étant trop volumineuse, ne peut être extraite par la plaie périnéale, sous peine de déchirer cette plaie ou de l'agrandir tellement que ses dimensions deviendraient dangereuses. On se sert alors dans ces cas, pour fragmenter la pierre dans la vessie, d'une tenette spéciale, la tenette brise-pierre de Nélaton, qui a été modifiée avantageusement dans ces temps derniers par M. Mathieu et que nous représentons ici (fig. 263). Il est facile ensuite d'extraire séparément chacun des fragments du calcul brisé.

### 2° *Taille hypogastrique.*

Le principe de cette taille repose sur ce fait que la vessie n'est pas recouverte à sa partie antérieure et inférieure par le péritoine, comme nous l'avons vu en traitant de l'anatomie de ce réservoir, et que le péritoine est d'autant plus refoulé en haut que la vessie est plus distendue.

Les instruments dont on se sert pour pratiquer cette opération sont :

1° La sonde à dard. C'est une sonde métallique, du volume et de la forme d'une sonde de trousse ordinaire, pourvue d'un dard qui fait saillie, lorsqu'on pousse un bouton correspondant à la tige qui forme le dard (fig. 264) ;

2° Un bistouri à lame courte, recourbée, et muni d'un bouton à sa partie antérieure : c'est le bistouri de Belmas, ou aponévrotome (fig. 263) ;

3° Un gorgeret qui a reçu à cause de sa forme, le nom de gorgeret suspenseur ;

4° Un bistouri droit pointu ;

5° Un bistouri droit boutonné ;

6° Des tenettes de diverses formes, analogues à celles qu'on emploie pour la taille périnéale (voir fig. 257 et 258).

L'opération se pratique de la manière suivante. Le malade étant couché et chloroformé, le chirurgien, placé à sa droite, injecte dans la vessie, à l'aide d'une sonde de gomme, une certaine quantité d'eau tiède destinée à remplir le réservoir urinaire.

Il introduit alors la sonde à dard dans la vessie, le dard étant caché.

Cela fait, et la sonde à dard étant maintenue par un aide, le chirurgien fait sur la peau de l'abdomen préalablement rasée, sur la ligne médiane, au-dessus du pubis, une incision de 10 centimètres environ de longueur.

On incise ensuite la couche sous-cutanée, et on arrive à la ligne blanche. Une fois là, on pratique sur cette ligne une incision de 1 ou 2 centimètres, immédiatement au-dessus sont laborieuses, difficiles, et accompagnées de phénomènes variés : pesanteur au creux de l'estomac, malaise, inquiétude, accélération du pouls, congestion cérébrale, trouble dans les idées, accablement, tendance à l'inaction et à l'assoupissement; renvois inces sants et d'une odeur aigre ou désagréable; distension du ventre par les gaz, et gargouillements; coliques, diarrhées infectes, alternant avec la constipation; celle-ci à la fin devient de plus en plus opiniâtre et entretient la spermatorrhée. Souvent ces fausses digestions, occasionnées par un appétit glouton, provoquent des pertes séminales, et le lecteur peut, d'un coup d'œil, envisager toutes ces causes de déperdition et d'affaiblissement, s'entretenant les unes par les autres, et perpétuant ainsi le mal en l'aggravant.

Ces symptômes varient d'un jour à l'autre, et, malgré l'attention des malades à rechercher la cause de ces oscillations, la plus importante, c'est-à-dire la spermatorrhée, leur échappe souvent, parce qu'ils n'en sont pas prévenus.

Les *tabescents spermatorrhéiques*, ou malades affectés de pertes séminales involontaires, sont amaigris, languissants. Ils sont très sensibles au froid, et perdent souvent leur chaleur naturelle.

Mais ce n'est pas seulement la chaleur naturelle et l'embonpoint qui diminuent, c'est aussi l'énergie et l'activité de tous les organes. Ainsi la voix est affaiblie et présente un timbre grêle et parfois comme efféminé. Il y a surtout une remarquable hésitation de la parole. La conscience qu'a le sujet de sa décadence fait passer sa timidité dans sa voix comme dans ses actes.

A mesure que l'affaiblissement fait des progrès, le teint devient pâle, jaune et plombé; les yeux sont enfoncés, cernés, ternes, sans expression; faiblesse des muscles toute particulière. Les malades sont incapables de soutenir un exercice violent et prolongé; ils s'essoufflent au moindre mouvement. Quelquefois même il y a une faiblesse, une gêne dans les mouvements des membres inférieurs, qui simule un commencement de paralysie. Les rapports sexuels sont presque toujours suivis d'une aggravation de l'épuissement dont les malades ne sont pas encore complétement remis au bout de trois, quatre ou cinq jours. Bien que n'ayant pas subi de pertes appréciables pendant huit à dix jours, certaines personnes, au lieu d'éprouver du mieux, comme il serait rationnel de le supposer, ressentent la même fatigue que quand il leur arrive d'avoir des pollutions nocturnes ou des évacuations diurnes. Ce fait n'est irrégulier qu'en apparence, car les pertes séminales ont également lieu. Seulement, l'altération et le relâchement des conduits éjaculateurs sont tellement considérables, que *le sperme s'échappe avec les urines, d'une manière continue et insensible*. Cet accablement existe quelquefois seul, c'est-à-dire sans le dépérissement général.

En effet, tous les sujets atteints de spermatorrhée ne sont pas décharnés et hâves ; *beaucoup conservent leur embonpoint, un teint fleuri et toutes les apparences de la santé*, quoiqu'ils soient impuissants, faibles, tourmentés d'une foule d'incommodités, et même portés au suicide.

Un phénomène remarquable, qui est presque un caractère signalétique des pertes séminales, c'est un besoin irrésistible de mouvement, malgré la fatigue, le malaise et l'épuisement qui en résultent ; et, bien que les malades puissent à peine remuer, ils ont une inquiétude physique qui les porte à vouloir changer continuellement de place.

Il n'y a pas de fièvre, à proprement parler, dans la spermatorrhée, à moins qu'elle ne se complique d'inflammation, soit du poumon, des intestins ou d'une partie quelconque de l'appareil génito-urinaire. Les malades ressentent des frissons vagues, irréguliers, le long de la colonne vertébrale, surtout dans les jambes et les bras ; souvent ils éprouvent une chaleur vive avec battements pulsatifs au périnée, des bouffées de chaleur qui monte de la poitrine vers la tête, en suivant les côtés du cou ; des resserrements spasmodiques et des contractions suffocantes à la gorge, comme s'il existait à cette région un corps étranger d'un gros volume. Des palpitations parfois extrêmement violentes s'emparent du malade, au moindre mouvement qu'il fait ; dans la nuit, le sommeil est interrompu par des battements de cœur survenant spontanément ou à la suite de rêves pénibles. La moindre émotion de plaisir, mais surtout les contrariétés, redoublent ces palpitations. Il y a de l'essoufflement pendant la marche, la course, mais surtout en montant : les malades ressentent alors de la faiblesse, de la pesanteur de tête et des sifflements dans les oreilles. Ils soupirent souvent, s'enrhument avec une grande facilité, et sont pris de douleurs dans les différents points de la poitrine, surtout à la région du cœur, ainsi que d'une toux sèche habituelle. Il n'est pas rare de voir des personnes affectées de pertes séminales être atteintes consécutivement de phthisie pulmonaire.

Outre ces altérations des fonctions nutritives, de la force musculaire, et des appareils respiratoires et de la circulation, nous avons dit que les symptômes prédominants étaient surtout les troubles nerveux du côté du cerveau et des organes des sens.

On voit survenir divers troubles de la vision : dilatation plus ou moins remarquable des pupilles, diplopie, amblyopie, mouches et points noirs ou lumineux voltigeant sans cesse, affaiblissement de la vue porté jusqu'à l'amaurose, et en même temps sensibilité extrême à la lumière.

L'ouïe perd de sa finesse et de sa précision ; sa faiblesse est quelquefois voisine de la surdité, et cependant elle est d'une susceptibilité extraordinaire ; les moindres sons produisent une impression pénible : sensation de différents bruits dans les oreilles.

Les pieds et les mains sont habituellement froids et difficilement réchauffés ; il y a parfois une sensibilité partielle plus ou moins étendue. Cette espèce de paralysie locale est très variable : tantôt elle existe sur un point, tantôt sur un autre. Le malade ressent aussi des impressions de chaleur et de brûlure sur diverses parties du corps, ou des sensations passagères, comme produites par le contact d'un air frais, par de l'eau, par un courant électrique, etc., ou un sentiment de froid, d'engourdissement, de fourmillement dans le dos, les reins et les cuisses.

Les spermatorrhéiques deviennent, en général, lâches, mous, efféminés et d'une extrême pusillanimité ; l'énergie morale est toujours fortement atteinte, quel qu'ait été son degré avant la maladie. Leur volonté est très mobile, hésitante; ils sont défiants, d'une susceptibilité extrême, enclins à l'emportement; leurs sentiments affectueux sont considérablement affaiblis, et ils deviennent très égoïstes. Outre l'impuissance, il y a souvent de l'aversion pour la personne qui était l'objet des désirs les plus ardents, et de la froideur et du dédain pour toutes les femmes.

Les personnes affectées de pertes séminales sont constamment tristes, portées à la langueur, au découragement, à la mélancolie; elles fuient la société, recherchent la solitude, et se complaisent dans les idées sombres, les pressentiments sinistres. Tout les fatigue et les ennuie; le dégoût de la vie les pousse quelquefois à des tentatives de suicide; et cependant ces malades sont constamment préoccupés de leur santé : toutes leurs pensées sont concentrées sur ce sujet; ils ne s'occupent que de l'état de leur digestion, de leurs garde-robes; ils sont indifférents à tout le reste, et présentent souvent une incurie remarquable pour leur personne, leurs affaires, leurs intérêts les plus graves. Du reste, on les voit passer par des alternatives fréquentes d'abattement, de désespoir et de joie, suivant qu'ils sont repris de rechutes de pollutions ou qu'ils se croient guéris; et ces alternatives d'expansion ou de taciturnité sont, pour les personnes qui les entourent, et quelquefois pour eux-mêmes, un sujet d'étonnement et de tristesse, quand ils ignorent la cause de leur mal et qu'ils comparent leur état présent avec la régularité de leur caractère antérieur. Chez les personnes dont les facultés intellectuelles sont élevées et qui en font un exercice continuel, on observe une diminution progressive dans la mémoire, dans la clarté et dans l'enchaînement des idées; l'imagination devient moins vive, le jugement moins sûr, et c'est le plus souvent à cette cause que l'on doit attribuer, chez une foule d'hommes distingués, cette baisse de l'intelligence remarquée dès leur jeunesse ou bien à un âge où les facultés conservent ordinairement leur activité.

Dans un mémoire auquel l'Académie de médecine a accordé la faveur de son approbation, le médecin directeur d'un asile d'aliénés a publié récemment une statistique d'où il résulte que, sur vingt cas d'aliénation mentale soumis à son examen et analysés par lui, *douze* reconnaissaient pour cause des pertes séminales rebelles, inaperçues jusque-là. Par la guérison de ces spermatorrhées, il fut assez heureux pour rétablir les fonctions intellectuelles chez *huit* de ces infortunés. Il est probable que beaucoup d'autres cas de dérangement des facultés cérébrales ne reconnaissent pas primitivement d'autres causes.

*Quels sont les moyens de constater les pertes séminales ?*

Les symptômes généraux sont un indice très important, mais qui a besoin d'être confirmé par deux éléments locaux :

a. *La sortie du liquide,*
b. *Sa nature ou composition.*

### a. *Sortie du liquide.*

Dans les cas de pollutions nocturnes, la maladie ne peut jamais passer inaperçue, puisque, lors même qu'elles auraient lieu à l'insu du malade et sans rêve, il en retrouvera des traces à son réveil sur son linge ou sur les draps, et il n'y a que le sperme qui puisse être évacué dans les mêmes circonstances. Seulement, quand ces pertes sont très fréquentes et ont épuisé la constitution de l'individu, le liquide séminal a perdu de ses qualités : il n'a que faiblement l'odeur spermatique ; il est plus pâle, plus liquide qu'à l'état ordinaire, ne fait sur le linge que des taches à peine visibles, peu empesées ; et enfin le caractère signalétique essentiel, la présence d'animalcules spermatiques, peut manquer ou être modifié comme nous le dirons plus bas.

Dans les pertes qui ont lieu le jour, le fluide séminal s'échappe, soit pendant les efforts que le malade fait pour aller à la garde-robe, soit en urinant. Le premier cas est encore facile à constater, car il sort souvent par la verge, *après* que le malade a satisfait à l'une ou à l'autre de ces deux fonctions, une, deux ou trois gouttes de liquide visqueux, filant entre les doigts, et dont la nature est facile à reconnaître au microscope. C'est du sperme pur et sans aucun mélange, qu'il est aisé de conserver. Il est arrivé bien des fois que, d'après nos instructions, des malades éloignés de cent cinquante et deux cents lieues de Paris, nous ont envoyé ce liquide, recueilli dans un petit flacon de verre exactement bouché ou séché entre deux lames de verre ou sur un morceau de linge. Nous avons pu, de cette manière, analyser ce liquide, déjà vieux de six et même de huit jours, y reconnaître tous les caractères du sperme, et diagnostiquer la maladie.

Le cas où il est le plus difficile de constater la spermatorrhée, c'est quand le sperme est évacué en même temps que l'urine; et ce cas est doublement fâcheux, car, outre que la maladie peut rester longtemps inaperçue, cette déperdition insensible annonce une altération et un relâchement beaucoup plus profonds des canaux éjaculateurs et des vésicules séminales. Voici les procédés qu'on devra employer pour la perte. D'abord il faut bien se rappeler que ce n'est jamais qu'avec les dernières gouttes d'urine que s'échappe le sperme, et on devra négliger (dans les recherches de la liqueur séminale) tous les liquides ayant plus ou moins d'analogie avec la semence, et qui seraient chassés par le premier jet de l'urine. Les dernières gouttes d'urine qui renferment du sperme offrent les caractères suivants : on voit, au fond du liquide urinaire, des grumeaux présentant des points brillants et semblables à des grains de semoule ou de tapioca, cuits dans du bouillon. Si l'on filtre ce liquide, les *grumeaux* et les *animalcules* spermatiques qu'ils contiennent restent sur le papier, et il est facile de les examiner ensuite au microscope.

Ces *grumeaux*, visibles à l'œil nu, sans le secours du microscope, sont variables en grosseur et en quantité, ont la forme d'un rein humain en miniature, et sont insolubles dans l'urine et l'eau, même bouillante. L'alcool, l'acide nitrique, une dissolution de tannin, les coagulent et les rendent opaques comme de l'albumine. D'après nos recherches particulières, nous sommes fondé à croire que les granulations proviennent des glandules prostatiques hypertrophiées. La présence de ces grumeaux dans le liquide séminal n'entraîne pas forcément l'impuissance, mais elle indique un premier degré d'altération dont les malades et le médecin surtout doivent tenir le plus grand compte. Il est vrai que, quand le sperme est plus altéré que celui dont nous venons de parler, on n'observe plus de grumeaux ; mais les animalcules spermatiques, qui sont plus lourds que l'urine, tombent toujours au fond du vase dans lequel est contenu ce liquide, de sorte qu'en le décantant doucement avec une pipette, on arrive à isoler presque entièrement les spermatozoaires, et à pouvoir les examiner au microscope.

La présence de l'oxalate de chaux dans les urines accompagne presque toujours le sperme. Aussi, quand on a constaté l'existence de ce sel, faut-il redoubler d'attention pour apercevoir les animalcules.

### b. *Nature du liquide. Son examen microscopique.*

On a pu remarquer que, dans les divers procédés d'investigation du liquide séminal, c'est toujours à l'examen microscopique qu'il faut avoir recours pour être sûr de l'existence de la spermatorrhée. On ne saurait donc trop apporter d'attention à cet examen et se familiariser avec l'usage du microscope.

Si l'on met au foyer de cet appareil le liquide contenant des animalcules, on les reconnaîtra avec tous les caractères indiqués à l'article *Sperme* (voir *Physiologie*, page 128). Mais quand les pertes ont épuisé l'organisme, les animalcules sont moins nombreux, moins développés, moins vivaces ; leurs mouvements sont moins vifs. Plus tard, les dimensions des zoospermes diminuent quelquefois d'un quart, d'un tiers ; la queue devient difficile à voir, même avec un grossissement de quatre cents fois. Enfin, quand les malades, épuisés, sont tombés dans le marasme, il n'y a plus d'animalcules : ils sont remplacés par des corpuscules brillants, arrondis, qui semblent être des têtes de zoospermes. Parvenu à ce degré, ce liquide ne jouit plus de propriétés fécondantes, et l'individu qui le sécrète est stérile.

Bien des fois nous avons pu rendre la virilité à des malades dont le sperme était ainsi altéré, et toujours le rétablissement de la santé et la cessation de l'impuissance ont été accompagnés du retour d'animalcules spermatiques vigoureux et bien constitués dans le liquide séminal.

### Traitement de la spermatorrhée.

Le *traitement* de cette maladie est très difficile à préciser d'une manière générale, car il dépend de la cause qui lui a donné naissance, de son intensité et des désordres particuliers qu'elle aura pu entraîner chez le malade. Aussi ne pourrons-nous donner ici que des indications sommaires nous réservant de tracer aux malades, dans les consultations écrites, les moyens spéciaux auxquels ils devront recourir pour se débarrasser d'une aussi cruelle affection. Mais il est un point capital que nous tenons d'abord à établir : c'est que la spermatorrhée est *toujours curable,* si graves que soient les désordres qu'elle ait pu entraîner, quand les malades sont assez raisonnables pour s'astreindre au traitement, quelquefois rigoureux, que nous conseillons, et qu'ils ne s'écartent en rien de l'hygiène prescrite.

La première indication est d'examiner si la spermatorrhée n'est pas entretenue par la constipation, les hémorrhoïdes, les fissures, les fistules à l'anus, les vers intestinaux, l'accumulation de la matière sébacée entre le prépuce et le gland (voir *Phimosis,* page 155 et fig. 294), le rétrécissement du canal de l'urètre, pour faire cesser ces diverses causes et guérir immédiatement le malade.

On évitera avec le plus grand soin toutes les circonstances morales et physiques qui peuvent donner lieu à une excitation des organes génito-urinaires.

Les malades qui sont sujets aux pollutions nocturnes devront éviter les aliments trop stimulants, surtout le soir; ils boiront très peu, pour ne pas surcharger la vessie. Ils auront la précaution d'uriner en se couchant, et, s'ils le peuvent, de se réveiller plusieurs fois pour vider la vessie. Ils seront à peine couverts la nuit, et devront éviter les couchers trop moelleux. Les matelas très durs de crin ou de laine sont bien préférables aux matelas de plume. Les couvertures supplémentaires pour l'hiver ne recouvriront que les pieds et les jambes, afin que le bassin soit peu chargé.

Les personnes qui, par suite d'un travail assidu de cabinet, sont forcées de rester assises pendant trois et quatre heures par jour, ou même plus, devront faire usage d'un siège en canne tressée à claire-voie.

Souvent la cause primitive de la spermatorrhée a disparu, et les pollutions continuent par suite d'une sorte d'habitude, d'une grande susceptibilité nerveuse et de la faiblesse ou du relâchement des réservoirs du sperme et de l'orifice des canaux éjaculateurs. L'indication à remplir, dans ce cas, consiste à redonner du ton et de la force à ces organes débilités. On obtient ce résultat par l'usage interne d'astringents, de toniques spéciaux, et surtout de glaces et de boissons glacées. Les bains froids de rivière, les bains de Barèges ou alcalins, les bains de mer, les eaux de Luxeuil, les bains de siège froids ou même glacés; l'application d'une vessie pleine de glace pilée sur le bas-ventre, le périnée ou les reins; les lavements froids, astringents et glacés; les douches d'eau froide ou glacée sur différents points du bas-ventre, et en particulier sur les bourses et la verge, sont des moyens qui, isolément ou combinés entre eux, rendent d'incontestables services quand ils sont employés avec persévérance et régularité. On a parfois aussi retiré de bons avantages de vésicatoires volants ou à demeure, appliqués sur le périnée ou la partie supérieure et interne des cuisses.

*Deux moyens* qui, à eux seuls, ont guéri les trois quarts des spermatorrhées, sont :

1° Le passage d'une bougie de cire seule ou enduite de certains médicaments ;

2° La cautérisation *superficielle*, avec le nitrate d'argent, de la partie du canal de l'urètre sur laquelle viennent aboutir les conduits éjaculateurs. Ce dernier moyen, employé comme il a été indiqué à la page 306, ne présente aucun inconvénient; mais, entre des *mains inexpérimentées*, il peut causer des accidents. Aussi est-ce un moyen que nous ne conseillons qu'avec une grande réserve.

Nous commençons d'abord par passer une bougie de cire

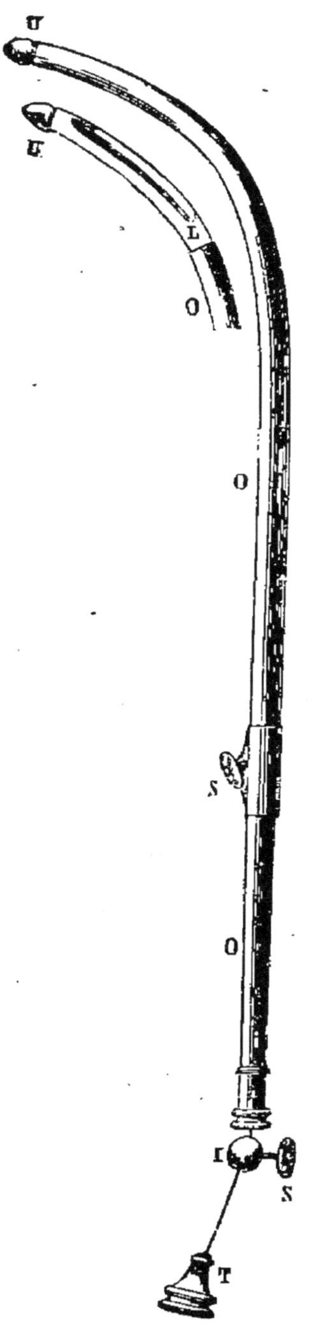



## FIGURES 298, 299

*Représentant l'instrument avec lequel nous pratiquons la cautéri-*
*sation superficielle de l'orifice des conduits éjaculateurs du sperme.*

T O S O U (fig. 299), l'appareil fermé tel qu'on l'introduit dans le canal.

D S O, la canule.

T U, tige ou mandrin circulant à travers la canule.

S, curseur fixé sur la canule et indiquant la profondeur à laquelle doit pénétrer l'instrument.

S I, curseur fixé sur la tige inférieure et qui limite la portion de la cuvette L U devant faire saillie hors de la canule.

O L U (fig. 298), l'appareil ouvert.

L U, cuvette dans laquelle on place le caustique.

molle, et nous ne la laissons dans le canal que quelques instants. Tous les deux jours nous renouvelons cette petite opération, afin d'émousser la sensibilité de l'urètre, et souvent ce moyen, aidé des bains et des lavements froids et glacés, des douches de Barèges sur les reins, le périnée et le bas-ventre, nous a suffi pour guérir des spermatorrhées très anciennes. Quand la sensibilité du canal n'est plus exaltée par le passage de la bougie, nous enduisons la pointe de celle-ci de substances astringentes, et en particulier de quelques grains d'alun calciné. Nous introduisons aussi quelquefois, sur la partie malade, au moyen d'une sonde en gomme élastique garnie d'un piston, des pommades calmantes, narcotiques, astringentes ou caustiques, suivant les indications.

Ce n'est que dans les cas, bien rares, où l'emploi méthodique de ces divers moyens est resté sans résultat, ou bien lorsque, de prime abord, nous trouvons le cas trop grave ou trop ancien, ou bien encore qu'il existe des raisons pour obtenir promptement un résultat définitif, que nous avons recours à la cautérisation très superficielle, avec le nitrate d'argent, de la portion prostatique de l'urètre.

Cette cautérisation se fait au moyen du porte-caustique de Lallemand, dont nous donnons le modèle (fig. 298 et 299).

Nous prions nos lecteurs de vouloir bien se reporter à l'ouvrage où nous traitons spécialement des pertes séminales (*D'une cause fréquente et peu connue d'épuisement prématuré, Traité des pertes séminales insensibles*), s'il veut lire une description de la manière dont nous opérons avec cet instrument, la place nous faisant défaut, dans ce volume, pour donner une description détaillée de l'opération.

Dans quelques cas, le brômure de potassium, à la dose de

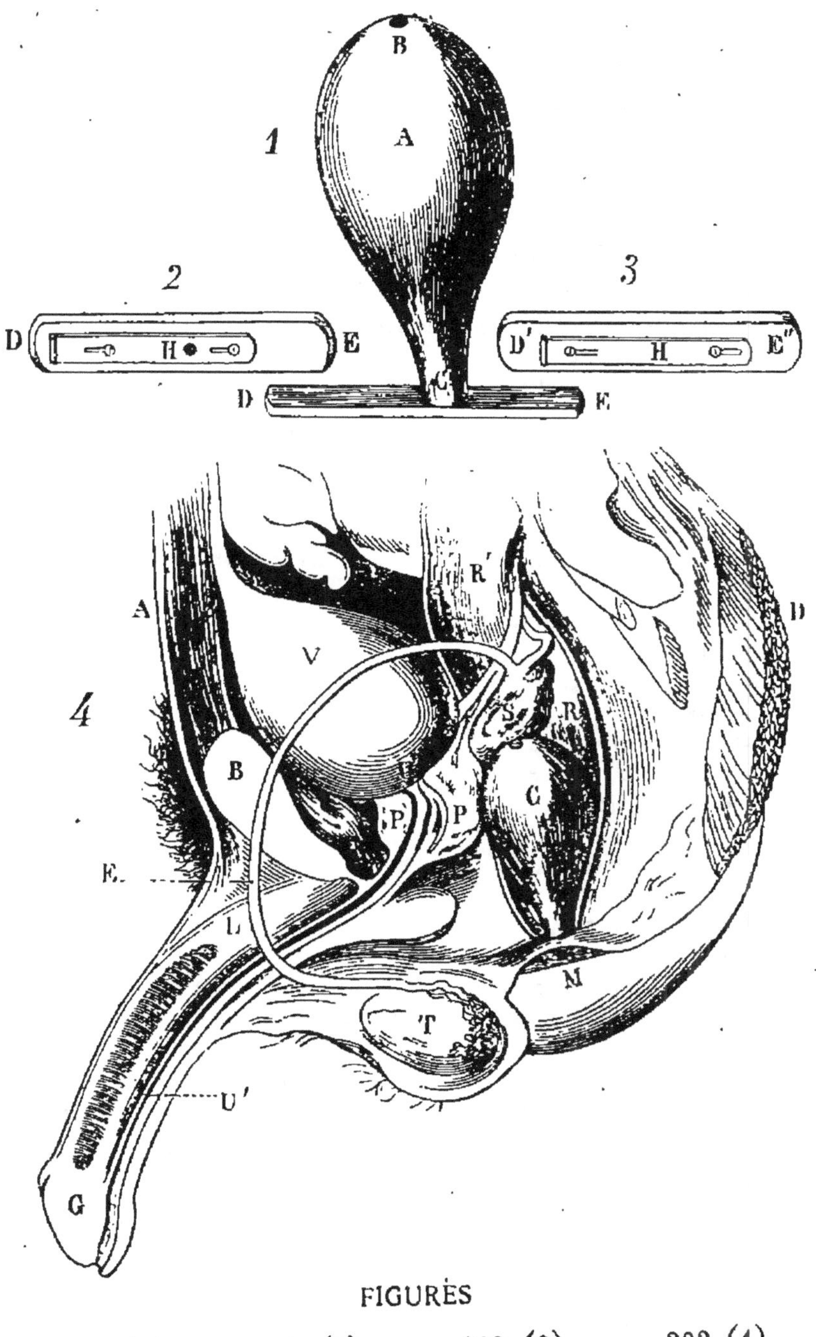


FIGURES

300 (1)     301 (2)     302 (3)     303 (4)

*Représentant un compresseur prostatique.*

La figure n° 1 représente le compresseur prostatique (demi-grandeur).

A, coupe de l'instrument qui est en cuivre et creux.

B, ouverture placée à l'extrémité supérieure du compresseur, pour donner passage aux gaz intestinaux.

C, étranglement que présente l'instrument à sa partie inférieure, pour ne pas trop fatiguer le sphincter anal.

DE, bande transversale en cuivre qui est en contact avec le périnée et la partie postérieure de l'anus.

Le corps de l'instrument est un peu incliné en avant, pour être plus facilement en contact avec la région prostatique qu'il doit comprimer.

La figure n° 2 représente la face inférieure de la bande transversale DE, sur laquelle glisse une petite lamelle, destinée à boucher le trou H, et à empêcher la sortie des gaz qui seraient passés par le trou B, fig. 1.

La figure n° 3 représente la lamelle D'E'' qui, par son glissement, a fermé le trou situé en H.

La figure n° 4 représente le compresseur prostatique en place, dans l'intestin rectum.

(Coupe d'un bassin d'homme d'avant en arrière sur la ligne médiane.)

A, paroi du ventre.

D, coupe de l'os sacrum.

B, os pubis.

LG, la verge.

V, la vessie.

U, col de la vessie.

U'U', canal de l'urètre.

PP la glande prostate.

T, testicule droit.

TES, canal déférent.

S, vésicule séminale.

R'R. intestin rectum.

M, anus.

C, compresseur prostatique, dont la face antérieure exerce une pression mécanique à l'union des vésicules séminales et de la glande prostate P.

1, 2 ou 3 grammes par jour, dans une solution gommeuse, a été très efficace contre les pertes nocturnes et la spermatorrhée qui suit la défécation.

L'électricité, le seigle ergoté, les ferrugineux, le quinquina, les amers, une nourriture fortifiante et réparatrice, sous un petit volume, ont souvent, soit seuls ou associés aux bains, aux lavements froids et à la bougie, guéri la spermatorrhée.

On a aussi préconisé récemment, pour faire disparaître les

pertes séminales spasmodiques, l'introduction dans le rectum d'un appareil en buis, en ébène ou en cuivre, appelé *compresseur prostatique* (fig. 300, 301, 302, 303). Cet instrument a la forme d'une olive très volumineuse, renflée dans la portion qui reste dans l'intestin, et rétrécie dans le point correspondant au sphincter : la portion rétrécie se termine par une plaque, ou un anneau qui est traversé par un morceau de caoutchouc, dont la fonction est de maintenir l'appareil au dehors, et de l'empêcher de s'enfoncer trop avant dans l'intestin. Cet appareil doit avoir assez de longueur pour arriver jusqu'à la glande prostate, et pouvoir ainsi exercer sur les conduits éjaculateurs du sperme une pression capable de résister à la contractilité des vésicules séminales. De cette façon, les pertes séminales spasmodiques, c'est-à-dire par susceptibilité exagérée des vésicules spermatiques, seraient empêchées. On garde cet appareil en tout temps, même en marchant, et après un certain temps d'usage, à mesure que les pertes disparaissent, on ne l'applique plus que la nuit, puis de deux jours l'un. L'auteur prétend que par ce moyen il a guéri beaucoup de spermatorrhées rebelles; mais j'ai eu occasion de donner des soins à plusieurs malades qui avaient employé cet instrument, et chez lesquels le contact de cet appareil avait été intolérable et avait causé, outre une gêne affreuse, une aggravation considérable des pollutions.

On comprend parfaitement ce résultat, quand on se rend compte des circonstances dans lesquelles cet appareil est précisément recommandé. Le *compresseur* doit être appliqué dans les cas de spermatorrhée spasmodique; or, chez les malades nerveux, irritables au dernier point, et chez lesquels les pollutions ont encore aggravé l'excitabilité, le contact d'un semblable corps étranger dans le rectum détermine un agacement, dont le premier effet est précisément l'exaltation de la susceptibilité des vésicules séminales, et par suite un plus grand nombre de pollutions involontaires. Cet appareil ne peut donc convenir dans les cas de pertes séminales par suite de spasme exagéré des vésicules; tout au plus pourrait-il être recommandé dans certaines formes de spermatorrhée par inertie, qui accompagnent les paralysies des membres infé rieurs. Dans ce cas, la compression mécanique des conduits éjaculateurs, en s'opposant à la sortie du sperme, préviendrait une cause d'épuisement, qui est souvent, chez les malades de cet ordre, un obstacle à la cure.

On a construit encore, pour tâcher de remédier aux pertes séminales, un appareil qui a reçu le nom d'*avertisseur électrique* et que nous représentons ici (fig. 304). C'est un anneau métallique pourvu à sa partie supérieure d'une portion mobile, maintenue abaissée par un ressort très faible.

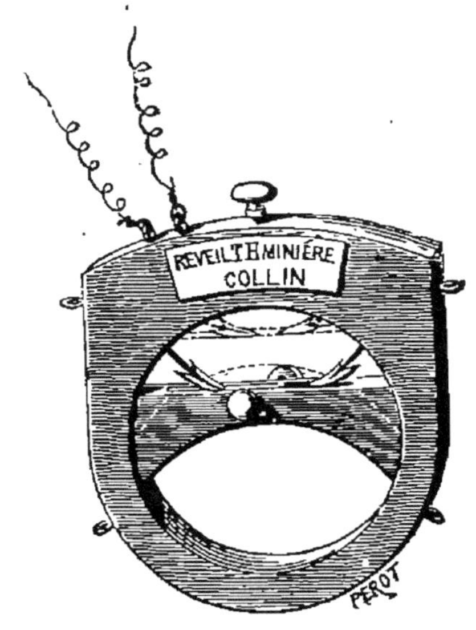


FIGURE 304

*Avertisseur électrique contre la spermatorrhée.*

On introduit la verge dans cet anneau, de façon à ce qu'elle soit emboitée par la partie supérieure mobile. S'il survient pendant la nuit une érection, précédant d'ordinaire les pertes séminales nocturnes, le gonflement du pénis force le faible ressort qui maintient en place l'instrument, et la partie mobile venant s'appliquer à la partie supérieure fixe de l'anneau, établit le contact dans un courant électrique, et une sonnerie électrique mise en rapport par deux fils avec le petit appareil, réveille immédiatement le malade. Nous pensons pour notre part que cet appareil est plutôt nuisible qu'utile, car la présence permanente d'un instrument autour de la verge, si peu serré soit-il, ne peut que faciliter la production d'érections, quitte, il est vrai, à prévenir lorsqu'elles sont produites.

Nous sommes, en conséquence, plutôt opposés à l'emploi de cet instrument que portés à recommander son application.

Une fois la guérison obtenue, le retour aux fonctions conjugales ne doit se faire qu'avec une extrême prudence, sous peine de rechute. Le coït ne sera permis qu'à des intervalles déterminés et fixes ; intervalles variables, suivant l'énergie virile de l'individu.

# PERTE DE LA VIRILITE, IMPUISSANCE & STÉRILITÉ

On désigne sous ces deux dénominations l'*inefficacité* ou l'*impossibilité* de l'acte de la reproduction.

La plupart des auteurs ont confondu l'impuissance avec la stérilité; et si nous-même nous les avons réunies sous le même titre, c'est pour nous conformer à l'usage général. Cependant chacun sent qu'il y a une différence entre ces deux expressions, bien que le résultat final, c'est-à-dire la *non-reproduction*, en soit toujours la conséquence.

Dans la *stérilité*, le rapprochement a lieu avec toutes les conditions apparentes d'un coït normal; mais il est *inefficace*, c'est-à-dire qu'il n'est jamais suivi de la *fécondation* (voir ce mot, page 140).

Dans l'*impuissance*, le coït est incomplet ou tout à fait impossible. Il y a *inaptitude au rapprochement*.

Dans l'un et dans l'autre cas, il y a *incapacité de reproduction*.

Bien que l'une et l'autre de ces deux infirmités s'observent dans les deux sexes, la *stérilité* cependant se rencontre plus fréquemment *chez la femme*, et l'*impuissance* s'adresse plus particulièrement *à l'homme*.

Comme l'impuissance, la stérilité peut être *naturelle*, c'est-à-dire *congéniale*, ou *accidentelle* et *acquise*.

Elle est *temporaire* ou *définitive*. Dans le premier cas, la science en triomphe, en appliquant un traitement convenable, après en avoir recherché la cause : elle est *curable*. Dans le second cas, rien ne peut y remédier : elle est *incurable* ou *absolue*.

Nous énumérerons d'abord les *causes* de cette maladie, en même temps que les *moyens de diagnostic ;* puis, *autant que possible*, nous donnerons les indications du *traitement*, avec des *observations* à l'appui.

Ce chapitre, ainsi que le précédent, est traité avec beaucoup plus d'étendue dans notre traité : « *D'une cause fréquente et peu connue d'Épuisement prématuré.* » Nous engageons donc le lecteur à y recourir pour avoir des renseignements plus complets.

### Causes.

Les causes de la stérilité et de l'impuissance sont *générales, locales* ou *relatives*.

1° Nous appelons *causes générales* celles qui affectent toute l'organisation ; elles peuvent être *communes à l'homme et à la femme*.

2° En étudiant les *causes locales*, nous énumérerons séparément celles qui concernent l'homme, renvoyant à notre *Traité des maladies des femmes*, pour celles qui les concernent.

3° Sous le nom de *causes relatives*, nous réunissons une catégorie de faits dans lesquels il n'y a pas *stérilité* à proprement parler, mais seulement *infécondité actuelle*, puisque l'homme et la femme qui, par leurs rapports, ne peuvent se reproduire, peuvent donner des signes non équivoques de fécondité dès qu'ils sont, l'un et l'autre, placés dans d'autres conditions.

### 1° Causes générales.

Les anciens ne reconnaissaient guère que des causes générales à la stérilité ou à l'impuissance. Aussi, la plupart du temps, les raisons qu'ils alléguaient pour expliquer cette infirmité étaient-elles fort contestables. C'est le propre des recherches modernes, et nous dirons même des nôtres en particulier, d'avoir spécialisé de plus en plus cette maladie, en rattachant à une *altération locale positive* ce que, par ignorance, on attribuait à une cause générale. Par suite de ces investigations, on conçoit que le traitement a dû recevoir une heureuse impulsion, et il est très rare, sauf les cas que nous spécifierons, que nous ne puissions remédier à la plupart des stérilités ou impuissances pour lesquelles nous sommes si fréquemment consulté.

Il existe cependant des causes générales que nous devons mentionner : ainsi les maladies qui, à la longue, débilitent, appauvrissent le sang ou l'empoisónnent, sont des causes de l'infirmité qui nous occupe.

De même, les *hydropisies*, les *paralysies*, et le *virus dartreux* ou *syphilitique passé dans le sang*. Cette dernière cause n'est pas absolue, puisque, nous citons des faits de conception dans cette circonstance. Mais alors le produit de la fécondation n'est pas viable; c'est ce qui explique les nombreux avortements de certaines unions conjugales.

Un *embonpoint considérable* est aussi regardé comme défavorable à la fécondité, surtout chez la femme.

L'affaiblissement, le délabrement du système nerveux, entraînant le *défaut d'érectilité* de la verge, reconnaît plusieurs causes, telles que l'abus de la masturbation, les jouissances excessives, surtout quand elles sont excitées avant le complet développement des organes; l'exaltation fébrile, les transports érotiques que fait naître, chez beaucoup de personnes, l'orgueil de sa victoire, la possession de l'objet de désirs ardents; une grande timidite, la crainte de mal s'acquitter du devoir conjugal et d'être l'objet de railleries, ou enfin le souvenir toujours présent d'une personne aimée, qui seule quelquefois a le pouvoir d'amener l'érection.

L'*anaphrodisie*, ou *absence de désirs vénériens*, bien que se rencontrant moins fréquemment chez l'homme que chez la femme, a cependant beaucoup moins de gravité chez celle-ci. En effet, dans l'acte de la reproduction, le rôle de la femme peut être tout à fait passif, sans que la fécondation en soit, par ce fait, compromise. Il est même généralement reconnu que les personnes du sexe, chez lesquelles l'appetit vénérien est peu développé, *conçoivent* très facilement, tandis que celles qui sont trop ardentes aux plaisirs de l'amour sont infécondes. Mais, chez l'homme, l'absence de désirs vénériens rend tout rapprochement impossible.

On observe surtout cette anaphrodisie chez les personnes qui se livrent à des *méditations profondes*, qui *vivent dans la solitude* ou *s'astreignent à un régime austère*. Une *continence absolue*, trop longtemps prolongée, peut amener le même résultat.

Certaines maladies, comme les *affections du cerveau*, *de la moelle épinière*, les *inflammations des intestins* et les *maladies des voies génito-urinaires*, paralysent les forces génitales, qui sont, au contraire, *excitées* au plus haut degré dans la *phthisie pulmonaire*.

Un *sommeil profond*, le *narcotisme*, l'*ivresse*, la *létargie*, l'*apoplexie*, sont des causes d'infécondité, bien qu'il existe dans la science des faites avérés de maternité survenue dans ces circonstances.

L'usage du *nénuphar*, des *semences froides*, du *sel de nitre*, du *café noir à haute dose*, finit par amener l'impuissance ; dès l'antiquité la plus reculée, on avait aussi constaté l'*influence stérilisante du camphre*, ainsi que le prouve ce vers latin :

Camphora per nares castrat odore mares.
(*Le camphre aspiré par les narines rend impuissant.*)

Depuis quelques années on a fait grand abus de cette substance dans le traitement d'un grand nombre de maladies, et l'invasion du choléra en 1832, 1849, 1854 et 1866 n'a pas fait cesser cet engouement ; bien au contraire. Aussi nombre de personnes ont pu constater sur elles-mêmes l'*influence sédative* du camphre sur les fonctions génitales.

Tout le monde sait que Gall localisait dans le cerveau toutes les facultés humaines. Il assignait le siège des forces génératrices à la nuque ou occiput, qui correspond au cervelet, et il prétendait que le *développement plus ou moins considérable de cette partie de la tête* indiquait l'activité génitale des individus.

Bien qu'on doive tenir compte des influences que nous venons d'énumérer, on aurait tort de s'y fier d'une manière trop absolue, car l'observation des faits permet de constater bon nombre d'exceptions.

### 2° *Causes locales.*

Les causes locales de stérilité ou d'impuissance doivent être étudiées séparément.

Dans l'un comme dans l'autre sexe, ces causes locales se divisent en :

A. *Causes physiologiques ;*
B. *Causes ou obstacles mécaniques.*

### A. *Causes physiologiques locales.*

a. *Altération morbide du sperme, ou fluide prolifique.* Nous avons dit avec détail, en traitant de la fonction de la génération (page 140), que le sperme était la matière la plus importante que l'homme apportait, pour sa part, dans la fécondation. Nous avons indiqué et les qualités qu'il devait avoir, relativement surtout à la présence des animalcules spermatiques (fig. 53 *bis*), et les expériences par lesquelles on était arrivé à mettre hors de doute leurs propriétés fécondantes. Il faut donc que le sperme, pour être apte à la reproduction, contienne des zoospermes ; et si, par une cause quelconque, il n'en renferme pas, que ceux-ci soient en trop petit nombre, qu'ils n'aient pas encore acquis tout leur développement, ou qu'ils soient mal portants, *son action sera inefficace.*

Toutes les causes donc, qui enlèvent ou diminuent les animalcules à ce liquide sont des causes de stérilité : ainsi l'épuisement qui est la suite des maladies graves, une nourriture insuffisante ou peu réparatrice, des excès de toute sorte, des déperditions abondantes, par des saignées ou des purgations, sont autant de motifs qui font disparaître ou du moins affaiblissent la puissance de fécondation du fluide prolifique.

Les *excès vénériens*, la masturbation surtout, trop fréquemment renouvelés, outre leur action débilitante générale, amènent une cause spéciale de stérilité : *c'est que le sperme n'a pas le temps, pour ainsi dire, d'arriver à maturité.* Nous nous expliquons.

Le sperme ne se forme pas tout d'une pièce dans les testi

cules (voir l'art. *Physiologie*). Il reçoit, dans ces organes, un commencement d'élaboration, indispensable, il est vrai, puisque c'est là que sont sécrétés les animalcules spermatiques; mais il subit, en traversant l'épididyme, le canal déférent, et

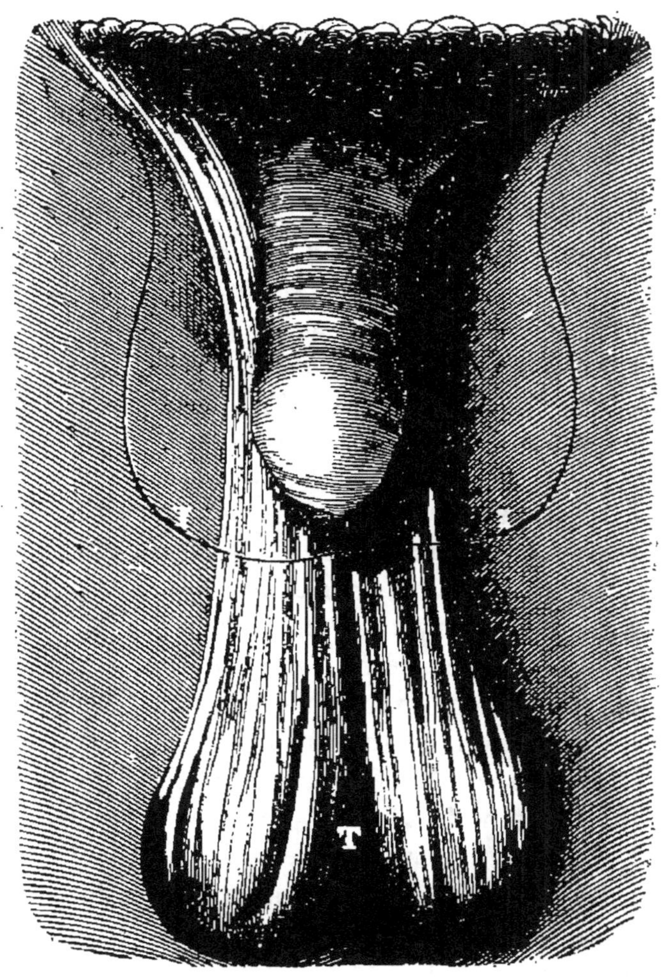

FIGURE 305

*Représentant le relâchement des bourses, suite d'excès vénériens.*

II, longueur primive du scrotum.

T, son aspect le plus habituel, surtout après les excès d'onanisme.

pendant son séjour dans les vésicules séminales, des modifications qui sont très nécessaires aussi à sa bonne constitution.

Il y a des personnes chez lesquelles cette maturité du sperme s'opère avec une grande promptitude, et d'autres chez qui elle est très lente à s'effectuer. Mais, si active que soit cette formation, il est facile de comprendre que, si l'évacuation se répète trop fréquemment, la circulation dans les conduits sera trop accélérée, et les éjaculations ne fourniront plus qu'un *liquide imparfaitement élaboré*. C'est, en effet, ce que nous a bien des fois démontré la rigoureuse observation des faits. Ainsi, que l'acte vénérien soit trop fréquemment renouvelé, ou que, par suite du relâchement des conduits éjaculateurs, le sperme s'écoule incessamment, au moindre désir ou au plus léger effort, ce fluide, au lieu d'être *épais, grumeleux, d'une odeur forte*, et *d'empeser fortement le linge, en y laissant une tache grise plus foncée sur les bords*, ne sera plus qu'un liquide *clair, presque sans grumeaux, d'une odeur peu prononcée, laissant à peine des traces sur le linge et ne l'empesant que très faiblement*. Ce sperme, *examiné au microscope*, au lieu de faire apercevoir des *milliers d'animalcules* bien vigoureux, pourra *n'en pas contenir*, ou bien ceux qu'il renferme seront *rares, presque privés de mouvement*, ayant la *queue à peine formée* (fig. 51, 52, 53). On pourra constater, dans ce liquide, des *globules de différentes grosseurs, présentant un point brillant au centre*. Ce sont des *rudiments de zoospermes*, qui auraient eu besoin, pour arriver à parfaite maturité, de séjourner plus longtemps dans leur réservoir, comme nous venons de l'indiquer tout à l'heure (voir plus haut).

b. *L'absence de testicules*. Chacun comprend que la privation de testicules entraîne la stérilité, et l'on se rappelle involontairement l'histoire du malheureux Abeilard. C'est aussi la condition des eunuques. Mais la perte des testicules n'est pas toujours le résultat d'un crime; souvent on se voit dans la douloureuse nécessité d'en faire l'ablation pour cause de maladie. S'il reste encore un testicule, la virilité, comme on en a de nombreux exemples, bien que diminuée, persiste encore, et la fécondation peut avoir lieu.

Bien plus, il n'y aurait pas d'impossibilité à ce qu'un homme *viril*, sur lequel on aurait opéré la castration totale, pût encore féconder un certain nombre de femmes. Au moment de l'opération, il existe du sperme dans les vésicules séminales, et comme la privation des testicules n'empêche pas la verge d'entrer en érection, l'homme, dans les conditions que nous venons d'indiquer, pourra encore exercer un ou plusieurs coïts fécondants ; cette faculté s'éteindra quand le réservoir du sperme sera tout à fait privé d'animalcules. Mais, pour que la *virilité* puisse persister, il faut que la castration n'ait été pratiquée que sur un individu chez lequel la sécrétion du sperme est déjà établie. Chez les ennuques qui, en Orient, sont destinés à la garde des harems, la castration se pratique dès l'enfance, à un âge où n'existe pas encore la sécrétion spermatique ; et, bien qu'ils puissent avoir des érections, ce que nous venons de dire ne peut évidemment pas s'appliquer à eux.

Jusqu'ici, en traitant de l'absence des testicules comme cause de stérilité, nous n'avons parlé que des cas où ces organes avaient été extirpés, soit par une opération, soit par un crime. C'est qu'en effet nous ne reconnaissons pas comme privées de ces organes les personnes chez lesquelles on n'en peut pas constater la présence extérieure dans les bourses, leur siège habituel (voir, au chapitre des *Vices des conformation des testicules,* ce qui concerne les *monorchides* et les *cryptorchides*).

Cette disposition vicieuse des testicules ne s'oppose en rien à la fécondation : on prétend même que les homme ainsi conformés sont plus enclins que d'autres aux plaisirs de l'amour. C'est ainsi, pour n'en citer qu'un exemple, que le nommé Bixnaër, condamné à mort et exécuté le 31 janvier 1851, pour crime de viol suivi d'assassinat, n'avait qu'un testicule apparent.

Appelés à donner notre opinion dans une pareille occurence, nous n'admettrions la probabilité de l'absence des testicules (fait, du reste, extrêmement rare) que dans le cas où la personne ne pourrait pas émettre de sperme, liquide que nous reconnaîtrions aux caractères énumérés plus haut, et n'attacherions qu'une importance tout à fait secondaire aux caractères extérieurs qu'on dit coïncider avec l'absence des testicules.

Cependant on devra tenir grand compte, dans l'appréciation des facultés de reproduction des cryptorchides, de l'arrêt de développement qu'ont subi les testicules dans leur migration incomplète et de l'imperfection qui en résulte le plus souvent dans la constitution du liquide séminal (voir *Vices de conformation*, page 535).

c. *Maladies des testicules*. Ces organes sont souvent affectés de maladies qui altèrent les qualités du sperme et le rendent inapte à la fécondation.

Au premier rang se placent le *cancer*, le *squirrhe*; mais il y a certains *engorgements*, *sarcocèles* ou *gonflements syphilitiques* qu'il faut bien se garder de confondre avec le squirrhe; ces indurations n'attaquent pas la glande elle-même, mais seulement le tissu cellulaire, et laissent tout à fait intact le pouvoir sécrétant.

L'*atrophie* d'un ou de deux testicules est *incurable* et conséquemment rend inapte à la fécondation le testicule qui en est atteint.

Les *tubercules* du testicule altèrent la partie qu'ils ont envahie; mais la portion qui n'est pas atteinte continue ses fonctions. Dans ce cas, le pouvoir fécondant n'est qu'affaibli et non aboli.

L'*hydrocèle* et le *varicocèle* (voir ces maladies, pages 549 et 556) finissent, à la longue, par atrophier le testicule et annihiler ses fonctions.

d. *L'âge*. Il y a des hommes chez lesquels les *facultés viriles* se conservent intactes jusqu'à un âge assez avancé. Ce sont, en général, ceux qui n'ont pas abusé des plaisirs de l'amour et dont la vie a toujours été calme et régulière. Mais les personnes qui se sont adonnées à la masturbation, qui ont usé prématurément des jouissances conjugales, qui s'y sont livrées avec excès, ou dont la vie a été très agitée, voient leurs forces génitales s'éteindre de bonne heure. Alors elles n'émettent plus qu'un sperme imparfaitement élaboré, et, au lieu d'être dardé avec force dans les organes internes de la femme, ce liquide s'écoule pour ainsi dire *en bavant*, pendant une érection incomplète.

Il y a, du reste, à cet égard, des exceptions remarquables, et on a vu des vieillards de quatre-vingts ans pouvoir effectuer un coït fécondant.

e. *L'onanisme et l'abus de jouissances vénériennes*. Nous avons eu, à plusieurs reprises (page 578), occasion de signaler ces causes et leur mode d'action, qui amènent une débilité générale, ou ne permettent pas au fluide prolifique d'arriver à parfaite maturité.

f. *Maladies de la glande prostate et des vésicules séminales ; relâchement des canaux éjaculateurs.* Ces maladies s'opposent à l'élaboration du sperme, le vicient dans sa composition, ou le laissent s'échapper avant son complet développement (voir *Pertes séminales*).

g. La *constipation opiniâtre et habituelle*, qui est une cause de pertes séminales, peut aussi produire la stérilité.

h. Enfin, la *paralysie des muscles du périnée*, qui concourent à l'émission du sperme, tels que les muscles ischio et bulbocaverneux de Wilson et transverse, est aussi une cause d'infécondité.

### B. *Causes ou obstacles mécaniques.*

a. *Impossibilité d'érection, ou turgescence insuffisante de la verge.* Toutes les causes générales débilitantes, *onanisme, abus des plaisirs de l'amour, convalescence des maladies graves*, usage de certains médicaments, tels que le *camphre*, etc., exerçant leur influence sur la verge et l'empêchant de se développer convenablement pendant le rapprochement sexuel, s'opposent à ce que le sperme soit lancé profondément dans les organes de la femme.

Il existe aussi une sorte de *paralysie des corps caverneux*, résultat d'attouchements trop fréquents et trop longtemps prolongés, qui émoussent leur sensibilité et les rendent incapables de percevoir l'aiguillon du plaisir. Il n'y a plus alors d'érection que sous l'influence des stimulants les plus énergiques, et, dès que la verge n'est plus soumise à ces violents moyens d'excitation, l'érection cesse.

b. L'état opposé, c'est-à-dire une *érection trop violente*, en gonflant la membrane muqueuse, oblitère ou au moins diminue beaucoup la cavité du canal de l'urètre, et s'oppose à la libre sortie du sperme, au moment du spasme convulsif de l'éjaculation. A mesure que l'érection se dissipe, le conduit se trouve désobstrué, et le fluide prolifique sort, mais trop tard.

c. *Absence ou diminution de la verge.* Par suite d'un *vice de conformation*, la verge peut manquer entièrement et être remplacée par une sorte de tubercule incapable de remplir la fonction du coït.

Cette absence de l'organe excitateur mâle peut être la conséquence d'un crime ou d'une opération chirurgicale. Certains auteurs prétendent que, même dans ce cas, la fécondation est possible. Ils se basent sur ce que les femmes ont pu être fécondées sans que la verge ait pénétré dans les organes intérieurs, et par le seul fait de l'éjaculation de la semence sur les parties externes de la génération. Bien que très rare, le fait est vrai, et moi-même, dernièrement, j'ai été appelé à donner des soins à une jeune femme en couches, à laquelle j'ai été obligé d'inciser la *membrane hymen, signe de la virginité,* pour permettre la sortie de l'enfant hors du sein de la mère. Évidemment, dans ce cas, il n'y avait pas eu intromission, rapprochement, dans le sens habituel du mot, et il avait suffi de la projection de la liqueur prolifique sur la vulve de cette femme pour la rendre mère. Mais, habituellement, les personnes qui sont privées d'une partie de la verge *en conservent encore une portion* suffisante pour pénétrer dans les organes de la femme. Dans ce cas, les conditions de la fécondation sont très défavorables; mais néanmoins elle peut encore avoir lieu.

d. *Bifurcation de la verge.* Une *autre anomalie naturelle,* c'est la division de la verge en deux, ce qui fait une verge double, ou plutôt deux demi-verges. Cette difformité rend le coït, et par suite la reproduction, à peu près impossible.

e. *Direction vicieuse de la verge pendant l'érection.* Nous avons eu plusieurs fois l'occasion de donner des conseils à des personnes dont la verge, pendant l'érection, se dirigeait, soit en haut ou en bas, tantôt à droite ou bien à gauche. Ce défaut de rectitude du pénis avait pour résultat, au moment de l'éjaculation, d'empêcher le sperme de pénétrer dans la cavité du col de la matrice. Le liquide prolifique se perdait alors inutilement dans le *cul-de-sac du vagin* (voir *Anatomie,* page 82). La cause de cette déformation tient à la rétraction, à la trop grande *brièveté du ligament suspenseur,* ou à l'*excès de longueur du frein,* ou à une *lésion d'un corps caverneux.* Dans ce dernier cas, comme le côté sain se gonflait seul pendant l'érection, la verge décrivait une courbe dont la concavité regardait le côté malade. Quand le frein est trop long et vient s'insérer jusque près du méat urinaire, la verge ne peut se redresser, et décrit une courbe à concavité inférieure. Lorsque le ligament suspenseur est trop court et rétracté, la verge est presque appliquée contre les parois du ventre.

f. Une *tumeur des parties voisines*, en déformant la verge, peut rendre le coït impossible, soit en empêchant le développement de la verge ou son introduction dans les organes. Ainsi, une hernie ou une hydrocèle volumineuse accaparent tellement, par leur ampliation, la peau voisine (fig. 281), que c'est à peine si on aperçoit le pénis à l'inspection de ces tumeurs. D'autres fois, c'est un gonflement qui se développe sur la verge et qui augmente son volume au point qu'elle ne peut être introduite dans le vagin.

g. Un *rétrécissement du canal de l'urètre*. Nous sommes entrés à l'article *Rétrécissement* (voir la page 186), dans les plus grands détails pour expliquer le dyspermatisme résultant de la coarctation. En résumé, une *bride*, un *gonflement des parois* ou une *tumeur comprimant le canal*, empêchent la libre sortie de la liqueur prolifique et rendent le coït infécond. Aussi la guérison de cette affection redonne-t-elle la virilité à des personnes qui croyaient cette faculté pour toujours abolie chez elles.

Ces difformités ont été traitées avec soin, au début de ce volume, dans le chapitre des *Vices de conformation des organes génitaux;* nous y renvoyons le lecteur. Lorsqu'un homme présente une anomalie de cette nature, *hypospadias, épispadias*, l'érection et la copulation s'effectuent comme à l'état normal ; mais le sperme s'écoule, soit au dehors, soit seulement à l'entrée du vagin, selon le point du pénis où aboutit l'ouverture du canal.

Ce vice de conformation a plus de gravité chez les épispades que chez les hypospades, et, dans ce dernier cas, quand l'orifice du canal n'est pas trop éloigné du lieu habituel de son ouverture, les conditions de la fécondation ne sont presque pas altérées.

h. *Calcul de la glande prostate, oblitération ou changement de direction des canaux éjaculateurs.* Pour peu qu'on se reporte, par la pensée, aux dispositions anatomiques que nous avons signalées (voir fig. 14, p. 60), il est facile de comprendre comment la cause que nous mentionnons ici s'oppose à la libre émission du sperme dans l'éjaculation et est une cause mécanique de stérilité. Quand on est en présence d'un calcul de la prostate, on peut attaquer directement la cause et guérir le malade.

i. Dans le cas d'oblitération ou de changement de direction des conduits éjaculateurs, la stérilité est incurable. Ces sortes d'accidents résultent souvent des scarifications, et de la cautérisation de l'urètre pour des rétrécissements, ou de la maladresse du chirurgien dans l'opération de la taille.

j. Une particularité de conformation très curieuse et rare, qui peut aussi nuire à la fécondation, est rapportée par Cruveilhier dans la 39ᵉ livraison de son *Anatomie pathologique du corps humain.*

Nous avons reproduit cette observation page 183 de ce volume, dans le chapitre consacré aux vices de conformation des organes génitaux ; nous ne la répéterons donc pas ici.

k. *Phimosis, paraphimosis. Longueur trop considérable du prépuce* (fig. 61, page 156).

Ces deux cas, en empêchant la libre sortie du sperme, sont des causes de stérilité. Certains hommes ont le *prépuce* tellement développé, que, dans le coït, il gène l'émission du sperme. C'est pour obvier à cet inconvénient et à quelques autres que les Arabes et les Israélites pratiquent la *circoncision* (fig. 67 à 70, page 164) sur leurs enfants.

### 3° *Causes relatives de stérilité.*

Nous avons désigné sous le nom de *causes relatives de stérilité* un ensemble de circonstances dans lesquelles peuvent se trouver des personnes qui, avec tous les signes apparents et rationnels de la fécondité, ne peuvent cependant se reproduire. On a vu souvent, en effet, des hommes, restés stériles dans certaines circonstances, redevenir féconds, ces circonstances cessant d'exister. Un des exemples les plus curieux de ce genre est celui que nous ont transmis les annales de la science. Il remonte au temps où le divorce existait et où la stérilité pouvait être invoquée comme motif de séparation. Cet exemple peut être rapporté à un *défaut de sympathie* entre les deux époux.

En 1653, le marquis de Langey épousa Marie de Saint-Simon de Courtomer, âgée de treize à quatorze ans, et vécut en parfaite intelligence avec elle jusqu'en 1657. A cette époque, la marquise de Langey accuse son mari d'impuissance. Des experts, chargés par le juge de visiter le mari et la femme, déclarent qu'ils les ont trouvés tels que doivent être des époux. La marquise soutient que, si elle paraît être dans l'état où doit se trouver une femme mariée, c'est l'effet des entreprises brutales d'un impuissant et des efforts d'un amour d'autant plus furieux qu'il est stérile. Pour sauver son honneur, le marquis demande l'épreuve du congrès, *congressus juridicus* : elle est ordonnée selon les usages du temps ; il échoue, allègue des excuses, et sollicite une seconde épreuve, qui lui est refusée. Son mariage est déclaré nul ; mais il proteste que, malgré les défenses qui lui sont faites de se marier, il contractera une nouvelle union lorsqu'il le jugera à propos. En effet, il choisit pour épouse Diane de Montault de Navailles, et procrée avec elle sept enfants.

Une cause relative de stérilité peut se rencontrer dans la *différence de tempérament*.

Une autre cause existe dans une *disproportion trop grande* entre les *organes sexuels* de l'homme et ceux de la femme.

Un autre motif est la *trop grande différence d'âge* entre les deux époux.

On a remarqué que le coït était souvent suivi de la fécondation, quand *le paroxysme voluptueux existait simultanément* chez l'homme et chez la femme. Or, il est certain qu'il y aura d'autant moins de chances de fécondation, qu'il y aura un intervalle plus considérable entre le spasme érotique de l'homme et celui de la femme.

Une cause relative de stérilité est celle qui résulte de *l'époque du mois* à laquelle la femme se livre au coït. D'après la théorie que nous avons donnée de l'évolution de l'ovule et de la cause de la menstruation (voir page 143), il est facile de conclure que *le temps du mois le plus favorable à la con-*

*ception est l'époque des règles et les trois ou quatre jours qui les précèdent ou les suivent.*

C'est, en effet, un fait d'observation générale que ce n'est guère qu'à l'approche des menstrues qu'a lieu la fécondation, puisque ce n'est qu'à cette époque que le passage des ovules dans le canal utérin peut coïncider avec la présence du fluide qui doit les vivifier.

On voit très souvent aussi des femmes devenir enceintes après les premiers rapprochements qui suivent une séparation momentanée de quelques semaines ou de plusieurs mois, pendant lesquels les époux se sont gardé une mutuelle fidélité. Ce fait s'explique par *l'élaboration plus parfaite,* la *maturité plus complète du sperme,* après une certaine continence.

### Traitement de la stérilité.

La multiplicité des causes, soit générales, soit locales, qui peuvent amener la stérilité ou l'impuissance, fait toucher du doigt l'inefficacité et l'absurdité de tous ces prétendus remèdes contre l'impuissance, remèdes dont l'innombrable liste prouve toute l'inutilité.

La première chose à faire, quand on est appelé à donner des conseils à une personne affectée d'impuissance ou de stérilité, c'est de s'appliquer à trouver la cause du mal, et quand, après avoir pris connaissance des antécédents du malade, on se sera livré, si cela est nécessaire, à un minutieux examen local, on arrivera presque infailliblement à découvrir la source de l'infécondité. D'après le résultat de l'enquête, on devra pouvoir dire au malade si son infirmité est curable, ou si elle est au-dessus des ressources de l'art.

Lorsque la stérilité ou l'impuissance dépend d'une des lésions matériellement appréciables que nous avons successivement indiquées en énumérant les causes (voir *Pertes séminales, Rétrécissements,* etc.), *le traitement sera celui de ces lésions,* et dans nombre de cas, ainsi que nous l'avons fait voir, il sera permis d'espérer des résultats favorables. Mais ce n'est pas ici le lieu d'indiquer le meilleur mode de traitement de ces diverses affections, puisque les malades seraient incapables de se l'appliquer eux-mêmes, et qu'ils ont toujours besoin de recourir aux lumières d'un médecin spécialiste.

Nous ne parlerons donc, dans ce chapitre, que de la médication à opposer à l'*impuissance nerveuse*.

La première condition à remplir, c'est de *redonner au sperme ses qualités normales*.

L'impuissance amenée naturellement par l'âge doit être regardée comme au-dessus des ressources de l'art : ce n'est pas sans danger que des vieillards ont quelquefois cherché, par une excitation réellement morbide, à recouvrer momentanément des facultés qui ont abandonné leurs organes flétris. Il en est souvent de même des hommes qui, par un abus extrême de ces facultés, les ont perdues prématurément.

On doit se rappeler qu'en parlant des conséquences de la masturbation (page 578), nous avons dit qu'après l'émission du fluide prolifique ou le spasme érotique provoqué d'une façon quelconque, l'individu tombait dans une sorte d'affaiblissement dont il se rétablissait plus ou moins promptement. Telle est, en effet, la grande loi de la reproduction dans les deux règnes animal et végétal :

« *L'accomplissement de la fonction qui perpétue l'espèce, tue l'in-
« dividu.* »

Ainsi les plantes annuelles se flétrissent et se dessèchent après la floraison ; les plantes vivaces ne contiennent presque plus de sucs au moment de la fructification ; les oiseaux, après la ponte, entrent dans la mue ; les animaux, à l'époque du rut, après l'acte du coït, perdent une partie de leur vigueur, et leur chair n'est plus aussi succulente. Il nous serait facile, en passant en revue chaque espèce, de dire les modifications par lesquelles se manifeste l'épuisement dont nous parlons.

Dans le cas d'affaiblissement général et local par suite d'un régime débilitant, de jouissances vénériennes anticipées ou excessives, on doit éloigner pendant un certain temps tout ce qui pourrait provoquer les désirs et exciter les organes génitaux. Le malade devra s'adonner à des occupations qui exercent le corps plus que l'esprit, *qui matérialisent son existence*. Il évitera tout ce qui peut exciter l'imagination : telles sont la lecture des romans, la fréquentation des bals, des spectacles. Des promenades prolongées, et même des voyages, pourront être utiles. On combattra tous les points d'irritation, de déperdition ou d'épuisement, qui, existant dans quelques-uns des principaux organes, entretiendraient la débilité et le marasme ; puis le malade sera soumis à un *régime pharmaceutique et hygiénique* propre à restaurer, fortifier et reconstituer l'économie animale tout entière.

C'est parce qu'on a employé particulièrement dans ces circonstances des substances analeptiques, comme *les œufs, le chocolat, le salep, la chair, la laitance des poissons, etc.*, qu'on leur a attribué des *vertus aphrodisiaques* qu'elles partagent avec toutes les matières très nutritives, susceptibles de développer une riche hématose.

Plus tard, on rendra l'alimentation excitante par l'addition de quelques condiments, comme les épices, la vanille ; par l'usage des végétaux aromatiques, ou contenant des principes âcres. C'est sous ce rapport que l'artichaut, le céleri, les champignons, les truffes, etc., ont pu devenir aphrodisiaques.

Ce ne sera qu'avec prudence, et lorsque l'économie aura recouvré l'apparence de force qui lui est naturelle, qu'on passera à l'usage des *moyens capables d'exciter* directement ou indirectement l'*action des organes génitaux*. Toutes les substances *spiritueuses* et fortement aromatiques peuvent être employées pour ranimer les facultés génératrices affaiblies. Celles qu'on a surtout préconisées sont les diverses espèces de *menthe*, la *vanille*, le *safran*, le *gingembre*, le *musc*, l'*ambre gris*, l'*opium* qui, pur ou mêlé à divers aromates, est en si grand usage chez les Orientaux ; le *baschich* (extrait des feuilles du chanvre indien, *cannabis indica*).

Certaines substances vénéneuses jouissent au plus haut degré de la propriété aphrodisiaque. L'abus ou l'emploi criminel que l'on pourrait faire de ces substances nous empêche de les désigner ici, et cela d'autant plus qu'elles n'agissent qu'en irritant et enflammant les organes urinaires, et particulièrement le col de la vessie.

Depuis longtemps nous employons avec succès, dans les

cas d'impuissance nerveuse, une préparation spéciale, dont l'action est toujours inoffensive et le résultat infaillible. Nous en avons donné la formule à plusieurs personnes, qui n'y ont recours que dans les cas de nécessité absolue, parce que ce n'est qu'un adjuvant, et qu'une alimentation réparatrice en même temps qu'un usage modéré du coït dispensent presque toujours d'y avoir recours.

Des *moyens locaux et extérieurs* sont aussi employés pour combattre l'inertie des organes génitaux. Tels sont des *bains froids de rivière*, des *bains de marc de raisin*, des *demi-bains frais*, des *douches* ou *irrigations d'eau*, soit simple, sulfureuse ou aromatique, à diverses températures, sur les reins, le bas-ventre, le périnée, les parties génitales ; des *frictions* sur ces mêmes parties avec des liniments dans lesquels entrent le musc et l'ambre, l'ammoniaque, les cantharides ; des *vésica-toires volants* sur les lombes, les cuisses, le périnée. On connaît l'abus que la débauche a fait quelquefois de moyens qui ont un effet analogue aux précédents : nous voulons parler de la *flagellation*, de l'*urtication* et du *massage*.

L'*électricité* est aussi un puissant moyen, qui nous a rendu de grands services dans les cas d'impuissance nerveuse rebelle à tous les autres moyens de traitement.

Gall, qui, ainsi que nous l'avons dit, avait localisé dans le cervelet le siège des facultés génératrices, pensait que dans l'impuissance nerveuse on devait appliquer les stimulants ou les dérivatifs, selon l'indication à remplir, le plus près possible du siège de ces facultés. Aussi prétend-il avoir obtenu des résultats favorables en plaçant *à la nuque* des sétons, des vésicatoires, ou en faisant sur cette même région des frictions stimulantes avec les substances que nous indiquons ou des décharges électriques.

Nous venons d'esquisser à grands traits la base du *traitement de l'impuissance nerveuse*, de cette stérilité déterminée surtout par les causes générales énumérées plus haut (page 618). Mais comme il existe des circonstances particulières pour chaque malade, les indications à remplir varient selon ces mêmes individualités, et nous ne saurions trop engager les personnes atteintes de cette *débilité génératrice* à ne pas entreprendre elles-mêmes leur guérison, car le plus souvent, après bien des essais infructueux, elles reconnaissent leur inhabileté, et pendant ce temps le mal a, pour ainsi dire, pris racine, et il est devenu d'une cure plus difficile.

Nous leur conseillons donc de se confier à un médecin qui, par la nature de ses études et la spécialité de sa clientèle, leur donne toute garantie. Cette marche est d'autant plus nécessaire, que l'analyse des symptômes, et surtout l'*examen de la liqueur prolifique*, auquel il doit se livrer de temps en temps, le tiennent au courant des progrès de la guérison, et, suivant ce qu'il constate, lui font modifier le traitement dans un sens ou dans un autre.

En commençant ce chapitre, nous avons dit que plusieurs causes d'impuissance et de stérilité, et surtout les moyens à y opposer, ne pouvaient, sans grande inconvenance, trouver place dans ce livre. Le lecteur devra donc, en faveur de ce motif, nous tenir compte des lacunes qu'il pourra constater, d'autant plus que, dans nos consultations écrites, nous sommes aussi explicites que possible.

C'est la même raison qui nous empêche de placer sous les yeux du lecteur plusieurs pages extraites de notre *cahier de guérisons*, dans lequel est constatée la cure d'un grand nombre de faits très curieux, cure obtenue après six, huit, dix et même quinze ans de stérilité ou d'impuissance.

Nous nous contenterons de citer quelques observations attestant les résultats de notre traitement

## OBSERVATIONS DE GUÉRISON D'IMPUISSANCE CHEZ L'HOMME

### PREMIÈRE OBSERVATION

*Trente-cinq ans. Marié depuis sept ans ; pas d'enfants ; rétrécissement du canal de l'urètre ; dilatation; guérison, cessation de la stérilité.*

M. B...., âgé de trente-cinq ans, vint nous consulter, parce que, depuis sept ans qu'il était marié, il n'avait pas encore pu avoir d'enfants. Il nous apprit que dans sa jeunesse il avait abusé des plaisirs sexuels et de la masturbation. Il avait contracté trois blennorrhagies ; la dernière, à vingt-quatre ans, s'était prolongée pendant deux ans sous forme de *suintement chronique*, ou *goutte militaire*. Depuis son mariage, il n'urinait plus avec la même facilité qu'autrefois. L'éjaculation lui causait une sorte de douleur, et comme il avait une certaine appréhension, il en résultait que le sperme n'était plus dardé convenablement et ne sortait du canal de l'urètre qu'en bavant. L'analyse chimique et l'examen microscopique que nous fîmes de ce liquide nous démontrèrent qu'il jouissait de toutes ses qualités normales. Les zoospermes, en particulier, y étaient nombreux, bien constitués et bien vivants. Du rapprochement de ces divers symptômes, notre opinion fut que la stérilité devait être attribuée à l'éjaculation vicieuse du sperme. Par l'emploi de quelques bougies de cire, nous effaçâmes l'obstacle. Un traitement interne adoucit les qualités naturellement irritantes de l'urine, et bientôt l'éjaculation du sperme s'effectua sans la moindre douleur. M. B... s'aperçut bientôt des heureux effets de la médication, car sa femme devint enceinte deux mois après le début du traitement.

Nous avons pris cette observation au hasard dans plus de deux cents pareilles ; car c'est un fait à peu près constant que tous les malades affectés de rétrécissements procréent des enfants avec la plus grande facilité aussitôt que nous avons rendu au canal de l'urètre ses dimensions normales. Deux raisons peuvent, dans le cas dont nous nous occupons, contribuer à ce résultat : la première, c'est que les malades, recouvrant pour ainsi dire une vie nouvelle dès qu'ils sont débarrassés de leur rétrécissement, se livrent au coït avec une ardeur toute juvénile ; la seconde, c'est qu'aucun obstacle ne s'opposant plus à la sortie du sperme, ce liquide est dardé vigoureusement dans les parties les plus profondes des organes génitaux de la femme, condition des plus favorables à la fécondation (voir *Physiologie*, page 145).

## DEUXIÈME OBSERVATION

*Trente-deux ans. Impuissance nerveuse, suite de masturbation; marié depuis trois ans; impossibilité d'accomplir l'acte vénérien; guérison complète en trois mois de traitement.*

M. L..., employé supérieur d'une administration publique, avait abusé dans sa jeunesse de la masturbation, et bientôt sa santé délabrée en avait ressenti les funestes conséquences. Il était pâle, amaigri, affecté d'une petite toux sèche, nerveuse; son imagination s'excitait au plus haut degré à la vue d'une femme ou par la lecture d'ouvrages lascifs, et, au plus léger attouchement, la verge dans une demi-érection, laissait écouler la liqueur prolifique, qui avait perdu la plupart de ses propriétés. Il lui était impossible d'avoir des rapports avec une femme, parce que d'abord sa verge n'entrait qu'en une demi-érection, et que, d'un autre côté, l'éjaculation se faisait avec une telle promptitude que l'acte ne pouvait pas matériellement s'accomplir. On lui avait conseillé le mariage, dans l'espérance que la régularité et le calme de la vie conjugale rendraient à ses organes la vigueur normale. Mais la *virilité*, loin de reparaître, avait continué de s'éloigner d'organes épuisés, et tous les efforts qu'excitait en lui la honte de paraître impuissant ne servaient qu'à lui démontrer toute l'étendue de son mal.

Après avoir essayé différents remèdes, il vint nous confier sa position. Nous examinâmes le liquide, qui s'écoulait chez lui au plus léger attouchement, et l'inspection microscopique me démontra qu'il n'avait de sperme que le nom, et que ce liquide était totalement dépourvu d'animalcules spermatiques. Des corpuscules arrondis, présentant au centre un point brillant, remplaçaient les zoospermes.

Nous fîmes comprendre à M. L... que la première condition de succès du traitement que nous allions entreprendre sur lui consistait dans une abstinence absolue de toute espèce de plaisirs vénériens. Nous proscrivîmes toute lecture qui aurait pu retracer à son imagination ardente des tableaux érotiques. Il distribua son temps de manière à être complètement occupé, et accablé de fatigue le soir. Il suivit un traitement tonique et réparateur, aidé d'un régime approprié. Tous les soirs il prit un quart de lavement glacé, et, de deux en deux jours, des douches d'eau fraîche sur les reins, le périnée et le bas-ventre.

Un mois après ce traitement rigoureusement suivi, le malade ressentait un mieux notable : les érections étaient plus fortes et plus durables ; le sperme contenait quelques animalcules bien vigoureux, et d'autres en plus grand nombre, incomplètement formés, mourant peu de temps après l'émission. Enfin, trois mois de médication le rendirent à une santé parfaite. Mais nous l'engageâmes toujours à n'user du coït que très régulièrement et d'une manière discrète. Son retour à l'état normal lui fut confirmé par la grossesse de sa femme.

### TROISIÈME OBSERVATION.

*Trente ans. Infection syphilitique constitutionnelle ; absence d'animalcules spermatiques dans le liquide générateur ; impuissance consécutive ; traitement dépuratif ; retour à la santé et à la virilité.*

M. D...., âgé de trente ans, vint me consulter, il y a deux ans, pour être traité d'une impuissance qui lui causait de vifs chagrins dans son intérieur. Il était marié depuis cinq ans à une dame veuve, qui avait eu de son premier mari deux enfants en deux ans. Ces deux enfants avaient succombé dans les premières années de leur naissance, et la mère en désirait ardemment d'autres. M. D...., lui-même, était péniblement affecté de n'avoir point d'héritiers. Dans l'historique de ses antécédents, nous constatâmes une maladie vénérienne incomplètement traitée ou *blanchie,* comme on dit vulgairement. Son sperme, soumis à l'examen microscopique, n'offrait que de rares et peu vivaces animalcules spermatiques. Nous lui fîmes les recommandations habituelles d'abstinence. Nous le soumîmes à un traitement dépuratif prolongé (quatre mois) ; puis nous lui fîmes suivre un régime tonique et réparateur, dont le résultat fut des plus satisfaisants pour sa santé, jusque-là peu solide, et pour sa postérité, puisque sa femme accoucha dix mois après d'un garçon fort et bien constitué.

## QUATRIÈME OBSERVATION

*Quarante-deux ans. Perte de la virilité, suite d'habitation dans les pays chauds; pertes séminales continues; bonne complexion apparente; quatre traitements inutilement suivis; cautérisation superficielle de l'orifice des conduits éjaculateurs du sperme, suivie d'un régime approprié; rétablissement complet de la virilité en six semaines.*

M. H...., âgé de quarante-deux ans, d'une forte complexion, le teint vivement coloré, vint nous consulter pour une impuissance presque absolue des organes de la génération. Il ne pouvait effectuer le coït, parce que le plus léger attouchement, l'idée seule du rapprochement sexuel, provoquait chez lui l'émission immédiate d'un liquide filant, visqueux, transparent, et paralysait la force érectile de la verge. Il avait longtemps habité les colonies, où il avait abusé du coït, et contracté deux blennorrhagies, dont la guérison avait été très longue, tant à cause de la température élevée du climat que par l'inexpérience des médecins auxquels il avait dû se confier. L'examen de ses organes ne nous fit rien constater d'abord qu'un très grand relâchement du scrotum, pour lequel il portait un suspensoir. Il n'avait pas de pertes séminales nocturnes et n'en avait pas en allant à la garde-robe. Comme nous trouvâmes l'orifice du méat urinaire plus coloré que le reste du gland, nous pressâmes le canal de l'urètre d'arrière en avant, et nous amenâmes à l'extrémité quelques parcelles d'un liquide filant, visqueux, dont la présence étonna beaucoup le malade. Nous lui fîmes alors comprendre qu'il était atteint de *pertes séminales continues et insensibles*, dues à un relâchement de l'orifice des conduits éjaculateurs du sperme, et que c'était à cette seule cause qu'il devait rattacher son impuissance actuelle. Comme il devait se marier au bout d'un mois, nous lui donnâmes le conseil, pour obtenir un résultat prompt et durable, de se laisser toucher superficiellement l'orifice des conduits éjaculateurs avec la pierre infernale. Bien qu'ayant beaucoup de répugnance pour ce procédé, comme il nous avait été adressé par un de ses amis que nous avions guéri, quatre ans auparavant, par le même moyen, il se laissa faire.

Nous lui pratiquâmes cette petite opération avec l'instrument représenté fig. 298 (page 610). Elle fut faite si promptement, qu'elle était déjà terminée quand il nous demanda de le prévenir quand nous la commencerions. Les suites en furent très bénignes, puisqu'elles ne l'empêchèrent pas de retourner chez lui à pied et de venir chaque jour à notre cabinet nous donner de ses nouvelles. Quand la légère irritation produite par l'opération fut calmée, nous lui fîmes suivre un traitement tonique et réparateur dont les résultats furent des plus satisfaisants ; car, dès le huitième jour, il avait de fortes érections la nuit, et dans le jour il était tourmenté du désir d'avoir des relations sexuelles, sensation qui lui était inconnue depuis dix ans.

Dix jours après la première opération, il pratiqua le coït, malgré notre recommandation et dans le but d'essayer ses forces, et fut enchanté de son expérience. Cinq jours après, pour consolider sa guérison et fortifier définitivement l'orifice des conduits éjaculateurs, nous renouvelâmes la première opération, dont il se ressentit à peine et qui lui rendit une virilité inconnue depuis longues années et qu'il n'espérait plus recouvrer.

Dans un traité spécial sur *l'abolition de la virilité* et les *pertes séminales (D'une cause fréquente et peu connue d'Épuisement prématuré)*, nous insistons surtout sur cette donnée, que le relâchement des conduits éjaculateurs, en faisant échapper le sperme à la moindre excitation et quelquefois sans motif, est la principale cause de l'impuissance chez une foule de malades, et qu'en redonnant du ton à ces conduits par l'opération dont nous venons de parler, suivie d'un traitement approprié, on réussit toujours à rétablir les forces viriles. Aussi ne saurions-nous trop recommander aux malades de ne pas se confier à des médecins qui ordonnent toujours le même traitement pour un mal qui reconnaît des causes si diverses. La première condition d'un succès durable est de remonter à la source du mal. L'effet pour lequel les malades viennent consulter est

toujours le même, diminution ou perte totale de la virilité;
mais que de causes diverses provoquent cet état! Le traitement devra donc, au lieu d'être une médication banale, être
varié comme la cause elle-même, sous peine de n'obtenir
qu'un résultat éphémère. En effet, nous sommes chaque jour
consultés par des malades qui nous disent : « J'ai suivi le
« traitement de M. un tel, qui m'a fait bien pendant deux,
« trois ou six mois; puis maintenant *son remède* n'agit plus,
« et je suis plus faible qu'auparavant. »

Cela tient à ce que *ce remède*, qui est la seule science de
certains praticiens, est un *excitant* qui, momentanément, a
redonné une animation factice aux organes générateurs.
Mais comme la cause réelle de l'affaiblissement de la virilité n'a
pas été attaquée, elle persiste, et, bientôt s'aggravant de l'irritation d'un traitement inintelligent, le malade voit sa puissance virile décliner de jour en jour et s'éteindre jusqu'à ce
que la science ait réparé tous ces désordres.

Nous ne pouvons terminer cette observation sans insister de
nouveau sur ce que nous avons déjà eu occasion de faire remarquer à diverses reprises, quand il s'est agi de *cautérisations*.
Nous blâmons formellement ces opérations, qui peuvent provoquer de suite de graves accidents et être, plus tard, cause
de rétrécissements fibreux (voir page 204). Mais l'opération
dont nous venons de faire voir les bons effets immédiats et
que nous pratiquons deux ou trois fois par jour, depuis trente-
cinq ans, sans qu'il en soit résulté d'accidents; cette opération, disons-nous, n'est pas, à proprement parler, une cautérisation : elle consiste, en effet, seulement à toucher très
superficiellement les orifices des conduits éjaculateurs (PCP,
fig. 7, page 47) du sperme, de façon à modifier leur vitalité,
à leur donner du ton, à resserrer ces orifices et à les empêcher de laisser échapper le sperme à la plus légère excitation,
ce qui est la cause réelle de l'impuissance dans le plus grand
nombre des cas. Cette opération, fort bénigne dans ses effets
immédiats, n'empêche pas les malades de vaquer à leurs affaires. Nous ferons observer, en terminant, que cette opération n'est pas tout le traitement, et qu'elle doit être complétée
par une médication tonique et réparatrice.

### CINQUIÈME OBSERVATION.

*Vingt-six ans. Pertes séminales continues ayant amené, outre l'impuissance, la prostration complète des forces physiques et l'hébétude du malade. Perte de la mémoire, tentative de suicide, appétit vorace. Deux traitements. Guérison en trois mois de traitement.*

M. S.... avait été, pendant sa jeunesse, un adolescent donnant de brillantes espérances. Au collège il remportait tous les prix ; il avait une mémoire prodigieuse et une intelligence apte à saisir les plus hautes abstractions. A partir de l'âge de dix-huit ans, on vit s'opérer en lui un changement qui, d'année en année, alla en s'aggravant, au point de faire redouter l'idiotisme. Ainsi ce jeune homme, d'une santé brillante et d'un caractère gai et enjoué, était devenu successivement maigre, pâle, les yeux excavés, le regard inquiet, sans fermeté, la parole hésitante, la démarche incertaine ; tendance continuelle à l'isolement ; pensées incessantes de suicide ; d'un appétit insatiable, il était sujet à des alternatives de constipation et de diarrhée. Pertes séminales nocturnes, tous les deux à trois jours ; quelquefois deux dans une seule nuit. Deux médecins fort distingués, sans tenir compte de ces pollutions, avaient été d'avis que le travail assidu de sa jeunesse avait épuisé son intelligence, et que la distraction des voyages pourrait le guérir. On le fit voyager inutilement pendant deux ans. Sa position, au lieu de s'améliorer, ne faisait que s'aggraver, et, outre le dérèglement de son intelligence, ses forces physiques l'abandonnaient insensiblement. Il en était venu à ne supporter que difficilement la lumière du jour. Un malade que nous avions guéri de symptômes à peu près identiques m'amena son ami, et, dans l'examen que nous fîmes de ses antécédents, nous constatâmes que le début du dépérissement moral et physique avait coïncidé avec la pratique de l'onanisme et les pertes séminales nocturnes. L'examen des organes génitaux confirma nos soupçons sur la cause réelle des souffrances du malade. En effet, les bourses étaient molles, flasques, pendantes ; le gland, recouvert par le prépuce, était rouge, et les lèvres du méat urinaire bouffies (fig. 295), renversées au dehors et laissant échapper à la moindre pression un liquide visqueux et transparent. Fort de ces renseignements, nous n'hésitâmes pas à garantir le retour à la santé, pourvu que le malade se soumit sans réserve à nos prescriptions.

Après un mois de traitement préparatoire, pendant lequel nous avions rétabli la fonction des intestins, nous donnâmes, par une *très légère cautérisation*, du ton aux conduits éjaculateurs du sperme, dont l'orifice était fort relâché, et nous soumîmes ensuite le malade à un traitement réparateur. Nous eûmes la satisfaction de voir nos prévisions se réaliser, et, en même temps que le retour à la santé physique coïncidait avec la cessation de la spermatorrhée, l'intelligence et la raison reprenaient possession de ce cerveau qu'elles avaient délaissé pendant huit années.

Peu de temps après il se maria, et put constater qu'il avait aussi recouvré la *virilité*, dont il s'était cru privé pour toujours.

Nous n'avons que peu de réflexions à faire sur cette observation, qui, en dehors du fait de guérison de l'impuissance, est la confirmation éclatante des désordres généraux que peuvent occasionner les pertes séminales (voir page 587).

Nous voulons seulement appeler l'attention du lecteur sur ce fait que quelques médecins croient rétablir les forces des malades en concentrant leur attention sur l'alimentation, et, en donnant, avec des ferrugineux, une nourriture exclusivement tonique, se figurent avoir rempli l'indication essentielle. Au bout de quelque temps ils sont tout étonnés de voir les symptômes s'aggraver. Cela tient à ce que cette alimentation abondante et tonique, en contact avec les organes affaiblis, provoque leur inflammation, et, au lieu d'enrichir le sang par une riche dose de chyle, ne fait qu'amener une cause de déperdition de plus par les alternatives de diarrhée et de constipation qu'elle occasionne. Aussi insistons-nous d'abord près des malades qui sont dans une situation analogue, pour les engager à choisir les aliments doux et à résister à la faim qui les pousse à manger au delà de leur force d'assimilation, car, ainsi que le dit un aphorisme d'hygiène alimentaire : *on ne vit pas de ce qu'on mange, on vit de ce qu'on digère.* En effet, une digestion complète de mets légers et pris en quantité modérée est bien plus efficace, pour le rétablissement des forces, que des mets substantiels qui irritent la membrane muqueuse des intestins et entretiennent, en dernière analyse, une diarrhée, cause incessante d'épuisement. Un autre inconvénient, non moins grave d'une alimentation forte, dans les cas invétérés dont nous nous occupons, c'est de provoquer des pertes séminales nocturnes. En effet, nous avons constaté que, lorsque des individus faibles se couchent sans que la digestion des aliments soit complète, ils sont bien plus exposés aux pertes nocturnes que lorsqu'ils ont l'estomac libre. Aussi recommandons-nous toujours à nos malades de manger peu vers le soir, et de prendre, de préférence, dans le milieu de la journée le principal repas.

### SIXIÈME OBSERVATION.

*Quarante ans. Impuissance, suite d'abus vénériens. Pertes séminales insensibles. Trois traitements inutiles. Traitement par l'hydrothérapie; amélioration notable, puis récidive. Guérison définitive par mon traitement.*

M. X..., étranger de distinction, après avoir abusé des plaisirs vénériens, était tombé progressivement dans une impuissance radicale. L'affaiblissement des facultés viriles n'avait pas été instantané. Au lieu d'avoir la possibilité de coïter trois, quatre fois par jour, il avait vu successivement diminuer son énergie. Les érections étaient molles, incomplètes, et l'éjaculation avait lieu au plus léger contact, souvent même avant l'intromission du pénis dans les organes sexuels de la femme. Ces rapprochements étaient suivis d'un accablement dont il était deux et trois jours à se remettre; il n'avait plus de désirs : l'*appétit vénérien* était éteint dans ses organes, devenus flasques et ramollis. Alarmé de sa position, il s'adressa successivement à trois célébrités, qui se bornèrent, *au lieu de redonner du ton aux organes*, à lui faire suivre un régime excitant, dont le résultat définitif fut d'aggraver le mal. Il se soumit ensuite à un traitement par l'hydrothérapie, qui lui procura une très notable amélioration. Sous l'influence de cette médication, sa santé générale se fortifia, et bon nombre des désordres de l'estomac et des intestins furent réparés. Les organes génitaux eux-mêmes participèrent à cette régénération et ressentirent un mieux-être de bon aloi. Mais cette amélioration ne fut que passagère, parce qu'on ne s'était pas adressé efficacement à la cause réelle du mal. En effet, après avoir eu quelque temps une lueur d'espoir d'une guérison radicale et du retour à la virilité par le secours de l'hydrothérapie, il se vit retomber dans une impuissance absolue, bien que sa santé générale fût beaucoup améliorée. Un de ses amis, auquel il confia sa position, l'engagea à nous consulter. Nous constatâmes le relâchement des conduits éjaculateurs du sperme, et nous fîmes comprendre au malade qu'il ne pouvait trouver que par notre traitement rationnel la guérison radicale et définitive de son impuissance. Nous touchâmes très légèrement, deux fois, à quinze jours de distance, l'orifice des conduits éjaculateurs du sperme; nous soumîmes ensuite le malade à un régime tonique, et, après deux mois de traitement, il avait pu effectuer un coït complet, en éprouvant des sensations de plaisir qui lui étaient depuis longtemps inconnues. Depuis deux ans, la guérison s'est confirmée et maintenue.

L'hydrothérapie est une bonne méthode de reconstitution générale, lorsque le système nerveux est détérioré; mais quand il y a altération locale et intérieure, telle que le ramollissement de l'orifice des conduits éjaculateurs qui, en laissant échapper le sperme d'une façon continue et insensible, entretient l'impuissance, on ne devra légitimement espérer une guérison sérieuse et radicale qu'après avoir, par l'opération légère mais délicate dont nous venons de parler, tari la source de l'épuisement.

## DES CONSÉQUENCES LÉGALES DE L'IMPUISSANCE ET DE LA STÉRILITÉ AU POINT DE VUE DU MARIAGE.

L'article 180 du Code civil dit : « Le mariage qui a été contracté sans le *consentement libre* des deux époux ou de l'un deux, ne peut être attaqué que par l'époux ou par celui des deux dont le consentement n'a pas été libre. Lorsqu'il *y a eu erreur dans la personne*, le mariage ne peut être attaqué que par celui des époux qui a été induit en erreur. »

Nous n'avons pas à nous occuper, dans cet ouvrage, de la question de consentement qui entraîne la nullité du mariage; nous devons seulement considérer :

1° Si le fait d'impuissance ou de stérilité constaté constitue l'erreur sur la personne ;

2° Si un pareil fait peut être légalement constaté ;

3° Si nos lois actuelles admettent, dans l'usage, une action intentée sur une pareille base.

1° Pour rester dans l'esprit de nos codes, il faut définir l'*erreur sur la personne* selon le droit romain, dans le sens du droit naturel, c'est-à-dire l'erreur dans l'union de deux individus qui doivent être de sexe différent. Ainsi une femme croit épouser un homme et elle se trouve avoir épousé une femme ; réciproquement, un homme croit épouser, etc., ou. bien, par l'effet d'une fraude, j'épouse *Agnès* croyant épouser *Judith*. Ce sont là des exemples d'erreur dans la personne.

Quelques jurisconsultes, entre autres Toullier et Devergie, nient que l'impuissance constitue l'erreur sur la personne, s'appuyant 1° sur l'opinion de Tronchet, exprimée dans le procès-verbal de la discussion du Code civil, 14 thermidor an X. « On n'a pas fait de l'impuissance, à l'occasion de la pater-« nité et de la filiation, l'objet d'*une action en nullité*, et le « silence absolu de la loi est fondé en raison ; car il n'est pas « de moyen de reconnaître avec certitude l'impuissance. *En* « *général*, il était dans l'esprit du projet d'anéantir cette cause « sous tous les rapports. »

2° Toullier, en parlant d'un arrêt de la cour de Trèves, en date du 1er juillet 1808, qui casse un mariage, attendu que l'état physique et la conformation de la dame N... s'opposaient au but naturel et légal du mariage ; que cet empêchement existait avant le mariage et qu'il n'était pas possible d'y remédier, déclare cet arrêt mal rendu et contraire à l'esprit du code, « qui a voulu bannir sans retour ces procès scandaleux « qui avaient pour prétextes des infirmités plus ou moins « graves ; proscrire pour toujours des visites indécentes qui

« blessent la pudeur, que repousse la morale, et dont cepen-
« dant les gens de l'art ne peuvent tirer que des conjectures
« trompeuses, souvent démenties par les faits. » A ces paroles,
Toullier ajoute : « Si la femme s'était refusée à la visite, qu'eût
« pu faire la cour de Trèves? Aurait-elle pu conclure que ce
« refus contenait une reconnaissance, suite de l'inhabileté de la
« femme?.... »

3° Enfin, sur les considérants de la cour de Gênes du 7 mars
1811, qui vient appuyer leur doctrine et infirmer celle qui
ressort de l'arrêt de la cour de Trèves. Cet arrêt est ainsi
conçu :

« Attendu que, si les auteurs du code avaient reconnu cette
« cause de nullité, ils auraient déterminé, comme ils l'ont fait
« à l'égard de celles dont ils se sont expliqués, par qui et dans
« quel délai elle pouvait être proposée, et surtout ils auraient
« spécifié le genre de preuve auquel on pouvait recourir pour
« constater l'impuissance, puisque ces législateurs ne pouvaient
« ignorer qu'un pareil moyen avait été, sous l'ancienne juris-
« prudence, sujet aux vicissitudes des temps et des lieux, et
« qu'il y avait eu, dans les différents temps, incertitude sur la
« manière de le vérifier : ce serait faire injure à leur sagesse
« que de supposer qu'ils ont voulu abandonner tout cela à
« l'arbitrage des tribunaux, et perpétuer ainsi une pareille in-
« certitude et tous les abus qu'elle a produits.

« Attendu que du silence qu'ils ont gardé à cet égard, il est
« au contraire bien plus raisonnable de conclure qu'ils n'ont pas
« trouvé cette cause suffisante pour entraîner la dissolution
« du nœud conjugal, parce qu'ils sont demeurés convaincus
« qu'il n'y avait rien de sûr *dans tout ce qui avait été imaginé*
« *pour vérifier l'impuissance naturelle;* que d'ailleurs elle est un
« phénomène qui ne peut avoir lieu que très rarement ;
« qu'ainsi il était préférable de laisser subsister un petit nombre
« de mariages dont la consommation ne serait pas possible,
« plutôt que de fournir un remède qui avait été longtemps la
« source de procédures scandaleuses dont la raison et les
« mœurs s'indignaient également.

« Attendu qu'il résulte, en effet, du procès-verbal de la dis-
« cussion du Code civil, que l'impuissance est au nombre des

« causes de nullité de mariage et de divorce qui ont été reje-
« tées au conseil d'État : ce qui est encore plus clairement ex-
« primé dans le rapport du tribun Duveyrier, fait au Corps
« législatif le 2 germinal an II, au sujet de l'article 313 du code,
« où cet orateur dit formellement que cette cause, nommée
« *impuissance naturelle*, n'est point au nombre des causes qui
« conduisent à la dissolution du mariage.

« Attendu que inutilement alléguerait-on qu'il y a eu erreur
« de la part de l'individu qui a contracté mariage avec une
« personne incapable de le consommer, et que cette erreur
« vicie son consentement, sans lequel il ne peut exister de
« mariage, puisque l'erreur en cette matière ne s'entend pas,
« comme l'observait le conseiller d'État Portalis, d'une simple
« erreur sur les qualités, la fortune ou la condition de la per-
« sonne à laquelle on s'unit, mais d'une erreur qui aurait pour
« objet la personne même ; que la capacité de consommer le
« mariage n'est qu'une qualité de la personne, et que l'époux
« qui en est privé, n'en est pas moins identiquement le même
« individu avec lequel on s'était engagé par contrat.

« Attendu qu'il n'est pas exact de dire que l'objet du ma-
« riage étant la procréation des enfants, la substance de ce
« contrat s'évanouit, si l'une des parties se trouve dans une
« situation telle à ne pouvoir jamais remplir cet objet ; car la
« procréation des enfants est bien le principal, mais non pas
« le but unique du mariage ; et il est si vrai que ce but n'est pas
« exclusif de tout autre, que la loi n'a fixé aucun âge après
« lequel la femme ne puisse pas se marier, quoiqu'il soit bien
« constant que sa vieillesse est frappée de stérilité. »

En résumé, dit Devergie, en envisageant les conséquences
de cette doctrine, on voit qu'il y a deux cas possibles où
les intérêts des époux peuvent être lésés ; mais la loi a préféré
laisser subsister cette cause de dommage, plutôt que de consacrer l'impuissance comme motif de nullité de mariage. Elle
l'a fait pour deux motifs : le premier, *parce qu'il est presque
toujours impossible de constater d'une manière certaine l'impuissance soit naturelle, soit accidentelle ;* le deuxième, parce qu'elle
a senti que, dans le cas où la personne réputée impuissante
voudrait s'opposer à l'examen des causes d'impuissance, elle

mettrait les juges dans l'impossibilité de porter un jugement, et par cela même l'application de la loi ne pourrait avoir lieu.

On voit, d'après cette doctrine, la loi refuser à l'impuissance la qualité nécessaire pour constituer l'erreur sur la personne.

Les adversaires de cette doctrine sont assez nombreux. On compte parmi eux Merlin, Duranton, Orfila, etc.; ceux-ci, tout en reconnaissant l'excellence de la doctrine précitée, disent s'appuyer sur l'article 181, ainsi conçu : « Dans le cas « de l'article 180, la demande en nullité n'est plus recevable « toutes les fois qu'il y a eu cohabitation, pendant plus de six « mois, depuis que l'époux a acquis sa pleine liberté ou que « l'erreur a été par lui reconnue; » que, dans les six premiers mois de la cohabitation, la nullité peut être demandée pour cause d'impuissance par celui des deux époux qui a été trompé, non seulement lorsque celle-ci est *accidentelle, manifeste* et *antérieure* au *mariage*, mais aussi lorsqu'elle est *naturelle* et *tellement manifeste qu'on ne peut la révoquer en doute.*

Ils ajoutent : « Qu'une impuissance, accidentelle, mani- « feste, antérieure au mariage, serait une cause de nullité, si « elle était bien constatée; mais que si l'époux chez lequel on « suppose qu'elle existe se refuse à la visite des gens de l'art, « il serait impossible de passer outre. »

Ces divers avis répondent à la première question que nous avons posée au début de ce chapitre.

La deuxième, un pareil fait peut-il être constaté légalement? est résolue par la négative, dans l'espèce. Notre législation actuelle n'autorise cette constatation que du consentement des parties. Pour répondre médicalement à cette question, il nous suffit de renvoyer aux chapitres de notre ouvrage consacrés aux *vices de conformation* et à la *stérilité.*

A la troisième question : si nos lois admettent dans l'usage une action intentée sous le chef d'impuissance?

Nous répondrons : en fait, non; exceptionnellement, oui, lorsque cette action est intentée dans un délai qui n'a pas dépassé six mois après la consommation du mariage (art. 181), et lorsque la partie défenderesse consent à la constatation qui peut être officieuse, mais non légale.

Pour nous résumer, nous dirons que la nullité de mariage

ne peut être réclamée en France que pour les cas d'*erreur de la personne*, et non pour le cas d'*erreur des qualités* de la personne soit *physiques*, soit *morales*.

Ainsi, il y a nullité de mariage, si on a épousé un garçon croyant épouser une fille et *vice versâ*, ou si l'on a épousé *Pierre*, croyant épouser *Paul; Jeanne*, croyant épouser *Marie*.

Mais la nullité n'est pas admise, si l'on a épousé un individu inapte à la reproduction ; soit un homme absolument impuissant ou privé de testicules, naturellement ou par le fait de la maladie ou de castration; ou bien une femme à laquelle manquent congénitalement, ou par suite de maladies ou d'opérations, la matrice ou les ovaires.

La nullité n'existe pas non plus, comme cela a été déjà jugé, parce qu'une femme aura épousé un ancien forçat croyant épouser un honnête homme.

Il résultera de ces unions un malheur privé ; mais la société ne sera plus exposée aux scandaleux procès du siècle dernier, dans lesquels on admettait les inutiles et impudiques épreuves du *congrès*.

# MALADIES VÉNÉRIENNES

Nous comprenons sous ce titre l'étude des trois affections suivantes :

1° La *blennorrhagie ;*
2° La *syphilis ;*
3° Le *chancre simple.*

Ces trois affections sont absolument distinctes les unes des autres ; elles sont nommées *vénériennes*, parce que leur origine provient, *dans la majorité des cas*, d'un coït impur. Nous disons dans la majorité des cas, car il n'en est pas toujours ainsi d'une manière absolue.

En ce qui concerne la blennorrhagie, par exemple, cette maladie peut être consécutive à l'onanisme, au passage de sondes, à des injections dites préventives, etc. ; la syphilis peut être transmise par l'usage de verres, cuillers, pipes, et autres objets ayant servi à des malades affectés de vérole. Il n'en est pas moins vrai que, le plus souvent, ces maladies proviennent d'une relation vénérienne, d'où le nom qu'elles ont reçu, et qu'un long usage a consacré.

# BLENNORRHAGIE

Les *écoulements mucoso-purulents* des organes génito-urinaires portent différents noms. Les Latins les appelaient : *dysuria venerea, bemoroisaida;* les Français les nomment : *blennorrhagie, gonorrhée, chaude-pisse, pisse chaude, écoulement, arsure, ardeur, échauffaison, échauffement, flux de semence, urétrite, mucite;* les Anglais : *clap, gleet, brenning,* et les Allemands : *tripper.*

La blennorrhagie peut affecter deux états; l'état aigu et l'état chronique, qui seront l'objet de deux chapitres différents.

## Chapitre I.

## BLENNORRHAGIE AIGUË

### § 1. — Siège.

La blennorrhagie aiguë affecte la membrane muqueuse qui tapisse le canal de l'urètre depuis le méat urinaire jusqu'au col de la vessie. L'urétrite peut varier depuis l'irritation la plus légère, qui se termine en quelques jours, jusqu'à l'inflammation la plus intense, qui peut désorganiser promptement le membre viril.

### § 2. — Causes.

Toutes les *causes* qui produisent l'inflammation du système muqueux peuvent déterminer la blennorrhagie.

La *jeunesse* est l'époque de la vie où elle se développe le plus souvent.

Les individus dont le *prépuce* forme, par son allongement au-devant du méat urinaire, un *espèce de godet* où la matière sanieuse peut séjourner, sont plus exposés que d'autres à la contracter (voir à l'article *Phimosis* les conséquences de cette vicieuse conformation).

Quelques autres ont une *prédisposition* déplorable ; ils gagnent une blennorrhagie comme d'autres un rhume de cerveau, et il leur suffit d'avoir été atteints une première fois pour être attaqués de nouveau avec une facilité extrême. Nous avons eu souvent à constater que ces fréquentes répétitions provenaient de ce que la maladie avait été la première fois incomplètement traitée. Cette prédisposition cesse quand on est radicalement guéri, c'est-à-dire dès que la membrane muqueuse de l'urètre a repris sa texture normale.

*Tous les agents extérieurs* portés accidentellement sur la membrane muqueuse, les sondes, les calculs engagés dans le canal, et même leur simple séjour dans la vessie, l'introduction d'autres corps étrangers, toutes les violences mécaniques plus ou moins directes, la masturbation, les excès dans les plaisirs conjugaux, sont des causes de blennorrhagie. A l'occasion de cette dernière cause nous spécifierons les premières approches pour les deux sexes ; dans ces circonstances, et cela, quels que soient *la propreté et l'état de santé* de la femme avec laquelle on cohabite, on voit survenir fréquemment chez l'homme la *balano-postbite* et la blennorrhagie.

Les *injections*, dans le canal, de substances âcres, irritantes, sont des causes d'écoulement, de même que les *relations sexuelles* avec une femme dont le col de la matrice est ulcéré, ou pendant l'époque menstruelle.

Les *flueurs blanches*, que les femmes s'efforcent souvent de cacher, et qui sont si communes chez elles, constituent une source inépuisable et continuelle d'écoulements.

La cohabitation avec une femme dont les *règles* sont sur leur déclin est une cause extrêmement fréquente de blennorrhagie. Ce fait s'explique par l'échauffement momentané que contractent les organes génitaux de la femme, par suite de l'afflux du sang, dans la période menstruelle.

*Des divers tempéraments*, le *lymphatisme*, l'*herpétisme* sont ceux qui prédisposent le plus à la maladie dont nous nous occupons.

Les *climats chauds* sont aussi très féconds en blennorrhagies, probablement à cause de l'excitation plus grande de la membrane muqueuse des voies génito-urinaires.

Le printemps, l'automne, les saisons froides et humides, doivent aussi entrer en ligne de compte dans les causes prédisposantes.

Parmi les *aliments*, on trouve les mets trop épicés ou salés ; quelques-uns d'entre eux jouissent du fatal privilège non seulement d'augmenter les écoulements lorsqu'ils existent, de hâter leur développement quand ils doivent arriver, mais encore de les engendrer de toute pièce avec le concours de la moindre cause adjuvante ; de ce nombre sont les *asperges*, et parmi les boissons la *bière*. C'est à l'emploi de ce breuvage qu'on dut rapporter la blennorrhagie qui sévit, en diverses contrées d'Allemagne, sur un si grand nombre de nos soldats, pendant les campagnes du premier Empire.

Une *verge trop grosse ; l'existence antérieure de blennorrhagie ;* une *blennorrhagie sur son déclin ;* les altérations du tissu de la muqueuse urétrale, comme un *rétrécissement ;* les *affections dartreuses ;* les *scrofules ;* la *disposition tuberculeuse ;* la *goutte ;* le *rhumatisme,* sont autant de causes d'écoulements.

C'est ordinairement à la suite d'un coït impur que l'urétrite se développe, ou même après le simple contact des organes sexuels de l'homme avec les parties de la femme affectées d'écoulement blennorrhagique ou de flueurs blanches âcres ; mais il ne faudrait pas conclure de là que la matière d'un écoulement spécifique est indispensable pour la produire.

Il est avéré que non seulement le produit d'une inflammation simple, mais encore les relations entre deux individus dont les parties génitales sont parfaitement saines, peuvent produire, chez l'un des deux seulement, ou chez l'un et l'autre à la fois, surtout si le coït a été *incomplet* ou *trop longtemps prolongé,* une blennorrhagie dont les phénomènes sont en tout semblables à ceux de la contagion ordinaire.

Disons à ce propos que souvent, beaucoup plus souvent

même qu'on ne le croit, on contracte la blennorrhagie avec une femme absolument saine.

Cela arrive lorsque le coït, comme nous venons de le dire, a été trop longtemps prolongé, ou répété un certain nombre de fois en un court espace de temps.

A cette cause de blennorrhagie (prolongation ou répétition immodérée du coït) viennent se joindre, comme causes adjuvantes, les excès alcooliques ; l'ensemble de ces deux causes, qui se rencontre fréquemment dans la pratique, nous rend compte de ces blennorrhagies contractées après un repas copieux, arrosé de libations abondantes, et suivi d'une nuit orageuse, et pour lesquelles on trouve les femmes soupçonnées de les avoir données, absolument indemnes.

Si, à ces deux causes, viennent encore s'adjoindre, ce qui arrive fréquemment, l'administration de ces injections dites *de précaution* que ne manquent pas de se faire les malades après un coït suspect, et que nous ne saurions trop blâmer, nous aurons là tous les éléments de la recette pour attraper la chaude-pisse avec une femme qui ne l'a pas.

Dans quelques cas, on remarque une certaine sympathie d'action entre la muqueuse malade et la muqueuse saine. A défaut de ces conditions, on voit tous les jours des individus rester exempts de cette maladie, quoiqu'ils vivent, en s'acquittant du devoir conjugal, avec une femme affectée d'un écoulement : il existe ici une espèce d'acclimatement. Si la femme vient à oublier un moment ses devoirs d'épouse, si elle reçoit des amants, elle leur donne très souvent la blennorrhagie. Nous avons eu plusieurs fois occasion de constater des faits de ce genre. Fréquemment il se présente à notre consultation, accompagnés de la personne avec laquelle ils ont eu des relations, des hommes atteints d'écoulements qu'on ne sait vraiment à quelle cause attribuer, car très souvent l'examen le plus minutieux ne permet pas de constater la plus légère trace de maladie chez la femme. On est obligé, faute de mieux, de se contenter de l'explication qui précède.

Un préjugé fâcheux, par la trop grande sécurité qu'il donne, est qu'une femme mariée ne peut jamais donner de mal à son amant. C'est une erreur que nous ne saurions trop combattre, de même que celle qui attribue aux filles publiques une sorte d'immunité.

Il y en a de deux espèces : les filles en maison et les filles en carte; les premières sont visitées tous les huit jours, les autres tous les quinze jours. On rencontre souvent des gens assez simples pour dire : « Quelle inquiétude pouvais-je avoir avec des femmes qui sont sous la surveillance continuelle et immédiate de l'autorité? Ne devais-je pas avoir en elles la confiance la plus absolue? »

A peine quelques instants se sont écoulés depuis la visite du médecin, et déjà ces femmes pourront transmettre la blennorrhagie à un homme qui aura des rapports avec elles; à plus forte raison si les relations n'ont lieu que huit ou quinze jours après la visite. Ces visites médicales n'offrent donc aucune garantie; puis ces examens se font très rapidement, très superficiellement, et souvent la maladie échappe à des investigations trop légères. Il nous est arrivé plus d'une fois de recevoir à notre consultation des femmes sortant des dispensaires, renvoyées comme saines, *avec patente nette*, qui cependant étaient atteintes de maladies vénériennes bien caractérisées, et qui, *dans l'intérêt de leur clientèle*, venaient réclamer nos conseils pour être radicalement guéries.

De plus, la substitution des femmes les unes aux autres est une fraude qui se renouvelle chaque jour. Il nous est arrivé plusieurs fois d'examiner, pour lui donner un certificat en conséquence, une femme envoyée à sa place par une de ses amies : celle qui se fait examiner est saine, l'amie soupçonnée est malade. L'attestation devrait, pour éviter cette fraude, porter le signalement de la femme.

Il peut arriver aussi qu'une femme serve d'intermédiaire sans contracter elle-même la maladie qu'elle transmet ; voici un exemple très curieux de cette *contagion médiate*. Une dame déjeunait avec son mari et un ami de ce dernier. Pour une raison quelconque, le mari quitte la table et s'absente un instant. Bref, il revient au bout de quelques minutes ; le déjeuner s'achève, et, l'ami une fois parti, le mari a des rapports avec sa femme. Peu de jours après le mari malade vient consulter, et, soupçonnant sa femme d'infidélité, la fait examiner ; elle n'avait rien. Cependant, inquiète, elle revient seule quelques instants après, et, pressée de questions, elle raconte l'histoire du déjeuner. Le convive dont nous venons de parler, examiné à son tour, présentait des signes non équivoques de maladie. Ainsi, la femme, sans rien garder pour elle-même, avait transmis le mal de son amant à son mari.

## § 3. — Symptômes.

Les *symptômes* de la blennorrhagie ne se développent pas toujours immédiatement après la cause qui la détermine. L'espace de temps qui s'écoule entre la cause et l'apparition des premiers symptômes porte le nom de *période d'incubation*. Cette période varie du deuxième au huitième jour. Dans certains cas, la maladie paraît quelques heures après l'infection.

Quelques auteurs racontent bien des histoires de personnes chez lesquelles la blennorrhagie ne s'est déclarée que trois mois ou plus après les rapports; mais, outre le peu d'authenticité de ces faits, on peut les expliquer par une des causes dont nous avons parlé plus haut. Quand, huit ou neuf jours après des relations suspectes, l'écoulement n'apparaît pas, on peut être certain d'avoir échappé au danger.

La blennorrhagie s'annonce par une légère démangeaison à l'orifice du canal de l'urètre, un sentiment d'ardeur, de picotement, de chatouillement dans le trajet de ce canal, une tendance inaccoutumée aux érections, et une exaltation des fonctions de l'organe. L'urine paraît plus chaude, et le besoin de l'expulser devient plus fréquent. Le méat urinaire est plus humide que d'habitude; ses lèvres, boursouflées, tendent à se renverser en dehors, sont d'une couleur plus vive, et leur surface paraît luisante. En pressant l'extrémité du canal, on peut en faire sortir une petite sécrétion incolore, filante; dès le deuxième jour le liquide sécrété devient plus abondant; il colle les deux lèvres du méat urinaire et laisse sur le linge de petites taches grises plus foncées à leur circonférence qu'au milieu. Cette circonférence est très nettement accusée, tandis que dans les écoulements anciens, *goutte militaire*, le bord de la tache se confond insensiblement avec la teinte du tissu.

Du deuxième au huitième, dixième et même quinzième jour, augmentation de la douleur, qui devient continuelle et s'aggrave à chaque miction et pendant l'érection; de là, sécrétion morbide, qui passe d'un aspect séro-purulent à celui d'un liquide épais, jaune, verdâtre, puis rouillé, sanieux et séro-sanguinolent; souffrances pendant la défécation, la marche, les froissements; sensation de pesanteur dans les

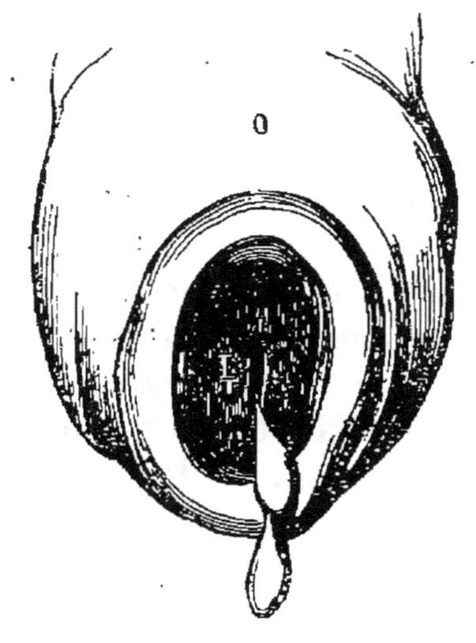


FIGURE 306

*Représentant l'extrémité de la verge affectée de blennorrhagie aiguë.*

O, le gland tuméfié, recouvert par le prépuce, qui est lui-même enflé, est terminé par un rebord très saillant.
I, le méat urintire tuméfié, d'où s'échappent quelques gouttes de sécrétion purulente.

testicules; élancements passagers dans les aines. L'urine devient graduellement plus rare, plus foncée, plus irritante, tandis que les contractions de la vessie sont plus fréquentes et qu'elles sont suivies d'un ténesme douloureux. Une légère tuméfaction s'empare du méat urinaire, s'étend quelquefois au gland, qui devient œdémateux et comme transparent (fig. 306).

Lorsque le malade se livre à des excès de table, de fatigue, à une marche forcée ou aux plaisirs vénériens, la douleur, qui s'est étendue dans toute la longueur de l'urètre, peut devenir assez intense pour amener des accidents. L'urine détermine par son passage une sensation tellement forte de brûlure, que les malades retardent le plus qu'ils peùvent le moment de la miction. Les comparaisons qu'on en fait peuvent donner une idée de l'acuité de cette douleur à ceux qui ne l'ont jamais ressentie : telles sont les expressions de *pisser des lames de rasoir, des épingles, des rognures de fer-blanc*. Plus on retarde la sortie de l'urine, plus ce liquide acquiert, par sa concentration, des propriétés irritantes. Des érections douloureuses surviennent pendant la nuit et interrompent le sommeil; le jet de l'urine est plus mince, il sort en serpentant; les dernières gouttes ne traversent le canal que lentement, l'une après l'autre, et sont quelquefois troubles, lactescentes, teintes de sang. Il existe alors un *rétrécissement inflammatoire* (voir page 195), tant par la rétraction spasmodique des tissus que par la congestion sanguine de la membrane muqueuse.

Lorsque l'inflammation a gagné les tissus en profondeur et en épaisseur, un nouveau symptôme plus alarmant apparaît : c'est l'*érection cordée* (fig. 307). Dans cet état, les parois du canal, ayant perdu leur élasticité, ne peuvent plus suivre le développement des corps caverneux pendant l'érection; la verge se recourbe alors, et représente un arc dont le canal serait la corde. Le malade ressent au périnée une gêne, une douleur quelquefois très intense; la pression sur cette région augmente les douleurs et les rend parfois insupportables.

Quand l'inflammation s'étend à la région prostatique, de nouveaux signes annoncent son progrès. Si les malades veulent s'asseoir, rapprocher ou croiser les jambes, ils sont arrêtés par les souffrances; le passage des urines produit un sentiment de brûlure qui part de la partie postérieure du canal. Le plus souvent, la blennorrhagie ne dépasse pas le col vésical; cependant quelquefois elle se propage jusqu'à la vessie, et même aux reins par les uretères; il existe alors une cystite, une néphrite blennorrhagique.

Lorsque la blennorrhagie a atteint son *summum d'intensité*, elle reste dans cet état pendant quelques jours, *période d'état*, pour commencer sa *période de déclin*. Alors la douleur diminue, l'écoulement devient de plus en plus clair et limpide. Cependant les érections peuvent encore conserver leur caractère cordé, car la rigidité des tissus ne disparaît pas tout de suite.

Il est très rare que la maladie marche ainsi à sa résolution complète : *très souvent elle passe à l'état chronique;* les douleurs

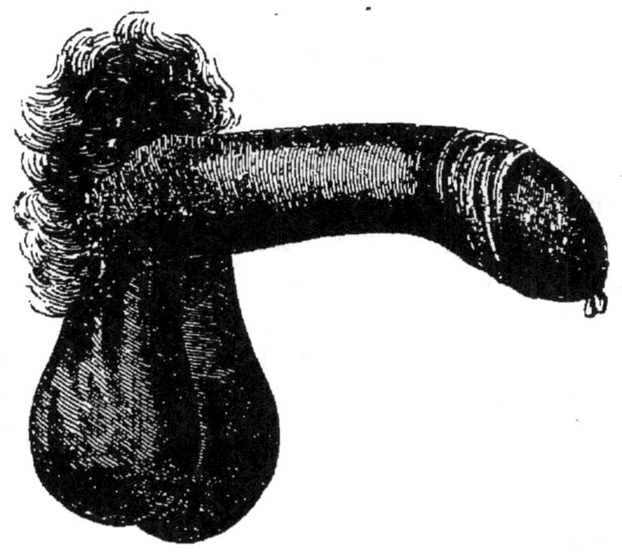

FIGURE 307

*Représentant une verge (ou pénis) atteinte d'écoulement blennorrhagique, pendant l'érection cordée.*

sont presque nulles, mais il reste un écoulement muco-purulent qu'on a nommé *suintement habituel, goutte militaire.* Cet écoulement n'est apparent que le matin, parce que le mucus s'est accumulé dans le canal pendant la nuit.

Quelques malades arrivent à cette dernière période d'une manière régulière, mais le plus souvent l'inflammation éprouve des oscillations occasionnées par des écarts de régime. Il se fait même quelquefois de véritables *récidives* sous l'influence des rapports sexuels. Alors, l'écoulement ne passe plus par les phases que nous avons décrites : il arrive d'emblée à l'état purulent, le lendemain du coït ; une pollution nocturne produit le même résultat. Ces récidives ont reçu le nom de *chaude-pisse à répétition*.

Quand elle est devenue *chronique*, la blennorrhagie persiste quelquefois très longtemps, six mois, et jusqu'à une et plusieurs années ; nous avons eu occasion de dire, en parlant des rétrécissements, qu'elle est la cause la plus fréquente des coarctations urétrales. C'est l'ignorance où sont la plupart du temps les médecins de la véritable cause de ces suintements, qui rend compte de leur inhabileté à les faire disparaître. Les *écoulements anciens* ne sont, en effet, si *rebelles* aux médicaments qu'on administre contre eux, que par la raison qu'on néglige de traiter les rétrécissements qui les entretiennent.

On distingue *trois degrés* principaux d'inflammation dans la blennorrhagie, degrés qui correspondent à trois états pathologiques différents de la membrane muqueuse de l'urètre :

1° Quand l'inflammation est légère, bénigne, premier degré, la membrane muqueuse, au lieu de la coloration naturelle blanc rosé très pâle, est d'un rouge vif, légèrement gonflée ;

2° Au deuxième degré, l'inflammation, au lieu d'être bornée à la surface, comme dans le cas précédent, gagne en profondeur et envahit les follicules muqueux, les lacunes de Morgagni, d'où il est quelquefois difficile de la déloger ;

3° Enfin, quand on n'a pas été assez habile pour en arrêter la marche, d'autres fois par l'imprudence et les écarts de régime du malade, l'inflammation attaque toute l'épaisseur de la membrane muqueuse, et même le tissu cellulaire extérieur. C'est par là qu'on explique les *abcès* qui surviennent parfois dans le cours d'une chaude-pisse, abcès qui sont quelquefois la cause de fistules urinaires très rebelles, et toujours le germe de rétrécissements de nature fibreuse.

On a vu des exemples de violentes blennorrhagies dans lesquelles la phlegmasie était portée au point d'amener la désorganisation, *la gangrène* d'une partie plus ou moins étendue du canal de l'urètre.

## § 4. — Nature de l'écoulement.

La *sécrétion* fournie par la membrane muqueuse varie elle-même selon ces différentes périodes : ainsi, c'est d'abord un *mucus clair* qui humecte les surfaces malades ; plus tard, une certaine proportion de *pus* s'y mêle pour former du *muco-pus* ; enfin, c'est du *pus*. La sécrétion est d'abord d'un blanc pâle ; elle devient ensuite d'un jaune tendre, ou d'un jaune plus prononcé. Lorsqu'elle est devenue plus abondante et qu'elle contient *quelques globules sanguins*, elle prend la *couleur verte* ; à mesure que l'élément sanguin augmente, le vert se change en *couleur rouillée*. A un certain degré d'inflammation, le pus prend l'*aspect sanieux*, il peut devenir *séro-sanguinolent* ; mais, en général, la teinte de la sécrétion varie en raison de la quantité et des qualités de l'élément *pus*. Ces diverses teintes se communiquent au linge des malades, qu'elles *empèsent* fortement. Il est bien important de connaître toutes ces nuances, car elles peuvent avoir une grande utilité pour le diagnostic. Quand la maladie arrive *à son déclin*, la sécrétion, de *purulente* qu'elle était, reprend les caractères du *muco-pus*, puis du *mucus*, dans lequel on voit nager quelques globules isolés de pus. Les taches du linge sont alors grisâtres, avec un point jaune foncé au centre.

## § 5. — Marche de la blennorrhagie.

Au début de la blennorrhagie, le *siège du mal* est à la fosse naviculaire, et pendant plusieurs jours il ne dépasse pas cette limite. C'est ce qui explique le succès de certaines médications toutes locales et extérieures ; mais, à mesure que la maladie se prolonge ou qu'elle fait des progrès, l'inflammation gagne de proche en proche et occupe bientôt toute l'étendue du canal de l'urètre. Quelquefois elle ne s'arrête pas au col de la vessie et à la glande prostate ; elle franchit cette barrière, envahit le réservoir de l'urine, et peut remonter jusqu'aux reins, ou descendre dans les testicules, et, comme on le dit vulgairement, *tomber dans les bourses* (voir les *Maladies du testicule*).

Quand l'écoulement est passé à l'état chronique, c'est habituellement dans la profondeur de l'urètre, à la glande prostate ou à la portion membraneuse du canal, que l'inflammation fait élection de domicile. C'est, en effet, là le siège des rétrécissements auxquels les écoulements anciens donnent lieu, et c'est à la localisation de l'inflammation chronique sur cette même région, *vers le niveau des conduits éjaculateurs du sperme*, qu'on doit attribuer le boursouflement, le relâchement de ces canaux, les pertes séminales insensibles et l'impuissance qui en sont l'inévitable conséquence. Nous appelons spécialement l'attention du lecteur sur ce point, que nous considérons comme capital, dans les chapitres qui traitent des *pertes séminales*, de la *stérilité* et de l'*impuissance* (voir plus loin).

## § 6. — Durée.

La blennorrhagie dure habituellement de vingt à vingt-cinq jours, pour une forme légère; de trente à quarante et même cinquante jours, pour les formes suraiguës. La dernière période se prolonge quelquefois ; cela tient à ce que les malades, une fois débarrassés des douleurs et de l'incommodité de l'écoulement, ne s'astreignent plus aux exigences du traitement. D'autres fois, la longue durée d'un écoulement tient aux traitements intempestifs que le malade, ou le médecin lui-même par une ignorante condescendance aux désirs du patient, ont dirigés contre l'écoulement. Ainsi, toutes les fois que la blennorrhagie a franchi le début et qu'elle est dans la période d'augment, les médicaments qu'on administre dans le but de *couper l'écoulement*, outre les accidents qu'ils peuvent déterminer, ont l'inconvénient de le prolonger au delà de sa durée ordinaire. C'est ainsi qu'il n'est pas rare de voir des blennorrhagies persister pendant des années, et même vingt et trente ans, comme nous en avons vu plusieurs exemples ; mais dans ce cas le suintement, au lieu d'être toute la maladie, comme au début, n'est plus que l'indice, le symptôme d'un rétrécissement qu'il faut faire disparaître pour voir cesser l'écoulement.

## § 7. — Accidents et complications.

1° *Adénite ou Bubon, inflammation des ganglions du pli de l'aine.*

On désigne sous le nom d'*adénite* ou de *bubon*, le gonflement inflammatoire des *ganglions lymphatiques* ou *glandes* du pli de l'aine, que l'on confond habituellement avec les *Bubons* ou adénites consécutives aux chancres (voir plus loin).

Pour bien faire comprendre au lecteur le mécanisme et le développement de cette complication de la blennorrhagie, nous avons besoin de donner quelques détails sur la disposition anatomique du pli de l'aine et sur la connexion étroite qui relie cette région aux parties génitales de l'homme.

Immédiatement sous la peau, dans le tissu cellulaire sous-jacent, si l'on presse la région du pli de l'aine avec la pulpe des doigts, on sent de petites *glandules* ou *nodosités* A, B, C, D (fig. 308). Ces *ganglions lymphatiques*, à l'état normal au nombre de dix à douze, ont le volume d'un grain de chènevis à un pois, et leur pression n'est nullement douloureuse. Ils sont l'aboutissant et comme le réservoir des vaisseaux lymphatiques qui rampent sur les organes circonvoisins, la verge ou pénis, les testicules, la vessie chez l'homme. Or, toutes les fois qu'un des organes ci-dessus nommés est atteint d'inflammation, la phlogose se communique par l'intermédiaire des vaisseaux lymphatiques aux glandes du pli de l'aine, et ces petits ganglions, soit qu'un seul ou plusieurs se prennent à la fois, peuvent acquérir le volume d'un œuf de pigeon, de poule ou de dinde.

L'adénite ou bubon peut se montrer d'un seul ou de deux côtés, à la fois ou successivement. Quand l'irritation du gland ou du canal, ou bien une plaie, existe du côté droit ou du côté gauche, l'adénite affecte le pli de l'aine correspondant. Si la plaie a son siège sur la ligne médiane, l'adénite pourra envahir les deux côtés à la fois. Cependant, exceptionnellement, en raison de l'entrecroisement des vaisseaux lymphatiques sur la ligne médiane, on voit des plaies du côté droit du gland donner naissance à des adénites de l'aine gauche, et *vice versâ*.

Cet engorgement débute par une gêne, un embarras, une lourdeur dans le pli de l'aine. En portant la main dans cette région, on sent une tumeur chaude, douloureuse à la pression. La peau qui la recouvre est rosée, rouge, puis bleuâtre. La tumeur est d'abord circonscrite à la glande qui se gonfle ; mais bientôt, par suite du progrès du mal, le tissu cellulaire environnant prend part à l'inflammation et concourt à l'accroissement de l'adénite. Suivant l'intensité de la maladie, l'énergie

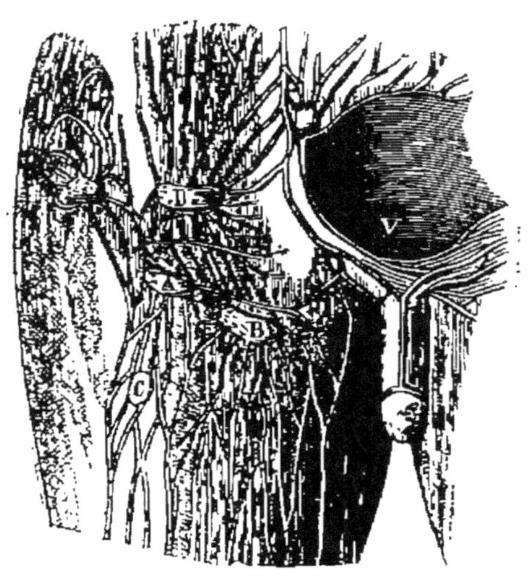

FIGURE 308

*Représentant les vaisseaux lymphatiques et les ganglions du pli de l'aine du côté droit, et leur naissance du côté gauche.*

A, B, C, D, ganglions, ou glandes lymphatiques, auxquels viennent aboutir les vaisseaux du même nom, après s'être anastomosés entre eux.
V, la vessie ouverte, au-dessous de laquelle est la verge ou pénis, dépouillée de sa peau.

du traitement ou les imprudences du malade, cet accident peut avoir trois terminaisons différentes : la *résolution*, la *suppuration* ou l'*induration* ; la terminaison par *gangrène* est extrêmement rare. Par contre, la résolution est la terminaison la plus fréquente des adénites compliquant la blennorrhagie.

Le traitement à opposer au début de l'apparition d'une adénite consiste dans le repos au lit, parce que la marche, outre qu'elle est très douloureuse, parfois même impossible, ne pourrait que hâter la terminaison par suppuration. De grands bains, des cataplasmes de farine de lin et des pommades fondantes (voir *Inflammation du testicule*) en font justice en quelques jours. Quand l'inflammation résiste à ces moyens et menace de se terminer par suppuration, il faut avoir recours aux sangsues, pour dégorger la partie malade ; les fondants et les émollients agissent ensuite avec plus de succès.

Enfin, si, par suite d'imprudences, ou malgré le traitement, la suppuration se déclare dans une adénite, il faut l'ouvrir de bonne heure avec le bistouri. C'est le meilleur moyen de terminer promptement cette complication, et surtout d'éviter les traces révélatrices qui sont la conséquence de l'ouverture spontanée. La *direction à donner à l'incision*, pour que la cicatrice soit complètement dissimulée plus tard, est *de haut en bas et de dehors en dedans.*

Nous avons été parfois assez heureux, dans le cas où l'ouverture d'une adénite avait été jugée inévitable, pour faire résorber le pus déjà formé, par l'application d'un vésicatoire volant sur la partie enflammée (1).

On appelle *lymphite* ou *lymphangite*, l'inflammation des vaisseaux lymphatiques de la verge, qui vient compliquer la blennorrhagie encore plus fréquemment que l'adénite. Sous l'influence de cette affection, le gland devient douloureux, le fourreau de la verge s'œdématie, prend une teinte rosée et présente des petites nodosités donnant au toucher la sensation d'un cordon noueux, douloureux à la moindre pression, dont la direction est parallèle à celle de la verge ; après l'apparition de cet accident, qui est dû très souvent aux lotions irritantes, à la malpropreté ou aux excès de toute nature durant la période inflammatoire de la blennorrhagie, on voit inévitablement apparaître les bubons.

S'il se formait du pus dans le trajet des lymphatiques, on ouvrirait les petits foyers, de peur de voir survenir les complications qui accompagnent toute suppuration.

_______

(1) Voir, pour de plus amples détails, le chapitre consacré dans l'étude de la *Syphilis* à celle des *Adénites spécifiques* ou *Bubons.*

## 2° *Dysurie et rétention d'urine.*

La douleur en urinant, qui est un symptôme intimement lié à la blennorrhagie, peut arriver à une telle intensité, qu'elle constitue un véritable accident. La rétention d'urine qui souvent l'accompagne peut être le résultat de deux causes différentes : ou d'un spasme de l'urètre, ou de l'engorgement inflammatoire des parois du canal. Les saignées générales, les sangsues au périnée, les grands bains, les bains locaux, les cataplasmes, les boissons délayantes (voir *Traitement*), et enfin la sonde, tels sont, convenablement employés, les moyens de triompher de cet accident.

## 3° *Fièvre.*

Le plus ordinairement la blennorrhagie ne présente de fièvre à aucune de ses périodes ; cependant, quand elle est très intense, qu'elle gagne le col de la vessie, la glande prostate, les ganglions du pli de l'aine et des testicules, il survient en même temps une réaction fébrile plus ou moins grave, qui disparaît habituellement à mesure que l'inflammation diminue.

## 4° *Abcès.*

Les abcès urétraux, suite de blennorrhagie, sont assez fréquents ; ils siègent au-dessous du gland, de chaque côté du frein ou à la racine de la verge ; quelquefois plus profondément, dans les glandes de Cowper, à la glande prostate. Ces abcès, qui tiennent au développement de l'inflammation dans le tissu cellulaire entourant le canal, fournissent du pus qui tend à sortir au dehors par la peau, au dedans par le canal, et sont souvent les causes de *fistules urinaires* assez difficiles à guérir. Aussitôt que le malade voit survenir un pareil accident, il ne doit pas tarder à confier la direction de son traitement à un médecin spécial.

## 5° *Hémorrhagie, suite de la rupture du canal.*

En parlant de la nature de l'écoulement blennorrhagique, nous avons signalé la présence du sang comme assez fréquente quand l'inflammation est arrivée à un certain degré d'intensité; mais ce n'est pas assez fort, dans ces cas, pour constituer un accident. Par suite d'une prédisposition naturelle, d'un traitement mal dirigé, d'une érection violente trop prolongée, d'une éjaculation spermatique, ou de cette vicieuse pratique populaire dont nous avons déjà parlé, et qui consiste à redresser violemment l'urètre dans le cas de chaude-pisse cordée (*Rompre la corde*, fig. 307), il peut se faire, par la trop grande friabilité de la membrane muqueuse enflammée, une déchirure de l'urètre qui cause une hémorrhagie parfois très inquiétante. Nous avons vu des personnes perdre de la sorte jusqu'à un litre de sang, et les auteurs citent des exemples de malades ayant perdu deux ou trois litres de ce liquide. Quelquefois l'hémorrhagie ne s'arrête que pendant la syncope déterminée par l'abondance de la perte. L'eau froide ou vinaigrée, la glace appliquée en compresses sur la verge ou au périnée, les lavements glacés, rendent de grands services en pareil cas. Nous nous sommes très bien trouvés, dans une semblable circonstance, de la compression interne opérée par une grosse bougie de cire introduite dans le canal. Cet accident, quand il n'est pas poussé trop loin, fait l'effet d'une saignée locale et procure parfois un soulagement instantané. Un rétrécissement de nature fibreuse en est presque toujours la conséquence.

### 6° *Inflammation de la glande prostate.*

Nous avons eu occasion, en traitant des maladies de la glande prostate, de parler en détail de cette complication fréquente, et d'en indiquer les symptômes, le traitement et les conséquences pour la suite (voir page 406).

### 7° *Pénitis ou inflammations de la verge (pénis).*

L'inflammation de la totalité du membre viril pendant la blennorrhagie est un accident assez rare ; elle ne complique que les blennorrhagies à période inflammatoire très intense, et dans lesquelles le tissu érectile devient aussi la proie de l'inflammation. Dans ce cas, on voit la verge grossir, un des côtés de l'organe offre un renflement uniforme, il y a douleur sourde à la pression. A cet état inflammatoire peuvent s'ajouter les complications d'adénite et de lymphangite que nous avons rapportées plus haut, ou bien une exsudation plastique peut faire subir au pénis les modifications étudiées dans le paragraphe suivant.

### 8° *Induration ou atrophie des corps caverneux.*

En parlant des causes mécaniques de stérilité chez l'homme, nous signalerons, comme nous l'avons dit plus haut, la direction vicieuse de la verge pendant l'érection. Cette vicieuse direction peut être la conséquence de la propagation de la phlogose urétrale aux tissus spongieux du corps caverneux (voir fig. 15, 16 et 17, pages 66 et 68). Les aréoles de ce tissu peuvent, par suite de cette inflammation, être imprégnées de lymphe plastique, qui, *étant inextensible*, bridera la verge pendant son allongement, et, suivant l'étendue et le siège de cette exsudation, lui donnera une courbure à droite, à gauche, en haut, et pourra entraîner l'atrophie, la paralysie partielle ou totale de l'organe.

Du reste, quand même les corps caverneux seraient complètement atrophiés, l'érection de la verge, érection faible, il est vrai, est encore possible, ainsi que nous en avons vu deux exemples. Dans ces cas, c'est au corps spongieux (C, fig. 15, page 66) qui entoure le canal de l'urètre (D, *ibid.*) qu'est dû tout le mérite de l'érection, et la verge, dans sa turgescence, affecte une courbe à concavité supérieure.

### 9° *Inflammation du testicule ou chaude-pisse tombée*
### *dans les bourses.*

Nous avons traité très en détail cette grave complication des écoulements, en parlant des *maladies du testicule;* nous voulons seulement signaler cette particularité, que, loin de survenir dans le paroxysme de l'inflammation blennorrhagique, cette complication ne se montre le plus souvent que vers la fin de la maladie, quand les patients, pleins de confiance, comptent n'avoir plus aucun accident à redouter. Ce phénomène s'explique facilement par la progression de l'inflammation qui, se progageant par continuité de tissu, arrive, de proche en proche, à s'étendre aux canaux éjaculateurs et de là aux éléments du testicule (voir les *Notions préliminaires*).

Si, dans le cours d'un premier écoulement, la chaude-pisse est tombée dans les bourses, le malade doit être sur ses gardes pour les blennorrhagies qu'il pourra contracter par la suite, car cette complication reparaît presque à chaque nouvel accident.

### 10° *Arthrite blennorrhagique.*

Chez les personnes qui ont de la tendance aux rhumatismes, il est très fréquent de voir survenir pendant un écoulement l'inflammation blennorrhagique d'une ou de plusieurs jointures. Ces *arthrites* sont quelquefois très ténaces, et il est bien important de ne pas les confondre avec un *rhumatisme articulaire* ordinaire, parce qu'elles exigent un traitement spécial, auquel seulement elles cèdent.

La réciproque est aussi très importante à noter : ainsi nous donnons des soins à plusieurs malades atteints de rhumatismes, et l'invasion du mal s'annonce presque toujours chez eux par un écoulement urétral, en tout semblable à une blennorrhagie. Il est inutile de traiter cet écoulement, qui constitue une sorte de blennorrhagie rhumatismale, par les moyens habituels : il y serait complètement réfractaire ; tandis qu'il cédera, avec les autres symptômes de rhumatisme, au traitement dirigé contre ceux-ci.

On peut distinguer le rhumatisme articulaire de l'arthrite blennorrhagique de la manière suivante : le rhumatisme articulaire est précédé de symptômes généraux. Sa marche est la généralisation à toutes les articulations ; il est ambulant, c'est-à-dire siège tour à tour sur diverses articulations.

Dans l'arthrite blennorrhagique, l'affection débute sans prodrômes : elle est généralement fixe et monoarticulaire ; l'articulation qui en est le plus fréquemment le siège est le genou, puis viennent l'épaule et les articulations du pied ; cette affection n'offre presque jamais les complications du côté du cœur que présente si fréquemment le rhumatisme articulaire; une des conséquences de l'arthrite blennorrhagique, c'est la *tumeur blanche*. Cette affection ne se rencontre pas après le rhumatisme ordinaire.

## 1:° *Ophtalmies blennorrhagiques*

On distingue dans le cours de la blennorrhagie, comme complication possible du côté des yeux, deux ordres d'accidents de gravité bien différente : l'un, auquel on a donné le nom d'*ophtalmie de contagion;* l'autre, qui est l'*ophtalmie rhumatismale blennorrhagique*.

### A. *Ophtalmie de contagion.*

C'est la plus grave des deux affections de l'œil qui peuvent survenir durant le cours d'une chaude-pisse; c'est une ophtalmie purulente qui peut amener la perte totale d'un ou des deux yeux, en un très court espace de temps, deux ou trois jours au plus. Elle a reçu son nom de ce qu'elle provient toujours de la contagion exercée le plus souvent par les doigts du malade, qui porte ses mains à ses yeux après avoir touché ses organes génitaux.

Cet accident arrive rarement; mais on doit avoir soin de prévenir les malades atteints de blennorrhagie, de sa possibilité, et de leur recommander expressément de ne pas porter les mains à la figure; ils doivent, de plus, se laver les mains avec le plus grand soin, quand ils ont touché la partie affectée.

Si, par hasard, ils voient survenir la moindre irritation aux yeux, ils doivent de suite en informer le médecin, car, à son origine, l'inflammation blennorrhagique des yeux peut être facilement arrêtée. S'il arrivait que la maladie, faisant de grands progrès, menaçât l'organe de la vision, il ne faudrait pas hésiter à employer un remède énergique, comme la cautérisation de toute la membrane muqueuse avec la pierre infernale.

## B. *Ophtalmie rhumatismale blennorrhagique.*

Cette espèce d'ophtalmie est beaucoup moins grave que la précédente, et, de plus, elle est indépendante de toute espèce de contagion. Elle coïncide, le plus souvent, avec d'autres manifestations rhumatismales pendant le cours de la chaudepisse. Elle atteint le plus souvent les deux yeux.

Tantôt cette forme porte sur l'iris, tantôt elle porte sur la conjonctive. Lorsqu'elle porte sur la conjonctive, ce qui est plus rare, elle revêt les apparences de la conjonctivite catarrhale; quand elle affecte l'iris, elle revêt celle de l'iritis simple.

Le traitement de cette forme consiste en injections belladonées autour de l'orbite, et en collyres à l'atropine, aidés de révulsifs sur le tube digestif.

### 12° *Névroses de l'urètre.*

Nous appelons ainsi une exagération de la sensibilité du canal qui se produit dans le cours de beaucoup d'affections des voies urinaires, mais qui semble surtout être consécutive aux urétrites récidivées. Cette sensibilité peut arriver à produire une rétention d'urine chez les personnes nerveuses ou débilitées par le libertinage; cette exagération de la sensibilité s'observe parfois conjointement avec des névroses de la vessie ou de l'anus et peut avec celles-ci être sympathique à une affection qui aurait son siège dans une autre portion des voies urinaires. La compression de la verge amène généralement la guérison de cet accident.

13° Les *rétrécissements;*

14° Le *catarrhe de vessie;*

15° Les *pertes séminales;*

16° Enfin, l'*impuissance,* peuvent être les conséquences d'un écoulement blennorrhagique passé à l'état chronique (voir les chapitres qui traitent de ces différentes maladies).

Les femmes impures avec lesquelles on contracte la blennorrhagie communiquent fréquemment en même temps des poux du pubis, vulgairement nommés *morpions.* Ces insectes parasites ont le corps arrondi et large, le corselet très court, se confondant avec la peau de l'abdomen. Ils envahissent d'abord la région velue du pubis, et de là peuvent se propager sur toutes les parties du corps, mais plus généralement à la poitrine, aux aisselles, aux favoris et jusque dans les sourcils. Ces insectes se multiplient avec une telle rapidité, que deux individus suffisent pour en produire dix-huit mille en moins de deux mois. Ils provoquent, dans les régions qu'ils ont envahies, une démangeaison violente, qui force irrésistiblement à se gratter.

Dans les premiers temps de leur invasion, il est assez diffi-

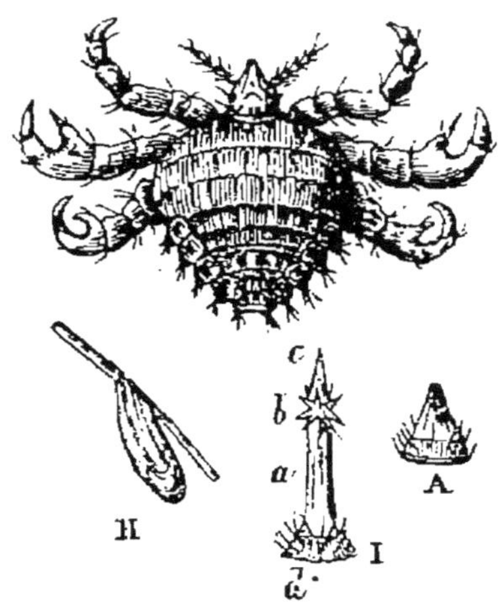

FIGURE 309

*Représentant des poux du pubis* (vulgairement appelés *morpions*).

A, mamelon buccal qui commence à faire saillie.
I, rostre ou mamelon bucal allongé.
    *a*, corps ou rostre.
    *b*, crochets de son extrémité.
    *c*, aiguillon formé par 4 soies capillaires.
H, œuf ou *lente* attaché à un poil.

cile de les apercevoir, parce qu'ils ne forment qu'une petite tache gris-brun sous l'épiderme. Mais si, avec la pointe d'une épingle ou d'une aiguille, on rompt l'épiderme autour de la tache, on peut aisément enlever l'insecte ; il est alors facile de le distinguer au mouvement de ses pattes.

Pour s'en débarrasser, il suffit de graisser d'une couche très mince d'onguent napolitain simple (à 1/8), nommé vulgairement *onguent gris*, les régions envahies par l'insecte. On fait cette friction, de quelques secondes, le soir en se couchant, et le lendemain matin on prend un bain simple ou mieux savonneux. Si l'onguent a été mis sur toutes les parties infestées, une seule application suffit, et on trouve entre les draps les insectes morts. On aura soin de changer et de purifier les vêtements.

### § 8. — **Nature de la blennorrhagie.**

En présence des complications si fréquentes de la blennorrhagie, et du retentissement qu'elle exerce si souvent sur les différentes parties de l'organisme, on s'est demandé si cette maladie n'était pas une affection générale, dont une des déterminations les plus accentuées s'exerçait sur l'urètre, au lieu d'être une simple maladie locale, comme on l'avait cru tout d'abord.

Il résulte des études qu'on a faites à cet égard, que la présence ou l'absence, chez le sujet, d'une diathèse quelconque (arthritisme, herpétisme, scrofule), est la seule cause de la présence ou de l'absence des manifestations étrangères à l'urètre, dans le cours d'une blennorrhagie.

On doit considérer la blennorrhagie comme une affection locale, en dehors de toute espèce de diathèse.

Prenons, par exemple, un sujet quelconque. Il n'y a, chez lui, ni diathèse acquise ni diathèse constitutionnelle; il contracte une blennorrhagie; il n'aura pas d'accidents, ou il n'en aura que peu.

Prenons un second malade qui, lui, est sous l'empire d'une diathèse acquise ou constitutionnelle, mais qui n'a pas eu de manifestations antérieures de cette diathèse, préalablement à sa blennorrhagie. Il arrive souvent que, dans ces cas, l'écoulement urétral serve de pierre de touche, et détermine l'explosion des premières manifestations de la diathèse (manifestations rhumatismales, tuberculeuses, scrofuleuses, etc.).

Prenons enfin, par exemple, un troisième sujet sous l'influence d'une diathèse, et ayant déjà eu des manifestations antérieures de cette diathèse. Ce malade aura les plus grandes chances pour voir apparaître, dans le cours de sa blennorrhagie, une ou plusieurs des manifestations de la diathèse sous l'empire de laquelle il se trouve.

La blennorrhagie ne produit pas d'elle-même ces accidents : elle ne crée pas les diathèses ; elle est une affection purement locale, mais elle a le fâcheux privilège d'éveiller les manifestations diathésiques chez les sujets qui y sont prédisposés, et de favoriser l'évolution de ces manifestations.

La meilleure preuve à donner de ce que la blennorrhagie n'est pas une affection générale, c'est que, si elle l'était, les très nombreux malades qui contractent cette affection une ou plusieurs fois, auraient tous des manifestations extra-urétrales, tandis qu'en fait, les malades qui ont des complications dans le cours de la blennorrhagie sont plutôt l'exception que la règle (en dehors des imprudences commises, et en suivant un traitement rationnel, bien entendu).

Il faut donc tenir le plus grand compte des diathèses pour établir le pronostic et le traitement de la blennorrhagie ; nous n'insisterons pas davantage ici sur ce point, nous réservant de le traiter en détail dans un des chapitres suivants.

### § 9. — Moyens préservatifs ou prophylactiques pour éviter la contagion de la blennorrhagie.

Avant d'indiquer les moyens curatifs, il est bon de tracer *quelques préceptes pour se préserver de la contagion.* L'observance de ces règles est d'autant plus importante, que certaines personnes contractent des blennorrhagies avec une déplorable facilité, dans des circonstances où il n'existe évidemment aucune cause d'infection. D'un autre côté, avec la stricte soumission aux préceptes que nous indiquons, il est certain qu'*on peut presque impunément cohabiter avec une personne suspecte, ou même infectée,* sans redouter aucune conséquence.

Nous avons l'habitude de faire ces recommandations à tous les malades affectés d'écoulement, aussitôt leur guérison, et nous avons la conviction d'avoir rendu par là de grands services à bien des personnes.

*L'individu qui se trouve ou craint de se trouver dans des conditions propres à transmettre la maladie*, doit se soumettre à des soins de propreté qui peuvent, pour un instant, neutraliser le mal. Lotions avec de l'eau simple, ou rendue *désinfectante* par le chlorure de chaux, de l'acide phénique ou des préparations phéniquées, *acidulée* par du vinaigre, *alcaline* par une légère solution de soude, de potasse, de savon, ou *astringente* par du vin, du tannin. Préalablement au coït, l'homme aura soin d'uriner, la femme de se faire quelques injections dans le vagin, pour détacher et entraîner au dehors la matière morbide sécrétée dans ce conduit.

Il est bien convenu qu'en donnant les instructions qui précèdent, nous n'entendons nullement engager les personnes atteintes de blennorrhagie à des relations sexuelles qui, indépendamment de l'aggravation inévitable des symptômes, sont réprouvées par la morale la plus vulgaire.

*Ceux qui s'exposent à la contagion*, au contraire, ou *qui la craignent*, doivent tenir une conduite tout opposée, et conserver tous les moyens de protection. Ainsi, il faudra avoir la précaution d'enduire d'un corps gras les organes qui servent au coït, et surtout avoir soin que les moindres replis soient aussi bien recouverts que les surfaces les plus apparentes. Le coït ne doit durer que le moins de temps possible, et le contact ne doit pas être prolongé au delà du terme nécessaire. Il est, en effet, facile de comprendre que plus les rapports auront de durée, plus il y aura de chance pour l'absorption de la matière virulente, *et vice versâ*. Aussi, pour ce motif, ne faut-il pas mettre en pratique le précepte de M^me de Staël : *L'amour, c'est de l'égoïsme à deux*. Dans le cas dont nous nous occupons, il est bien plus prudent de faire de l'égoïsme à soi seul.

Les *rapports médiats* ont des avantages réels contre la contagion ; mais, outre bien des inconvénients, ils ne sont pas toujours efficaces, puisque les substances que l'on emploie pour fabriquer les *condoms* sont poreuses ou peuvent se déchirer. Tel est le cas de la *baudruche* ou des *cœcums* de mouton. Puis l'inoculation ou l'absorption du virus se fait souvent en arrière des points qui étaient protégés, et il est très difficile de maintenir en place ces agents protecteurs pendant les rapports sexuels. Aussi les corps gras, que nous recommandons de préférence, sont-ils d'un emploi plus sûr. Tel est le cas du cold-cream, de la *pommade aux concombres*, de l'*huile d'olives*, du *cérat.*

Maintenant, *aussitôt le coït suspect effectué*, il faut nettoyer les organes avec la plus grande exactitude et avoir la précaution de ne pas se laver *dans* une cuvette, mais bien *au-dessus* et par irrigation, en ayant bien soin de détacher minutieusement, par le lavage, toutes les mucosités adhérentes à l'organe. L'impression de l'eau froide, aiguisée, s'il est possible, des substances indiquées plus haut, vin, vinaigre, eau de Cologne, préparations phéniquées, excite à peu près immanquablement le besoin d'uriner, qu'il faut aussi se hâter de satisfaire.

Les femmes feront des injections vaginales avec les mêmes liquides.

Quelques médicastres annoncent pompeusement des *lotions préservatives infaillibles ;* mais les gens du monde doivent être prévenus que c'est plutôt par la manière dont se font les ablutions que par la nature du liquide lui-même qu'ils seront efficacement préservés. Ainsi l'*eau ordinaire*, qu'on trouve toujours partout, convenablement employée comme nous venons de le dire, protégera mieux contre l'infection, que des bains locaux avec une liqueur corrosive qui ne pénétrerait pas exactement dans tous les replis de la peau.

*Le point capital, c'est de laisser le moins de temps possible la matière suspecte en contact avec les tissus.* Par là on diminue les chances d'absorption.

Si, au lieu d'eau simple, on peut l'additionner de substances qui bouchent, oblitèrent les pores absorbants de la peau et de la membrane muqueuse, on aura satisfait à une double indication :

1° *Enlever la matière virulente ;*

2° *Fermer le passage par lequel elle peut s'introduire dans l'organisme.*

Dans les préceptes que nous formulons plus haut, nous

avons eu soin de ne recommander que les substances qu'on a, pour ainsi dire, partout sous la main. Il est puéril, en effet, de vanter des compositions qui, dans les conditions habituelles de la vie, ne peuvent être mises en usage. Cependant voici, pour les personnes qui le désireraient, une préparation qu'on peut faire soi-même au moment de s'en servir ou d'avance :

*Délayez 5 grammes ou une cuillerée à café environ de chlorure solide d'oxyde de calcium* (hypochlorite de chaux) *dans un demi-litre d'eau, qui servira pour les ablutions,* pratiquées comme nous avons dit dans les paragraphes précédents.

Ce chlorure solide d'oxyde de calcium est une poudre blanche, très peu dispendieuse, qui se conserve des années entières sans altération, pourvu qu'elle soit dans un flacon de verre hermétiquemment bouché et tenu à l'abri de la lumière.

Si toutes ces recommandations sont strictement observées, on n'aura aucun accident à redouter. Mais souvent on ne se trouve pas dans les conditions à pouvoir les mettre en pratique ; alors on s'observera avec soin, pour que, si on a été infecté, on puisse soigner le mal dès son début.

## § 10. — Hygiène de la blennorrhagie aiguë.

Dès que l'on s'aperçoit de l'écoulement, il y a certaines *précautions hygiéniques générales* auxquelles on doit s'astreindre, autant pour s'opposer à l'aggravation des symptômes que pour prévenir leur apparition. Ainsi, repos général de l'individu, mais par dessus tout repos local de la partie malade ; privation complète de tout rapport sexuel ; usage d'un suspensoir bien fait, qui soutienne les testicules sans les froisser. Éviter la marche trop prolongée, l'équitation, les voyages dans les voitures mal suspendues. Régime sévère, en rapport, toutefois, avec les forces de l'individu et l'intensité du mal. Éviter les excitants de tout genre, et plus particulièrement les liqueurs spiritueuses, ainsi que la bière, les asperges. Usage de boissons rafraîchissantes, au goût de chaque personne, et des autres tisanes indiquées ci-après.

On recommandera au malade de se laver les mains avec le plus grand soin toutes les fois qu'elles auront été mises au contact de la matière gonnorrhéique, et d'éviter surtout de les porter aux yeux, pour échapper à l'accident retoutable d'ophthalmie blennorrhagique dont nous avons parlé plus haut.

### § 11. — Traitement de la blennorrhagie.

Le traitement qu'on doit opposer à la blennorrhagie varie suivant les différentes périodes de la maladie, et suivant qu'elle est à l'*état aigu* ou à l'*état chronique*.

1º *Traitement de la blennorrhagie au début.*
*Méthode abortive.*

Quelques praticiens ont proposé, dans ces derniers temps, d'arrêter au début tous les écoulements, et ont prétendu obtenir ce résultat en vingt-quatre heures. Ce moyen consiste dans des *injections au nitrate d'argent à haute dose*, 60 centigrammes, 1, 2, et même 5 grammes de nitrate d'argent cristallisé pour 30 grammes d'eau distillée. Le médecin fait lui-même une de ces *injections*, que l'auteur appelle avec raison *caustiques*, et il prétend par là guérir en vingt-quatre heures tous les écoulements, quand ils sont pris au début, et en deux ou trois jours au plus tard, quand ils sont traités à une époque plus éloignée de l'invasion.

Comme nous devons, dans ce livre, faire passer sous les yeux du lecteur tout ce qui concerne la pathologie des voies urinaires, même ce qui a trait aux méthodes que nous ne préconisons pas, nous reproduisons dans la figure 310 la seringue destinée aux injections abortives. C'est une petite seringue en caoutchouc durci, de la dimension des seringues à injections ordinaires, pourvue d'une canule un peu longue, qui porte à son extrémité terminale une olive munie à sa base de cinq ou six trous qui, par leur disposition, font que le liquide injecté revient en arrière de l'olive; d'où le nom de *seringue à jet récurrent* que porte cet instrument.

Mais de semblables injections ne sont pas si inoffensives que le prétend leur auteur; et, au lieu d'éteindre l'inflammation, nous avons vu très souvent cette médication violente exaspérer le mal et entraîner des accidents fort graves, tels que l'hémmorrhagie, l'inflammation des testicules, les abcès, la fièvre, la rétention d'urine, et des douleurs atroces. Nous avons été appelé, dans trois circonstances semblables, pour donner nos soins à des malades qui avaient eu l'imprudence de se soumettre à ce traitement perturbateur. Une chose remarquable, c'est que, ces accidents une fois calmés, l'écoulement reparaît et continue sa marche ordinaire. On devra donc rejeter bien loin une méthode aussi dangereuse, d'autant

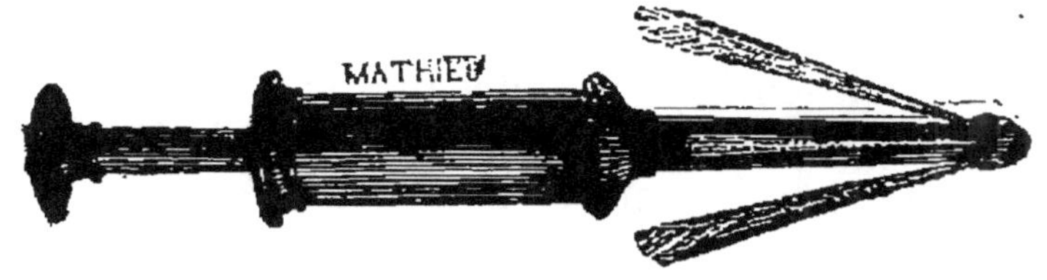


FIGURE 310

*Seringue à jet récurrent, pour le traitement abortif de la blennorrhagie.*

mieux que souvent les malades n'ont, pour ainsi dire, que des menaces d'écoulement, qui cessent d'eux-mêmes, du jour au lendemain, avec un régime convenable et le repos, tandis que cette méthode perturbatrice déterminerait infailliblement une blennorrhagie complète.

Mais est-ce à dire pour cela qu'on ne doive rien faire pour tenter d'arrêter un écoulement au début? Loin de nous une telle opinion. Bien souvent, par l'emploi de moyens internes et d'injections inoffensives, nous avons pu arrêter court des blennorrhagies qui avaient débuté depuis deux et même trois jours. Il est bien rare qu'après le quatrième jour l'inflammation n'ait pas fait assez de progrès pour qu'il ne soit pas dangereux de tenter de l'arrêter. Nous avons plusieurs clients qui, dès qu'ils s'aperçoivent du plus léger suintement, accourent en toute hâte à notre consultation, pour que nous les débarrassions de suite; et, par ce moyen, ils évitent tous les accidents que les blennorrhagies entraînent si souvent après elles.

### 2° *Traitement de la période d'inflammation.*

Une fois que l'inflammation s'est développée et qu'elle est franchement établie dans le canal, il serait de la plus haute imprudence de chercher à l'arrêter brusquement par des moyens perturbateurs : d'abord, *on n'y réussit pas;* puis, *les agents employés en vue de ce résultat peuvent entraîner des accidents très graves.* Il faut donc, comme on dit vulgairement, *laisser couler;* non que nous partagions l'opinion des anciens, qui pensaient que la membrane muqueuse urétrale servait d'émonctoire à la matière morbifique, mais parce que l'observation attentive de la phlegmasie des membranes muqueuses montre que l'inflammation, une fois développée sur un tissu, doit passer, pour arriver à sa terminaison, par certaines phases ou périodes qu'il serait imprudent d'entraver. Le rôle du médecin doit donc se borner, quand il est en présence d'une blennorrhagie arrivée à sa *période d'inflammation ou d'augment,* à maintenir cette phlogose dans les limites convenables, à prévenir les accidents, et enfin à gagner au plus vite la *période de déclin,* pendant laquelle on peut, sans inconvénient, faire cesser de suite l'écoulement.

Les agents qu'on emploie dans ce *traitement palliatif* sont directs ou indirects.

### A. *Moyens directs ou locaux.*

Nous recommandons formellement de s'abstenir de toute espèce d'injection, *même émolliente,* pendant cette période. Il faut tenir les organes malades avec la plus grande propreté, et les laisser le moins possible en contact avec le produit de la sécrétion blennorrhagique, qui tendrait à accroître et à perpétuer l'inflammation. Dans le but de remplir cette indication et de calmer l'inflammation, on aura recours aux grands bains tous les jours ou tous les deux jours, selon la force du malade et le degré de l'irritation. Trois à quatre fois par jour, on prendra des bains locaux de décoction de racine de guimauve et de tête de pavot tiède, pendant cinq à dix minutes chaque fois. Si les érections sont trop douloureuses, on appliquera sur le périnée et la verge des cataplasmes de farine de lin et d'eau de guimauve et de pavot. On aura soin de tenir le ventre libre par des lavements d'eau de son, et, le soir, s'il est besoin, on prendra un quart de lavement d'eau de guimauve dans lequel on ajoutera, pour le rendre calmant, quatre à cinq gouttes de laudanum, ou la décoction d'une demi-tête de pavot.

### B. *Moyens indirects ou généraux.*

Ces moyens consistent dans la diète ou demi-diète, selon l'état d'acuité de la maladie; les boissons émollientes, qui délayent l'urine, et lui enlèvent une partie de ses qualités irritantes. Les tisanes qui sont le plus recommandées sont celles de graine de lin, racine de guimauve, chiendent, asperge, fraisier, pariétaire, lait d'amandes, petit-lait clarifié, orgeat.

Comme les envies d'uriner sont assez fréquentes et toujours plus ou moins douloureuses dans la blennorrhagie, certains praticiens se sont demandé s'il était plus avantageux de priver le malade de boissons que de le faire boire abondamment; mais évidemment ceux pour lesquels une semblable question peut rester indécise se rendent bien mal compte de l'effet des boissons délayantes. Le but qu'on se propose, en faisant boire abondamment le malade, est de rafraîchir, de laver le sang, si nous pouvons nous exprimer ainsi, et de faire que l'urine, contenant une plus grande quantité de principes aqueux et adoucissants, calme, par son passage, la membrane muqueuse enflammée et lui serve d'injection émolliente. Plus ces émissions d'urine émolliente auront lieu fréquemment, plus on calmera le mal. Tandis qu'en privant le malade de boissons, l'urine, qui est toujours sécrétée, sera d'autant plus concentrée, partant plus irritante, et le résultat de chaque émission d'urine, dans ce cas, sera d'augmenter l'imflammation de la membrane muqueuse. Aussi, dans le but de remplir l'indication dont nous venons de parler, nous trouvons-nous très bien, dans notre pratique habituelle, de faire prendre aux malades la préparation suivante, que nous désignons sous le nom de *tisane émolliente sèche*, et qui enlève, en deux jours au plus, les douleurs les plus aiguës. Sa forme la rend très commode pour les malades qui n'ont pas le temps ou ne veulent pas se faire préparer de tisane. Elle est aussi d'un emploi facile pour les personnes qui voyagent.

```
Prenez : Poudre de racine de guimauve.......... 20 grammes.
            —          — de réglisse............ 20    —
         Sucre de lait......................... 20    —
         Gomme arabique pulvérisée............  5    —
         Magnésie carbonatée .................  5    —
         Nitrate de potasse pulvérisé ..........  1    —
```

Mêlez exactement pour une poudre bien homogène. La prendre à la dose de 4 à 5 cuillerées à café par jour, chaque cuillerée délayée dans un verre de tisane ou d'eau sucrée.

On ne doit avoir recours aux émissions sanguines locales que dans le cas de complications du côté de la vessie, de la glande prostate ou des testicules. Le siège le plus convenable pour l'application des sangsues est le périnée, parce que le dégorgement sanguin de la partie malade s'effectue très bien en cet endroit, et que les trous des sangsues n'y sont pas suivis d'accidents; tandis que, le long du canal de l'urètre ou sur les testicules, les piqûres de ces annélides déterminent fréquemment de l'œdème et un érésipèle gangréneux.

*Pour calmer les érections* qui sont quelquefois si pénibles dans la période inflammatoire de la blennorrhagie, nous conseillons avec succès l'usage des pilules suivantes :

```
Prenez : Extrait gommeux d'opium...... 0,01 centigr.
         Camphre purifié............... 0,05   —
         Extrait de valériane.......... 0,08   —
```

Mêlez selon l'art, et faites une pilule; on en prend une chaque demi-heure jusqu'à cessation de l'érection.

Quand ce moyen ne réussit pas, nous conseillons d'administrer les mêmes médicaments, sous forme de lavement ou de suppositoire introduit dans le fondement :

```
Prenez : Beure de cacao.............. 8 grammes.
         Camphre purifié ............. 0,15 centigr.
         Extrait gommeux d'opium .... 0,025 milligr.
```

Mêlez selon l'art, pour un suppositoire conique.

Un suffit d'ordinaire, introduit dans le fondement, chaque soir, après avoir débarrassé l'intestin par un lavement émollient.

Quelques malades éprouvent du soulagement en enveloppant la verge d'un linge mouillé, ou en faisant sur cet organe des irrigations avec de l'eau de racine de guimauve et de tête de pavot.

*Quand l'érection devient cordée* (voir page 659 et fig. 307), les mêmes moyens peuvent réussir : quelques malades se trouvent très bien de tenir la verge baissée ; d'autres vont jusqu'à la fixer à la cuisse avec un ruban.

Cet accident, quand il résiste aux agents que nous venons d'indiquer, est un de ceux qui réclament le plus impérieusement une application de sangsues au périnée et des grands bains prolongés. Il faut surtout bien se garder de suivre cette dangereuse pratique qui consiste à *rompre la corde*.

### 3° Traitement de la période de déclin.

Quand, par l'emploi sagement combiné des divers agents que nous venons d'indiquer, on est parvenu à se rendre maître de l'inflammation ; que le canal est moins gonflé, les envies d'uriner moins fréquentes, le passage de l'urine peu ou point douloureux ; que l'écoulement est diminué de quantité, sa coloration blanchâtre et sa consistance faible, il faut s'occuper d'arrêter ou de *couper l'écoulement*.

Le médecin a souvent bien de la peine à modérer l'impatience du malade, qui voudrait être guéri tout de suite, et ne réfléchit pas que, *pour avoir tenté de les arrêter trop tôt, un grand nombre d'écoulements persistent quelquefois très longtemps et sont la cause de rétrécissements*.

Il y a, si nous pouvons nous exprimer ainsi, un certain degré de maturité de la blennorrhagie sur lequel il faut savoir ne pas anticiper. Quand ce moment est arrivé, en deux jours au plus, l'écoulement est complètement tari sous l'influence des médicaments dont nous allons parler.

On remplirait un gros volume rien qu'en faisant l'énumération des remèdes qui ont été préconisés pour arrêter la blennorrhagie, sans compter tous ceux que doit mettre encore au jour l'industrialisme médical et pharmaceutique. On ne sait, du reste, ce qu'on doit le plus déplorer, ou de l'ignorance des gens cupides qui vantent le même remède comme une panacée pour une foule de maux différents, ou de la crédulité des personnes qui se prêtent à ces grossières expérimentations.

Le *baume de copahu*, la *térébenthine*, le *poivre cubèbe*, le *ratanbia*, l'*alun*, le *fer* et leurs préparations, seuls ou combinés entre eux, forment la base des meilleurs remèdes destinés à arrêter les écoulements blennorrhagiques.

Voici les modes d'administration les plus usités de ces médicaments :

### Baume de copahu.

#### Potion de Chopart.

```
Prenez : Baume de copahu..............   30 grammes
         Sirop de baume de Tolu.......   30     —
         Eau distillée de menthe poivrée.  30   —
         Alcool à 33°..................   30     —
         Éther nitrique alcolisé........    6     —
```

Agitez fortement ce mélange au moment de s'en servir.

La dose est de trois à six cuillerées à soupe par jour, en trois fois. Si les malades ont le courage de surmonter la répugnance que fait éprouver l'emploi de ce médicament, ils sont très vite guéris ; car c'est un excellent remède.

Quand cette potion est difficilement supportée, on donne concurrement de la limonade gazeuse ou de la potion de Rivière. Souvent, après chaque dose, un simple morceau de sucre suffit pour la faire digérer. Quelques fragments de pastilles de menthe enlèvent le goût désagréable qu'elle laisse dans la bouche au moment où on vient de l'avaler.

Moins le baume de copahu aura été travaillé, plus il sera efficace ; aussi la forme capsulaire, sous laquelle on l'administre aujourd'hui, a constitué un véritable progrès en pharmacie. Les capsules *dites* de Raquin me semblent de beaucoup préférables aux capsules de copahu liquide, à cause de la magnésie à laquelle il se trouve associé, et qui prévient les renvois nauséabonds auxquels cette oléo-résine donne souvent lieu.

On a aussi appliqué le copahu sur les parties malades, en pansements, en injections, en suppositoires et en lavements émulsionnés par le jaune d'œuf.

L'emploi direct en injections de cette substance est nul ou nuisible; son meilleur mode d'administration est l'absorption par l'estomac; il est dix fois plus puissant par cette voie que par de rectum, et ce n'est que dans les cas où l'estomac ne le peut tolérer qu'il faut le faire prendre par le gros intestin.

Souvent le baume de copahu détermine de l'irritation sur les voies digestives, comme nausées, vomissements, coliques, diarrhées. Il faut surtout éviter ce résultat, car c'est lorsqu'il est admis à traverser directement les voies urinaires que son action est le plus puissante. Il communique alors son odeur à l'urine, et agit d'une manière toute spécifique pour arrêter la blennorrhagie. S'il produit, au contraire, un effet purgatif, c'est surtout à titre de dérivatif qu'il modifie l'écoulement, et son action, dans ce cas, outre la fatigue qu'en éprouve le malade, n'est pas aussi efficace.

### *Poivre cubèbe.*

Le poivre cubèbe est, en général, mieux toléré que le baume de copahu; il n'occasionne pas de renvois, rarement des vomissements, et dans les cas où le baume de copahu ne serait pas supporté, on devrait avoir recours au poivre cubèbe.

Il donne, pour ainsi dire, du ton à l'estomac, occasionne moins souvent la diarrhée, plus fréquemment la constipation, ne détermine presque jamais, comme le baume de copahu, des éruptions cutanées (*roséole*), et arrive presque aussi vite que lui à tarir l'écoulement.

La dose habituelle est de 16 à 30 grammes par jour, divisés en trois prises.

Ce médicament se prend délayé dans l'eau, enveloppé dans du pain à chanter, ou dans des capsules comme le baume de copahu.

Pour compléter son efficacité, on y ajoute quelquefois l'alun ou le sous-carbonate de fer aux doses suivantes :

Prenez : Poivre cubèbe en poudre... 30 grammes.
   Alun en poudre............ 3  —
Mêlez et divisez en trois doses égales, à prendre matin, midi et soir.

Prenez : Poudre de poivre cubèbe....... 30 grammes.
   Sous-carbonate de fer pulvérisé. 4  —
Mêlez et divisez en trois doses.

Quelquefois nous nous trouvons bien de combiner entre elles ces deux formules.

Quand on administre soit le baume de copahu, soit le poivre cubèbe, il faut recommander au malade de ne pas beaucoup boire, pour que le principe actif du médicament soit plus concentré dans les urines.

*On doit continuer l'emploi du médicament après la cessation de l'écoulement.* On diminue alors les doses, de manière à faire durer le traitement de dix à douze jours aprè la guérison. Par ce moyen la cure est radicale, et on n'a pas à craindre, ce qui arrive souvent par les autres méthodes, de voir l'écoulement reparaître deux à trois jours après qu'on s'en croyait tout à fait débarrassé.

Les rapports sexuels ne doivent en général être permis que quinze à vingt jours après la guérison, et encore à cette époque ne sont-ils pas sans danger pour le malade. Il est vrai que la maladie ne se communique plus, mais elle peut reparaître ou devenir plus intense chez la personne qui se croyait guérie. Dans les cas de récidive, il faut reprendre le traitement.

Les succédanés du poivre cubèbe et du baume de copahu sont la *térébenthine de Venise*, le *baume du Canada*, l'*extrait de ratanhia*, les *préparations ferrugineuses*.

Voici deux formules résultant de la combinaison de ces différents agents, et qui nous réussissent très bien dans les cas rebelles :

Prenez : Extrait éthéré de poivre cubèbe. 60 grammes.
   Extrait de ratanhia............ 30  —
   Sous-carbonate de fer......... 30  —
Mêlez et faites un électuaire de consistance molle.

On fait prendre, trois fois par jour, gros comme une demi-noix de cette pâte dans du pain à chanter, ou un pruneau cuit, dont on a enlevé le noyau.

Autre formule :

<table>
<tr><td>Prenez : Baume de copahu.<br>Poivre de cubèbe pulvérisé,<br>Extrait de ratanhia, ou cachou,<br>Alun en poudre,<br>Sous-carbonate de fer,<br>Sirop de gomme, q. s.</td><td>De chaque, partie égale, en quantité suffisante pour 100 pilules dû poids de 0,25 centigrammes chacune</td></tr>
</table>

A prendre quinze par jour, en trois fois, matin, midi et soir.

On a préconisé, dans ces derniers temps, deux succédanés du cubèbe : le *santal* et le *matico*.

L'essence de santal se retire du santal jaune (*Sirium myrtifolium*) par distillation ; il en est de même de l'essence de matico, qui s'obtient par la distillation des feuilles du *piper angustifolium*. Nous ne faisons que mentionner ces deux médicaments, car ils sont, en réalité, peu efficaces.

Le santal est encore le moins mauvais des deux, comme succédané du copahu ; mais il est loin d'être apte à remplacer cette oléo-résine ; il a, de plus, le fâcheux effet de provoquer, plus souvent que ce dernier, des gastralgies qui forcent à en interrompre l'emploi. Quant au matico, son efficacité est encore moindre : il est presque généralement abandonné.

Au reste, quoique ces substances soient moins actives que le copahu et le cubèbe, on peut les employer alternativement avec ces deux médicaments, lorsque l'action de ces derniers semble cesser d'être efficace. Ils réussissent parfois quand les autres ont échoué. Aussi ne proscrivons-nous pas leur emploi d'une manière absolue.

Dans le cours d'une blennorrhagie, et toujours après la guérison, il est convenable de faire prendre au malade des purgatifs salins.

Le plus souvent les médicaments internes dont nous venons de donner quelques formules suffisent seuls pour arrêter une blennorrhagie ; quelquefois il reste un suintement léger, rebelle à ces mêmes agents : il faut, pour amener la cessation complète de l'écoulement, la *dessiccation du canal*, employer les injections. Ces injections devront toujours être très légères, sous peine d'être, pour la suite, cause d'affections graves du canal (*rétrécissements*).

Voici quelques formules des injections les plus usitées :

Prenez : Eau distillée de roses.............. 125 grammes.
          Sulfate de zinc cristallisé ......... 0,25, 0,50 centigr. à 1 gram.
          Laudanum de Sydenham.......... 1 gramme.
Mêlez selon l'art.

Autre :

Prenez : Eau distillée.................·........ 100 grammes.
          Azotate d'argent cristallisé........ 0,10 à 0,20, centigr.
Mêlez selon l'art.

Autre :

Prenez : Eau distillée ................•.... 60 grammes.
          Acétate de plomb cristallisé....... 0,10, à 0,20 centigr.

Autre :

Prenez : Eau distillée ..............·...... 60 grammes.
          Sulfate d'alumine et de potasse .... 0,30, à 0,60 centigr.

Autre :

Prenez : Eau distillée ................... 60 grammes.
          Sulfate de cuivre................. 0,30 à 0,60 centigr.

Au sulfate de cuivre on peut, dans cette formule, substituer la *pierre divine* aux mêmes doses.

Autre :

Prenez : Eau distillée de roses........... .. 120 grammes.
          Vin rouge du Midi .............. 60     —

Autre :

Prenez : Gros vin du Midi, ou vin aromatique. 60 grammes.
          Acide tanique (tannin pur)........ 0,50 centigr.

Autre :

          Sous-nitrate de bismuth .......... 5 grammes.
          Eau distillée de roses ............. 150     —
Mêlez, agitez fortement au moment d'en faire usage.

Autre :

          Sulfate de cuivre................ 0,25 centigr.
          Sulfate de fer ................... 0,25     —
          Sulfate de zinc.................. 0,25     —
          Eau distillée de roses............. 125 grammes.
Faites dissoudre.

Autre :

> Permanganate de potasse.........    0,50 centigr.
> Eau distillée de roses.............    125 grammes.

Faites dissoudre.

Le médecin devra lui-même faire les premières injections, afin de montrer au malade la manière de s'y prendre.

Voici, du reste, quelques préceptes auxquels les personnes qui font usage d'injections feront bien de se conformer :

Avant de faire une injection, il faut avoir soin d'uriner, pour bien nettoyer le canal.

Généralement les seringues de verre sont préférables, en ce qu'elles ne sont pas attaquées par les préparations médicamenteuses. La canule doit être bien polie, surtout à son extrémité; on l'introduit avec précaution entre les lèvres du méat urinaire, en ayant soin de la faire porter contre la commissure postérieure du canal, tandis que deux doigts de la main gauche maintiennent les lèvres du méat urinaire contre la seringue, pour s'opposer à la sortie du liquide. Alors on pousse doucement le piston, et on sent le liquide pénétrer dans le canal, dont la distension annonce le moment où il convient de s'arrêter. On retire alors la seringue, et avec deux doigts on tient fermé le méat urinaire, jusqu'à ce que l'injection ait séjourné le temps nécessaire.

Le conseil que donnent tous les auteurs, d'appuyer sur la région de la glande prostate, en s'asseyant à cheval sur le bras d'un fauteuil, pour s'opposer à l'entrée du liquide dans la vessie, nous paraît plus nuisible qu'utile. Cette compression peut augmenter l'irritation, et d'ailleurs la contraction du col de la vessie est presque toujours assez forte pour arrêter l'injection, à moins qu'on ne la pousse trop brusquement. Dans tous les cas, quand quelques gouttes d'un mélange comme ceux dont nous venons de donner la formule tomberaient dans la vessie, il n'en résulterait pas le plus léger inconvénient.

Le liquide injecté doit rester de deux à trois minutes dans le canal. S'il détermine de la cuisson ou une douleur trop vive, il faut, aux injections suivantes, couper le mélange avec un quart, un tiers, ou moitié d'eau; et on en augmente graduellement la force, à mesure qu'il est mieux supporté.

Il faut, pour les injections comme pour les médicaments internes, en continuer l'usage quelques jours après la cessation totale de l'écoulement.

On a employé, pour le traitement de la chaude-pisse, un système de bougies médicamenteuses, qui fondent dans l'urètre après y avoir été introduites. Ces bougies portent, du nom de leur inventeur, le nom de *bougies porte-remède Reynal*. Elles sont composées de gélatine, à laquelle sont incorporées diverses substances astringentes ou calmantes, telles que sulfate de fer, sulfate de zinc, alun, ratanhia, opium, belladone, etc.

Nous avons renoncé à l'emploi de ces bougies médicamenteuses, à cause du peu d'efficacité de leur action. Elles ont, de plus, l'inconvénient de provoquer, dans certains cas, des orchites, par suite de leur présence dans le canal de l'urètre. Nous nous bornons à conseiller les injections que nous avons énumérées plus haut.

## 2° BLENNORRHAGIE CHRONIQUE; GOUTTE MILITAIRE;

### ÉCOULEMENTS CHRONIQUES DE L'URÈTRE.

Nous venons d'étudier la blennorrhagie à l'état aigu, ainsi que les moyens de traitement à y apporter. Il nous reste maintenant à parler de la blennorrhagie chronique, ou *blennorrhée*, qui succède à l'état aigu, soit lorsque le malade a été mal traité, ou qu'il l'a été insuffisamment; soit lorsque, ayant été convenablement traité, il se trouve dans des conditions générales qui favorisent le passage de son affection à l'état chronique.

Nous saisirons l'occasion qui nous est offerte par l'étude de la blennorrhée, pour donner des détails circonstanciés sur les moyens à employer afin d'obtenir la guérison radicale de cette affection, dont la gravité n'est pas à démontrer.

## § 1. — Synonymie.

Cette affection a reçu, outre le nom de *blennorrhagie chronique*, son nom scientifique, ceux de *blennorrhée, suintement urétral, suintement habituel, goutte militaire, goutte du matin, écoulement rebelle, écoulement invétéré.*

## § 2. — Causes.

Les causes de la blennorrhagie chronique sont tantôt *locales*, tantôt *générales*.

La *blennorrhagie aiguë* est, nous n'avons pas besoin de le dire, la cause la plus fréquente de la blennorrhée. Les raisons pour lesquelles cette affection passe à l'état chronique sont nombreuses. Parmi elles nous citerons :

1° Le *nombre* des blennorrhagies antérieures; plus un malade a eu de chaude-pisses, plus il a de chances pour qu'elles deviennent chroniques;

2° Le *manque d'hygiène* pendant le cours ou à la fin d'une blennorrhagie aiguë, consistant en *excitations sexuelles* de toute espèce, en *fatigues*, en *excès alcooliques*, etc.;

3° La *longue durée de la période d'acuité de l'affection;*

4° Un *traitement irrationnel et intempestif*. Disons même, à ce propos, que c'est là une des causes les plus fréquentes de la chronicité des blennorrhagies. Dans ce genre de causes rentrent :

*a.* L'*ingestion prématurée* des *balsamiques* (copahu, cubèbe, santal, etc.).

*b.* Les *injections mal administrées*, trop tôt administrées, à doses trop fortes, en un mot les injections intempestives, de toutes façons.

*c.* L'*abus* des injections, cause fréquente des blennorrhées. Il nous arrive, pour ainsi dire journellement, de voir à notre consultation des malades chez lesquels la blennorrhée est uniquement entretenue par les injections qu'ils se donnent.

*d.* Dans d'autres cas, c'est au contraire la *prolongation trop considérable de la médication émolliente* qui est en cause; disons toutefois que ce cas est infiniment moins fréquent et moins grave dans ses conséquences que le précédent.

La blennorrhagie aiguë n'est pas la seule cause de la blennorrhée, au moins comme cause immédiate. Il n'est pas rare de voir, chez certains individus ayant presque tous eu autrefois une ou plusieurs chaude-pisses et chez lesquels elles n'ont pas passé à l'état chronique, survenir au bout d'un certain temps, à propos de rien, en apparence, un écoulement qui revêt tous les caractères de la blennorrhée. Ce sont ces faits qui ont donné lieu autrefois à cette opinion, aujourd'hui presque universellement abandonnée, de la blennorrhagie chronique d'emblée.

Voici ce qui a eu lieu dans ces cas. Les malades dont nous parlons ont eu autrefois une ou plusieurs blennorrhagies dont ils se sont parfaitement guéris. Mais cette ou ces blennorrhagies ont, à leur suite, amené une modification telle du canal, qu'il en est résulté un *rétrécissement de l'urètre* (voir ce chapitre et la pl. XIII). La stagnation d'urine en arrière du point rétréci a amené une inflammation de la partie de l'urètre située derrière le rétrécissement (PD, fig. 1, 2 et 3, pl. XIII; PD, pl. VII; PD, pl. VIII), et c'est l'écoulement provenant de ce point qui, sortant par la partie antérieure de l'urètre, fait croire à une blennorrhagie chronique d'emblée.

Parfois le mécanisme que nous venons d'indiquer se produit assez rapidement, cela est rare; dans certains cas même, exceptionnels à la vérité, cet état de rétrécissement peut succéder presque immédiatement à la blennorrhagie aiguë, et l'écoulement chronique qui succède à la chaude-pisse aiguë n'est pas un écoulement blennorrhagique, mais bien un écoulement du liquide situé derrière un rétrécissement du canal, et qui ne sera tari que par la cessation de la cause qui l'entretient, c'est-à-dire par la cure du rétrécissement.

Nous devons citer encore, parmi les causes locales du passage à l'état chronique des blennorrhagies aiguës, l'*étroitesse du méat;* certaines *maladies de voisinage,* entraînant à leur suite une constipation habituelle, telles que *prostatite, hémorrhoïdes;* enfin un vice de conformation extrêmement fréquent et sur lequel nous nous sommes étendu en détail au chapitre qui le concerne; nous voulons parler du *phimosis* (voir page 155), cause extrêmement fréquente, pour ne pas dire

PLANCHE XIII

Fig. 1

*Représentant une urétrite chronique de la portion pénienne de l'urètre, localisée dans les glandules de ce canal, et ayant amené à ce niveau un rétrécissement.*

P R, portion rétrécie du canal de l'urètre.
P D, portion dilatée en arrière du rétrécissement.
V, verge.
P A U, portion antérieure du canal de l'urètre.
C C. C C, corps caverneux de la verge.
O G U, orifice des glandules de l'urètre.
G L, gland.
M U, méat urinaire.
B U, bulbe de l'urètre.
C V, col vésical.

Fig. 2

*Représentant une urétrite chronique granuleuse de la partie profonde de l'urètre et un rétrécissement en voie de formation par suite de cette urétrite.*

P D, portion dilatée du canal.
G R, granulations du canal de l'urètre.
C C, corps caverneux.
P R, portion du canal dans laquelle se trouve un rétrécissement en voie de formation.

Fig. 3.

*Urétrite chronique simple du fond de l'urètre. Rétrécissement également en voie de formation.*

P D, portion dilatée de l'urètre.
R, rétrécissement commençant; en ce point ou aperçoit une rougeur accentuée de la muqueuse.
C C, corps caverneux.

presque fatale, du passage des chaude-pisses à l'état chronique. Nous renvoyons le lecteur à ce chapitre.

Après avoir fait l'étude des causes locales qui favorisent le

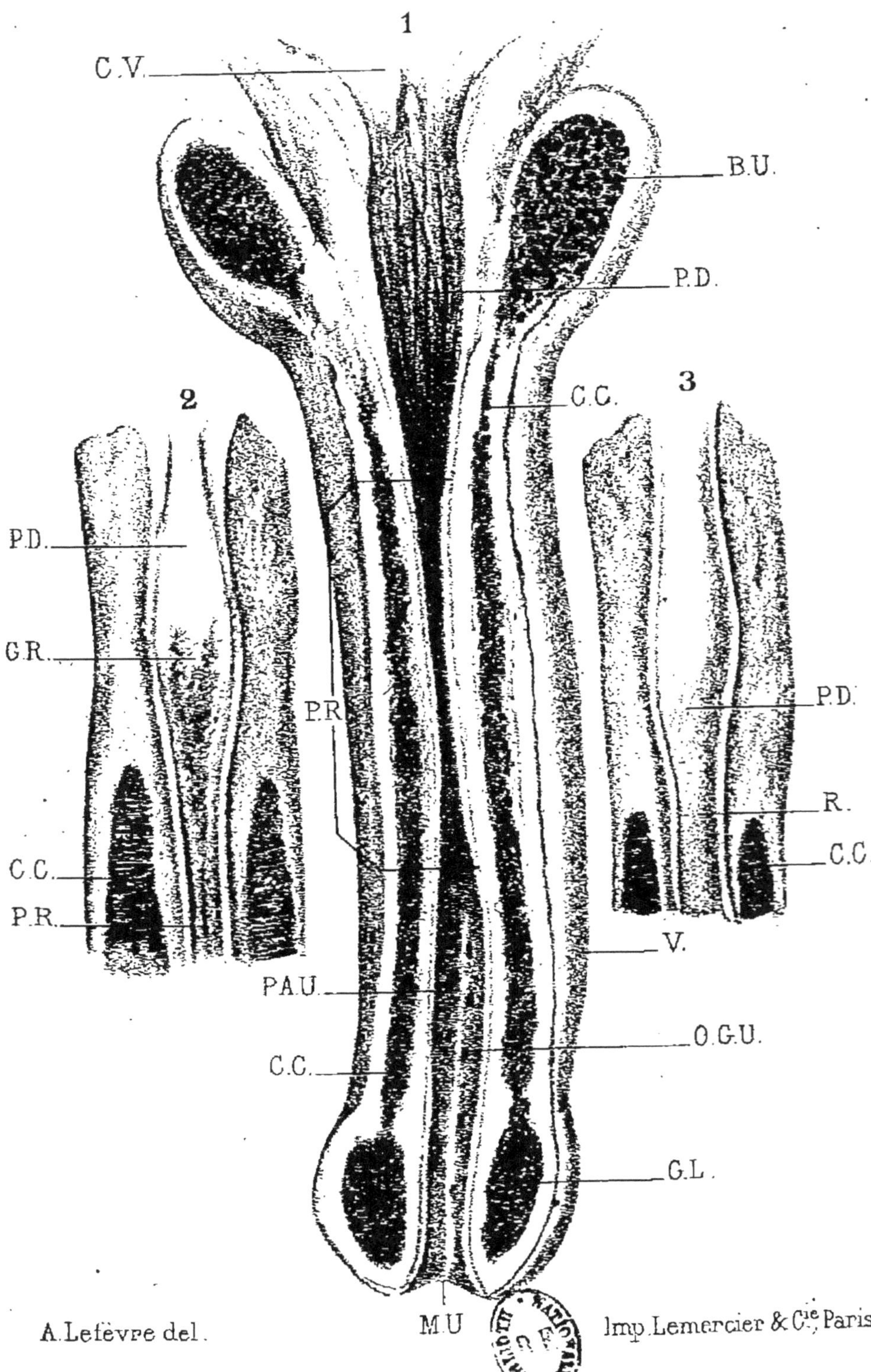

PL.XIII
1
C.V.
B.U.
P.D.
C.C.
2
3
P.D.
G.R.
P.D.
P.R.
C.C.
R.
C.C.
P.R.
V.
PAU.
O.G.U.
C.C.
G.L.
M.U.
A.Lefèvre del.
Imp.Lemercier & Cie. Paris.

passage de la blennorrhagie aiguë à l'état de blennorrhée, il nous reste à dire que, chez certains individus, chez lesquels aucune de ces causes n'existe, on voit néanmoins l'affection devenir chronique, et cela quoi qu'on fasse comme traitement local.

Chez ces malades, on épuise en vain toutes les variétés du traitement topique de la blennorrhée; rien n'y fait. Quelle est donc la cause qui s'oppose à la guérison?

Cette cause, c'est la *constitution générale du sujet,* dont il faut tenir le plus grand compte quand il s'agit de la blennorrhée.

Certains états généraux de l'organisme s'opposent, en effet, à la résolution entière des blennorrhagies.

En première ligne, nous devons citer la *scrofule;* il est, en effet, fréquent de voir, chez les individus à tempérament lymphatique, les écoulements s'éterniser si l'on n'a pas soin, conjointement avec le traitement local, ou même sans cela, de mettre en œuvre le traitement général qui réussit contre cette diathèse.

Ajoutons même que, chez certains malades, indemnes jusque-là de manifestations du tempérament lymphatique, la blennorrhagie passant à l'état de blennorrhée, au lieu d'arriver à résolution complète, est, dans quelques cas, la première manifestation du lymphatisme qui, jusqu'alors, était resté latent.

Les diathèses *arthritique* (rhumatismale, prédisposition à la goutte) et *herpétique* favorisent également la non-résolution des *blennorrhagies aiguës*, et leur passage à l'état chronique.

Les preuves de ce que nous avançons sont données par les deux ordres de faits suivants :

En premier lieu, chez les individus qui sont sous l'influence de cette diathèse, on voit fréquemment une chaude-pisse passée à l'état chronique s'améliorer sous l'influence de l'apparition de manifestations d'ordre arthritique ou herpétique, et reprendre son cours à la cessation ou à l'amélioration de ces manifestations, soit naturelles, soit dues à l'intervention du traitement que l'on oppose à ces diathèses.

En second lieu, l'influence du traitement général opposé

aux diathèses herpétique et arthritique, est manifeste chez les individus sous l'influence de ces diathèses, même en l'absence du traitement local de l'affection urétrale.

Ces malades éprouvent en effet, fréquemment, une amélioration considérable et souvent même une guérison complète à la suite de la mise en œuvre du traitement général dirigée contre leur constitution.

Enfin il est certains cas où la blennorrhée persiste même en l'absence de ces diathèses : ce sont ceux où les malades sont simplement débilités par l'*anémie* qui accompagne toujours la blennorrhagie aiguë, même chez les gens bien portants ; à plus forte raison chez ceux dont la constitution est faible naturellement, ou affaiblie par les privations, les excès de toute sorte, la misère, la mauvaise hygiène, etc.

Citons encore comme causes de blennorrhée, mais celles-là exceptionnelles, les écoulements provenant de *lésions tuberculeuses*, d'*ouverture dans l'urètre d'abcès* formés dans les points voisins, etc.


### § 3. — Symptômes.

Les symptômes de cette affection sont de deux ordres : des symptômes *locaux* et des symptômes *généraux;* nous allons successivement les passer en revue.


### A. *Symptômes locaux.*

Le symptôme local principal est un *écoulement par l'urètre,* dont la coloration, l'intensité, le mode d'apparition varient, comme nous allons le voir.

Tantôt, en effet, l'écoulement est constitué par une matière jaune ou jaunâtre; tantôt il est vert ou verdâtre : tantôt blanc, grisâtre, opalin. De plus, la coloration n'est pas toujours la même chez le même individu.

L'écoulement peut prendre à divers moments, et sous diverses influences, l'une quelconque des colorations que nous venons de décrire.

L'*intensité* de l'écoulement est également variable; tantôt assez, tantôt peu abondant, il n'apparaît même le plus souvent, que le matin au réveil.

Le *mode d'apparition* varie aussi : chez certains malades, il tache le linge dans la journée, et cela plus ou moins ; chez d'autres, ce n'est que le matin qu'il apparaît, et cela encore par la pression du canal ; enfin, chez d'autres, tout se borne à une simple humidité du canal, agglutinant les lèvres du méat urinaire, tantôt en permanence, tantôt le matin seulement.

Les malades atteints de blennorrhée ont rarement, localement, des *douleurs* à proprement parler : parfois ils n'éprouvent rien ; parfois ils ont, au niveau du périnée, une *sensation de gêne*, ou bien ils ressentent des *picotements ;* ces picotements ont lieu, tantôt au moment de la miction, ce qui est le plus fréquent, tantôt en dehors de cet acte ; ce fait, assez rare, se rencontre néanmoins, de temps en temps, dans la pratique.

Ces symptômes locaux persistent le plus souvent indéfiniment en l'absence de tout traitement, si le malade mène une vie régulière. Mais, sous l'influence de certaines circonstances, ils peuvent augmenter et même, dans quelques cas, on peut voir la blennorrhagie repasser à l'état aigu. Ces circonstances sont faciles à prévoir ; ce sont toutes les infractions à l'hygiène des blennorrhéiques non traités, telles que *érections prolongées, coït répété, masturbation, fatigue, marche, danse, équitation, excès de table, influence des transitions brusques de température.*

Ceci nous amène à parler de la contagiosité ou de la non-contagiosité de la blennorrhée.

*La blennorrhagie chronique est-elle contagieuse ?*

A cela nous devons répondre que non, lorsque l'écoulement est simplement grisâtre ou jaunâtre, ce qui est le plus habituel ; la non-contagiosité est moins certaine pour l'écoulement chronique de l'urètre franchement purulent. Enfin lorsque, sous l'influence des causes précitées, le malade a une augmentation d'intensité de son écoulement, la contagion est fort à craindre si le malade a des rapports avec une femme saine.

### Symptômes généraux.

Les symptômes généraux de la blennorrhée sont variables : tantôt nuls, tantôt assez accentués.

Certains blennorrhéiques, et c'est le plus grand nombre, n'éprouvent que peu ou pas de retentissement sur leur organisme ; ils ne sont pas débilités ; les fonctions sont bien conservées, l'appétit intact, les forces non diminuées, le sommeil bon ; d'autres au contraire éprouvent de la *fatigue*, une certaine *langueur*, une *dépravation de l'appétit* qui se perd, une *diminution des forces*, de l'*insomnie*.

Enfin, dans le plus grand nombre des cas, et cela existe non seulement pour l'affection particulière qui nous occupe, mais pour toutes les maladies de l'appareil urinaire en général, les malades ont le *moral fortement atteint;* ils deviennent hypocondriaques, mélancoliques ; ils sont moroses, inquiets ; ils s'imaginent qu'ils ne guériront jamais ; leur affection occupe sans cesse leur pensée, même au milieu des travaux et des occupations qui sembleraient devoir le plus les distraire.

Ils parlent constamment de leur maladie ; elle est leur préoccupation continuelle ; ils en font le thème favori de leurs conversations ; à son degré le plus accentué, cette forme de mélancolie a fait donner à ces malades le nom de *délirants urétraux*.

Certains parlent de se suicider : il en est même, et cela n'est pas rare, qui, dans un accès de mélancolie, mettent leur projet à exécution.

On doit donc, comme nous le dirons du reste en parlant du traitement de cette affection, rassurer complétement ces malades et leur promettre la guérison, mais à la condition qu'ils suivent exactement le traitement indiqué.

### § 4. — Altérations de la membrane muqueuse de l'urètre, consécutives à la blennorrhagie chronique.

Les lésions de la blennorrhée sont localisées le plus souvent dans la *partie postérieure* de l'urètre ; à moins qu'elle ne soit due à un rétrécissement, cas auquel le siège de l'affection dépend de celui du rétrécissement. Dans certains cas, elle est due à un engorgement des lacunes ou sinus de Morgagni,

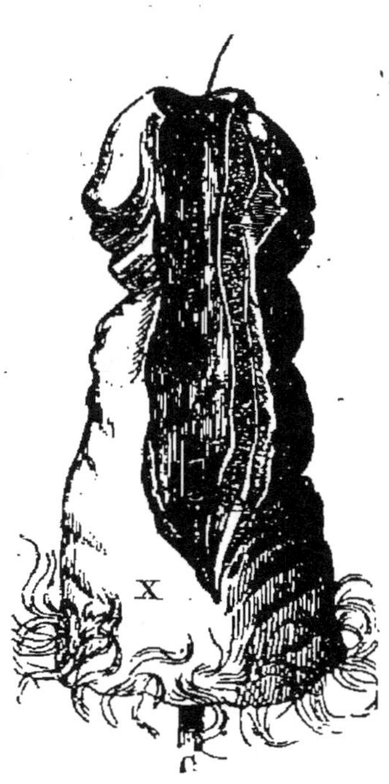

FIGURE 311

*Représentant l'engorgement de trois lacunes ou sinus de Morgagni entretenant un suintement chronique.*

X, le corps de la verge fendu dans son extrémité antérieure, pour montrer les lacunes engorgées.

AA, une des parois de la section de la verge.

CC, fragment de sonde, introduit dans la portion du canal qui n'a pas été fendue.

BBB, follicules, lacunes ou sinus de Morgagni, situés sur la paroi inférieure du canal de l'urètre; les soies introduites dans chaque follicule sont destinées à montrer la direction de l'orifice de ces lacunes ou culs-de-sac qui est toujours dirigé en avant, ainsi que je l'ai fait remarquer à l'article *Anatomie* (fig. 17, page 87).

comme la figure 311 en montre un exemple. En dehors de ces cas, c'est toujours dans la partie profonde de l'urètre que sont les lésions.

Le plus souvent, elles se bornent à une simple *congestion chronique* de la muqueuse qui est vascularisée et rougeâtre (fig. 3, pl. XIII); dans d'autres cas, cette muqueuse est parsemée de *granulations* plus ou moins nombreuses (fig. 2, pl. XIII), dans d'autres enfin, on observe une *desquammation épithéliale* pouvant aller dans quelques cas, exceptionnels à la vérité, jusqu'à l'*ulcération*.

La muqueuse, à ce niveau, s'épaissit et s'indure; les tissus périphériques participent à ce mouvement de phlegmasie chronique, et c'est ce qui explique comment la blennorrhagie chronique, quand elle n'est pas elle-même le symptôme d'une coarctation, amène souvent à la longue, et de toutes pièces, la formation d'un rétrécissement (fig. 1, pl. XIII).

### § 5. — Diagnostic.

Le diagnostic de cette affection, le plus souvent très simple, présente parfois, dans certains cas exceptionnels, une difficulté assez grande.

Quand on a affaire à un malade atteint de blennorrhée, comme elle est presque toujours consécutive, de près ou de loin, à une ou plusieurs blennorrhagies, on doit toujours s'assurer qu'on n'est pas en présence d'un *rétrécissement*. Les commémoratifs fournis par le malade peuvent aider au diagnostic; mais le cathétérisme explorateur de l'urètre doit être pratiqué; à lui seul il fournira les plus précieuses indications.

Nous renvoyons le lecteur, pour ce qui concerne ce point, au chapitre qui traite du diagnostic des rétrécissements (voir page 229). Souvent l'exploration ainsi faite amènera la découverte d'un stricture que le malade ne soupçonnait pas; en tous cas, et en l'absence de rétrécissement, le passage de l'olive exploratrice fera déterminer le point précis où siège la lésion, ce qui est important au point de vue du traitement local de l'affection.

Lorsque le cathétérisme explorateur avec la bougie à boule, absolument inoffensif, aura démontré l'absence de rétrécissement confirmé ou en voie de formation, il faudra faire le diagnostic de la blennorrhée d'avec les écoulements chroniques qui peuvent la simuler (*fausses blennorrhées*) et qui sont :

1° La *prostatorrhée* ;

2° La *spermatorrhée*,

3° Les *fausses blennorrhées* provenant de lésions de l'urètre étrangères à la blennorrhagie (*ulcérations herpétiques, érosions variées, lésions tuberculeuses, chancres urétraux*) ou *d'abcès périphériques* de l'urètre ouverts dans sa cavité et fournissant une suppuration chronique.

1° La *prostatorrhée*, affection assez fréquente, donne lieu à un écoulement le plus souvent blanchâtre ; il y a peu ou pas de douleurs à la miction ou en dehors d'elle ; elle n'est pas et ne devient jamais contagieuse ; les malades éprouvent de plus les symptômes de la prostatite chronique (pesanteurs à l'anus, constipation, retard de la miction, miction fréquente, etc.; voir page 409); enfin le chirurgien consulté peut, en pratiquant le toucher rectal, sentir une prostate volumineuse, et de plus faire sourdre, par la pression, une ou plusieurs gouttes de ce liquide blanchâtre qui apparaîtra au méat urinaire.

2° La *spermatorrhée*, que l'on rencontre très fréquemment, sera d'un diagnostic parfois assez difficile. Les antécédents recueillis près du malade, l'existence ou la non-existence de pertes nocturnes avec ou sans sensation, la sortie du liquide au moment des garde-robes, enfin et surtout l'examen microscopique de ce liquide, qui montrera la présence ou l'absence d'animalcules spermatiques, ainsi que la constatation des symptômes généraux de la spermatorrhée (qui, devons-nous le dire, heureusement pour le malade, mais malheureusement dans ce cas pour le diagnostic, ne se montrent pas toujours), permettront d'établir le diagnostic.

3° Les *érosions variées* que l'on peut rencontrer dans le canal de l'urètre seront diagnostiquées par l'absence de blennorrhagie antérieure, ainsi que par la sensation accusée par le malade au moment du passage de la boule de la bougie sur la lésion.

4° Les *chancres intra-urétraux*, assez rares, et qui au reste quand ils existent ne sont jamais situés bien profondément, seront reconnus à la nature purulente ou mieux sanio-purulente, parfois rouillée, de l'écoulement, toujours peu abondant dans ces cas, ainsi qu'à la sensation de dureté que présente la palpation attentive et méthodique de l'urètre.

5° La blennorrhée due aux *lésions tuberculeuses* coïncidera le plus souvent avec les sensations données au toucher rectal par les tubercules de la prostate, et avec la constatation de lésions tuberculeuses dans les autres départements de l'appareil génito-urinaire (vessie, testicules, cordon spermatique).

6° Enfin la suppuration chronique formée par *l'ouverture d'abcès circonvoisins à l'urètre* ouverts dans sa cavité, sera diagnostiquée par les commémoratifs donnés par les malades, ainsi que par l'exploration méthodique de la région.

## § 6. — Pronostic. Conséquences.

Ce que nous allons dire du pronostic de la blennorrhée, en énumérant les conséquences qu'elle peut engendrer, justifie ce que nous disions au commencement de ce chapitre, lorsque nous avancions que la gravité de cette maladie n'était pas à démontrer.

Sans insister sur l'état de mélancolie et d'hypocondrie où cette affection plonge la majorité des individus qui en sont atteints, et dont nous avons déjà parlé, nous citerons comme conséquences possibles de la blennorrhée :

L'*affaiblissement général* résultant et de l'état d'hypocondrie des malades, et des troubles apportés aux grandes fonctions de l'économie : cette conséquence n'est pas fatale, mais elle est fréquente;

Les *rétrécissements de l'urètre,* maladie extrêmement fréquente et dont l'immense majorité provient, comme nous l'avons fait voir, de blennorrhagies passées à l'état chronique;

La *spermatorrhée* (pertes séminales). Comme nous avons eu occasion de le dire dans le courant de cet ouvrage, il est facile de comprendre comment une lésion, localisée dans la partie profonde de l'urètre, là où viennent aboutir les conduits éjaculateurs du sperme et entretenant en ce point une inflammation incessante, finit par se propager à ces conduits éjaculateurs,

par amener leur relâchement, et enfin créer de toutes pièces
la spermatorrhée avec toutes ses conséquences, impuissance,
stérilité, débilitation de l'organisme, marasme, etc. (voir l'article *Spermatorrhée, Pertes séminales*, page 587).

En dehors même de la spermatorrhée, il n'est pas rare de
voir survenir, par le fait de la blennorrhagie chronique, une
*diminution* et parfois une *cessation* des érections ; l'*éjaculation*
se fait mal, elle est douloureuse ; le sperme n'est plus projeté,
il bave ; son émission a lieu presque aussitôt l'introduction du
pénis et souvent même avant ; parfois elle a lieu par le fait
seul d'une érection incomplète ; enfin la sensation de volupté
déterminée par l'éjaculation peut diminuer et même disparaître complètement, et le malade arrive ainsi à l'impuissance.

## § 7. — Traitement.

Le traitement de la blennorrhagie chronique ne doit être
institué qu'après une étude attentive de ses causes et un diagnostic étiologique bien établi.

L'examen de l'urètre étant fait, si l'on reconnaît un rétrécissement, on le soigne par les méthodes que nous indiquons
aux articles qui concernent le traitement des rétrécissements
(voir ces chapitres, page 260). Si l'on ne trouve pas de rétrécissement, on établit bien le diagnostic entre la blennorrhée
réelle et les fausses blennorrhées qui la simulent parfois, *prostatorrhée, spermatorrhée, affections tuberculeuses, chancres urétraux, abcès périphériques à l'urètre*. Ces affections sont traitées
par les médications qui sont propres à chacune d'elles et sur
lesquelles nous n'avons pas à revenir ici, renvoyant le lecteur,
pour l'étude de ces questions, aux chapitres où nous nous
occupons de chacune d'elles. Le diagnostic bien établi et le
médecin étant sûr qu'il a affaire à une blennorrhée réelle,
il doit faire l'étude des circonstances dans lesquelles le malade
se présente à lui.

Et d'abord, disons que pour la blennorrhée il est, comme
pour la blennorrhagie, une *hygiène* dont les blennorrhéiques ne
doivent pas se départir, sous peine de voir s'éterniser leur
affection, quel que soit du reste le traitement auquel ils se

soumettent. Cette hygiène consiste en l'abstention de fatigues trop considérables, d'excès vénériens et alcooliques.

Nous avons vu que souvent la blennorrhée était entretenue par ces causes, ainsi que par l'abus des injections. On devra donc suspendre tout écart de régime et supprimer les injections. Dans certains cas, à la suite de ce simple traitement négatif, la blennorrhée disparaît d'elle-même. Mais il est plus fréquent qu'elle persiste. Quel traitement alors instituer?

On a préconisé contre la blennorrhagie chronique une foule de traitements, tisanes, balsamiques, injections liquides ou pulvérulentes, emploi des bougies simples, bougies médicamenteuses, etc.

Les tisanes qu'on a préconisées rendent parfois des services; mais c'est surtout en enlevant à l'urine sa concentration qu'elles sont utiles; l'urine, diluée par elles, est moins irritante pour le canal; à part cet avantage, elles n'ont qu'une influence thérapeutique restreinte. On pourra donc prescrire assez utilement les tisanes légèrement balsamiques, l'eau de goudron, la tisane de buchu, excellentes dans ces cas.

Les balsamiques (copahu, cubèbe, santal, matico) rendent-ils de réels services dans le traitement de la blennorrhée?

Ces substances, selon certains auteurs, sans avoir la même efficacité dans le traitement de la blennorrhée que dans celui de la blennorrhagie, agiraient néanmoins sur l'écoulement rebelle; pour nous, nous avons vu peu de bons résultats de l'emploi de ces médicaments dans l'affection qui nous occupe; ce qui arrive, au contraire, c'est que l'usage de ces substances, même à petites doses, prolongé pendant un certain temps, amène le plus souvent des dyspepsies qui sont fort nuisibles quand le malade a besoin, pour se refaire, de l'intégrité absolue de ses fonctions digestives.

Quant à ce qui a trait aux injections, nous nous bornerons à dire simplement ceci : c'est qu'à la fin tout à fait de sa durée, et lorsqu'elle est passée à l'état chronique, la blennorrhagie étant localisée dans la partie profonde de l'urètre, c'est-à-dire dans la partie qui se trouve en arrière de l'aponévrose moyenne du périnée, se trouve cantonnée en un endroit où ne pénètrent pas les injections faites par les méthodes ordinaires;

ce qui explique comment les injections, dans la blennorrhagie chronique, sont plutôt nuisibles qu'utiles, qu'elles soient liquides ou pulvérulentes; car à l'irritation de la partie profonde de l'urètre vient s'ajouter celle qui est produite par des injections répétées dans la partie antérieure de ce conduit: cette médication n'est donc utile, dans le cas qui nous occupe, que lorsque la blennorrhagie chronique a son siège dans l'urètre antérieur, ce qui est rare.

Quant à l'emploi des bougies, il n'est utile que lorsque la blennorrhée est symptômatique d'un rétrécissement de l'urètre. En tous cas, le traitement de la blennorrhée est long; il est facile de comprendre qu'on ne peut guérir cette affection chronique que par un traitement d'une certaine durée.

Le seul traitement rationnel et fondé sur l'étude attentive de l'affection, localisée comme cela arrive dans l'immense majorité des cas, dans la partie profonde de l'urètre, consiste en un traitement local, modificateur de la lésion qui existe toujours dans ces cas, aidé d'un traitement général qui doit toujours être mis en œuvre concurremment avec le traitement local, et qui varie selon l'état général du malade et la diathèse sous l'influence de laquelle il se trouve presque toujours, dans ces cas.

## *Traitement général.*

. Très souvent, en effet, la blennorrhée persiste par suite des diverses diathèses que nous avons énumérées plus haut; il faut donc examiner avec soin la constitution du malade et combattre l'anémie, si elle existe, par les *préparations ferrugineuses*, le *fer*, le *quinquina*, l'*hydrothérapie*, l'*air pur;* les eaux-minérales de *Bussang, Forges, Orezza.*

A la diathèse arthritique on opposera le traitement par les *alcalins* en *bains* et en *boissons;* un *régime sobre*, de l'*exercice*, l'*abstinence des mets de haut goût*, les *purgations* répétées de temps à autre, enfin les eaux de *Vichy, Contrexéville, Ems, Spa, Marienbad.*

Les herpétiques seront traités par les *préparations arsénicales et sulfureuses; douches* et *bains sulfureux;* à l'intérieur *liqueur de Fowler* ou de *Pearson*, ou *granules de Dioscoride* ; ou mieux encore eaux minérales naturelles parmi lesquelles nous citerons en premier lieu celles de la *Bourboule*, qui rendent dans ces cas de véritables services.

Nous ne saurions trop le répéter, l'oubli de ce principe que, le plus souvent en dehors du traitement topique, le traitement général de la diathèse est indispensable à la guérison des blennorrhées, nous rend compte des insuccès nombreux qu'on obtient par le traitement local seul, sans l'emploi simultané d'un traitement général approprié.

### Traitement local.

La blennorrhée étant toujours constituée par une lésion inflammatoire, il faut modifier le point de l'urètre qui est le siège de cette lésion.

Sans énumérer toutes les méthodes plus ou moins imparfaites employées jusqu'à ces derniers temps pour arriver à ce but, nous mentionnerons seulement les deux suivantes :

1° La méthode de la *cautérisation superficielle* au moyen du porte-caustique de Lallemand ;

2° La méthode des *injections profondes*, ou *instillations*.

Ces deux méthodes ont pour but d'amener une irritation légère et substitutive dans la partie profonde de l'urètre; toutes deux n'atteignent que le point sur lequel on veut agir. Nous avons le plus souvent recours à la cautérisation superficielle au moyen du porte-caustique; cette méthode réussit en général mieux et plus vite que la première. Il n'y a du reste pas, pour cela, de règle absolue; nous agissons dans ces cas, comme toujours, selon les indications.

Nous renvoyons le lecteur, pour ce qui est du traitement par le porte-caustique de Lallemand, au chapitre de notre livre qui traite des pertes séminales. Là, nous donnons une description de cet instrument en parlant du traitement de la spermatorrhée (voir pages 608 et 610), et pour de plus amples détails nous prions de se reporter à notre traité des pertes séminales (*D'une cause fréquente et peu connue d'épuisement prématuré*).

Tel est, en résumé, selon nous, le meilleur mode de traitement de la blennorrhagie chronique : c'est celui qui nous réussit toujours, à de rares exceptions près.

Les *injections profondes* ou *instillations* se pratiquent au moyen des instruments suivants :

1° Une bougie à boule, perforée de façon à permettre au liquide de la traverser ;

2° Une seringue de Pravaz, du modèle de celles dont on se sert pour les injections sous-cutanées, mais d'une capacité plus considérable. Elle est représentée dans la figure 312.

La canule est pourvue d'un pas de vis qui s'adapte à la bougie à boule.

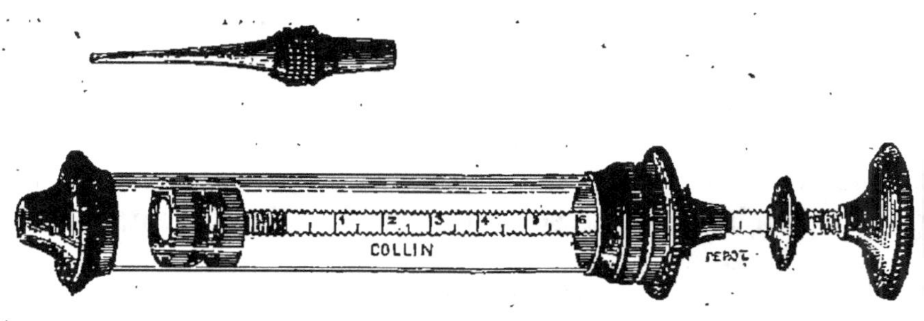


FIGURE 312

*Seringue de Pravaz (grand modèle, grandeur naturelle), à l'aide de laquelle on pratique les injections profondes ou instillations dans le canal de l'urètre.*

Le liquide instillé varie de composition ; le plus souvent c'est du nitrate d'argent, à la dose de 1/100 à 1/50.

Quant à la façon d'opérer, elle est la suivante :

Introduction de la bougie à boule, jusqu'à ce que l'olive ait dépassé l'aponévrose moyenne du périnée (KH, fig. 33, page 93) ; on visse alors la seringue pourvue de liquide dans la bougie perforée et on pousse doucement la quantité de liquide qu'on veut injecter. Cela fait, on retire la bougie ; le malade évitera les fatigues trop considérables dans le reste de la journée ; il fera, de plus, usage d'un suspensoir pendant toute la durée du traitement.

On répète les instillations à des intervalles variables selon les cas ; en moyenne tous les trois à quatre jours. Leur nombre est également subordonné aux indications.

S'abstenir donc de ces remèdes secrets, dont les malades ont tant de tendance à user et qui ne profitent qu'à ceux qui les vendent ; s'abstenir de préparations médicinales ingérées dans un but thérapeutique local : l'estomac s'en trouve affaibli par la suite, et cela inutilement ; mais traiter avec grand soin l'état général du sujet, de manière à modifier la constitution et modifier localement le point lésé de l'urètre par les moyens que nous avons indiqués.

Enfin, parfois, il est des cas rebelles à toute médication aussi bien générale que locale ; dans ces cas, on doit interrompre le traitement, et ne plus mettre en œuvre que l'*hygiène*, mais une hygiène bien entendue et reconstituante (*bords de la mer, exercice à la campagne, au grand air, abstention de veilles,* etc.). Souvent, après quelque temps passé ainsi, la blennorrhée cèdera ou, si elle n'a pas cédé, elle aura les plus grandes tendances à cesser au bout de peu de temps de la reprise du traitement.

Il ne faut donc pas s'acharner quand même dans ces cas rebelles ; il faut savoir ne plus rien faire quand on a épuisé la série des méthodes de traitement rationnel.

La patience et le temps donnent dans ces cas, rares à la vérité, mais qui se rencontrent de temps à autre dans la pratique, des résultats qu'on se serait vainement efforcé d'obtenir autrement.

# DEVXIÈME SECTION

## SYPHILIS

## Chapitre I<sup>er</sup>.

### HISTORIQUE DE LA SYPHILIS

La syphilis est une maladie virulente, qui ne se développe pas spontanément, mais se transmet par contact ou par hérédité, et qui est caractérisée par des lésions locales, bientôt suivies de manifestations générales, dont la marche, grâce aux progrès de la médecine, est aujourd'hui bien déterminée et dont les symptômes sont *toujours curables*.

La lésion locale est le *chancre;* il constitue l'*accident* dit *primitif;* il est suivi, comme nous le verrons plus loin, de manifestations générales : celles-ci sont les *accidents consécutifs* ou *constitutionnels*, qui se divisent en deux ordres, les accidents *secondaires* et *tertiaires,* suivant l'époque de leur apparition et leur siège plus ou moins superficiel ; cependant nous devons dire que cette division n'a rien d'absolu.

En 1530, un poète-médecin de Vérone fit un poème devenu célèbre, dans lequel un berger, *Syphilus*, ayant outragé le Soleil, fut puni par la maladie qui nous occupe. *Fracastor,* l'auteur de ce poème, fut donc le premier qui désigna cette affection sous le nom de *syphilis*, nom qui n'a probablement pas d'autre origine, malgré les recherches auxquelles se sont livrés les étymologistes qui le font venir de σῖφλος (haïssable); d'autres de σὺν (avec) et φιλεῖν (aimer), parce que cette maladie aurait toujours une origine amoureuse, ou bien de σῦς (pourceau) et φιλεῖν (aimer), voulant, disent-ils, indiquer par là un amour n'ayant pas toute la pureté nécessaire.

La syphilis porte bien d'autres noms, mais nous nous réservons de les énoncer chaque fois que l'historique de cette affection nous en fournira l'occasion.

L'origine de la syphilis est sans contredit un des plus curieux problèmes de l'histoire de la médecine, et malgré les efforts faits pour en trouver la solution, les discussions les plus savantes ont laissé la question ce qu'elle était déjà, c'est-à-dire obscure et divisée en de nombreuses opinions que l'on peut cependant rattacher à deux systèmes. Dans le premier, on admet que la syphilis a existé de toute antiquité, et dans l'autre que son apparition remonte à une date bien plus récente, à la fin du quinzième siècle, de 1494 à 1495.

Ainsi l'époque la plus brillante de l'histoire moderne aurait été, en même temps, celle où toutes les connaissances humaines franchirent le cercle obscurci de ténèbres dans les-quelles les avait plongées la barbarie, celle où l'homme se sentant de tous côtés à l'étroit dans son empire, en aurait élargi les bornes par de hardies découvertes, et enfin, pour faire ombre à ce tableau d'un aspect prestigieux, celle où pour la première fois un hideux fléau aurait sévi sur les humains en les souillant d'un virus que quatre siècles de transmissions successives n'ont pas encore épuisé.

On formerait plusieurs volumes si on voulait faire une bibliographie de tout ce qui a été écrit sur la syphilis. Ce n'est pas une mince besogne que de retirer de cette masse de matériaux une introduction historique à l'étude de cette maladie; aussi allons-nous essayer une esquisse rapide, mais suffisante pour faire comprendre les théories dominantes à notre époque. Nous la diviserons de la manière suivante :

1° *Syphilis dans l'antiquité;*

2° *Syphilis au moyen âge;*

3° *Syphilis depuis la fin du quinzième siècle jusqu'à nos jours.*

# Chapitre II.

## 1º SYPHILIS DANS L'ANTIQUITÉ

L'opinion de l'existence de la syphilis dans l'antiquité a été émise pour la première fois, en 1785, par *Sanchez*. De nos jours cette hypothèse a été défendue par *Rosenbaum* et par *Cazenave*. Le premier de ces deux auteurs, par de patientes fouilles dans le trésor des auteurs latins, et grâce à une très grande érudition, a pu reconstituer une histoire de la maladie vénérienne dans l'antiquité.

Bien que, si l'on recherchait dans les livres anciens la description de la syphilis actuellement classique, cette recherche puisse rester vaine, il faut convenir qu'on y trouverait cependant tous les symptômes de la syphilis, mais dispersés sous des étiquettes différentes.

Si tout d'abord on parcourt les écrits des médecins romains, dont le temps a respecté les ouvrages, on ne peut nier que *Celse, Oribase, Paul d'Égine*, etc., n'aient décrit des affections ulcéreuses des organes génitaux. On remarquera seulement que le rapport des lésions locales avec les manifestations consécutives leur ait échappé, et que cette ignorance, qui s'explique facilement par l'état de la science à cette époque, n'infirme pas l'existence de ces lésions, qu'il est très facile de reconnaître dans la description de ces maladies de peau si fréquentes alors et depuis devenues si rares.

Comme nous le montrerons par quelques citations, quoique l'affection syphilitique ait échappé aux observateurs de cette époque, dans son unité et dans ses manifestations successives, notons que la présence de diverses lésions dont la similitude avec celles de la syphilis ne peut être niée, a été signalée par eux comme siégeant de préférence sur les débauchés. Cette ignorance de la relation entre la lésion primitive et les accidents consécutifs, qu'on objecte pour nier l'existence de la syphilis dans l'antiquité, se basant sur ce que cette ignorance, entraînant avec elle l'oubli du traitement, aurait permis à la maladie de prendre de telles proportions qu'elle eût été difficilement ignorée, est plus spécieuse que sérieuse. En effet, la syphilis, dans des climats d'une certaine température et avec une hygiène convenable, est une affection assez bénigne, dont les manifestations constitutionnelles n'appellent pas fatalement l'attention sur l'origine de la maladie; nous n'en voulons pas d'autre preuve que celle fournie par les Arabes de l'Agérie, chez lesquels on rencontre de nombreuses syphilis, ayant bien rarement des conséquences graves, quoique ceux-ci laissent cette maladie sans aucun traitement.

Si la relation des accidents généraux avec les accidents locaux a échappé aux médecins de l'époque dont il est ici question, la même erreur s'est reproduite à toutes les époques, et il suffit pour le prouver de rappeler le travail d'un savant syphiliographe, *M. Rollet*, qui dans un Mémoire inséré dans les *Archives médicales*, a montré de la façon la plus convaincante que les maladies décrites sous les noms de *mal de Sainte-Euphémie*, *lian de Nérac*, *mal de Chavanne-Lure*, *mal de Brünn*, *Scherlievo frambœsia*, etc., etc., n'étaient autre chose que la syphilis sévissant sous une forme presque épidémique.

Cette forme épidémique que revêt la syphilis dans de certaines circonstances, va tout d'abord, et avant que nous passions outre, nous servir à combattre l'opinion émise par quelques auteurs, à savoir que le virus syphilitique actuel n'est plus identique à l'ancien, et que ses effets se sont atténués par le grand nombre de transmissions; qu'il nous soit donc permis d'ouvrir une parenthèse et de rapporter trois faits qui prouveront que, de nos jours comme autrefois, lorsque la syphilis frappe pour la première fois une population, la maladie se présente dans ses formes les plus graves et avec l'aspect que lui prêtent les premiers traités écrits sur cette matière.

Ainsi, en 1780, au Canada, et particulièrement à la baie Saint-Paul, sévissait une maladie qui reçut le nom de *maladie de la baie Saint-Paul;* elle sévissait avec une extrême violence ; la relation qui en a été donnée par plusieurs auteurs nous montre des symptômes tels, qu'une critique judicieuse n'a pas hésité à reconnaître la syphilis ayant l'aspect qu'elle revêtait lors de l'épidémie du quinzième siècle. En 1800, le même fait se reproduisait dans les provinces illyriennes où la syphilis, grâce aux mouvements des armées, apparaissait sous les noms de *mal de Fiume* ou de *Scherlievo*, envahissant un pays nouveau et s'y produisant dans ses formes les plus graves.

En France, en 1816, un jeune paysan, *François Gondey*, retenu pendant trois jours dans un corps de garde, y contracta une affection ulcéreuse de la lèvre en buvant dans le même verre qu'un soldat atteint *d'une maladie aux lèvres*. Revenu dans son village, à *Chavanne-Lure* (Haute-Saône), Gondey communiqua sa maladie à des enfants en bas âge, à des adultes. Ceux-là la transmirent à d'autres individus, et en peu de temps un assez grand nombre de personnes furent atteintes d'une maladie grave qui fut méconnue précisément à cause de l'intensité de ses symptômes. On l'appela *mal de Chavanne;* mal qui n'était autre que la syphilis, et sur lequel ne se méprit pas un ancien chirurgien militaire de la localité, M. Flamand.

Ces faits, joints aux formes malignes que revêt la syphilis chez certains individus, montrent que le virus qui la produit n'a pas subi d'altérations, et que l'adoucissement observé dans ses symptômes tient à des conditions d'une autre nature qui seront examinées avec soin dans le cours de ce chapitre.

Nous fermons la parenthèse, et nous reprenons le cours de notre esquisse historique. Sans nous arrêter à des passages curieux mais obscurs, que l'on retrouve dans les *Épidémies d'Hippocrate* et *l'Ayurveda de Sucrutas*, livre de médecine hindoue, passages qui, malgré la difficulté de leur interprétation, ne laissent aucun doute que ces médecins ne fussent familiarisés avec des maladies des organes génitaux et de la peau, offrant avec la vérole la plus grande ressemblance, nous citerons quelques fragments des auteurs satiriques ou comiques de l'antiquité qui compléteront les descriptions des médecins *Celse, Aëtius, Arétée*, etc., et qui prouveront l'existence généralement connue de cette maladie. C'est dans les épigrammatistes et les poètes érotiques, malheureusement presque tous perdus, que se retrouvent ces citations précieuses.

Commençons tout d'abord par rappeler qu'au culte du

*lingam* dans l'Inde, analogue à celui du *phallus* et de *Priape* en Égypte et en Grèce, se rapportent deux mythes ou fables qui fournissent de fortes preuves en faveur de l'opinion qui soutient l'existence de la syphilis dans l'antiquité la plus reculée, et cela autre part qu'en Amérique.

*Çiva*, sous l'invocation duquel on place le culte du *lingam*, s'étant laissé entraîner à la volupté, faiblesse que les dieux de cette époque partageaient avec les hommes, fut puni; et son châtiment consista en une affection gangréneuse qui détruisit les organes coupables. Comme toujours, la peine n'atteignit pas le seul pécheur, elle rejaillit sur le monde entier, sur lequel la maladie se répandit en se communiquant des femmes aux hommes, et ne cessa que par une longue expiation; les parties alors heureusement guéries furent suspendues comme ex-voto dans le temple de la divinité.

*Natalis Comes* rapporte qu'au temps où, dans la Grèce, une même ferveur unissait au culte de Bacchus celui du phallus, les Athéniens ayant négligé de rendre les honneurs divins aux images de Bacchus, apportées dans l'Attique par *Pégase de Béotie*, le « *Deus indignatus pudenda hominum morbo infestavit, qui erat illis gravissimus.* » Pour apaiser ce dieu, une fête expiatoire fut célébrée, dans laquelle furent portés des thyrses auxquels pendaient attachées des parties génitales de bois.

Terminons par un ex-voto tiré des *Priapéia* (1), que nous

(1)                              Voti solutio.

Cur pictum memori sit in tabella
Membrum quæritis unde procreamur?
*Cum penis mihi forte læsus esset,*
*Chirurgique manum miser timerem,*
*Diis me legitimis, nimisque magnis*
Ut Phoëbo puta, filioque Phoëbi
*Curatum dare mentulam verebar.*
Huic·dixi : fer opem, Priape parti
Cujus tu, pater, ipse par videris :
Qua salva *sine sectione* facta,
Ponetur tibi picta quam levaris
Parque consimilisque, concolorque
Promisit fore : mentulam movit
Pro nutu deus et rogata fecit.

rejetons dans une note pour ceux de nos lecteurs qui sont familiarisés avec la langue latine; ces pièces ne peuvent être rapportées d'une autre manière, la langue française n'admettant pas la licence qui a fait dire à Boileau que le latin dans ses mots brave l'honnêteté.

Avant de passer à l'étude de la syphilis au moyen âge, nous signalerons donc à l'attention des érudits qui voudront sur cette question des renseignements qui ne peuvent être rapportés en français, *Martial*, dont l'œuvre est remplie d'allusions contre les *ulcères honteux* et *contagieux* qui atteignent les débauchés (1). Ces allusions sont confirmées par *Dion Chrysostome* (2), *Pline* (3); enfin *Horace*, qui, dans les vers suivants, confirme l'opinion émise par *Platner*, que le *morbus campanus*, qui était une affection qu'on voyait chez les débauchés et qui laissait après elle des cicatrices honteuses, n'est autre chose que la syphilis.

> . . . . At illi *fœda cicatrix*
> Setosam lævi frontem turpaverat oris.
> *Campanum in morbum*, in faciem permulta jocatus
> Pastorem saltaret uti Cyclopa rogabat.
>
> [Sat., lib. I, V (4).]

Si on se rappelle que la Campanie formait une grande partie des États napolitains, on sera forcé de reconnaître que ceux qui, au quinzième siècle, ont appelé la vérole *mal napolitain* n'ont presque fait que traduire l'expression de *morbus campanus*.

(1) Martial, *Epigram.*, lib. III, n° 71 ; lib. VII, n° 71 ; lib. III, n° 72 ; lib. XI, n° 98.

(2) *Orationes ex recens.* J.-J. Reiske. (Vol. II, *Oration.* 33.)

(3) *Histoire nat.* lib. XXVI, cap. 1, 2.

(4) Voici, d'après l'édition Panckoucke, la traduction des vers d'Horace :
« En effet, une cicatrice dégoûtante défigurait, du côté gauche, son front
« poilu. Sarmentus l'ayant amplement plaisanté sur le mal campanien, sur sa
« figure, lui proposa de danser le pas des Cyclopes, ajoutant qu'il n'aurait be-
« soin ni de masque ni de cothurnes. »

## Chapitre III.

### 2º DE LA SYPHILIS AU MOYEN AGE

Dans cette nouvelle période, les progrès réalisés par la paléographie moderne viennent encore confondre les défenseurs de l'origine américaine de la syphilis. Pour ne pas fatiguer notre lecteur, nous nous contenterons de signaler le manuscrit du neuvième siècle, de M. Tross, dans lequel M. Daremberg a trouvé, fol. 101, cap. 89, *ad anum,* un passage qui prouve que, dès cette époque, on reconnaissait un certain lien entre les affections de l'anus et celles des parties génitales. Dans un autre *manuscrit* du treizième siècle (nº 7056, Bibliothèque nationale), attribué à *Richard l'Anglais* ou le *Salernitain,* existe un passage mentionné par Littré, qui parle des affections de la peau et des ulcères de la verge, etc., contractées dans des coïts impurs; enfin *Guillaume de Salicet* et *Lanfranc* de Milan, dans leurs livres de chirurgie écrits à la même époque, font la description d'affections des organes génitaux offrant la plus grande similitude avec la syphilis : on trouve même dans le *Glossulæ Geraudi* publié par *Bernard Gordon,* qui professait la médecine à Montpellier en 1285, un passage qui témoigne que ce médecin n'ignorait pas l'existence d'une affection générale à la suite d'accidents locaux. Nous faut-il encore citer les statuts donnés par la reine Jeanne de Provence pour réglementer les *rues chaudes* et la prostitution dans la ville d'Avignon ? Ces statuts, qui sont une mesure d'hygiène publique, prouvent seulement la sollicitude que cette reine, d'amoureuse mémoire, avait pour la santé de ses sujets, et n'apportent à l'histoire de la syphilis que des renseignements très ambigus.

Nous sommes arrivés à la découverte de l'Amérique, et à la prétendue importation de la maladie en Europe par les compagnons de *Christophe Colomb.* Les historiens qui ont raconté les événements dont l'Italie fut le théâtre vers la fin du quinzième siècle, rapportent qu'au moment de l'invasion de ce pays par une nombreuse armée, sous la conduite de

Charles VIII, roi de France (1494-1495), une maladie contagieuse se montra parmi les soldats des armées belligérantes, s'étendit aux populations et fit un grand nombre de victimes.

Les médecins de cette époque sont unanimes pour affirmer que la maladie était nouvelle, et que sa première apparition en Italie coïncidait avec l'invasion française ; aussi chacun lui donna-t-il un nom nouveau ; les nations étrangères, *mal des Espagnols*, et plus généralement *mal français ;* ceux-ci, par un juste point d'honneur, protestèrent dès le début en décorant la vérole du nom de *mal napolitain*, que des médecins soucieux de leur nationalité nommèrent, d'après son aspect, *Gorre pudendagra, mal des pustules, grosse vérole*. Dans le peuple, la superstition donnait à la maladie les noms des saints à l'intercession desquels la guérison était subordonnée ; de là les noms de *Saint-Mervius* chez les Allemands, de *Saint-Sement* chez les Espagnols, et enfin de *Saint-Job* chez d'autres.

M. Cazenave, dans son *Traité des syphilides*, combat avec habileté la fable d'*Oviédo* qui prête aux compagnons du conquérant du nouveau monde l'importation du fléau ; il faudrait, dit-il, pour cela, faire coïncider l'époque à laquelle commença l'épidémie avec celle où les Espagnols parurent à Naples. Des sources incontestées font commencer l'épidémie en 1494, et ce n'est qu'en 1495 que les Espagnols vinrent à Naples. Dès 1493, le fléau, au rapport de *Jean Nauclerus*, contemporain, sévissait à Rome où il avait été importé par des familles maranes chassées d'Espagne. Jean Salicet, de Tubinge, fait remonter l'invasion du *mal français* à l'année 1457. Enfin un arrêté du parlement de Paris, rendu en 1496, prescrit des mesures à prendre contre une certaine maladie nommée « *la grosse vérole, qui depuis deux ans en ça a eu grand cours en ce royaume,* » Cet édit, qui chasse de Paris les étrangers atteints de la maladie, séquestre et isole les habitants de cette ville qui sont dans le même cas, fixe des secours pour faciliter l'exécution de l'édit et porte contre les contrevenants la peine de l'amende et du hart, prouve qu'à cette époque l'affection était déjà considérée comme une calamité publique. D'autres témoignages montrent des manifestations de la maladie sur toute l'Europe en 1494. Comment se fait-il que la vérole ne fut observée, *retour d'Amérique*, qu'en 1496 sur les soldats ramenés par *Jean Aguado?* Il est étrange que cette affection, qui éclate sur tant de pays à la fois en y produisant d'épouvantables ravages, soit venue sans bruit, des vaisseaux espagnols arrivant en Espagne, infecter les soldats français devant Naples. Pour soutenir cette hypothèse, il en fallait créer d'autres, comme l'a fait Astruc, le plus ardent accusateur de l'Amérique.

Ce qui peut-être a donné plus de crédit à l'origine américaine, c'est qu'à cette époque le bois de gaïac arrivait d'Amérique avec la réputation d'antidote infaillible de la syphilis, et qu'à cette époque bien des esprits sérieux ont cru que la maladie vénérienne devait venir du pays qui produisait ce fameux bois, *lignum sanctum*, d'après la loi naturelle qui place l'antidote à côté du poison.

C'est dans le livre du chevalier Ulrich de Hutten sur les propriétés de ce bois, *De guiaci medicinâ et morbo gallico*, qu'il faut rechercher des renseignements à ce sujet.

Ce chevalier, une des plus singulières figures de cette époque, surnommé l'*Éveilleur de l'Allemagne*, le *Coq vigilant de la réforme*, fut une véritable encyclopédie, quoiqu'il ait vécu en don Quichotte sérieux durant toute sa vie ; mais il n'eut pas besoin d'avoir recours, pour faire ce dernier livre, à son érudition : le modèle destiné à ses descriptions n'était pas loin, Ulrich était syphilisé des pieds à la tête, et son père l'avait été pareillement. On peut dire qu'il était *plein de son sujet.*

## Chapitre IV.

## 3° DE LA SYPHILIS A PARTIR DU QUINZIÈME SIÈCLE JUSQU'A NOS JOURS

Si l'antiquité de la syphilis semble découler de ce que nous venons d'écrire, il est avéré que c'est lors de l'épidémie de 1494 qu'on commença à publier des livres sur cette maladie ; mais, afin d'éviter que les partisans de l'origine américaine ne s'emparent de ce fait pour en tirer une conséquence à leur avantage, nous rappellerons que cette multiplication d'écrits sur cette matière doit plutôt être rattachée à la découverte de l'imprimerie, encore toute récente.

Avant d'examiner les principaux ouvrages qui se sont succédé depuis le *Traité de toutes les maladies* imprimé à Vérone en 1496, et dont l'auteur est *Alexandre Benedetti*, un des médecins de l'armée vénitienne que Charles VIII défit à Fornovo, le 6 juillet 1495, et qui le premier parla de cette maladie, la comparant à une peste qui surpasse en horreur la lèpre et l'éléphantiasis, nous ferons remarquer que l'on s'est demandé à diverses époques si l'épidémie de 1494 était bien de nature syphilitique. On a même pensé que ce pourrait bien être la *morve*. Cette hypothèse, émise par M. Ricord, soutenue et examinée par M. Beau, était étayée par la contagiosité si facile que lui prêtent les auteurs du quinzième siècle : il suffisait, disent-ils, de toucher une pustule du corps pour être immédiatement infecté ; le souffle même d'une personne malade était presque un arrêt de mort. En effet, au rapport de Lafosse (*Traité sur le véritable siège de la morve des chevaux*, Paris, 1749), la morve, inconnue des anciens, se serait montrée en Europe vers 1494. C'est au siège de Naples, après l'arrivée des Espagnols, de la découverte de l'Amérique, à leur retour, que parut la morve des chevaux pour la première fois. *Parrazer* est le premier auteur qui en ait parlé ; il fut lui-même à ce siège, et les auteurs espagnols aussi sont les premiers qui ont donné l'histoire de cette maladie, qu'ils appelaient *muormo*. Nous nous bornerons à signaler ce rapprochement parce qu'il est curieux ; mais nous nous garderons bien d'en tirer aucune conséquence ; il nous suffira, nous l'avons déjà dit, de faire une esquisse qui résume complètement tous les documents historiques de la syphilis ; mais nous trouvons inutile de consacrer dans ce livre des chapitres à discuter la valeur de telle ou telle autre hypothèse. Ce rapprochement n'est pas le seul que la médecine comparée ait tenté entre la syphilis et l'hippiatrie. Des observateurs distingués ont étudié à ce point de vue une maladie particulière de la race chevaline, qui est connue sous le nom de *Mal du coït*.

A partir du premier livre qui fait mention de la syphilis,

et qui est dû à Benedetti, livre dont nous avons plus haut rapporté le titre, une multitude de publications parurent, de la fin du quinzième au commencement du seizième siècle, sur le même sujet. Ces livres, dont les auteurs sont : *Pierre Sinctor, Leoniceno, Nicolas Massa, Fracastor, Torella, Paracelse, Jean de Vigo*, contenaient, outre leur partie descriptive, des hypothèses empreintes du surnaturalisme dominant à cette époque. La gravité de l'épidémie fait exagérer les procédés de contagion : l'air devient un véhicule pour les atomes morbifiques ; les conjonctions des astres, l'influence sidérale, tout est accusé de devenir cause productive du mal qui désole le monde. A la même époque, les rêveries galéniques cherchent, par les perversions des humeurs, à expliquer les redoutables effets du fléau.

Cumanus en 1497, Vigo en 1514, Massa en 1532, signalent l'ulcération du chancre ou ulcère syphilitique. Fernel, médecin français, donna, en 1545, une définition de la nature de la syphilis qui est encore bonne aujourd'hui. « La « cause de la vérole, dit-il, est une qualité occulte et conta- « gieuse, transmissible par contagion inhérente à un subs- « tratum qui lui sert de véhicule, et envahissant tout le « corps. » Par cette définition, ce grand médecin, qui faisait le premier mention du virus, assignait à la syphilis la place qu'elle a toujours occupée depuis. Fernel et avant lui Jean de Béthencourt (1527) sont ceux qui les premiers donnèrent à la syphilis le nom de *mal vénérien,* repoussant en cela l'opprobre si mal fondé qui fait de nos ancêtres les propagateurs de la maladie.

En 1552, Thierry de Héry fait de l'induration la caractéristique de l'ulcère vénérien. Il compare l'action du virus syphilitique à celle du venin des reptiles, dont il a la subtilité. Fallope, en 1564, donne une excellente description de la maladie, et il indique avec l'induration, comme caractéristique, la coloration particulière des éruptions et des cicatrices que laisse la vérole.

Au commencement du dix-septième siècle, l'influence de Galien disparaît, pour laisser place aux théories ardues de la *chimiâtrie*. Aussi, en 1674, *Nicolas de Blégny* dit que « la ma-

« tière vénérienne n'est autre chose que des acides mêlés et
« incorporés avec des corpuscules spiritueux et ignés. »

En 1728, Boërhave, l'illustre médecin hollandais, reprend
et formule de nouveau les idées oubliées de Fernel sur le
virus. Peu de temps après, son commentateur, Van-Swieten,
presque aussi célèbre que son maître, passait à la postérité
en préconisant l'emploi du sublimé dans l'affection qui nous
occupe. La *liqueur de Van-Swieten,* qui n'est autre chose
qu'une solution étendue de sublimé, est un des remèdes qui
sont restés classiques dans la thérapeutique de la vérole.

En 1736, Astruc faisait, en neuf livres, l'histoire de la
maladie vénérienne, et mettait au service de l'origine américaine des pages éloquemment écrites et des recherches d'une
érudition profonde: ce travail, fort important et très original
pour l'époque, contribua pour une bonne part à la célébrité
qui s'est attachée à son nom.

C'est aussi à cette époque que fleurit toute une nuée de
charlatans qui exploitent la vérole et qui sont *tous médecins du
Roi avec pension: Daran, Armand, Keyser, Rellet,* etc., ayant
tous des remèdes secrets et de pompeux spécifiques; cette
pléiade de praticiens mercantiles détrônèrent le mercure pour
quelque temps. Aussi Peyrhiles, professeur à la Faculté de
cette époque, chercha-t-il le spécifique de la vérole dans l'*alcali volatil,* et Ritter fit du mercure le bouc émissaire de
toutes les conséquences fatales de cette maladie. D'autres auteurs, et entre eux *Rosen* et *Fabre,* devinrent syphiliophobes au
point de voir la syphilis partout. Suivant eux, la phthisie, la
scrofule, le rachitisme n'étaient pas autre chose que le virus
vénérien dégénéré et transformé par l'hérédité. Cette erreur a
encore de nombreux partisans parmi les vieux médecins, et
elle est restée comme article de foi dans les erreurs et préjugés qui composent la médecine populaire.

Nous arrivons enfin à ce livre qui restera le monument
réellement scientifique de cette affection. Nous voulons parler
du *Traité sur la maladie vénérienne,* publié à Londres, en 1786,
par *John Hunter.* Ce livre, resté classique, est le germe de
toutes les doctrines qui règnent aujourd'hui; on y trouve,
avec la doctrine de l'*inoculation,* la question de la *contagion des*

*accidents secondaires*. Le chirurgien anglais nie cette contagion, tout en en rapportant un exemple concluant; il croit à l'infection par la blennorrhagie. Enfin, sa doctrine peut se résumer de la manière suivante : une lésion locale, *ulcération ou blennorrhagie*, servait de porte d'entrée au virus qui pénétrait dans l'économie par voie d'*absorption;* dans l'économie, ce virus produisait l'*infection* qui conduisait à la *disposition,* de laquelle ressortait l'*action* ou la *manifestation* syphilitique générale.

Avant d'arriver aux travaux complètement modernes, nous citerons *Tode* et *B. Bell* qui, les premiers, signalèrent la non-identité de la chaude-pisse et du chancre; opinion qui fut victorieusement soutenue par *Hernandez*, chirurgien de marine, en 1810, dans un mémoire sur cette question, mise au concours par la Société de médecine de Besançon. Il est par là le créateur trop oublié du *chancre larvé*, c'est-à-dire caché ; cette hypothèse, reprise plus tard, a formé le plus beau fleuron de la couronne d'un célèbre syphiliographe. Parmi les autres écrivains qui ont traité de la syphilis, nous nous contenterons de rappeler les noms de *Swédiaur,* de *Carmichaël,* de *Petit-Radel,* de *Michel Cullerier*, etc.

Tous les auteurs que nous venons de passer en revue, et bien d'autres encore, ont écrit sur la maladie vénérienne, apportant à l'édifice, qui une observation précieuse, qui une hypothèse peu viable; mais de leurs œuvres, un fait seul a survécu jusqu'à nous sans être jamais nié : c'est l'existence même de la syphilis; cette existence de la vérole, comme maladie complexe, n'a rencontré de contempteurs et de gens disposés à la nier que parmi quelques élèves imbus des idées physiologiques de leur maître, Broussais. C'est donc dans les livres de *Jourdan,* de *Richon des Brus,* de *Guthrie* et de *Desruelles* qu'il faut aller recueillir ces opinions, qui font de la syphilis un assemblage artificiel des diverses maladies. Dans ce système éphémère, les accidents primitifs s'expliquaient par l'*irritation,* et les accidents secondaires par la *sympathie.*

Aujourd'hui le doute n'est plus permis sur l'existence de la syphilis comme affection spécifique et générale; aussi la discussion a-t-elle quitté ce terrain pour se réfugier sur divers points particuliers qui sont les principaux buts des travaux de nos contemporains. Ces questions, qui trouveront leurs places dans les chapitres suivants, se résument dans l'étude : 1° de la nature des accidents primitifs ; 2° de la contagiosité ; 3° de la transmission ; 4° de la nature de quelques maladies rattachées à tort à la syphilis ; enfin 5° dans l'évolution et la thérapeutique de cette affection.

Ces questions ont été posées dès que les premiers écrits que nous avons signalés ont été composés, et après trois siècles et demi d'études et de controverses, elles sont enfin résolues.

Nous allons passer successivement en revue les diverses opinions qui ont été émises sur la syphilis jusqu'à nos jours, où la science est définitivement fixée.

Nous pouvons diviser en trois écoles les médecins qui, récemment encore, avaient des opinions différentes sur la nature de la syphilis :

La première était celle des *identistes ;*

La deuxième, des *non-identistes* ou *unicistes ;*

Enfin, la plus jeune et celle qui comptait le plus grand nombre d'adeptes, était celle qui admettait la *dualité chancreuse* et qui était dite *dualiste.*

1° Pour l'école des *identistes,* nous étions encore au quinzième siècle ; pour eux, la vérole était fruit d'Amérique ; pour eux aussi, la blennorrhagie, les bubons, les végétations, tout était syphilis, et cette dernière pouvait même se produire d'emblée, sans avoir été précédée d'un accident primitif ; toutes les humeurs du syphilitique étaient contagieuses, et l'évolution irrégulière de cette maladie en faisait le *Protée pathologique* de *Rosen* et de *Fabre.*

2° L'école des *non-identistes* ou *unicistes,* dont le principal représentant, *Ricord,* compte à juste titre parmi les plus célèbres syphiliographes, admettait l'unicité du virus syphilitique ; mais elle écartait, comme étrangères à la vérole, certaines affections taxées de syphilitiques par l'école opposée : telles étaient la blennorrhagie et les végétations. Ricord, commentateur de Hunter, dont il publia les œuvres, vulgarisa l'*inoculation* comme moyen de diagnostic, et, reprenant les études d'Hernandez, il parvint à faire adopter la non-identité de la blennorrhagie et de la syphilis, et fut considéré, très à tort, comme l'inventeur du chancre larvé; cette doctrine est celle de Ricord, du Ricord des premiers temps, de celui qui, en tout, était le fidèle adepte de Hunter, et qui, avec son maître, niait la contagiosité des affections secondaires. Depuis, à la suite des intéressantes discussions qui ont eut lieu à l'Académie de médecine, le savant dont nous venons de citer le nom adopta cette contagiosité, et se rallia à la doctrine dualiste qui, aujourd'hui, est universellement reconnue.

3° L'école *dualiste*, qui a définitivement triomphé, fut formulée pour la première fois par M. Bassereau. Cette doctrine s'est créée jusqu'à un historique mixte; en effet, elle admet l'existence de deux virus : un dont les effets purement locaux donnent naissance au *chancre simple* et à une lymphangite spéciale sans infection consécutive; d'après les partisans de cette doctrine, ce *chancre simple* ou *mou*, comme ils l'appellent, aurait formé avec la blennorrhagie le lot de maladies vénériennes départi au monde depuis la création, et dont nous avons signalé les traces dans les livres antiques.

Pour l'autre virus, il produit un *chancre induré* ayant toujours une période d'incubation, et toujours suivi d'une infection générale. Le critérium de cette doctrine est l'inoculation. Dans le cas de chancre simple, le virus est inoculable sur le même individu, un nombre infini de fois, puisqu'il ne saurait y avoir infection générale; dans le cas de chancre à incubation, au contraire, le virus ne peut être inoculé une seconde fois au porteur du chancre, en vertu de l'adage *non bis in idem*.

Ici se termine notre tâche d'historien; nous croyons avoir atteint le but que nous nous étions assigné, c'est-à-dire de faciliter pour l'intelligence du lecteur les sujets que nous traiterons dans les pages qui vont suivre.

Avant d'étudier les divers accidents de la syphilis, nous traiterons, dans un chapitre, du *virus syphilitique*.

# Chapitre V.

## DU VIRUS SYPHILITIQUE

Un virus est un agent vénéneux dont la nature nous échappe, qui pénètre dans notre organisme de différentes façons, et dont l'action s'étend *tolius substantiæ* à toute notre substance : pas un élément de notre corps ne peut échapper au puissant modificateur morbide qui a reçu le nom de *virus.*

L'observation, l'expérience, font voir que la syphilis ne se développe jamais spontanément chez l'homme. Nous avons dit, en la définissant, qu'elle résultait de la transmission de la maladie d'un individu qui en est atteint à un individu sain.

La *syphilis* est donc une *maladie contagieuse.* Les maladies contagieuses doivent avoir pour causes des agents particuliers, surtout lorsque, comme la syphilis, elles diffèrent des autres dans leurs manifestations : cet agent spécial, cause de la syphilis, a reçu le nom de *virus syphilitique.*

Si on veut se rappeler ce qui a été dit dans l'étude historique qui précède, on notera que l'existence de ce virus fut admise par Fernel en 1545, et que depuis, si on l'a niée, c'est pour ne voir dans la syphilis qu'une collection de symptômes se rattachant à diverses maladies, ou bien encore les effets du mercure. Ces explications se sont si bien trouvées contredites par les faits et l'expérience, que personne aujourd'hui n'oserait les soutenir.

Le principe syphilitique existe donc; c'est un agent invisible, sur la nature duquel les recherches faites à l'aide de tous les moyens de l'exploration scientifique actuelle n'ont donné que des indications insignifiantes aux observateurs. Les uns y ont vu un agent chimique, un poison âcre et corrosif; d'autres ont cru que des animalcules microscopiques (*vibrio lineola*), trouvés dans le pus des ulcérations syphilitiques, jouaient un rôle dans la contagiosité de la syphilis. Ces diverses opinions ne sont que de pures hypothèses; aujourd'hui, comme du temps de Fernel, le virus syphilitique ne peut être apprécié que par ses effets.

Peut-être M. Pasteur découvrira-t-il le *microbe de la syphilis;* jusqu'ici il n'en est pas question.

Le principe morbifique constitué par le virus existe, et sans nous préoccuper si c'est une substance fermentescible, un poison ou un animalcule, comme nous avons avoué l'ignorance de la science actuelle sur sa nature, nous avouerons encore que, malgré l'investigation la plus attentive, on ignore quelles sont les modifications qu'il imprime aux sécrétions qui lui servent cependant d'agent de transmission.

La matière virulente, comme nous le montrerons, ne siège pas exclusivement dans la sécrétion des chancres; on la retrouve dans celle des lésions consécutives au chancre, et pour conserver ses propriétés contagieuses, il est nécessaire qu'elle n'ait subi aucune altération. Son mélange avec des acides ou des alcalis détruit cette propriété qui semble pouvoir se conserver longtemps en dehors de ces conditions. Du pus vénérien ayant été recueilli et enfermé dans des tubes fut retrouvé inoculable au bout de douze à quinze jours.

Nous appellerons tout particulièrement l'attention du lecteur sur ce fait que les virus, et entre autres le virus qui nous occupe, peuvent être recueillis sur une plaque de verre, dans un tube ; qu'ils peuvent y être conservés un temps plus ou moins long et ne rien perdre de leurs propriétés infectantes. Ce fait servira à faire comprendre les contagions *médiates,* c'est-à-dire celles qui ne s'opèrent plus d'un individu malade à un individu sain, mais bien par l'intermédiaire passif d'*un organe qui reste sain* ou d'un objet inanimé.

Ces faits de contagion médiate sont de nature à embarrasser un observateur peu attentif, qui pourrait tout d'abord croire à la syphilis se développant d'*emblée,* c'est-à-dire sans contact du virus, ce qui est absolument impossible.

Avant de passer à l'étude des divers modes de transmissions ou de contagiosité de la syphilis, nous nous résumerons de la manière suivante. Outre le pus sécrété par le chancre, il est aujourd'hui reconnu que beaucoup des accidents consécutifs à l'accident infectant sont contagieux. Ce mode de transmission fera, du reste, l'objet d'un chapitre spécial. Mais si l'on demande si les sécrétions normales, sueur, salive, lait d'un individu syphilitique peuvent transmettre la maladie, nous répondrons qu'actuellement, malgré de. nombreuses expériences, rien n'autorise à être affirmatif sur ce point ; il faut cependant remarquer que ces divers liquides peuvent devenir le *support* du virus et conséquemment agents de contagion. Si leur mélange avec le principe virulent s'opère, ce qui a lieu lorsqu'une lésion, elle-même sécrétante, siège dans les réservoirs des sécrétions normales, le lait pourra communiquer la syphilis s'il passe sur un chancre du mamelon qui l'infecte ; il en est de même de la salive alors qu'un chancre ou des plaques muqueuses existent dans la bouche.

Pour ce qui est du sang, des faits bien observés et des expériences consciencieusement faites ne permettent pas le. doute, et, bien que nous devions revenir sur ces faits, nous pouvons tout d'abord dire que le sang des syphilitiques peut être un agent de contagion.

On trouve encore dans les auteurs qui se sont occupés de la syphilis l'hypothèse suivante : le virus est-il resté identique à lui-même? ou mieux, le virus, malgré ses transmissions successives, depuis que son existence a été notée, s'est-il affaibli? ses manifestations sont-elles toujours les mêmes? Nous répondrons oui, repoussant, par la raison et par les faits d'épidémies locales rapportées dans l'historique, une hypothèse soutenue par des auteurs de quelque valeur et qui ne peut cependant soutenir un examen sérieux.

Il n'y a qu'un *seul virus syphilitique*. Ce virus ne présente pas toujours des manifestations identiques. Son mode d'action sur l'économie est soumis à des influences variées qui dépendent de la constitution particulière à chaque individu, du climat, de l'hygiène.

Si pour un instant nous quittons l'affection que nous décrivons et que, cherchant un élément de comparaison dans une autre affection virulente dont les modes d'agir mieux connus faciliteront singulièrement à nos lecteurs la compréhension de tout ce qui va suivre, nous aurons réalisé une des parties les plus difficiles du travail que nous nous sommes proposé de faire connaître.

Tout le monde sait que la *vaccination*, que nos lois ont

rendue obligatoire, a pour but de préserver de l'infection variolique les individus qui s'y soumettent.

Or on a observé que malgré ce préservatif, qui réussit parfaitement chez certaines personnes, il en était d'autres que la variole atteint; mais il est incontestable que la maladie est plus bénigne et n'offre pas la physionomie que présente la variole de ceux qui n'ont pas été vaccinés.

Si le virus vaccin n'a pas constamment une action préservatrice, si même nous montrons qu'il existe des individus qui sont absolument réfractaires à son action, et si enfin nous ajoutons que la revaccination n'est opérée avec succès que dans la proportion de 10 pour 100 sur ceux qui s'y soumettent, nous aurons énoncé tous les termes qui vont servir à notre comparaison.

Le virus syphilitique supposé dans l'économie se traduira par une première manifestation, le *chancre;* si son introduction n'a pas rencontré de modificateur, l'infection sera complète, et le malade présentera, suivant le degré d'infection, des manifestations successives d'empoisonnement général.

Si, dans de bonnes conditions, nous inoculons sous la peau d'un enfant du *virus vaccinal,* la vaccine suivra son cours, nous aurons une éruption caractéristique, et le petit malade aura acquis la préservation que nous nous sommes proposée en le vaccinant.

Maintenant, un homme ayant eu la vérole, c'est-à-dire ayant présenté des manifestations syphilitiques, se soumet à une nouvelle source d'infection : qu'arrivera-t-il? Ou cet homme contractera un chancre, qui bien qu'analogue au premier n'en aura pas tous les caractères, et qui surtout ne sera suivi d'aucune manifestation constitutionnelle; ou bien la maladie se développera avec son intensité et sa physionomie habituelles.

Si nous vaccinons une personne déjà vaccinée ou qui a eu la variole, il arrive de même que nous obtenons une éruption bâtarde (fausse vaccine) ou une varioloïde, c'est-à-dire une variole bénigne et n'offrant que les caractères éloignés de la vraie variole. Quelquefois cependant, et c'est là le cas le plus rare, il y aura une variole confluente malgré la vaccination, et le résultat de la revaccination sera une vaccine parfaite.

Or, dans le premier cas, en vertu de la loi pathologique qui veut que les virus ne se doublent pas (*non bis in idem*), nous serions en présence d'une économie infectée par un virus dont la sphère d'action est inépuisée et qui ne cédera pas sa place à une nouvelle portion du même virus, malgré la tentative d'introduction, d'où résulte l'accident local, la varioloïde ou la fausse vaccine.

Dans le second cas, au contraire, le virus épuisé a disparu par ces manifestations individuelles; l'économie est de nouveau un terrain favorable à une nouvelle infection. Comment et dans quel espace de temps s'opère cet épuisement? c'est là un problème dont la solution est rendue presque impossible par les conditions de réceptivité de l'individu et la qualité du virus, et qui peuvent varier pour chaque économie et pour chaque inoculation.

Enfin, il est des hommes qui, plus heureux qu'Achille, semblent être complètement invulnérables à Vénus, même au talon, et qui peuvent impunément s'exposer à tous les modes de contagion connus de la syphilis et cela sans la contracter.

De même, il est des enfants qui ne peuvent être vaccinés avec succès, et l'armée, où la vaccination est pratiquée sans exception, nous fournit des exemples de soldats chez qui l'inoculation du vaccin n'a jamais réussi.

Ces derniers faits, dont on pourrait trouver des analogues dans la résistance que montrent certains individus à l'action des poisons, des venins, etc., sont des sujets très intéressants dont la cause nous est complètement inconnue.

Nous ferons remarquer que cette qualité singulière qui met certains hommes à l'abri des actions des virus, n'est pas constante pour le même individu, et que tel qui aujourd'hui s'est sciemment exposé avec impunité à l'infection ne pourra pas s'y soustraire demain. La tolérance que présentent les gens en proie à l'intoxication alcoolique pour l'opium qu'ils supportent à hautes doses dans cet état, tolérance qui cesse quand l'alcoolisation disparaît, nous fournit un exemple pour étayer notre proposition.

Si parmi nos lecteurs il en est qui ont suivi avec attention notre parallèle entre l'action du virus syphilitique et du virus vaccin, nous pouvons conclure et nous résumer avec fruit pour ceux-là, dans les propositions suivantes :

1° Le virus syphilitique est unique ;

2° Son introduction dans l'économie produit une série de manifestations constituant la syphilis ;

3° Il y a un accident primitif constant (le chancre) ; cet accident est suivi fatalement de l'infection générale de toute notre organisation, qui est la syphilis ;

4° Les manifestations consécutives au chancre, qui constituent l'*infection*, sont caractéristiques de la syphilis acquise.

Nous allons étudier maintenant les divers modes de transmission de la syphilis, ne faisant qu'énoncer certains d'entre eux, que nous réserverons pour des chapitres spéciaux ; puis nous étudierons le chancre : c'est dans l'étude de ces accidents que nous examinerons la doctrine dite *dualiste*, nous réservant de montrer combien sa séduisante facilité a contribué à la propager.

## Chapitre VI.

## DES DIFFÉRENTS MODES DE TRANSMISSION DE LA SYPHILIS

Nous l'avons prouvé par ce qui précède, la syphilis ne peut plus aujourd'hui être considérée comme une maladie miasmatique, et les anciens récits de contagion par l'air tiennent du merveilleux et non de la réalité ; il faut, pour qu'il y ait infection, contact du liquide virulent avec un tissu organisé ; l'excitation vénérienne n'est même pas nécessaire, comme on le disait au temps de Nicolas de Blégny et de Fallope.

Le mode de transmission le plus ordinaire consiste donc dans l'insertion du virus sur un point de la peau ou de la membrane muqueuse d'un individu sain, quelle que soit d'ailleurs la source d'infection. Après ce contact, il se produit sur le point contaminé une lésion spéciale qui est le chancre.

Cette lésion étant le premier effet appréciable de la maladie, prouve indubitablement que le malade *a été contagionné*. Ce mode de transmission est celui qui a reçu le nom d'*inoculation* ou de syphilis *inoculée*.

La syphilis s'inocule *médiatement* ou *immédiatemeut*, comme nous l'avons déjà dit ; la *contagion médiate* est celle qui s'opère d'un individu malade à un individu sain par l'intermédiaire d'un autre individu resté sain, ou par un objet inanimé qui sert de support au virus.

Quelques exemples feront du reste mieux comprendre ce mode d'inoculation.

« Au commencement de l'année 1857, M. Clerc reçut à
« son dispensaire un ouvrier atteint d'une syphilis constitu-
« tionnelle récente, consécutive à un chancre siégeant sur la
« muqueuse de la paupière inférieure, vers l'angle externe de
« l'œil droit, chancre dont l'origine et la provenance étaient
« inconnues du malade. Depuis quatre mois, affirmait ce
« malade, il n'avait touché à aucune femme ; et toutes les
« questions qu'on lui fit n'aboutirent qu'à ce résultat, qu'il
« était impossible de comprendre l'existence de ce chancre
« de la paupière, autrement qu'en admettant une contagion
« médiate. »

Le même auteur rapporte que : « L'année précédente, il
« lui avait été donné d'observer une femme portant sur la
« caroncule lacrymale de l'œil gauche un chancre qu'il
« annonça être un chancre infectant, c'est-à-dire un chancre
« qui serait suivi de lésions constitutionnelles, et après les-
« quelles, en effet, se manifesta une syphilide papuleuse. Eh
« bien, chez cette femme comme chez le malade qui précède,
« il lui fut impossible de se rendre compte des conditions de
« contagion qui avaient précédé le chancre de l'œil.

« Les organes génitaux de cette malade, minutieusement
« explorés, furent trouvés sains. Son mari, qui fut examiné
« avec le même soin, n'était atteint d'aucune affection syphi-
« litique.

« La malade affirme qu'aucun acte, qu'aucune circonstance
« de son existence ne pouvaient lui venir en aide pour
« expliquer l'origine de son mal. Elle blanchissait et réparait

« des dentelles, des mouchoirs brodés, et différents objets de
« toilette appartenant à des femmes galantes; et elle avait
« peut-être, disait-elle, essuyé ses yeux avec l'un de ces
« objets ayant servi à une personne malade. »

Dans ces deux observations, le *médium* qui a servi d'agent
de transmission échappe à l'investigation, et l'observateur,
pour expliquer l'infection, en est réduit aux suppositions.
Voici maintenant des faits très connus dans lesquels le
médium est évident.

Ainsi, en 1532, *Nicolas Massa* note que les draps d'un lit
qui avaient servi à un malade qui portait à la jambe un
ulcère syphilitique, n'ayant pas été changés, un homme contracta la syphilis pour avoir couché dans ce lit.

On trouve dans *Fabrice de Hilden* qu'une fille de distinction,
âgée de quinze ans, assista à un bal de carnaval, où, par une
licence qui passe la décence, les filles changèrent d'habits
avec les garçons. Peu de temps après, elle fut trouvée atteinte
d'un ulcère aux organes génitaux. Ayant fait de plus amples
informations, relativement au jeune homme dont elle avait
revêtu les habits, on sut qu'il était gravement infecté de la
vérole.

*Bell* a vu un homme qui contracta la maladie pour avoir
mis des caleçons imprégnés de pus syphilitique.

*Richerand* cite le cas d'un marchand qui contracta cette
maladie pour avoir mis entre ses lèvres une plume d'un commis
qui la tenait habituellement à la bouche.

L'étude de la transmission des accidents secondaires me
fournira l'occasion de rapporter quelques nouveaux exemples
de contagions *médiates*.

Pour terminer, nous dirons que le virus syphilitique peut
encore être déposé sur nos organes ou nos tissus, y séjourner
sans produire aucune action, car cette action nécessite certaines conditions qui peuvent ne pas exister, et ce virus
servir ensuite à des contagions médiates analogues à celles
dont les pipes, les rasoirs, le masque ou autres objets souillés
de pus virulent, viennent de fournir des exemples.

Les rapprochements sexuels sont fréquemment l'objet de
ce dépôt du virus syphilitique sur les organes génitaux.

Il n'est pas un seul écrivain qui se soit occupé de syphilis sans rapporter des exemples qui prouvent que la contagion n'est pas fatale dans l'acte génital. Il y a de nombreux exemples de femmes malades ayant pratiqué le coït avec plusieurs individus, dont les uns étaient infectés, tandis que les autres échappaient à la contagion, quoique les conditions du rapprochement fussent les mêmes pour tous. Nicolas de Blégny, en 1674, notait déjà ce fait : « Il y a, » disait-il, » bien long-« temps qu'on a expérimenté qu'il est possible de demeurer « sain après avoir eu la compagnie d'une personne impure... « On a vu bien des fois que, de trois ou quatre hommes qui « ont vu une femme publique, quelques-uns ont été gâtés, « sans que les autres aient eu de mal. »

*Cullerier* a fait deux expériences dans lesquelles du pus virulent, déposé dans le vagin d'une femme et retiré après trente-cinq minutes de séjour, ne donna lieu à aucune contagion. Ce résultat, déjà signalé par Swédiaur, montre qu'une femme peut conserver du virus qui contaminera l'homme avec lequel elle aura des rapports, sans pour cela être elle-même contaminée.

L'inoculation est donc le seul mode de transmission de la syphilis *entre les personnes adultes ;* ce fait acquiert une nouvelle preuve par la non-contamination des individus vivant au milieu des hôpitaux de vénériens et ayant avec eux de perpétuels rapports de voisinage.

Pour éclairer le diagnostic, on a quelquefois inoculé du pus vénérien à l'aide de la lancette ; c'est encore un mode de contagion médiate : ce moyen est appelé *inoculation artificielle,* en opposition de l'*inoculation accidentelle,* qui résulte de la *contagion immédiate* et des autres modes de contagions médiates.

Le mode de transmission par inoculation s'opérera toutes les fois que le virus syphilitique sera déposé sur un point de la peau ou des muqueuses d'un individu sain, et qu'il trouve réunies *les conditions locales et générales de son action.*

Le développement de la syphilis *n'est donc jamais spontané,* et reconnaît toujours pour cause la *contagion par une personne infectée.* Ainsi, tandis qu'il peut survenir une blennorrhagie après les rapports sexuels de deux personnes parfaitement saines, on n'est jamais atteint de vérole que par suite de relations avec une personne qui en est elle-même *actuellement* infectée.

. La condition la plus favorable à l'absorption du virus syphilitique est une ulcération, une érosion, une petite plaie : l'inoculation de ce principe morbide peut se faire aussi par son séjour dans des replis de membrane, dans la cavité d'un follicule, comme il en existe tant aux organes génitaux. Une surface qui ne présente point de plaie peut aussi devenir le siège de l'absorption ; il suffit d'un contact plus ou moins prolongé qui ramollit l'épiderme et imprègne les tissus. L'augmentation d'activité de la vie pendant le coït, le gonflement, la turgescence des tissus qui en est la conséquence, favorisent beaucoup cette absorption. Plus le coït sera prolongé, plus il y aura de chances pour la pénétration du virus. Aussi est-ce le cas, dans un coït suspect, d'appliquer ce précepte : Ne faire de l'égoïsme qu'à soi seul, et prendre les précautions indiquées à l'article *prophylaxie des maladies vénériennes*. La grosseur du membre viril et l'étroitesse du vagin sont aussi des causes qui favorisent l'inoculation syphilitique ; par opposition, si les parties génitales de la femme sont larges et le membre viril peu volumineux, il y aura moins de chances d'infection.

On croyait autrefois que le chancre était la voie d'infection la plus habituelle. Pendant longtemps même on a cru que c'était la seule. Mais il est maintenant parfaitement avéré que les accidents secondaires humides sont contagieux (ceux qui sont secs seuls ne l'étant pas), et que même, dans l'immense majorité des cas, c'est par les accidents secondaires humides plutôt que par l'accident primitif qu'a lieu la contagion.

En effet, le chancre syphilitique passe rapidement : c'est le plus souvent, comme nous allons le voir plus loin, un accident minime ; tandis que les accidents secondaires humides, dont le type est la plaque muqueuse, sont bien plus importants comme dimensions, durent beaucoup plus longtemps, et sont susceptibles de récidives.

L'inoculation n'est pas le seul mode de la transmission de

la syphilis ; elle peut aussi se transmettre héréditairement d'un père infecté à l'enfant qu'il procrée, d'une mère syphilitique à l'enfant qu'elle conçoit. Les divers modes de la *transmission héréditaire* seront étudiés dans un chapitre spécial.

Nous notons seulement qu'en l'absence de tout symptôme vénérien actuellement apparent, un individu qui a eu la syphilis et qui, par suite d'un traitement incomplet, n'a été que *blanchi*, voit se développer en lui, plusieurs années après qu'il se croit guéri, des symptômes d'infection syphilitique. Dans ce cas, il communique la vérole aux enfants qu'il procrée. La syphilis peut donc coïncider, chez un individu, avec toutes les apparences extérieures de la santé : la maladie existe alors à l'*état latent*.

Le sperme, contaminé par le principe syphilitique, donne à l'ovule fécondé le germe du mal, qui se développe avec le produit de la conception et cause la mort prématurée de l'enfant, si l'art n'intervient pas à temps.

Dans les premiers moments de sa formation, l'embryon peut être très sain et recevoir, à une époque plus ou moins avancée de la vie intra-utérine, la viciation vérolique du fait de la mère elle-même récemment atteinte.

Par opposé, il arrive que l'enfant procréé par un père infecté transmet à sa mère, pendant la grossesse, la maladie vénérienne dont tous ses organes sont imprégnés (*syphilis par conception*).

La connaissance de ces faits, qui se renouvellent malheureusement très souvent, est fort importante pour le praticien. C'est elle qui rend compte des fréquents avortements auxquels sont exposées certaines femmes, avortements qui ne cessent que par un traitement anti-vénérien sagement administré, soit au père, soit à la mère, ou bien, selon l'occurence, à tous les deux à la fois.

Ainsi, en 1878, un mari vint nous consulter dans les circonstances suivantes. Marié depuis cinq ans, sa femme avait fait, dans cet intervalle, quatre fausses couches, la première à six semaines, la seconde à trois mois, la troisième à cinq mois, et la quatrième à sept mois de grossesse. Tous ces avortements avaient eu lieu sans cause appréciable. Enfin, ce qui mettait le comble à son chagrin, c'est qu'il venait de perdre un enfant de trois mois venu à terme. Pendant les deux premiers mois de sa vie, cet enfant avait donné les plus belles espérances, et tout à coup il avait dépéri; son corps s'était recouvert çà et là de taches violacées, et en moins de quinze jours il avait pris l'habitus extérieur d'un vieillard décrépit et ratatiné. Tous les soins avaient été inutiles, et les médecins avaient déclaré que la mère était mauvaise nourrice. Après certaines questions, le père nous fit la confidence que, dix ans auparavant, il avait été atteint d'un chancre à la verge, dont il s'était débarrassé en un mois de traitement, et que depuis cette époque il ne s'était absolument ressenti de rien. Fort de cet indice, nous le soumîmes, pendant trois mois, à un traitement dépuratif très sévère, et ensuite nous autorisâmes les relations sexuelles. Le résultat fut des plus favorables : en 1879, madame..... accoucha à terme d'un enfant bien constitué, qui ne s'est jamais ressenti de la maladie antérieure de son père.

Ces considérations préliminaires une fois posées, nous arrivons à la *description du chancre syphilitique*. Nous indiquerons ensuite son traitement et les divers accidents qui apparaissent à sa suite.

## Chapitre VII.

# DU CHANCRE SYPHILITIQUE OU CHANCRE INFECTANT.

Cette espèce de chancre est, à proprement parler, le *chancre à vérole*.

Le *chancre infectant* et toutes les conséquences générales qu'il entraîne forment un ensemble de symptômes auxquels on a donné différents noms que nous avons déjà énumérés. Maintenant on n'emploie plus guère que deux expressions : *vérole*, mot un peu brutal et qui sonne mal dans le monde, et *syphilis*.

Cette première manifestation aujourd'hui décrite par les

auteurs sous les noms d'*ulcère syphilitique primitif*, de *chancre huntérien*, de *chancre infectant*, de *chancre induré*, est la première et sans contredit la plus importante des manifestations de la syphilis.

Ce qui caractérise le plus singulièrement l'action du virus, c'est de ne manifester son action qu'après un certain laps de temps qui a été désigné sous le nom de *période d'incubation*.

Les plus anciens syphiliographes ont noté cette période, et depuis leurs écrits elle a été admise par tous les auteurs qui les ont suivis, à l'exception de M. Ricord qui durant longtemps nia cette période, que par un jeu d'esprit il avait appelée période d'*inobservation*, « beaucoup de malades ne s'apercevant, disait-il, de l'existence d'une ulcération que lorsqu'elle a déjà acquis un assez grand développement. »

Si cette remarque est incontestablement vraie pour quelques cas, elle ne peut s'appliquer à tous les malades ; il suffit pour le démontrer de citer les nombreuses observations de médecins et d'élèves en médecine qui, après des coïts suspects, s'examinant chaque jour avec soin, constataient tous une période d'incubation avant l'apparition de l'accident.

## § 1. — Incubation du chancre syphilitique.

On désigne sous le nom de *période d'incubation* l'intervalle qui s'écoule entre un coït infectant et l'apparition des symptômes. Cet espace de temps est très variable, suivant des circonstances qui restent le plus souvent inconnues. Habituellement c'est du dixième au vingt-cinquième jour qu'apparaissent les premières manifestations ; il y a cependant des incubations encore plus longues. Quand l'absorption a eu lieu, rien ne peut empêcher le développement de la maladie. Le fait suivant, tiré de la pratique d'un des premiers chirurgiens de Lyon, en est une preuve irréfutable.

Un jeune homme, qui avait eu commerce avec une femme de Lyon, fait part de sa bonne fortune à un de ses amis actuellement affecté d'ulcères vénériens. Cet ami avait précisément gagné ses chancres à la même source. On conçoit aisément les appréhensions de cette personne, qui confie aussitôt sa position au docteur D..... Celui-ci soumet pendant quinze jours consécutifs les organes génitaux à un examen très attentif, sans rien apercevoir d'anomal, fait prendre de grands bains au malade et l'astreint à des soins de propreté extrême. Le seizième jour, malgré ces précautions, un chancre apparaît sur le gland.

Le virus syphilitique était donc resté, dans ces organes, à l'état latent pendant quinze jours entiers : c'est ce que l'on désigne sous le nom d'*incubation*. Il est admis par tous les praticiens que, pendant ce temps d'incubation, l'individu qui sera dans quelques jours inévitablement atteint de symptômes syphilitiques ne peut rien communiquer à une personne saine avec laquelle il aurait des relations. Pour qu'il y ait contagion, il faut une surface suppurante.

### § 2. — Caractères du chancre syphilitique.

Le *chancre induré* se développe d'une *façon lente et insidieuse :* c'est une ulcération *essentiellement indolente* et dont les débuts contrastent fâcheusement avec les conséquences générales d'empoisonnement du sang qu'elle doit fatalement produire.

Contrairement à l'idée qu'on se fait généralement du chancre syphilitique, c'est une lésion à proprement parler *bénigne,* souvent même *minime*, si bien que les malades qui en sont porteurs le prennent pour une simple érosion, pour une écorchure.

A son début, le chancre consiste en une simple *érosion*, généralement rougeâtre, à base *non indurée* (cela au début seulement, bien entendu). Aucune douleur à ce moment, et même plus tard; nous devons dire de suite que le malade éprouve rarement de douleur au niveau de la plaie; ce n'est que lorsque le chancre est enflammé qu'il est légèrement douloureux.

Le chancre s'accroît excentriquement; en même temps sa base s'épaissit légèrement. Ce n'est qu'au bout de six à sept jours que commence à se montrer d'une façon manifeste l'*induration,* sur laquelle nous revenons un peu plus loin, et qui n'est guère complète qu'au dixième ou douzième jour.

Une fois arrivé à sa période de développement accompli, le chancre syphilitique type présente les caractères suivants : c'est une ulcération *aplatie* et non creusée, contrairement au chancre simple, qui, lui, est excavé et dont les bords sont taillés à pic. Le chancre syphilitique n'a, à proprement parler, pas de bords; ils se confondent avec les tissus voisins. Sa *forme* est variable suivant son siège: elle est généralement arrondie et se rapproche toujours plus ou moins de cette forme.

Le chancre syphilitique est, le plus ordinairement, *unique*; mais il n'est pas rare de rencontrer sur un même sujet *plusieurs chancres*, deux, trois et même jusqu'à huit ou neuf.

L'unicité d'un chancre sur un même sujet ne peut donc être un élément absolu de diagnostic; ce peut être, au plus, un élément de présomption en faveur du chancre à vérole.

Son *étendue* varie depuis un pois jusqu'à une pièce de 5 francs en argent; la moyenne de sa dimension est celle d'une pièce de 50 centimes ou de 1 franc.

Sa *coloration* est tantôt rouge, couleur de chair musculaire, tantôt grisâtre, quelquefois un mélange de ces deux couleurs; tandis que le chancre simple est plutôt jaunâtre, d'une coloration gaie, comme l'a dit un syphiliographe distingué. Sa *sécrétion* est peu abondante; c'est plutôt de la sérosité mêlée de pus (sécrétion séro-purulente) que du pus (sécrétion purulente).

Enfin sa *base est indurée*. Là, nous devons entrer dans quelques développements, car cette induration est une cause d'erreur fréquente dans le diagnostic des chancres. Et d'abord disons ceci : il y a, pour le chancre syphilitique, une induration artificielle possible; cette induration artificielle se produit lorsque le chancre a été cautérisé, ou pansé avec des solutions caustiques ou fortement astringentes (tous les caustiques, nitrate d'argent, pâte de Vienne, chlorure de zinc, nitrate acide liquide de mercure, solutions de nitrate d'argent, de perchlorure de fer, vin aromatique, tartrate ferrico-potassique, etc.).

Les attouchements avec les substances que nous venons d'énumérer, pratiqués sur un chancre simple (chancre sans vérole), peuvent également produire une induration artificielle. De sorte que lorsqu'il se présente à un médecin exercé, un malade avec une ulcération indurée, le médecin doit toujours adresser à son client les deux questions suivantes :

1° A-t-on cautérisé cette plaie?

2° Avec quoi vous a-t-on fait panser cette plaie jusqu'à présent?

Le praticien doit tenir le plus grand compte, dans son diagnostic, des réponses qui lui sont faites à ces deux questions, sans quoi il pourrait, dans certains cas, prendre pour un chancre simple un chancre syphilitique et réciproquement.

Ceci dit, qu'est l'induration propre, l'induration naturelle du chancre syphilitique?

Cette induration présente divers degrés : tantôt elle est *profonde*, tantôt *superficielle*.

L'induration profonde, celle qu'on croit communément être la seule qui existe, se montre assez souvent; c'est un noyau dur qui occupe la base du chancre, noyau plus ou moins considérable, analogue le plus souvent à un demi-pois situé sous le chancre; c'est l'induration *noueuse*.

L'induration superficielle, assez connue aussi et qu'il faut être habitué à rechercher pour bien la trouver, cause fréquente d'erreur pour les médecins inexpérimentés, revêt deux aspects : tantôt la sensation qu'on éprouve en palpant le chancre, donne l'idée de la palpation d'une feuille de parchemin; tantôt, à un moindre degré, celle d'une simple feuille de papier. On a donné à ces deux variétés d'induration superficielle les noms d'induration *parcheminée* et d'induration *foliacée*.

Pour bien rechercher l'induration du chancre syphilitique, surtout quand elle est superficielle et par conséquent peu apparente, il importe absolument de bien saisir le chancre avec deux doigts, à deux de ses pôles opposés, et de faire rouler les deux doigts ainsi placés l'un sur l'autre; on fait la recherche aussi en palpant successivement divers pôles opposés du chancre.

*Cette recherche méthodiquement pratiquée fait découvrir l'indu-*

*ration dans nombre de cas où une observation moins exacte aurait laissé passer la sensation de l'induration.*

Nous ne saurions donc trop insister sur cette méthode de recherche de l'induration.

Après un temps variable, deux à trois semaines en moyenne, le chancre syphilitique tend à la réparation ; cette réparation se fait du pourtour au centre, la coloration du chancre diminue d'intensité, et en quatre ou cinq semaines en moyenne, il est tout à fait cicatrisé.

Il reste, pendant un temps plus ou moins long, à la place où a été le chancre, une tache brunâtre qui disparaît absolument et ne laisse que rarement une cicatrice dans l'avenir.

L'induration survit au chancre syphilitique le plus souvent, et cela pendant plus ou moins longtemps, de quelques jours à quelques mois ; nous reparlerons de cette persistance à l'article *Traitement.*

Nous venons de décrire le chancre syphilitique typique, ou *chancre érosif;* s'il en était toujours ainsi, le diagnostic de cette affection serait très facile ; mais il présente certaines variétés qui rendent parfois le diagnostic extrêmement difficile.

C'est ainsi que, dans certains cas, au lieu d'être constitué par une simple ulcération en surface, sans bords, le chancre syphilitique est constitué par une éraillure ; il revêt alors l'aspect d'une ulcération creuse : il a reçu dans ce cas le nom de *chancre ulcéreux.*

Quelquefois au contraire, au lieu d'être creusé, il est légèrement surélevé : c'est le *chancre papuleux.*

Quelquefois, au lieu d'être à nu, il est recouvert d'une croûte, formée par le dessèchement de son produit de sécrétion ; si l'on enlève alors cette croûte, on voit apparaître sous elle le chancre typique que nous avons décrit ; cette variété porte le non de *chancre ecthymateux* (ainsi nommé parce qu'il ressemble alors à une lésion de la peau qui porte le nom d'ecthyma) ; d'autres fois il revêt la forme d'une fissure (*chancre fissuraire*).

Parfois il affecte une variété de coloration qui lui a fait donner le nom de chancre en *cocarde;* c'est lorsque son pourtour ne présente pas la même teinte que sa partie centrale.

Le chancre syphilitique étant décrit, voyons maintenant quel est son retentissement sur le système ganglionnaire (*bubon syphilitique*).

Quelle que soit la forme qu'il affecte, le chancre syphilitique retentit fatalement sur le premier groupe de ganglions lymphatiques auxquels aboutissent les vaisseaux lymphatiques partant du point où est situé le chancre.

Pour la parfaite intelligence de ces derniers mots, nous renvoyons le lecteur aux articles *bubons, complications de la blennorrhagie* et *bubon, complication du chancre simple* La figure et les explications que nous donnons dans ces chapitres feront bien comprendre ce que nous disons ici. Le chancre à vérole donne lieu à une *adénite poly-ganglionnaire* (inflammation de plusieurs ganglions à la fois) le plus souvent, exceptionnellement à une adénite mono-ganglionnaire (inflammation d'un seul ganglion). Cette adénite a pour caractères :

1° Comme nous venons de le voir, d'affecter le plus souvent *plusieurs ganglions* à la fois.

2° D'être *indolore ;* il est rare que l'adénite du chancre à vérole soit douloureuse ; cela n'arrive que lorsqu'elle est considérable comme gonflement et comme nombre, et encore n'est-elle douloureuse qu'à un faible degré.

3° D'être *peu intense ;* les ganglions affectés ne sont que peu augmentés de volume.

4° Enfin, caractère fort important, de ne *suppurer presque jamais*. Tandis que le bubon du chancre simple arrive souvent à suppuration, il est rare, très rare même que le bubon du chancre syphilitique suppure.

Ce bubon se résout donc le plus souvent et disparaît au bout d'un certain temps sans laisser de traces.

Lorsque le chancre syphilitique est situé, ce qui arrive le plus souvent, sur les organes génitaux, le bubon qu'il produit est situé le plus ordinairement dans l'aine du même côté que le chancre ; dans certains cas plus rares, il est situé dans l'aine du côté opposé : il porte alors le nom de *bubon croisé*.

## § 3. — Siège du chancre syphilitique.

Le chancre syphilitique peut siéger partout, aussi bien sur la peau que sur les muqueuses. Nous devons dire de suite que dans l'immense majorité des cas, ce chancre siège sur les *organes génitaux*.

Chez l'homme on le trouve sur la *rainure balano-préputiale* (fig. 1, pl. XIV), *le gland, le prépuce, le frein, le fourreau de la*

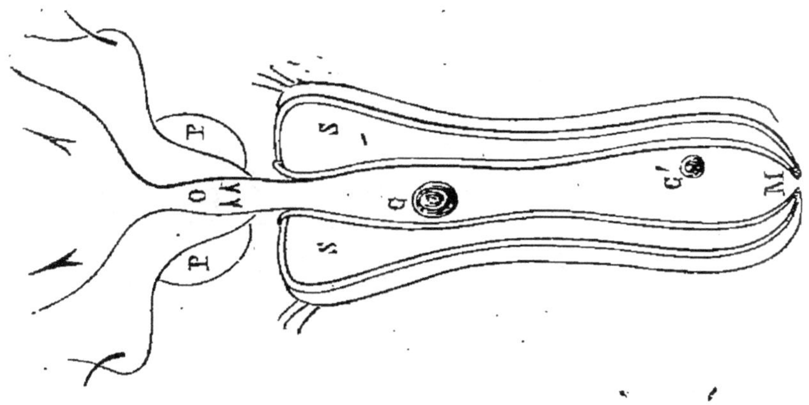

FIGURE 313

*Représentant le canal de l'urètre et le commencement de la vessie ouverts dans toute leur longueur par la paroi antérieure.*

S S, le corps spongieux qui entoure le canal de l'urètre.
M O, le canal de l'urètre.
M, le méat urinaire.
O, les deux orifices des conduits éjaculateurs du sperme.
P P, la glande prostate.
C', un chancre encore peu développé, situé sur la paroi inférieure du canal.
C, un second chancre, plus profondément situé sur cette même paroi, et plus avancé dans son évolution.

*verge, la base de la verge.* Tel est son siège le plus fréquent; il peut siéger encore *dans l'urètre* (fig. 313), cela est assez rare; enfin on le rencontre aussi sur le *ventre,* la *face interne des cuisses,* aux *lèvres,* où il est relativement fréquent; sur les *gencives* (fig. 314), à la *langue,* aux *doigts,* etc. En un mot, il n'est aucune partie du corps où on ne puisse le rencontrer.

Chez la femme, on le trouve également partout : sur les *organes génitaux*, le plus souvent (*grandes lèvres, petites lèvres, fourchette, vestibule, clitoris*) ; disons toutefois que, chez elle, le chancre syphilitique est situé en dehors des organes génitaux (*chancre extra-génital*) plus fréquemment que chez l'homme.

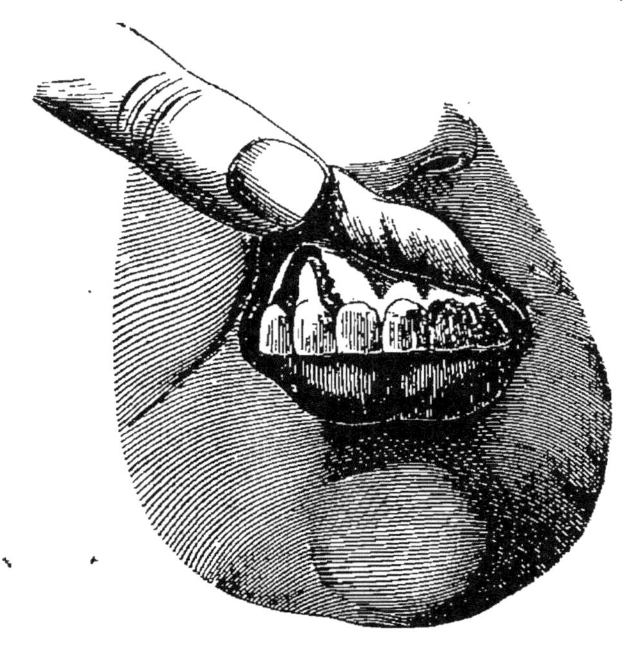

FIGURE 314

*Représentant un chancre induré ou ulcère vénérien primitif, ayant son siège sur la gencive de la mâchoire supérieure.*

Il est chez les femmes, chez les nourrices surtout, un siège de prédilection relativement fréquent, qui n'est autre que le *bout du sein*.

La disposition des organes génitaux de la femme nous explique pourquoi le chancre syphilitique passe très souvent inaperçu chez elle ; en effet, à cause des replis de ces organes, le chancre est souvent caché, et parfois difficile à découvrir, même quand on le cherche attentivement.

Cela, joint à ce que nous avons dit d'une des propriétés du chancre à vérole (absence de douleur), nous donne la raison du principe suivant :

*Chez la femme, le chancre syphilitique méconnu est la règle ; le chancre aperçu est l'exception.*

Disons, pour terminer ce qui a trait au siège des chancres, que, par suite de dépravations extravagantes du sens génésique, il n'est pas rare de rencontrer des chancres dans des endroits absolument insolites, et où l'imagination a peine à comprendre qu'ils puissent siéger.

## § 4. — Complications du chancre syphilitique.

Le chancre syphilitique offre parfois des complications ; mais elles sont beaucoup plus rares pour lui que pour le chancre simple, qui en est fréquemment accompagné.

1° Parfois il y a *inflammation* du chancre à vérole, c'est lorsqu'il a été mal pansé, cautérisé ; lorsque le malade s'est livré à des excès de marche, de coït ou de boisson ; mais ces causes d'inflammation ont beaucoup moins d'action sur le chancre syphilitique que sur le chancre simple. Le chancre syphilitique enflammé se boursoufle et devient douloureux ; sa teinte se fonce ; il devient rouge-vineux et sa sécrétion augmente.

2° La *gangrène* atteint rarement le chancre syphilitique ; elle est au contraire relativement fréquente dans le chancre simple.

3° Enfin le *phagédénisme* (chancre rongeur) atteint parfois le chancre syphilitique ; mais cette complication, fréquente pour le chancre simple, est rare pour le chancre qui nous occupe ; lorsqu'elle survient, elle revêt pour lui les mêmes allures que pour le chancre simple : nous renvoyons donc le lecteur, pour la description de cette complication, à l'article *phagédénisme* (complications du chancre simple).

## § 5. — Diagnostic du chancre syphilitique.

Nous voilà arrivés à un point important et délicat de notre sujet.

Le malade qui vient consulter a-t-il un chancre syphilitique, ou bien est-il porteur d'une des lésions qui peuvent le simuler et que nous allons passer en revue? Question extrêmement importante; question, dirons-nous même, capitale. En un mot, le malade a-t-il ou n'a-t-il pas la vérole? A-t-il simplement une affection locale qui, une fois terminée, le laissera indemne de toute affection ultérieure, ou bien est-il exposé à tous les accidents, et nous allons voir qu'ils peuvent être nombreux et graves, de la syphilis?

On peut confondre avec le chancre syphilitique trois affections :

1° Le *chancre simple;*
2° L'*herpès ;*
3° Les *syphilides ulcéreuses.*

Le dernier point de diagnostic est moins important à établir, car le malade est syphilitique dans les deux cas : syphilitique au début s'il a un chancre syphilitique; syphilitique à la période tertiaire dans le second. Mais, dans les deux autres cas, le malade peut n'avoir ou bien qu'un chancre simple, affection locale, mais pouvant se compliquer, ou bien simplement de l'herpès, affection bénigne, ne durant que quelques jours et ne se compliquant jamais.

Nous groupons le diagnostic de ces trois affections dans un tableau, pour permettre au lecteur d'embrasser d'un seul coup d'œil les caractères différentiels qu'elles présentent.

## TABLEAU DU DIAGNOSTIC DIFFÉRENTIEL
### *du chancre syphilitique, du chancre simple et de l'herpès.*

| | CHANCRE SYPHILITIQUE. | CHANCRE SIMPLE. | HERPÈS. |
|---|---|---|---|
| Incubation | Variable, de 5 à 15 jours en moyenne. | Nulle. | Pouvant survenir sans coït antérieur. |
| Siége | Partout; le plus souvent génital. | Presque toujours génital; ne siège pas à la tête. | Partout. |
| Nombre | Le plus souvent unique. | Souvent multiple. | Presque toujours multiple. |
| Fond | Lisse. | Anfractueux. | Lisse. |
| Bords | Sans bords le plus souvent. | Bords taillés à pic et décollés. | Bords minimes, quand il y en a. |
| Base | Indurée. | Non indurée. | Non indurée. |
| Coloration | Rouge ou grisâtre le plus souvent. | Jaune ou jaunâtre. | Rougeâtre. |
| Sécrétion | Peu de sécrétion, sécrétion séro-purulente. | Sécrétion abondante et purulente. | Peu ou pas de sécrétion. |
| Ganglions correspondants | Ganglions multiples, peu volumineux, sans suppuration. | Ou bien pas de ganglions, ou un seul qui suppure souvent. | Quelquefois, mais rarement, ganglions enflammés. |
| Complications locales | Exceptionnelles. | Fréquentes. | Nulles. |
| Conséquences | Syphilis constitutionnelle. | Nulles. | Nulles. |
| Durée | 15 à 20 jours en moyenne. | 20 à 30 jours en moyenne. | Quelques jours à peine, le plus souvent. |
| Inoculation sur le sujet | Négative. | Reproduit le chancre. | Négative. |

Disons, pour terminer ce qui concerne le diagnostic du chancre syphilitique, que souvent, le plus souvent même, ce

PLANCHE XIV

Fig. 1.

*Chancre syphilitique du sillon balano-préputial.*

| | |
|---|---|
| V, verge, | S B P, sillon balano-préputial. |
| CH. S., chancre syphilitique. | G L, gland. |
| B l, base indurée du chancre. | |

Fig. 2.

*Plaques muqueuses opalines du prépuce et du gland.*

| | |
|---|---|
| V, verge. | S B P, sillon balano-préputial. |
| P M, P M, plaques muqueuses. | G L, gland. |
| P R, prépuce. | |

Fig. 3.

*Chancres simples situés sur le prépuce.*

| | |
|---|---|
| V, verge. | S B P, sillon balano-préputial. |
| C S, C S, chancres simples. | G L, gland. |
| P R, prépuce. | |

Fig. 4.

*Vésicules d'herpès du prépuce et du gland.*

| | |
|---|---|
| V, verge. | S B P, sillon balano-préputial. |
| V H, V H, V H, vésicules d'herpès. | G L, gland. |

diagnostic est facile à faire (à l'état adulte du chancre, bien entendu ; car au début le diagnostic en est souvent fort difficile). Il est toutefois certains cas où, même au bout d'un certain temps, le diagnostic est très difficile : le praticien doit alors faire appel à toutes les ressources dont il dispose pour éviter l'erreur.

### § 6. Pronostic du chancre syphilitique.

Nous avons à considérer, dans le chancre syphilitique, le pronostic de la *lésion locale*, du chancre en lui-même, et en

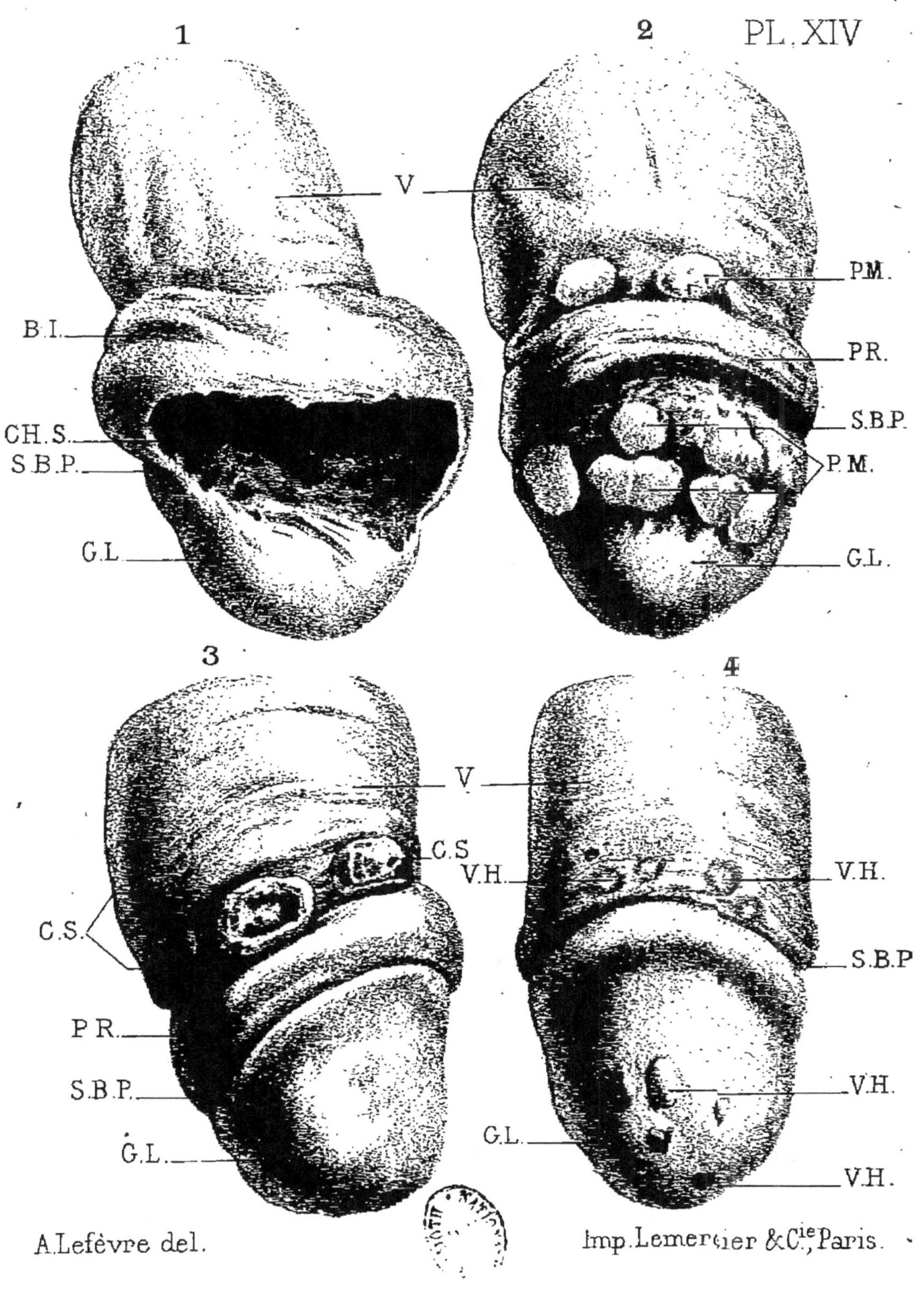
1
2
PL. XIV
V
B.I.
CH.S.
S.B.P.
G.L.
V
PM.
PR.
S.B.P.
P.M.
G.L.
3
4
V
V
C.S.
C.S.
V.H.
V.H.
C.S.
P.R.
S.B.P.
S.B.P.
G.L.
V.H.
G.L.
V.H.
A.Lefèvre del.
Imp. Lemercier & Cie Paris.

second lieu celui de l'*affection générale* dont il n'est que l'exorde.

Considéré en tant que lésion, le chancre syphilitique est une lésion *bénigne*, et cela dans la majorité des cas ; il n'est pas douloureux, n'entraîne pas de complications, et guérit facilement. Il n'est relativement rien, en tant qu'affection locale, comparé à son congénère le chancre simple.

Mais cette bénignité est désastreusement compensée par l'infection de tout l'organisme, dont il est la première manifestation ; car il est suivi fatalement des accidents constitutionnels de la syphilis, accidents qui, comme nous allons le voir par la suite, peuvent être très graves, et menacer l'existence du sujet, à brève ou à longue échéance, si on n'entreprend contre eux un traitement énergique et d'une certaine durée.

### § 7. — **Traitement du chancre syphilitique.**

Le traitement du chancre à vérole est simple, très simple même. Et d'abord il est avéré que ce chancre peut guérir seul ; témoins les malades, les femmes surtout, qui nous arrivent journellement porteurs d'accidents de vérole et qui ne se sont pas aperçues de leur chancre, qu'ils ont pris pour une écorchure et ont négligé de soigner. Disons toutefois que, méthodiquement pansé, ce chancre guérit plus vite, qu'on évite les complications qui pourraient survenir, et qu'enfin on tarit plus tôt une source dangereuse de contagion.

Nous n'agitons pas même la question de savoir si, un chancre étant bien et dûment constaté syphilitique, on peut par l'ablation de ce chancre situé sur un point ou il soit possible d'en pratiquer l'extirpation, empêcher les accidents syphilitiques de se produire.

La question est jugée. Une fois le chancre produit, l'individu est syphilitique de toutes pièces, aussi syphilitique qu'un individu qu'on a vacciné est, dès l'apparition positive des boutons de vaccine, pénétré du virus vaccin. Rien à faire donc de ce côté : soigner le chancre, soigner la syphilis par un traitement général, tel est le devoir unique qui s'impose au praticien.

Il suffit, pour qu'un chancre à vérole guérisse vite, de ne pas nuire à sa guérison rapide; c'est le précepte auquel manquent la plupart des médecins et nous allons voir comment.

Et d'abord, doit-on cautériser le chancre syphilitique? En général non, à moins qu'il ne soit ulcéreux où qu'il ait de la tendance au phagédénisme. Les cautérisations intempestives ou trop fréquemment renouvelées nuisent à la rapidité de la guérison et laissent souvent après elles une cicatrice qui aurait existé à un moindre degré si l'on n'avait usé que modérément de la cautérisation.

Donc, pas de cautérisation sans nécessité; le plus souvent il suffira de soins de propreté minutieux : lavages avec de l'eau légèrement alcoolisée ou phéniquée deux ou trois par jour; grands bains tous les deux ou trois jours, enfin pansement matin et soir sur le chancre avec une des pommades suivantes :

| | |
|---|---|
| Axonge.................... | 30 grammes, |
| Précipité blanc ........... | 1 gramme, |

ou bien :

| | |
|---|---|
| Axonge.................... | 30 grammes, |
| Calomel à la vapeur........ | 1 gramme, |

qu'on étendra sur un petit plumasseau de charpie.

Lorsque le chancre est entré en voie de réparation, on peut le panser avec de la charpie sèche, tout en continuant les lavages bi-quotidiens et les grands bains.

Tel est le traitement qui nous réussit le mieux. Il faut bien se garder, sous peine de voir le chancre durer longtemps ou même se compliquer, de la série des pansements nuisibles employés journellement par des praticiens inexpérimentés, tels que solutions caustiques, solutions astringentes, pommades de toutes sortes, et dont l'une particulièrement vantée, l'onguent mercuriel, a des effets fâcheux sur la durée du chancre, quand elle ne devient pas une cause de phagédénisme.

## § 8. — Traitement des complications du chancre syphilitique.

Lorsque le chancre est *enflammé*, le repos, les bains généraux répétés, les bains locaux fréquents avec l'eau de guimauve et de pavot, viennent rapidement à bout de cette complication.

Le *phagédénisme* du chancre à vérole doit être soigné de la même façon que le phagédénisme du chancre simple (voir cet article). Le bubon syphilitique disparaît sous l'influence du traitement général dirigé contre la diathèse.

Enfin l'*induration* qui survit au chancre cède d'elle-même; quand bien même elle se prolonge deux ou trois mois, ce qui se voit quelquefois, il n'y faut absolument rien faire, sous peine de voir une cicatrice lui succéder.

Si le malade a la patience et la bonne idée de laisser disparaître seule cette induration, aidée de l'influence du traitement général dirigé contre la syphilis constitutionnelle, il ne conservera aucune trace de son chancre, ce qui est déjà bien quelque chose, dans l'espèce.

# Chapitre VIII.

# SYPHILIS CONSTITUTIONNELLE

Nous sommes arrivés aux premiers effets de l'infection générale; les accidents que nous allons décrire témoignent de la pénétration intime de toute l'économie par le virus syphilitique. *La syphilis est devenue constitutionnelle.*

Toutes les parties du corps vont pouvoir devenir le siège d'une des manifestations multiples de la vérole ; comme nous l'avons déjà dit, on a remarqué que, parmi ces accidents, les uns se montraient avant les autres; de là, la classification en *accidents secondaires* et en *accidents tertiaires*, division qui n'a de valeur réelle qu'au point de vue du diagnostic et de la thérapeutique. Nous ne nous renfermerons pas dans cette classification étroite pour la description qui va suivre; nous préférons suivre l'ordre d'apparition des accidents et leur manifestation dans les différents systèmes anatomiques constituant l'organisme.

Les *accidents secondaires* de la syphilis comprennent parfois des *phénomènes généraux* prodromiques, qui ont reçu le nom de *fièvre syphilitique*, et des manifestations du côté de la peau, des muqueuses, des ganglions lymphatiques, de l'œil, etc.

D'après M. Bassereau, la syphilis, en se généralisant, attaque indifféremment les membranes tégumentaires ou le tissu osseux; mais elle affecte d'abord superficiellement ces tissus et n'envahit qu'ultérieurement leurs couches profondes. Par cette explication on voit que l'*accident tertiaire* ne dépend pas de la nature du tissu affecté, mais de la pénétration plus intime du poison dans ce tissu.

Les *accidents tertiaires* peuvent se manifester sur la peau, mais c'est surtout dans le tissu cellulaire sous-cutané, les muscles, les os et les viscères, qu'on les rencontre.

Leur principal caractère consiste dans le dépôt au sein de la trame de nos tissus d'une matière plastique ayant une tendance au ramollissement et à la fonte purulente.

### *Prodrômes de l'infection générale syphilitique.*

Quelque temps après l'apparition du chancre, quelques semaines au moins, se montrent certains symptômes qui coïncident ou précèdent ces manifestations cutanées qu'on a appelées *syphilides*. Ces symptômes consistent dans un malaise général, sorte de courbature assez prononcée; les yeux sont fatigués; les malades se sentent affaiblis : ils ont des éblouissements, des accès fébriles intermittents mal caractérisés; la nuit ils ne peuvent dormir et ils sont tourmentés de violents maux de tête qu'ils attribuent à toute autre cause. Le siège principal de ces *douleurs nocturnes* est au-dessus des orbites; elles peuvent s'étendre à tout le crâne; ces *céphalées* se déplacent facilement, mais résistent au sulfate de quinine qu'on leur oppose souvent. Ces douleurs ne siègent pas qu'à la tête, elles se font ressentir aux articulations et dans les muscles, ce qui leur a valu le nom de *rhumatoïdes*. Ces douleurs sont fugaces, cessent le jour par le mouvement naturel aux membres; elles cèdent facilement au traitement général qu'on oppose à la syphilis.

En même temps, les digestions deviennent plus mauvaises; la santé générale s'altère; il se produit des troubles circulatoires qui causent une sorte d'anémie que confirment les recherches de M. Grassi; c'est après que se sont montrés ces symptômes, qu'apparaissent les manifestations de l'infection générale appelées *sypbilides*.

## Chapitre IX.

## DES SYPHILIDES

C'est Alibert qui le premier donna aux manifestations cutanées de la vérole le non de *sypbilides*; jusqu'à lui on les appelait *pustules*.

Elles furent soumises à de nombreuses classifications, auxquelles Biett appliqua la méthode de Willan. C'est cette classification que nous adopterons, et pour nous les syphilides se diviseront en forme :

1° *Erythémateuse,*
2° *Papuleuse,*
3° *Vésiculeuse;*
4° *Squammeuse,*
5° *Maculeuse,*
6° *Pustuleuse,*
7° *Bulleuse,*
8° *Tuberculeuse.*

Nous étudierons sous un chef spécial les *plaques muqueuses,* qui sont considérées par certains auteurs comme des *papules;* par d'autres, comme des *pustules* ou des *tubercules.*

Avant de passer à l'étude détaillée des syphilides, il nous faut décrire quelques symptômes qui leur sont communs et qui, le plus souvent, servent à les distinguer d'autres affections cutanées avec lesquelles on les confondrait.

Elles ont une coloration d'un rouge fauve métallique, qui a

fait dire qu'elles avaient une teinte *cuivrée;* cette teinte est surtout fréquente à la fin des éruptions de syphilides papuleuses et tuberculeuses.

Elles sont encore remarquables par l'absence de *douleur,* de *prurit,* par la *dissémination* et la *diversité des formes,* ou *polymorphie,* qui caractérise les éruptions précoces, tandis que la disposition en cercle ou demi-cercle, dite *circinnée,* est particulière aux éruptions tardives.

Elles laissent des cicatrices déprimées, légèrement plissées, à macules livides ou bien cuivrées; ces cicatrices sont surtout fréquentes après les syphilides tardives. Enfin un dernier caractère est fourni par leur *chronicité* et le *traitement mercuriel* qui leur sert de pierre de touche.

A ces caractères, si l'on joint les prodrômes déjà notés, les plaques muqueuses, les engorgements ganglionnaires passifs, il sera difficile de se tromper et de ne pas reconnaître *la syphilis constitutionnelle.*

Avant de passer à l'étude particulière des accidents syphilitiques, nous allons donner, dans un tableau, pour chaque forme, l'époque de l'apparition la plus précoce et la plus tardive.

*Époques d'apparition des accidents syphilitiques généraux.*

| FORMES MORBIDES. | MOYENNE. | PRÉCOCE. | TARDIVE |
|---|---|---|---|
| Roséole | 45ᵉ jour. | 25ᵉ jour. | 12ᵉ mois. |
| Syphilides papuleuses | 65ᵉ — | 28ᵉ — | 12ᵉ — |
| Papules muqueuses | 70ᵉ — | 30ᵉ — | 18ᵉ — |
| Lésion de la gorge, diphtérite | 70ᵉ — | 50ᵉ — | 18ᵉ — |
| Syphilides vésiculeuses | 90ᵉ — | 55ᵉ — | 6ᵉ — |
| — pustuleuses | 80ᵉ — | 45ᵉ — | 4 ans. |
| Rupia | 2 ans. | 7ᵉ mois. | 4 — |
| Iritis syphilitique | 6ᵉ mois. | 2ᵉ — | 13ᵉ mois. |
| Sarcocèle | 12ᵉ — | 6ᵉ — | 13ᵉ — |
| Périostose | 6ᵉ — | 4ᵉ — | 2 ans. |
| Syphilides tuberculeuses | 3 à 5 ans. | 3 ans. | 20 — |
| — ulcéreuses et serpigineuses | 3 à 5 — | 3 — | 20 — |
| Gommes | 4 à 6 — | 4 — | 15 — |
| Affection des ongles | 4 à 6 — | 3 — | 22 — |
| Exostoses vraies | 4 à 6 — | 2 — | 20 — |
| Ostéite | 3 à 4 — | 2 — | 40 — |
| Perforation du voile du palais | 3 à 4 — | 2 — | 20 — |

### 1° *Syphilide érythémateuse.*

Cette syphilide est constituée par des taches rouges sans saillie, disparaissant à la pression : c'est la *roséole maculeuse*

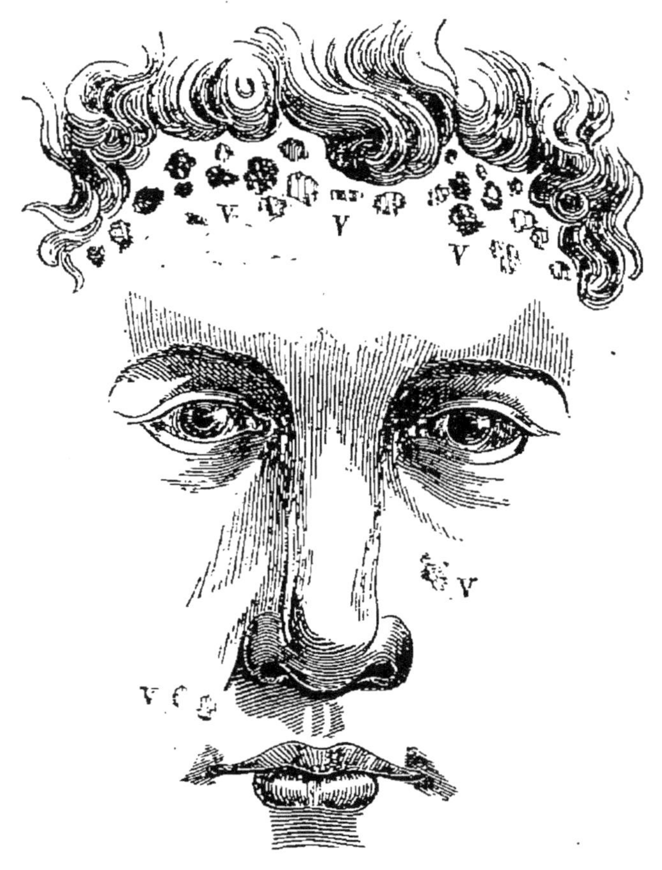

FIGURE 315

*Représentant le visage d'un individu atteint de couronne de Vénus (corona Veneris), syphilide papuleuse.*

On voit sur le front V V V, des taches irrégulièrement circulaires, d'inégale dimension, qui constituent l'accident syphilitique secondaire, dit *corona Veneris* (couronne de Vénus).
Sur la joue gauche et la lèvre du côté droit, V V, on peut aussi constater trois taches de cette éruption.

(SE, fig. 2, pl. XV et fig. 1, *ibid.*) ; ou bien par d'autres taches rouges à teinte cuivrée, moins larges que les précédentes, formant des saillies manifestes : c'est la *roséole papuleuse.*

### PLANCHE XV

### Fig. 1.

*Syphilide ecthymateuse et rupia syphilitique. On voit une tache de syphilide érythémateuse ou roséole en haut de la figure et à droite.*

BR, bulle de rupia. (Cette syphilide tertiaire revêt en effet, à son début, la forme d'une bulle qui se crève, en laissant à nu une ulcération, qui ensuite secrète des croûtes étagées, RPC, de la fig. 4.)
EUS, ecthyma ulcéreux superficiel.
AI, aréole inflammatoire périphérique.
GS, goutte de sang qui s'écoule de l'ulcération ecthymateuse.
SE, tache de syphilide erythémateuse.

### Fig. 2

*Représentant une syphilide érythémateuse (roséole syphilitique), accident secondaire type.*

SE, tache de syphilide érythémateuse ou roséole.

### Fig. 3

*Représentant une syphilide polymorphe ; on voit sur cette figure, à la fois des taches de syphilide érythémateuse, des vésicules syphilitiques (herpès syphilitique) et des syphilides pustulo-croûteuses (accidents secondaires).*

SV, SV, syphilides vésiculeuses.
SC, SC, syphilides croûteuses.

### Fig. 4.

*Dans cette figure on voit des accidents appartenant à la deuxième et à la troisième période de la syphilis, des syphilides vésiculeuses et un rupia croûteux (accident tertiaire), dont la croûte est formée par le dessèchement du produit de sécrétion de l'ulcération.*

RPC, rupia croûteux.
AI, aréole inflammatoire périphérique.
SV, syphilide vésiculeuse.

Ces deux accidents apparaissent en même temps : on rencontre la forme maculeuse sur le tronc et l'abdomen ; la papu-

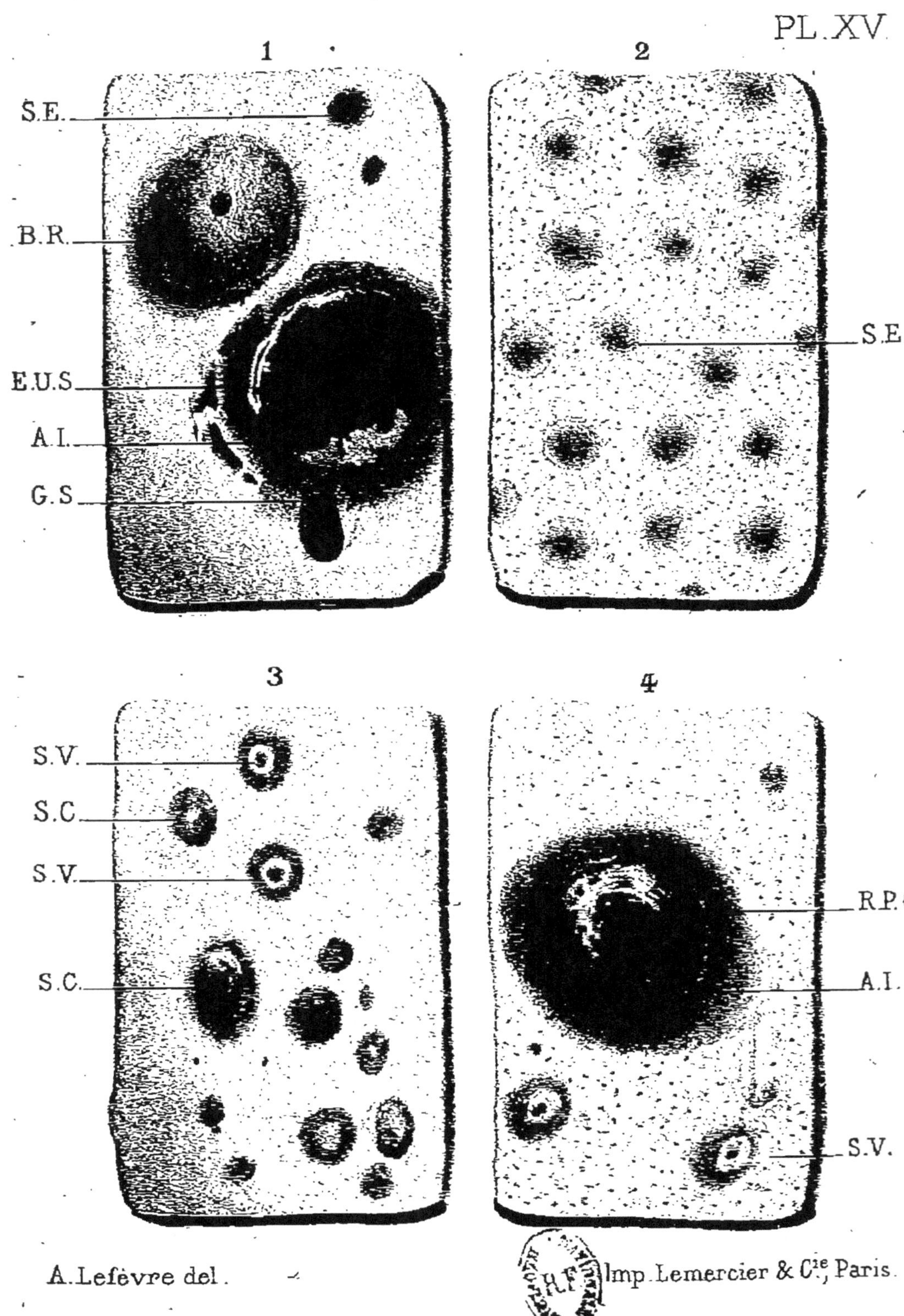

PL.XV
1
2
S.E.
B.R.
E.U.S
A.I.
G.S
S.E.
3
4
S.V.
S.C.
S.V.
R.P.C
S.C.
A.I.
S.V.
A. Lefèvre del.
Imp. Lemercier & Cie, Paris.

leuse affecte particulièrement les membres. Cette éruption se développe d'abord avec lenteur, et envahissant successivement diverses parties du corps au point de leur donner une appàrence caractérisée par J. L. Petit du nom de *peau truitée* (fig. 2, pl. XV). Quand cette affection s'éteint, disparaît, elle laisse de nombreuses macules cuivrées.

Il est rare qu'un individu atteint de syphilis présente à l'examen pour tout symptôme une roséole; la nuque, le cuir chevelu sont le siège de papules d'un rouge cuivré, dont la présence sur le front répond à une des variétés qui ont reçu le nom de *corona Veneris* (couronne de Vénus, fig. 315); il existe aussi des papules dans le sillon naso-labial : le malade éprouve les symptômes que nous avons décrits sous le nom de *fièvre syphilitique;* en même temps le fond de la gorge devient d'un rouge cuivré, et se recouvre d'une petite éruption *papuleuse miliaire;* la déglutition est gênée. C'est là l'*angine des syphilitiques;* elle a pour conséquence l'engorgement des ganglions du cou dits *occipito-cervicaux,* qui pourrait persister indéfiniment sous l'influence de causes qui succéderont à celles-ci, si un traitement méthodique ne venait promptement détruire le germe du mal.

Les papules du cuir chevelu s'accompagnent de la chute des cheveux (voir *Alopécie*).

La durée de cette syphilide varie de quelques semaines à cinq mois; elle se termine par résolution, offre souvent à chaque poussée syphilitique de nombreuses récidives : elle peut être confondue avec la *roséole balsamique,* qui survient sous l'influence du copahu, et peut donner lieu à des erreurs. On l'en distinguera en ce que cette dernière siège par larges plaques aux extrémités et aux articulations. La roséole cède au traitement général.

## 2° *Syphilide papuleuse.*

Cette syphilide consiste en une éruption de saillies de dimensions variables, sèches, pleines, de forme généralement circulaire, qui se terminent par résolution ou par desquammation.

Ces papules peuvent être confondues avec plusieurs affections cutanées ; ce qui les en distingue, c'est leur indolence, leur teinte cuivrée et la concomitance d'autres syphilides. Ainsi, ce sont ces papules qui constituent au front la *corona Veneris* et qui accompagnent presque constamment l'appari-

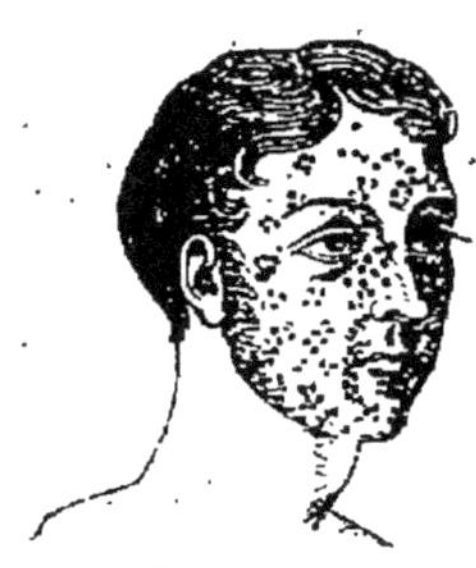

FIGURE 316

*Représentant un visage affecté d'accidents secondaires de la syphilis.*

Sur la figure, on voit une éruption de syphilide papuleuse.

tion de la *roséole*. Elles affectent particulièrement trois formes : elles sont *miliaires, lenticulaires* ou *coniques ;* c'est cette dernière forme qui est la plus fréquente.

Elles guérissent sous l'influence du traitement général ; elles ont une marche lente, et récidivent facilement : leurs sièges d'élection sont le tronc, les membres et le front.

### 3° *Syphilide vésiculeuse.*

C'est assez rarement que les syphilides affectent la forme vésiculeuse ; quand elles la revêtent, elles se montrent sous l'apparence de petites ampoules remplies d'un liquide transparent (S V, S V, fig. 3, pl. XV et fig. 4, *ibid.*). Ces petites vésicules ont une existence éphémère ; le liquide se trouble, finit par se concréter sous formes de croûtes minces écailleuses, reposant sur une base offrant la couleur caractéristique rouge cuivré. Ces vésicules, qui peuvent être confondues avec la *varicelle*, sont généralement disséminées sur tout le corps, mais principalement sur le dos et la partie antérieure de la poitrine, et ont pour caractéristique la *polymorphie* de la

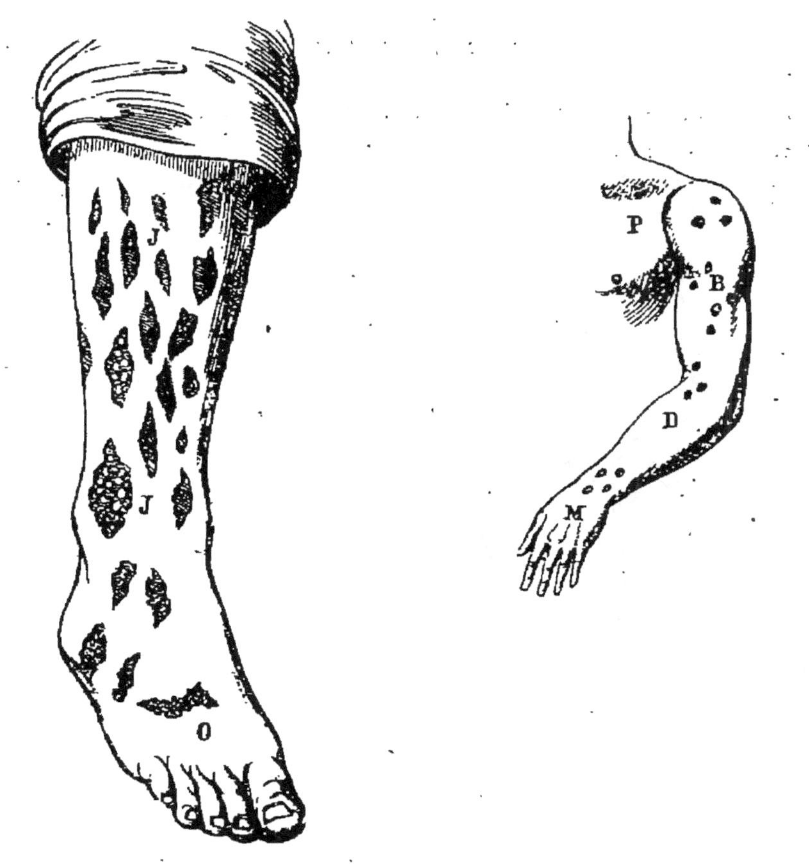



FIGURE 317      FIGURE 318

*Représentant des accidents secondaires de la vérole sur le bras gauche et la jambe droite.*

Figure 317 :

JJO, la jambe droite, sur laquelle on voit des groupes de vésicules et des squammes syphilitiques.

Figure 318 :

P, le côté gauche de la poitrine.
BDM, le bras sur lequel on voit des papules isolées.

poussée syphilitique déjà notée ; les récidives sont rares : elle cède au traitement général ; elle est très rarement réunie en groupes sur une base enflammée, ce qui la distingue de l'*eczéma.*

## 4° *Syphilides squammeuses.*

Nous avons déjà signalé que la syphilide papuleuse et la syphilide vésiculeuse se terminaient l'une par desquammation et l'autre par croûtes squammeuses, ce qui montre que des sy-

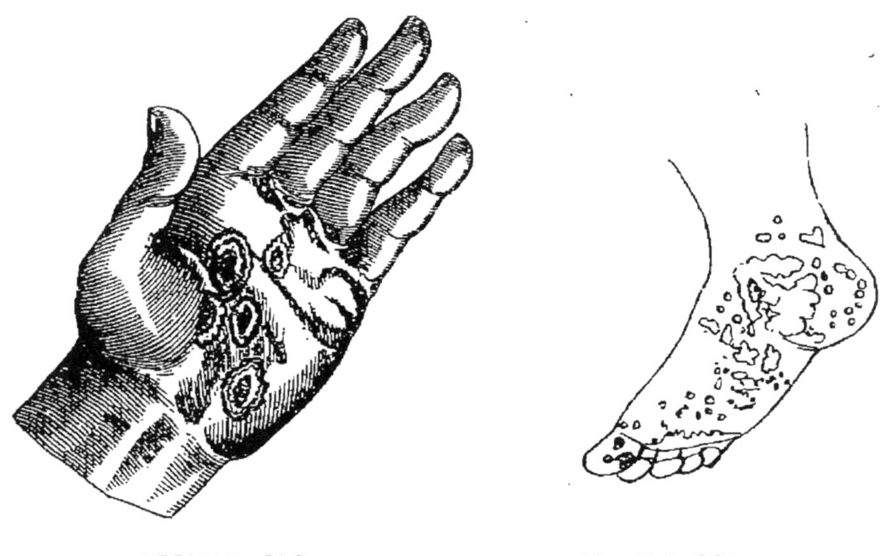

FIGURE  319                    FIGURE  320

*Représentant des taches et des ulcères syphilitiques secondaires,* psoriasis syphilitique, *à la paume de la main gauche et à la plante du pied droit.*

philides primitivement papuleuses ou vésiculeuses peuvent secondairement prendre l'apparence squammeuse. Il y a cependant deux formes de syphilides essentiellement squammeuses, c'est-à-dire donnant lieu à la chute de débris épidermiques en forme d'écailles furfuracées : ce sont le *psoriasis syphilitique* et la *syphilide cornée de Biett.*

Le *psoriasis syphilitique* débute par des plaques rouge cuivré, d'étendue variable, ayant peu ou point de saillie ; les squammes qui s'en détachent ne sont jamais brillantes et

argentées comme celles du psoriasis vulgaire. Il affecte
diverses formes sur le corps et sur les membres. Ce sont des
taches parfaitement circulaires, ressemblant un peu à des
gouttes de cire tombée sur la peau ; cette ressemblance a valu
à cette forme le nom de *psoriasis guttata*. C'est dans la paume
des mains et à la plante des pieds que sont les sièges de prédilection de cette affection. Elle se montre sous la forme de
plaques irrégulières à bordure cuivrée et montrant sur leur
surface des crevasses ou des gerçures de profondeur variée.

Dans la *syphilide cornée de Biett* on voit souvent, en même
temps qu'apparaissent sur le corps les syphilides papuleuses
et érythémateuses, se montrer aux pieds et aux mains de
petites taches sur lesquelles l'épiderme se soulève et finit par
leur donner l'apparence de *cors*. Après être resté quelque
temps stationnaire, l'épiderme tombe par petites écailles,
laissant au pourtour un liseré squammeux qui forme une collerette blanchâtre ; le fond circonscrit par cette collerette est
déprimé ; il y a une sorte de perte de substance, tandis que le
pourtour a une consistance qui mérite le nom de *corne*. Ce
fond est recouvert d'une seule couche d'une épiderme rose, se
crevassant facilement. La cicatrisation de ces accidents est
lente ; ils récidivent fréquemment et cèdent à la médication
générale.

### 5° *Syphilide maculeuse.*

Cette variété de syphilide, qui est encore appelée *syphilide
pigmentaire*, est caractérisée par l'apparition de nombreuses
petites taches circulaires, sans saillies grises ou rouge cuivré ;
elles offrent dans leurs intervalles des taches blanches indo-
lores et ne donnant lieu à aucune desquammation. Ces diverses
taches *marbrent* le corps humain, elles siègent particulièrement sur les individus blonds à peau blanche et fine, et, pour
cette cause, se rencontrent plus fréquemment chez les femmes
que chez les hommes. On les voit surtout à la nuque.

Cette syphilide semble plutôt résulter de la prédisposition
particulièrement engendrée par l'infection qu'être une affection de nature essentiellement syphilitique.

Cette distribution inégale du pigment a été observée en dehors de l'action du virus; quoique se montrant plus fréquemment sous cette influence, elle résiste au traitement général de la syphilis, disparaît spontanément et récidive assez souvent.

### 6° *Syphilides pustuleuses.*

Elles forment diverses variétés qui toutes ont pour caractères essentiels de petites ampoules, ou *cloques*, remplies par un liquide opalescent, qui, en se desséchant, forme des croûtes SC, SC, fig. 3, pl. XV, au-dessous desquelles on trouve des excoriations, des cicatrices ou des ulcérations plus ou moins profondes.

Presque toutes débutent par de petites saillies boutonneuses, d'un rouge sombre cuivré, au sommet desquelles ne tardent

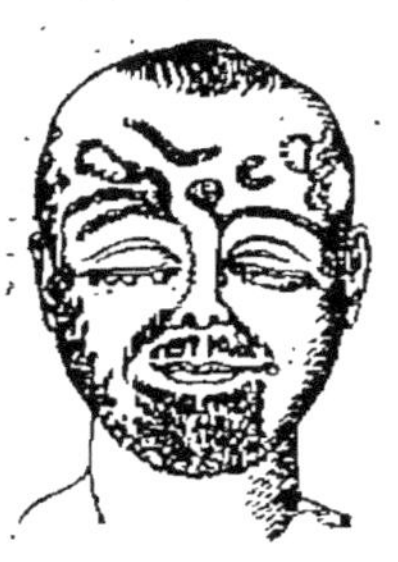

FIGURE 321

*Représentant un visage affecté d'accidents secondaires de la syphilis.*

Le front, les yeux et les parties velues sont envahis par des pustules muqueuses suppurantes.

pas à se développer de petites vésicules remplies de liquide; elles peuvent siéger plusieurs sur un même point, on les dit alors *confluentes;* si, au contraire, elles sont disséminées sur tout le corps, elles seront *discrètes.* Toutes se terminent par la formation de croûtes cachant une cavité purulente.

Les syphilides pustuleuses présentent trois formes, dont deux sont précoces, et la troisième, ne survenant que tardive-

ment, accompagne la période syphilitique qui a reçu le nom
de *tertiaire*. Les syphilides pustuleuses précoces apparaissent
rarement seules, ordinairement elles accompagnent des syphilides concomitantes; c'est ainsi que, fréquemment, la poussée
*papuleuse* se complique de saillies boutonneuses, surmontées
d'une ampoule purulente, siégeant sur le dos, la poitrine, les
épaules, et constituant l'*acné syphilitique*, variété de syphilide
pustuleuse précoce, généralement discrète, cédant facilement
au traitement, et laissant après elle de petites cicatrices blanchâtres et arrondies.

En même temps que cet acné, se montrent presque constamment de petites pustules du cuir chevelu qui ont été ap-

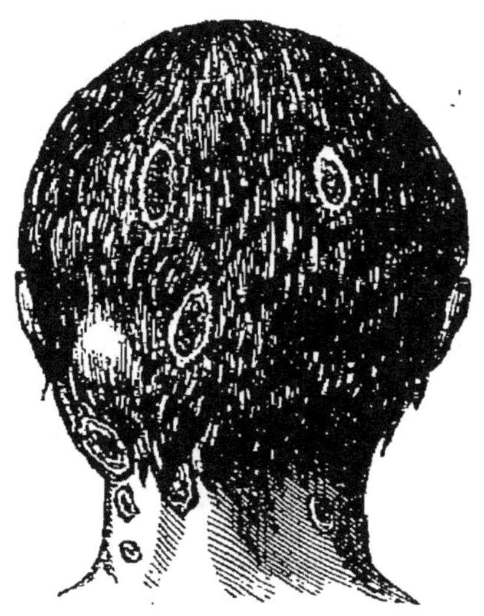

FIGURE 322

*Représentant la partie postérieure de la tête d'un individu atteint*
*de pustules croûteuses de nature syphilitique.*

Près de l'oreille gauche, on voit une petite tumeur arrondie, qui bientôt s'ul-
cérera et affectera, comme les autres, les symptômes d'une syphilide.

pelées *impetigo*, qui par leur présence causent des démangeaisons insupportables et qui entraînent la destruction des
croûtes par le grattage, et leur reformation continuelle. Cette
affection, une des plus tenaces de celles qui font cortège à

l'infection syphilitique, est une des causes de l'*alopécie* qui accompagne cette redoutable affection (voir plus loin le paragraphe consacré à l'*Alopécie*).

Elle est remarquable par la sensation de chatouillement qu'elle produit, et qui fait exception à l'indolence des autres syphilides.

Pour les membres inférieurs principalement, la syphilide

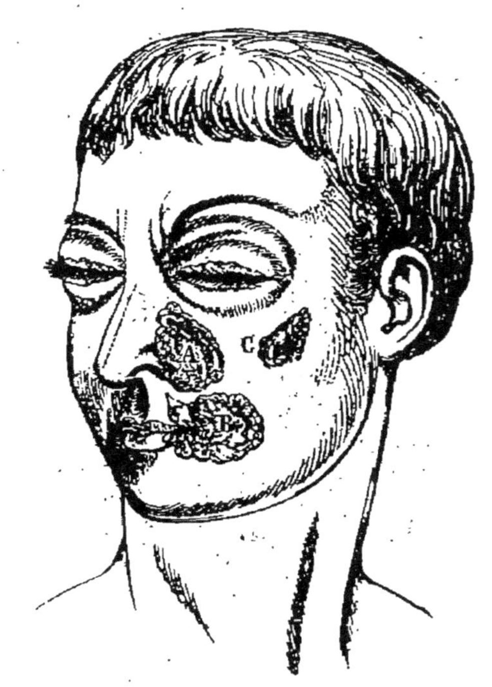

FIGURE 323

*Représentant des pustules d'ecthyma syphilitique à la face.*

A, pustule ulcérée, rongeant l'aile du nez du côté gauche.
B, pustule envahissant la commissure de la bouche du côté gauche.
C, ulcère de la joue.

Toute la figure, et en particulier les paupières bouffies, porte le stigmate accusateur de l'empoisonnement syphilitique.

pustuleuse revêt la forme de petits *clous* se recouvrant d'une croûte qui, à sa chute, découvre de petites ulcérations peu profondes, et dont la cicatrice revêt la teinte cuivrée caractéristique. Cette éruption, appelée *ecthyma ulcéreux superficiel*,

(EUS, fig. 4, pl. XV), est discrète; sa cicatrisation est prompte, sa gravité pour ainsi dire nulle, et sa marche rapidement modifiée par le traitement spécifique. Les cicatrices seules s'effacent difficilement.

Plus tardivement, avec la période tertiaire, comme nous l'avons dit plus haut, se montre une nouvelle forme syphilitique : c'est l'*ecthyma ulcéreux profond* (EU, fig. 3, pl. XVI), que caractérise une ulcération profonde recouverte au début par une croûte, qui tombe ensuite pour laisser à nu l'ulcération.

Il se forme constamment une pustule qui se rompt; le liquide qu'elle contient se concrète en une croûte épaisse, verdâtre, noirâtre mêlée de jaune; autour de cette croûte se fait une pustule périphérique qui, venant à se rompre, donne naissance à une nouvelle croûte; pendant que l'ulcération qu'elles recouvrent croît en étendue et en profondeur, des croûtes naissent suivant le même processus; elles sont imbriquées et forment un cône dont le sommet, produit par la plus ancienne, est au centre saillant tandis que, par ses bords déprimés et rugueux, l'aspect général de cette croûte rappelle, pour la forme et la coloration, une valve de ces grosses *huîtres* vulgairement appelées *pied de cheval*. Quand on presse ces croûtes, on voit sourdre sur leurs bords un pus épais qui remplit les ulcérations qu'elles recouvrent; celles-ci sont profondes, irrégulières, leurs bords taillés à pic, entourés d'une auréole rouge sombre, leur fond grisâtre, la suppuration crémeuse; les croûtes enlevées se reforment rapidement, quelle que soit l'étendue de la perte de substance qu'elles provoquent; ces ulcérations sont remarquables par le peu de douleur qu'elles produisent; leur éruption se montre partout, elle est discrète, et son siège de prédilection est aux membres inférieurs.

Pour obtenir la guérison de cet ecthyma, il faut joindre à la médication générale un traitement local, qui consiste à faire tomber les croûtes par des cataplasmes et à panser les ulcérations ainsi découvertes avec des topiques excitants et toniques : vin aromatique, poudre de quinquina, taffetas de Vigo, etc. La tendance à la guérison s'accuse par la sécheresse des croûtes et par la diminution de leur volume.

## 7° *Syphilide bulleuse.*

Cette syphilide peut se présenter sous deux formes : le *pemphigus* et le *rupia*. Toutes deux sont constituées par des bulles ou soulèvements épidermiques, analogues à ceux produits par l'application d'un vésicatoire ou par une brûlure; mais ils diffèrent par le liquide contenu dans la bulle : le *pemphigus* a des bulles contenant une sérosité légèrement rose; dans le *rupia*, elles contiennent un liquide purulo-sanguinolent (BR, fig, 1, pl. XV).

Le *pemphigus* est un accident si rare chez l'adulte, que la plupart des syphiliographes actuels le nient; mais c'est un des accidents qui, le plus fréquemment, caractérisent la syphilis infantile ou transmise par hérédité (voir plus loin).

Pour le *rupia*, sa description ne diffère de celle que nous avons faite de l'ecthyma profond que par la plus grande étendue des ulcérations recouvertes par des croûtes (RPC, fig. 4, pl. XVI) et par le serpiginisme qu'elles affectent quelquefois.

C'est une éruption le plus souvent discrète, se bornant à deux ou trois bulles siégeant à la face et aux membres inférieurs; comme signification, elle n'a d'autre gravité que de marquer une infection profonde, puisque c'est un accident tardif qui n'apparaît qu'avec les accidents qui ont été qualifiés de *tertiaires*.

Le rupia offre une marche dans laquelle les bulles apparaissent successivement; les récidives sont rares, mais la guérison est lente; l'ulcération cède difficilement aux traitements qu'on lui oppose, les toniques généraux sont indiqués et doivent servir d'auxiliaires au traitement antisyphilitique.

Les cicatrices que laissent ces ulcérations sont larges, elles s'effacent difficilement; d'abord violettes, elles prennent une teinte d'un jaune cuivré caractéristique.

## 8° *Syphilide tuberculeuse.*

Nous terminerons l'étude des syphilides par la description de la forme dite *tuberculeuse,* qui est sans contredit la plus grave des affections de ce genre. L'aspect que revêt cette

forme de syphilide l'a fait confondre avec divers ulcères qui
n'ont rien de syphilitique : tels sont certains ulcères scrofu-
leux, cancéreux, etc. Il faut donc, avant de porter un diagnostic hasardé, rechercher avec soin les antécédents du
malade et s'assurer si quelque lésion concomitante ne vient
pas confirmer la nature syphilitique de l'ulcère qu'on examine.

La syphilide tuberculeuse consiste en de petites tumeurs
pleines, arrondies, superficielles, d'un rouge sombre ou cuivré. Ces tumeurs peuvent se terminer par la résolution, c'est-
à-dire disparaître lentement, ou bien par la suppuration;

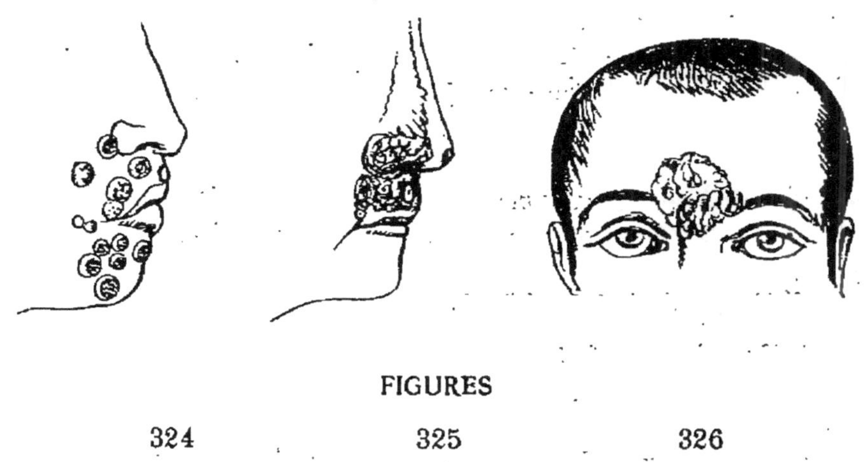

FIGURES

324         325         326

*Représentant des tubercules syphilitiques ulcérés.*

La figure 324 fait voir ces tubercules isolés; les figures 325 et 326 les
montrent groupés sur la lèvre supérieure, le nez et le front.

dans ce dernier cas, une croûte épaisse recouvre une ulcération profondément excavée, dont les bords sont taillés à pic.

La syphilide tuberculeuse peut, comme la syphilide pustuleuse précédemment décrite, être précoce ou tardive.

La *forme précoce* est caractérisée par de petites saillies du
volume d'un pois, lisses, rouge cuivré, à squammes fines,
complètement indolentes; c'est une sorte de syphilide papuleuse à papules d'un volume exagéré.

Cette syphilide apparaît sous forme d'une éruption disséminée, mélangée à d'autres lésions; lorsqu'elle disparaît, elle

laisse à la place du tubercule une tache violacée, brunâtre, puis une dépression persistante. Sa durée est limitée; elle cède facilement au traitement et sa gravité est nulle.

PLANCHE XVI

### Fig. 1

*Représentant une syphilide tuberculo-crustacée serpigineuse de la face (accident tertiaire de la vérole).*

Cette syphilide a pour propriété d'être extensive et de s'accroître incessamment à sa périphérie tandis que les portions centrales se cicatrisent.

PCC, portion centrale cicatrisée.
PPP, portion phériphérique progressante.

### Fig. 2

*Représentant deux gommes syphilitiques ouvertes (accidents tertiaires de la vérole) situées sur la jambe.*

BG, BG, bourbillons gommeux en voie d'élimination.
FU, fond de l'ulcération qui succède à l'élimination du bourbillon gommeux.
AI, aréole inflammatoire périphérique.

### Fig. 3

*Représentant un ecthyma ulcéreux profond (accident tertiaire de la syphilis) situé sur la jambe.*

FU, fond de l'ulcération.
BU, bords de l'ulcération.
AFP, aréole inflammatoire périphérique.

Dans la *syphilide tuberculeuse tardive* la scène change; l'éruption est rarement disséminée, les tubercules se disposent par groupes à leur apparition, et suivant qu'ils restent secs ou qu'ils s'ulcèrent, que l'ulcération reste stationnaire ou s'étend en surface ou en profondeur, des variétés ont été scientifiquement établies.

Le plus communément cette syphilide suit la marche suivante : l'individu en proie à la syphilis voit survenir, sous l'influence de causes débilitantes, une saillie tuberculeuse

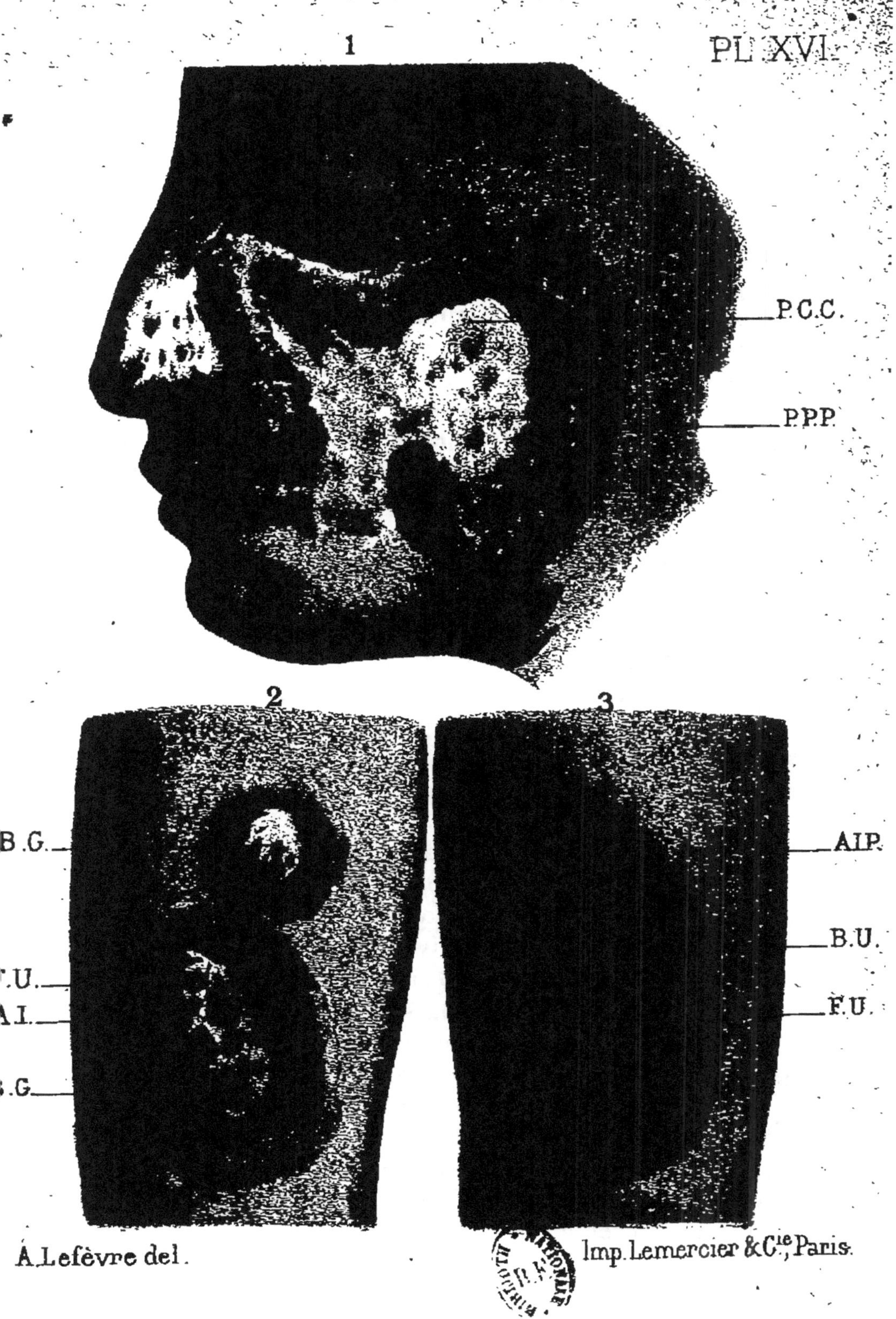

1
PL. XVI
P.C.C.
P.P.P.
2
3
B.G.
AIP.
T.U.
B.U.
A.I.
F.U.
B.G.
A. Lefèvre del.
Imp. Lemercier & Cie, Paris.

comme celle décrite plus haut : puis, par poussées successives, il s'en forme au même point tout un groupe; quelquefois, mais rarement, on voit naître d'une seule fois le groupe entier.

Ces tubercules, qui sont ordinairement du volume d'une noisette, se disposent circulairement, laissant à leur centre une portion saine du tégument; le groupe peut affecter une disposition telle, que les saillies tuberculeuses forment un bourrelet continu. L'aire du cercle s'agrandit par l'apparition de nouveaux tubercules en dehors des premiers, en même temps que ceux-ci disparaissent, laissant des cicatrices indélébiles. Le cercle peut, de cette façon, par poussées successives, acquérir des dimensions considérables (fig. 1, pl. XVI).

Cette éruption est indolente, sa marche très lente; on la voit assez fréquemment siéger aux ailes du nez et à la commissure des lèvres. C'est là l'ensemble des phénomènes ordinaires : mais quelquefois les tubercules deviennent plus volumineux, légèrement douloureux; cette douleur semble résulter d'un travail inflammatoire lent, à la suite duquel on voit, au sommet de la saillie, l'épiderme soulevé par du pus qui se concrète en une croûte épaisse, verdâtre, s'accroissant rapidement. Si on détruit la croûte, elle se reproduit comme dans le rupia; l'ulcération qu'elle recouvre est profonde, ses bords sont taillés à pic; son fond, irrégulier, est grisâtre; sa cavité est remplie par un pus épais.

La marche de cette syphilide peut s'en tenir à ces symptômes; mais il peut aussi arriver que l'ulcération gagne en étendue (variété serpigineuse) ou en profondeur (variété perforante); dans ces deux cas, la syphilide est dite *rongeante.*

Cette syphilide est contemporaine des accidents tertiaires, que nous décrirons en nous occupant de la syphilis viscérale; c'est un accident qui peut se montrer quinze ou vingt ans et même quarante ans après l'accident primitif; sa gravité se déduit de ce qu'elle indique un profond empoisonnement par le virus. La marche de cette affection est très lente : l'ulcération peut se produire à la fois sur plusieurs points du même tubercule; elle est sujette à récidiver lorsqu'elle est ron-

geante; les cicatrices qui lui sont consécutives sont vicieuses ;
elles siègent à la face ou sur les épaules. Les variétés ulcéreuses à marche serpigineuse ou perforante, très communes
au quinzième siècle, où elles contribuaient, par leur hideux
aspect, à l'horreur qu'inspirait cette redoutable infection,
sont devenues très rares à notre époque.

Cette affection présente, quelle que soit la variété, une certaine gravité, et exige un traitement complexe et intelligemment dirigé.

## ALOPÉCIE.

On appelle ainsi la chute des cheveux ou des poils qui
accompagne et les formes précoces et les formes tardives de
la syphilis. Cette chute des poils peut être partielle ou générale, c'est-à-dire qu'elle peut rester limitée aux cheveux ou
s'étendre à tous les poils du corps. Ordinairement les cheveux
seuls sont atteints; ils se dessèchent, deviennent rudes au
toucher, cassants; leur chute est discrète : ils commencent
par être moins touffus et ils cèdent à la moindre traction. Cet
accident accompagne presque constamment les poussées
syphilitiques précoces. Il offre une certaine persistance, et,
lorsqu'on s'en aperçoit, il faut peigner les cheveux doucement
et souvent, les porter courts et chaque jour en humecter la
racine avec une solution tonique à laquelle on ajoutera une
très petite dose de bichlorure de mercure.

Dans cette *calvitie*, les bulbes des cheveux ne sont généralement pas atteints, et, avec quelques soins, les malades
peuvent être assurés de voir repousser leurs cheveux, surtout
s'ils n'ont pas dépassé l'âge de trente-cinq ans, et s'ils se soumettent à la médication interne de la syphilis.

M. Diday, le savant syphiliographe lyonnais, dans son
*Histoire naturelle de la syphilis*, a écrit, à propos de l'alopécie, de sa plume spirituelle et fine, les vérités qui vont suivre
et que nous lui empruntons; il étaye son opinion de deux
observations que nous croyons utile de reproduire : cette
opinion et ces observations compléteront ce que nous venons
de dire sur cet accident.

« L'hygiène, plus que la pharmacie, a à s'employer dans
« la cure de l'alopécie syphilitique. J'ai toujours vu les che-
« veux tomber obstinément tant que le malade est sous l'in-
« fluence de conditions physiques ou morales déprimantes,
« et pousser de nouveau lorsqu'on parvient à le soustraire à
« leur empire.

« En voici deux exemples : Un étudiant en médecine,
« devenus, hélas! mon client, après avoir été mon auditeur,
« végétait, au milieu du vieux Lyon, dans une modeste
« chambre garnie, persistant opiniâtrément dans ses travaux
« de dissection. Aussi devenait-il de plus en plus glabre,
« bien que les autres symptômes syphilitiques fussent des
« plus modérés. J'écrivis à ses parents, qui le rappelèrent
« auprès d'eux dans les environs de Mâcon. L'air et le vin du
« pays natal, l'influence d'une vie à l'air libre, quelques par-
« ties de chasse, le loisir de dormir sa grasse matinée, le
« pot-au-feu du ménage, les petits soins qu'une mère sait
« imaginer, peut-être aussi l'éloignement d'une cause con-
« nexe trop séduisante de débilitation, tout agit de concert,
« et le travail de pullulation capillaire était en pleine activité
« lorsqu'au bout de six semaines je revis notre futur alors,
« aujourd'hui très honorable confrère.

« Un négociant, âgé de vingt-six ans, voyait sa tête se
« dégarnir depuis plusieurs mois sous l'influence d'une syphi-
« lis moyenne, dont je le traitais comme dans le cas précé-
« dent. En vain son coiffeur, qui portait au dépérissement
« du *cheveu* une sollicitude assez peu désintéressée, lui pro-
« diguait toutes les eaux ottomanes, athéniennes, tous les
« philocômes imaginables; sur ces entrefaites, je lui fais sen-
« tir la nécessité, pour triompher de cette alopécie indéfi-
« niment progressive, d'aller passer une saison aux bains de
« mer. Il s'y décide sur mon conseil; mais, contre mon con-
« seil, il choisit Cette, y contracte une diarrhée qui ne le
« quitte pas pendant les trente jours qu'il y demeure, et
« revient de son voyage plus dégarni que jamais. Je le
« mets à l'usage presque exclusif de la viande à peine cuite;
« puis, une fois le dévoiement guéri, j'obtiens qu'il aille pen-
« dant le reste de la belle saison passer la soirée, la nuit et la

« matinée à la campagne de son père, au lieu de s'enfermer
« jusqu'à minuit, comme il le faisait, dans la chaude et
« puante atmosphère d'un café, au milieu des excitations du
« baccarat et des soi-disant *rafraîchissements!* Cet avis, docile-
« ment exécuté, ramena, en peu de temps, le mouvement de
« régénération capillaire si longtemps désiré. »

### ONYXIS.

Un des accidents les plus rares parmi ceux que produit la
vérole, est l'affection de l'ongle et de sa matrice, qui a été

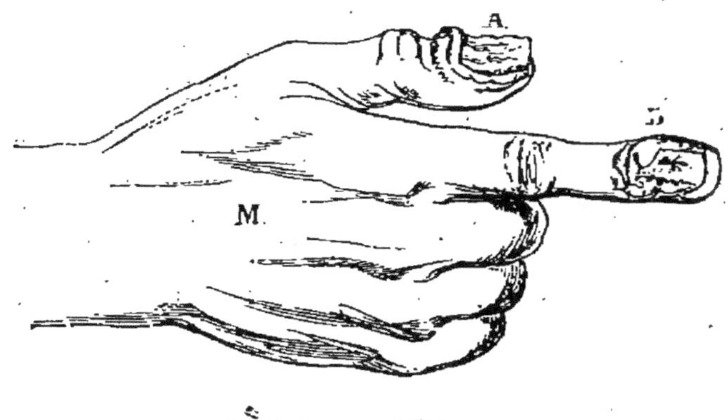


FIGURE 327

*Représentant des onyxis du pouce et de l'indicateur de la main
droite.*

M, la main droite.
A, B, ulcères du pouce et de l'index qui ont rongé les ongles.

appelée *onyxis.* Cette maladie se présente sous deux formes :
la forme humide et la forme sèche.

*a.* La forme humide consiste dans un gonflement douloureux de la matrice de l'ongle, qui se recouvre de pustules et
de vésico-pustules. Les tissus ne tardent pas à s'ulcérer ; l'ulcération, qui a un fond grisâtre, fournit une suppuration
sanieuse, fétide, qui ne tarde pas à entraîner la chute de
l'ongle.

L'ongle une fois tombé, cette maladie a deux issues : la
première, qui est la guérison, consiste dans la cicatrisation

de la plaie avec reproduction de l'ongle ; dans la seconde, la plaie se recouvre de saillies fongueuses qui pullulent avec une telle rapidité, que la cicatrice de cette ulcération ne s'obtient qu'après plusieurs semaines.

*b.* La forme sèche est plus commune que la précédente ; elle peut rester inconnue aux malades, qui attribuent ses effets

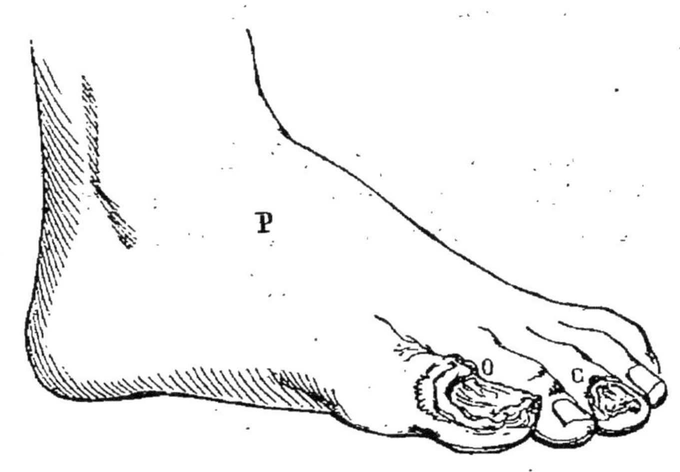


FIGURE 328

*Représentant des onyxis du pied gauche.*

P, le pied gauche.
O, C, ulcères ayant détruit les ongles du pouce et du médius.

à d'autres causes, la formation de l'ongle et sa nutrition étant seules altérées.

Alors que cette maladie se produit, l'ongle se piquète en divers points, il revêt une teinte grisâtre ; devenu sec, il se casse facilement dans son bord libre ; puis on le voit s'épaissir partiellement, devenir rugueux, opaque ; alors il s'exfolie par lamelles. Une chose très remarquable, c'est que cette altération est généralement partielle, et qu'une ligne de démarcation très nette sépare la portion altérée de celle qui reste saine. Quelquefois, cependant, l'ongle se trouve entièrement transformé en une production cornée, épaisse et friable, rugueuse et d'aspect grisâtre ; c'est un accident secondaire qui cède facilement au traitement général et récidive rarement.

## PLAQUES MUQUEUSES.

Les *plaques muqueuses, tubercules plats, muqueux ou humides, papules muqueuses*, sont des lésions de la membrame muqueuse, qui ont la plus grande analogie avec les papules cutanées que nous avons décrites plus haut; et qui se montrent en même temps que ces dernières chez les individus atteints du virus syphilitique.

Les plaques muqueuses peuvent affecter trois formes distinctes :

La *plaque muqueuse* proprement *dite*, qui apparaît sous forme d'une élevure papuleuse à surface unie ; son contour régulier se détache de la muqueuse environnante, par une

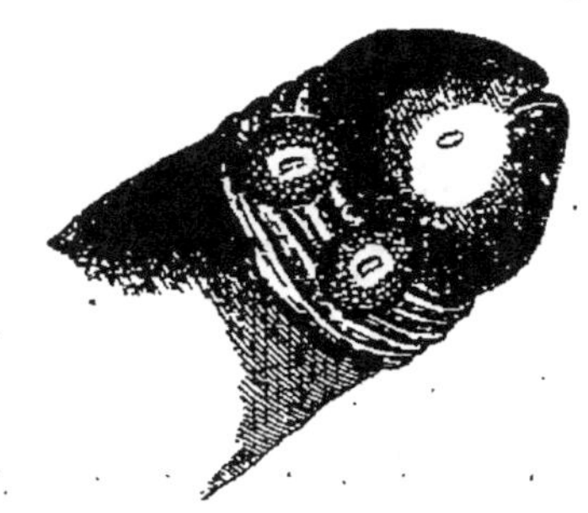

FIGURE 329

*Représentant deux pustules plates sur le gland, et à la
face interne du prépuce.*

O, le gland.
CC, deux pustules plates à la face interne du prépuce, qui, par leur contact
    prolongé avec le gland, en ont fait développer deux autres.

coloration plus foncée ; elle est sécrétante et le muco-pus qui en provient acquiert, alors qu'il stagne sur elles et qu'elles sont situées en dehors de la cavité buccale, une odeur nauséabonde qui suffirait seule à établir le diagnostic. Elles sont rarement isolées et siègent, principalement chez l'homme, à l'anus, sur le gland et dans les replis du scrotum ; on en remarque sur toutes les autres parties du corps et fréquemment chez les enfants sur la cicatrice ombilicale, ou *nombril*. Cette forme est la plus ordinaire.

Si un traitement médical ne vient pas enrayer la marche de la plaque muqueuse, on la voit, surtout chez les gens peu soigneux de leur personne, s'hypertrophier et se transformer en une saillie papuleuse, sécrétant abondamment le muco-pus infect que nous avons signalé. Cette transformation est surtout fréquente au pourtour de l'anus. En outre du traitement général, il faut opposer à cette forme des cautérisations légères et des applications de poudres inertes, comme le sous-nitrate de bismuth. Si la plaque s'hypertrophie, on fera des cautérisations plus profondes.

La deuxième forme, qui mériterait le nom d'*exanthématique*, consiste en une ulcération superficielle de la muqueuse, sans élevure primitive dans cette ulcération; il n'y a, en quelque

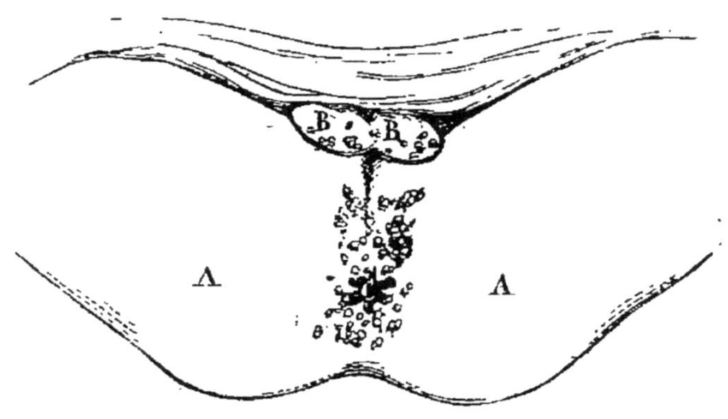


FIGURE 330

*Représentant des plaques muqueuses humides, qui ont envahi les bourses, le périnée et le pourtour de l'anus.*

A A, les fesses.
B B, les bourses.
C, l'anus.

sorte, qu'une dénudation très superficielle de la muqueuse par une sorte de desquammation de l'*épithélium*, couche infiniment mince, qui joue, par rapport aux muqueuses, le rôle que joue l'épiderme avec la peau. Cette forme, qui siège aux lèvres du méat et à la bouche, est celle qui présente le plus fréquemment la complication que nous étudierons sous le nom de *diphthérite*. Elle se transforme en papule de la première forme décrite et s'ulcère quelquefois comme la précédente : elle coïncide avec l'apparition d'autres syphilides.

La troisième forme, dite *maculeuse*, a aussi été appelée *opaline;* elle se présente avec l'aspect des deux premières formes seulement; elle est recouverte d'une légère couche blanchâtre comme du *blanc d'œuf cuit*, analogue à l'escarrhe

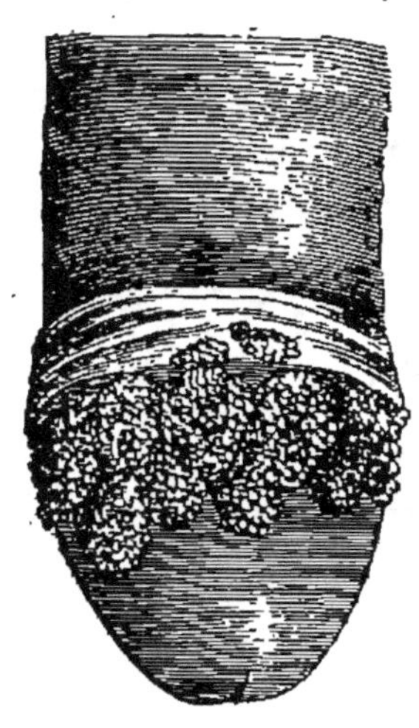

FIGURE 331

*Représentant les plaques muqueuses vegetantes sur la couronne du gland et le prépuce.*

produite par une cautérisation au nitrate d'argent sur la muqueuse : elle siège souvent à la bouche chez l'homme, parfois sur le gland (P M, P M, fig. 2, pl. XIV).

Ces diverses formes décrites, nous ne les distinguerons plus, dans les considérations générales qui vont suivre, qu'autant que cette division sera nécessaire.

L'aspect des plaques muqueuses se trouve fréquemment modifié par l'influence du terrain qu'elles ont envahi ; ainsi aux ailes du nez, à la commissure des lèvres, aux orteils, et dans l'angle interdigital, elles ressemblent à des *fissures*. C'est à tort qu'on les a cru capables de se reproduire sur une surface qui leur est contiguë, elles peuvent tout au plus, par l'âcreté de leur sécrétion, causer une ulcération non spécifique. Elles affectent dans leur poussée une sorte de symétrie qui a favorisé cette erreur, mais qui, par son inconstance même, prouve qu'elle ne saurait être érigée en loi. Par l'abondance et les qualités irritantes de leur sécrétion, les plaques muqueuses s'accompagnent d'un prurit désagréable, qui peut aller jusqu'à l'inflammation.

La plaque muqueuse débute généralement par une simple rougeur ; quelquefois elle succède sans transition au chancre infectant : c'est ce qu'on appelle la transformation *in situ*, sur place. Cette transformation peut causer des erreurs, car le chancre une fois guéri et remplacé par la plaque muqueuse, l'induration du premier n'a pas disparu ; aussi peut-on confondre cette dernière avec le chancre infectant. Nous allons parallèlement rappeler leurs principaux caractères différentiels.

| *Plaque muqueuse.* | *Chancre infectant.* |
|---|---|
| Syphilides papuleuses et autres concomitantes. | La poly-ganglionite est indurée et quelquefois légèrement enflammée. |
| Ulcération plutôt en saillie que creuse, fond grisâtre uniforme. | L'ulcère chancreux est borné par une auréole d'un rouge vif. |
| Sécrétion mucoso-purulente, plus abondante que celle du chancre. | Le fond en est creux et d'un aspect déjà décrit. |

L'anus est entouré de plis nombreux, qui ont reçu le nom de *plis radiés*. Fréquemment, chez les gens atteints d'*hémorrhoïdes*, ces plis sont hypertrophiés ; on les appelle *condylômes*, *marisques*, et c'est à tort qu'on les a fréquemment confondus avec des plaques muqueuses hypertrophiées et végétantes ; ils s'en distinguent par l'absence d'ulcération.

La plaque muqueuse guérie laisse après elle une cicatrice légèrement gaufrée et moins foncée que le reste de la muqueuse ; cette cicatrice peut persister cinq à six mois après la disparition de la plaque.

Par une vue de l'esprit aussi ingénieuse que juste, un savant dermatologiste, Bazin, a vu dans la plaque muqueuse une affection dépendant de la syphilis, mais toute spéciale, et qui siègerait sur tout le tégument, peau et muqueuse revêtant la forme papuleuse sur la première, et les formes que nous venons de décrire sur la seconde.

## DIPHTHÉRITE

La diphthérite syphilitique, qui jusqu'à notre époque avait été confondue avec la plaque muqueuse, a été décrite récemment. Elle consiste en une simple rougeur sans saillie de la

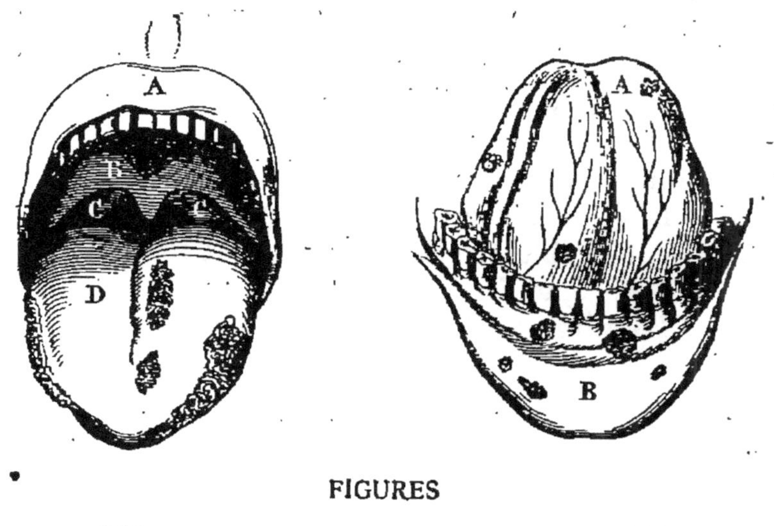

**FIGURES**

332  333

*La figure 332 représente des plaques muqueuses sur la face dorsale de la langue et à la voûte palatine.*

A, la lèvre supérieure.
B, la voûte palatine, siège d'ulcérations superficielles.
D, face supérieure ou dorsale de la langue, sur le pourtour de laquelle on voit des plaques syphilitiques secondaires.
CC, amygdales saines.

*La figure 333 représente des plaques muqueuses à la face inférieure de la langue et à la face interne de la lèvre inférieure.*

A, pointe de la langue relevée, pour faire voir sur sa face inférieure trois plaques.
B, lèvre inférieure, sur laquelle existent des plaques muqueuses ulcérées.

muqueuse, recouverte d'une plaque pseudo-membraneuse d'un blanc mat, à bords tranchés, très peu épaissé, assez adhérente et se reproduisant, alors qu'on la détruit, avec une merveilleuse facilité. Cette plaque diphthéritique a une étendue variable et est entourée d'une auréole linéaire d'un rose un peu plus vif que le reste de la muqueuse.

Sous l'influence du traitement à l'aide duquel on la combat, elle se ramollit, laissant après elle une ulcération excessivement superficielle. Les fausses membranes se rencontrent, soit sous formes de plaques limitées et multiples ou de plaques largement étendues, comme la plaque muqueuse, avec laquelle elles peuvent coexister; la diphthérite est sécrétante, mais sans offrir l'odeur fétide qu'exhale la sécrétion de ces dernières.

La diphthérite est contagieuse, comme les plaques muqueuses ; elle cède facilement au traitement général, et son développement semble être favorisé par les cautérisations et une constitution épuisée par les maladies ou les excès; elle s'observe à la gorge, à l'anus, sur les amygdales et sur les gencives.

## Chapitre X.

## SYPHILIS VISCÉRALE

Nous avons terminé l'étude des manifestations extérieures et tégumentaires de la syphilis, nous allons maintenant passer en revue les divers organes qui composent notre organisme et signaler à chaque pas les formes qu'y revêt le *protée* syphilitique.

### *Lésions syphilitiques du tube digestif.*

*Bouche.* — La bouche est un des sièges de prédilection de la syphilis: on y rencontre des accidents de toutes les périodes, les chancres, et plus tard des plaques muqueuses et de la diphthérite. En outre de ces derniers accidents, on remarque au début de la période secondaire, chez la plupart des syphilitiques, un *érythème persistant* qui siège au fond de la bouche, sur les amygdales, la luette et le voile du palais. Cet érythème consiste dans une rougeur cuivrée, diffuse et offrant un semis de petits points plus rouges, de la grosseur d'un grain de mil ; cet état est connu sous le nom d'*angine des syphilitiques*.

On observe encore dans la bouche des taches *grises* et *jaunes*, sortes de macules qui siègent à l'arrière-bouche, sur les amygdales, qui sont alors habituellement hypertrophiées.

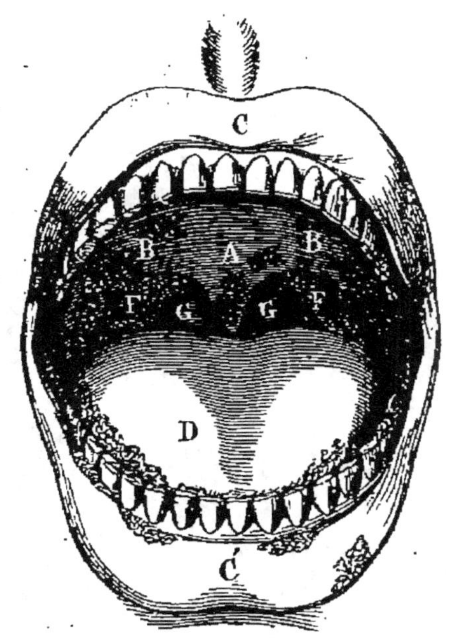


FIGURE 334

*Représentant des plaques muqueuses et des ulcérations syphilitiques secondaires sur les amygdales, le voile du palais, le pourtour de la langue, et la face interne de la lèvre inférieure.*

C, lèvre supérieure.
C', lèvre inférieure, à la face interne de laquelle on voit trois ulcérations.
D, la langue, sur le bord de laquelle existent des plaques muqueuses, surtout à droite.
A, la luette, affectée de plaques muqueuses
B B, piliers antérieurs du voile du palais, également atteints.
G G, arrière-gorge.
F F, amygdales, rongées par les ulcérations.

La période secondaire se traduit encore sur les amygdales par des ulcérations assez difficiles à guérir et qui succèdent aux plaques muqueuses : ces ulcérations ont une grande ten-

dance à s'étendre ; mais lorsque le traitement employé triomphe de leur opiniâtreté, elles ne laissent après elles ni traces
ni gêne.

Pendant la période tertiaire, les parties profondes peuvent
devenir le siège de l'accident caractéristique de cette période
comme la *gomme* ou tumeur gommeuse (voir ce mot), ou d'*al*

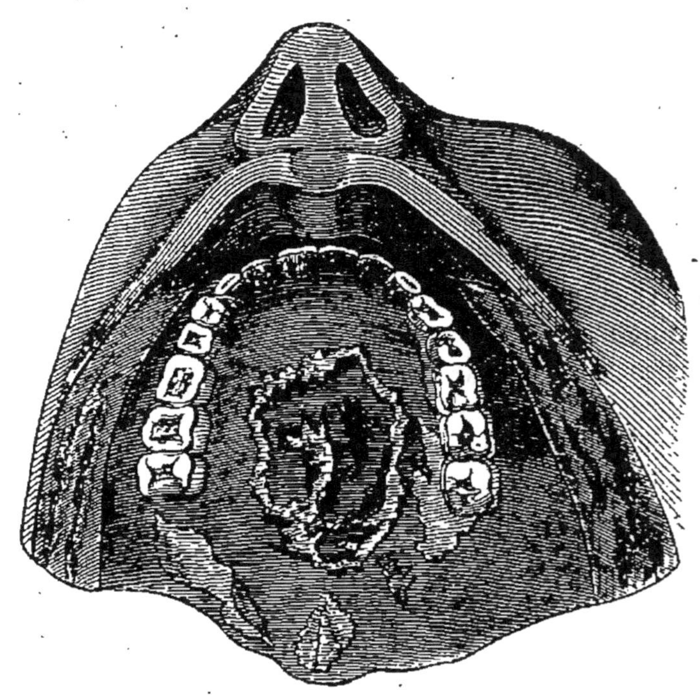

FIGURE 335

*Représentant des ulcérations syphilitiques ayant rongé les os de la
voûte palatine, de manière à faire communiquer la cavité du
nez et celle de la bouche par cette perforation.*

*térations osseuses*, dont l'existence est traduite par d'affreux
ulcères indolents, à bords déchiquetés, à fond blafard grisâtre,
qui peuvent se compliquer de *phagédénisme* et faire alors des
ravages effrayants. Lorsque la guérison survient, ce qui est
heureusement la règle, la nature ne parvient pas à combler
les pertes de substances produites par ces ulcérations, ni à
remplacer les os nécrosés ; aussi de là résulte-t-il des infir-

mités incurables, auxquelles remédient à peine les progrès réalisés par les diverses branches de la prothèse.

C'est par des accidents de cette nature que s'établissent des communications hideuses entre le nez et la bouche, par la perforation des os du palais, et cet aplatissement bizarre du nez dont la charpente osseuse a disparu par nécrose.

La marche de ces accidents, dont le diagnostic est facilité par les commémoratifs, est parfois fort rapide, et on les voit presque toujours céder à l'iodure de potassium sagement administré et à des cautérisations fréquemment répétées avec le nitrate acide liquide de mercure.

La langue est souvent le siège des accidents syphilitiques de la période tertiaire; ils se montrent là sous diverses formes, tantôt sous la forme de syphilides ulcéreuses, sans base indurée, tantôt sous la forme de sclérose diffuse; cette forme est extrêmement longue à se résoudre; parfois elle se montre sans ulcérations à sa surface; parfois, au contraire, on voit soit une, soit plusieurs ulcérations à la surface de la masse sclérosée.

Enfin, et le plus souvent, la langue est le siège de *gommes* qui parcourent dans cet organe comme dans les autres leurs phases successives.

Elles présentent à la langue cet intérêt particulier, que souvent elles donnent lieu à des erreurs de diagnostic, en ce qu'elles simulent en certains cas une affection extrêmement grave, le cancer.

Le diagnostic de cette syphilide tertiaire linguale se fait assez facilement par l'influence qu'a sur la lésion le traitement anti-syphilitique.

Pour le reste du tube digestif, il nous reste à signaler des tubercules sous-muqueux et des gommes du *pharynx*. On a attribué à la syphilis des rétrécissements de l'*œsophage*, qui est cette partie du tube digestif faisant communiquer la bouche à l'estomac. Pour ce dernier organe, l'observation scientifique n'a encore rien signalé qui puisse être sérieusement rapporté à la syphilis; il en est de même pour toute la portion intestinale qui précède le *rectum* ou gros intestin.

Une affection qui a quelquefois pour origine les ulcérations primitives ou secondaires de la région qu'elle occupe, c'est le *rétrécissement du rectum*. Ces ulcérations, dont la présence et la marche peuvent être ignorées du malade, qui attribue les sensations qu'elles produisent aux hémorrhoïdes ou à toute autre cause, ces ulcérations, disons-nous, ont une marche excessivement lente, et leur cicatrisation amène une diminution dans le calibre de l'intestin. Cette coarctation, pour laquelle les malades ne viennent consulter le médecin que trop tard, siège au-dessus des muscles de l'orifice anal, sous forme d'un bourrelet mamelonné, dur et saillant; l'oblitération peut être telle que le petit doigt ne puisse franchir le rétrécissement. Si le médecin n'est pas appelé à temps, cette affection produit des troubles généraux qui peuvent se terminer par la formation de *fistules* ou même par une *péritonite mortelle*.

*Anus.* — Cet orifice muqueux est, comme la bouche, fréquemment le siège d'accidents syphilitiques. Dans la société, où existent déjà tant de germes de dissolution, se rencontrent certains individus dont l'intelligence, dépravée par mille souillures, est livrée à une vésanie qui les porte à rechercher dans des rapports anormaux des plaisirs qui violent la nature et marquent d'un stigmate indélébile ceux qui s'y livrent. Chez ces malheureux, l'observation médicale rencontre fréquemment des *chancres de l'anus* situés soit au dehors et au pourtour de l'orifice, soit même à l'intérieur de l'intestin, sur la muqueuse rectale.

Chez ces mêmes individus et chez des malades purs de cette honteuse passion, on rencontre fréquemment des plaques muqueuses et des ulcérations secondaires; lorsqu'elles ont une forme allongée et qu'elles se cachent dans les plis radiés, elles ont reçu le nom de *rhagades*. Leur suppuration est excessivement fétide.

Nous avons dit, en parlant des *végétations*, qu'elles pouvaient exister en diverses régions sans l'intervention du virus syphilitique et en dehors de toute cause vénérienne. Il nous faut pourtant signaler des *végétations réellement syphilitiques*, fréquentes à l'anus chez les gens malpropres. Ces végétations, qui proviennent de l'hypertrophie et de l'ulcération fongueuse et végétante des plaques muqueuses ordinaires, ont reçu le nom impropre de *condylômes*, et sont encore plus connues sous celui de *choux-fleurs* que leur a mérité leur aspect.

## Lésions du tissu cellulaire.

1° *Tumeurs gommeuses*. — On appelle *gommes* des tumeurs qui renferment, à une certaine époque de leur existence, un liquide qui ressemble à une solution de gomme épaissie ; elles appartiennent aux phénomènes tardifs de la vérole et sont un des accidents qui ont été appelés *tertiaires*.

Les gommes sont de petites tumeurs arrondies ou aplaties, entourées d'une enveloppe résistante qui les isole des tissus voisins. Elles sont formées par un tissu d'un gris rosé, un peu induré, friable, se déchirant facilement. Les tumeurs plus volumineuses, molles, sans être complètement diffluentes, ont un aspect gélatiniforme qui a fourni la comparaison de la matière gommeuse ; leur toucher donne une sensation glutineuse ; le tissu qui les constitue est d'un aspect uniforme demi-transparent, incolore ; il revêt quelquefois une teinte jaunâtre, comme la produirait une infiltration de pus.

Les symptômes produits par ces tumeurs varient avec leur siège ; ce sont surtout celles du tissu cellulaire que nous avons en vue ; les symptômes qu'elles produisent dans les autres organes seront signalés quand nous étudierons ceux-ci.

Au début, les gommes sont de petites tumeurs roulant sous le doigt, arrondies, dures, indolentes. Peu à peu leur mobilité disparaît et elles finissent par faire corps avec la peau ; elles commencent à se ramollir au centre, la peau rougit, s'amincit, se perfore. Avant d'arriver à cette issue, la gomme peut rester longtemps fluctuante ; le liquide qui s'en échappe est filant, analogue à la gomme, quand l'ouverture se fait rapidement ; il est sanieux, fétide, formé par un bourbillon épais, crémeux, quand elle a lieu plus tard.

L'ouverture peut se faire par plusieurs orifices à la fois ; le reste de la tumeur ne prend pas part au ramollissement du centre, qui est dur.

L'ulcère produit par l'ouverture de la gomme est arrondi, excavé, entouré d'une auréole rouge sombre ; l'orifice est plus étroit que le fond (fig. 2, pl. XVI). Lorsque des gommes sont agglomérées, les ulcérations peuvent se réunir et donner naissance à une vaste ulcération offrant l'aspect caractéristique de celle qui succède à une gomme unique. De même, des gommes superposées en profondeur peuvent s'ouvrir les unes dans les autres et donner naissance à des ulcérations qui ont plusieurs étages ; le fond de ces ulcérations est recouvert d'une couche putrilagineuse, blanchâtre et tout à fait spéciale.

Les gommes, en se cicatrisant, laissent des cicatrices déprimées, arrondies et blanchâtres au centre, et brunâtres à leur circonférence. Ces cicatrices sont caractéristiques de la syphilis.

Si les gommes se développent sur le trajet d'un nerf ou d'un vaisseau, elles y développent, par influence de voisinage, les phénomènes douloureux de la compression ; lorsqu'elles sont profondes, elles restent longtemps méconnues du médecin ; elles coïncident avec le rupia, les syphilides tuberculeuses tardives et les lésions des os et des viscères.

Bien que le siège de prédilection des gommes soit le tissu cellulaire, elles se rencontrent aussi dans l'épaisseur ou parenchyme de tous nos organes, même dans le cœur : elles sont uniques ou multiples, elles n'apparaissent qu'après une année au moins d'infection ; elles ont une marche excessivement lente et se modifient très facilement sous l'influence du traitement opposé aux accidents tertiaires ; leur gravité dépend entièrement du siège qu'elles occupent, c'est-à-dire du retentissement que peuvent avoir leur présence et leur évolution sur l'exercice de nos fonctions.

2° *Sclérose*. — La gomme n'est pas le seul produit de la syphilis dans le tissu cellulaire ; on y rencontre encore une autre affection qui a reçu le nom de *sclérose (durcissement)*. Mais, tandis que la gomme ne survient presque toujours que par suite de la syphilis (quelquefois par suite de la scrofule, dans le jeune âge), la sclérose peut survenir sous l'influence d'autres causes (alcoolisme, etc.). Elle survient néanmoins très fréquemment sous l'influence de la syphilis.

La sclérose est caractérisée par l'induration du tissu cellulaire; il devient plus dense, plus épais, il se racornit, se rétracte et amène des diminutions de volume dans l'organe qui en est affecté.

Comme le tissu cellulaire entre dans la constitution de la presque totalité des organes du corps humain, on comprend comment la gomme et la sclérose syphilitiques se retrouvent fréquemment dans la constitution des affections syphilitiques tertiaires des différents organes.

### Lésions syphilitiques de l'œil.

La syphilis est si bien une affection *totius substantiæ*, que pas un organe n'échappe à son action, et que parmi ceux-ci, les organes les plus complexes en supportent l'atteinte dans toutes leurs parties.

Jadis, on comprenait sous le nom d'*amaurose* une foule d'affections des parties profondes de l'œil, que les découvertes de la physique moderne ont rendues accessibles à notre investigation; aussi le champ des désordres pathologiques produits par la syphilis s'est-il considérablement augmenté, et des *cécités*, alors réputées incurables, sont aujourd'hui favorablement influencées par un traitement rationnel, quand, à l'aide d'un instrument appelé *ophthalmoscope* (1), l'examen du fond de l'œil permet de les rattacher à la syphilis.

La syphilis affecte 1° les parties superficielles de l'œil, 2° les parties profondes du même organe, et 3° les voies lacrymales qui en sont les organes annexes. Nous ne signalerons ici que le plus fréquent des effets de la syphilis et le seul qui soit accessible aux moyens d'investigation ordinaire : c'était le seul qui fût bien connu il y a quelques années. Nous voulons parler de l'*iritis*.

L'iris est le diaphragme qui sépare l'œil en deux parties. Son ouverture, qui se dilate ou se rétrécit sous l'influence de

(1) Cet instrument, dont la découverte est due à Helmhotz, physicien allemand, consiste en une lentille grossissante et un miroir concave qui concentre les rayons lumineux sur l'œil, le malade étant préalablement placé dans l'obscurité.

la lumière, est appelée *prunelle* ou *pupille;* c'est une zone circulaire diversement colorée, formée par des rayons vasculaires étendus de la grande circonférence à l'ouverture pupillaire.

Dans l'iritis syphilitique, le blanc de l'œil devient rouge, les vaisseaux forment autour de l'iris une fine arborisation capillaire qui s'appelle *cercle radié* ou péri-cornéal; l'iris est légèrement déformé : son bord pupillaire n'est plus régulièrement circulaire, en même temps l'iris devient terne et sa colo-

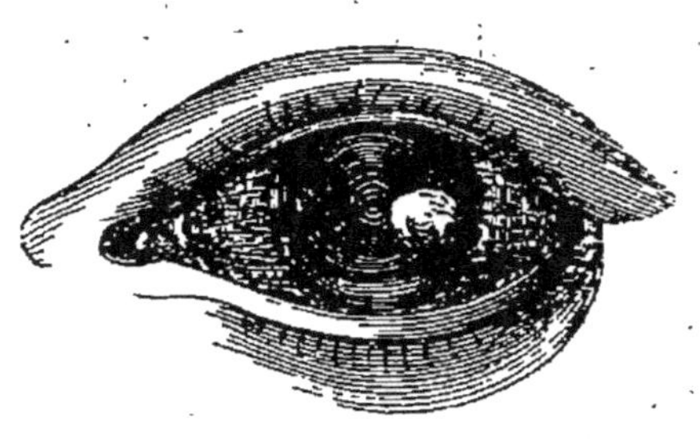

FIGURE 336

*Représentant l'œil gauche affecté d'iritis syphilitique.*

ration s'altère. La vision s'affaiblit peu à peu, pour devenir presque nulle; le globe oculaire devient tendu, douloureux; la forme, la mobilité, la coloration de l'iris deviennent de plus en plus anormales; il y a de la douleur frontale et oculaire, la lumière est péniblement supportée, *photophobie;* la douleur frontale s'exaspère la nuit; les larmes coulent sans cesse.

Cette affection de l'œil a une marche généralement aiguë; quelquefois, cependant, elle passe à l'état chronique. C'est un accident intermédiaire entre ceux de la période secondaire et ceux de la période tertiaire qui apparaît fréquemment sous l'influence de causes occasionnelles, comme le froid, les coups sur l'œil, la fatigue, etc.

Si cette maladie est régulièrement soignée, la vision se rétablit parfaitement; mais si elle est négligée, la vision est entièrement perdue ou ne revient qu'incomplétement. Elle peut récidiver et d'un œil passer à l'autre œil. Son traitement consiste dans le traitement général de la vérole ; dans des antiphlogistiques locaux et des collyres belladonés. Dès qu'un malade atteint de syphilis ressent quelques symptômes du côté des yeux, il ne saurait trop tôt s'adresser à un médecin, pour combattre le mal à son début et prévenir ainsi des désordres quelquefois irréparables.

Pour ce qui est des affections syphilitiques des autres parties de l'œil, il nous a suffi de les signaler ; leur étude est trop spécialement scientifique pour trouver ici sa place.

Plusieurs observateurs rapportent à la syphilis l'inflammation du bord des paupières (*blépharite*) fréquente chez les vérolés. Ils font dépendre de la même cause les *tumeurs lacrymales* que l'on rencontre chez ces derniers.

## Lésions des organes génito-urinaires.

A part les lésions externes qui constituent les accidents primitifs de la syphilis, rien n'est plus obscur que l'action exercée par cette affection sur les portions profondes des organes génito-urinaires. On a rattaché à son influence une dégénérescence particulière des reins.

Nous renvoyons pour l'étude de l'action de la syphilis sur le testicule au chapitre consacré aux maladies de cet organe (*Sarcocèle syphilitique*).

## Lésions du foie.

Le foie, dont les altérations syphilitiques ont été bien étudiées par nos contemporains, livre à l'examen de la science moderne trois ordres de lésions qui peuvent être rattachées à l'action du virus, la *périhépatite*, l'*hépatite parenchymateuse* et l'*hépatite gommeuse*.

La première, ou périhépatite, se caractérise par l'inflammation de la membrane fibreuse qui sert d'enveloppe au foie ; elle a pour conséquence un épaississement de cette membrane et les nombreuses adhérences qu'elle contracte avec les organes voisins.

La deuxième forme atteint spécialement la substance

propre du foie, qui s'altère par la pénétration d'une sorte de poussière plastique ; sous l'influence de cette infiltration spéciale, on voit l'organe d'abord augmenter de volume, et lorsque la substitution plastique s'est opérée, il diminue, se ratatine et finit par s'atrophier.

Après avoir lu le chapitre consacré aux *gommes*, tous nos lecteurs comprendront que la troisième forme d'affection syphilitique du foie est caractérisée par le développement au sein de cet organe des gommes déjà décrites.

Une des conséquences qui se déduisent le plus clairement de l'existence de ces trois ordres de lésions, c'est l'altération de la sécrétion biliaire qui constitue la fonction dévolue au foie. Ce trouble fonctionnel a pour résultats des troubles dans la digestion, des vomissements, un léger ictère, la compression des vaisseaux ; de là l'hydropisie appelée *ascite*, et quelquefois de la fièvre d'accès et le marasme.

Ces diverses affections ont une marche excessivement lente ; elles sont généralement méconnues ; mais lorsque le praticien est éclairé sur la nature intime des désordres qu'elles produisent, le traitement rationnel qu'on leur oppose peut avoir du succès.

*Lésions syphilitiques de l'appareil respiratoire.*

*Larynx.* — Cet organe est le siège de nombreuses altérations syphilitiques qui sont connues depuis longtemps, sur lesquelles la découverte du *laryngoscope* a jeté un nouveau jour. Aidé de cet instrument, on y a observé des taches rouges sur les *cordes vocales*, puis des tubercules sous-muqueux, et enfin, comme altération assez fréquente, des *gommes ulcérées*. Ces affections appartiennent, comme on le voit, à la période secondaire et à la période tertiaire ; les accidents de cette dernière période peuvent amener des résultats très fâcheux. Le plus fréquent, c'est la perte de la voix, affection connue sous le nom d'*aphonie des syphilitiques*.

*Trachée et bronches.* — Les altérations de ces parties profondes de l'appareil respiratoire sont très peu connues ; des observateurs allemands ont cependant attribué à l'influence du virus vénérien des ulcérations d'une forme particulière trouvées à l'autopsie de cadavres de sujets ayant eu des antécédents syphilitiques.

*Poumons.* — Le parenchyme pulmonaire, c'est-à-dire la substance même du poumon, peut, comme le foie, devenir le siège de tumeurs gommeuses ; l'évolution et le développement de ces gommes produisent cette affection, connue des anciens syphiliographes sous le nom de *phthisie des syphiliti- ques.* Cette affection, fréquemment confondue avec l'affection *tuberculeuse* du même organe, n'offre de caractères différentiels que par les commémoratifs et l'heureuse influence que lui imprime le traitement par l'iodure de potassium.

### *Lésions de l'appareil circulatoire.*

Si les expériences de Wallace, de Waller, de Rinecker, Lindwurm, Pellizari, etc., ont surabondamment prouvé les qualités infectieuses du sang chez les syphilitiques, les affec- tions du cœur qui peuvent être attribuées à l'action du virus sont restées dans l'obscurité malgré l'affirmation de leur exis- tence par des observateurs sérieux.

On a rencontré des *gommes dans le tissu du cœur ;* mais l'existence de cette lésion ne peut être révélée que par l'au- topsie.

### *Lésions des muscles et des tendons.*

Quoique depuis longtemps des syphiliographes eussent signalé les altérations probables des muscles par la syphilis, c'est à Ricord que revient l'honneur d'en avoir le premier donné une bonne description.

Les lésions de la syphilis se manifestent dans les muscles et les tendons sous trois formes : 1° *les douleurs ;* 2° *les contrac- tures ;* 3° *les tumeurs.*

1° *Douleurs.* — Lorsque apparaissent les premiers accidents de la syphilis, chaque éruption de syphilides est précédée d'une sorte de malaise général que nous avons déjà décrit. Un des phénomènes les plus remarquables de ce malaise, ce sont des douleurs vagues, pongitives, erratiques, suivant le trajet des muscles, et s'exagérant aux environs des articulations. Ces douleurs ont été justement appelées *douleurs rhumatoïdes*.

Plus tard, ces douleurs reviennent, mais alors elles sont fixes et s'observent dans toute l'étendue du système fibreux. Comme les précédentes, elles cèdent au traitement spécifique; elles sont plus rares que les douleurs rhumatoïdes et ne semblent être que les symptômes des formes qui vont nous occuper.

2° *Contractures.* — A la suite des douleurs que nous venons de décrire, et alors que de sérieux commémoratifs ne laissent pas de doute sur l'infection syphilitique, on voit se produire, particulièrement aux muscles des membres supérieurs et de l'œil, des *contractures* ou raccourcissements musculaires. Ces contractures sont graduelles; elles causent de grandes infirmités, telles que le *strabisme* pour les contractures des muscles de l'œil; dans les membres, elles affectent spécialement les *fléchisseurs* : ainsi au bras le *biceps*.

3° *Tumeurs.* — Les muscles sont, après le tissu cellulaire, ceux de tous nos organes qui sont le plus fréquemment le siège de *gommes*. Ces gommes suivent dans la trame musculaire leur évolution habituelle, causant la destruction partielle des tissus par des suppurations diffuses ou de vastes abcès. Si le traitement ordinaire modifie avantageusement ces affections, il faut ajouter que leur guérison, surtout lorsqu'il y a eu suppuration, amène des cicatrices qui, par leur rétraction, causent des effets analogues à ceux que produisent les contractures.

Dans les muscles et les tendons, les gommes subissent quelquefois une singulière transformation : elles s'arrêtent en voie de ramollissement, s'indurent, deviennent cartilagineuses et même osseuses; on a observé de ces transformations dans tous les muscles, et même dans la langue. Cette sorte d'infiltration calcaire coïncide avec les accidents osseux qui vont être décrits, et peut même amener une adhérence d'un muscle à un os par une sorte de cicatrisation osseuse.

### *Lésions du périoste et des os.*

Nous allons étudier les affections les plus graves de la syphilis en passant en revue les altérations nombreuses et profondes que fait subir au périoste et aux os le poison vénérien.

Bien que des manifestations du côté du système osseux puissent se montrer précocement, c'est généralement à la période tertiaire qu'appartiennent ces sortes de manifestations.

Nous étudierons ces lésions dans l'ordre suivant : 1° *douleurs ostéocopes;* 2° *périostoses;* 3° *ostéite;* 4° *carie, nécrose;* 5° *exostoses.*

*Douleurs ostéocopes.* — On appelle ainsi les douleurs profondes qui siègent dans les os; elles ont été signalées très anciennement et semblent appartenir exclusivement à la syphilis; aussi leur présence peut-elle être considérée comme un signe suffisant de syphilis tertiaire.

Ces douleurs se montrent spontanément; elles augmentent par la pression; elles siègent de préférence dans les os superficiels; leur fixité sert à les distinguer des douleurs rhumatoïdes; elles augmentent la nuit, et un des signes qui les caractérisent le mieux, c'est qu'elles acquièrent leur plus grande intensité vers minuit. C'est à tort qu'on attribue cette exaspération à la chaleur du lit. Lorsqu'elles débutent dans la journée, le malade peut facilement les supporter; mais leur intensité augmente peu à peu, et leur violence est telle qu'elles peuvent arracher des cris aux malades. Elles constituent à elles seules la maladie, ou bien elles sont les symptômes des altérations osseuses que nous allons décrire. Quoiqu'elles soient généralement des accidents tardifs, on peut, dans des véroles d'une malignité excessive, les voir apparaître précocement.

*Périostoses.* — Souvent, après l'apparition des douleurs ostéocopes, on voit, le long d'un os superficiel, survenir un gonflement : c'est ce qui constitue la *périostose.* Il est exceptionnel que cette affection du tissu qui recouvre immédiatement l'os ne coïncide pas avec des altérations de ce dernier.

En effet, l'altération osseuse débute ordinairement par un

épanchement intra-périostique de matières plastiques analogues à la substance des gommes. Cet épanchement constitue un gonflement indolent, circonscrit, quelquefois douloureux à la pression. Ce gonflement affecte l'évolution des gommes, et les diverses phases de cette évolution ont servi à établir des variétés connues sous les nom de périostose *gommeuse, phlegmoneuse, plastique*. Ces divers noms montrent, sans qu'il soit nécessaire d'entrer dans plus de détails, que c'est bien la même marche que les gommes, que suivent ces gonflements, dont le dernier terme, qui a été appelé *plastique*, par sa dureté et sa résistance, se rapproche de l'*exostose*, dont il constitue parfois la première phase.

*Ostéite*. — C'est l'inflammation du parenchyme osseux. Cette inflammation s'annonce à l'extérieur par une périostose suivie d'ulcération si l'os suppure ; cette affection a une marche très lente, qui, avec les douleurs ostéocopes, sert à les différencier des autres ostéites. Comme pour toutes les altérations que nous avons décrites, ce sont les os superficiels qui sont surtout atteints, et spécialement les os des jambes (*tibias*).

*Carie, nécrose*. — Comme pour l'ostéite, à laquelle ces deux affections succèdent, la carie et la nécrose syphilitique n'offrent aucun caractère spécial ; elles s'attaquent particulièrement aux os du crâne et de la face. C'est à la nécrose, consécutive aux ulcérations syphilitiques, qu'il faut attribuer la perforation de la voûte palatine et cet aplatissement du nez que nous avons déjà signalé.

*Exostoses*. — On appelle ainsi des tumeurs dures formées par du tissu osseux ; c'est un des accidents les plus tardifs de la syphilis. Il se présente sous deux formes : l'*exostose* dite *parenchymateuse* et l'*exostose épiphysaire*.

Ces exostoses forment des tumeurs de volume variable, d'une grande dureté, et qui siègent sur le trajet des os avec lesquels elles font corps. Ces tumeurs sont précédées de douleurs *ostéocopes ;* mais, outre ces symptômes, elles peuvent produire des phénomènes fâcheux qui dépendent absolument de leur voisinage : tels sont, alors qu'elles siègent à la table interne du crâne, les symptômes de compression nerveuse qu'on observe.

Ces tumeurs, qui cèdent assez facilement au traitement par l'iodure de potassium, laissent, en se guérissant, des espèces de cicatrices osseuses ; les exostoses s'enflamment très rarement. Le siège où il est le plus facile de les constater, c'est sur la clavicule et sur le bord externe du tibia, plus connu sous le nom de *couteau de la jambe*.

### Lésions des articulations.

L'action de la syphilis sur les articulations a été signalée par divers auteurs ; cependant elle est restée peu connue ; on lui attribue une inflammation lente et chronique de la *synoviale* ou *membrane d'enveloppe* de certaines articulations. Cette *synovite* aurait pour caractères une douleur sourde de l'articulation et un épanchement de liquide qui paraît et disparaît plusieurs fois. Cette sorte d'affection siègerait de préférence au coude et au genou.

On peut encore ranger parmi les affections syphilitiques des articulations, l'*ostéite* spécifique, qui atteint les têtes des os en rapports articulaires ; quand cette lésion se montre dans un pareil siège, bien que la marche soit lente et chronique, on voit l'articulation devenir forcément immobile, c'est-à-dire s'*ankyloser* ; et plus tard, lorsque, par continuité, l'inflammation s'empare de la membrane synoviale, la cavité articulaire qu'elle tapisse suppure : de là, la formation d'abcès, de fistules, entraînant des conséquences graves qui peuvent aller jusqu'à la perte du membre.

### LÉSIONS DU SYSTÈME NERVEUX.

On connaissait déjà les désordres produits par la syphilis sur le système nerveux ; mais peu d'auteurs s'étaient occupés de faire l'étude scientifique de ces désordres ; il faut arriver à notre époque pour trouver des travaux sur les lésions du système nerveux par la syphilis.

On peut diviser, d'une façon générale, les troubles nerveux de la syphilis en troubles *de la période secondaire* et troubles *de la période tertiaire.*

Parmi les troubles secondaires, nous avons signalé à diverses reprises les *céphalées* ou douleurs de tête, qui sont un des phénomènes les plus sensibles de la vérole. Ces douleurs, qui, par leur exaspération nocturne, causent des insomnies excessivement pénibles, ont fait penser à divers auteurs qu'une inflammation de cause syphilitique peut siéger dans le cerveau et les membranes appelées *méninges*, qui l'enveloppent.

Nous signalerons encore, parmi les troubles nerveux de la période secondaire, les *douleurs ostéocopes*, dont nous avons déjà parlé ; des *névralgies* qui ont reçu le nom de *névralgies syphilitiques* et que rien autre que les commémoratifs ne peut distinguer des névralgies ordinaires ; elles peuvent siéger sur toutes les ramifications du système nerveux

Nous devons encore signaler, comme un fait curieux de la période secondaire, l'*insomnie* sans cause appréciable. Il ne s'agit pas ici, bien entendu, de l'insomnie causée par l'un des accidents que nous venons de décrire (douleurs ostéocopes, céphalée) ; il s'agit d'une insomnie qu'on ne peut rapporter à rien. Le malade n'accuse aucune souffrance, il se plaint seulement de ne pouvoir dormir, tandis qu'il dormait très bien auparavant. Le fait est curieux à signaler.

Chez les femmes surtout, pendant la période secondaire, il n'est pas rare de voir se développer ou s'accentuer les attributs du *nervosisme* inhérent à la constitution féminine ; ce sont les femmes surtout qui sont passibles des accidents nerveux de la syphilis secondaire ; nous ne voulons pas dire pour cela que les hommes en soient exempts, mais ils en sont moins fréquemment atteints que ces dernières. C'est ainsi qu'on observe souvent chez elles, durant cette période, des *attaques de nerfs*, de la *mobilité plus grande de la volonté,* des *spasmes,* des *phénomènes d'anesthésie* (diminution de la sensibilité), d'*hyperesthésie* (augmentation de la sensibilité), bref l'*exaspération du tempérament nerveux féminin* sous toutes ses formes.

Mais le grand danger de la syphilis du système nerveux est constitué par les accidents de la période tertiaire ; ces accidents portent presque exclusivement sur le *système nerveux central* (cerveau et moelle). d'où deux divisions que nous étùdierons successivement : la *syphilis du cerveau* (syphilis cérébrale), et la *syphilis du rachis* (syphilis rachidienne).

### A. *Syphilis du cerveau.*

La syphilis du cerveau se montre sous deux formes principales : 1° Les *tumeurs cérébrales* ; 2° la *fausse paralysie générale* (pseudo-paralysie générale syphilitique).

Les *tumeurs cérébrales* sont constituées tantôt par des gommes du tissu cellulaire qui entrent dans la constitution des enveloppes du cerveau, tantôt par des gommes développées dans l'épaisseur même de la substance cérébrale ; parfois elles sont constituées par la saillie intra-crânienne d'exostoses de la face interne de la boîte osseuse du crâne.

Quoi qu'il en soit, ces tumeurs donnent lieu, suivant leur siège, à différents symptômes, consistant en *maux de tête* souvent extrêmement violents, *tintements d'oreilles, troubles de la vue, fourmillements, vertiges*, parfois *délire*. On observe encore des *vomissements* et des *convulsions* d'apparence épileptique ; à ces phénomenes, qui tantôt peuvent exister au complet, et tantôt n'apparaissent qu'au nombre de deux ou trois, viennent tôt au tard se joindre des phénomènes de *paralysie* souvent limitée à la moitié du corps (*hémiplégie syphilitique*).

Avant de terminer ce qui a trait aux tumeurs cérébrales, disons que les symptômes que nous venons de passer en revue sont variables suivant le siège de la lésion cérébrale. Il y a, en effet, dans le cerveau, des parties tolérantes et des parties intolérantes : les premières sont constituées par les hémisphères et les parties blanches des commissures ; les secondes, par la partie céphalique de l'appareil spinal (mésocéphale) et l'appareil de conjonction (couches optiques, corps striés). De plus, nous devons faire remarquer qu'au début de l'affection, les symptômes que nous venons de passer en revue sont intermittents le plus souvent ; ce n'est que plus tard que ces accidents deviennent continus.

L'autre forme de la syphilis cérébrale simule, comme nous l'avons dit, la *paralysie générale ordinaire* ou *folie paralytique ;* la cause seule de l'affection diffère.

Les symptômes de cette forme sont les suivants :

D'habitude ce sont des *troubles de la raison* qui ouvrent la scène : le malade est atteint dans ses facultés morales et affectives ; il y a des *troubles de la mémoire* et de l'*attention* ; enfin souvent il y a du *délire* qui se traduit par deux formes variées : le *délire ambitieux* ou le *délire hypochondriaque.*

Bientôt apparaissent des *troubles des mouvements* des membres supérieurs ou inférieurs, aboutissant à une *abolition complète de la mobilité.*

Les phénomènes que nous venons de décrire s'accentuent jusqu'à la mort du malade, qui arrive dans le marasme le plus complet et après la déchéance graduelle de toutes les facultés.

Cette forme est due à la *sclérose* (durcissement) diffuse des enveloppes du cerveau et du cerveau lui-même.

### B. *Syphilis rachidienne.*

La syphilis rachidienne est due tantôt à une sclérose de la moelle, tantôt à une exostose des vertèbres, proéminant dans le conduit et comprimant la moelle.

1° La première forme revêt l'apparence de la maladie de moelle vulgaire, connue sous le nom d'*ataxie locomotrice.* Elle est caractérisée par une sclérose des cordons postérieurs de la moelle. Les symptômes de cette affection sont les suivants :

La maladie commence, le plus souvent, par des *douleurs,* douleurs en *ceinture,* et douleurs en *éclair* dans les membres. Au bout d'un temps variable, apparaissent des *troubles dans les mouvements* des membres inférieurs : *fatigue précoce* d'abord et *dérangement des mouvements.* Il n'y a pas paralysie à proprement parler ; mais le malade n'est plus maître de ses mouvements, il *jette ses jambes,* selon l'expression consacrée, et cela malgré lui. A cet état primordial succède une période terminale de paralysie réelle.

C'est là qu'aboutit fatalement la sclérose syphilitique de la moelle non traitée. Concurremment avec ces troubles du mouvement se montrent d'autres symptômes, qui peuvent servir de mode de début à la maladie ; ce sont des troubles du côté des yeux, *troubles visuels, désordres de motilité des globes ocu-*

*laires;* des *altérations des fonctions génitales; diminution,* et même *cessation des érections;* parfois, au contraire, cela plus rarement, et au début surtout, *excitation génésique* plus ou moins forte.

Enfin *troubles du côté du tube digestif, vomissements, crises de douleurs gastriques,* parfois *diarrhée.*

2° La seconde forme de la syphilis rachidienne est constituée par les phénomènes de compression de la moelle, à la suite soit d'*exostoses intra-rachidiennes,* comme nous l'avons vu plus haut, soit d'*infiltration par des néoplasmes syphilitiques des enveloppes de la moelle* (méninges rachidiennes). Ce sont des phénomènes de compression lente; ils consistent en symptômes variables dont la marche est rarement uniforme, contrairement à ce qui arrive pour le cerveau, où nous avons vu certaines parties tolérantes, et d'autres non tolérantes; la moelle réagit toujours, quel que soit le point comprimé.

Ce sont d'abord des *troubles de la sensibilité, douleurs le long du rachis* d'abord sourdes, devenant ensuite lancinantes, *fourmillements, picotements* dans les membres inférieurs; plus tard, quand la moelle est désorganisée par la compression, les douleurs diminuent.

En même temps, le plus souvent on observe des *troubles du mouvement, crampes, secousses dans les membres inférieurs,* puis *convulsions,* tantôt limités, tantôt diffuses.

On observe souvent de la *contracture;* mais c'est un phénomène qui ne se produit qu'au bout d'un certain temps de compression.

Enfin, au bout d'un certain temps, on observe également des *troubles de nutrition* de l'économie, et il n'est pas rare, dans ce cas, de voir survenir de l'*hémiplégie spinale syphilitique* (paralysie d'un côté du corps.)

Par la revue successive que nous venons de passer des affections du système nerveux déterminées par la syphilis tertiaire, nous prouvons ce que nous disions : c'est qu'il faut se défier des accidents tertiaires de la vérole. Ce n'est pas, en effet, la syphilis secondaire qui est grave et qui peut entraîner la mort du malade, à de rares exceptions près; mais ce sont les accidents que nous venons de décrire qui surtout sont dangereux, et qui menacent tous les syphilitiques sans exception, s'étant insuffisamment soignés au début, alors qu'ils n'avaient que peu de chose, souvent seulement quelques accidents légers de syphilis secondaire. Ces accidents sont d'autant plus graves que, comme on l'a dit, ils revêtent une mine honnête. Comment, en effet, à moins d'avoir l'idée éveillée sur la syphilis, soupçonner l'origine syphilitique d'accidents nerveux analogues à tant d'autres non spécifiques et survenant longtemps après l'accident primitif, connu ou non connu, avoué ou non avoué, et chez des malades ne paraissant devoir avoir, la plupart du temps, à cause de leur position sociale, de leur âge, etc., aucune connexion avec la vérole?

Et pourtant il importe de reconnaître le caractère syphilitique de ces lésions, et cela le plus tôt possible : car de la promptitude du diagnostic dépend souvent la vie du malade.

Pour ne relater qu'un cas entre mille nous citerons seulement l'observation d'une malade à laquelle nous avons donné nos soins tout récemment.

Nous sommes appelé auprès de M$^{me}$ X..., trente-sept ans, mère de deux filles de treize et dix-sept ans ; la malade a des vomissements incessants et une douleur de tête horrible ; de plus, dès qu'elle lève la tête, elle a des vertiges qui la forcent à la baisser immédiatement. Depuis un mois elle est alitée et forcée de garder la position horizontale, non seulement du corps, mais encore de la tête. Elle ne peut rien manger ; elle est amaigrie, décharnée, et a plutôt l'apparence d'un squelette que d'une créature humaine. Nous soupçonnons immédiatement l'origine syphilitique de la tumeur cérébrale qui cause ces symptômes ; nous interrogeons à mots couverts ; on nous fait des aveux, concernant une syphilis datant de treize ans et qui n'avait donné lieu qu'à quelques accidents minimes au début. Nous instituons immédiatement le traitement anti-syphilitique, difficile à mettre en œuvre à cause de l'épuisement de la malade ; néanmoins, au moyen de frictions hydrargyriques et de lavements à l'iodure de potassium, nous remontons la malade en très peu de temps. Au bout de huit jours, la douleur de tête a presque disparu, ainsi que les vomissements ; quinze jours après, les vertiges n'existent presque plus ; la malade s'alimente bien : enfin, trois semaines après le début du traitement, elle venait nous remercier dans notre cabinet des soins que nous lui avions donnés.

Nous devons dire, pour terminer, que lorsque nous la vîmes elle était entre les mains de deux médecins qui la soignaient pour une névralgie, et qui, quoique instruits par la malade de ses antécédents, s'obstinaient à nier toute espèce de rapport des accidents qu'ils avaient sous les yeux avec la syphilis. Il est vrai qu'ils lui appliquaient, pour la soigner, les procédés de la médecine dosimétrique !

On ne peut nier que la syphilis ne trouble l'intelligence et n'entraîne avec elle l'hypocondrie et la lypémanie, genres de folies tristes si fréquemment engendrées par les 'maladies chroniques. Quelques auteurs ont noté une influence dépressive de la syphilis sur la mémoire, ce qui n'a rien d'étonnant quand toute l'organisation est ébranlée par ce terrible poison.

La folie syphilitique peut encore se produire par l'altération des centres nerveux.

L'hypocondrie, engendrée par la syphilis, revêt souvent des formes qui lui ont mérité les noms de *syphilomanie*, forme dans laquelle un malade tourmenté par la syphilis, attribue à cette affection tous les désordres qui peuvent se produire dans son organisme, et de *syphilophobie*, forme dans laquelle les malades poursuivis par la crainte de cette maladie se réduisent aux genres de vie les plus bizarres, ou se soumettent, pour prévenir les récidives de cette affection, aux traitetements préventifs les plus originaux.

## Chapitre XI

## CACHEXIE SYPHILITIQUE — SYPHILIS MALIGNE

On appelle *cachexie* l'altération profonde de l'économie amenée par l'empoisonnement syphilitique ; cette cachexie, rare dans nos climats, est fréquente sous les latitudes plus chaudes.

La cachexie ne se produit que chez des malades dont la

constitution était mauvaise, délabrée, avant l'infection, ou bien chez ceux dont l'empoisonnement spécifique aura profondément atteint les viscères, et par là, comme il est facile de le déduire, lésé la nutrition générale.

La cachexie est plutôt une complication qu'un effet de la syphilis.

Un homme a l'aspect cachectique, lorsqu'il est amaigri, que ses digestions deviennent mauvaises, que ses pieds, ses mains, se gonflent à la moindre fatigue, alors que le plus petit choc ou la plus faible pression font apparaître sur sa peau des suffusions sanguines appelées *ecchymoses*. Il présente alors tous les symptômes de la *chlorose syphilitique*. Pendant qu'apparaissent ces phéhomènes, le moral s'altère ; le malade, devenu triste, a un caractère inégal, de la propension au suicide ; enfin, si un prompt remède n'est pas apporté à cet état, il tombe dans le *marasme*.

On a signalé, depuis quelques années, des syphilis qui ont reçu le nom de *malignes*, par la rapidité avec laquelle l'infection parcourt ses périodes, et à cause de l'intensité des symptômes. Dans ces syphilis, les accidents profonds, ordinairement tardifs, qui constituent la période tertiaire, apparaissent, eux habituellement si lents à se produire, dans un délai de deux à six mois, et s'accompagnent presque toujours de l'aspect cachectique que nous venons de décrire.

On opposera à cet état, outre le traitement spécifique, des toniques généraux reconstituants, l'hydrothérapie et tous les agents recommandés par une bonne hygiène générale.

# Chapitre XII.

## TRAITEMENT DE LA SYPHILIS

### *Traitement des accidents secondaires.*

La guérison des accidents secondaires de la vérole s'obtient surtout par un *traitement interne*, auquel on joint quelquefois un *traitement local*, dans le but de faire disparaître plus vite des signes trop compromettants de syphilis.

## Traitement local.

Le *traitement local* varie selon la nature des accidents secondaires. Quand ce sont des pustules humides, croûteuses, fournissant une suppuration fétide, et dont le siège ordinaire est
au pourtour de l'anus, des parties génitales externes, aux
commissures des lèvres, on les fait disparaître promptement,
en les touchant très superficiellement avec la pierre infernale,
ou avec le nitrate acide liquide de mercure sur de la charpie,
après les avoir débarrassées de l'humeur sanieuse qui les
recouvre. Ces accidents, qui effrayent souvent les malades,
se dissipent comme par enchantement en quelques jours,
après une ou deux cautérisations très légères.

Les plaies ou ulcères qui peuvent exister ne doivent point
être lavés avec de l'eau de racine de guimauve ou de tête de
pavot, ni avec de l'eau de son, émollients auxquels recourent
tout naturellement les malades. Les lotions devront être faites
avec du chlorure d'oxyde de calcium liquide (*solution aqueuse
saturée d'hypochlorite de chaux, liqueur de Labarraque*), pure ou
étendue d'eau; du vin aromatique mêlé d'eau, ou de l'eau
tenant en suspension quelques grains de calomel à la vapeur.
Quand il y a des excoriations ou des ulcères bourgeonnants,
nous nous trouvons très bien, outre les lotions que nous
venons d'indiquer, de faire graisser trois fois par jour la
partie malade avec une petite portion de la pommade suivante :

| | | |
|---|---|---|
| Prenez : Pommade aux concombres. | 30 grammes. | |
| Précipité blanc........... | 5 | — |
| Laudanum de Sydenhām... | 5 | — |

Mêlez selon l'art, très exactement.

Cette pommade, outre ses qualités fondantes et résolutives,
calme les démangeaisons qui accompagnent si fréquemment
ces éruptions.

Dans certains cas d'éruptions syphilitiques rebelles à la
médication interne, nous nous trouvons très bien des bains
suivants :

| Sublimé corrosif .......... | 15 grammes. |
| Chlorhydrate d'ammoniaque . | 15 — |
| Alcool ................... | 200 — |

pour ajouter à l'eau d'un bain.

On prendra ce bain dans une baignoire émaillée : la durée en sera d'une heure environ ; on pourra le renouveler tous les trois ou quatre jours. En général, quatre à cinq bains pris ainsi consécutivement, améliorent considérablement des syphilides qui étaient jusque là demeurées rebelles à l'influence du traitement interne.

Il est encore bon, dans ces cas, après les lavages avec la liqueur de Labarraque, d'appliquer sur ces éruptions une poudre, telle que la poudre d'oxyde de zinc, de talc de Venise, etc.

S'il existe des ulcérations à l'arrière-gorge ou au nez, on les touchera avec un crayon de pierre infernale, ou mieux encore avec un pinceau de charpie imbibé de nitrate acide liquide de mercure. Le malade devra, selon le siège de l'ulcère, se gargariser ou faire des aspirations nasales avec de l'eau d'orge mêlée par quart, tiers ou moitié, avec du chlorure d'oxyde de calcium liquide.

Ce traitement local, quelques bains simples et sulfureux font le plus souvent disparaître de suite les accidents dont nous parlons ; mais le malade devra bien se garder de se croire guéri. Il n'est, comme on dit vulgairement, que *blanchi*. Le sang reste empoisonné par le virus syphilitique, et pour détruire ce principe morbide il faut que le malade soit soumis à un traitement dépuratif interne, spécial, pendant assez longtemps, s'il veut que son avenir soit sauvegardé.

### *Traitement général, ou dépuratif interne.*

Le traitement intérieur ou général employé seul suffit pour faire disparaître tous les symptômes externes, si compliqués qu'ils soient, par la raison que ces éruptions étant entretenues par la viciation du sang, il est naturel que l'effet cesse avec la cause qui l'entretenait.

Les anciens avaient recours, pour guérir la vérole constitutionnelle, à une foule de médicaments dont l'énumération serait trop longue et tout à fait déplacée ici. Nous nous contenterons d'indiquer les principales substances qu'on a successivement employées; ce sont : le mercure, le soufre, l'iode, l'antimoine, l'arsenic, l'or, l'argent, les bois sudorifiques.

Une question de haute importance se présente, qui a déjà été fort agitée parmi les médecins et qui préoccupe beaucoup les malades. Nous allons l'aborder franchement, et la résoudre d'une manière catégorique.

*Doit-on avoir recours au mercure pour guérir la vérole?*
*Oui.*

Toutes les fois qu'une personne a gagné un *chancre syphilitique*, que le malade, au bout de six semaines à deux mois, présente *un ou plusieurs* des symptômes énumérés plus haut, c'est un signe d'infection constitutionnelle du sang, *qui ne pourra guérir que par un traitement mercuriel.* Tous les médecins qui prétendent guérir la vérole sans mercure sont des *ignorants* ou *trompent* sciemment les malades et le public. Nous savons bien qu'on a prétendu avoir guéri la vérole par des dépuratifs dans lesquels il n'entrait pas de mercure; mais avait-on réellement affaire à des accidents syphilitiques? Nous le nions positivement. Le malade n'avait eu primitivement que des chancres simples qui n'empoisonnent pas le sang, qui ne donnent pas la vérole. Toutes les fois qu'on se trouvera en présence des accidents secondaires dont nous venons de parler, nous mettons au défi qui que ce soit de désinfecter l'économie du virus syphilitique sans avoir recours au mercure. On pourra, comme nous l'avons dit en parlant du traitement local, blanchir le mal; mais le malade restera exposé aux accidents tertiaires dont nous avons parlé plus haut.

On a certainement fait abus du mercure : on l'a administré et on l'administre tous les jours pour des maladies qui ne sont nullement syphilitiques ; mais, ainsi que nous l'avons dit en commençant l'étude des maladies vénériennes, il faut d'abord bien poser son diagnostic, parce que, autant le mer cure est *héroïque et indispensable* quand on l'administre contre la vérole, autant il est inutile et même nuisible quand on s'en sert pour guérir les chancres simples.

Nous ne voulons pas rappeler toutes les luttes qui ont eu lieu, presque jusqu'à nos jours, contre l'administration du mercure dans le traitement de la syphilis. On lui a attribué, à tort, toutes sortes de méfaits, tels que la chute des cheveux, la carie des maxillaires et des os, etc., et souvent encore, quand on propose à un malade syphilitique un traitement mercuriel, est-il d'abord effrayé, et il faut discuter avec lui avant de pouvoir lui faire admettre ce traitement.

Les malades qui prennent du mercure, étant syphilitiques, ont, il est vrai, parfois les accidents dont nous parlons plus haut (chute des cheveux, carie des os, etc.); mais ils ont ces accidents par suite de leur affection et non par suite du traitement mercuriel auquel ils sont soumis.

Dans ces cas, c'est même le traitement mercuriel seul ou uni à l'iodure de potassium qui fera disparaître les acccidents précités.

Si un individu, aussi bien syphilitique que non syphilitique, est soumis à l'usage du mercure, d'une manière immodérée, on remarquera chez lui des accidents qui seront autres que ceux dont le vulgaire accuse à tort le mercure ; ainsi on pourra voir survenir :

1º La *stomatite mercurielle*, dont nous parlons plus loin ;

2º Des effets généraux sur l'économie (*anémie mercurielle*) ;

3º Des effets locaux sur le tube digestif (*gastralgie, diarrhée*).

Mais ces accidents dus à l'usage du mercure ne se produisent qu'à la suite des traitements mercuriels *mal administrés, à trop hautes doses, ou trop prolongés.*

En dehors de ces modes vicieux d'administration du mercure, qu'il est, on l'avouera, facile d'éviter, il est rare que ce médicament produise des inconvénients; nous le donnons journellement, et l'avons donné dans le cours de notre pratique à des milliers de malades, *et nous n'en avons retiré que des avantages considérables au point de vue de la santé de nos clients pour le présent et pour l'avenir.*

Mais pour cela, comme nous le verrons plus loin, le traitement mercuriel, le seul spécifique et indispensable dans la cure de la vérole, de l'aveu de tous les médecins sérieux de nos jours, a besoin d'être sagement institué et intelligemment surveillé.

*Ce traitement est le seul qui doit être mis en œuvre contre les accidents secondaires de la syphilis* (concurremment, bien entendu, avec la médication tonique et réparatrice); c'est lui qui doit être joint, dans beaucoup de cas, à l'iodure de potassium, pour le traitement des accidents tertiaires; *seul il a qualité pour combattre efficacement la vérole; seul il peut assurer rapidement la guérison des accidents présents* et surtout, ce qui est capital, *sauvegarder l'avenir du malade et faire éviter, lorsqu'il a été consciencieusement suivi, les accidents graves et souvent mortels de la syphilis tertiaire.*

La nécessité absolue et indispensable du mercure étant reconnue pour le traitement de la syphilis, à quel moment doit-on commencer son administration? Faut-il le donner dès la constatation du chancre, ou doit-on attendre l'apparition des accidents secondaires?

Notre opinon à ce sujet est la suivante :

Si le chancre qu'on a constaté est reconnu bien et dûment syphilitique, *on doit administrer immédiatement le traitement spécifique,* afin de modérer autant que possible la poussée des accidents secondaires.

Si la nature du chancre n'a pu être absolument reconnue (ce qui, entre parenthèses, se présente de temps à autre dans la pratique), si, en un mot, le diagnostic est douteux, *on ne doit pas administrer au malade de traitement interne;* on doit se borner à l'application sur le chancre des moyens propres à faciliter sa cicatrisation, et attendre, pour prescrire la médication hydrargyrique, qu'il survienne des accidents.

En effet, le chancre dont on a constaté la présence est, ou. non, syphilitique. S'il l'est, il ne tardera pas à se produire un ou plusieurs des accidents que nous avons décrits précédemment comme appartenant à la période secondaire de la syphilis, et alors on commencera l'administration du traitement général antisyphilitique; dans ce cas, ce ne serait pas quelques semaines d'attente qui pourraient être très préjudiciables à la curation de la maladie (le fait se produit tous les jours chez les malades qui ne se sont pas aperçus de la présence du chancre ou qui ont méconnu sa nature, et qui ne viennent trouver le médecin que lors de l'apparition des accidents secondaires).

Si, au contraire, le chancre est simple, il ne se produira pas d'accidents généraux à sa suite, même en l'absence de traitement général. Et, dans ce cas, si l'on a pensé que le chancre pouvait être syphilitique, et qu'on ait administré le mercure, qui prouvera, en l'absence de manifestations, que ce chancre n'était pas un chancre à vérole, et que ce n'est pas par le fait de l'administration du mercure qu'il n'y a pas eu de poussée d'accidents secondaires ?

Comment saura-t-on, alors, si le malade a eu ou n'a pas eu la vérole ?

Et, comme dans le cas de syphilis constitutionnelle, le traitement mercuriel doit être continué pendant assez longtemps pour sauvegarder l'avenir du malade des dangers de la période tertiaire, nous aurions alors un individu non syphilitique, auquel on administrerait pendant longtemps du mercure sans nécessité, et qu'on persisterait à croire atteint de la vérole, alors qu'en réalité il ne l'est pas.

Donc, en cas de diagnostic douteux, quand il s'agit d'un chancre, *attendre, pour prescrire la médication mercurielle, l'apparition des accidents secondaires.*

*Sous quelle forme* le mercure doit-il être administré ?

Le *proto-iodure de mercure* est la forme qui convient généralement le mieux et qui est le plus facilement supportée. Quelques praticiens, habitués à la *liqueur de Van Swieten* (solution de sublimé corrosif, ou deuto-chlorure de mercure), lui accordent la préférence. Les Anglais ont souvent recours aux pilules bleues (*blue pills*), préparation dans laquelle entre l'onguent napolitain (mercure extrêmement divisé par un corps gras).

Certains malades ont les intestins tellement irritables, que la préparation mercurielle la plus inoffensive provoque un véritable empoisonnement, vomissements, diarrhée, coliques. Il est inutile d'insister dans des cas semblables : on doit alors avoir recours aux *frictions* avec l'onguent mercuriel double, dans le pli de l'aine, sur le plat des cuisses, aux jarrets, aux aisselles. La dose est de 1 à 2 grammes par friction, qu'on répète chaque soir, jusqu'à ce qu'il y ait contre-indication, tant que les accidents n'ont pas disparu.

On peut encore, dans ces cas, faire usage des injections hypodermiques de peptonate mercurique ammoniacal; mais ces injections déterminent quelquefois de petits abcès sous-cutanés, et sont de plus, la plupart du temps, assez douloureuses.

S'il se manifeste de l'irritation des gencives pendant le cours du traitement mercuriel, on doit faire cesser momentanément tout d'abord ce traitement.

On a trouvé dans le *chlorate de potasse* un agent propre à guérir promptement la *salivation mercurielle* au cas où, à la suite d'un traitement mal administré, comme cela se voit encore de temps à autre, cet accident se serait produit, et même à prévenir les effets du mercure sur les gencives et la langue. Ce médicament s'administre à la dose de 4 grammes par jour dans un julep gommeux de 200 grammes; cette potion se prend en deux fois. On l'emploie aussi en pastilles qu'on fait dissoudre lentement dans la bouche en avalant la salive.

Du reste, la stomatite est un accident fort rare aujourd'hui, avec les méthodes d'administration des composés mercuriels; les malades qui sont soumis au traitement doivent toujours, pour seconder le médecin, au point de vue de la prophylaxie de la stomatite, avoir les gencives et les dents en grand état de propreté et les entretenir ainsi, car, si la stomatite apparait encore de nos jours quelquefois, mais rarement, c'est presque toujours chez des individus qui prennent peu soin de leur bouche.

Voici comment nous formulons le traitement antisyphilitique dans les cas ordinaires. Il est bien entendu que, suivant les indications ou contre-indications, la susceptibilité des malades ou l'irritation intestinale, nous modifions les doses et l'administration :

## *Liqueur de Van-Swieten.*

Prenez : Sublimé corrosif ou bi-chlorure de mercure. .  0,40 cent.
Eau distillée ...........................  560 grammes,
Alcool rectifié..........................  40  —

Faites dissoudre selon l'art.

A prendre demi-cuillerée, une cuillerée ou deux cuillerées dans une tasse de lait, tous les matins.

ou bien :

## *Pilules.*

Prenez : Proto-iodure de mercure ........  0,50 centigr.
Extrait de gaïac................  2,50  —
Extrait gommeux d'opium.......  0,10  —

Mêlez et faites 50 pilules qui contiendront chacune 1 centigramme de sel mercuriel.

A prendre une ou deux, matin et soir.

Concurremment avec ce traitement, le malade prendra, matin et soir, une pastille contenant 0,20 centigrammes de chlorate de potasse : on la laisse fondre lentement dans la bouche.

Ce traitement doit être continué d'abord pendant six semaines à deux mois. Tous les huit jours, on a soin de faire prendre au malade une purgation avec une bouteille d'eau de Sedlitz, d'Hunyadi-Janos, ou de limonade purgative au citrate de magnésie, et enfin un bain sulfureux deux fois par semaine.

Au bout de huit jours de médication, on commence le plus souvent à voir un mieux très sensible : la teinte rouge cuivrée des taches disparaît ; les plaies, les ulcères, se détergent ; les végétations s'affaiblissent ; les fissures se cicatrisent ; la teinte gris plombé du visage, caractéristique de la constitution syphilitique, disparaît pour faire place à la coloration naturelle. Les cheveux ne tombent plus et commencent à repousser ; enfin le moral du malade subit aussi une transformation en rapport avec l'amélioration générale et la purification du sang.

Le régime des malades atteints de la syphilis doit être aussi substantiel que possible.

Nous ne saurions trop insister sur ce point, car, dans beaucoup de cas, chez les femmes surtout, la vérole est une maladie qui tend à déprimer les forces du sujet qui en est atteint.

Le malade fera donc usage, autant que possible, de viandes roties, de vins généreux. Le café sera d'un utile usage dans beaucoup de cas; à moins de contre-indications tirées d'autre part, il n'est jamais nuisible. Les alcooliques pris en petite quantité sont souvent un adjuvant utile du traitement. Mais, en ce qui concerne ce dernier point, nous devons signaler les dangers qu'il y aurait à faire abus de ces boissons, car dans ce cas la syphilis pourrait prendre une forme d'une gravité particulière, forme à laquelle on a donné avec juste raison le nom de *syphilis des alcooliques*.

Il en est, en effet, de la syphilis comme de toutes les autres affections (traumatismes, maladies graves), chez les individus qui font un abus habituel des liqueurs spiritueuses; chez ces malades toutes les affections en général, et la syphilis surtout, maladie dans laquelle le sang est vicié, offrent une gravité beaucoup plus grande que chez les individus habitués à un régime sobre.

Un traitement médical tonique sera souvent adjoint avec profit par le malade au genre d'alimentation que nous recommandons; on emploiera utilement le fer, le quinquina, l'hydrothérapie, l'air pur, l'exercice, en un mot les agents de la médication hygiénique et reconstituante.

Doit-on faire intervenir l'iodure de potassium dans le traitement, pendant la période secondaire de la syphilis?

A cela nulle hésitation; l'adjonction de l'iodure de potassium au mercure est utile pendant la période secondaire, et cela moins pour remédier aux accidents secondaires que pour prévenir les accidents tertiaires.

Il est toutefois inutile de le donner immédiatement, mais on doit l'administrer au bout d'un certain temps qui varie de quelques mois à un an, selon les indications.

Il est toutefois certains cas où l'iodure de potassium est indiqué tout à fait au début de la période secondaire; c'est dans l'une des trois circonstances suivantes:

1º Ou bien quand le malade éprouve de violents maux de tête;

2º Ou bien quand il a des douleurs ostéocopes intenses;

3º Ou bien, enfin, quand la syphilis revêt, à une période peu avancée de son évolution, les caractères que nous avons décrits comme appartenant à la syphilis maligne.

Le traitement peut se formuler ainsi dans ces cas:

### Sirop dépuratif.

Prenez : Bi-iodure de mercure .........     0,10 centigr.
    Iodure de potassium...........     15   grammes.
    Sirop de salsepareille composé..  250    —

A prendre deux cuillerées à bouche de ce sirop par jour, dans deux tasses de décoction de racine de salsepareille.

Nous avons dit que le traitement mercuriel devait être continué au début, sans interruption, pendant six semaines environ.

Mais un traitement de un mois et demi à deux mois, méthodiquement suivi, suffit-il pour préserver le malade de tout accident ultérieur?

A cela nous devons répondre : non. Certes, ce traitement sera la plupart du temps suffisant pour pallier et même faire disparaître des accidents secondaires, qui, nous devons le dire, ont une tendance naturelle à disparaître, après un temps beaucoup plus long, il est vrai, quand la maladie n'a pas été traitée que quand elle l'a été; mais, si l'on en reste là, le malade est encore susceptible d'éprouver de nouvelles poussées d'accidents secondaires; et de plus (c'est le point important du traitement de la syphilis), si le traitement mercuriel, joint à celui par l'iodure de potassium, n'a pas été suivi pendant un certain temps, le malade est exposé à tous les accidents graves de la période tertiaire. Ces accidents se montrent rarement chez les malades ayant suivi au début de leur affection un traitement méthodique; ils sont presque toujours bénins chez ces malades quand ils se montrent, et susceptibles d'une thérapeutique rapidement efficace, ce qui n'arrive pas toujours pour les accidents tertiaires, quand il n'y a pas eu de traitement sérieux au début.

Donc, il ne faut pas s'en tenir à un traitement de deux mois, et cela même en l'absence d'accidents actuels; c'est ce qu'il est souvent difficile de faire comprendre aux malades.

Après un traitement de deux mois environ, cesser pendant un mois où un mois et demi, puis reprendre un mois à six semaines, et faire ainsi plusieurs alternatives de traitement et de repos.

Disons enfin, pour terminer, que c'est au renouvellement des saisons, et au printemps surtout, qu'on doit insister sur la reprise de la médication.

Après le traitement anti-vénérien le plus méthodiquement suivi, bien que les accidents secondaires aient tous complètement disparu, le malade ne peut pas être absolument sûr qu'il ne ressentira plus jamais aucune atteinte de cette affection.

Il faut oser dire la vérité tout entière au malade, car, en définitive, il est de son intérêt bien entendu de la connaître. Le plus grand nombre des malades est parfaitement guéri et n'a plus aucune récidive à redouter pour l'avenir après un traitement bien méthodiquement suivi. Mais il n'en est pas de même pour certains malades, et le médecin consciencieux devra les prévenir qu'une rechute possible pèse longtemps, presque toujours, sur la tête de certains individus ayant été atteints de symptômes constitutionnels, et cela quelque actif et prolongé qu'ait été le traitement. Or si, pendant ces intervalles qui sont en apparence la *santé*, mais qui ne peuvent plus être la *sécurité*, un individu de cette catégorie veut savoir à quel point il peut se croire guéri, la médication sulfureuse est le meilleur critérium auquel il puisse se soumettre. L'effet de cette médication est de provoquer une excitation générale et profonde, de mettre en mouvement toutes les humeurs de l'économie, de remuer toutes les fibres, et de déterminer un travail interstitiel et dépuratif qui aboutit au dehors par une sorte d'ébullition, ou *poussée syphilitique*.

Du reste, en dehors de la recherche de la poussée syphilitique, la médication sulfureuse sera mise en œuvre avec beaucoup de profit dans le traitement de la syphilis. Au début nous recommandons les bains sulfureux; au bout d'un certain temps, nous conseillons, pour parfaire le traitement, lorsque cela est possible aux malades, une saison à l'une des stations thermales suivantes: Cauterets, Luchon, Aix-en-Savoie, Aix-la-Chapelle, Schinznach, Enghien, Amélie-les-Bains.

Les syphilitiques retirent presque toujours les plus grands avantages d'un séjour de trois semaines à un mois à l'une des stations que nous venons d'indiquer.

Enfin, il est certains malades chez lesquels un principe herpétique ou dartreux, joint à un certain degré de lymphatisme, nous fait conseiller avec profit les eaux arsenicales. Celles de la Bourboule surtout, prises soit en dehors de la station, soit surtout à la station de la Bourboule même, rendent dans ces cas les plus grands services. Ces eaux permettent, en effet, d'introduire dans l'économie une certaine dose d'arsenic qui agit comme un reconstituant énergique. L'effet en est surtout excellent quand on peut les prendre en faisant la cure à la source même, où se joignent, comme adjuvants à la prise des eaux, le grand air et les excursions qui agrémentent le séjour des villes d'eaux.

### Traitement des accidents tertiaires.

De même que nous avons formellement recommandé le mercure pour détruire l'empoisonnement syphilitique secondaire, de même l'iodure de potassium est aussi efficace contre les accidents tertiaires que l'est le mercure contre les syphilides secondaires.

Les *symptômes locaux* disparaîtraient sous l'influence du traitement général seul; mais nous leur opposons, en plus, les mêmes moyens que nous avons indiqués dans le *traitement local des affections secondaires*.

S'il existe des ulcères à la gorge ou des plaies de mauvaise nature à la surface du corps, il faut les cautériser avec un pinceau de charpie imprégné de nitrate acide liquide mercure. On pansera les plaies avec des plumasseaux de charpie imbibés de chlorure d'oxyde de calcium liquide, de vin aromatique, d'acide phénique dilué. Quelquefois on a recours à des pommades fondantes pour faire dissoudre plus vite les engorgements des os, des testicules, les tumeurs gommeuses des membres ou les bubons chroniques. Voici quelques formules de ces *pommades fondantes* :

    Prenez : Pommade aux concombres..... 30 grammes.
             Iodure de potassium............ 5    —
Mêlez selon l'art.

## Autre :

    Prenez : Iodure de plomb ............... 5 grammes.
             Extrait de belladone............. 5    —
             Axonge purifiée................. 30   —
Mêlez selon l'art.

## Autre :

    Prenez : Cérat de Galien............... 15 grammes.
             Onguent napolitain double..... 15    —
             Extrait d'opium............... 2    —
Mêlez selon l'art.

## Autre :

    Prenez : Pommade de concombre........ 20 grammes.
             Proto-iodure de mercure......... 1    —
             Laudanum de Sydenham....... 2    —
Mêlez selon l'art.

On emploie gros comme demi-noix de ces pommades, en frictions, matin et soir, sur la partie engorgée. Les frictions durent quatre à cinq minutes chaque fois.

Nous nous servons fréquemment, dans le même but, des préparations emplastiques de Vigo, simples ou *cum mercurio*.

Nous avons l'habitude de formuler le *traitement général* le plus souvent de cette façon :

### Sirop dépuratif.

    Prenez : Iodure de potassium......... 10 grammes.
             Sirop de salsepareille composé. 250   —
Mêlez selon l'art.

A prendre une ou deux cuillerées à bouche, chaque jour, dans autant de tasses de décoction de racine de salsepareille; bains sulfureux tous les huit jours; purgations tous les huit jours, en alternant avec les bains.

Après quelques jours de l'emploi de ce traitement, on voit s'opérer une amélioration extraordinaire dans tous les symptômes ; les douleurs ostéocopes nocturnes disparaissent en deux ou trois jours ; les plaies prennent un meilleur aspect, deviennent vermeilles, fournissent un pus de bonne nature et tendent à la cicatrisation ; les engorgements se ramollissent et fondent à vue d'œil ; tout, en un mot, concourt à rassurer le malade.

Pendant toute la durée de ce traitement, on devra suivre un régime sévère et s'abstenir de tout excès.

L'iodure de potassium seul est-il efficace contre les accidents tertiaires ? Le mercure peut-il quelque chose contre eux ?

A ces deux questions nous devons répondre :

1º Que, le plus souvent, l'iodure de potassium est extremement efficace contre les accidents tertiaires, tandis que le mercure l'est à un plus faible degré en général ;

2º Que dans certains cas, à l'inverse de ce que nous venons de dire, c'est le mercure qui semble avoir plus d'efficacité que l'iodure de potassium : ces cas sont les plus rares ;

3º Il est certains cas d'accidents tertiaires, syphilis dans lesquelles les malades n'ont subi au début qu'un traitement mercuriel insuffisant, où l'iodure n'est efficace qu'autant qu'il lui est adjoint des préparations mercurielles ;

4º Enfin, il est certains cas d'accidents tertiaires où, pour agir rapidement, l'iodure de potassium étant mal toléré, on se trouve bien d'avoir recours à l'administration rapide du mercure, telle que les frictions mercurielles, par exemple.

Disons encore, en ce qui concerne le traitement de la syphilis, que le mercure et l'iodure de potassium, indispensables au traitement de cette affection, rencontrent certains cas dont ils ne peuvent venir à bout ; mais ces faits sont rares et heureusement compensés par les milliers d'observations qui témoignent de l'influence merveilleuse de ces agents sur les accidents de la syphilis.

Cette influence, incontestable dans la majorité des cas, peut néanmoins n'être pas toujours, d'une façon absolue, aussi efficace qu'on serait en droit de s'y attendre ; soit que, par suite de causes jusqu'à présent inconnues, la médication spécifique ne réussisse pas primitivement, soit que, continuée pendant un certain temps, elle cesse d'agir efficacement.

Dans ces cas, il est bon de cesser le traitement spécifique, tantôt momentanément, tantôt définitivement; on a recours alors aux agents de la médication tonique et reconstituante (ferrugineux, quinquina, huile de foie de morue, hydrothérapie, air pur, etc.).

Ces moyens donnent souvent d'excellents résultats dans les cas où le traitement mercuriel n'agit pas ou n'agit plus.

Mais, répétons-le, et disons pour terminer que ces cas sont l'exception, la grande exception. Presque toujours, les accidents de la syphilis secondaire et de la syphilis tertiaire cèdent rapidement au traitement, les premiers par les préparations mercurielles, les seconds sous l'influence de l'iodure de potassium ou de l'association des deux médicaments combinés.

## Chapitre XIII.

## SYPHILISATION, TERRAIN DE LA SYPHILIS

### Véroles fortes, véroles faibles.

Avant d'en finir avec le traitement de la syphilis, nous allons mentionner, pour mémoire seulement, un mode de traitement vanté autrefois par son inventeur comme un moyen prophylactique infaillible et un moyen curatif d'une action certaine : c'est la *vaccination syphilitique* ou *syphilisation*, moyen dangereux dont la science a fait raison dans d'éclatantes et lumineuses discussions.

Cette mention d'un traitement tout à fait délaissé actuellement, et avec de justes raisons, nous conduira à donner notre opinion sur la question du terrain sur lequel germe la syphilis.

Et d'abord, voyons ce qu'était la syphilisation. Le promoteur de ce traitement, Auzias Turenne, s'était fondé sur l'analogie qu'il croyait exister entre le virus vaccin et le virus syphilitique.

Une fois qu'on a été infecté constitutionnellement par la syphilis et qu'on a successivement passé par toutes les phases que nous avons indiquées, on est par là même à l'abri d'une nouvelle contagion générale, et cela à de très rares exceptions près; tellement rares qu'on a mis en doute les quelques observations qui ont été publiées, de cas de syphilis doubles.

Se fondant sur ce fait, il était venu à l'idée d'Auzias Turenne d'inoculer aux sujets qu'il voulait préserver dans l'avenir de syphilis graves, du pus d'ulcérations syphilitiques de malades affectés de syphilis légères. Il va sans dire que tantôt la syphilis qu'il inoculait ainsi était légère, tantôt grave, selon le terrain sur lequel elle germait. Laissons de côté cette doctrine abandonnée, que nous n'avons mentionnée que pour mémoire, et qui devait nous amener à traiter la question du terrain de la syphilis.

Il y a certes un fait que nous constatons journellement, c'est que parmi les malades qui se présentent à notre consultation, les uns ont des syphilis presque insignifiantes, d'autres éprouvent des accidents sérieux. De là, on a voulu faire deux ordres de syphilis, une syphilis forte et une syphilis faible, donnant lieu par transmission la première à des véroles de même ordre, c'est-à-dire à des véroles fortes, et la seconde à des véroles faibles.

*Cette opinion est absolument erronée.*

Il y a autant de formes de syphilis que d'individualités spéciales. Il en est de la syphilis comme de la plupart des maladies : c'est une question de terrain.

La preuve de ce que nous avançons est donnée souvent dans la pratique par le fait de plusieurs individus ayant pris la syphilis à la même source et chez lesquels cette maladie évolue de façons tout à fait différentes, les uns n'ayant que peu d'accidents et encore des accidents de nature peu sérieuse, les autres en ayant beaucoup et souvent de graves.

Et, non seulement la marche de la syphilis non traitée est différente selon les sujets, suivant le terrain qu'ils présentent à l'évolution de la maladie; mais ce qui est vrai pour la vérole non traitée, l'est aussi pour la vérole traitée, et méthodiquement traitée.

Ainsi chez certains malades on observe ceci : accidents de syphilis secondaire légers; peu ou pas de traitement, et pas d'aggravation de ces accidents. (Cela est rare, il est vrai, et de plus ne préjuge de rien pour l'avenir, bien au contraire; car on a remarqué, et cela fréquemment, que les véroles à période secondaire légère donnent souvent lieu à des acci dents graves de la période tertiaire.)

Chez d'autres malades, accidents moyens de la période secondaire, disparaissant rapidement sous l'influence du traitement chez les uns, et beaucoup moins rapidement chez les autres, uniquement question de prédisposition individuelle, de terrain en un mot.

Chez d'autres enfin, accidents secondaires graves. Influence le plus souvent énergique et rapide de la médication mercurielle, chez les uns, quelquefois beaucoup moins efficace chez les autres; toujours question de terrain.

Ce que nous venons de dire pour la syphilis secondaire l'est également pour la syphilis tertiaire. Ainsi certains malades ayant subi un traitement insuffisant au début peuvent n'avoir que peu ou pas d'accidents tertiaires (c'est, nous devons le dire, l'infime minorité); d'autres, au contraire, qui ont eu des accidents sérieux à la période secondaire et qui se sont mal soignés n'ont pour ainsi dire pas d'accidents tertiaires, etc.

En un mot, les différentes formes que revêt la syphilis, suivant les sujets qu'elle affecte, lui ont fait donner avec juste raison le nom de *Protée syphilitique*.

## Chapitre XIV.

# CONTAGIOSITÉ ET TRANSMISSION DES ACCIDENTS SECONDAIRES

La négation de la transmission de la syphilis par les accidents secondaires est une erreur de l'école huntérienne, qui doit sa naissance à des inoculations pratiquées par Hunter et répétées plus tard par M. Ricord; inoculations dont le résultat négatif est aujourd'hui expliqué par l'impossibilité d'inoculer le virus vérolique à un individu déjà infecté. L'igno-rance de ce fait avait donné naissance à ce principe accepté alors par la presque universalité des praticiens :

*Le chancre est le point de départ obligé de la syphilis ; or le chancre seul produit le chancre : donc les accidents secondaires ne sont pas contagieux.*

Avant d'arriver à prouver, par les expériences contempo-raines, combien le dernier terme de ce principe est erroné, nous rapporterons une observation de Hunter, qui l'a pro-mulgué. Dans son *Traité de la syphilis*, le chirurgien anglais rapporte au chapitre I<sup>er</sup>, septième partie : *Des maladies qui ressemblent à la syphilis constitutionnelle et qui ont été confondues avec elle*, le fait suivant :

« Une dame accoucha le 30 septembre 1776 ; l'enfant était
« faible, et la quantité de lait que renfermaient les seins de la
« mère étant très abondante, on jugea à propos de faire teter
« cette dame par un enfant du voisinage, afin d'entretenir
« les seins dans une condition convenable. Il est à remarquer
« que cette dame donna le sein droit à son enfant et le sein
« gauche à l'enfant étranger.

« Au bout de six semaines environ, le mamelon du sein
« gauche commença à s'enflammer, et les glandes de l'ais-
« selle se tuméfièrent quelques jours après ; il se forma autour
« du mamelon plusieurs petits ulcères, qui, s'étendant rapi-
« dement, communiquèrent bientôt ensemble, et n'en formè-
« rent plus qu'un ; à la fin, la totalité du mamelon fut détruite

« La tumeur de l'aisselle se dissipa, et l'ulcère de la ma-
« melle se cicatrisa dans l'espace d'environ trois mois à
« partir de son début.

« Vers cette époque, l'enfant étranger avait la respiration
« courte ; il avait des apthes dans la bouche, et il mourut de
« consomption, présentant plusieurs ulcères en diverses par-
« ties du corps. La malade se plaignit, dans le même temps,
« de douleurs lancinantes qui se faisaient sentir dans plusieurs
« régions, et auxquelles succéda sur les bras, sur les jambes
« et sur les cuisses, une éruption de plaques, dont plusieurs
« devinrent des ulcères.

« La malade fut soumise à un traitement mercuriel et à
« l'usage de la salsepareille en décoction. On essaya du mer-
« cure sous des formes diverses : à l'intérieur, en solution et
« pilules; à l'extérieur, sous forme d'onguent. On ne put en
« continuer l'emploi qu'un petit nombre de jours chaque fois,
« car il produisait toujours de la fièvre, de la diarrhée et des
« douleurs intestinales très vives. La malade accoucha d'un
« autre enfant qui était dans un état morbide. Cet enfant fut
« confié aux soins d'une nourrice et vécut environ neuf
« semaines. Son épiderme se détachait dans plusieurs points,
« et une éruption squammeuse couvrait tout son corps.

« Peu de temps après la mort de l'enfant, la nourrice accusa
« de la céphalalgie et de la douleur dans la gorge; des ulcé-
« rations se formèrent sur ses seins. Divers médicaments lui
« furent prescrits; mais elle se détermina à entrer dans un
« hôpital où on la fit saliver, et dont elle fut renvoyée, au
« bout de quelques mois, sans être guérie. Les os du nez et
« du palais s'exfolièrent, et, quelques mois après, elle mourut
« dans un état de consomption complète.

« De tous les agents thérapeutiques qui furent employés
« par la dame elle-même, aucun n'eut d'aussi bons effets que
« les bains de mer. Vers le mois de mai, elle commença
« l'usage de la tisane de Lisbone, qu'elle continua pendant
« environ un mois; et les ulcères, pansés avec le laudanum,
« se cicatrisèrent.

« En septembre 1780, elle fut délivrée d'un autre enfant
« qui n'offrait aucune trace extérieure de maladie; mais cet en-
« fant paraissait mal portant, et il mourut avant la fin du mois.

« Environ un an après cette époque, les ulcères s'ouvrirent
« de nouveau, et, malgré les pansements mercuriels et l'usage
« de divers médicaments à l'intérieur, ils persistèrent pen-
« dant une année; mais ensuite ils se cicatrisèrent une der-
« nière fois. »

Est-ce là, pour le lecteur sérieux qui aura lu avec attention
ce qui précède, une affection qui ressemble seulement à la
syphilis? C'est pour le lecteur non prévenu une exacte observation de la transmission de la syphilis d'un nourrisson à sa
nourrice (voir plus loin, *Syphilis infantile*).

Avant d'examiner là question de la transmission secondaire, il convient d'énoncer un principe qui, lui, ne souffre pas d'exception. La syphilis constitutionnelle *a constamment pour point de départ un chancre*, lors même qu'elle a été communiquée par le produit d'un accident secondaire ou l'inoculation du sang d'un syphilitique.

Pour étayer ce principe, il suffit de dire que le chancre est à la syphilis ce qu'est la morsure du chien à l'hydrophobie, un symptôme initial, un point de départ invariable et nécessaire.

Le virus est un et ne peut être modifié par l'organisme ; si, comme nous l'admettons, les accidents secondaires sont contagieux, ils jouissent de cette propriété par la présence du virus ; et de l'unicité du virus, toujours semblable à lui-même, découle la constance de son symptôme initial, qui est le chancre.

Ce qui vient d'être dit semblerait être infirmé par quelques observations consignées dans les recueils scientifiques ; telle est la suivante, que nous rapportions dans nos précédentes éditions :

« Le 17 juillet 1842, la sœur de charité à la surveillance
« de laquelle étaient confiés les jeunes orphelins élevés à l'hô-
« pital me pria, dit le docteur Ferry, d'en visiter quatre
« d'entre eux, qui, selon elle, devaient *avoir du mal*, parce
« que, depuis quelque temps, leurs draps se trouvaient salis
« par une matière purulente. Examinés à l'instant, ces quatre
« enfants, dont le plus âgé avait onze ans et le plus jeune
« six, portaient au pourtour de l'anus, à la partie supérieure
« et interne des cuisses, des *tubercules muqueux les mieux carac-*
« *térisés, sans aucun autre accident syphilitique.*

« Pressés de questions sur la cause de leur affection, ils
« déclarèrent tous, non sans hésitation, qu'un Espagnol, qui
« couchait dans leur chambre, venait les trouver la nuit, à
« tour de rôle, dans leur lit et se livrait sur eux à des actes
« de pédérastie.

« Cet Espagnol était un jeune réfugié, à l'hôpital depuis
« six mois, et que l'on avait commis pour la nuit à la garde
« des enfants. L'autorité nous chargea de le visiter ; l'anus,

« le scrotum et la partie supérieure des cuisses étaient recou-
« verts, chez lui, de *tubercules muqueux;* et, malgré les plus
« *scrupuleuses recherches*, nous n'avons pu trouver d'autres
« traces de syphilis sur ses organes. Il nous fit d'ailleurs les
« aveux les plus complets.

« Ce n'est pas tout : averti par les enfants qu'un de leurs
« camarades, à l'hôpital depuis trois jours seulement, devait
« avoir le même mal qu'eux, puisqu'ils avaient vu l'Espagnol
« se glisser sous les draps du nouveau venu dans la nuit du
« 15 au 16 juillet, nous le visitâmes et ne rencontrâmes
« rien. Mais, sept jours plus tard, l'anus était garni de nom-
« breuses *plaques muqueuses.* »

Ainsi, en supposant qu'on puisse élever une objection
quelconque sur la nature et l'ancienneté de l'éruption des
quatre premiers enfants, les accidents observés sur le cinquième sont hors de toute contestation et viennent confirmer
le diagnostic des premiers.

En effet, l'anus, examiné le lendemain du contact, ne présentait encore rien d'anormal, et dès qu'on a pu constater
quelque chose, c'étaient bien des plaques muqueuses, sans
chancre préalable. Ce dernier fait vient aussi confirmer l'existence de l'incubation du virus syphilitique, puisque, pendant
six jours entre l'infection et l'apparition des premiers accidents, il ne fut pas possible de constater quelque chose d'a-
normal, bien que les organes fussent explorés, chaque jour,
avec une minutieuse attention.

Il nous suffira de faire remarquer que l'auteur de cette
observation porte le diagnostic de *plaques muqueuses*, sans
entrer dans la description de ces plaques, qui pourraient bien
être de beaux chancres, si l'on remarque surtout que les plaques muqueuses, bien que sécrétant une humeur fétide, ne
deviennent suppurantes qu'au bout d'un certain temps.

*Le chancre qui résulte du contact d'un accident secondaire, est-
il en tout point semblable à celui qui résulte de la contagion par le
chancre infectant?* La solution de cette question a été résolue
affirmativement par la plus grande partie des syphiliographes
modernes, qui s'accordent à reconnaître dans l'*érosion chancreuse à induration parcheminée* le chancre qui résulte de la

contamination d'un individu sain par un accident secondaire.

Après l'observation empruntée à Hunter et les points de doctrine que nous venons de rappeler, si on parcourt des auteurs anciens, comme Babington, P. Fabre, Bell, on verra qu'ils renferment des faits analogues à celui de Hunter : de plus l'observation des faits rapportés par les modernes, les discussions de l'Académie de médecine permettront de résoudre affirmativement la question.

*Les accidents secondaires sont-ils contagieux?*

Oui, ils sont inoculables et la plaque muqueuse peut, médiatement ou immédiatement infecter un individu. C'est même, et cela mérite grande considération, la cause de beaucoup la plus fréquente des contagions syphilitiques. Tout ce qui a été dit à propos de la contagiosité du chancre peut s'appliquer à celle des accidents secondaires.

Les accidents secondaires *accompagnés de sécrétion humide* sont inoculables, et peuvent se gagner par le contact à la suite de relations intimes, plus ou moins prolongées. Tel est le cas des *plaques* ou *pustules muqueuses*, des *vésicules, rhagades, pemphigus, ecthyma, choux-fleurs*, etc.

Si l'éruption, au contraire, ne consiste que dans de simples taches, *macules, papules, tubercules, roséoles*, le simple contact ne donne pas la maladie. Mais les uns et les autres sont transmissibles par hérédité, et les enfants qui naissent de parents infectés de cette sorte portent avec eux, en venant au monde, ou dans un temps plus ou moins éloigné après leur naissance, des marques irrécusables de cette affection.

Weller, en Allemagne, prétend même que l'*inoculation du sang* d'un homme atteint de vérole secondaire a parfaitement réussi, et voici dans quelles circonstances. Au moyen d'un scarificateur, il fit plusieurs incisions sur la cuisse d'un enfant de douze ans. Ensuite il frictionna les petites plaies avec le sang d'un homme infecté; puis il maintint un bandage sur la cuisse, autant pour favoriser l'absorption que pour éviter toute contamination étrangère. Au bout de quelque temps, l'enfant fut pris des symptômes les plus irrécusables de la vérole. Cette expérimentation, tout immorale et coupable qu'elle est, puisqu'elle empoisonne la santé d'un enfant bien portant, que son ignorance et sa faiblesse empêchent de se défendre contre des tentatives aussi barbares, n'en prouve pas moins la viciation générale du sang par le virus syphilitique et la possibilité de la transmission de ce principe virulent dans certaines conditions déterminées.

Nous avons dit que les accidents secondaires *à sécrétion humide* étaient inoculables et contagieux, c'est-à-dire transmissibles par un contact intime. Voici des épreuves de ce double mode d'infection :

1.º *Inoculation.* Un médecin, atteint d'un chancre le 15 avril, est guéri le 17 mai. Il est pris plus tard d'accidents généraux, tels que *roséole, ulcération des amygdales, gonflement des ganglions cervicaux postérieurs et occipitaux.* Un de ses amis, M. L..., médecin aussi, s'inocule, au moyen d'une lancette, le pus de l'amygdale ulcérée sur le bras et contracte un chancre des mieux caractérisés, qui fut suivi plus tard des accidents constitutionnels.

Un jeune homme très dévoué à la science, comme on en trouve si souvent dans nos écoles, se prêta de lui-même à une inoculation de la syphilis constitutionnelle. Pour cela, le chirurgien choisit un malade placé dans ses salles, malade qui avait eu un chancre induré six semaines auparavant, mais actuellement bien cicatrisé, et qui pour le moment était atteint de syphilis constitutionnelle. Le 28 octobre 1849, le pus d'une pustule d'ecthyma, situé au côté droit de la poitrine, fut inoculé à la partie interne de chaque cuisse du malade, et des pustules semblables se développent à la place des piqûres. Le pus de ces pustules sert ensuite à inoculer la partie supérieure des cuisses du même malade, et y produit aussi de nouvelles pustules d'ecthyma. C'est le 1ᵉʳ novembre que le jeune interne est inoculé par le chirurgien avec du pus puisé dans une pustule située sur la poitrine du malade en question, pustule non ulcérée. On inocule d'abord la face palmaire de l'avant-bras gauche, puis l'avant-bras droit avec le pus d'une autre pustule de la même région ; de sorte que, soit chez le malade, soit chez le jeune homme, il y a eu trois inoculations faites avec le pus de *trois pustules différentes.* Or l'inoculation a si bien réussi, que le pauvre jeune homme a fini par avoir une syphilis constitutionnelle. Les limites de cet ouvrage ne nous permettent pas de citer un plus grand nombre de faits, qui sont tous similaires.

2° *Contagion par le contact.* Nous empruntons au professeur Roux les observations suivantes :

« 1° Une dame d'une cinquantaine d'années me fut amenée par notre ancien collègue Marc. Cette dame portait une magnifique ulcération syphilitique à la gorge. Elle n'avait eu auparavant et n'avait en ce moment même aucun autre symptôme syphilitique. Son mari n'avait rien non plus, et j'étais parfaitement convaincu que cette dame n'avait point failli à la foi conjugale. Je l'interrogeai avec la plus grande insistance sur l'origine probable de cet accident, dont elle ne pouvait se rendre compte, lorsque enfin, pressée de questions, elle finit par se souvenir qu'elle avait été embrassée naguère avec ardeur par son fils, qui revenait de voyage et qu'elle n'avait pas vu depuis longtemps. Or ce fils était atteint en ce moment d'accidents syphilitiques constitutionnels, et notamment d'ulcérations syphilitiques à la langue. »

« 2° Je fus consulté, il y a quelques années, par un jeune homme qui avait une énorme plaque muqueuse végétante, un chou-fleur au prépuce. C'était le seul symptôme de vérole constitutionnelle qu'il eût en ce moment. Ce jeune homme allait se marier, et son embarras était grand, parce que le mariage était irrévocablement fixé, et dans un terme si court qu'il était impossible qu'il pût être guéri dans l'intervalle. Sur les observations que je lui fis relativement aux dangers auxquels il allait exposer la jeune femme, il me promit qu'il allait se soumettre immédiatement au traitement que je lui prescrirais, et que, jusqu'à ce que sa guérison fût complète, il se comporterait vis-à-vis de sa femme comme s'ils n'étaient point mariés ; il ne s'agissait pour cela que de trouver quelque prétexte que l'extrême jeunesse et l'ingénuité de sa future rendraient facile. Mais le diable est bien malin ! Ce pauvre jeune homme ne put tenir sa promesse, et quelque temps après il m'amena sa jeune femme avec la plus belle vérole primitive que j'aie jamais vue. En présence d'un pareil fait, je ne sais comment on pourrait dire maintenant que les symptômes consécutifs de la vérole ne se transmettent pas, »

Toutes ces observations prouvent surabondamment la contagion des accidents secondaires et du sang. Ils montrent aussi aux lecteurs les précautions sérieuses dont doit s'entourer un malade pour éviter d'empoisonner innocemment ceux qui l'entourent.

## Chapitre XV.

## SYPHILIS INFANTILE.

On comprend sous ce nom la *syphilis héréditaire* et la *syphilis acquise* des enfants. On appelle encore la première *congéniale* ou *congénitale*. La deuxième ne diffère pas de celle de l'adulte, mais elle offre, au point de vue médico-légal, des considérations très importantes : elle s'acquiert au moment de la naissance ou après.

C'est en 1780 qu'un chef de l'administration hospitalière de la ville de Paris, nommé *Lenoir*, fonda un hôpital spécialement destiné à recevoir les femmes enceintes, les nourrices et les enfants infectés. De là seulement date l'étude de la syphilis infantile, dont on ne retrouve que des traces prouvant l'hérédité, dans tous les auteurs qui se sont occupés de *syphilis*, avant le livre de Bertin publié en 1810, sur la vérole des femmes enceintes, des nourrices et des enfants.

Pour la syphilis héréditaire, le problème consiste à rechercher : 1° l'influence du père, 2° l'influence de la mère, 3° enfin celle des deux parents réunis sur leur rejeton.

1° *Le père seul est syphilitique.* L'influence du père syphilitique sur l'enfant à naître est admise par la majorité des syphiliographes : il y a cependant quelques hérétiques. Quelle que soit la valeur des opinions qu'ils défendent, nous admettrons l'influence fâcheuse d'un père vérolé : cette influence admise. il nous faut élucider quelques points secondaires du problème qui semblent en être les corollaires.

*a. Le fœtus infecté par le père peut-il contagionner directement la mère ?* Ici, encore, quelques praticiens refusent d'admettre la possibilité de ce mode de contagion : mais le plus grand nombre des observateurs l'admettent, et les observations qu'ils rapportent prouvent que les accidents qui se montrent chez la mère après l'accouchement ne diffèrent en rien de ceux de la syphilis ordinaire (*syphilis par conception*).

M. *Melchior Robert* dit que si quelquefois l'influence du fœtus est moins évidente, on voit néanmoins la femme pâlir, s'étioler, maigrir et succomber si d'autres grossesses surviennent, la pauvre mère payant de sa vie une faute qu'elle n'a pas commise.

*b. Un homme vérolé cohabitant avec une femme enceinte peut-il donner directement la vérole au fœtus, sans infecter la mère?* Un homme syphilitique peut parfaitement engendrer un enfant syphilitique sans que la mère soit atteinte elle-même ; mais nous devons dire que le plus souvent, lorsque l'enfant naît syphilitique, la mère a été syphilisée pendant la grossesse (*syphilis par conception*).

2° *La mère seule est syphilitique.* Ici, l'infection est fatale, et personne ne peut mettre en doute ce mode de contagion.

Cette influence peut s'exercer de deux façons : la mère est infectée avant la conception, ou bien elle a contracté la syphilis durant la grossesse.

Quand l'infection a précédé la conception, l'infection du fœtus est fatale. Cette manière de voir réunit l'unanimité des observateurs.

Si la femme a contracté l'infection durant la grossesse, le fœtus peut être infecté, mais ici il y a des restrictions ; on a vu des femmes syphilitiques mettre au monde des enfants sains. Un chirurgien anglais Abernethy, à l'opinion duquel M. Ricord semble se rallier, admettait qu'une femme qui contractait la vérole après sept mois ne contaminait pas son produit.

Il est plus sage de croire à la possibilité de l'infection à toutes époques, tout en disant qu'il est rare que la contamination du fœtus ait lieu alors que la mère contracte la syphilis après le septième mois.

3° *Le père et la mère sont syphilitiques.* Après avoir admis la possibilité de l'infection du fœtus si l'un ou l'autre des deux générateurs est vérolé, les chances d'échapper à l'infection seront encore diminuées, s'ils sont tous les deux en puissance du virus.

*1° La syphilis peut-elle être transmise par hérédité à ses différentes périodes? 2° Est-il nécessaire que les malades aient des accidents pour engendrer des enfants infectés?*

La première de ces deux questions est résolue affirmativement par tous les observateurs, en ajoutant toutefois que l'infection du produit est d'autant plus à craindre que celle du géniteur est moins vieille.

Ce que nous venons de dire sur la syphilis peut être résumé dans les règles suivantes :

1° Les géniteurs étant tous deux en puissance du virus, leur produit a peu de chance d'être indemne.

2° S'il y a seulement un des géniteurs d'infecté, les chances d'échapper à l'infection augmentent pour le produit; elles sont plus grandes encore si le père seul a été malade.

3° La mère syphilitique donnera le jour à un rejeton infecté, presque fatalement; pourtant ce dernier pourra échapper à l'infection si la syphilis est contractée durant les deux derniers mois de la grossesse.

4° Il n'est pas nécessaire pour qu'un produit soit infecté, que les géniteurs aient des accidents actuels au moment de la conception.

5° La syphilis se transmet à la période secondaire surtout, moins souvent à la période tertiaire.

6° La syphilis est souvent la cause d'un avortement.

### SYPHILIS CHEZ LES ENFANTS.

Après avoir parlé de l'étiologie de la *syphilis héréditaire des enfants*, nous allons nous occuper de la *syphilis infantile acquise*. Cette dernière peut prendre naissance :

1° Par les modes de contagion particuliers à l'adulte;

2° Par infection au passage;

3° Par le lait;

4° Par la vaccination (*syphilis vaccinale*);

5° Par des causes accidentelles.

*Syphilis contractée au passage.* Bertin admettait que l'enfant pouvait être infecté pendant l'accouchement, au contact d'accidents actuels existant aux parties génitales de la mère. Ce fait, très possible, et qu'il considérait comme fréquent, est aujourd'hui regardé comme très rare.

*Infection par le lait.* Bien qu'il soit infiniment probable que le lait d'une femme syphilitique puisse ne pas être favorable à l'enfant qui s'en nourrit, l'ignorance dans laquelle on est sur les conditions nécessaires à ce mode d'infection, laisse dans une incertitude complète sur ce point.

*Infection par vaccination.* Ce mode d'infection qui, sous le nom de *syphilis vaccinale*, a soulevé naguère une longue discution à l'Académie de médecine, était nié par tous les syphiliographes, jusqu'à ce qu'il ait été établi par M. Viennois.

Il suffira, pour en démontrer la possibilité, de rappeler la contagiosité du sang établie par Waller, Gibert, Pellizari; mais ce qui est discutable, c'est l'opinion émise par M. Viennois, qui prétend que cette contagiosité ne peut s'établir qu'autant que le sang sera mélangé au virus vaccin.

Il y a environ trois ans que les chercheurs scientifiques s'agitent autour de ce problème de la syphilis vaccinale, qui aujourd'hui n'est plus niée que par quelques praticiens qui préfèrent sacrifier à des systèmes plutôt qu'à de rigoureuses observations.

Le fait que nous allons rapporter est extrait de *l'Union médicale* du 12 décembre 1865.

« M. A. X., âgé de vingt-sept ans, neveu d'un spécialiste, « n'a eu d'autres antécédents vénériens que deux blen- « norrhagies; en 1864, il fut atteint d'un rhumatisme au « bras droit, après lequel il partit pour Constantinople. Re- « venu à Paris en août 1865, il allait partir pour Francfort- « sur-le-Mein, alors qu'il apprend que son père, habitant de « cette ville, est atteint de variole; quoique vacciné, sur le « conseil de son oncle, il va trouver M. Depaul; en l'absence « de ce dernier, il est vacciné par une personne attachée au « service des vaccinations, avec du vaccin pris sur un enfant « âgé de six mois, pâle et chétif. On vaccina au même mo- « ment, avec le même vaccin, un certain nombre d'hommes

« de troupe et d'enfants. M. X. ne se rappelle pas si les pus-
« tules du vaccinifère étaient saignantes; il lui fut fait six
« piqûres. Quatre seulement ont pris, les deux supérieures çà
« chaque côté; les pustules inférieures paraissaient avortées.
« Rien d'anormal ne se présente, et cet état est constaté par
« un médecin de Francfort. Les croûtes tombent le 12 sep-
« tembre.

« Revenu à Paris, M. X. voit, le 20 septembre, paraître deux
« nouveaux boutons de vaccine au niveau des piqûres infé-
« rieures, que l'on avait cru avortées; bien que surpris, il
« n'attache aucune importance à ce phénomène; les boutons
« se convertissent bientôt en croûtes sèches et brunâtres.
« Vers le 22 octobre, M. X., jusqu'alors bien portant, ressent
« des céphalées nocturnes, de l'insomnie, des douleurs dans
« la poitrine; en même temps, il s'aperçoit qu'il a le corps
« recouvert de rougeurs. Son malaise augmentant, il vient,
« le 6 novembre, trouver le docteur Millard pour son
« malaise, qu'il attribue à son rhumatisme qui le reprend
« dans la tête. Ce médecin, après un examen superficiel,
« arrêtait son diagnostic à une névralgie, lorsque, dans la
« conversation, ce jeune homme parla des deux pustules vac-
« cinales survenues à Francfort, et dont les croûtes n'étaient
« pas encore tombées dix-huit jours après l'inoculation. Ce
« récit fut un trait de lumière pour M. Millard, qui constata
« à la partie supérieure de chaque bras, avec des traces de
« vaccine régulière, l'existence d'une croûte épaisse brunâtre.

« La croûte du bras droit ne différait pas sensiblement
« par ses dimensions, sa couleur brune, son épaisseur, des
« croûtes vaccinales légitimes; mais celles du bras gauche
« étaient larges, de forme conoïde, épaisse, rugueuse, d'un
« noir-verdâtre, analogues aux croûtes du *rupia*; elles empê-
« chaient de percevoir l'induration qui a été constatée après
« leur chute. La pléiade ganglionnaire était indurée aux deux
« aisselles. Tout le corps de M. X., hormis les membres
« inférieurs, était recouvert d'une éruption papulo-vésicu-
« leuse, offrant les caractères d'une syphilide. La cavité buc-
« cale et l'isthme pharyngien étaient sains. Les cheveux ne
« tombaient pas encore, mais le cuir chevelu présentait çà

« et là de petites croûtes d'impétigo ; il n'y avait qu'un seul
« ganglion cervical tuméfié. Les maux de tête avaient ce
« caractère particulier aux céphalalgies syphilitiques, de
« s'exaspérer au contact et à la chaleur de l'oreiller.

« Après avoir minutieusement examiné les organes géni-
« taux et n'y avoir trouvé aucune trace d'accidents primitifs,
« M. Millard interrogea le malade, qui persista dans ses
« dénégations.

« Après cet examen, M. Millard demeura convaincu que
« M. X. était atteint de syphilis vaccinale ; que cette syphilis
« lui avait été inoculée le 19 août ; que les croûtes, qui exis-
« taient encore au bras près de quatre-vingt jours après l'ino-
« culation, recouvraient deux ulcérations de nature chan-
« creuse ; que les engorgements ganglionnaires des aisselles
« en étaient la conséquence, et devaient exister depuis long-
« temps ; qu'enfin l'apparition presque simultanée de la
« céphalée et de l'éruption cutanée vers le 22 octobre, c'est-
« à-dire au bout de deux mois, confirmait le mode d'évo-
« lution le plus habituel de la syphilis.

« Embarrassé de cette découverte, M. Millard, comprenant
« toute la gravité d'un fait d'inoculation vaccinale syphili-
« tique à l'Académie de médecine, six mois après une
« discussion célèbre sur ce sujet, voulut faire contrôler son
« diagnostic par un médecin dont la compétence ne pût être
« discutée ; en conséquence M. X. fut soumis à l'examen de
« M. Hardy, qui confirma le diagnostic de M. Millard, et
« institua de concert avec lui un traitement antisyphilitique.

« M. X., conseillé par M. Millard, prévint immédiatement
« le docteur S., son oncle, qui le conduisit le 6 novembre
« chez M. Ricord, lequel n'hésita pas à se rendre à l'évidence,
« et reconnut que chez M. X. la revaccination était le point
« de départ de la syphilis. Le traitement institué fut suivi, et
« le malade, assez rapidement guéri, put quitter Paris le
« 1er décembre et aller reprendre ses fonctions à Constanti-
« nople.

« M. Millard ajoute à ce fait les réflexions suivantes : le
« témoignage formel de deux médecins qui ont été consultés
« isolément ne permet pas d'élever de doutes sur l'authen-

« ticité de ce fait. Il a une importance considérable, puisqu'il
« constitue peut-être le premier cas avéré de syphilis vacci-
« nale qu'on puisse imputer à l'Académie de médecine. Les
« trois faits signalés trop sommairement par M. Auzias et
« rappelés dans le discours de M. Bouvier ne présentaient
« pas toutes les garanties désirables. Dans le cours de la
« discussion précitée, plusieurs orateurs ont répété avec
« complaisance que, depuis plus de soixante ans qu'on vac-
« cine à l'Académie, chaque année, des milliers d'enfants,
« on n'y avait jamais observé de syphilis vaccinale. Paroles
« imprudentes, s'écriait avec raison M. Bouvier, car MM. les
« vaccinateurs officiels seraient fort en peine s'il leur fallait
« soutenir une semblable assertion. Ce que leurs vaccinés
« deviennent à partir du huitième ou dixième jour, ils
« l'ignorent..... L'observation qui précède en est la preuve,
« et M. X. aurait pu partir pour l'Orient sans consulter;
« dans ce cas l'origine de la syphilis aurait été méconnue
« chez lui comme elle l'a été chez ses compagnons d'infor-
« tune, dont il a servi à rechercher la trace et dont l'histoire
« n'est pas moins triste que la sienne.

« En effet, aussitôt averti, M. Depaul a commencé une
« enquête sur les vaccinations pratiquées à l'Académie le
« 19 août dernier. Neuf enfants avaient été vaccinés en
« même temps que M. X. : six d'entre eux ont été retrouvés
« manifestement atteints de la syphilis; ils sont en voie
« d'amélioration, grâce à un traitement spécifique surveillé
« par M. Depaul; deux sont morts, sans qu'on ait pu savoir
« exactement la cause du décès et s'ils ont eu des accidents
« syphilitiques; le neuvième enfant n'a pu être retrouvé.

« Quant au vaccinifère, il avait été envoyé en nourrice
« dans le département des Basses-Pyrénées, et il paraît avoir
« succombé avec tous les signes de la syphilis. Le maire et
« le médecin de la localité doivent envoyer des détails exacts
« sur cet enfant.

« Restent les soldats vaccinés également le 19 août avec
« le même vaccin infectieux et sur lesquels on n'a pas de
« renseignements. On ignore leur nombre exact; beaucoup
« d'entre eux ont quitté Paris, soit pour changer de garnison

« ou regagner leurs foyers; on espère cependant les retrou-
« ver. Un professeur du Val-de-Grâce a bien voulu se char-
« ger de cette enquête, dont il transmettra le résultat à
« M. Depaul, qui se propose de publier une relation de ces
« faits si regrettables. »

Cette observation et les réflexions qui l'accompagnent prouvent la possibilité de la transmission de la syphilis par l'inoculation vaccinale; l'état de la question y est parfaitement résumé; aussi nous sommes-nous borné à l'insérer *in extenso* sans rien ajouter.

*Syphilis infantile contractée par causes accidentelles.* Nous avons prouvé surabondamment la contagiosité des accidents secondaires; aussi, pour aucun de nos lecteurs, la contagion de la syphilis de la nourrice au nourrisson et réciproquement ne doit plus rien avoir de mystérieux.

Pour confirmer ce qui a été dit plus haut, nous rapportons ci-dessous différents faits de contagions accidentelles de la nourrice au nourrisson et du nourrisson à la nourrice.

### *Faits de contagion des accidents secondaires de la nourrice au nourrisson et du nourrisson à la nourrice.*

Un nouveau-né qui a l'anus et les lèvres comme échaudés, avec la physionomie syphilitique, est confié à une nourrice saine, qui lui donne le sein gauche, réservant le sein droit pour son propre enfant. Au bout de cinq semaines, cette femme a le sein *gauche* malade; il lui vient ensuite une éruption sur le visage, et puis les autres accidents d'une syphilis constitutionnelle. On lui retire alors l'enfant, qu'on donne à une autre femme fraîche et bien portante. Quelques jours après, l'éruption se manifeste chez l'enfant, puis sur le sein de la nouvelle nourrice, dont le propre enfant ne tarde pas à être pris de la même manière. Ce nourrisson fatal est retiré à la seconde nourrice pour passer à une troisième, qui est promptement infectée à son tour de la même façon.

Une dame qui a trop de lait donne le sein gauche à un enfant étranger et le sein droit à son propre enfant. Au bout de six semaines, elle a un ulcère au mamelon gauche, puis des ganglions à l'aisselle, puis une éruption, puis des ulcères sur différents points du corps. L'enfant étranger, qui avait des ulcères à la gorge, des aphthes dans la bouche, meurt avec de nombreux ulcères cutanés. La dame, redevenue enceinte, accouche d'un enfant mal portant, qui a une éruption squammeuse. Confié à une nourrice saine, il meurt au bout de neuf semaines. La nourrice est prise d'ulcères au nez et d'autres accidents vénériens; puis elle meurt à son tour.

Une famille composée du mari, de la femme et de quatre enfants, qui jouissent tous d'une bonne santé, reçoit au milieu d'elle un nourrisson couvert de pustules et de boutons, et qui a des ulcères ou des plaques dans la gorge. Dans cette maison, où il y a moins de couverts et de verres que de personnes, la même cuiller, le même gobelet servent à tout le monde. Une des filles de la femme gagne le mal et en meurt; l'enfant étranger meurt aussi; le mal de gorge prend à leur tour la mère et deux autres filles, qu'un traitement mercuriel guérit; une des petites filles, cependant, revient bientôt à l'hôpital avec une éruption pustuleuse.

Un enfant de deux mois, nourri par une jeune femme dont les seins se sont ulcérés, est bientôt couvert de boutons et de croûtes. On donne ce nourisson à une deuxième nourrice jusque-là bien portante, ayant quatre enfants en bonne santé; ses organes génitaux et ceux de son mari sont parfaitement sains. Cette femme est bientôt infectée; il en est de même de son plus jeune enfant, et sa fille aînée, qui caresse souvent le nourrisson, a bientôt aussi une syphilis constitutionnelle.

La syphilis infantile présente un ensemble de symptômes qui se divisent : 1° en symptômes communs avec la syphilis ordinaire; nous ne dirons rien de ceux-là, notant seulement que, dans la syphilis héréditaire, on rencontre l'ensemble des symptômes déjà décrits, *hormis le chancre*, et 2° des symptômes spéciaux qui comprennent le *pemphigus* et le *coryza*.

L'*hérédité* de la syphilis n'est donc elle-même que la transmission d'une syphilis secondaire constitutionnelle.

Les enfants nés syphilitiques, ou qui le deviennent par le

fait de leurs parents, présentent, les uns des plaques muqueuses, d'autres des squammes, d'autres un pemphigus, et non des chancres. C'est donc la vérole constitutionnelle ou secondaire qui leur a été transmise; que ce soit le fait du père ou de la mère, ce n'est pas par des chancres qu'ils transmettent la vérole à leurs enfants, car le plus souvent ils n'avaient plus de chancres au moment de la procréation. C'est donc parce qu'ils étaient eux-mêmes plus ou moins infectés, imbibés du principe syphilitique. Si l'on admet qu'un homme, qu'une femme, ont dans leur sang, dans leur organisme, un germe contagieux assez énergique pour se transmettre à l'enfant qui va naître d'eux, il faut bien admettre aussi qu'ils peuvent transmettre par contagion les manifestations extérieures d'une pareille maladie! Ainsi, dès que l'hérédité de la syphilis n'est pas constatée, et elle ne peut l'être, il faut adopter la contagion de la vérole dans ses manifestations secondaires.

La *syphilis acquise*, quoique infantile, présente absolument les mêmes symptômes que la syphilis ordinaire.

*Aspect extérieur des enfants atteints de syphilis infantile.*

L'enfant peut naître avec les apparences de la santé la plus florissante et ne revêtir que plus tard cet aspect qui a fait dire à un médecin qu'un enfant syphilitique *présentait la miniature d'un vieillard*. Le plus souvent même, les enfants naissent sans accidents syphilitiques, et parfois avec toutes les apparences de la santé. Ce n'est guère que de la sixième semaine à la dixième après la naissance, qu'apparaissent les accidents. Quand, au bout de trois mois, un enfant pour lequel on avait des raisons de craindre des manifestations de syphilis héréditaire, n'en a pas présenté, on peut le considérer comme indemne pour l'avenir, à de rares exceptions près. Mais si des accidents se montrent, la physionomie de l'enfant s'altère, il devient malingre; il prend une coloration générale qui va du *bistre* au *pain d'épice*, et qui est caractéristique; les cheveux sont rares, les ongles petits, mal développés; au bout de quelque temps la face se ride, les yeux sont

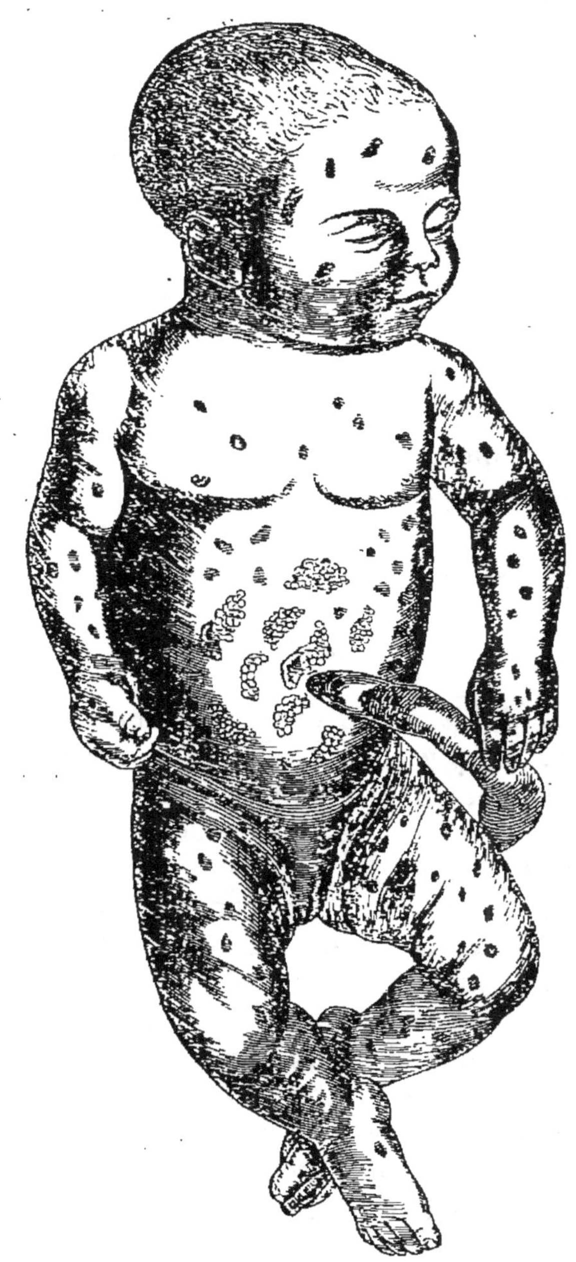

FIGURE 337

*Représentant un enfant nouveau-né dont toutes les parties du corps sont recouvertes de taches, pustules, ulcérations de nature syphi- litique à divers degrés de développement.*

excavés, les saillies osseuses proéminent fortement; l'amaigrissement s'étend au corps, qui devient squelettique ou présente une bouffissure générale. Enfin, si une prompte médication ne vient pas enrayer la maladie, d'autres symptômes viennent s'ajouter à l'état cachectique qui vient d'être décrit, et l'enfant succombe.

De tous les accidents syphilitiques communs à l'adulte et à l'enfant, la plus fréquente des lésions est sans contredit la *plaque muqueuse;* leurs sièges de prédilection sont la *bouche,* la région *ombilicale* ou du *nombril,* l'*anus* et les *parties génitales;* chez les enfants elles s'ulcèrent facilement et sont d'une guérison assez difficile.

Les autres lésions peuvent être rencontrées, mais bien plus rarement que les tubercules muqueux.

### ACCIDENTS SPÉCIAUX DE LA SYPHILIS INFANTILE

#### *Pemphigus.*

Ce mot signifie *bulle;* il caractérise une affection formée par des bulles remplies de sérosité qui se développent sur des taches rouges et dont le volume varie d'un pois à un œuf; elles ressemblent aux bulles ou *cloques* des vésicatoires; elles se rompent et laissent après elles des ulcérations plus ou moins superficielles. Cette éruption peut s'observer au moment même de la naissance ou bien quelques jours plus tard : elle affecte d'abord la plante des pieds et la paume des mains; elle peut rester limitée à ces régions ou se généraliser. Il y a concurremment des symptômes graves, l'enfant s'affaiblit, refuse la nourriture, il dépérit et succombe dans le marasme. Cette terminaison est en quelque sorte fatale, car s'il est rare de triompher de l'affection, il est encore plus difficile de vaincre l'affaiblissement qu'elle cause.

Cette affection est-elle syphilitique? un grand nombre d'auteurs répondent négativement et s'appuient : 1° sur ce que cette affection se rencontre sur des enfants issus de parents sains; 2° sur ce que cette affection accompagne rarement la syphilis de l'adulte; 3° sur ce que le pemphigus existe

47.

chez ce dernier, en dehors de l'influence spécifique, et qu'il y revêt deux formes : l'une simple et bénigne, l'autre ulcéreuse et fréquemment mortelle. Les auteurs qui se rallient à cette opinion ne donnent d'autre signification au *pemphigus infantile* que d'être l'expression d'une débilitation très grande, d'une *cachexie profonde*.

## Coryza.

Le coryza, ou *enchifrènement syphilitique* des nouveau-nés, est une des lésions les plus graves et les plus communes de la syphilis infantile.

Affectant au début l'allure d'un léger rhume de cerveau, cette affection ne tarde pas à s'aggraver; à l'écoulement mucoso-purulent concret, se joint l'enchifrènement, puis les efforts faits par l'enfant pour faciliter la respiration nasale amènent la rupture de petits vaisseaux; du sang se mêle à l'écoulement muqueux, des croûtes se forment; détruites, elles se reforment; la muqueuse *pituitaire*, membrane qui tapisse le nez, finit aussi par se détruire, laissant à nu les os et les cartilages, bientôt cariés et nécrosés.

Cette affection, comme l'ont fait remarquer divers auteurs, a une tendance à s'étendre au pharynx, au larynx; alors la voix s'altère, la respiration s'embarrasse, puis survient la mort.

Le point de départ de cette affection est une plaque muqueuse du pharynx ou des fosses nasales.

Le *coryza syphilitique*, qui se distingue du rhume de cerveau ordinaire par les accidents terribles et la rapidité de sa marche, peut encore causer la mort mécaniquement, en s'opposant à la succion du mamelon, par l'oblitération des fosses nasales; le défaut de respiration s'opposant à la nutrition, l'enfant meurt d'inanition.

Outre ces deux accidents spéciaux, la syphilis infantile présenterait des lésions viscérales nombreuses qui font depuis quelques années l'objet des recherches de la science et dont la description sort du cadre du présent ouvrage.

Le fœtus syphilitique meurt très fréquemment dans le sein

de sa mère, d'où il est prématurément expulsé, ce qui explique la fréquence des avortements chez les femmes infectées.

Avant d'avoir décrit les accidents de la syphilis infantile, nous avons démontré que le fœtus vérolé peut infecter sa mère, qu'il provoque l'avortement; qu'une fois né, il peut contaminer sa nourrice, ceux qui l'approchent; que par le vaccin, enfin, il peut contagionner une contrée entière. Ce malheureux petit être, qui peut causer de si grands maux, n'obtient, par suite du poison qu'il porte avec lui, que quelques jours d'une existence précaire.

### *Traitement de la syphilis des enfants nouveau-nés.*

Les indications fournies par l'affection ne peuvent être qu'incomplètement remplies, à cause de la rapidité de la maladie. Un jour perdu est irréparable; il faut agir vite et bien, et n'être pas prudent à l'excès.

Le traitement à employer est le même que celui de l'adulte, en tenant compte de l'âge et de la tolérance qui en dépend, on l'interrompra pour le reprendre, suivant les indications fournies par l'état général du petit malade.

Il y a trois méthodes de traitement.

*a. Méthode directe.* — Qui consiste à administrer directement au petit malade les préparations mercurielles, *intus et extra*, en frictions à l'extérieur, et, à l'intérieur, sous diverses formes pharmaceutiques. Ce traitement, qui est le plus efficace, ne diffère de celui de l'adulte que par les doses.

*b. Méthode indirecte.* — Elle consiste à administrer le traitement à la nourrice ou à un animal dont l'enfant boit le lait, comme une ânesse ou une chèvre. Ce mode de traitement, très préconisé au siècle dernier, est presque entièrement délaissé à notre époque, car les recherches les plus minutieuses ont constaté que le lait des femmes ainsi traitées ne contenait pas un atome de mercure.

*c. Traitement mixte.* — Celui-ci, comme son nom l'indique, consiste dans l'union des deux précédentes méthodes. On peut l'employer en faisant prendre de l'iodure de potassium à la nourrice, tandis qu'on applique à l'enfant le traitement direct.

Il y aurait, à la suite de ce paragraphe, un chapitre assez important à ajouter, concernant les rapports des nourrices avec des nourrissons syphilitiques; le cadre de cet ouvrage ne nous permet pas de nous appesantir trop longuement sur ce sujet; nous nous contenterons de résumer sous forme de principes les points les plus importants.

1° L'enfant syphilitique a besoin plus qu'un autre d'être élevé *au sein* et non au biberon.

2° La mère syphilitique doit, *si cela lui est possible*, allaiter elle-même son enfant.

3° En aucun cas on ne doit permettre l'allaitement d'un enfant syphilitique par une nourrice étrangère saine; car, malgré les précautions les plus minutieuses et la surveillance la plus attentive, on a vu souvent, dans ces cas, se produire des faits de contagion.

Mais, si la mère est trop peu robuste de constitution pour nourrir elle-même son enfant, qu'arrivera-t-il?

Les nouveau-nés syphilitiques, exposés par le fait même de leur constitution souvent chétive ou le devenant rapidement, et par la présence des accidents de la diathèse, seront, s'ils ne sont soumis à une bonne alimentation, exposés à périr rapidement; il faut donc éviter de les livrer au biberon, si souvent fatal déjà, surtout dans nos grandes villes, aux enfants bien constitués.

Il reste alors deux ressources précieuses :

1° Ou bien prendre pour nourrice une femme déjà syphilitique, qu'on choisira dans un hôpital spécial (il s'en trouve souvent, et plus souvent qu'on ne pourrait le croire, qui sont susceptibles de faire d'excellentes nourrices);

2° Ou bien avoir recours à l'allaitement par une chèvre nourrice.

Sans ces précautions, les familles dont l'enfant syphilitique aurait contagionné la nourrice saine, seraient exposées à toutes les revendications, légitimes du reste, mais souvent onéreuses de cette dernière.

*Traitement préventif.*

1° Un homme ou une femme syphilitique peuvent-ils se marier?

Le vérolé ne devra coutracter mariage qu'à une époque fort éloignée de ses derniers accidents.

Pendant tout le temps qu'on est en puissance de symptômes constitutionnels, quelle que soit la période, un individu honnête ne peut contracter de mariage, et s'il le contracte, l'infection de son produit sera d'autant plus probable que l'union aura été contractée à une époque plus rapprochée de l'apparition du chancre.

Alors même qu'il n'existe plus d'accidents depuis plusieurs années, il est bon de se soumettre à l'examen d'un médecin et, suivant divers auteurs, à un traitement dit de *précaution.*

2° Le vérolé marié a eu une syphilis antérieure ou postérieure au mariage?

Il lui faut à tout prix éviter la conception.

3° Les deux parents sont vérolés, ou un seul l'est; la femme est enceinte, quelle est la conduite à tenir?

Si c'est l'homme, il se traitera dans son intérêt particulier; il faudra traiter aussi la femme, dans l'intérêt du fœtus.

Si c'est la femme seulement, l'homme, malgré l'opinion des anciens reconnue fausse, qui voulaient que le père continuât d'influencer son produit après la conception, pourra se dispenser de tout traitement.

## Chapitre XVI.

# SYPHILIS HÉRÉDITAIRE

Nous venons de faire l'étude de la syphilis infantile; nous avons vu quels symptômes l'enfant procréé par des parents syphilitiques présente presque aussitôt après sa naissance; ayant insisté, dans le chapitre qui précède sur ces symptômes, nous n'y reviendrons pas ici.

Le chapitre actuel est consacré à l'étude de la *syphilis héré-*

*ditaire*, dont la syphilis infantile n'est qu'une des étapes; nous entendons en effet, par syphilis héréditaire, des accidents syphilitiques dus à l'hérédité, qui peuvent se montrer non seulement *dans la première enfance* (première année de la vie), mais encore *dans la seconde enfance* (après la première dentition), *dans l'adolescence et même encore à l'âge adulte*. Ces accidents n'ont rien à voir, nous tenons à préciser, avec une *contagion après la naissance;* ils sont le fait de l'hérédité, c'est-à-dire qu'un individu, dont les parents syphilitiques ont été dans des conditions telles qu'il en soit résulté pour lui une syphilis héréditaire, peut présenter aux diverses périodes de son existence des accidents de syphilis secondaire et même tertiaire, sans qu'on puisse invoquer, pour la production de ces accidents, une contagion quelconque.

Ce chapitre sera fortement abrégé par suite de ce fait, que les accidents de la syphilis héréditaire sont à peu près les mêmes que ceux de la syphilis acquise; nous ne reviendrons donc pas inutilement sur la description de ces accidents que nous avons donnée dans les chapitres qui ont précédé celui-ci.

Nous nous contenterons de dire quels sont les caractères principaux que revêt la syphilis héréditaire, caractères qui peuvent servir au diagnostic de cette affection.

Ces symptômes, bien décrits dans ces derniers temps par un syphiliographe distingué, portent sur deux ordres de faits principaux :

1° *Sur l'habitus extérieur du sujet;*
2° *Sur des malformations.*

### 1° *Habitus extérieur du sujet.*

Dans la grande majorité des cas, les individus qui sont sous l'influence de la syphilis héréditaire sont *malingres, chétifs;* la peau est *grisâtre, terreuse, flasque;* la *taille* est infiniment au-dessous de la moyenne, il y a même, quand ce sont des individus non encore arrivés à l'âge de l'entier développement, des différences tellement saisissantes, qu'on serait tenté souvent, dans l'adolescence (de quatorze à vingt ou vingt-deux ans), d'attribuer à ces individus cinq ou six ans de moins que l'âge qu'ils ont réellement. La différence d'aspect peut donc être énorme, comme on le voit ; les *membres* sont grêles, le *système pileux* se développe tardivement, et il arrive chez ces sujets à un développement bien moins grand que chez les autres individus.

Le *développement de la première enfance s'est fait lentement*, la *marche* a été tardive, après avoir été longtemps hésitante ; les enfants ont *parlé* tard.

Tel est l'aspect extérieur que revêtent le plus souvent les individus qui sont sous le coup de la syphilis héréditaire ; disons toutefois que cet aspect n'est pas constant ; néanmoins il est assez fréquent pour avoir été souvent signalé : c'est un signe présomptif, dont on doit faire grand cas pour le diagnostic de la syphilis héréditaire.

## 2° *Malformations.*

Les malformations qu'on observe le plus souvent chez les individus qui nous occupent en ce moment, peuvent porter :

1° *Sur les dents.* Cette malformation a été décrite, pour la première fois, par Hutchinson ; depuis cet auteur, ces dents caractéristiques sont connues sous le nom de *dents d'Hutchinson.* Elles ont leurs extrémités libres parfois *crénelées* ; parfois cette extrémité libre est comme *limée* ; sur leur face antérieure on remarque souvent des *stries transversales.*

2° *Sur les os.* Il est fréquent de remarquer, chez les syphilitiques héréditaires, des *exostoses* ; ces saillies osseuses siègent de préférence sur les os superficiels, en sorte qu'elles sont faciles à reconnaître à l'inspection et à la palpation. Les os sur lesquels on les rencontre le plus souvent sont : le tibia, le cubitus, la clavicule, les os du crâne.

Nous renvoyons, comme complément de cet alinéa, à ce que nous avons dit au mot *exostose* (page 793), dans le cours de notre étude sur la syphilis.

3° *Sur le crâne et le nez.* Le crâne peut se trouver déformé par des *exostoses* ; quant au nez, on y observe un *écrasement* dû à la carie et à la nécrose des os qui forment la charpente nasale, écrasement à la suite duquel la partie inférieure du nez semble être rentrée dans la supérieure.

4° *Sur les testicules.* Très souvent, chez les syphilitiques héréditaires, un et parfois les deux testicules sont *atrophiés* ou au moins *diminués de volume.*

L'atrophie des testicules est donc un symptôme qui doit faire penser à la syphilis héréditaire.

Nous venons de passer successivement en revue l'habitus extérieur des sujets qui sont sous l'influence de la syphilis héréditaire, et les malformations les plus habituelles qu'on rencontre chez.eux; quand donc, chez des individus présentant l'aspect et les malformations sus-indiquées, on trouvera un accident suspect, même en dehors de toute contagion, on aura les plus grandes chances pour que cet accident soit dû à la syphilis et on devra pousser ses investigations diagnostiques dans ce sens.

La scrofule, chez les enfants et les adolescents, détermine souvent des accidents analogues à ceux de la syphilis; nous sommes convaincu que beaucoup de ces accidents, qu'on mettait autrefois sur le compte de la scrofule, étaient réellement imputables à la syphilis et auraient guéri rapidement s'ils avaient été diagnostiqués syphilitiques et traités comme tels.

Un signe important, outre ceux que nous avons énumérés, pour le diagnostic de la syphilis héréditaire, réside dans la *recherche des antécédents des parents* du malade. Souvent on trouvera, dans ces cas, des signes non douteux dans les antécédents des ascendants, mais cette recherche est parfois fort difficile, les malades ne connaissant souvent pas les détails des antécédents de leurs parents, les parents les ignorant parfois eux-mêmes.

Un signe également important peut se tirer, pour le diagnostic de la syphilis héréditaire, de la *mortalité des frères et sœurs du malade;* nous avons vu, en effet, que la syphilis était une cause fréquente d'avortements; la mère du malade aura donc pu faire plusieurs fausses couches ou avoir perdu des enfants en bas âge; on devra tenir compte encore de cet important élément de diagnostic.

Comme nous l'avons dit plus haut, nous n'insisterons pas sur chacun des *symptômes* de la syphilis héréditaire; qu'il suffise de savoir que ce sont les mêmes que ceux de la syphilis acquise. Disons toutefois que ces accidents sont, dans l'énorme majorité des cas, des accidents *tertiaires*, étant donné l'âge où on les observe, relativement au temps qui s'est écoulé depuis que l'enfant a été conçu.

Nous ne nous appesantirons pas non plus sur le *traitement* de cette affection; il est absolument le même que celui de la syphilis acquise; nous renvoyons donc le lecteur aux chapitres précédents où nous exposons le traitement de la syphilis (voir page 801).

Ce chapitre faisait naturellement suite à celui qui traite de la syphilis infantile; nous voyons donc, d'après ce que nous venons de dire, que la syphilis prise dans le sein de la mère, par la faute de la mère seule, du père seul, ou des deux géniteurs réunis, poursuit l'enfant, non seulement quelque temps après sa naissance, mais peut même l'atteindre longtemps encore après, et déterminer chez lui des résultats aussi déplorables que la syphilis acquise, si les accidents ne sont pas diagnostiqués et si le malade n'est pas soumis au traitement spécifique.

Nous n'insisterons pas davantage pour recommander encore le traitement le plus complet après une syphilis acquise, traitement qui non seulement préservera l'individu lui-même des accidents parfois terribles de la syphilis, mais qui soustraira ses descendants aux accidents souvent éloignés, et non moins déplorables, de la syphilis héréditaire.

# CHANCRE SIMPLE

### § 1. — Définition.

On désigne sous le nom de chancre simple une maladie vénérienne, caractérisée par une *ulcération, siégeant le plus souvent sur les organes génitaux, ulcération inoculable au sujet qui la porte ; affection absolument locale et ne donnant jamais lieu à des symptômes constitutionnels.*

### § 2. — Causes.

Comme nous venons de le dire, le chancre simple résulte le plus souvent du commerce vénérien ; il est certains cas où il existe sans relations sexuelles, mais cela est assez rare. Cela se voit au contraire relativement assez fréquemment pour le chancre syphilitique.

Quoi qu'il en soit, commerce vénérien ou inoculation en dehors du coït, il faut, pour qu'il y ait production d'un chancre simple, inoculation par contact d'un autre chancre simple. Nous insistons sur ce fait, parce que cette règle est absolue. Il n'en est pas de même pour la blennorrhagie et la syphilis. On peut contracter une blennorrhagie avec une femme absolument saine, et c'est, disons-le en passant, ce qui arrive le plus souvent ; on peut contracter un chancre syphilitique avec une femme ne présentant que des accidents secondaires ; et, disons-le encore, c'est ce qui arrive dans l'immense majorité des cas ; au contraire, pour le chancre simple, du moment où l'on constate cet accident chez un malade, il est certain qu'il le doit à l'inoculation d'un autre chancre simple. Cette règle ne comporte aucune exception.

Pour qu'il y ait production d'un chancre simple à la place où a eu lieu le contact avec un autre chancre simple, il faut qu'il y ait en ce point une solution de continuité de l'épiderme, et que le virus chancreux puisse pénétrer sous le derme.

Cette solution de continuité, indispensable à la contagion, est due tantôt à une éraillure de tissus préexistant au coït ou produite pendant le coït (*inoculation vénérienne*), ou à une solution de continuité faite aux tissus dans un but expérimental, par une lancette ou tout autre instrument piquant (*inoculation expérimentale*).

### § 3. — Synonymie.

On a encore donné à ce chancre différents noms; il est connu, outre le nom de chancre simple, sous le nom plus répandu de *chancre mou;* on lui a encore donné les noms de *chancre non infectant, chancroïde, chancrelle.*

### § 4. — Incubation.

L'incubation du chancre simple est *nulle.* C'est-à-dire qu'aussitôt le virus du chancre simple inoculé, le nouveau chancre commence à se produire. Tandis que la blennorrhagie ne se déclare le plus généralement que du troisième au sixième jour après le coït qui l'a provoquée, le chancre syphilitique au bout de dix à quinze jours en moyenne, le chancre simple apparaît *de suite.* Le lendemain ou le surlendemain du coït suspect, un œil expérimenté peut reconnaître la présence de ce chancre. Nous verrons, en faisant l'étude des symptômes, par quelles phases il passe depuis son inoculation jusqu'à son développement complet.

### § 5. — Siège.

Le chancre simple siège, dans l'immense majorité des cas, sur les *organes génitaux* ou à leur voisinage; assez souvent à l'*anus*, à la *face interne des cuisses*, au *périnée*. Il siège très rarement en dehors des points que nous venons d'indiquer. Nous devons noter ceci en passant : c'est qu'on ne le rencontre presque jamais à la tête, à l'inverse du chancre syphilitique, qui s'y rencontre relativement assez souvent.

Aux organes génitaux, les places qu'il occupe de préférence sont, chez l'homme, par ordre de fréquence décrois-

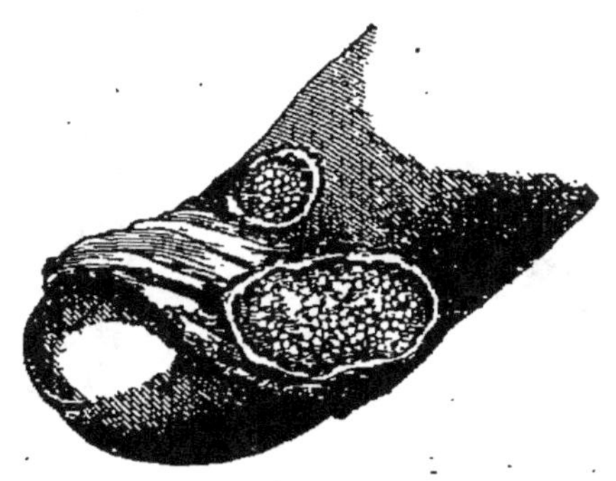

FIGURE 338

*Représentant, à la surface externe du prépuce, deux chancres simples à divers degrés de développement.*

sante : la *rainure balano-préputiale* (fig. 339), le *pourtour du frein* (fig. 339 et 340), le *prépuce* (fig. 338), le *gland*, le *fourreau de la verge* (ibid.).

Les chancres simples de l'*urètre* sont assez rares : le chancre intra-urétral surtout. Celui du *méat urinaire* se voit souvent ; mais dans ce cas, ce n'est la plupart du temps que l'extension d'un chancre avoisinant primitivement cet orifice. Chez la femme le chancre simple siège aux organes génitaux dans les mêmes points que nous avons décrits comme siège du chancre syphilitique (voir cet article).

## § 6. — Symptômes.

Les symptômes qu'on observe à la suite de l'inoculation d'un chancre simple, inoculation due soit au contact d'une éraillure de la peau ou d'une muqueuse avec un chancre simple (inoculation par le coït), soit à la piqûre d'une lancette imprégnée de pus virulent (inoculation expérimentale), sont les suivants :

Le jour même où a eu lieu l'inoculation, on voit, comme à la suite de toute autre piqûre, une *rougeur* entourant le point

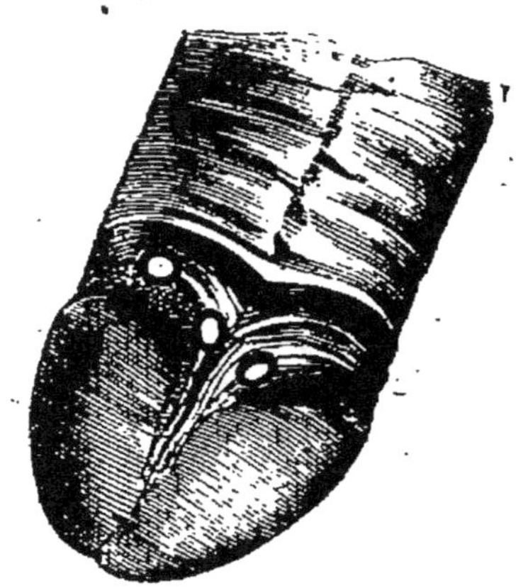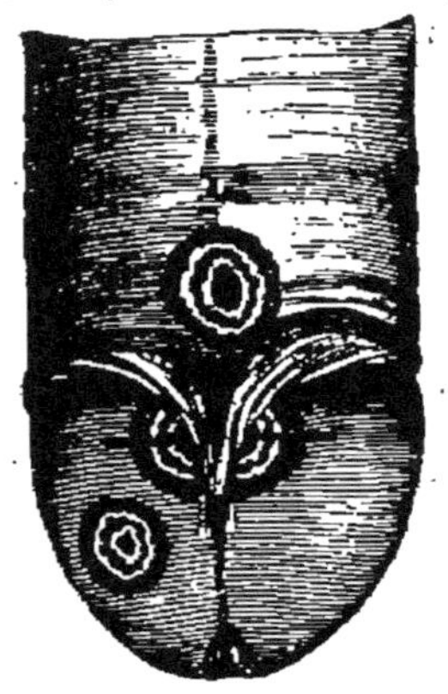

FIGURES

339                                          340

*Représentant des chancres simples sur le frein ou filet de la verge, à des périodes différentes de développement.*

La figure 339 montre trois chancres simples, dont la vésicule initiale vient à peine de se rompre.

Sur la figure 340, les chancres, au nombre de quatre, dont un sur les lèvres du méat urinaire, sont plus avancés : l'un d'eux a même déjà rongé la cloison du frein ou filet, ce que montre la petite tige passée au-dessous de celui-ci.

où l'insertion a eu lieu. Le lendemain, le plus souvent, on aperçoit une *petite papule* (élévation des téguments); l'auréole inflammatoire s'est légèrement élargie.

Le jour suivant, au lieu d'une papule, on voit une *petite pustule* (saillie des téguments remplie de liquide louche). Cette pustule étant crevée avec la pointe d'une épingle, et la faible quantité de pus qu'elle renferme étant soigneusement abstergée, on remarque à sa place une *petite ulcération*. Cette ulcération, grosse comme la pustule qui la recouvrait (une tête d'épingle environ), présente déjà les caractères du chancre simple, caractères que nous décrivons plus loin.

Pendant un ou deux jours encore, cette pustule s'agrandit, puis se crève spontanément, et l'ulcération qu'elle recouvre apparaît alors avec ses caractères nettement tranchés.

Pendant quelque temps encore, l'ulcération augmente d'étendue; enfin, lorsqu'elle a atteint en moyenne les dimensions d'une pièce de 20 à 50 centimes environ, elle reste stationnaire, cela pendant un temps variable (huit à quinze jours en moyenne); vient alors, au bout de ce temps, la

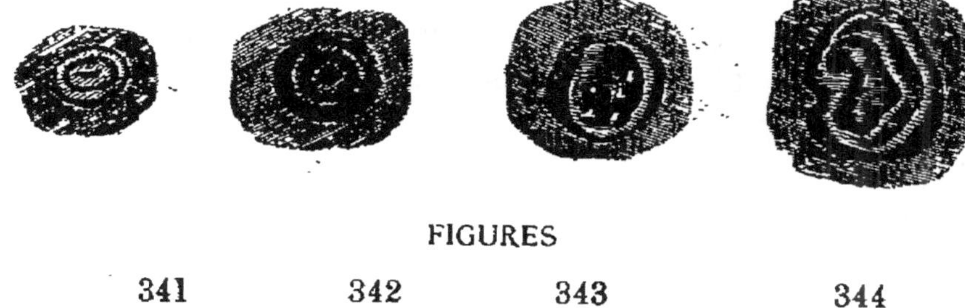

FIGURES

341  342  343  344

*Représentant un chancre simple à ses divers degrés d'évolution.*

période de réparation. Les bords de l'ulcération s'affaissent, tandis que son fond est exhaussé; la suppuration devient moins abondante, et la cicatrisation se fait du pourtour au centre.

D'où trois périodes dans la marche du chancre simple: une période d'*augment*, dont la durée est d'environ sept à dix jours; une période d'*état*, qui varie en moyenne de huit à quinze jours; enfin, une période de *déclin* et de réparation, qui est à peu près de huit à dix jours.

Il est bien entendu que les chiffres que nous fixons là ne sont que des moyennes, et cela seulement au cas où un traitement intelligent ne vient pas abréger la cicatrisation du chancre.

La durée de chacune des périodes, et par suite l'ensemble de la maladie, est sujette à des variations nombreuses, dont les causes sont multiples (nature du traitement, professions, alcoolisme, complications, etc.).

Ce que nous venons de décrire comme symptômes du chancre simple s'applique aussi bien au chancre d'inoculation qu'au chancre de contagion. La pustule initiale se rompt plus ou moins tôt et l'ulcération apparaît plus ou moins vite. L'ulcération mise à jour présente les caractères suivants, une fois développée :

### CARACTÈRES DU CHANCRE SIMPLE

1º Nous devons dire d'abord que la *multiplicité* est un des caractères du chancre simple, car, s'il est unique d'emblée, ce qui est plutôt rare, il ne tarde pas à s'inoculer aux points voisins. Le chancre simple unique est l'exception. Il est quelquefois unique d'emblée; mais il est rare qu'il reste longtemps seul.

2º *Suppuration.* — Un des caractères du chancre simple est de suppurer; il fournit un pus mal lié, ce pus est souvent mélangé de stries sanguinolentes;

3º Sa *base* est molle: ce qui fait donner à ce chancre le nom par lequel il est le plus souvent désigné dans le public, celui de chancre mou. Dans certains cas, cette base peut être dure ; mais cette dureté n'existe que dans deux cas:

*a* Lorsque le chancre, pour une cause ou pour une autre, est enflammé;

*b* Lorsque surtout il a été cautérisé. Dans les deux cas, c'est une induration inflammatoire qu'on trouve à sa base; nous verrons, en parlant du diagnostic, qu'il faut faire grande attention à cette induration et à sa nature, si l'on ne veut pas commettre d'erreur.

Quant à l'ulcération elle-même, elle est de *forme* le plus souvent arrondie, mais pouvant être elliptique, ovale. La *douleur* qu'il cause est presque nulle, s'il n'est pas enflammé ou mal pansé, cas auquel il devient douloureux, et même parfois fort douloureux.

Ses *bords* sont taillés à pic; son *fond* est déchiqueté et présente une *teinte* le plus souvent jaunâtre, quelquefois grisâtre.

Ses *dimensions* sont variables; la moyenne est celle d'une pièce de 20 centimes. Dans certains cas il peut atteindre de très grandes dimensions (*Phagédénisme;* voir l'article où il est parlé de cette complication).

Dans certains cas, cela surtout sur la peau, le chancre est recouvert d'une croûte formée par la dessiccation de son produit de sécrétion; c'est le *chancre simple echtymateux.*

### § 7. — Diagnostic.

On devra diagnostiquer le chancre simple : 1° de l'*herpès;* 2° du *chancre syphilitique;* 3° des *syphilides ulcéreuses.*

Nous prions le lecteur de se reporter à l'article où nous traitons du diagnostic du chancre syphilitique (page 747), s'il veut avoir sous les yeux un tableau d'ensemble sur lequel il lui sera facile d'embrasser d'un coup d'œil les caractères diagnostiques de ces quatre affections qu'on pourrait dans certains cas confondre ensemble.

Et d'abord disons que, dans la grande majorité des cas, le diagnostic est facile à faire par la constatation des caractères que nous avons décrits comme appartenant au chancre simple.

Dans les cas difficiles, on peut avoir recours à un procédé de diagnostic fondé sur ce que le chancre simple est inoculable au malade qui en est porteur, et cela autant de fois qu'on le veut.

L'*inoculation* se pratique de la façon suivante :

A l'aide d'une lancette, ou mieux encore d'une épingle, on prend sur l'ulcération suspecte un peu de la matière qu'elle secrète, et on fait sur un bras une piqûre très oblique qui atteigne le derme; cela fait, on applique sur la piqûre un verre de montre maintenu en place par une bandelette de diachylon, de façon à pouvoir voir ce qui se passera. Le malade revient au bout de deux jours, et alors on peut le plus souvent poser un diagnostic précis.

Dans quelques cas il faut attendre jusqu'au troisième jour. Dès qu'on a constaté la reproduction de la lésion, le diagnostic est certain, car *il n'y a que le chancre simple* qui s'inocule ainsi au malade qui en est porteur. Le diagnostic établi, on applique sur l'ulcération une petite couche de pâte sulfo-carbonique, ou un pinceau imbibé de nitrate acide d'hydrargyre. Cette application détruit l'ulcération qui se transforme en plaie simple, plaie qui ne tarde pas à se cicatriser.

Cette *inoculation* ne doit être faite, en tous cas, que lorsqu'il y a une difficulté majeure dans le diagnostic.

## § 8. — Complications.

1° La complication qui atteint le plus souvent le chancre simple est l'*inflammation*; elle peut être causée par l'absence d'hygiène, par des pansements irritants, la fatigue, l'alcoolisme; cette dernière cause surtout a une influence très fâcheuse sur le chancre simple.

Le chancre enflammé devient *douloureux*; il prend une coloration *violacée*; sa suppuration *diminue* et devient *sanieuse*; sa base s'*indure*.

Les tissus qui l'environnent participent à cette inflammation; et lorsque le chancre est situé sur le prépuce ou sur le gland, il n'est pas rare de voir survenir dans ces circonstances de la balano-posthite, un phimosis, un paraphimosis ou de la lymphangite, etc. (voir ces articles).

2° *Gangrène.* Lorsque le gland a été mis à découvert par suite de la turgescence due à la présence d'un chancre mou, ou qu'au contraire, le gland restant ordinairement découvert, il devient impossible de découvrir le gland, dans ces deux conditions il survient fréquemment de la gangrène, et le malade est exposé alors à perdre une certaine partie ou même parfois la totalité de son prépuce ou de son gland.

3° *Phagédénisme.* C'est certainement la plus grave complication qui puisse survenir au cours de chancres mous. Cet accident appartient presque exclusivement au chancre simple; le chancre syphilitique y donne très rarement lieu. Le phagédénisme est constitué par l'extension tantôt en surface, tantôt en profondeur, du chancre simple, d'où deux ordres de phagédénisme : 1° le phagédénisme *serpigineux*; 2° le phagédénisme *térébrant.*

Dans certains cas le malade a les deux à la fois : cela n'est pas rare. On pense alors quels désordres peuvent se produire sous cette influence.

Les causes qui peuvent produire cette complication sont *locales* ou *générales;* parmi les causes locales nous devons citer : la malpropreté, l'absence de pansements, les pansements mal faits, les pansements irritants, les cautérisations hors de propos. Les causes générales sont les excès de toute nature, la misère, les veilles, les fatigues, l'alcoolisme.

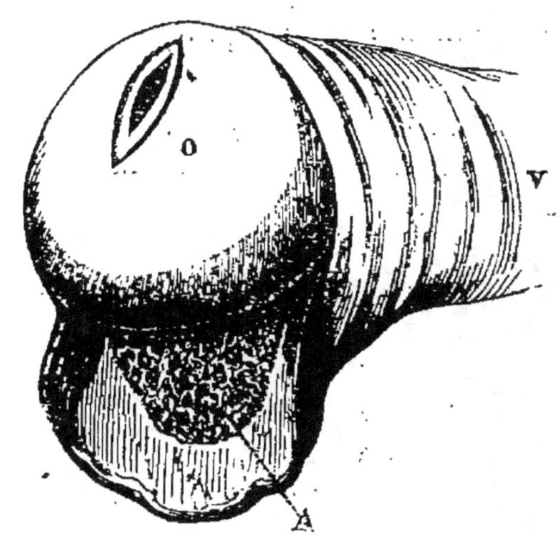


FIGURE 345

*Représentant un chancre simple du frein de la verge, envahi par la gangrène.*

O, le gland tuméfié, surtout dans sa partie inférieure.
A, le chancre, dont le fond est recouvert d'une pulpe grisâtre, tandis que les bords, considérablement tuméfiés, et d'une couleur rouge violacée, forment un appendice au-dessous du gland (*cristalline*).

Disons, et ceci est fort remarquable, que ces causes non douteuses de phagédénisme ne le produisent pas dans tous les cas. Il est certains malades qui, tout en étant sous l'influence de ces causes, ne sont pas atteints par cette complication, et à l'inverse on voit le phagédénisme survenir dans certains cas sur des individus chez lesquels on ne retrouve aucune des causes précitées. En un mot, le phagédénisme est une complication absolument individuelle.

Quoi qu'il en soit, il est toujours important de soustraire le malade à l'influence de ces causes. Les symptômes du pha-

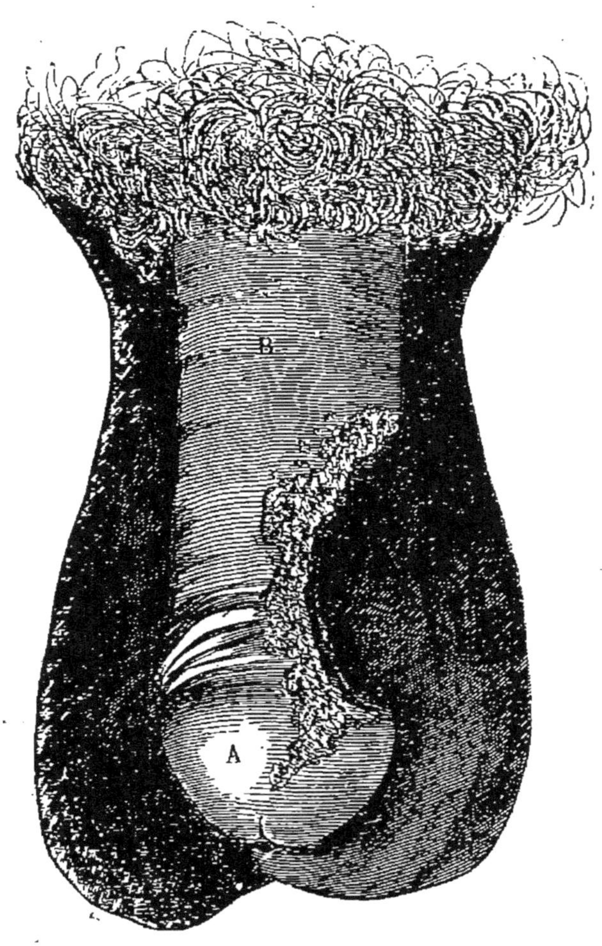

FIGURE 346

*Représentant les ravages d'un chancre simple phagédénique (phagédénisme térébrant).*

L'ulcération, dont les bords sont irréguliers et déchiquetés comme avec un emporte-pièce, a déjà détruit une grande partie du côté gauche de la verge B et du gland A. La ligne blanche que forment les hachures limite la portion absente de cet organe.

gédénisme sont les suivants. Dans le phagédénisme serpigineux les bords de l'ulcération *s'étendent en superficie;* l'extension que peut prendre le chancre dans ce cas est souvent considérable (fig. 347), il peut envahir toute la verge, et même s'étendre au delà, remonter le long du ventre, et envahir les fesses, comme on l'a vu dans plusieurs cas. Disons toutefois que ces cas sont exceptionnels.

Dans le phagédénisme térébrant, le chancre s'étend peu en superficie, il *s'étend en profondeur* et peut détruire complète-

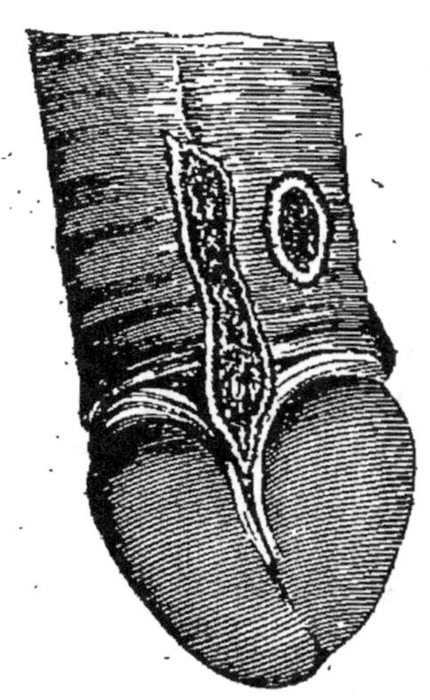

FIGURE 347

*Représentant deux chancres : l'un avec les caractères habituels ; le second, chancre phagédénique serpigineux, logé dans le sillon du frein de la verge, s'étend le long de la face inférieure de cet organe.*

ment les organes génitaux (fig. 346). Le diagnostic de cette complication est facile à faire ; son pronostic est grave, si le malade n'est pas soigné, car la perte des organes génitaux peut en être le résultat.

## DES ADÉNITES OU BUBONS.

Le corps humain est tout entier parcouru par un réseau flexueux de vaisseaux blancs qui ont été appelés *vaisseaux lymphatiques*. Au milieu du lacis que forment ces vaisseaux, se trouvent de distance en distance de petits renflements ovoïdes, sortes de réservoirs constituant les *ganglions lympha-tiques*. Ces vaisseaux, qui sont excessivement ténus, rampent dans nos tissus et superficiellement sous la peau. Les parties génitales offrent un réseau lymphatique très riche, qui aboutit à de nombreux ganglions placés dans les régions inguinales ; ces assemblages de ganglions ont reçu le nom de *pléiade gan-glionnaire*.

La moindre écorchure sur le trajet de ces vaisseaux amène quelquefois les accidents suivants : un *angéioleucite* ou inflam-

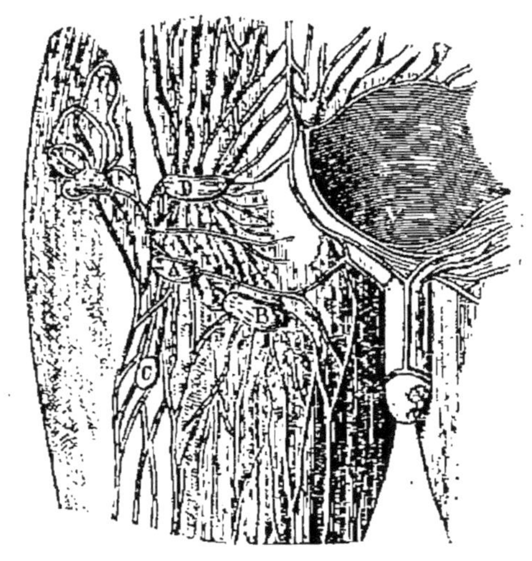

FIGURE 348

*Représentant les vaisseaux lymphatiques et les ganglions du pli de l'aine du côté droit, et leur naissance du côté gauche.*

A, B, C, D, ganglions, ou glandes lymphatiques, auxquels viennent aboutir les vaisseaux du même nom, après s'être anastomosés entre eux.
V, la vessie ouverte, au-dessous de laquelle est la verge ou pénis, dépouillée de sa peau.

mation des vaisseaux blancs, une *lymphangite*, et enfin une *adénite*. Pour bien nous faire comprendre, nous supposerons un homme qui s'est écorché le dessus du pied : s'il continue à marcher et néglige cette écorchure, il ne tardera pas à observer des plaques d'un rose pâle, disposées sur toute la longueur de la jambe et de la cuisse, du pied à l'aine : c'est l'*angéioleucite*; en même temps le membre inférieur deviendra douloureux et le malade s'apercevra qu'un cordon en forme de chapelet, sensible au toucher, siège sous les taches rouges que je viens de décrire : c'est la *lymphangite*; enfin les ganglions de l'aine, qu'on ne peut pas habituellement sentir avec les doigts, auront augmenté de volume, au point que l'un d'eux égalera une grosse aveline ; ils seront douloureux, la peau deviendra rouge et tendue, c'est l'*adénite*, ou *bubon*. Après ce court préliminaire, le lecteur comprendra plus facilement l'action exercée par le virus chancreux sur le réseau lymphatique.

On a spécialement réservé le nom de *bubon* à l'adénite inguinale qui accompagne le chancre simple; cette adénite est toujours inflammmatoire.

La cause première du *bubon*, c'est la plaie chancreuse. Elle peut agir comme une cause irritante, à la manière de l'écorchure du pied que nous signalions il y a quelques lignes ; ce mode d'agir est le plus fréquent. Dans ce cas, l'adénite est simple, entièrement analogue à celle que nous avons notée comme complication de la blennorrhagie; le bubon qui en résulte est dit sympathique. Mais si à l'action irritante causée au système lymphatique par la présence de la plaie, se joint l'absorption du liquide virulent, l'adénite suppure fatalement et donne naissance à un *bubon chancreux*, ou *chancre ganglionnaire;* la production de ces bubons est favorisée par une constitution lymphatique, scrofuleuse ou débilitée par les excès.

Les premiers symptômes des bubons, qu'ils soient sympathiques ou chancreux, sont les mêmes : on voit constamment, au début, un des ganglions dans lesquels vont se rendre les lymphatiques de la région où siège le chancre, augmenter de volume; ce ganglion forme alors une petite tumeur roulant sous la peau et causant une sensation de gêne, qui bientôt devient de la douleur, qui s'augmente à mesure que le processus inflammatoire suit sa marche; le tissu cellulaire qui environne le ganglion s'empâte, la tuméfaction, devenue diffuse, ne tarde pas à se limiter ; à mesure que le pus se forme, la peau tendue devient rouge, douloureuse; la tumeur

ramollie devient fluctuante; le travail ulcératif de la peau
commence, et par l'ouverture qui en résulte, s'écoule un pus
plus ou moins louable. Là s'arrête la ressemblance entre le
bubon sympathique et le bubon chancreux ou virulent. Dans
le premier, il n'est pas rare de voir l'adénite céder aux topiques et se terminer par résolution, malgré l'existence du pus.
Si on l'ouvre, le pus qui s'en écoule est de bonne nature, et
les bords de la plaie ont une tendance marquée à la cicatrisation, qui peut alors se produire en une quinzaine de jours.

Dans l'adénite virulente, *bubon chancreux*, qui a une tendance moindre à s'ouvrir spontanément, les bords de l'ou-

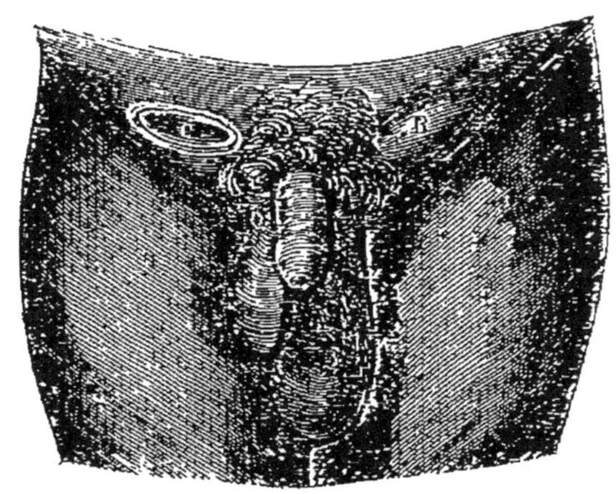

FIGURE 349

*Représentant un bubon chancreux ouvert.*

B, bubon commençant au pli de l'aine du côté gauche.
C, bubon du pli de l'aine du côté droit, suppuré et ouvert.

verture, qu'elle soit spontanée ou artificielle, se renversent et
prennent l'aspect chancreux, offrant le même aspect d'ulcération que le chancre et fournissant comme lui un pus inoculable.

Il arrive quelquefois un fait singulier : le bubon étant
ouvert, le tissu cellulaire qui entoure la glande fournit un pus
qui n'est pas virulent et qui ne devient inoculable que lorsque
le pus renfermé dans la glande, comme dans une coque,

vient inoculer, par l'ouverture de cette dernière, la plaie primitive, qui est le résultat de la propagation de l'inflammation par contiguïté et qui est demeurée bubon sympathique jusqu'à l'ouverture de la glande, qui en fait un *bubon virulent.*

Le bubon virulent suit la marche du chancre simple ; il est exposé à toutes les complications de ce chancre, et quand il se cicatrise s'étant ouvert spontanément, la cicatrice qui en résulte est généralement irrégulière et vicieuse ; cette plaie est lente à se fermer, il n'est pas rare de voir l'ouverture se réduire à des trajets fistuleux qui aboutissent dans des clapiers anfractueux.

Le siège du bubon correspond toujours au siège du chancre ; si celui-ci existe sur la verge, s'il est placé à gauche, ce sera l'aine gauche ; s'il est à droite, ce sera l'aine droite qui seront le siège du bubon consécutif ; si le chancre est situé au milieu, sur le frein, ou filet de la verge, par exemple, il se produit alors un engorgement des deux aines.

Cette affection, sans être dépourvue d'une certaine gravité, n'a aucun rapport avec la syphilis, et n'entraîne d'autres altérations de la santé générale que celles produites par toutes les suppurations.

Comme traitement on peut essayer, avant que le bubon soit ouvert, de s'opposer à sa suppuration par divers moyens, au premier rang desquels se placent les topiques résolutifs : vésicatoires volants, teinture d'iode, compression ; on pourra obtenir de bons résultats de l'usage de ces divers procédés, quand on aura affaire à un bubon sympathique ; mais c'est en vain qu'on les aura dirigés contre un bubon virulent : celui-ci est appelé à suppurer fatalement. On a proposé pour son ouverture diverses méthodes, comme les ponctions capillaires et multiples ou l'ouverture en crible produite par l'application d'un vésicatoire saupoudré de sublimé corrosif. On les ouvre ordinairement soit avec le bistouri, soit avec le thermo-cautère (voir figure 350), soit en appliquant de la pâte de Vienne ; le traitement de la plaie qui résulte de l'ouverture est celui qu'on oppose aux chancres simples.

## § 9. — Pronostic.

Comme nous venons de le voir, le pronostic du chancre simple, bénin le plus souvent, n'est pas sans gravité lorsqu'il surgit des complications. A part ces cas, c'est une affection peu sérieuse.

Il n'est certes pas à comparer, au point de vue de la bénignité, même lorsqu'il n'est nullement compliqué, avec le chancre syphilitique, qui, comme nous l'avons vu, est souvent tellement insignifiant qu'il passe inaperçu des malades qui en sont porteurs; mais, en somme, non compliqué, il est peu grave: c'est une affection locale; jamais de complications générales ni d'infection constitutionnelle à craindre; une fois le malade guéri, il est absolument débarrassé et n'a plus rien à redouter pour l'avenir.

## § 10. — Traitement du chancre simple.

Le traitement de cette affection, en raison de ce que nous venons de dire, est donc purement local si on en excepte un traitement général tonique, qu'il est bon de mettre en usage dans certains cas.

Il s'agit d'abord de modifier la lésion, qui consiste en une ulcération, c'est-à-dire en une plaie ne tendant pas d'elle-même à la cicatrisation, et de la convertir en plaie simple; sans quoi, plus le chancre persiste à l'état d'ulcération, plus le malade est exposé aux complications que nous venons de décrire, et qui, le lecteur peut en juger, ne laissent pas que d'être parfois fort sérieuses.

Cette modification s'obtient au moyen de la cautérisation, mais d'une cautérisation réelle. On la fait le plus habituellement avec le nitrate acide liquide d'hydrargyre. On peut encore employer la pâte sulfo-carbonique, la potasse caustique, la pâte de Canquoin. Mais cette cautérisation doit être faite par des mains exercées; sans quoi on produirait de graves désordres en dépassant le but à atteindre.

Un moyen qui réussit encore parfaitement, lorsque la

cautérisation est indiquée, c'est l'application du fer rouge.
Ce moyen, qui effraie les malades, est beaucoup moins
douloureux que le nom de la méthode ne pourrait le faire
supposer.

Ce moyen est encore applicable dans les cas de complications du chancre simple (phagédénisme, gangrène), où il
rend souvent des services signalés.

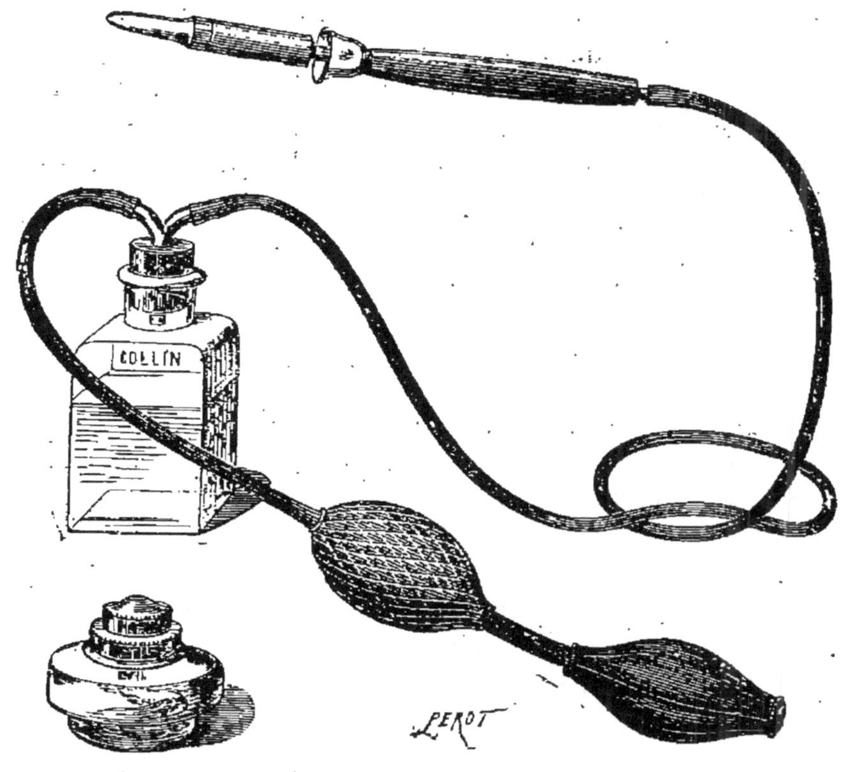


FIGURE 350

*Thermo-cautère du Dr Paquelin, servant pour la cautérisation
au fer rouge.*

Son application se fait à l'aide d'un instrument récemment
introduit dans la science et qui porte le nom de thermo-cautère Paquelin, son inventeur. Cet instrument, représenté dans
la figure 350, permet d'obtenir le degré voulu de tem-

pérature du cautère, et de l'y maintenir autant qu'il est nécessaire.

Il se compose :

1° D'un cautère emmanché sur un manche isolant ;

2° D'un réservoir à essence de pétroléine, essence destinée à être vaporisée et mêlée à l'air, pour entretenir la température de l'instrument ;

3° D'une poire en caoutchouc destinée à produire cette vaporisation ;

4° De deux tubes de caoutchouc allant l'un du cautère au réservoir à essence, l'autre du réservoir à la boule ;

5° D'une lampe à esprit-de-vin, destinée à échauffer le cautère ;

Il y a des contre-indications à la cautérisation du chancre simple ; ce sont :

1° L'*état enflammé du chancre* ;

2° Son *siège* sur des points difficiles à atteindre, ou recouvrant des organes essentiels à ménager (artères, nerfs) ;

3° Son *étendue* trop considérable ;

4° Sa *multiplicité* trop grande.

Une fois la cautérisation effectuée, l'escarrhe qu'elle a produit se détache au bout d'un certain temps selon le caustique qn'on a employé, et on trouve alors sous elle une plaie que l'on a conseillé de panser avec une multitude de substances : teinture d'iode, eau chlorurée, vin aromatique, nitrate d'argent, tartrate de fer et de potasse en solution, poudre d'iodoforme, etc.

Pour le pansement que l'on doit faire après la chute de l'escarrhe, nous devons dire que les soins de propreté les plus minutieux sont fort importants et contribuent pour une très forte part à la guérison de la maladie.

Lotions fréquentes, trois ou quatre fois par jour, avec de l'eau légèrement alcoolisée ou phéniquée ; bains locaux deux fois par jour, de cinq minutes à un quart d'heure de durée ; grands bains tous les deux ou trois jours, d'une demi-heure chaque.

Pour le pansement à proprement parler, nous devons faire un choix parmi les substances que nous avons énumérées précédemment. Après une certaine expérience que nous a donnée une pratique déjà longue, nous nous servons surtout des deux moyens suivants, qui réussissent fort bien :

1° La *solution de nitrate d'argent* ;
2° La *solution de tartrate ferrico-potassique*.

Le pansement à la solution de nitrate d'argent est celui auquel nous donnons la préférence, car c'est lui qui le plus souvent nous donne les meilleurs résultats. On l'emploie de la manière suivante :

Eau distillée............. 30 grammes.
Azotate d'argent cristallisé. 1 —

Pour pansements matin et soir.

On imbibe de cette solution un tampon de charpie, qu'on applique sur la plaie après l'avoir bien lavée et abstergée des souillures qui la recouvrent.

La solution de tartrate ferrico-potassique s'emploie de la même façon, à la dose suivante :

Eau distillée............. 200 grammes.
Tartrate ferrico-potassique. 30 —

Un précepte fort important est celui qui consiste à isoler absolument le chancre, par le pansement, des surfaces avoisinantes, à cause de la facilité avec laquelle il s'inocule aux points voisins de son siège.

Une fois le chancre en voie de réparation fortement accentuée, on peut se borner au pansement avec de la charpie sèche, en continuant les lotions d'eau alcoolisée et phéniquée que nous avons indiquées.

Il est bon, pendant le traitement du chancre, de faire, dans certains cas, des attouchements à sa surface avec l'azotate d'argent cristallisé (pierre infernale). Mais, en cela, on doit se guider d'après la marche de la lésion et les modifications qu'elle subit.

Dans certains cas, le chancre simple étant situé sous le prépuce, le gland ne pouvant être mis à découvert, et la lésion ne pouvant pas être directement attaquée, on procède à son traitement en faisant des injections fréquentes (cinq ou six fois par jour) entre le prépuce et le gland, tantôt avec de la solution de nitrate d'argent à un centième, tantôt avec de l'eau de guimauve et de pavot, si la douleur est trop considérable. On joint à cela des bains locaux émollients plusieurs fois répétés dans la journée, ainsi que des bains généraux, tous les deux ou trois jours, jusqu'à ce que le prépuce puisse être ramené en arrière.

Chez certains sujets débilités, plus ou moins anémiques, la cicatrisation du chancre tarde à se faire par suite du mauvais état général. Il est bon, dans ce cas, de soumettre le malade à l'usage des préparations toniques et reconstituantes, telles que les ferrugineux, l'hydrothérapie, le quinquina, les amers, etc.

## § 11. — Traitement des complications.

1° *Inflammation.* Le traitement consiste d'abord dans la suppression de la cause qui a amené cette complication, causes que nous avons énumérées plus haut ; puis, on ordonnera des bains locaux émollients (eau de son, eau de guimauve et de pavots), fréquemment renouvelés dans la journée ; bains généraux, et pansements à la charpie imbibée d'un liquide émollient, jusqu'à ce qu'on puisse reprendre, une fois l'inflammation passée, les pansements convenables à la guérison définitive de l'ulcération ;

2° Le traitement de la *gangrène* consiste en lavages fréquents avec une solution d'eau alcoolisée ou phéniquée, et en applications de poudre de charbon et de quinquina ;

3° Le *phagédénisme* est traité par des cautérisations énergiques et répétées avec les acides minéraux, le fer rouge, etc.; par des pansements avec les solutions de nitrate d'argent, l'iodoforme, la solution de tartrate ferrico-potassique, des soins de propreté minutieux, et enfin un traitement général hygiénique et reconstituant, méthodiquement suivi ; .

4° Quant au traitement du bubon, nous en avons parlé au sujet de cette complication. Il consiste dans l'incision du bubon ; on panse ensuite la plaie comme un chancre simple.

## DU CHANCRE MIXTE ET DE LA COEXISTENCE
### DES AFFECTIONS VÉNÉRIENNES.

Il nous reste à parler, pour en avoir fini avec les maladies vénériennes, du chancre que créa l'école de Lyon pour faciliter l'exposition de ses doctrines; nous voulons parler du *chancre mixte*.

Nous supposons, pour bien nous faire comprendre, un homme porteur d'un chancre simple ayant des rapports intimes avec une femme présentant des accidents syphilitiques contagieux, chancre infectant ou plaques muqueuses; cet homme contractera l'infection syphilitique, et le chancre qu'il portait subira, par le fait de cette nouvelle contagion, des modifications qui lui donneront l'aspect et les propriétés des deux chancres dont il a subi l'influence.

Ainsi, ce chancre mixte présenterait deux âges. Pendant le premier, son inoculation au porteur, ou à tout autre individu, donnerait comme résultat positif un chancre simple ; au bout d'un certain temps (celui nécessaire à l'inoculation), son inoculation donnerait, pratiquée sur le porteur ou sur un individu ayant eu la syphilis, un chancre simple, et sur un individu sain un chancre infectant mixte jouissant des mêmes propriétés que celui qui lui a donné naissance.

Ce chancre mixte aurait la physionomie des deux chancres; il est infectant, s'indure tardivement, s'ulcère facilement, donne lieu à l'induration, à la pléiade ganglionnaire et au bubon chancreux mono-ganglionnaire. Il ne peut résulter que de trois causes naturelles possibles :

1º Un homme sain coïte avec une femme ayant deux chancres sur la même région, chancre simple et chancre induré, ou bien ayant des accidents secondaires et un chancre simple ;

2º Un homme porteur d'un chancre induré coïte avec une femme ayant un chancre simple ;

3º Un homme vierge de syphilis et porteur d'un chancre simple, coïte avec une femme ayant un chancre induré ou un accident secondaire.

Ceci nous amène à parler de la coexistence ou de la simultanéité des maladies vénériennes sur le même individu. En signalant la possibilité de ces faits, nous admettrons l'existence possible d'une ulcération infectante, sur laquelle peut se développer une ulcération simple, mais nous nierons la possibilité, de la transmission de cette ulcération hybride, dans sa forme, à un autre individu ; il nous suffira de rappeler la différence de marche entre les deux ulcérations primitives, pour montrer que l'une d'elles ne deviendra contagieuse que lorsque l'autre aura cessé de l'être et que conséquemment, de la contagiosité de ce Janus chancreux, peut ressortir tantôt un chancre simple, tantôt un chancre infectant, mais jamais un chancre à double face comme le chancre mixte de l'école de Lyon.

Nous nous résumerons en disant que le même sujet peut

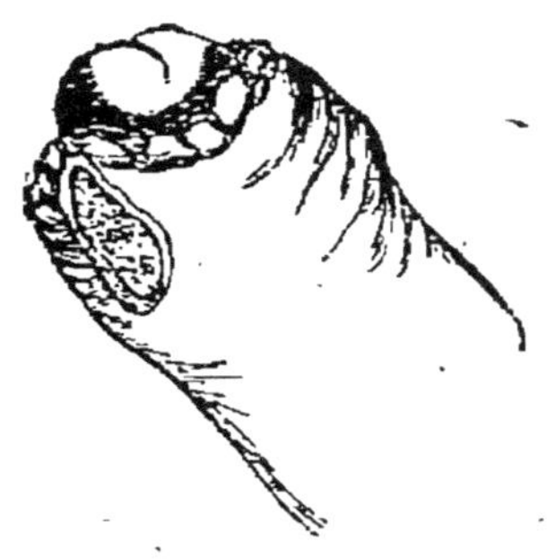

FIGURE 351

*La figure 351 fait voir : 1° un chancre à la surface externe du prépuce, et 2° sur le bord libre de cet organe une série de plaques muqueuses en forme de chapelet qui rétrécissent son ouverture, ce qui montre la coexistence d'une syphilis avec un chancre simple.*

présenter une syphilis constitutionnelle et un chancre simple, ou un chancre induré et un chancre simple, ou ces deux chancres et la blennorrhagie.

## MOYEN DE SE PRÉSERVER DES MALADIES VÉNÉRIENNES.

Nous ne voulons pas traiter la question d'hygiène publique et de police médicale, qui concerne les mesures à prendre pour combattre la propagation de la syphilis ; cette question est réservée à des ouvrages d'un autre genre que la présente œuvre. Nous ne nous occuperons, dans ce chapitre, que de la *prophylaxie privée*, c'est-à-dire des précautions individuelles à prendre contre la syphilis et les autres maladies vénériennes.

Notre époque est assez éclairée pour qu'un médecin puisse se préoccuper de cette question sans encourir les peines qui furent infligées en 1772 à Guilbert de Préval, professeur de la Faculté de médecine de Paris, qui fut chassé et rayé des listes de ladite faculté comme instigateur du libertinage, à la suite d'expériences faites pour appuyer la proposition d'un remède préservatif de la contagion vénérienne, expériences qui furent dites *scandaleuses*.

Le premier moyen à employer pour ne pas attraper la vérole et celui qui est encore le plus certain, quoique digne de M. de La Palisse, *c'est de ne pas s'y exposer*.

Si, avant de pratiquer le coït, un homme s'aperçoit de quelques rougeurs ou de quelques éraillures sur le gland. la verge ou le prépuce, s'il est sage, il s'abstiendra ou ne se livrera à cet acte qu'après des lavages et des lotions faites avec des solutions astringentes (vin, alun, tannin, eau blanche).

Si ces mesures sont nécessaires pour l'homme, elles sont indispensables pour la femme ; et, mettant de côté toute fausse pudeur et une galanterie dangereuse, l'homme doit les exiger de celle qui va partager ses plaisirs. Cette précaution est la meilleure de toutes, et, suivant l'expression d'un spirituel syphiliographe, le cabinet de toilette doit être, pour la femme, l'antichambre obligée de l'alcôve.

C'est à tort que l'on répète que la plus jolie fille du monde ne peut donner que ce qu'elle a ; comme nous l'avons déjà dit, beaucoup de femmes donnent la blennorrhagie qu'elles n'ont pas, et ce triste cadeau pourrait être évité par les soins d'une minutieuse propreté.

Par ces soins, on rend parfois l'acte plus difficile ; on parera à cet inconvénient à l'aide d'un corps gras, qui, étant lui-même un isolant, devient un excellent préservatif ; si bien qu'à Bruxelles, l'administration exige que la toilette d'une fille facile soit pourvue d'un flacon d'huile fraîche.

C'est ici l'occasion de parler d'une enveloppe inventée au milieu du siècle dernier par un chirurgien anglais nommé *Condom*, qui y a attaché son nom et n'en recueillit que honte et mépris, à tel point qu'il fut forcé de s'expatrier et de changer de nom. Cette enveloppe, qu'une femme célèbre a définie *cuirasse contre le plaisir, toile d'araignée contre le danger*, n'est, suivant M. Ricord, qu'un mauvais parapluie que la tempête peut crever ou déplacer, et qui, dans tous les cas, garantissant assez mal de l'orage, n'empêche pas les pieds de se souiller. En effet, ce fragile tissu peut se déchirer ou se déplacer, ou bien encore rester perméable, et, partant, ne donner, outre le dégoût que cause son emploi, qu'une sécurité trompeuse.

Il faut éviter le coït dans l'état d'ivresse et accomplir exactement les prescriptions inscrites au chapitre XV du *Lévitique* sur la pureté de la femme ; ces prescriptions, que nous avons comprises dans les conseils que nous donnons au chapitre intitulé *Blennorrhagie*, seraient répétées inutilement ici ; nous y renvoyons le lecteur.

Il faut aussi éviter les prouesses amoureuses ; être sobre en cette sorte de plaisir est sage à plus d'un titre. Si la maxime est égoïste, les résultats en sont certains : ainsi des flueurs blanches, restées bénignes après un rapprochement, causeront une blennorrhagie si cet acte est répété plusieurs fois.

C'est après le coït que la propreté joue de nouveau un rôle important, mais malheureusement insuffisant. Aussi a-t-on préconisé une quantité innombrable de lotions préservatrices de la contagion et destructives du virus. Nous citerons d'abord celle de *Luna Calderon* qui, en 1812, fit, à l'hôpital des vénériens de Paris, des expériences décisives, mais qui mourut emportant son secret. Depuis cette époque, on préconisa la cautérisation immédiate de toutes éraillures suspectes.

Cependant on rapporte un certain nombre de faits qui viendraient confirmer les propriétés antivirulentes de la solution suivante :

| | | |
|---|---|---|
| Alcool ordinaire.......... | 30 | grammes. |
| Savon mou de potasse.... | 20 | — |
| Essence de citron rectifiée. | 15 | — |

Pour en faire usage, on en verse quelques gouttes que l'on étend avec le doigt sur la partie contaminée, ou supposée telle, et on lave immédiatement avec de l'eau simple.

Tout à l'origine de la syphilis, c'est-à-dire depuis qu'elle a été décrite, on trouve des conseils pour l'éviter : Nicolas Massa et Lanfranc recommandent les lavages à l'eau vinaigrée et au vin blanc; Fracastor, le jus de citron; plus tard, l'eau-de-vie camphrée, les lotions d'urine. En 1771, Waren, praticien anglais, recommande, *ante*, un graissage préalable, et *post coïtum* un lavage avec une lessive alcaline.

Enfin, en 1772, une eau composée d'infusion de vulnéraire, d'eau de chaux, d'alcool et de sublimé corrosif, trouvée par *Gardanne,* vantée par *Guilbert de Préval,* sous le nom d'*eau phagédénique,* valut à ce dernier toutes espèces d'humiliations.

Plus tard, Peyrilhe proposa une eau légèrement ammoniacale, et à notre époque, on a proposé les astringents et les lotions chlorurées.

Voici le résumé des préceptes à observer pour se préserver de la contagion :

I. S'assurer minutieusement, avant le coït, de l'intégrité parfaite des parties qui vont être exposées.

II. Exiger de la femme des lotions et injections vaginales, soit avec de l'eau pure, soit avec de l'eau légèrement astringente et aromatisée.

III. Exiger une miction de la part de la femme, avant le coït.

IV. Enduire la verge d'un corps gras non liquide.

V. S'abstenir du coït pendant l'ivresse et pendant toute la durée de l'époque menstruelle chez la femme.

VI. Accomplir l'acte le plus rapidement possible, éviter tout retard volontaire, en un mot, être égoïste.

VII. Modérer ses désirs, s'imposer une sage réserve, surtout si l'on soupçonne des pertes blanches; laisser entre chaque sacrifice un assez long intervalle.

VIII. Aussitôt l'acte, se livrer à une propreté minutieuse; employer un préservatif, sinon l'eau pure.

IX. Expulser l'urine le plus promptement possible, en

ayant soin de pincer le méat, de sorte que le jet du liquide balaye plus efficacement le canal.

X. Au cas où on verrait, au bout de quelque temps, malgré l'usage des précautions que nous recommandons, apparaître le moindre accident du côté des organes génitaux, se confier aux soins d'un médecin expérimenté avant de ne rien entreprendre par soi-même (cautérisation, injections abortives, etc.), qui le plus souvent sont plus nuisibles qu'utiles, et qui en tous cas empêchent le praticien de pouvoir poser un diagnostic sérieux, qu'il serait si important pour le malade de connaître.

Le lecteur devra aussi se reporter aux recommandations indiquées à la page 675 pour se préserver des accidents de la blennorrhagie.

# VOCABULAIRE

### CONCERNANT

## LES EXPRESSIONS MÉDICALES

### CONTENUES DANS CE VOLUME

---

## A

*Abcès*, collection de pus qui se forme dans la trame même de nos tissus.

*Abdomen*, ventre.

*Adénite*, nom médical de l'inflammation des glandes lymphatiques vulgairement appelée *bubon*.

*Affaires*, règles.

*Affection carcinomateuse*, cancer.

*Albuminurie*, maladie dans laquelle les urines contiennent de l'*albumine*.

*Amaurose*, paralysie nerveuse de l'œil.

*Amblyopie*, affaiblissement de la vue.

*Anaphrodisie*, absence de désirs vénériens.

*Androgyne*, qui possède les attributs des deux sexes. (Voyez *Hermaphrodisme*.)

*Anémie*, diminution, appauvrissement du sang.

*Angustie*, étroitesse, rétrécissement.

*Anus*, terminaison de l'intestin rectum.

*Arthrite blennorrhagique*, inflammation des jointures par suite de blennorrhagie.

*Atrophie*, défaut de nutrition, amaigrissement, diminution de volume d'un organe.

*Auscultation*, mode d'exploration des organes, de la poitrine et du cœur surtout, qui consiste, au moyen de l'oreille appliquée sur diverses régions du corps, à percevoir les bruits qui peuvent s'y faire entendre pour en tirer des conséquences sur leur état de santé ou de maladie.

# B

*Balano-posthite*, écoulement sécrété entre la cavité du prépuce et du gland. (Voir *Phimosis*.)

*Bassin*, cavité osseuse, qui termine le tronc inférieurement, et qui est formée en arrière par l'os sacrum et le coccyx, sur les côtés, et en devant par les os iliaques. (Voir pl. II et IV.)

*Bourses* ou *scrotum*, enveloppe cutanée commune aux deux testicules.

# C

*Calvitie*, chute, absence de cheveux.

*Canalicule*, conduit étroit et sinueux. (Voir *Rétrécissement*.)

*Cathétérisme*, introduction d'un cathéter, d'une sonde, d'une algalie ou d'une bougie dans la vessie.

*Choux-fleurs*, végétations.

*Circoncision*, opération du phimosis.

*Coït*, copulation, accouplement, acte de la génération.

*Conception*, fécondation de la femme.

*Condylôme*, excroissance charnue, douloureuse, siégeant autour et à l'intérieur de l'anus et des parties génitales.

*Congestion*, afflux, accumulation de sang dans un organe.

*Copulation*. (Voir *Coït*.)

*Couronne de Vénus*. (Voir *Syphilide papuleuse*.)

*Cristallines*, vésicules ou ampoules molles, transparentes, survenant à l'anus, au prépuce ou aux grandes lèvres, par suite surtout de l'âcreté du virus blennorrhagique.

*Cryptorchidie*, vice de conformation, dans lequel les testicules restent cachés dans le ventre.

*Cystite*, inflammation de vessie.

# D

*Dépôts;* on appelle ainsi l'épanchement d'un liquide de l'économie dans la trame de nos tissus.

*Diabète sucré*, maladie dans laquelle les urines contiennent du sucre, de la variété connue sous le nom de sucre de raisin.

*Diagnostic*, ensemble des symptômes au moyen desquels on reconnaît une maladie.

*Diplopie*, altération de la vision, par suite de laquelle on voit les objets doubles.

*Diverticulum*, recoin, appendice, creux, en forme de cul-de-sac.

*Dyspermasie*, *Dyspermatisme*, éjaculation douloureuse du sperme.

*Dyspepsie*, digestion difficile.

*Dysurie*, sortie douloureuse de l'urine.

# E

*Ejaculation*, sortie du sperme pendant le coït.

*Embryon*. (Voir *Fœtus*.)

*Endoscope*, instrument pour explorer les organes urinaires internes.

*Engorgement*, épaississement d'un organe ou d'une portion d'organe, à la suite d'une inflammation chronique.

*Épiderme*, surpeau, pellicule inerte qui recouvre la peau, à la manière d'un vernis. L'application d'un vésicatoire soulève et détache l'*épiderme*.

*Épididyme*. (Voir *Testicule* et *Orchite*.)

*Épispadias*, vice de conformation, dans lequel l'ouverture du canal de l'urètre est placée en dessus de la verge (opposé de l'*hypospadias*).

*Epithélium*, épiderme des membranes muqueuses.

*Époques*, règles.

*Érection*, état spécial d'un organe spongieux qui, sous l'influence d'une excitation, se gonfle de sang, ce qui augmente la rigidité et la forme de l'organe dans toutes ses dimensions.

*Exostose*, gonflement des os, accident tertiaire de la syphilis.

*Exutoire*, vésicatoire ou cautère.

# F

*Fissures*, division anormale d'un organe.

*Fistules*, communication anormale d'un organe creux avec l'extérieur ou un autre organe.

*Fluide prolifique*, sperme.

*Fœtus;* on nomme ainsi l'enfant avant sa naissance et durant son développement dans la matrice.

*Fongus, fongosités*, végétations irrégulières s'élevant de la surface des plaies.

*Fourchette*. (Voir *Description de la vulve*.)

*Frein de la verge*. (Voir *Description du gland*.)

# G

*Galvano-caustique*, cautérisation pratiquée à l'aide du courant électrique.

*Gestation*, grossesse.

*Glucosurie* ou *Glycosurie*, diabète sucré.

*Glu vésicale*, sécrétion fournie par le catarrhe de vessie.

*Goutte militaire*, blennorrhagie chronique.

# H

*Hématurie*, pissement de sang.

*Hémorrhagie*, écoulement abondant de sang.

*Hémospermasie*, émission de sperme sanguinolent.

*Hémostatique*, propriété d'arrêter l'écoulement du sang.

*Hermaphrodisme*, qui participe de Mercure et de Vénus; du mâle et de la femelle; qui réunit les deux sexes.

*Herpès préputialis*, éruption de petites vésicules se montrant sur le prépuce.

*Hydropisie*, accumulation de sérosité dans une cavité ou poche.

*Hydrothérapie*, traitement par l'eau.

*Hypertrophie*, développement exagéré d'un organe.

*Hypospadias*, vice de conformation, dans lequel le canal de l'urètre s'ouvre au-dessous de la verge, à une distance plus ou moins éloignée du gland.

*Hystérie*, affection nerveuse propre à la femme, et dans laquelle les désirs érotiques sont exagérés.

# I

*Ictère*, jaunisse.
*Incubation*, période de temps qui s'écoule entre l'action d'une cause morbifique et l'apparition de la maladie.
*Induration*, épaississement, engorgement.
*Ischurie*, impossibilité d'uriner, rétention d'urine.

# L

*Lubrifier*, humecter.
*Lunes*, règles.
*Lipyrie*, consomption, épuisement.

# M

*Marasme*, consomption, épuisement.
*Masturbation*, onanisme.
*Méat urinaire*, terminaison du canal de l'urètre.
*Mégalanthropogénésie*, l'art de procréer de beaux enfants.
*Ménopause*, cessation des règles.
*Menstruation*, écoulement des règles.
*Miction*, action d'uriner.
*Monorchidie*, vice de conformation dans lequel un seul testicule est descendu dans les bourses.
*Mucus, mucosités*, sécrétion fournie par les membranes muqueuses.
*Museau de tanche*, col de la matrice.

# N

*Nausées*, envies de vomir.

# O

*Oblitération*, action de boucher, de fermer.
*Obstétrique*, art des accouchements.
*Ombilic*, nombril.
*Onanisme*. (Voir chapitre de la *Masturbation*.)
*Orchite*, inflammation du testicule.

## P

*Pédérastie*, sodomisme.

*Périostose*, accident tertiaire de la syphilis sur le périoste, membrane qui enveloppe les os.

*Polydipsie*, exagération de la soif.

*Poulain*, bubon.

*Priapisme*, du dieu Priape, trouble des fonctions génitales caractérisé par des érections persistantes et douloureuses.

*Primipare*, qui accouche pour la première fois.

*Pronostic*, jugement sur le cours, la durée et la terminaison d'une maladie.

*Prurit*, démangeaison.

*Pus*, sécrétion fournie par une plaie, ou une membrane muqueuse enflammée.

*Pyélite*, inflammation des calices, des reins et des urétères.

## R

*Rectum*, terminaison du gros intestin.

*Rhagades*, gerçures ou petits ulcères longs et étroits qu'on trouve dans les interstices des plis de l'anus.

*Rut*, époque d'excitation naturelle des organes génitaux chez les animaux.

## S

*Sanie*, écoulement de pus altéré.

*Satyriasis*, penchant irrésistible et insatiable de l'acte vénérien chez les hommes.

*Semence*, sperme.

*Smegma*, matière caséiforme, qui s'accumule en arrière de la couronne du gland.

*Spasme*, contractions internes et involontaires, de nature nerveuse.

*Spermatiques (animalcules)*. (Voir l'article *Sperme*.)

*Spermato-cystite*, inflammation des vésicules séminales.

*Spermatozoïdes, spermatozoaires*, animalcules spermatiques.

*Strangurie*, action d'uriner goutte à goutte, avec douleur.

*Stricture*, rétrécissement.

*Superfétation*, nouvelle fécondation pendant le cours d'une grossesse.

*Suppositoire*, médicament en forme de petit cône, destiné à être introduit dans l'anus.

*Syncope*, défaillance, évanouissement.

*Syphilis*, vérole.

## T

*Ténesme*, faux besoin, soit d'uriner : ténesme vésical ; soit d'aller à la garde-robe : ténesme anal.

*Turgescence*, gonflement.

## U

*Urates ;* on appelle ainsi les sels qui se forment par la combinaison de l'acide *urique* et de diverses bases, *soude, potasse,* etc.

*Urétrite*, blennorrhagie, chaude-pisse.

*Urologie*, traité des maladies urinaires.

*Urosaccine*, ou *acide de Marcet*, principe colorant qui se trouve dans l'urine.

*Utérus*, matrice.

## V

*Valvule*, repli membraneux.

*Végétations*, excroissances de chair.

*Virus*, poison organique qui résulte de certains états maladifs des animaux : *virus de la rage, virus syphilitique.*

*Vulve*, extérieur des parties génitales de la femme.

## Z

*Zoospermes*, animalcules spermatiques. (Voir l'article *Sperme.*)

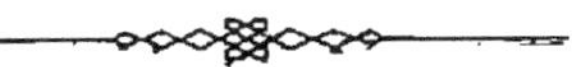

# TABLE DES MATIÈRES

## TRAITÉES DANS CET OUVRAGE

# PREMIÈRE PARTIE

## PREMIÈRE SECTION

### ANATOMIE

## DEUXIÈME SECTION

# PHYSIOLOGIE

## Fonction de l'appareil urinaire

### Fonction de l'appareil de la génération



# DEUXIÈME PARTIE

## Maladies des voies urinaires et des organes de la génération.

### PREMIÈRE SECTION

### MALADIES DE LA VERGE ET DE L'URÈTRE

## Chapitre III.

# RÉTRÉCISSEMENTS DU CANAL DE L'URÈTRE

DEUXIÈME SECTION

# MALADIES DE LA GLANDE PROSTATE

## QUATRIÈME SECTION

## MALADIE DES REINS

CINQUIÈME SECTION

# MALADIES DES TESTICULES

## SIXIÈME SECTION

# NÉVROSES DU SENS GÉNITAL



## SEPTIÈME SECTION

# ONANISME OU MASTURBATION



## HUITIÈME SECTION

# PERTES SÉMINALES

## NEUVIÈME SECTION

# IMPUISSANCE ET STÉRILITÉ



# TROISIÈME PARTIE

## Maladies vénériennes.

## PREMIÈRE SECTION

# BLENNORRHAGIE

## DEUXIÈME SECTION

### SYPHILIS

TROISIÈME SECTION

## CHANCRE SIMPLE

FIN DE LA TABLE.

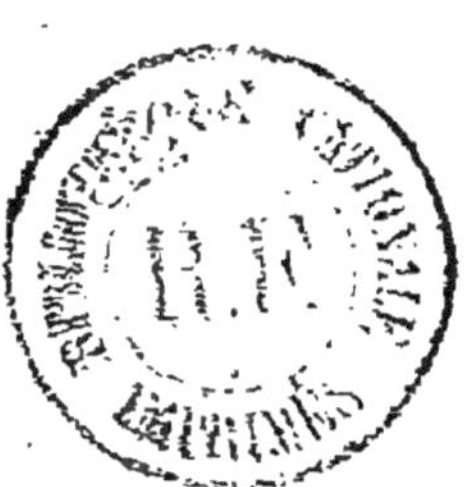

PARIS. — TYPOGRAPHIE PAUL SCHMIDT
5, rue Perronet.